Wolfgang Wöller ■ Johannes Kruse

Tiefenpsychologisch fundierte Psychotherapie

Basisbuch und Praxisleitfaden

Mit Beiträgen von

Christian Albus
Marianne Bauer
Jürgen Bernard
Sayuri Ito
Johannes Kruse
Falk Leichsenring
Dankwart Mattke
Luise Reddemann
Christiane Steinert
Sabine Trautmann-Voigt
Bernd Voigt
Rosa Maria Wolf-Poschkamp
Wolfgang Wöller

Wolfgang Wöller ■ Johannes Kruse

Tiefenpsychologisch fundierte Psychotherapie

Basisbuch und Praxisleitfaden

5., aktualisierte Auflage
Mit einem Geleitwort von Gerd Rudolf

Herausgegeben von
Wolfgang Wöller, Johannes Kruse

Schattauer

Bibliografische Information der Deutschen Nationalbibliothek
Die Deutsche Nationalbibliothek verzeichnet diese Publikation in der Deutschen Nationalbibliografie; detaillierte bibliografische Daten sind im Internet über http://dnb.d-nb.de abrufbar.

Besonderer Hinweis

Die Medizin unterliegt einem fortwährenden Entwicklungsprozess, sodass alle Angaben, insbesondere zu diagnostischen und therapeutischen Verfahren, immer nur dem Wissensstand zum Zeitpunkt der Drucklegung des Buches entsprechen können. Hinsichtlich der angegebenen Empfehlungen zur Therapie und der Auswahl sowie Dosierung von Medikamenten wurde die größtmögliche Sorgfalt beachtet. Gleichwohl werden die Benutzer aufgefordert, die Beipackzettel und Fachinformationen der Hersteller zur Kontrolle heranzuziehen und im Zweifelsfall einen Spezialisten zu konsultieren. Fragliche Unstimmigkeiten sollten bitte im allgemeinen Interesse dem Verlag mitgeteilt werden. Der Benutzer selbst bleibt verantwortlich für jede diagnostische oder therapeutische Applikation, Medikation und Dosierung.

In diesem Buch sind eingetragene Warenzeichen (geschützte Warennamen) nicht besonders kenntlich gemacht. Es kann also aus dem Fehlen eines entsprechenden Hinweises nicht geschlossen werden, dass es sich um einen freien Warennamen handelt.

Schattauer
www.schattauer.de
J. G. Cotta'sche Buchhandlung Nachfolger GmbH
Rotebühlstraße 77, 70178 Stuttgart
Fragen zur Produktsicherheit:
produktsicherheit@klett-cotta.de

Cover: unter Verwendung einer Abbildung von
© Franca Settembrini: ohne Titel
Gesetzt von Eberl & Koesel Studio, Kempten
Gedruckt und gebunden von CPI – Clausen & Bosse, Leck
ISBN 978-3-608-43275-6

MIX
Papier | Fördert gute Waldnutzung
FSC www.fsc.org FSC® C083411

4. Nachdruck, 2025

Lektorat: Claudia Ganter, Sonja Steinert
Projektmanagement: Dr. Nadja Urbani

Auch als E-Book erhältlich

Geleitwort

Psychoanalytische Psychotherapie wurde in älteren Beschreibungen zuweilen durch die Metapher einer »Reise ins unbekannte Land« gekennzeichnet, eine »Reise ins Unbewusste, Reise an den Ort der aufrührerischen aufständischen Triebwünsche, die man nicht vergessen kann«. Dieses Geschehen soll, wenn es in einer gelungenen therapeutischen Beziehung erst einmal begonnen hat, naturwüchsig prozesshaft ablaufen, wobei die Kunst des Therapeuten darin liegt, es im Kontakt mit dem Unbewussten des Patienten behutsam zu fördern und wenig zu stören. In diesem Bild ist es schwer vorherzusagen, wie lange die Reise dauern wird – sicher viele Jahre – und wo sie einmal zu Ende geht – das Ziel ist vorher nicht bekannt. Von möglichen Ergebnissen des Vorhabens oder gar von seiner Effektivität zu sprechen, verbietet sich angesichts der Reise-Metapher ohnehin.

Die therapeutische Kunst, wie sie in diesem Bild angedeutet wird, basiert aber letztlich auf handwerklichen Fähigkeiten der Künstler und diese wiederum auf einer wissenschaftlichen Konzeption des Vorgehens. Die tiefenpsychologische Psychotherapie ist eine bedeutsame Weiterentwicklung der Psychoanalyse und neben der Verhaltenstherapie die wichtigste Behandlungsform in der psychotherapeutischen Versorgung der Bevölkerung. Sie beschränkt sich nicht nur darauf, therapeutische Kunst zu pflegen, sondern auch das Handwerkliche weiterzuentwickeln, das heißt die therapeutischen Ziele zu differenzieren, die zum Ziel führenden Methoden und Techniken zu verfeinern, die therapeutische Beziehung, je nach Art der Beziehungsstörung des Patienten, zu modifizieren, die Störungen sorgfältig in ihrem klinischen Erscheinungsbild und in ihren ätiologisch-pathogenetischen Wurzeln zu diagnostizieren. Die Grundlage dafür liefern vielfältige theoretische Entwicklungen innerhalb der Psychodynamik bzw. Verknüpfungen mit Theorien aus benachbarten Disziplinen (z. B. Entwicklungspsychologie, Neurobiologie). Beteiligt an den Weiterentwicklungen waren in den letzten Jahren zum einen die zahlreichen tiefenpsychologisch fundierten Ausbildungsinstitute, zum anderen die psychodynamisch orientierten Kliniken. In beiden Institutionen gibt es wenig Berührungsängste gegenüber »fremden« Verfahren und ein großes Interesse an störungsbezogenen Behandlungen.

Das Ergebnis der Entwicklung im Bereich der Psychodynamik beschreibt P. Fürstenau (2005) so: »Im Kontext der psychodynamischen kurz- und mittelfristigen Therapien haben wir gelernt, Übertragungsmuster schneller zu identifizieren und für die Patienten nutzbar zu machen. Wir haben die Geschicklichkeit erworben, durch Zielfokussierung mit den Klienten, ohne langwierige Regressionsprozesse Distanz zu pathologischen Einstellungen und Erprobung neuer, besserer Umgangsweisen zu erreichen. Das hat den Patienten gesündere Lebenszeit und den Kostenträgern Kostenersparnisse gebracht.«

An die Stelle des Uniformitätsmodells – ein einziger Behandlungsansatz (vom Typ »Reise ins Unbewusste«) geeignet für alle Störungen (vom Typ »unerledigte Triebwünsche«) – tritt die Logik des »What works for whom?«: Welches therapeutische Vorgehen ist für welche Störung eines Patienten nachweislich besonders geeignet? Auch die Idee vom uniformen Therapeuten gilt es aufzulösen: Wünschenswert und zurzeit noch nicht evidenzbasiert möglich ist eine Antwort auf die Frage »Welche Therapeutenpersönlichkeit vermag welche therapeutische Methode bei welchem Patiententypus wirksam einzusetzen?« – eine zentrale Aufgabe für die Selbsterfahrung im Rahmen der Aus- und Weiterbildung.

Bei allen genannten Differenzierungsbemühungen spielen zunehmende Effektivität (Wirksamkeit) und Effizienz (Kosten-Nutzen-Abwägungen) zwar eine bedeutsame Rolle, aber zeitlich begrenzte fokussierte Therapien sind nicht nur wünschenswert, weil sie kostengünstig sind, sondern weil sie die Lebenszeit des Patienten berücksichtigen. Das Anliegen ist, den Patienten nicht jahrelang in eine letztlich artifizielle Beziehung einzubinden, sondern ihm mithilfe einer möglichst begrenzten effektiven Behandlung mehr Zeit und Raum für ein lebenswertes Leben zur Verfügung zu stellen.

Das vorliegende Standardwerk von hoch kompetenten Psychotherapeuten dokumentiert den aktuellen Stand der oben skizzierten therapeutischen Entwicklung im Bereich der tiefenpsychologisch fundierten Psychotherapie. Das geschieht einmal bezogen auf die Perspektivenvielfalt des Verfahrens und zum anderen im Blick auf die methodenspezifisch vorrangige Aufgabe des therapeutischen Fokussierens.

Vor diesem Hintergrund geleiten die Autoren die Leser Schritt für Schritt durch die unterschiedlichen Phasen einer typischen Therapie und verdeutlichen darüber hinaus die behandlungstechnischen und settingbezogenen Variationen bei speziellen Störungen. Wie in keinem anderen aktuellen Buch werden die Leser anhand von therapeutischen Gesprächssequenzen mit den ganz konkreten Interventionsstrategien des Verfahrens vertraut gemacht. Auf diese Weise werden die tiefenpsychologische Therapiekonzeption und ihre störungsbezogenen Modifikationen anhand von zahlreichen klinisch plausiblen Beispielen operationalisiert und dadurch transparent gemacht.

Das Ergebnis ist ein außerordentlich praxisbezogenes Buch mit ausführlichen theoretischen Fundierungen, die den aktuellen Stand der Theorieentwicklung und des praktischen Wissens widerspiegeln. Es ist bestens geeignet für praktizierende Therapeuten, die ihre klinischen Erfahrungen anhand der vorgegebenen Konzeptualisierung reflektieren, ordnen und in Begriffe fassen können, und insbesondere für Berufsanfänger, denen ein klarer Zugang zu den Theorien und Prozessabläufen psychodynamischer Psychotherapie eröffnet wird. Mit dieser Art von Transparenz des therapeutischen Geschehens wird ein bedeutsamer Schritt getan, hin zu der wünschenswerten Entmythisierung und zu der dringend erforderlichen Verwissenschaftlichung – mit dem Ziel wissenschaftlicher Überprüfung – der psychodynamischen Psychotherapie.

Gerd Rudolf, Heidelberg

Danksagung

Wir möchten all denen unseren Dank aussprechen, die uns bei der Arbeit an diesem Buch unterstützt haben. Wir bedanken uns bei den vielen Kolleginnen und Kollegen, von denen wir lernen durften, und bei unseren Patientinnen und Patienten, deren Reaktionen auf unser therapeutisches Handeln uns stetig bereichert haben.

Für ihre Hilfe bei der Fertigstellung und Korrektur des Manuskripts danken wir Frau Margitta Puschner, Herrn Horst Pult sowie Herrn Dr. Albrecht Wöller.

Unser ganz besonderer Dank gilt Frau Ursula Henneberg-Mönch, die wir für eine kritische Lektüre des Manuskripts gewinnen konnten und der wir wertvolle Anregungen verdanken.

Schließlich danken wir auch unseren Ehefrauen Hildegard und Christiane sowie unseren Kindern Andreas, Burkhard, Mareike und Tobias für ihre Geduld und Unterstützung.

Bonn und Gießen,
im März 2018

Wolfgang Wöller
Johannes Kruse

Anschriften

Prof. Dr. med. Christian Albus
Facharzt für Innere Medizin
Facharzt für Psychotherapeutische Medizin
Leiter der Klinik und Poliklinik für Psychosomatik und Psychotherapie
Universitätsklinik Köln
Kerpener Straße 62, 50937 Köln
christian.albus@uk-koeln.de

Marianne Bauer
Musiktherapeutin DMtG
Klinik für Psychosomatische Medizin und Psychotherapie
LVR-Klinikum Düsseldorf
Kliniken der Heinrich-Heine-Universität Düsseldorf
Bergische Landstraße 2, 40629 Düsseldorf
marianne.bauer@lvr.de

Jürgen Bernard
Psychologischer Psychotherapeut
Leithmannswiese 29, 44797 Bochum
hjbernard@t-online.de

Prof. Dr. med. Johannes Kruse
Facharzt für Psychosomatische Medizin und Psychotherapie
Psychoanalytiker (DGPT)
Ärztlicher Direktor der Klinik für Psychosomatische Medizin und Psychotherapie
Universitätsklinikum Gießen und Marburg GmbH
Friedrichstraße 33, 35392 Gießen
johannes.kruse@psycho.med.uni-giessen.de

Sayuri Ito
Musiktherapeutin DMtG
Klinik für Psychosomatische Medizin und Psychotherapie
LVR-Klinikum Düsseldorf
Kliniken der Heinrich-Heine-Universität Düsseldorf
Bergische Landstraße 2, 40629 Düsseldorf
kn47504@lvr.de

Prof. Dr. rer. nat. Falk Leichsenring
Professor für Psychotherapie und Medizinische Psychologie
Diplom-Psychologe, Psychoanalytiker, Lehranalytiker (DGPT)
Klinik für Psychosomatik und Psychotherapie
Universitätsklinikum Gießen und Marburg GmbH
Ludwigstraße 76, 35392 Gießen
falk.leichsenring@psycho.med.uni-giessen.de

Dr. med. Dankwart Mattke
Facharzt für Psychiatrie und Neurologie
Facharzt für Psychosomatische Medizin und Psychotherapie
Psychoanalytiker (DGPT)
Karriereberatung in München
Josephinenstraße 17, 81479 München
djmattke@live.de

Prof. Dr. med. Luise Reddemann
Fachärztin für Nervenheilkunde
Fachärztin für Psychotherapeutische Medizin
Psychoanalytikerin (DPG, DGPT)
Honorarprofessorin für Psychotraumatologie
Universität Klagenfurt
Im Mediapark 15, 50670 Köln
l.reddemann@t-online.de

Prof. Dr. Christiane Steinert
Professur für Klinische Psychologie & Psychotherapie – Tiefenpsychologie
Calandrellistraße 1-9, 12247 Berlin
christiane.steinert@medicalschool-berlin.de

Dr. phil. Sabine Trautmann-Voigt
Psychologische Psychotherapeutin sowie Kinder- und Jugendlichenpsychotherapeutin in eigener Praxis in Bonn
Deutsches Institut für tiefenpsychologische Tanztherapie und Ausdruckstherapie (DITAT) und Köln-Bonner Akademie für Psychotherapie (KBAP; staatliche Ausbildungsstätte für Psychotherapie)
Wenzelgasse 35, 53111 Bonn
s.trautmann-voigt@kbap.de

Dr. med. Bernd Voigt
Facharzt für Psychosomatische Medizin und Psychotherapie
Köln-Bonner Akademie für Psychotherapie (KBAP; staatliche Ausbildungsstätte für Psychotherapie) und Medizinisches Versorgungszentrum für Psychosomatik, Psychotherapie und Psychiatrie (MVZPPP)
Bertha-von-Suttner-Platz 6, 53111 Bonn
b.voigt@kbap.de

Rosa Maria Wolf-Poschkamp
Gestaltungstherapeutin/Klinische Kunsttherapeutin DAGTP
Graduiert im DFKGT
Klinik für Psychosomatische Medizin und Psychotherapie
LVR-Klinikum Düsseldorf
Kliniken der Heinrich-Heine-Universität Düsseldorf
Bergische Landstraße 2, 40629 Düsseldorf
rosa.wolf-poschkamp@lvr.de

Priv.-Doz. Dr. med. Wolfgang Wöller
Facharzt für Psychosomatische Medizin und Psychotherapie
Facharzt für Neurologie und Psychiatrie
Psychoanalytiker (DGPT, DPG)
Muffendorfer Hauptstraße 7 F, 53177 Bonn
wolfgang.woeller@gmx.de

Inhalt

I. Einleitung

1 **Was möchte dieses Basisbuch?** ... 3
Zielsetzung des Buches
Wolfgang Wöller und Johannes Kruse

2 **Was ist tiefenpsychologisch fundierte Psychotherapie?** ... 9
Einführung in das Verfahren
Wolfgang Wöller und Johannes Kruse

3 **Wo steht die »Mutterwissenschaft« Psychoanalyse?** ... 18
Einige Bemerkungen zum Standort der Psychoanalyse
Wolfgang Wöller und Johannes Kruse

4 **Wie wirksam ist das Verfahren?** ... 32
Empirische Forschung zur Wirksamkeit der psychodynamischen Therapie
Falk Leichsenring und Christiane Steinert

5 **Perspektivenvielfalt und Adaptivität** ... 45
Einige Grundorientierungen tiefenpsychologisch fundierter Arbeit
Wolfgang Wöller und Johannes Kruse

II. Bevor die Therapie beginnt

Johannes Kruse und Wolfgang Wöller

6 **Hypothesen und ihre Überprüfung** ... 59
Initiale und adaptive Diagnostik

7 **Der Antrag** ... 76
Hinweise zur Formulierung des Psychotherapie-Antrags

8 **Der Therapiebeginn** ... 86
Vorbereitung der Therapie

9 **Therapieziele und Therapiefokus** ... 90
Hinweise zur Formulierung der Therapieziele und zur Erarbeitung eines Fokus

III. Die Anfangsphase: Beziehungsaufbau und Problemexposition

Wolfgang Wöller und Johannes Kruse

10 **Ein tragfähiges Arbeitsbündnis als Basis der therapeutischen Arbeit** ... 107
Entwicklung und Aufrechterhaltung der therapeutischen Arbeitsbeziehung

11 **Die relevante Problematik zur Entfaltung bringen** ... 128
Fokusgeleitete Problemaktivierung

12 **Affekte annehmen und klarifizieren** ... 136
Der Umgang mit Affekten

13 **Konflikthafte Objektbeziehungen** ... 149
Die Arbeit an Konflikten

14 **Maladaptive Verhaltensmuster waren einmal adaptiv** ... 154
Identifikation und Analyse maladaptiver Interaktionssequenzen

15 **Negative Überzeugungen und verinnerlichte Objektbeziehungen** ... 161
Die Arbeit an negativen Introjekten

16 **Ressourcen nutzen und stärken** 168
Ressourcenorientierung

IV. Die mittlere Phase: Einsicht und Beziehung, Widerstand und Übertragung

17 **Von der Klärung zur Deutung** .. 181
Einsichtsorientiertes Arbeiten
Wolfgang Wöller, Johannes Kruse und Christian Albus

18 **Wie vermittele ich eine positive Beziehungserfahrung?** 196
Beziehungsorientiertes Arbeiten
Wolfgang Wöller und Johannes Kruse

19 **Die Abwehr wird gelockert** 206
Abwehranalyse bei Konfliktpathologien
Wolfgang Wöller und Johannes Kruse

20 **Widerstände sind beziehungsregulierend** 215
Technik der Widerstandsanalyse
Wolfgang Wöller und Johannes Kruse

21 **Übertragungsphänomene erkennen** 230
Die Diagnose von Übertragungsmanifestationen
Wolfgang Wöller und Johannes Kruse

22 **Übertragungen analysieren oder begrenzen?** 237
Möglichkeiten und Grenzen der Arbeit mit der Übertragung
Wolfgang Wöller und Johannes Kruse

23 **»Ich fühle mich wie gelähmt in der Sitzung«** 255
Wahrnehmung und Nutzung der Gegenübertragung
Wolfgang Wöller und Johannes Kruse

24 **Entwicklung – Abstimmung – Regulation** 273
Tiefenpsychologisch fundierte Psychotherapie im rhythmisch-dynamischen Handlungsdialog
Sabine Trautmann-Voigt und Bernd Voigt

25 **Mühsames Umlernen** 287
Durcharbeiten
Wolfgang Wöller und Johannes Kruse

26 **Was sonst noch vorkommt** 296
Besondere Situationen in der Therapie
Wolfgang Wöller und Johannes Kruse

V. Spezielle psychotherapeutische Techniken bei Patienten mit Strukturpathologien

Wolfgang Wöller, Jürgen Bernard, Johannes Kruse und Christian Albus

27 **Strukturelle Störungen: schwere Persönlichkeitsstörungen und andere Strukturpathologien** 305
Therapieplanung bei geringem strukturellem Integrationsniveau

28 **Stabilisieren** 316
Techniken der Stabilisierung und der Abwehrstärkung bei schweren Persönlichkeitsstörungen

29 **Ich-Funktionen aufbauen** 328
Strukturbildende psychotherapeutische Techniken

30 **Supportives Arbeiten** 344
Grundzüge supportiver Psychotherapie

VI. Besondere Patientengruppen

Wolfgang Wöller und Johannes Kruse

31 »Sie sind der Fachmann« 355
Hilflos-abhängige Patienten

32 »Wie konnten Sie mir das nur antun!« 359
Vorwurfsvoll-aggressive Patienten

33 »Ich hätte da etwas mehr erwartet« 362
Entwertende und idealisierende Patienten

34 »Die anderen haben da ein Problem« 368
Verleugnende und projizierende Patienten

VII. Störungsspezifische Aspekte

35 »Es hat alles keinen Sinn mehr« 377
Depressive und suizidale Patienten
Johannes Kruse und Wolfgang Wöller

36 Angst und Panik 389
Patienten mit Angsterkrankungen
Wolfgang Wöller, Jürgen Bernard und Johannes Kruse

37 »Hätte ich die Beschwerden nicht, wäre alles gut« 397
Patienten mit somatoformen Störungen
Christian Albus, Johannes Kruse und Wolfgang Wöller

38 Die körperliche Seite nicht vernachlässigen 409
Patienten mit somatischen und »psychosomatischen« Erkrankungen
Christian Albus, Wolfgang Wöller und Johannes Kruse

39 Opfer traumatischer Gewalt 421
Patientinnen mit posttraumatischen Störungsbildern
Luise Reddemann, Wolfgang Wöller und Johannes Kruse

VIII. Besondere Therapieformen

40 Gruppenpsychotherapie 443
Tiefenpsychologisch fundierte Psychotherapie als Gruppenverfahren
Dankwart Mattke und Wolfgang Wöller

41 Integration des Körpers in das tiefenpsychologische Setting 455
Was bewegt die Bewegung im therapeutischen Kontakt?
Sabine Trautmann-Voigt und Bernd Voigt

42 Kunst- und Gestaltungstherapie im tiefenpsychologischen Setting 467
Vom Tun über das Sichtbar-werden zum Be-greifen
Rosa Maria Wolf-Poschkamp

43 Musiktherapie im tiefenpsychologischen Setting 480
Strukturbezogene Musiktherapie im Rahmen klinischer Komplexbehandlung
Marianne Bauer und Sayuri Ito

IX. Die Endphase

Wolfgang Wöller und Johannes Kruse

44 Die Therapie geht zu Ende 499
Die Beendigung der Behandlung

45 Ausblick 505
Weitere empfohlene Therapieverfahren

Literatur 515

Sachverzeichnis 545

I. Einleitung

1 Was möchte dieses Basisbuch?

Zielsetzung des Buches

Wolfgang Wöller und Johannes Kruse

1.1 Was Ihnen dieses Basisbuch anbietet

Das nun in der fünften Auflage vorliegende Basisbuch möchte Ihnen ein Grundverständnis tiefenpsychologisch fundierten Arbeitens vermitteln, Ihnen die Grundbegriffe dieses Therapieverfahrens in einer möglichst anschaulichen Form darstellen und einige behandlungstechnische Empfehlungen geben. Dabei greifen wir auf verschiedene uns zur Verfügung stehende, wohldurchdachte und vielfältig erprobte Behandlungskonzepte zurück, auf denen unser heutiges therapietechnisches Repertoire basiert.

Therapeutische Verfahren, die klinisch angewandt werden und sich der wissenschaftlichen Diskussion stellen, sind keine starren Gebilde. Sie unterliegen einer kontinuierlichen Weiterentwicklung. Die tiefenpsychologisch fundierte Psychotherapie ist ein aktuelles Verfahren, das sich in den letzten Jahren in einem dynamischen Prozess weiterentwickelt hat. Systemische und lösungsorientierte Perspektiven haben ebenso zu dieser Weiterentwicklung beigetragen wie die Perspektive der Ressourcenorientierung, die in besonderem Maße unser Verständnis psychodynamischen Arbeitens leitet (Wöller 2015a).

Wir wollen Ihnen die Grundzüge des von uns bevorzugten Intervenierens in einer didaktisch sorgfältig aufbereiteten Form präsentieren. Wir haben den Eindruck, dass dem Lernenden zwar theoretisch anspruchsvolle Lehrwerke, vorzugsweise zur psychoanalytischen Behandlungstechnik, in genügender Zahl zur Verfügung stehen, dass aber ein ausgeprägter Mangel an praxisnahen Darstellungen besteht, wie im konkreten Fall mit einem Patienten umzugehen ist, sodass der Erwerb dieser Kenntnis letztlich der »unterschwelligen Vermittlung von Könnerschaft« (Tress & Henry 1993) im Rahmen von Supervisionen überlassen bleiben musste. Wir stellen mit Befriedigung fest, dass die von Glover (1955) und später von Greenson (1981/2007) beklagte Scheu psychodynamisch arbeitender Lehrer vor konkreten Interventionsempfehlungen deutlich zurückgegangen ist. Audio- und Video-Aufzeichnungen gehören heute zum Instrumentarium jeder Psychotherapie-Ausbildung. Manualgeleitete Therapieformen wurden entwickelt, oft mit störungsspezifischer Ausrichtung (Beutel et al. 2010a). Wir greifen wertvolle Gedanken der manualgeleiteten Psychotherapie auf und hoffen dennoch, einer allzu pragmatisch vereinfachenden »kochbuchartigen« Wissensvermittlung entgegenwirken zu können.

Wie Sie feststellen werden, haben wir uns in einer für die psychoanalytisch-tiefenpsychologische Publikationstradition eher ungewöhnlichen Weise auf konkrete Behandlungsempfehlungen festgelegt. Wie wir aus zahlreichen Rückmeldungen wissen, stieß dieses Vorgehen vor allem bei »Neueinsteigern« auf großen Anklang; es half ihnen, Orientierung zu finden. Wir wollen jedoch nicht den Eindruck erwecken, als sei dies die einzige mögliche Form des therapeutischen Vorgehens. Jeder, der eine psychotherapeutische Ausbildung durchlaufen hat, weiß, wie unterschiedliche Auffassungen zum behandlungstechnischen Vorgehen vertreten werden, wie verschiedenartige Wege zum gleichen Ziel führen können und wie vehemente Diskussionen darüber geführt werden können, welcher Weg einzuschlagen sei. Was dem einen Behandler dringend geboten erscheint, kann für den anderen gerade die schlechteste Option sein; was der eine für eine adäquate Konfrontation hält, verfehlt nach Auffassung des anderen die notwendige Einstimmung in die Welt des Patienten; was für den einen eine kreative Modifizierung des Behandlungssettings ist, ist für den anderen Ausdruck unreflektierten Agierens der Gegenübertragung.

Das verwundert nicht so sehr, da wir uns nur in den wenigsten Fällen auf empirisch-wissenschaftlich abgesicherte Erkenntnisse stützen können. Wir haben uns zwar bemüht, Erkenntnisse der neueren Psychotherapieforschung einfließen zu lassen, wo immer uns dies möglich war. Aber – und dies muss trotz jahrzehntelanger intensiver Psychotherapieforschung eingeräumt werden – noch immer lässt sich nur ein Bruchteil unseres notwendigen Handlungs- und Veränderungswissens auf gesicherte Forschungsbefunde zurückführen. Der überwiegende Teil muss nach wie vor auf theoretisch begründetes und aus der klinischen Erfahrung gewonnenes Expertenwissen zurückgreifen. »Learning from many masters« (Orlinsky 1994) dürfte noch auf längere Sicht das aussichtsreichste Prinzip des Wissenserwerbs bleiben. Von diesem Grundsatz geleitet, stützen sich unsere Vorschläge auf die durch therapeutische und Supervisionserfahrung gefilterte und ergänzte Rezeption der wichtigsten Werke zur tiefenpsychologischen und auch psychoanalytischen Behandlungstechnik und zur Kurzpsychotherapie, die in den letzten Jahren erschienen sind.

Wenn wir uns trotz aller Bedenken entschlossen haben, einen eher *präskriptiven* Stil der Darstellung zu wählen und teilweise sehr konkrete Interventionsvorschläge zu unterbreiten, so soll dies in allererster Linie der *didaktischen Klarheit* dienen. Unter keinen Umständen möchten wir suggerieren, es könne nur so oder gar in dieser Formulierung interveniert werden! Jeder Therapeut hat das Bedürfnis, seine Arbeit so zu tun, wie es seiner Persönlichkeit entspricht, und das Recht, eine ganz individuelle, unverwechselbare Atmosphäre zu schaffen (Balint & Balint 1939) – was sich in einer individuellen Art des Intervenierens niederschlagen muss. Wir können dies nicht genug betonen. Denn es wäre vermessen zu behaupten, wir wüssten, wie Psychotherapie genau zu funktionieren hat. Die Psychotherapieforschung kann uns bei konkreten Interventionsfragen nur wenig weiterhelfen. Aber sie hat vor allem zwei Dinge unmissverständlich deutlich gemacht: Erstens, dass Psychotherapie wirkt, wenn sie *bona fide* von hinreichend kompetenten Therapeuten angewandt wird, und zweitens, dass eine tragfähige therapeutischen Beziehung für den Behandlungserfolg bei weitem wichtiger ist als die Wahl des Verfahrens (Wampold 2010; Wöller 2016a). Dabei unterscheiden sich Psychotherapeuten sehr hinsichtlich der Effektivität der von ihnen durchgeführten Behandlungen (Baldwin & Imel 2013). Die Unterschiede sind dramatisch: Okiishi et al. (2006) verglichen die Extremgruppe der erfolgreichsten und diejenige der am wenigsten erfolgreichen Psychotherapeuten und fanden, dass die Erfolgreichsten unter ihnen bis zu zehnmal effektiver waren als ihre am wenigsten erfolgreichen Kollegen. Drei Faktoren scheinen aufseiten der Therapeuten vor allem zum Erfolg beizutragen: ihre Fähigkeit, ein Arbeitsbündnis herzustellen, ihr Wunsch, den Patienten wirksam zu helfen und ihre eigene psychosoziale Anpassung (Beutler et al. 1994; Luborsky et al. 1985).

Wir wissen inzwischen besser als bislang, welche Eigenschaften ausreichend gute Therapeuten in ihren Therapien aktivieren müssen, um erfolgreiche Therapie durchzuführen

(Beutler et al. 2004; Miller et al. 2008; Wampold & Brown 2005; Wöller 2016a). Am ehesten scheint die Fähigkeit, ein Arbeitsbündnis herzustellen, in einer besonders hohen Beziehungskompetenz zu liegen. Diese Beziehungskompetenz zu fördern muss vorrangige Aufgabe einer Psychotherapieausbildung sein, deren Wert für den Behandlungserfolg inzwischen belegt ist (Stein & Lambert 1995). Diesen Ausbildungsprozess zu unterstützen ist das Ziel unseres Buches.

Betrachten Sie daher die Vorschläge als mögliche Orientierungen für Ihre persönliche Form der Intervention. Wir hätten unser Ziel erreicht, wenn Sie sich durch unsere Ausführungen nicht eingeengt, sondern zu eigenen therapietechnischen Reflexionen angeregt fühlten und die Akzentsetzung auf der konkreten Interventionspraxis nicht als Hinwendung zu einem unreflektierten Pragmatismus erlebten. Den bewussten Verzicht auf eine ausführlichere Diskussion des theoriegeschichtlichen Hintergrundes und auf eine umfassende Darstellung der allgemeinen sowie der störungsorientierten psychodynamischen Krankheitslehre mögen Sie entschuldigen; wir glauben ihn verantworten zu können, weil uns umfangreiche und gute Gesamtdarstellungen zur Verfügung stehen (z. B. Benecke 2014; Boll-Klatt & Kohrs 2013; Elhardt 2015; Ermann 2016; Gumz & Hörz-Sagstetter 2018; Herzog et al. 2016; Hoffmann & Hochapfel 2009; Köhle et al. 2016; Leichsenring 2004a; Mentzos 2013, 2017; Mertens 2000, 2003, 2015; Reimer & Rüger 2012; Rudolf 2014; Rudolf & Henningsen 2017; Senf & Broda 2013; Thomä & Kächele 2006).

1.2 Ressourcenorientierung und integratives Arbeiten

Das besondere Anliegen dieses Buches ist ein zweifaches. Zum einen möchten wir Ihnen die Möglichkeiten einer ressourcenorientierten Grundhaltung für das tiefenpsychologisch fundierte Arbeiten expliziter vermitteln – eine Grundhaltung, die ein besonderes Gewicht auf die Stärken, Fähigkeiten und guten Erfahrungen unserer Patienten legt und diese gezielt therapeutisch nutzt. Zum anderen wollen wir aber auch ein Verständnis für den Nutzen einer methodenintegrativen Haltung schaffen.

Die Aktivierung der persönlichen Ressourcen gilt inzwischen als ein zentraler Wirkfaktor allen psychotherapeutischen Handelns (Grawe 1998). Dies anzuerkennen heißt nicht nur Abschied nehmen von einem traditionellen Modell des Heilens, das unseren Anteil am Behandlungserfolg übermäßig gewichtet und den der Patienten unterschätzt. Es eröffnet auch neue Möglichkeiten gezielter Interventionen, die eine Bereicherung für unser behandlungstechnisches Repertoire darstellen. Es ist der Verdienst systemischer, lösungsorientierter und hypnotherapeutischer Ansätze, die Möglichkeiten der gezielten therapeutischen Nutzung der Ressourcenaktivierung entdeckt zu haben. Diese Techniken ergänzen die in der psychodynamischen Tradition stehenden Methoden, Einsicht zu vermitteln, negative Beziehungserfahrungen durchzuarbeiten und positive Beziehungserfahrungen zu ermöglichen (Wöller 2022).

Auf der anderen Seite ist eine ressourcenorientierte Arbeit an aktuellen Problemen und Konflikten nicht aussichtsreich, wenn gravierende Einschränkungen basaler Ich-Funktionen und Fähigkeiten nicht erkannt und therapeutisch nicht fokussiert werden. Die präzise Erfassung struktureller Defizite ist nicht Ausdruck einer defizitorientierten Grundhaltung, sondern geradezu die Voraussetzung für eine gelingende Ressourcenaktivierung. Insofern fühlen wir uns dem systematisierenden Ansatz Rudolfs (2013) besonders verbunden, der die unterschiedliche therapeutische Vorgehensweise bei konfliktbezogenem und strukturbezogenem Arbeiten beschreibt. Er lieferte uns wesentliche Anregungen bei der Neugestaltung der Kapitel zu strukturellen Störungen.

Neben unserem Votum für eine ressourcenorientierte Auffassung von tiefenpsychologisch fundierter Therapie plädieren wir sehr bewusst für eine Offenheit gegenüber der Integration therapeutischer Methoden, die ihren Ursprung in anderen Therapieverfahren haben (Wöller 2015a). Eine herausragende Rolle spielen dabei systemische Interventionen, die in zahlreichen Kontexten eine kaum noch verzichtbare Ergänzung der tiefenpsychologischen Behandlungstechnik geworden sind. Aber auch auf Methoden kognitiv-behavioralen Ursprungs greifen wir gewinnbringend zurück, wenn die Situation es erfordert.

Wir nehmen dabei in Kauf, dass uns die »Reinheit der Lehre« weniger wichtig ist als die Wirksamkeit unserer Behandlungen. Über lange Zeit bestand besonders bei psychoanalytisch sozialisierten Therapeuten eine Scheu vor der Integration wertvoller Methoden anderen Ursprungs, die bei Vertretern anderer Therapieverfahren nicht annähernd so ausgeprägt war. Eine Ausnahme hatte lediglich die stationäre Psychotherapie gebildet, die ohne ein integratives Vorgehen nicht denkbar ist (Janssen 1987, 2012; Hölzer et al. 2018). Es gibt erfreuliche Hinweise, dass sich dies ändert. Konvergenzen zwischen psychodynamischer Therapie und Verhaltenstherapie (Trautmann-Voigt & Voigt 2017) sind ebenso erkennbar wie zwischen psychodynamischer und systemischer Therapie (Rieforth & Graf 2014).

Dabei reden wir nicht einem blinden Pragmatismus das Wort. Vielmehr integrieren wir die ressourcenorientierten ebenso wie die anderen Therapieverfahren entstammenden Interventionen, ohne dabei auf die Essentials psychoanalytisch orientierten Arbeitens zu verzichten: die Reflexion allen therapeutischen Geschehens vor dem Hintergrund von Übertragung und Gegenübertragung sowie von Abwehr und Widerstand und die behandlungstechnische Orientierung an grundlegenden Therapie-Modellen: dem Konfliktmodell, dem Strukturmodell und dem Traumamodell (▸ Kap. 6). Wir sehen uns damit in der Tradition integrativer Psychotherapieansätze, die wertvolle therapeutische Techniken anderer Therapieschulen adaptieren, ohne den festen Boden des ursprünglichen Grundverständnisses zu verlassen (Norcross & Goldfried 2005). Mit diesem wichtigen Hinweis glauben wir einen ressourcenorientierten Ansatz und den Einbezug entsprechender therapeutischer Techniken zum Vorteil unserer Patienten mit dem tiefenpsychologischen Grundverständnis verbinden zu können.

Die fünfte Auflage des Basisbuches behält die Grundkonzeption bei, wobei Aktualisierungen vorgenommen wurden, wo immer es erforderlich war. Noch stärker als bisher weisen wir auf Erkenntnisse und plausible Modellvorstellungen der modernen Neurowissenschaften sowie auf neuere Befunde der Psychotherapieforschung hin, wenn uns dies für ein umfassenderes Verständnis der klinischen Phänomene nützlich erscheint.

1.3 Einige Hinweise zur Benutzung dieses Basisbuches

Mehrere Möglichkeiten bieten sich Ihnen an, dieses Buch zu verwenden. Da das Buch dem didaktischen Grundsatz folgt, von den elementaren Grundlagen psychotherapeutischen Handelns zu komplexeren Problemstellungen voranzuschreiten, können Sie es von Beginn an *lesen*. Dies sollten Sie vor allem dann tun, wenn Sie als *»Neueinsteiger«* im Bereich der tiefenpsychologisch fundierten Psychotherapie eine erste Berührung mit therapietechnischen Grundbegriffen anstreben. Voraussetzung für die Lektüre sind allerdings Kenntnisse der psychodynamischen Krankheitslehre[1].

Trotz aller Bemühungen ließ es sich nicht vermeiden, auf Begriffe Bezug zu nehmen, die erst in späteren Kapiteln erläutert werden. Hier mögen Ihnen entsprechende *Kapitel- und Unterkapitelverweise* behilflich sein. Wenn Sie bereits über die wichtigsten Grundlagen verfügen, sollen es Ihnen eben diese Querverweise auch ermöglichen, das Buch *sachgebiet- oder problemorientiert* zu verwenden. Beginnen Sie dann an einer beliebigen Stelle und arbeiten Sie sich, geleitet durch die Querverweise, *zirkulär* durch das Buch.

Sie werden bemerken, dass wir auf längere »Drehbücher« des therapeutischen Dialogs ebenso wie auf ausführlichere Fallvignetten verzichtet und kürzeren Interventionsbeispielen den Vorzug gegeben haben. Dieses Vorgehen entspricht der Erfahrung, dass in Psychotherapien immer wieder *typische Situationen* entstehen, die – quer über alle konkreten therapeutischen Bedingungen hinweg – *ein typisches Reagieren* erfordern, das *erlernbar* ist und *eingeübt* werden sollte. Aus diesem Grunde halten wir die situationsübergreifende und abstrahierende Darstellung bestimmter Interventionsmodi für sinnvoll, um Ihnen unter Beschränkung auf das Wesentliche der Bedingungen einer therapeutischen Situation in möglichst konkreter sprachlicher Ausformulierung zu zeigen, wie Sie mit einer bestimmten Zielsetzung intervenieren können. Dabei kann es sich um nicht mehr als eine *Anregung*, niemals aber um eine Anleitung handeln. Die auf die besondere Situation abgestimmte Umsetzung muss selbstverständlich, darauf sei noch einmal hingewiesen, Ihrer persönlichen Ausgestaltung überlassen bleiben.

Auf eine Schwäche der ausgewählten exemplarischen Gesprächssequenzen möchten wir noch eingehen. Durch die Zentrierung auf Therapeuteninterventionen könnte der fälschliche Eindruck entstehen, als stünde für Patientenäußerungen eine unverhältnismäßig geringe Redezeit zur Verfügung. Dies soll jedoch unter keinen Umständen so sein. Auch wenn Therapeuten in der tiefenpsychologisch fundierten Psychotherapie in der Regel aktiver intervenieren als in der analytischen Psychotherapie, setzt ein angemessenes Verständnis des Patienten auch hier voraus, dass dieser seine Problematik umfassend und breit genug darstellen kann, während die Redeaktivität des Therapeuten sich auf kürzere Interventionen beschränkt.

In den Interventionsbeispielen werden einige Abkürzungen verwendet, die der Erläuterung bedürfen. So werden mögliche Äußerungen eines Patienten mit »P:« und empfohlene Interventionen eines Therapeuten mit »T:« eingeleitet, typische unausgesprochene Kognitionen eines Patienten mit »[P:]« und typische unausgesprochene Kognitionen eines Therapeuten mit »[T:]«.

Im Konflikt zwischen geschlechtsspezifischer Ausgewogenheit und Lesbarkeit des Textes haben wir uns für die bessere Lesbarkeit entschieden im Vertrauen darauf, dass Sie keine Benachteiligung des weiblichen Geschlechtes darin erblicken, wenn wir, der Gewohnheit folgend, z. B. von *dem* Patienten sprechen und damit Angehörige beider Geschlechter meinen. Lediglich im Kapitel über traumatisierte Patienten haben wir uns wegen des Überwiegens betroffener Patientinnen für die weibliche Form entschieden.

In einem Basisbuch können wir Ihnen nur die Grundlagen tiefenpsychologisch fundierten Handelns vermitteln. Wir möchten Sie

---

1 Einige Hinweise zu grundlegenden Werken der psychoanalytischen Krankheitslehre finden sich am Ende von Kapitel 3.

aber ermutigen, sich mit Detailaspekten der Behandlungstechnik und besonders mit verschiedenen spezielleren Behandlungskonzepten näher zu beschäftigen. Aus diesem Grunde werden wir Sie ausgiebig auf uns wichtig erscheinende *Behandlungskonzepte* sowie auf *weiterführende Literatur*[2] hinweisen.

Weiterführende Literatur

Benecke C (2014). Klinische Psychologie und Psychotherapie. Ein integratives Lehrbuch. Stuttgart: Kohlhammer.

Beutel ME, Doering S, Leichsenring F, Reich G (2010). Psychodynamische Psychotherapie. Störungsorientierung und Manualisierung in der therapeutischen Praxis. Göttingen: Hogrefe.

Boll-Klatt A, Kohrs M (2013). Praxis der psychodynamischen Psychotherapie. Grundlagen – Modelle – Konzepte. Stuttgart: Schattauer.

Elhardt S (2015). Tiefenpsychologie. Eine Einführung. 18. Aufl. Stuttgart: Kohlhammer.

Ermann M (2016). Psychotherapie und Psychosomatik. Ein Lehrbuch auf psychoanalytischer Grundlage. 6. Aufl. Stuttgart: Kohlhammer.

Gumz A, Hörz-Sagstetter S (2017) (Hrsg). Psychodynamische Therapie in der Praxis. Weinheim: Beltz.

Herzog W, Kruse J, Wöller W (2016). Psychosomatik – Erkennen, Verstehen, Behandeln. Stuttgart: Thieme.

Hölzer M, Wöller W, Berberich G (2018). Stationäre Psychotherapie. Von der Anmeldung bis zur Entlassung. Stuttgart: Schattauer.

Hoffmann SO, Hochapfel G (2009). Neurotische Störungen und Psychosomatische Medizin. Mit einer Einführung in Psychodiagnostik und Psychotherapie. Eckhard-Henn A, Heuft G, Hochapfel G, Hoffmann SO (Hrsg). 8. Aufl. Stuttgart: Schattauer.

Mentzos S (2017). Lehrbuch der Psychodynamik. Die Funktion der Dysfunktionalität psychischer Störungen. 8. Aufl. Göttingen: Vandenhoeck & Ruprecht.

Mertens W (2000, 2003, 2015). Einführung in die psychoanalytische Therapie. Bd. 1–3. 3. Aufl. Stuttgart: Kohlhammer.

Reimer C, Rüger U (Hrsg) (2012). Psychodynamische Psychotherapien. Lehrbuch der tiefenpsychologisch orientierten Psychotherapien. 4. Aufl. Berlin, Heidelberg: Springer.

Rieforth J, Graf G (2014). Tiefenpsychologie trifft Systemtherapie. Göttingen: Vandenhoeck & Ruprecht.

Rudolf G (2014). Psychodynamische Psychotherapie. 2. Aufl. Stuttgart: Schattauer.

Rudolf G (2020). Strukturbezogene Psychotherapie. Leitfaden zur psychodynamischen Therapie struktureller Störungen. 4. Aufl. Stuttgart: Schattauer.

Rudolf G, Henningsen P (2017). Psychotherapeutische Medizin und Psychosomatik. Klinische Psychologie und Psychiatrie. Ein einführendes Lehrbuch auf psychodynamischer Grundlage. 8. Aufl. Stuttgart: Thieme.

Sandler J, Dare C, Holder A (2015). Die Grundbegriffe der psychoanalytischen Therapie. Überarbeitet und erweitert von Joseph Sandler und Anna Ursula Dreher. 11. Aufl. Stuttgart: Klett-Cotta.

Senf W, Broda M (2013). Praxis der Psychotherapie. Ein integratives Lehrbuch. 5. Aufl. Stuttgart: Thieme.

Thomä H, Kächele H (2006). Lehrbuch der psychoanalytischen Therapie. Gesamtband. Berlin, Heidelberg: Springer.

Trautmann-Voigt S, Voigt B (2017). Psychodynamische Psychotherapie und Verhaltenstherapie. Ein integratives Praxishandbuch. Stuttgart: Schattauer.

Wöller W (2015). Tiefenpsychologisch fundierte Psychotherapie als ressourcenbasiertes integratives Verfahren. PDP – Psychodyn Psychother; 14: 3–12.

Wöller W (2016). Der ausreichend gute Therapeut; Psychotherapeut; 61: 105–9.

Wöller W (2022). Psychodynamische Psychotherapie. Lehrbuch der ressourcenorientierten Praxis. Stuttgart: Schattauer.

Wöller W, Kruse J (2020). Stand und Zukunft der tiefenpsychologisch fundierten Psychotherapie. PDP – Psychodyn Psychother 19, 23–35.

2 Weiterführende Literatur jeweils am Ende eines Kapitels; die in den Texten zitierte Literatur ab S. 515.

2 Was ist tiefenpsychologisch fundierte Psychotherapie?

Einführung in das Verfahren

Wolfgang Wöller und Johannes Kruse

2.1 Begriffliches

Was ist tiefenpsychologisch fundierte Psychotherapie? Sie ist – ebenso wie die analytische Psychotherapie – ein von der Psychoanalyse abgeleitetes Verfahren oder, wie es im Text der Psychotherapie-Richtlinien (2009/2017, § 14a) heißt, ein psychoanalytisch begründetes Verfahren.

Der Begriff »tiefenpsychologisch fundierte Psychotherapie« ist erst 1967 mit der Einführung der Richtlinien-Psychotherapie als Oberbegriff für die neben der »analytischen Psychotherapie« in die kassenärztliche Versorgung aufgenommenen psychodynamischen Behandlungsverfahren geschaffen worden (Reimer & Rüger 2012). Es wurde häufig beklagt, dass er ausschließlich im deutschen Sprachraum verwendet wird und den andersartigen internationalen Sprachgebrauch ignoriert. International wurde meist von »psychodynamischer Psychotherapie« gesprochen, um die Therapieform zu bezeichnen, die unsere Richtlinien-Psychotherapie »tiefenpsychologisch fundiert« nennt.

Psychoanalytisch begründete Verfahren sollen nach dem Vorschlag des wissenschaftlichen Beirates Psychotherapie (2005) in ihrer Gesamtheit unter dem Oberbegriff der *»Psychodynamischen Psychotherapie«* zusammengefasst werden. Die gemeinsame theoretische Basis ist die Psychoanalyse mit ihrer Persönlichkeits-, Krankheits- und Behandlungstheorie. Der Beirat sieht keine wissenschaftliche Grundlage für die Unterscheidung zwischen tiefenpsychologisch fundierter und analytischer Psychotherapie und will daher nur von *einem* Verfahren, der Psychodynamischen Psychotherapie, sprechen. In diesem Sinne versteht Rudolf (2014) psychodynamische Psychotherapie als ein Verfahren, dessen methodische Varianten durch gemeinsame theoriegebundene Annahmen verknüpft sind.

Gleichwohl ist die Unterscheidung zwischen »tiefenpsychologisch fundierter Psychotherapie« und »analytischer Psychotherapie« so fest in den für die Krankenkassenfinanzierung unserer Behandlungen entscheidenden Psychotherapie-Richtlinien verankert, dass wir aus diesem Grunde in unserem Basisbuch an der begrifflichen Unterscheidung festgehalten haben. »Analytisch orientierte Psychotherapie« ist im deutschen Sprachraum ein häufig benutzter synonymer Begriff für »tiefenpsychologisch fundierte Psychotherapie«.

Weitere Anwendungen der Psychoanalyse in der Psychotherapie sind neben der analytischen und der tiefenpsychologisch fundierten Psychotherapie nach Janssen (2002):

- störungsspezifische Modifikation der analytischen und der tiefenpsychologisch fundierten Psychotherapie
- stationäre psychodynamische Psychotherapie (Janssen 1987, 2012; Hölzer et al. 2018)
- psychoanalytisch orientierte Spezialtherapien in Form von Körpertherapien (▸ Kap. 41), Kunst- und Gestaltungstherapien (▸ Kap. 42) sowie Musiktherapien (▸ Kap. 43)

- psychodynamisch orientierte psychosomatische Grundversorgung (Tress et al. 2004)
- psychoanalytisch orientierte Kinder- und Jugendpsychotherapie (Seiffge-Krenke 2007)

Die tiefenpsychologisch fundierte Psychotherapie ist unter den psychodynamischen Therapien die am häufigsten praktizierte und am besten untersuchte Therapieform (Rudolf & Rüger 2001). Sie kann als Einzeltherapie und als Gruppentherapie zur Anwendung kommen. Eine beträchtliche Anzahl kontrollierter Studien belegt ihre Wirksamkeit bei einer Vielzahl von Störungsbildern (► Kap. 4).

2.2 Tiefenpsychologisch fundierte Psychotherapie in den Psychotherapie-Richtlinien

Es soll uns nun die Frage beschäftigen, welche besonderen Merkmale die tiefenpsychologisch fundierte Psychotherapie kennzeichnen. Die Definition der tiefenpsychologisch fundierten Psychotherapie in den Psychotherapie-Richtlinien lautet:

»Die tiefenpsychologisch fundierte Psychotherapie umfasst ätiologisch orientierte Therapieformen, mit welchen die unbewusste Psychodynamik aktuell wirksamer neurotischer Konflikte und struktureller Störungen unter Beachtung von Übertragung, Gegenübertragung und Widerstand behandelt werden« (Psychotherapie-Richtlinien 2009/2017, § 14a, 1).

Mit dem Hinzufügen der Wörter »und struktureller Störungen« ist eine äußerst bedeutsame Änderung vorgenommen worden. So forderte die Definition früherer Fassungen der Psychotherapie-Richtlinien bei sonst gleichem Wortlaut sehr eindeutig das Vorliegen *aktuell wirksamer neurotischer Konflikte* – eine Einschränkung, die im Widerspruch zur psychotherapeutischen Alltagsrealität stand. Um dieser Realität Rechnung zu tragen, hatten wir uns in den früheren Auflagen für eine breitere Konzeption tiefenpsychologisch fundierter Psychotherapie ausgesprochen, um neben neurotischen Störungsbildern auch Patienten mit schweren Persönlichkeitsstörungen, Patienten mit psychosomatischen Störungsbildern, körperlich kranke Patienten, Patienten mit Suchterkrankungen sowie mit anderen Störungsbildern auf geringem Strukturniveau (► Kap. 6) mit tiefenpsychologisch fundierter Psychotherapie behandeln zu können. Dies ist nun nicht mehr notwendig, weil die Lücke zwischen Richtliniendefinition und Versorgungsrealität jetzt geschlossen wurde.

In den Psychotherapie-Richtlinien heißt es weiter:

»Eine Konzentration des therapeutischen Prozesses wird durch Begrenzung des Behandlungszieles, durch ein vorwiegend konfliktzentriertes Vorgehen und durch Einschränkung regressiver Prozesse angestrebt« (§ 14a, 2).

Damit wird die Abgrenzung zur analytischen Psychotherapie, dem anderen psychoanalytisch begründeten Verfahren angesprochen. Analytische Psychotherapie verfolgt umfassendere Behandlungsziele, sie behandelt nicht nur den neurotischen Konfliktstoff, sondern auch die zugrunde liegende Struktur des Patienten, und sie nutzt ausdrücklich regressive Prozesse.

Schließlich sieht der Richtlinientext noch eine weitere therapeutische Option vor: »Die tiefenpsychologisch fundierte Psychotherapie gelangt auch in jenen Fällen zur Anwendung, in denen eine längerfristige therapeutische Beziehung erforderlich ist.« (§ 14a, 3) Das hier angesprochene Vorgehen, das in der Sonderform der »Niederfrequenten Therapie in einer längerfristigen, Halt gewährenden therapeutischen Beziehung« realisiert wird, ist nicht konfliktzentriert. Es nutzt vielmehr die Wirkung einer längeren positiven therapeutischen Beziehungserfahrung.

Wir möchten noch ein weiteres Merkmal hinzufügen, das unser ressourcenorientiertes und integratives Verständnis tiefenpsychologisch fundierter Psychotherapie zum Ausdruck bringt. Nach einem neueren Verständnis zeichnet sich tiefenpsychologisch fundierte Psychotherapie – mehr als die analytische Psychotherapie – auch durch den *Einbezug kognitiver, edukativer, suggestiver und störungsspezifischer therapeutischer Techniken* aus – selbstverständlich unter stetiger Reflexion von Übertragung und Gegenübertragung, Abwehr und Widerstand.

Speziell in der Behandlung von Patienten mit Traumafolgestörungen hat sich der Einbezug kognitiver, edukativer, suggestiver und insbesondere imaginativer therapeutischer Techniken schon seit Längerem bewährt. Dem trägt nun der Kommentar zu den Psychotherapie-Richtlinien von Faber und Haarstrick (Dieckmann et al. 2017) Rechnung, der traumatherapeutische Interventionen bei gesicherter Diagnose einer Posttraumatischen Belastungsstörung (PTSD) für möglich hält, sofern sie in eine tiefenpsychologisch fundierte Gesamtkonzeption integriert sind.

Diese Entwicklung erfuhr eine konsequente Fortsetzung durch einen Beschluss des Gemeinsamen Bundesausschusses im Jahr 2014 (G-BA 2014), demzufolge nun auch die traumatherapeutische Methode des EMDR (Eye Movement Desensitization and Reprocessing) (Hofmann 2014; Shapiro 2012) zumindest für die Indikation der Posttraumatischen Belastungsstörung innerhalb der tiefenpsychologisch fundierten und analytischen Psychotherapie durchgeführt werden kann (▶ Kap. 39.8).

Tiefenpsychologisch fundierte Psychotherapie deckt sich in vieler Hinsicht mit Therapieformen, die im angloamerikanischen Schrifttum (vielleicht mit Ausnahme supportiver Verfahren) als »psychoanalytic psychotherapy« von der »psychoanalysis« abgegrenzt werden (Kernberg 1999).

Darunter fallen mindestens die folgenden, von der Psychoanalyse abgeleiteten Therapieformen:

1. Zunächst zählt dazu die von Heigl-Evers & Heigl (1982) in enger Anlehnung an die Richtliniendefinition konzipierte *»tiefenpsychologisch fundierte Psychotherapie«*. Bei diesem Verfahren wird eine Konzentration des therapeutischen Prozesses durch eine *Begrenzung des Behandlungszieles*, durch ein *vorwiegend konfliktzentriertes Vorgehen* und durch *Einschränkung regressiver Prozesse* angestrebt. Indikationsbereich für dieses Vorgehen sind umschriebene Konfliktpathologien ohne schwere Einschränkung der Ich-Funktionen.
2. Ebenfalls im Einklang mit der Richtliniendefinition können wir unter diesem Begriff verschiedene *kurz- und fokaltherapeutische* Verfahren wiederfinden, die sich durch eine strikte Orientierung an einem *Therapiefokus* und durch ein *aktives konfrontativ-deutendes Vorgehen* kennzeichnen lassen. In diese Gruppe gehören – um nur einige Vertreter zu nennen – mit unterschiedlicher Akzentsetzung die *fokale Psychotherapie* (Balint et al. 1973), die *»Intensive Kurztherapie«* (Malan 1972) und die *»Intensive Psychodynamische Kurztherapie«* (Davanloo 2001; Gottwik 2009; Tröndle 2005), die *»Supportiv-expressive Psychotherapie«* von Luborsky et al. (1999) und die von Strupp & Binder (1993) entwickelte Form der Kurzpsychotherapie *(»Time-limited Dynamic Psychotherapy«)*. Charakteristisch für diese Ansätze ist ein aktives konfrontativ-deutendes Vorgehen. Voraussetzung ist eine umschriebene Konfliktproblematik ohne

Defizite der Ich-Funktionen, eine ausgeprägte Ich-Stärke, eine gute Therapiemotivation und ein tragfähiges Arbeitsbündnis. »*Kurztherapie*« und »*Fokaltherapie*« können als Sonderformen tiefenpsychologisch fundierter Psychotherapie nach den Psychotherapie-Richtlinien beantragt werden.

3. Unter einen weiteren Begriff tiefenpsychologisch fundierter Psychotherapie fallen auch die »*Psychoanalytisch-interaktionelle Psychotherapie*« (Heigl-Evers & Ott 2002; Streeck & Leichsenring 2015) und die strukturbezogene Psychotherapie (Rudolf 2013), zwei Formen modifizierter psychodynamischer Psychotherapie, die sich speziell an Patienten mit Ich-strukturellen Störungen wenden. Ebenso fallen darunter die störungsorientierten Ansätze zur Behandlung von Angsterkrankungen (Benecke & Staats 2012; Ermann 2012; Hoffmann 2016; Leichsenring et al. 2008; Subic-Wrana et al. 2012), zu Traumafolgestörungen (Reddemann 2017; Reddemann & Wöller 2017; Sachsse 2009; Wöller 2013) und zur Behandlung von Patienten mit einer Borderline-Persönlichkeitsstörung (Wöller et al. 2020, Bateman & Fonagy 2014; Yeomans et al. 2017; Wöller 2014) (► Kap. 3).
4. Weiterhin sind *supportive* Behandlungsansätze (Freyberger et al. 1996; Rockland 1989; Winston et al. 2004) zu berücksichtigen, die für Patienten mit ausgeprägter Ich-Schwäche, für Patienten mit Motivationsproblemen sowie für Patienten ohne Psychogenese-Einsicht geeignet sind und eine Beschränkung der Therapieziele implizieren. Die Richtlinien sehen als eine Sonderform tiefenpsychologisch fundierter Psychotherapie die »*Niederfrequente Therapie in einer längerfristigen, Halt gewährenden therapeutischen Beziehung*« vor (► Kap. 30).
5. Schließlich sind auch *imaginative* Psychotherapieformen mit tiefenpsychologischem Ansatz zu nennen, darunter das ausdrücklich im Rahmen der Richtlinien genannte Verfahren des »*Katathymen Bilderlebens*« (Leuner 1985) und die von Reddemann (2017) und Sachsse (2009) beschriebenen *imaginativen Verfahren zur Behandlung traumatisierter Patientinnen und Patienten* (► Kap. 39).

Einige der genannten Therapieformen sind in den Psychotherapie-Richtlinien (2009/2017, § 14a, 3) explizit als *Sonderformen* tiefenpsychologisch fundierter Psychotherapie aufgeführt:

- Kurztherapie
- Fokaltherapie
- Dynamische Psychotherapie
- Niederfrequente Therapie in einer längerfristigen, Halt gewährenden therapeutischen Beziehung

Praktisch wichtig sind die konzeptuell kaum voneinander unterschiedenen Sonderformen »Kurztherapie« und »Fokaltherapie« einerseits und die »Niederfrequente Therapie in einer längerfristigen, Halt gewährenden therapeutischen Beziehung« andererseits, während die »Dynamische Psychotherapie« (Dührssen 1988) kaum noch beantragt wird.

- Der Gegenstand der *Kurztherapie*[3] ist ein abgrenzbarer *aktueller neurotischer Konflikt* mit einer definierbaren neurotischen Psychodynamik. Mit dem Patienten werden ein *begrenztes Therapieziel* und ein

3 *Kurztherapie*, darauf weisen die Richtlinien besonders hin, ist nicht zu verwechseln mit *Kurzzeittherapie*; ersterer Begriff bezieht sich auf ein Behandlungskonzept mit einer bestimmten Indikation und Behandlungstechnik, letzterer auf die Behandlungsdauer.

begrenzter Therapieumfang vereinbart. Das Therapievolumen beträgt in der Regel 40 Sitzungen (s. a. den Kommentar von Faber und Haarstrick zu den Psychotherapie-Richtlinien; Dieckmann et al. 2017).
- Voraussetzung der Anwendung einer *Fokaltherapie* ist die vom Patienten und Therapeuten zu erarbeitende Definition eines bewusstseinsfähigen »*Fokus*«, eines neurotischen Konfliktkerns, der erkannt und gedeutet werden muss. Im Übrigen ergeben sich keine wesentlichen Unterschiede zur Kurztherapie, die in aller Regel ebenfalls fokusgeleitet durchgeführt wird.
- Mit der »*Niederfrequenten Therapie in einer längerfristigen, Halt gewährenden therapeutischen Beziehung*« wurde schließlich eine spezielle Variante tiefenpsychologisch fundierter Psychotherapie eingeführt, die sich eignet, auch Ich-strukturell gestörte Patienten mit einem supportiven Schwerpunkt zu behandeln.

Das *Katathyme Bilderleben* ist zwar nicht als eigenständige Psychotherapieform im Sinne der Richtlinien zugelassen, kann aber ggf. im Rahmen eines übergeordneten tiefenpsychologisch fundierten Therapiekonzepts Anwendung finden (Psychotherapie-Richtlinien 2009/2017, Anlage 1).

Wir glauben, dass die Vielfalt der Problembereiche und Störungsbilder, mit der Sie im Laufe Ihrer therapeutischen Arbeit konfrontiert sind, eine hohe *Flexibilität* Ihres therapietechnischen Vorgehens und umfangreiche Kenntnisse verschiedener Therapiekonzepte erfordert. Empirische Forschungsergebnisse zeigen, dass flexible Therapieansätze die Voraussetzung für positive Behandlungserfolge sind (Budman & Gurman 1988). Wir empfehlen Ihnen daher, umfangreiche Kenntnisse in verschiedenen Therapiekonzepten zu erwerben, um *verschiedenartige psychotherapeutische Techniken zur Hand* zu haben, mit denen Sie Ihren Patienten bei entsprechender Indikation in unterschiedlichen Phasen des Therapieverlaufs gerecht werden können.

Statt aber die einzelnen Behandlungskonzepte, die sich unter einen weiteren Begriff tiefenpsychologisch fundierter Psychotherapie subsumieren lassen, nacheinander abzuhandeln, scheint es uns günstiger zu sein, im Rahmen dieses Basisbuches zunächst das allen genannten Therapiekonzepten zugrunde liegende *gemeinsame psychodynamische Grundverständnis* zu vermitteln.

Für diese grundsätzliche Entscheidung waren verschiedene Gründe maßgebend:
- Therapietechnische Grundbegriffe wie Widerstand, Übertragung und Gegenübertragung sind für alle an der Psychoanalyse orientierten Therapiekonzepte von großer Bedeutung und bedürfen der Erläuterung.
- Die klinische Erfahrung zeigt, dass wir zwar immer wieder Patienten antreffen, deren Problematik »ideal« zu einem bestimmten Behandlungskonzept passt. Das ist aber nicht die Regel. So lassen sich bei weitem nicht alle Patienten eindeutig konflikt-, struktur- oder traumaorientiert behandeln. Bei vielen Patienten finden sich *sowohl Hinweise, die ein konfliktorientiertes Vorgehen rechtfertigen, wie auch solche, die ein strukturorientiertes oder auch ein traumaorientiertes Vorgehen nahelegen.* Es steht außer Frage, dass Entwicklungspathologien ebenso konflikt- und/oder traumapathologische Anteile enthalten können (Wurmser 1989). In vielen Fällen ist es eine Frage der Abwägung, ob eher eine konfliktorientierte, eine strukturorientierte oder eine traumaorientierte Perspektive hilfreich ist (► Kap. 5). Selten bedürfen Patienten ausschließlich eines deutend-konfrontativen, eines ausschließlich auf die Stärkung von Ich-Funktionen oder eines ausschließlich auf die Verarbei-

tung traumatischer Erinnerungen abgestimmten therapeutischen Vorgehens.

- Statt Patienten passend zu unseren Konzeptionen auszuwählen und in Behandlung zu nehmen, sollten wir eher unsere *therapeutischen Strategien* und unser *therapietechnisches Vorgehen* im adaptiven Sinne *auf unsere Patienten abstimmen.*
- Häufig lassen sich im Rahmen der initialen Diagnostik die für die Wahl einer bestimmten Behandlungskonzeption relevanten Informationen wie Strukturniveau oder Regressionstendenz eines Patienten *nicht mit letzter Sicherheit ermitteln*; insofern werden Sie auch *nicht immer voraussagen können*, welche therapietechnischen Erfordernisse sich im weiteren Verlauf ergeben werden.

Daher werden wir in den folgenden Kapiteln Grundlagen des tiefenpsychologisch fundierten Vorgehens vermitteln und jeweils deutlich machen, welches Vorgehen uns bei welchen Patienten und unter welchen Umständen mit Blick auf eine optimale Ressourcenaktivierung am geeignetsten erscheint. Wir glauben, dass es für Sie zweckmäßiger ist, *von einem umfassenderen und integrativen tiefenpsychologisch fundierten Behandlungsverständnis* auszugehen und dann Ihre Behandlungstechnik den Bedürfnissen des jeweiligen Patienten anzupassen. Dabei werden Sie Schwerpunkte der therapeutischen Strategien setzen, die den Akzent entweder eher auf ein konfrontativ-deutendes, ein stärker strukturbezogenes oder ein vorrangig traumaorientiertes Vorgehen legen.

Bevor wir auf einige Grundlinien tiefenpsychologisch fundierten Arbeitens eingehen, sollen zunächst die tiefenpsychologisch fundierte gegen die analytische Psychotherapie abgegrenzt und der Indikationsbereich der tiefenpsychologisch fundierten Psychotherapie aufgezeigt werden.

2.3 Tiefenpsychologisch fundierte Psychotherapie und analytische Psychotherapie: Gemeinsamkeiten und Unterschiede

Für die tiefenpsychologisch fundierte Psychotherapie gelten wie für alle von der Psychoanalyse abgeleiteten Psychotherapieformen die folgenden Grundannahmen im Menschenbild und in der Theorie (Hoffmann & Schüßler 1999):

- die Psychologie des Unbewussten
- die Konflikt- und Objektpsychologie
- die Theorie und therapeutische Nutzung von Übertragung und Gegenübertragung
- die Theorie und therapeutische Nutzung sowie Bearbeitung der Abwehr (Widerstand)
- die Begrenzung der therapeutischen Zielsetzung und Einschränkung regressiver Prozesse
- eine hilfreiche Beziehung als Grundlage des therapeutischen Prozesses, wobei die Verbindung zur psychoanalytischen Gesamttheorie begrenzt ist, da viele metatheoretische Positionen nicht übernommen werden

Als psychoanalytisch begründetes, das heißt von der Psychoanalyse abgeleitetes Verfahren hat die tiefenpsychologisch fundierte Psychotherapie verschiedene *Gemeinsamkeiten* mit der analytischen Psychotherapie (im Sinne der Richtlinien):

- Gemeinsam ist zunächst die *Theorie* zur Entstehung und Aufrechterhaltung psychischer und psychosomatischer Erkrankungen.
- Wie die anderen psychodynamischen Verfahren hat tiefenpsychologisch fundierte Psychotherapie das Ziel, Heilung oder Besserung über *Einsicht* und eine *positive Beziehungserfahrung* zu erreichen.

- Wie in der analytischen Psychotherapie kommt den Aspekten *Übertragung* (▶ Kap. 21, 22), *Gegenübertragung* (▶ Kap. 23) und *Widerstand* (▶ Kap. 20) eine zentrale Rolle zu.
- Ebenso wie bei anderen psychodynamischen Verfahren sind *technische Neutralität* (▶ Kap. 17.5) und *Abstinenz* (▶ Kap. 10.13) des Therapeuten wesentliche Merkmale.

Es ergeben sich jedoch wichtige *Unterschiede* zur analytischen Psychotherapie, zumindest soweit diese im »klassischen« Setting, d. h. mit hoher Wochenstundenfrequenz und im Liegen, durchgeführt wird. Die Unterschiede können geringer ausfallen, wenn die analytische Psychotherapie im modifizierten Setting durchgeführt wird.

- Anders als in der analytischen Psychotherapie ist nicht die Veränderung der gesamten Persönlichkeit das Ziel, sondern die Auflösung oder Verringerung von Symptomen oder eine begrenzte Verhaltensänderung (Ticho 1970).
- Im Gegensatz zur analytischen Psychotherapie, bei der zumindest vom Prinzip her keine Eingrenzung des zeitlichen Rahmens und des inhaltlichen Gegenstandsbereiches vorgesehen ist, ist für die tiefenpsychologisch fundierte Psychotherapie eine *zeitliche Begrenzung* und meist auch eine *Zielorientierung* sowie eine *inhaltliche Fokussierung* (▶ Kap. 9) charakteristisch.
- Anders als in der analytischen Psychotherapie im »klassischen« Setting werden *regressive Prozesse* nicht gefördert, sondern ausdrücklich *begrenzt.*
- Der Umgang mit der *Übertragung* ist grundsätzlich anders als in der analytischen Psychotherapie im »klassischen« Setting, bei der die Entwicklung einer *regressiven Übertragungsneurose* und deren Auflösung mittels deutender Techniken gefördert werden. Anders als bei dieser soll der Entstehung einer Übertragungsneurose ausdrücklich *entgegengewirkt* werden (Gill 1954; ▶ Kap. 22).
- Vom tiefenpsychologisch fundiert arbeitenden Therapeuten wird in der Regel eine größere *Aktivität* und *Direktivität* erwartet.
- Im Gegensatz zur analytischen Psychotherapie im »klassischen« Setting können *kognitive, systemische, edukative, suggestive* und *störungsspezifische* Interventionsformen und bei entsprechender Indikation auch EMDR in die Therapieplanung einbezogen werden.

Gemeinsamkeiten und Unterschiede der tiefenpsychologisch fundierten zur analytischen Psychotherapie (im »klassischen« Setting)

Gemeinsamkeiten

- Theorie zur Entstehung und Aufrechterhaltung psychischer und psychosomatischer Erkrankungen
- Bedeutung von Einsicht und positiver Beziehungserfahrung für den Heilungsprozess
- Bedeutung von Widerstand, Übertragung und Gegenübertragung
- Bedeutung von Neutralität und Abstinenz

Unterschiede

- nicht Persönlichkeitsveränderung wird angestrebt, sondern Symptomreduktion und begrenzte Verhaltensänderung
- inhaltliche Fokussierung
- zeitliche Begrenzung
- keine Förderung einer regressiven Übertragungsneurose
- keine Rekonstruktionen der frühen Psychogenese, sondern Erarbeitung der Zusammenhänge zwischen Symptomatik, aktueller auslösender Situation und aktuellen Beziehungen
- stärkere Aktivität und Direktivität des Therapeuten

- Einbezug kognitiver, edukativer, suggestiver und störungsspezifischer Elemente sowie ggf. von EMDR

2.4 Indikation zur tiefenpsychologisch fundierten Psychotherapie

Tiefenpsychologisch fundierte Psychotherapie in der hier dargestellten breiteren Konzeption ist immer dann indiziert, wenn unter den Bedingungen der *zeitlichen Begrenzung*, mit den Mitteln der *Einsichtsförderung*, der *positiven Beziehungserfahrung* und der *Ressourcenaktivierung* und ggf. unter Einbezug kognitiver, edukativer, suggestiver und störungsspezifischer Techniken mit einer nennenswerten Besserung der Symptomatik oder der interpersonellen Probleme gerechnet werden kann. Sie kann in unterschiedlichen Modifikationen z. B. indiziert sein bei

- Patienten mit einer Symptomatik, die in einer aktuellen intrapsychischen oder interpersonellen Konfliktsituation aufgetreten ist, ohne dass sich nennenswerte Züge einer Persönlichkeitsstörung erkennen lassen;
- Patienten mit somatoformen Störungen, deren subjektive Krankheitstheorie sehr somatisch oder interpersonell orientiert ist, bei denen aber eine Affektdifferenzierung von großem Nutzen ist;
- Patienten, deren Selbstreflexion für eine analytische Psychotherapie nicht ausreicht;
- Patienten mit Anpassungsstörungen;
- Patienten mit Persönlichkeitsstörungen, bei denen eine Beschränkung des Therapieziels sinnvoll ist oder die zu einer längeren Behandlung *nicht* motiviert sind.

Tiefenpsychologisch fundierte Psychotherapie ist dann *nicht* indiziert,

- wenn eine *Kontraindikation gegen Psychotherapie überhaupt* vorliegt, etwa bei ausgeprägtem sekundären Krankheitsgewinn;
- wenn die genannten *Ziele* besser mit einem anderen Psychotherapie-Verfahren erreichbar wären.

So kann bei starker Fixierung auf eine körperliche Symptomatik und einem intensiven Widerstand gegen ein einsichtsförderndes Vorgehen eine Verhaltenstherapie aussichtsreicher sein. Weiterhin kann eine tiefenpsychologische Psychotherapie dann nicht indiziert sein, wenn die erwünschte Veränderung durchaus mit den Mitteln der Einsichtsförderung und der positiven Beziehungserfahrung, aber *nicht unter der zeitlichen Beschränkung* und/oder *nicht ohne regressive Übertragungsneurose* erreichbar ist; im letzteren Falle wäre eine analytische Psychotherapie vorzuziehen.

Oft ergibt sich die Notwendigkeit, die Indikation zur tiefenpsychologisch fundierten Psychotherapie *negativ* von der Indikation zur analytischen Psychotherapie abzugrenzen. So gesehen, ist tiefenpsychologisch fundierte Psychotherapie immer dann indiziert, wenn eine analytische Psychotherapie *nicht möglich* oder *nicht nötig* ist.

- *Nicht möglich* ist eine analytische Psychotherapie nur dann, wenn *zeitliche, räumliche oder soziale Bedingungen* (geografische Lage des Wohnorts, Situation am Arbeitsplatz usw.) einer längeren Behandlungsdauer oder einem hochfrequenten Behandlungsarrangement entgegenstehen. Durch die Option des modifizierten Settings mit veränderter Interventionstechnik, variabler Stundenfrequenz und der Möglichkeit der Behandlung im Sitzen können auch Patienten mit dem Stundenkontingent der analytischen Psychotherapie behandelt werden, bei denen bei Anwendung des »klassischen« hochfre-

quenten Settings im Liegen die Gefahr einer malignen Regression bestünde.
- *Nicht nötig* ist eine analytische Psychotherapie, wenn eine nennenswerte Besserung der Symptomatik oder der interpersonellen Probleme *auch ohne umfassende Umstrukturierung der Persönlichkeit* erreicht werden kann. Dies ist vor allem dann der Fall, wenn die *Problematik umschrieben* ist und die *allgemeine Lebensbewältigung nicht nennenswert beeinträchtigt ist.*

In nicht wenigen Fällen wird prinzipiell eine analytische Psychotherapie ebenso wie eine tiefenpsychologisch fundierte Psychotherapie in Betracht kommen, sodass es eine Frage der Abwägung ist, welches Verfahren – entsprechende Verfügbarkeit vorausgesetzt – zur Anwendung kommen soll. Oftmals wird eine tiefenpsychologisch fundierte Psychotherapie nur deshalb durchgeführt, weil die psychotherapeutische *Versorgungsrealität* die Möglichkeit einer analytischen Psychotherapie ausschließt.

Auch wenn die tiefenpsychologisch fundierte Psychotherapie das unter Zeit- und Kostengesichtspunkten sparsamere Verfahren ist, möchten wir unter keinen Umständen den Eindruck erwecken, als sei analytische Psychotherapie oder Psychoanalyse durch tiefenpsychologisch fundierte Psychotherapie ersetzbar. Gerade in neuerer Zeit konnte eindrucksvoll gezeigt werden, dass lang dauernde Psychoanalysen oder analytische Psychotherapien bei vielen Patienten von großem Nutzen sind (Henseler & Wegner 1993; Leichsenring & Rabung 2011; Leichsenring et al. 2013a; Leuzinger-Bohleber & Stuhr 1997; Mertens 1997; Sandell et al. 1999).

Weiterführende Literatur

Beutel M (2000). Psychodynamische Kurztherapien. Neuere Entwicklungen, Behandlungsverfahren, Wirksamkeit, Indikationsstellung. Psychotherapeut; 45: 203–13.

Dieckmann M, Dahm A, Neher M (2017). Faber/Haarstrick Kommentar Psychotherapie-Richtlinien. 11. Aufl. München: Urban & Fischer.

Dieckmann M, Becker M, Neher M (2020). Faber Haarstrick Kommentar Psychotherapie Richtlinien. 12. Aufl. München: Urban & Fischer in Elsevier.

Hohage R (2011). Analytisch orientierte Psychotherapie in der Praxis. Behandlungsplanung – Kassenanträge – Supervision. 5. Aufl. Stuttgart: Schattauer.

Kernberg OF (1999). Psychoanalyse, psychoanalytische Psychotherapie und supportive Psychotherapie: Aktuelle Kontroversen. Psychother Psychosom Med Psychol; 49: 90–9.

Küchenhoff J (2004). Psychodynamische Kurz- und Fokaltherapie. Theorie und Praxis. Stuttgart: Schattauer.

Psychotherapie-Richtllinie (2009/2021). Richtlinie des Gemeinsamen Bundesausschusses über die Durchführung der Psychotherapie (Psychotherapie-Richtlinie) in der Fassung vom 19. Februar 2009, veröffentlicht im Bundesanzeiger Nr. 58 (S. 1399) vom 17. April 2009 in Kraft getreten am 18. April 2009, zuletzt geändert am 20. November 2020 veröffentlicht im Bundesanzeiger (BAnz AT 17.02.2021 B1) in Kraft getreten am 18. Februar 2021 https://www.g-ba.de/downloads/62-492-2400/PT-RL_2020-11-20_iK-2021-02-18.pdf (Zugriff am 19.09.2023)

Rieforth J, Graf G (2014). Tiefenpsychologie trifft Systemtherapie. Göttingen: Vandenhoeck & Ruprecht.

Rudolf G (2014). Psychodynamische Psychotherapie. Die Arbeit an Konflikt, Struktur und Trauma. 2. Aufl. Stuttgart: Schattauer.

Rudolf G (2020). Strukturbezogene Psychotherapie. Leitfaden zur psychodynamischen Therapie struktureller Störungen. 4. Aufl. Stuttgart: Schattauer.

Strauß B, Hohagen F, Caspar F (Hrsg) (2006). Lehrbuch Psychotherapie. 2 Bd. Göttingen: Hogrefe.

Wöller W, Kruse J (2020). Stand und Zukunft der tiefenpsychologisch fundierten Psychotherapie. PDP – Psychodyn Psychother 19, 23–35.

3 Wo steht die »Mutterwissenschaft« Psychoanalyse?

Einige Bemerkungen zum Standort der Psychoanalyse

Wolfgang Wöller und Johannes Kruse

3.1 Die Entwicklung der »Mutterwissenschaft« Psychoanalyse

Tiefenpsychologisch fundierte Psychotherapie ist ein von der Psychoanalyse abgeleitetes psychotherapeutisches Verfahren. Die von Sigmund Freud gemeinsam mit Josef Breuer (Breuer & Freud 1893–1995) vor etwas mehr als einhundert Jahren begründete *Psychoanalyse* entwickelte sich aus einer innovativen therapeutischen Technik zur Behandlung der Symptome hysterischer und psychoneurotischer Patienten zu einer umfassenden Theorie des Menschen – mit einer eigenen triebtheoretisch fundierten Entwicklungspsychologie und detaillierten Vorstellungen zur Funktionsweise der menschlichen Psyche, in deren Zentrum die Bedeutung unbewusster seelischer Konflikte und der kindlichen Sexualität stand. Neben den klinischen Manifestationen im engeren Sinne untersuchte sie zahlreiche Ausdrucksformen des Alltagslebens ebenso wie kulturelle und gesellschaftliche Phänomene und setzte sie mit den klinischen Phänomenen in Verbindung. Sie gewann so einen kaum zu überschätzenden Einfluss auf das geistige Leben des 20. Jahrhunderts. Psychoanalyse ist somit mindestens dreierlei: eine *Persönlichkeitstheorie*, eine *Krankheitstheorie* und eine *Behandlungstheorie*.

Freud selbst hat seine Theoriebildungen mehrfach entscheidenden Revisionen unterzogen. Es war ein weiter Weg von den ersten Vorstellungen zur Entstehung der Neurosen im »Entwurf einer Psychologie« (1885) über die Entdeckung der Phasenhaftigkeit der kindlichen Sexualität (1905 a) und seine Theorien zur *Topik des Unbewussten* bis hin zu der uns noch heute leitenden Modellvorstellung von der dreigeteilten Struktur der Psyche in der Strukturtheorie des Jahres 1923. Sein Hauptinteresse galt stets der Entwicklung der *Libidotheorie* sowie dem *Ödipuskomplex*, den er als den Kernkomplex der Neurosen ansah. Gemeinsam mit Karl Abraham, Otto Rank, Sandor Ferenczi und anderen Pionieren der Psychoanalyse entwickelte er die Grundzüge der *psychoanalytischen Neurosenlehre*, die noch heute die Basis unserer Behandlung darstellen. Die Entdeckung der Phänomene von *Abwehr* und *Widerstand*, von *Übertragung* und *Gegenübertragung*, ohne die unser psychodynamisches Denken und Handeln nicht vorstellbar ist, ist das Verdienst Sigmund Freuds und seiner ersten Mitarbeiter. Spätere Theoretiker, etwa Melanie Klein (1942), haben mehr als Freud die Bedeutung der aggressiven Triebe – vor allem für die präödipale Entwicklung – gesehen.

Anna Freud (1936/2012) untersuchte das Ich und seine Abwehrmechanismen und legte ebenso wie Heinz Hartmann (1960), der die Anpassungs- und Bewältigungsfunktionen der konfliktfreien Anteile des Ich beschrieb, den Grundstein für die psychoanalytische *Ich-Psychologie*, die an die Seite der Triebtheorie trat. Das Studium der Ich-Funktionen erwies sich als äußerst nützlich für das Verständnis der Entwicklungspathologie schwer gestörter Patienten.

Die aus der psychoanalytischen Behandlungssituation gewonnenen Erkenntnisse wurden nun auch durch eine psychoanalytisch geleitete Säuglings- und Kinderbeobachtung ergänzt. Margaret Mahler (Mahler et al. 1978/2008) sehen wir heute als eine Pionierin der Säuglings- und Kleinkindbeobachtung an. Ihr Entwicklungsmodell der frühen Kindheit unterscheidet eine objektlose Phase des »normalen Autismus«, eine Phase der Symbiose, in der Objekt und Selbst eine Einheit bilden, und eine mehrfach in sich gegliederte Phase der Differenzierung, in der das Kind sich aus der Mutter-Kind-Dyade löst, um schließlich zum Stadium der »Objektkonstanz« zu gelangen. Auch wenn Mahlers Modell durch die neuere Säuglings- und Kleinkindforschung in wichtigen Teilen einer Revision unterzogen werden musste, so bildete es doch über lange Zeit die entwicklungspsychologische Grundlage für die Ich-psychologische Diagnostik von »Subphasendefiziten« als Basis einer Entwicklungsförderung bei strukturellen Störungen der Persönlichkeit (Blanck & Blanck 1980).

Heinz Kohut (1979/2012) hat mit seinen Überlegungen zur narzisstischen Persönlichkeitsentwicklung und zu den Empathie- und Spiegelungsprozessen in der frühen Mutter-Kind-Dyade die *selbstpsychologische Tradition* der Theorienentwicklung in der Psychoanalyse begründet. Nach seiner Auffassung besteht ein lebenslanges Bedürfnis nach spiegelnder Responsivität durch sogenannte empathische Selbstobjekte. Das Scheitern dieses empathischen Spiegelungsprozesses liegt zahlreichen pathologischen Phänomenen zugrunde. Indem wir auf das Selbsterleben unserer Patienten empathisch und mit *»optimaler Responsivität«* eingehen, fördern wir die Kohäsion und das Wachstum ihres Selbst. Wenn neuere Vertreter der Selbstpsychologie von gegenseitiger Bezogenheit innerhalb eines interaktiven reziproken Systems sprechen, wird die Nähe zu Konzepten der neueren Säuglings- und Kleinkindforschung deutlich, vor allem zu dem Konzept des »Attunement« in der Mutter-Kind-Dyade. Die *selbstpsychologische* Denktradition in der Psychoanalyse hat wesentliche Erkenntnisse der neuen Säuglings- und Kleinkindforschung vorweggenommen. In therapeutisch-praktischer Hinsicht hat sich das selbstpsychologische Denken für die Vermittlung einer positiven Beziehungserfahrung als außerordentlich fruchtbar erwiesen.

Melanie Klein hatte bereits, auf dem Boden der Triebtheorie stehend, darauf hingewiesen, dass bei jeder Triebäußerung und jedem anderen psychischen Prozess »Objekte« beteiligt sind. Während für sie aber das tatsächliche Fürsorgeverhalten der Bezugspersonen weniger wichtig war als die angeborene Entfaltung der instinktgeleiteten Fantasien des Kindes, lösten Vertreter der britischen Schule der *Objektbeziehungstheorie* – Fairbairn, Guntrip und andere – den Begriff des Objekts zunehmend aus dem engeren Bezugsrahmen der Triebtheorie und hoben die Eigenständigkeit der Objektbeziehungen hervor. Fairbairn (1952) hatte von allen Objektbeziehungstheoretikern die Bedeutung der Triebe am stärksten relativiert und den Objektbeziehungen die entscheidende Rolle zugeschrieben.

Die *neueren Objektbeziehungstheoretiker* stellten nun dar, wie sich reale Beziehungserfahrungen in innerseelischen Strukturen niederschlagen: aus äußeren Objektbeziehungen werden verinnerlichte Objektbeziehungen. Diese verinnerlichten Objektbeziehungen bilden eine *»Welt der Repräsentanzen«* (Jacobson 1978). Der Begriff der Repräsentanz bedeutet in diesem Zusammenhang, dass aus realen Interaktionen mit bedeutsamen anderen Personen (»Objekten«) – seien sie nun reale oder fantasierte Interaktionen –, innere Bilder, Repräsentanzen entstehen, die einen Objektaspekt (»Objektrepräsentanz«) und einen Selbstaspekt (»Selbstrepräsentanz«) haben. Repräsentanzen enthalten Erinnerungen, Wünsche, Affekte und Fantasien und bilden so eine anhaltende Art, andere wichtige Menschen und sich selbst wahrzunehmen und mit ihnen und sich selbst in Beziehung zu treten. Alle Erwartungen, Befürchtungen, Handlungen und Fantasien gegenüber wichtigen Bezugspersonen gestalten sich ebenso wie die Entwicklung des Selbstbildes auf der Basis der Repräsentanzen.

Aus der Ein-Personen-Psychologie der trieb- und Ich-psychologischen Phase der Theorieentwicklung wurde zunehmend eine *Zwei-* oder *Mehr-Personen-Psychologie* (Balint 1970/2012). Donald W. Winnicott (1974/2006), ursprünglich Kinderarzt, hat ebenfalls wesentliche Ergebnisse der neueren Säuglings- und Kleinkindforschung vorweggenommen. Vor allem hob er die Bedeutung der *»haltenden Umwelt«* (»holding environment«) für die Entwicklung der Emotionalität des Kindes hervor. Winnicott verdanken wir wichtige Konzepte, die zum Verständnis schwerer Störungen der Persönlichkeitsentwicklung unverzichtbar geworden sind. Hier ist beispielsweise das Konzept des Übergangsobjekts zu nennen. Die Fähigkeit, ein gegenständliches Objekt als Substitut für eine abwesende Bezugsperson – als ein *»Übergangsobjekt«* – verwenden zu können, erkannte Winnicott (1953) als wesentliches Merkmal einer gesunden Entwicklung. Winnicott verdanken wir ebenso das Konzept des wahren und des falschen Selbst (Winnicott 1974/2006), wobei das falsche Selbst sich den Bedürfnissen einer unzureichenden Umwelt anpasst und das wahre Selbst abgespalten und verborgen bleibt.

Aufbauend auf den Arbeiten von Edith Jacobson und anderen Objektbeziehungstheoretikern sowie Ich-psychologischen Autoren hat Otto F. Kernberg (1992) seine Theorie der Objektbeziehungen entwickelt. Nach diesem Modell entstehen gute verinnerlichte Objektbeziehungen (innere Objekte) als Niederschlag positiver Objektbeziehungen, schlechte verinnerlichte Objektbeziehungen (innere Objekte) als Niederschlag negativer Objekterfahrungen, wobei Abwehrvorgänge verschiedenster Art die Wahrnehmung der Objekte färben. Die Repräsentanzen organisieren sich nach Kernberg in »gute«, das heißt bedürfnisbefriedigende, und »schlechte«, das heißt den Bedürfnissen zuwiderlaufende Repräsentanzen. Wegen der für ein frühes Entwicklungsstadium typischen Unfähigkeit, Selbst und Objekt zu differenzieren, handelt es sich um undifferenzierte gute oder undifferenzierte schlechte Selbst-Objekt-Einheiten, die sich erst allmählich voneinander differenzieren.

Psychoanalytiker der *kleinianischen Tradition* haben unser Verständnis der therapeutischen Situation ebenfalls erweitert. Sie messen den Realaspekten der Beziehung zu den primären Bezugspersonen eine weitaus größere Bedeutung zu als es Melanie Klein getan hatte (Bion 1990). Auch für sie sind die Prozesse von Projektion, Introjektion und projektiver Identifizierung von zentraler Bedeutung – entscheidend ist nach neuerer kleinianischer Auffassung jedoch der Umgang der primären Bezugsperson mit den kindlichen Projektionen: Gelingt es der primären Bezugsperson, ein »Container« für die intensiven Gefühle des Säuglings und Kleinkindes zu sein? Analog wie die Beziehung des Säuglings zu seiner Bezugsperson wird die therapeutische Beziehung konzeptualisiert: Wie wir die Projektion unserer Patientinnen und Patienten verarbeiten (»verdauen«), ist von größter Bedeutung für einen gelingenden Therapieprozess (▸ Kap. 18). Vergleichbar der Mutter, die die Wut des Säuglings nicht mit eigener unkontrollierter Wut, sondern mit Verständnis und Grenzsetzung beantwortet, kann uns die Reflexion unserer Gegenübertragungsgefühle helfen, zu einer angemessenen und therapeutischen Reaktion gegenüber unseren Patienten zu gelangen.

Unter dem Einfluss der Objektbeziehungstheoretiker und der interpersonalen Theorie Sullivans (1980) wurde immer deutlicher, welchen Einfluss der Analytiker auf den analytischen Prozess ausübt; im Grunde ist er ein teilnehmender Beobachter. Das ursprüngliche »Ein-Personen-Modell« wurde zunehmend durch ein »Zwei-Personen-Modell« abgelöst. In der monadischen Konzeption des Zwei-Personen-Modells der klassisch-triebtheoretischen, aber auch der Ich-psychologischen Betrachtungsweise hatten sich die wichtigen Ereignisse im Inneren des Patienten und in seinen Assoziationen abgespielt und konnten dort beobachtet werden. Im Zwei-Personen-Modell entstehen die Phänomene von Bewusstsein, Identität und Subjektivität in der Bezogenheit der dyadischen Beziehung zwischen zwei Menschen; sie werden im dyadischen Feld der Beziehung zwischen Patient und Therapeut erst hergestellt (Modell 1984).

Eine weitere Bereicherung unseres klinischen Verständnisses der therapeutischen Situation und unserer Möglichkeiten des Intervenierens wurde durch die Paradigmen der »intersubjektiven Psychoanalyse« (Altmeyer 2000; Stolorow et al. 1994) und der »relationalen Psychoanalyse« (Greenberg & Mitchell 1983) geschaffen. An die Stelle der intrapsychischen Trieb- und Konfliktdynamik trat ein umfassendes Beziehungsverständnis, das nicht mehr nur die seelische Dynamik aus der Perspektive innerer Strukturen betrachtete, sondern die Verwobenheit intrapsychischer und interpersoneller Prozesse in umfassender Weise in den Blick nahm.

Zwar konnte sich der Versuch, die mit metaphorischen, quasi naturwissenschaftlichen Begriffen überfrachtete Metapsychologie aufzugeben und sich auf die anschauungsnähere klinische Theorie zu beschränken (Gill 1982/1996; Klein 1973; Schafer 1985), ebenso wenig durchsetzen wie die Radikalisierung einer nur noch »konstruktivistisch« konzipierten Psychoanalyse, die keine Realitäten, sondern nur noch Konstruktionen von Realität gelten ließ. Eine Kritik an diesen radikalen Positionen ist berechtigt, denn trotz aller Schwierigkeiten der traditionellen Theorie erweist es sich als unerlässlich, unabhängig von deutenden Konstruktionen die Existenz der psychischen Realität unserer Patienten und in vielen Fällen – man denke nur an die Opfer traumatischer Gewalt – auch unabweisbare Aspekte der äußeren Realität anzuerkennen (Eagle 2003). Wem es jedoch gelingt, von dieser – aus unserer Sicht völlig unnötigen und zu Recht kritisierten – Art der Radikalisierung abzusehen, dem wird sich vor allem durch die neueren Ausformungen relationaler Psychoanalyse eine befreiende Wirkung vermitteln, die mit einer Erweiterung der Spielräume des Betrachtens und Behandelns verbunden ist.

Moderne Konzeptionen relationaler Psychoanalyse gehen davon aus, dass sich innerhalb eines psychologischen Feldes zwei Subjekte begegnen, deren Interaktionen in wechselseitigem Austausch verinnerlicht und transformiert werden (Potthoff 2015). In kreativer Fortführung der Gedanken Bions zum Container-Contained-Modell und seiner Transformationstheorie haben Baranger & Baranger (2008), Ogden (2006) und Ferro (2003) Feldmodelle der therapeutischen Beziehung entwickelt, die ein gegenüber traditionellen Zugängen erweitertes Beziehungsverständnis möglich machen. Die neuere relationale Perspektive gestattet es, auch Befunde der Bindungstheorie (Bowlby 1969) und Ergebnisse der Säuglings- und Kleinkindbeobachtung (Stern 1992/2016) zu integrieren und die Bedeutung realer äußerer Einflüsse, insbesondere schwerer Traumatisierungen, anzuerkennen. Sie vermittelt eine therapeutische Haltung, die der in diesem

Buch vermittelten Haltung in vielerlei Hinsicht nahesteht.

Wie wir noch sehen werden (▶ Kap. 5) macht das Wechseln zwischen Perspektiven und Betrachtungspositionen den Gewinn psychodynamischen Arbeitens aus. Tatsächlich gibt es in der klinischen Realität immer wieder Situationen, in denen eine Zwei-Personen-Perspektive überlegen ist, aber auch solche, in denen sich die Ein-Person-Perspektive als nützlich erweist. Gerade die jüngsten Entwicklungen in der Behandlung traumatisierter Patienten (▶ Kap. 39), speziell die Erfahrungen mit der Integration traumatherapeutischer Techniken wie EMDR in die psychodynamische Therapie, haben gezeigt, dass die Ein-Person-Perspektive durchaus noch immer ihr Recht beanspruchen kann, wenn sie in ein umfassendes Beziehungsverständnis eingebettet ist (Wöller 2016b).

Die jüngste Entwicklung hat eine bemerkenswerte Annäherung des psychoanalytischen Denkens an die empirischen Nachbarwissenschaften, aber auch an wichtige Strömungen im Bereich der Geisteswissenschaften gebracht. So kommt Fonagy (2009) das Verdienst zu, mit seinem Ich-psychologisch und objektbeziehungspsychologisch fundierten Ansatz zur Theorie der Mentalisierung der psychoanalytischen Theoriebildung zum Anschluss an den aktuellen Stand der Bindungstheorie und der empirischen Entwicklungspsychologie verholfen zu haben. Weiterhin konnten psychodynamisch orientierte Traumatherapeuten unter Rückgriff auf die bahnbrechenden und erst jetzt angemessen gewürdigten Erkenntnisse Pierre Janets (1889), des großen Zeitgenossen Sigmund Freuds, psychoanalytisches Gedankengut mit neurowissenschaftlichen Befunden zur Pathophysiologie der Traumafolgeerkrankungen integrieren (Reddemann 2017; Reddemann & Wöller 2017; Sachsse 2009; Wöller 2013, 2015b). Anknüpfungen an neuere Strömungen in Philosophie, Medien-, Kultur- und Geisteswissenschaften finden sich in Beiträgen, die zum Beispiel den »Sprachspiel«- und »Performanz«-Charakter therapeutischen Handelns (Pflichthofer 2008) oder die Bedeutung des Nichtverstehens für den Therapieprozess (Storck 2017) ins Blickfeld rücken.

3.2 Die vier Paradigmen der Psychoanalyse

In Anlehnung an Pine (1990) unterscheiden wir die folgenden vier Paradigmen der Psychoanalyse, welche die Basis unserer heutigen psychodynamischen Betrachtungen bilden: das triebpsychologische, das Ich-psychologische, das selbstpsychologische und das objektbeziehungspsychologische Paradigma. Unter Praktikern scheint sich ein Konsens auszubilden, dass je nach klinischer Problemstellung mal das eine und mal das andere Paradigma gewinnbringender für das Verständnis der jeweiligen Problematik des Patienten ist.

- Das *triebpsychologische Paradigma* betrachtet auf der Grundlage des von Sigmund Freud formulierten Triebdualismus den Sexualtrieb und den Aggressionstrieb als motivierende Kräfte des Seelenlebens. Trotz seiner Relativierung durch die neuere Entwicklungsforschung wird das triebpsychologische Paradigma vor allem für das klinische Verständnis von Konfliktpathologien nützlich bleiben, nicht zuletzt deshalb, weil es die Grundlage des dreigeteilten Strukturmodell Freuds (1923) bildet, mit dessen Hilfe sich die intrapsychischen Konflikte besonders gut konzeptualisieren lassen (▶ Kap. 13).
- Auch das ebenfalls auf dem Boden der Triebpsychologie entwickelte *Ich-psychologische Paradigma* (Blanck & Blanck 1980; Freud A 1936/2012; Hartmann 1960), das

nicht so sehr die Triebkonflikte selbst, sondern die Abwehrmechanismen und die nicht direkt an Trieb-Abwehr-Konflikten beteiligten Ich-Funktionen erforschte, hat sich vor allem für die Behandlung schwerer Persönlichkeitsstörungen und anderer Störungen mit geringem Integrationsniveau (► Kap. 6) als außerordentlich produktiv erwiesen. Ich-psychologisches Denken erlaubt eine systematische Erfassung von Ich-Funktionsdefiziten und begründet eine therapeutische Arbeit mit dem Ziel der Nachentwicklung defizitärer Ich-Funktionen. Es ist besonders nützlich, wenn wir die Perspektive der Ich-Funktionen und Fertigkeiten einnehmen (► Kap. 5).
- Das *selbstpsychologische Paradigma*, das vor allem mit dem Namen Heinz Kohuts (1979/2012) verbunden ist, hat ebenfalls die therapeutischen Möglichkeiten sehr bereichert. So hat die Selbstpsychologie den Akzent stets auf einen empathisch-introspektiven Zugang gelegt und die Auffassung vertreten, dass Veränderung in der Therapie nicht in erster Linie die Folge von Deutungen oder Einsicht ist, sondern durch Empathie entsteht. Theoretisch betrachtet kann das selbstpsychologische Paradigma aus heutiger Sicht als eine spezielle Ausprägung des objektbeziehungstheoretischen Paradigmas angesehen werden. In praktisch-therapeutischer Hinsicht war es hingegen derart folgenreich für die Entwicklung der Behandlungstechnik, dass ihm ein eigener Status zusteht.
- Das *objektbeziehungspsychologische Paradigma* geht davon aus, dass die frühesten Erfahrungen mit Bezugspersonen die Grundlage für alle späteren Beziehungsgestaltungen bilden und dass alle seelischen Strukturen ein Niederschlag früherer Objekterfahrungen sind (Bion 1990; Fairbairn 1952; Jacobson 1978; Klein 1962; Mahler et al. 1978/2008; Winnicott 1974/2006). Das objektbeziehungstheoretische Paradigma wurde in den letzten Jahrzehnten immer mehr zum wichtigsten Paradigma moderner Psychoanalyse. Eine Behandlung von Patienten mit schweren Persönlichkeitsstörungen ist heute ohne das objektbeziehungspsychologische Paradigma nicht mehr vorstellbar.

Die neueren Theoriebildungen verbinden das objektbeziehungspsychologische mit dem Ich-psychologischen Paradigma (Fonagy 2009; Kernberg 1992; Modell 1984; Sandler 1982). Durch die Weiterentwicklung des objektbeziehungstheoretischen Paradigmas und die Einbeziehung intersubjektiver und relationaler Zugänge steht uns ein breiter Perspektivenraum zur Verfügung, der den sich unterschiedlich präsentierenden therapeutischen Situationen das bestmögliche Verständnis ermöglicht.

Eine Orientierung in der Theorienwelt der Psychoanalyse ist nicht einfach. So unterscheiden sich die genannten Paradigmen beträchtlich in ihren Grundannahmen, und jedes Paradigma enthält wiederum eine nicht geringe Zahl von Modellen mit entsprechenden hypothetischen Annahmen. Es lohnt sich jedoch, die Modelle einzeln zu betrachten, da sich in Abhängigkeit von dem jeweiligen Störungsbild mal das eine, mal das andere Paradigma oder auch Modell als zweckmäßiger erweist. Ohne Frage besteht unsere Kreativität darin, die Konzepte im Bedeutungsraum des konkreten Falles elastisch und flexibel anzuwenden (Sandler 1983). Derartige Nützlichkeitserwägungen bei der Bevorzugung bestimmter Paradigmen und Modelle, in die immer auch persönliche Vorlieben der behandelnden Therapeuten einfließen, sind nach unserer Auffassung legitim, so lange sie der Optimierung des Therapieangebotes und der Verbesserung der therapeutischen Beziehung dienen.

3.3 Psychoanalyse im Kontext ihrer Nachbarwissenschaften

Über lange Zeit hat die Psychoanalyse sich von der Entwicklung ihrer Nachbarwissenschaften wenig berühren lassen, wohl nicht zuletzt wegen Freuds Skepsis gegenüber den Möglichkeiten der akademischen Psychologie. Dies hat sich in den letzten Jahren geändert, und der Austausch wird zunehmend als wechselseitige Bereicherung erlebt. Mindestens die drei folgenden Forschungsparadigmen haben unser heutiges psychoanalytisches Denken entscheidend beeinflusst:

- Die *Säuglings- und Kleinkindbeobachtung* hat die beginnenden Interaktionen des Säuglings mit seiner wichtigsten Bezugsperson untersucht und vor allem die Bedeutung des »Affect Attunement«, der gegenseitigen affektiven Einstimmung von Mutter und Kind für die emotionale Entwicklung des Kindes, entdeckt. Mit der Formulierung fünf basaler Motivationssysteme hat Lichtenberg (1991) den Triebdualismus Freuds einer tiefgreifenden Revision unterzogen. Wir haben zunehmend bessere Vorstellungen davon, wie eine Bindungsbeziehung affektiver Kommunikation zwischen primärer Bezugsperson und heranwachsendem Kind entsteht und wie die emotionale Kommunikation mit der frühen Umwelt durch den Austausch von Affekten erfolgt. Mutter und Kind erwarten jeweils ein bestimmtes Verhalten voneinander und reagieren negativ, wenn diese »Konversation« entgleist (Lichtenberg 1991; Stern 1992/2016). In Kapitel 24.2 soll ausführlich darauf eingegangen werden, wie die Erkenntnisse der modernen Säuglings- und Kleinkindforschung die Konzeptualisierung des therapeutischen Prozesses beeinflusst.
- Die moderne *Bindungsforschung* hat uns gezeigt, wie das Kind in der präverbalen Entwicklung innere Arbeitsmodelle von Bindungsbeziehungen mit seinen Bezugspersonen ausbildet (Bowlby 1969). Innere Arbeitsmodelle von Bindung speichern Informationen über Interaktionserfahrungen mit bedeutenden Personen der Kindheit und steuern auch im weiteren Leben alle Interaktionen mit wichtigen Bezugspersonen. Stabile Bindungsbeziehungen können in starkem Maße positive Affekte vermitteln. Sie sind für die weitere neurobiologische Entwicklung von großer Bedeutung.
- Aus der *neurobiologischen Forschung* wissen wir, wie die psychobiologischen Erfahrungen von Attunement, Misattunement und Re-Attunement sich in die biologischen Schaltkreise des sich entwickelnden Gehirns einprägen. Die frühen Interaktionen zwischen Mutter und Kind haben erhebliche Auswirkungen auf die regulatorischen Prozesse des Gehirns, vor allem auf die Affektregulation. Wir wissen inzwischen vieles darüber, wie die Prozesse der Informationsverarbeitung und der Gedächtnisspeicherung im Gehirn bei traumatisierten Patientinnen und Patienten in spezifischer Weise gestört sind. Wir haben neurobiologische Modelle für das, was wir als nicht symbolisiertes traumatisches Material bezeichnen und wissen, welche Hirnstrukturen dafür verantwortlich sind, dass psychisches Material symbolisiert wird (Schore 1994).

Eine Integration neuerer Erkenntnisse der psychoanalytischen Entwicklungspsychologie, der klinischen Psychoanalyse, der empirischen Säuglings- und Kleinkindforschung und neuerer Befunde der Affektforschung und der Neurobiologie ist in greifbare Nähe gerückt. Auch wenn neurobiologische Methoden nicht in der Lage sind, psychoanalytische Kernkonzepte direkt zu überprüfen, so können sie doch Strukturen identifizieren, die für ein Verständnis zentraler psychoanalytischer Konstrukte bedeutsam sind: für die Phänomene von Lust und Unlust, für den Einfluss vorbestehender Lebenserfahrungen auf das aktuelle Erleben und die Phänomene von Abwehr und Übertragung (Peterson 2005). Bei näherem Hinsehen zeigt sich die bemerkenswerte Konvergenz der zunächst sehr heterogenen Konzepte. Dies gilt vor allem für die Beziehung der Psychoanalyse zur Bindungstheorie, die sich zunehmend von der Beschreibung von Verhaltenssystemen zur Ebene der mentalen Repräsentation von Bindung weiterentwickelt hat. In vieler Hinsicht können wir eine beträchtliche Nähe zwischen Konzepten der psychoanalytischen Objektbeziehungstheorie, bindungstheoretischen Konzepten, der Säuglings- und Kleinkindforschung und neurobiologischen Befunden feststellen (Köhler 1998; Schore 1994). Wenn wir in der Sprache der modernen Neurobiologie von »Repräsentanzen eines dysregulierten Selbst in Interaktion mit einem schlecht eingestimmten (›misattuned‹) Anderen« oder in der Sprache der Bindungstheorie von »inneren Arbeitsmodellen« unsicherer Bindung (Bowlby 1969) sprechen, so entsprechen die damit beschriebenen Sachverhalte weitgehend dem, was Objektbeziehungstheoretiker etwa als unzureichend gute und ungenügend schützende »innere Objekte« beschreiben würden, die sie als Niederschlag defizitärer realer Objekterfahrungen verstehen (Kernberg 1992).

Die neuere multidisziplinäre Forschung bestätigt die Auffassung Freuds, dass sich die wesentliche Entwicklung der Persönlichkeit in den ersten Lebensjahren vollzieht. Ebenso bestätigen die neueren Erkenntnisse der Hirnforschung die Auffassung Freuds von der *Bedeutung des Unbewussten* in vollem Umfang. Nun ist das Unbewusste bei weitem nicht so undifferenziert wie Freud annahm. Es ist nicht der Ort »primitiver«, unvernünftiger Triebe, gegen die das vernünftige Ich ankämpfen muss, sondern es ist in sich in höchst differenzierter Weise durchstrukturiert und auf seine Weise »vernünftig«. Die »limbische Vernunft« stellt alle verfügbaren Informationen über bewährtes Denken, Fühlen und Handeln bereit, die die gesamte bisherige Lebenserfahrung umfassen. Dass diese »limbische Vernunft« – um in Metaphern zu sprechen – die kortikale Vernunft dominiert, scheint biologisch sinnvoll zu sein (Roth 2001). Natürlich wissen wir noch wenig darüber, wie es möglich ist, durch Einsicht auf die limbischen Strukturen des »Unbewussten« Einfluss zu nehmen. Aber auch andere psychoanalytische Kategorien erscheinen durch die neurobiologische Forschung in neuem Licht.

So ist keine geringere als die für die Psychoanalyse so zentrale Kategorie des »Selbst« ins Blickfeld neurowissenschaftlicher Forscher gerückt. Mit Begriffen wie »proto-self«, »Kern-Selbst« (Damasio 1999) oder »primärem Selbst« (Panksepp 1998) konnten evolutionär frühere Formen dessen, was wir als Selbst bezeichnen, identifiziert und bezeichnet werden. Traditionell wurde es als die Aufgabe des therapeutischen Prozesses angesehen, die ungünstige Entwicklung durch neue Erfahrungen zu korrigieren und eine stecken gebliebene Entwicklung wieder anzustoßen (Loewald 1960). Der Internalisierungsprozess stellt eine Transformation der äußeren Regulierung in eine internale dar (Hartmann & Loewenstein 1962). Neurobiologisch betrachtet, lässt sich Entwicklung als ein Fortschreiten in Stadien konzeptualisieren, bei denen neue adaptive selbstregulatorische Strukturen und Funktionen neue Interaktionen mit der Umwelt ermöglichen (Settlage et al. 1988). Psychobiologische Forschung konnte zeigen, dass in dyadischen, »symbiotischen« Zuständen die offenen, unreifen und sich entwickelnden inneren Homöostase-Systeme des Kindes interaktiv durch die reiferen und differenzierteren Systeme einer Mutterfigur reguliert werden (Hofer 1990; Schore 1994). Kohuts (1979/2012) Postulat, dass kontinuierliche dyadische Interaktionen mit Selbstobjekten die Homöostase des Kindes sichern, hat auf diese Weise eine empirische Bestätigung gefunden: Selbstobjekte sind psychobiologische Regulatoren, die eine Affektregulation ermöglichen. Auch für das »Spiegeln« finden wir ein neurobiologisches Korrelat. Es zeigt sich, dass bei wechselseitigem Blick das Gesicht der Mutter hohe Spiegel endogener Opiate in dem wachsenden Gehirn des Kindes freisetzt (Hoffman 1987; Panksepp et al. 1985).

Wir wissen, dass die psychotherapeutische Situation Möglichkeiten für eine heilende Korrektur der verzerrten Entwicklung liefert. Die Wirksamkeit von Psychotherapie konnte in einer überwältigenden Zahl von empirischen Studien dokumentiert werden. Die Zahl der Studien ist so groß, dass Howard et al. (1994) von der Psychotherapie als der am besten dokumentierten Intervention in der Geschichte der therapeutischen Wissenschaften sprechen. Dabei zeigt sich, dass die Fähigkeit des Therapeuten, ein tragfähiges Arbeitsbündnis herzustellen, die entscheidende Größe für den Erfolg von Psychotherapie zu sein scheint, weit wichtiger als das gewählte Psychotherapieverfahren oder die angewandte Methode (Wampold 2010; Wöller 2016a).

Auch auf der neurobiologischen Ebene zeigen sich eindrucksvolle Effekte von Psychotherapie. Neue *bildgebende Verfahren* können die Hirnfunktion vor und nach einer Psychotherapie abbilden und eindrucksvoll Unterschiede dokumentieren (Brunner 2017; Juckel & Edel 2013; Leuzinger-Bohleber et al. 2007; Schiepek 2010).

Vieles spricht dafür, dass psychotherapeutische Veränderungen ein unmittelbares Korrelat in Veränderungen im präfrontalen limbischen Kortex haben (Watt 1986).

Auch wenn die Frage, wie Psychotherapie tatsächlich wirkt, derzeit nicht schlüssig beantwortet werden kann, sind intelligente Spekulationen legitim. Mit hoher Wahrscheinlichkeit finden wir ein somatisches Korrelat. Es kommt auf neurobiologischer Ebene zur Verstärkung des Einflusses des orbitofrontalen Kortex und des Gyrus cinguli auf die Amygdala. Ebenso wahrscheinlich ist es, dass durch andersartige emotionale Erfahrungen zusätzlich zu den fehlgeleiteten Schaltungen in der Amygdala kompensatorische Netzwerke im Sinne von »Ersatzschaltungen« induziert und neu gebildet werden (Kandel 2006; Roth 2006).

3.4 Theorien und Modelle in der Psychoanalyse

Die Psychoanalyse hat sich unabhängig von anderen Disziplinen aus der Patient-Therapeut-Dyade entwickelt und *Modelle der menschlichen Psyche* aufgestellt, die unter therapeutischem Blickwinkel außerordentlich folgenreich waren.

Wir können hier nicht ausführlich auf die philosophischen Grundlagen und die Frage des wissenschaftstheoretischen Status der Psychoanalyse eingehen. Freud hatte seine Forschungstätigkeit als Naturwissenschaftler begonnen und während seines gesamten Lebens daran festgehalten, dass die Psychoanalyse eines Tages durch die exakten Wissenschaften bestätigt oder ergänzt werden kann und muss. Dies wurde später von Habermas (1975) als »szientistisches Selbstmissverständnis« der Psychoanalyse kritisiert. Nach heutiger Auffassung ist die Psychoanalyse am ehesten zwischen den exakten und den hermeneutischen Wissenschaften einzuordnen, sie nimmt gewissermaßen den Status einer

»Zwischenwissenschaft« ein (Leuzinger-Bohleber 1995; Strenger 1991). Entsprechend sind auch ihre Theorien von anderer Art als die der exakten Wissenschaften (Warsitz & Küchenhoff 2015; Schülein 1999).

Fest steht jedenfalls, dass die Theorien der Psychoanalyse außerordentlich vielfältig sind und teilweise einander widersprechen. Viele ihrer Theorieannahmen konnten inzwischen empirisch überprüft werden, viele entziehen sich allerdings auch einer Überprüfung. Das triebpsychologische Paradigma ist sicherlich durch die Erkenntnisse der neueren Entwicklungspsychologie, vor allem der Affekt- und Motivationsforschung, am stärksten infrage gestellt worden. Für Kandel (1999, S. 505), einen Nobelpreisträger auf dem Gebiet der Neurowissenschaften, stellt die Psychoanalyse »noch immer die kohärenteste und intellektuell am meisten befriedigende Sicht der Psyche« dar. Eine derartige Äußerung überrascht, wenn man bedenkt, wie weit uns etwa die Erkenntnisse der Säuglings- und Kleinkindforschung Anlass geben, wichtige Vorstellungen der Psychoanalyse von der Funktionsweise der menschlichen Psyche zu überprüfen. Und dennoch: Führende Vertreter der neurobiologisch gestützten Entwicklungsforschung glauben, dass die psychoanalytischen Theorien durch die neueren neurobiologischen Befunde eher verfeinert als zurückgewiesen werden. Freud hat sicherlich die Bedeutung der Sexualität überschätzt und diejenige anderer motivationaler Systeme – der mütterlichen Fürsorge, der sozialen Bindung, des Spiels – zu wenig gesehen. Auch muss das psychoanalytische Konstrukt des dualistischen Triebsystems neu diskutiert werden. Doch die konvergenten Auffassungen zum Einfluss der frühkindlichen Beziehungserfahrungen auf die Entwicklung seelischer Strukturen, zur Rolle des Unbewussten und zur Rolle der Affekte für Symptomentstehung und Psychopathologie sind von so herausragender Bedeutung, dass ein interdisziplinärer Dialog dringend geboten erscheint. Es gibt keine Veranlassung mehr, weder für Neurowissenschaftler noch für Psychoanalytiker, die Welt mit dem jeweils andersartigen Erfahrungshintergrund verächtlich zu ignorieren.

Vermutlich werden auch andere Bausteine der psychoanalytischen Theorien noch stärker daraufhin überprüft werden müssen, wieweit sie mit den gesicherten empirischen Befunden der Neurowissenschaften kompatibel sind oder mit ihnen im Widerspruch stehen. Während sich die psychoanalytische Abwehrtheorie und die Theorien zur Über-Ich-Organisation problemlos mit dem Stand der neurobiologischen Forschung vereinbaren lassen, haben wir Hinweise, dass beispielsweise Teile der psychoanalytischen Theorie des dynamisch Unbewussten oder Teile der Objektbeziehungstheorie im Lichte der neueren Gedächtnis- und Emotionsforschung neu konzipiert werden sollten (Deneke 2013).

Theorien und Modelle sollen uns vor allem helfen, klinische Probleme zu strukturieren und Handlungsanweisungen zu generieren. Sie sollen plausibel und klinisch nützlich sein. Da sich ihr Wert nach unserer Auffassung in erster Linie durch ihre klinische Brauchbarkeit bestimmt, müssen sie nicht zwingend durch neurobiologische Befunde untermauert sein. Wir denken aber, dass sie nicht mit ihnen im Widerspruch stehen sollten, vor allem dann nicht, wenn neurobiologische Modelle die Phänomene plausibler erklären können.

3.5 Die Entwicklung der psychoanalytischen und psychoanalytisch orientierten Behandlungstechnik

Alle Theorieansätze der Psychoanalyse haben großen Einfluss auf die psychoanalytische *Behandlungstechnik* genommen. Auch wenn die von Freud (1911, 1912a, 1912b, 1913, 1914a, 1914b) in seinen berühmten Aufsätzen zur psychoanalytischen Technik formulierten behandlungstechnischen Grundsätze – die Technik der frei schwebenden Aufmerksamkeit, die Grundregel der freien Assoziation, die Bedeutung von Widerstand und Übertragung – im Wesentlichen bis heute gültig geblieben sind, hat sich dennoch die Behandlungstechnik der Psychoanalyse und der von ihr abgeleiteten Verfahren in den letzten hundert Jahren teilweise bis zur Unkenntlichkeit verändert. Wir können die Entwicklung der äußerst kontroversen Diskussionen hier nicht nachzeichnen, die von den experimentellen Modifikationen der Behandlungstechnik durch Ferenczi (1919/1964) ihren Ausgang nahmen und sich lange um Fragen der technischen Neutralität und der »idealen« Behandlungstechnik drehten.

Beeinflusst durch das Denken Winnicotts und unter dem Einfluss der Selbstpsychologie vollzog sich ein bedeutsamer Wandel der Behandlungstechnik, der die haltenden und entwicklungsfördernden Möglichkeiten der therapeutischen Beziehung stärker in den Mittelpunkt rückte und das Prinzip »Beziehung« gleichrangig dem Prinzip »Deutung« an die Seite stellte (Hoffmann 1983).

Damit ergaben sich wichtige Übereinstimmungen mit der neueren empirischen Psychotherapieforschung. Als zentrales und robustes Ergebnis kann die Erkenntnis gelten, dass ein tragfähiges Arbeitsbündnis ein entscheidender Prädiktor einer erfolgreichen Behandlung ist (Luborsky 1999). Das patientenseitige Erleben einer hilfreichen therapeutischen Beziehung muss somit als eine unabdingbare Voraussetzung einer erfolgreichen Psychotherapie angesehen werden. Der Zusammenhang ist so oft repliziert worden, dass die zentrale Bedeutung der therapeutischen Beziehung für jede Form der Psychotherapie, welcher Schulrichtung sie auch angehören mag, nicht mehr bestritten werden kann. Darüber hinaus lieferte die Psychotherapieforschung eine weitere fundamentale Erkenntnis, die nicht weniger bedeutsam ist: Trotz unablässiger Bemühungen ließen sich keine Unterschiede der Wirksamkeit zwischen psychodynamischen und behavioralen Therapieformen identifizieren – »All have won and all must have prizes«. Das »Dodo-Bird-Verdikt«, so benannt nach dem berühmten Ausspruch des Dodos aus Alice im Wunderland, wurde zum Leitmotiv einer ganzen Epoche der Psychotherapieforschung (Luborsky et al. 2002). Dieser Befund lenkte die Aufmerksamkeit auf die sogenannten »common factors« oder »unspezifischen Faktoren«, die offenbar allen wirksamen Psychotherapien zugrunde liegen und mit den Erwartungen und Überzeugungen eines Patienten, der wahrgenommenen Kompetenz eines Therapeuten und der Passung zwischen Patient und Therapeut zu tun haben (Rosenzweig 1936). Sie liefern einen weitaus größeren Beitrag zur Aufklärung der Varianz des Psychotherapieerfolgs als die behandlungstechnischen Faktoren (Wampold 2010; Wöller 2016a). Letztlich sind es Faktoren, die auf die Bedeutung subjektiver Dimensionen der Wahrnehmung von Beziehungen und der Beziehungsgestaltung verweisen, die den Erfolg einer Psychotherapie bestimmen. Pointiert können wir sagen: Das Gelingen der therapeutischen Beziehung ist bei weitem wichtiger als die Wahl der Methode.

Auch wenn der Einfluss der Behandlungstechnik auf den Behandlungserfolg im Lichte der Erkenntnisse der neueren Psychotherapieforschung heute differenzierter gesehen werden muss als in den Jahren der Theorieentwicklung, bedeutet das nicht, dass Behandlungstechnik unwichtig geworden wäre. Es scheint, als drücke sich die Kompetenz eines Therapeuten in seiner Fähigkeit aus, das Beziehungsangebot eines Patienten empathisch aufzugreifen und die geeignete Behandlungstechnik aus einem Repertoire verfügbarer Techniken flexibel nach Maßgabe der aktuellen Beziehungsbedürfnisse des Patienten auszuwählen. Theoretische Orthodoxie und methodischer Purismus sind bei einer solchen Aufgabe naturgemäß nicht hilfreich. Vielleicht gestatten sich psychodynamisch arbeitende Therapeuten auch deshalb immer mehr den Blick in die Regionen anderer Therapieschulen. Sie betrachten die Integration des Veränderungswissens und der psychotherapeutischen Techniken anderer Therapieschulen zunehmend als notwendig und unverzichtbar.

Es lässt sich noch nicht absehen, inwieweit auch neurobiologische Modellvorstellungen die Behandlungstechnik prägen werden. Sicher wird aus der Neurobiologie kein eigenständiges psychotherapeutisches Verfahren hervorgehen. Auch denken wir nicht, dass wir in absehbarer Zeit von einer »Neuropsychotherapie« sprechen können, wie es der Titel eines Buches von Grawe (2004) suggeriert. Und doch hat es den Anschein, dass neurobiologische Modellvorstellungen in einzelnen Bereichen das Verständnis klinischer Phänomene erleichtern und damit auch die Art des Intervenierens beeinflussen können. So hat die moderne Säuglings- und Kleinkindforschung uns geholfen, dyadisch-rhythmische Abstimmungsprozesse in Psychotherapien besser zu verstehen und therapeutisch zu nutzen (▶ Kap. 24). Wenn wir beispielsweise im Bereich der schweren Persönlichkeitsstörungen viele dysfunktionale Verhaltensweisen auf ein verstärktes Bedrohungserleben zurückführen und als deren Grundlage beziehungstraumatisch geschädigte kortiko-limbische Schaltkreise der Emotionsregulierung sehen können, kann diese Sichtweise unseren Interventionsstrategien neue Impulse geben (▶ Kap. 27). Zum anderen unterstreichen die Erkenntnisse zur erfahrungsabhängigen Hirnentwicklung (Schore 1994) und zur neuronalen Plastizität die Notwendigkeit, in der Arbeit mit Ich-strukturellen Störungen die Bedeutung von Durcharbeiten, Lernen und Üben nicht zu übersehen.

Empfohlene Literatur zum Erwerb der Kenntnisse der psychoanalytischen Krankheitslehre

Das Basisbuch setzt die Kenntnis der Grundzüge der psychoanalytischen Krankheitslehre voraus. Hierzu – aber auch zu einigen wichtigen Entwicklungen der Nachbarwissenschaften – möchten wir Ihnen einige Literaturhinweise geben. Auch empfehlen wir Ihnen, zumindest einige Werke S. Freuds im Original zu lesen.

Einführungen in die Krankheitslehre der Psychoanalyse

Boll-Klatt A, Kohrs M (2018). Praxis der psychodynamischen Psychotherapie. Grundlagen – Modelle – Konzepte. 2. Aufl. Stuttgart: Schattauer bei Klett-Cotta.

Elhardt S (2015). Tiefenpsychologie. Eine Einführung. 18. Aufl. Stuttgart: Kohlhammer.

Ermann M (2020). Psychotherapie und Psychosomatik. Ein Lehrbuch auf psychoanalytischer Grundlage. 7. Aufl. Stuttgart: Kohlhammer.

Gumz A, Hörz-Sagstetter S (2017) (Hrsg). Psychodynamische Therapie in der Praxis. Weinheim: Beltz.

Herzog W, Kruse J, Wöller W (2022). Psychosomatik – Erkennen, Verstehen, Behandeln. 2. Aufl. Stuttgart: Thieme.

Hoffmann SO, Hochapfel G (2018). Neurotische Störungen und Psychosomatische Medizin. Mit einer Einführung in Psychodiagnostik und Psychotherapie. Eckhard-Henn A, Heuft G, Hochapfel G, Hoffmann SO (Hrsg). 8. Aufl. Stuttgart: Schattauer.

Jaeggi E, Riegels V (2009). Techniken und Theorien der tiefenpsychologisch fundierten Psychotherapie. 2. Aufl. Stuttgart: Klett-Cotta.

Jaeggi E, Gödde G, Hegener W, Möller H (2003). Tiefenpsychologie lehren – Tiefenpsychologie lernen. Stuttgart: Klett-Cotta.

Krause R (2012). Allgemeine psychodynamische Behandlungs- und Krankheitslehre. Modelle und Grundlagen. 2. Aufl. Stuttgart: Kohlhammer.

Kuiper PC (2004). Die seelischen Krankheiten des Menschen. Psychoanalytische Neurosenlehre. 9. Auflage. Stuttgart: Klett-Cotta.

Loch W (1999). Die Krankheitslehre der Psychoanalyse. Allgemeine und spezielle psychoanalytische Theorie der Neurosen, Psychosen und psychosomatischen Erkrankungen bei Erwachsenen, Kindern und Jugendlichen. 6. Aufl. Stuttgart, Leipzig: Hirzel.

Mentzos S (2013). Neurotische Konfliktverarbeitung. Einführung in die psychoanalytische Neurosenlehre unter Berücksichtigung neuer Perspektiven. 23. Aufl. Frankfurt a. M.: S. Fischer.

Mentzos S (2017). Lehrbuch der Psychodynamik. Die Funktion der Dysfunktionalität psychischer Störungen. 8. Aufl. Göttingen: Vandenhoeck & Ruprecht.

Mertens W (2005). Psychoanalyse. Grundlagen, Behandlungstechnik und Angewandte Psychoanalyse. Urban-Taschenbuch. Stuttgart: Kohlhammer.

Mertens W (Hrsg) (2008). Psychoanalytische Erkenntnishaltungen und Interventionen. Schlüsselbegriffe für Studium, Weiterbildung und Praxis. Stuttgart: Kohlhammer.

Neumann E, Naumann-Lenzen M (Hrsg) (2017). Psychodynamisches Denken und Handeln in der Psychotherapie. Gießen: Psychosozial.

Rudolf G, Henningsen P (2017). Psychotherapeutische Medizin und Psychosomatik. Klinische Psychologie und Psychiatrie. Ein einführendes Lehrbuch auf psychodynamischer Grundlage. 8. Aufl. Stuttgart: Thieme.

Senf W, Broda M (2011). Praxis der Psychotherapie. Ein integratives Lehrbuch. 5. Aufl. Stuttgart: Thieme.

Storck T (2016). Psychoanalyse und Psychosomatik. Die leiblichen Grundlagen der Psychodynamik. Stuttgart: Kohlhammer.

Wöller W (2022). Eine kurze (kritische) Geschichte der psychoanalytischen Theorieentwicklung. In: Wöller W. Psychodynamische Psychotherapie. Lehrbuch der ressourcenorientierten Praxis. Stuttgart: Schattauer; 54–123.

Nachschlagewerke

Benecke C (2014). Klinische Psychologie und Psychotherapie. Ein integratives Lehrbuch. Stuttgart: Kohlhammer.

Hölzer M, Wöller W, Berberich G (2018). Stationäre Psychotherapie. Stuttgart: Schattauer.

Köhle K, Herzog W, Joraschky P, Joraschky P, Kruse J, Langewitz W, Söllner W (Hrsg) (2016). Uexküll. Psychosomatische Medizin. Theoretische Modelle und klinische Praxis. 8. Aufl. München: Elsevier.

Mertens W, Waldvogel B (Hrsg) (2014). Handbuch psychoanalytischer Grundbegriffe. 4. Aufl. Stuttgart: Kohlhammer.

Schriften Sigmund Freuds

Freud S (1900). Die Traumdeutung. GW II/III. Frankfurt a. M.: S. Fischer.

Freud S (1905). Drei Abhandlungen zur Sexualtheorie. GW V. Frankfurt a. M.: S. Fischer.

Freud S (1905). Bruchstücke einer Hysterie-Analyse. GW V. Frankfurt a M.: S. Fischer.

Freud S (1912). Zur Dynamik der Übertragung. GW VIII. Frankfurt a. M.: S. Fischer.

Freud S (1913). Zur Einleitung der Behandlung. GW VIII. Frankfurt a. M.: S. Fischer.

Freud S (1914). Erinnern, Wiederholen und Durcharbeiten. GW X. Frankfurt a. M.: S. Fischer.

Freud S (1914). Bemerkungen über die Übertragungsliebe. GW X. Frankfurt a. M.: S. Fischer.

Freud S (1923). Das Ich und das Es. GW XIII. Frankfurt a. M.: S. Fischer.

Freud S (1926). Hemmung, Symptom, Angst. GW XIV. Frankfurt a. M.: S. Fischer.

Freud S (1933). Neue Folge der Vorlesungen zur Einführung in die Psychoanalyse. GW XV. Frankfurt a. M.: S. Fischer.

Ich-Psychologie

Freud A (1936/2012). Das Ich und die Abwehrmechanismen. 20. Aufl. Frankfurt a. M.: S. Fischer.

Objektbeziehungstheorien

Balint M (1970/2012). Therapeutische Aspekte der Regression. 4. Aufl. Stuttgart: Klett.

Kernberg OF (1992). Objektbeziehungen und Praxis der Psychoanalyse. 5. Aufl. Stuttgart: Klett-Cotta.

Winnicott DW (1974/2006). Reifungsprozesse und fördernde Umwelt. Gießen: Psychosozial.

Selbstpsychologie

Kohut H (1979/2012). Die Heilung des Selbst. 9. Aufl. Frankfurt a. M.: Suhrkamp.

Milch WE (2019). Selbstpsychologie. Göttingen: Vandenhoeck & Ruprecht.

Intersubjektive und relationale Theorien

Altmeyer M, Thomä H (Hrsg) (2006). Die vernetzte Seele. Stuttgart: Klett-Cotta.

Ferro A (2003). Das bipersonale Feld. Gießen: Psychosozial-Verlag.

Potthoff P, Wollnik S (Hrsg) (2015). Die Begegnung der Subjekte. Die intersubjektiv-relationale Perspektive in Psychoanalyse und Psychotherapie. Gießen: Psychosozial-Verlag.

Sassenfeld A (2015). Relationale Psychotherapie. Gießen: Psychosozial-Verlag.

Entwicklungspsychologie

Fonagy P, Target M (2011). Psychoanalyse und die Psychopathologie der Entwicklung. 3. Aufl. Stuttgart: Klett-Cotta.

Lichtenberg JD (1991). Psychoanalyse und Säuglingsforschung. Berlin, Heidelberg: Springer.

Stern DN (2016). Die Lebenserfahrung des Säuglings. 11. Aufl. Stuttgart: Klett-Cotta.

Bindungstheorie

Brisch KH (2017). Bindungsstörungen. 14. Aufl. Stuttgart: Klett-Cotta.

Fonagy P (2009). Bindungstheorie und Psychoanalyse. 3. Aufl. Stuttgart: Klett-Cotta.

Holmes J (2013). Sichere Bindung und psychodynamische Therapie. Stuttgart: Klett-Cotta.

Neurobiologie

Brunner J (2017). Psychotherapie und Neurobiologie. Neurowissenschaftliche Erkenntnisse für die psychotherapeutische Praxis. Stuttgart: Kohlhammer.

Cozolino L (2007). Die Neurobiologie menschlicher Beziehungen. Kirchzarten: VAK Verlags GmbH.

Deneke FW (2013). Psychodynamik und Neurobiologie. Dynamische Persönlichkeitstheorie und psychische Krankheit. Eine Revision psychoanalytischer Basiskonzepte. Stuttgart: Schattauer.

Grawe K (2004). Neuropsychotherapie. Göttingen: Hogrefe.

Kandel ER (2012). Psychiatrie, Psychoanalyse und die neue Biologie des Geistes. 4. Aufl. Frankfurt a. M.: Suhrkamp.

Leuzinger-Bohleber M, Roth G, Buchheim A (2007). Psychoanalyse – Neurobiologie – Trauma. Stuttgart: Schattauer.

Rüegg JC (2010). Gehirn, Psyche und Körper. Neurobiologie von Psychosomatik und Psychotherapie. 5. Aufl. Stuttgart: Schattauer.

Schiepek G (2018). Neurobiologie der Psychotherapie. 2. Aufl. Stuttgart: Schattauer.

Schore AN (2009). Affektregulation und die Reorganisation des Selbst. 2. Aufl. Stuttgart: Klett-Cotta.

Solms M, Turnbull (2010). Das Gehirn und die innere Welt. 4. Aufl. Düsseldorf: Patmos.

Wissenschaftstheorie

Schülein JA (1999). Die Logik der Psychoanalyse. Eine erkenntnistheoretische Studie. Gießen: Psychosozial.

Strenger C (1991). Between Hermeneutics and Science No 59. An Essay on the Epistemology of Psychoanalysis. Madison. Madison, CT: International University Press.

Warsitz RP, Küchenhoff J (2015). Psychoanalyse als Erkenntnistheorie – psychoanalytische Erkenntnisverfahren. Stuttgart: Kohlhammer.

4 Wie wirksam ist das Verfahren?

Empirische Forschung zur Wirksamkeit der psychodynamischen Therapie

Falk Leichsenring und Christiane Steinert

4.1 Einleitung

Nachdem die Ergebnisforschung im Bereich der psychodynamischen Therapie über viele Jahrzehnte vernachlässigt worden ist (z.B. Gunderson & Gabbard 1999), sind in den letzten Jahren zunehmend Studien vorgelegt worden, die die Wirksamkeit psychodynamischer Therapie belegen (Abbass et al. 2014; Fonagy 2015; Leichsenring et al. 2015a, b). Trotzdem besteht nach wie vor ein deutlicher Bedarf an empirischer Ergebnisforschung im Bereich der psychodynamischen und psychoanalytischen Therapie. In diesem Kapitel wird die vorliegende Evidenz für psychodynamische Psychotherapie dargestellt. Darüber hinaus werden die vorliegenden Befunde zur Prozess-Outcome-Forschung berichtet. Zunächst soll jedoch auf die Methodik der Evidence-based Medicine und der empirisch gestützten Behandlungen eingegangen werden.

4.2 Evidenzbasierte Medizin und empirisch gestützte Behandlungen

Es liegen verschiedene Vorschläge vor, um die Evidenz sowohl medizinischer als auch psychotherapeutischer Behandlungen einzuschätzen (Canadian Task Force on the Periodic Health Examination 1979; Chambless & Hollon 1998; Clarke & Oxman 2003; Cook et al. 1995; Guyatt et al. 1995; Nathan & Gorman 2002; National Institute of Clinical Excellence [NICE] 2002). Abgesehen von einigen Unterschieden sehen alle diese Vorschläge randomisierte, kontrollierte Studien (RCTs) als Goldstandard für den Wirkungsnachweis einer Behandlungsmethode an. Danach können nur RCTs bzw. entsprechende Metaanalysen Level-I-Evidenz liefern, das ist das höchste Niveau der Evidenz. Das definierende Merkmal einer RCT ist die randomisierte Zuweisung von Personen zu den verschiedenen Behandlungsbedingungen (Shadish et al. 2002). Die Randomisierung wird als unerlässlich angesehen, um sicherzustellen, dass a priori existierende Differenzen zwischen den Personen gleich verteilt werden. Das Ziel der Randomisierung ist es, das Ergebnis einer Studie ausschließlich auf die angewendete Therapie zurückführen zu können. Aus diesem Grund dient die Randomisierung der Sicherung der internen Validität (Shadish et al. 2002). RCTs werden unter kontrollierten experimentellen Bedingungen durchgeführt. Sie erlauben es daher, Variablen zu kontrollieren, die – abgesehen von der Therapie – einen systematischen Einfluss auf das Behandlungsergebnis haben. Die ausschließliche Position von RCTs als Wirkungsnachweis in der Psychotherapie, und nicht nur dort, wird in letzter Zeit jedoch zunehmend infrage gestellt (Beutler 1998; Fonagy 1999; Leichsenring 2004b; Parsons & Silberschatz 1998; Roth & Parry 1997; Rothwell 2005; Seligman 1995; Westen et al. 2004). Die implizite Orientierung an der Methodologie der Pharmakaforschung wird als fragwürdig für die Psychotherapieforschung angesehen. Die definierenden Merkmale einer RCT, d.h. die Randomisierung, die Verwendung von Behandlungsmanualen, der Fokus auf spezifische psychische Störungen und der häufige Ausschluss von Patienten mit schlechter Prognose, lassen es fraglich erscheinen, inwieweit die Ergebnisse von RCTs im Bereich der Psychotherapie repräsentativ für die klinische Praxis sind (Beutler 1998; Fonagy 1999; Leichsenring 2004b; Parsons & Silberschatz 1998; Roth & Parry 1997; Rothwell 2005; Seligman 1995; Westen et al. 2004).

Im Gegensatz zu RCTs (»efficacy studies«) werden naturalistische Studien (»effectiveness studies«) unter den Bedingungen der klinischen Praxis durchgeführt. Aus diesem Grund sind ihre Ergebnisse in hohem Maße repräsentativ für die klinische Praxis in Bezug auf Patienten, Therapeuten und Behandlungen (externe Validität; Shadish et al. 2000). Auf der anderen Seite können naturalistische Studien Faktoren, die das Behandlungsergebnis beeinflussen, nicht im selben Ausmaß kontrollieren wie RCTs (interne Validität). Die interne Validität einer naturalistischen Studie kann jedoch durch quasi-experimentelle Designs verbessert werden, die andere Methoden als die Randomisierung verwenden, um alternative Erklärungen der Ergebnisse auszuschließen (Leichsenring 2004b; Shadish et al. 2002). Empirische Befunde zeigen auch, dass naturalistische Studien die Behandlungseffekte im Vergleich zu RCTs nicht zu überschätzen scheinen (Benson & Hartz 2000; Concato et al. 2000; Shadish et al. 2000). Eine aktuelle kritische Diskussion dieser Frage für das gesamte Feld der Medizin findet sich bei Ioannidis (2017). An anderer Stelle ist gezeigt worden, dass RCTs und naturalistische Studien verschiedene Forschungsfragen untersuchen: RCTs untersuchen die Wirksamkeit einer Behandlung unter kontrollierten experimentellen Bedingungen, wohingegen naturalistische Studien die Wirksamkeit unter den Bedingungen der klinischen Praxis untersuchen (Leichsenring 2004b). Dies hat zur Konsequenz, dass die Ergebnisse einer RCT nicht direkt auf die klinische Praxis übertragen werden können, und umgekehrt (Leichsenring 2004b). Aus diesem Grund ist es notwendig, zwischen empirisch gestützten Therapien und der Methodologie von RCTs zu unterscheiden (Leichsenring 2004b; Westen et al. 2004): Auch nicht-randomisierte Studien können Evidenz liefern; das Verhältnis zwischen RCTs und naturalistischen Studien ist aus dieser Sicht kein Konkurrenzverhältnis. Beide Studienarten ergänzen sich vielmehr. Darüber hinaus gibt es Hybrid-Studien, die Merkmale beider Studienformen kombinieren (z. B. Leichsenring et al. 2016).

4.3 Evidenz für psychodynamische Therapie bei spezifischen psychischen Störungen

In der vorliegenden Übersicht wird dargestellt, für welche psychischen Störungen RCTs psychodynamischer Therapie vorliegen (► Tab. 4-1). Hier werden die Kriterien der Task Force on Promotion and Dissemination of Psychological Procedures der Amerikanischen Psychologischen Gesellschaft in ihrer Modifikation von Chambless und Hollon zugrunde gelegt (Task Force on Promotion and Dissemination of Psychological Procedures 1995; Chambless & Hollon 1998, Leichsenring et al. 2015a). Die Kritik an einer ausschließlichen Orientierung an RCTs bleibt davon jedoch unberührt.

In einer aktuellen Metaanalyse konnten keine Unterschiede in der Wirksamkeit zwischen psychodynamischer Therapie und Behandlungen, die nachweislich wirksam sind, gefunden werden (Steinert et al. 2017). Diese Metaanalyse erfüllte die Kriterien für einen Nachweis gleicher Wirksamkeit (»equivalence testing«; z. B. Walker & Nowacki 2011). Um eine Beeinflussung durch die Orientierung der Autoren zu kontrollieren, wurden Vertreter psychodynamischer Therapie und kogni-

Tab. 4-1 Randomisierte kontrollierte Studien zur psychodynamischen Psychotherapie (PP) bei spezifischen psychischen Störungen

Studie	Störung	n (PP)	Vergleichsgruppe	Konzept der psychodynamischen Psychotherapie	Behandlungsdauer PP
Depressive Störungen					
Thompson et al. 1987	Depression	24	BT: n = 25; CBT: n = 27; Warteliste: n = 19	Horowitz & Kaltreider	16–20 Sitzungen
Shapiro et al. 1994	Depression	58	CBT: n = 59	Shapiro & Firth	8 vs. 16 Sitzungen
Gallagher-Thompson & Steffen 1994	Depression	30	CBT: n = 36	Mann; Rose & DelMaestro	16–20 Sitzungen
Barkham et al. 1996	Depression	18	CBT: n = 18	Shapiro & Firth	8 vs. 16 Sitzungen
Driessen et al. 2013	Depression	177	CBT: n = 164	de Jonghe et al.	16 Sitzungen
Connolly et al. 2016	Depression	118	CBT: n = 119	Luborsky	16 Sitzungen
Maina et al. 2005	Dysthymie	10	supportive Therapie: n = 10, Warteliste: n = 10	Malan	15–30 Sitzungen (M = 19,6)
Angststörungen und PTBS					
Milrod et al. 2007	Panikstörung	26	angewandte Entspannung: n = 23	Milrod et al.	24 Sitzungen
Milrod et al. 2015	Panikstörung	80	CBT: n = 81; angewandte Entspannung: n = 39	Milrod et al.	19–24 Sitzungen
Beutel et al. 2013	Panikstörung	36	CBT: n = 18	Milrod et al.	24 Sitzungen
Knijnik et al. 2004	soziale Phobie	15	Placebokontrolle: n = 15	Knijnik et al.	12 Sitzungen
Bögels et al. 2014	soziale Phobie	22	CBT: n = 27; Warteliste: n = 27	Malan	36 Sitzungen

Studie	Störung	n (PP)	Vergleichsgruppe	Konzept der psychodynamischen Psychotherapie	Behandlungsdauer PP
Leichsenring et al. 2013b, 2014	soziale Phobie	207	CBT: n = 209; Warteliste: n = 79	Luborsky	30 Sitzungen
Crits-Christoph et al. 2005	GAS	15	supportive Therapie: n = 16	Luborsky; Crits-Christoph et al.	16 Sitzungen
Leichsenring et al. 2009	GAS	25	CBT: 25	Luborsky; Crits-Christoph et al.	30 Sitzungen
Brom et al. 1989	PTBS	29	Desensibilisierung: n = 31; Hypnotherapie: n = 29	Horowitz	18,8 Sitzungen
Steinert et al. 2016, 2017	PTBS	53	Warteliste: n = 33	Wöller	5 Sitzungen
Somatoforme Störungen					
Guthrie et al. 1991	Reizdarm	50	supportive listening: n = 46	Hobson; Shapiro & Firth	8 Sitzungen
Creed et al. 2003	Reizdarm	59	Paroxetin: n = 43; TAU: n = 86	Hobson; Shapiro & Firth	8 Sitzungen
Hamilton et al. 2000	funktionelle Dyspepsie	37	supportive Therapie: n = 36	Shapiro & Firth	7 Sitzungen
Monsen & Monsen 2000	somatoforme Schmerzstörung	20	TAU/keine Therapie: n = 20	Monsen & Monsen	33 Sitzungen
Sattel et al. 2012	multisomatoforme Störung	107	enhanced medical care: n = 104	Hardy, Barkham et al.	12 Sitzungen
Substanzbezogene Störungen					
Woody et al. 1983, 1990	Opiatabhängigkeit	31	Drogenberatung (DB): n = 35; CBT & DB: n = 34	Luborsky & DB	12 Sitzungen
Woody et al. 1995	Opiatabhängigkeit	57	DB: n = 27	Luborsky & DB	26 Sitzungen

Tab. 4-1 *Fortsetzung*

Studie	Störung	n (PP)	Vergleichsgruppe	Konzept der psychodynamischen Psychotherapie	Behandlungsdauer PP
Sandahl et al. 1998	Alkoholabhängigkeit	25	CBT: n = 24	Foulkes	15 Sitzungen (M = 8,9)
Crits-Christoph et al. 1999, 2001	Cocain-Opiat-Abhängigkeit	124	CBT & DB: n = 97; Einzel-DB: n = 92; Einzel-DB & Gruppen-DB: n = 96	Mark & Luborsky & Gruppen-DB	Bis zu 36 Einzel- und 24 Gruppen-Sitzungen; 4 Monate
Essstörungen					
Dare et al. 2001	Anorexia nervosa	21	cognitive-analytic therapy (Ryle): n = 22; Familientherapie: n = 22; Routinebehandlung: n = 19	Malan; Dare	M = 24,9 Sitzungen
Gowers et al. 1994	Anorexia nervosa	20	TAU: n = 20	Crisp	12 Sitzungen
Zipfel et al. 2013	Anorexia nervosa	80	enhanced CBT: n = 80; optimierte Standardbehandlung (O-TAU): n = 82	Schauenburg et al.	PP: 39,8 ECBT: 44,8 O-TAU: 50,8
Fairburn et al. 1986	Bulimia nervosa	11	CBT: n = 11	Rosen; Stunkard; Bruch	19 Sitzungen
Garner et al. 1993	Bulimia nervosa	25	CBT: n = 25	Luborsky	19 Sitzungen
Bachar et al. 1999	Anorexia nervosa, Bulimia nervosa	17	kognitive Therapie: n = 17; Ernährungsberatung: n = 10	Barth; Goodsitt; Geist	46 Sitzungen
Poulsen et al. 2014	Bulimia nervosa	34	CBT: 36	Lunn & Poulsen	PP: M = 72 Sitzungen CBT: 20 Sitzungen

Studie	Störung	n (PP)	Vergleichsgruppe	Konzept der psychodynamischen Psychotherapie	Behandlungsdauer PP
Persönlichkeitsstörungen					
Svartberg et al. 2004	Cluster-C-PKS	25	CBT: n = 25	Malan, McCullough Vaillant	40 Sitzungen
Muran et al. 2005	Cluster-C-PKS	22	brief relational therapy: n = 33; CBT: n = 29	Pollack et al.	30 Sitzungen
Doering et al. 2010	BPS	43	PP durch erfahrene niedergelassene Therapeuten: n = 29	Kernberg	1 Jahr
Munroe-Blum & Marziali 1995	BPS	31	interpersonelle Gruppentherapie: n = 25	Kernberg	17 Sitzungen
Bateman & Fonagy 1999, 2001	BPS	19	TAU: n = 19	Bateman & Fonagy	18 Monate
Bateman & Fonagy 2009	BPS	71	structured clinical management: n = 63	Bateman & Fonagy	18 Monate
Clarkin et al. 2007	BPS	30	DBT: n = 30; supportive Therapie: n = 30	Kernberg	12 Monate
Giesen-Bloo et al. 2006	BPS	42	CBT: n = 44	Kernberg	3 Jahre Sitzungen 2x/Woche
Gregory et al. 2008	BPS	15	TAU: n = 15	Gregory	M = 24,9 Sitzungen
Leichsenring et al. 2016	Cluster-B-PKS	64	psychodynamische Therapie durch Experten: n = 58; Warteliste: n = 46	Heigl, Heigl-Evers, Streeck	3,6 Monate 2,6 Monate
Emmelkamp et al. 2006	vermeidende PKS	23	CBT: n = 21; Warteliste: n = 18	Malan; Luborsky; Luborsky & Mark; Pinsker et al.	20 Sitzungen

* BPS = Borderline-Persönlichkeitsstörung; BT = »behavior therapy« (Verhaltenstherapie); CBT = kognitive Verhaltenstherapie; DBT = Dialektisch-Behaviorale Therapie; GAS = Generalisierte Angststörung; M = im Mittel; n = Fallzahlen; PKS = Persönlichkeitsstörung(en); PTBS = Posttraumatische Belastungsstörung; TAU = »treatment as usual« (»übliche Behandlung«)

tiver Verhaltenstherapie in die Durchführung der Metaanalyse einbezogen. Es zeigte sich weiterhin, dass das Störungsbild (also Depression, Panikstörung etc.) keinen Einfluss auf das Ergebnis hat, sodass sich psychodynamische Therapie unabhängig vom Störungsbild als ebenso wirksam erwiesen hat wie nachweislich wirksame Therapien (Steinert et al. 2017).

Definition psychodynamischer Therapie

Psychodynamische Psychotherapie operiert auf einem interpretativ-supportiven Kontinuum. Die Verwendung von mehr deutenden oder supportiven Interventionen hängt von den Bedürfnissen des Patienten ab (Gabbard 2004; Gunderson & Gabbard 1999; Wallerstein 1989).

Randomisierte kontrollierte Studien psychodynamischer Psychotherapie bei spezifischen psychischen Störungen

Die Studien psychodynamischer Therapie werden hier für die verschiedenen psychischen Störungen präsentiert. Aus einer psychodynamischen Perspektive werden die Ergebnisse der Psychotherapie einer spezifischen psychischen Störung (z.B. Depression, Agoraphobie) von den zugrunde liegenden psychodynamischen Charakteristika beeinflusst (Konflikte, Abwehrmechanismen, Persönlichkeitsorganisation), die erheblich innerhalb einer Kategorie psychischer Störungen variieren können (Kernberg 1996a). Diese psychodynamischen Faktoren können ein Behandlungsergebnis in einem stärkeren Maße beeinflussen als die phänomenologischen DSM-Kategorien (Piper et al. 2001).

Major Depression und komplizierte Trauer

In der kognitiven Verhaltenstherapie werden Patienten mit Depressionen zu Aktivitäten motiviert und ihre depressiven Kognitionen bearbeitet. Psychodynamische Therapien fokussieren dagegen auf die Konflikte und Ich-Funktionen, die mit den depressiven Symptomen zusammenhängen. Gegenwärtig belegt eine Reihe von RCTs die Wirksamkeit psychodynamischer Therapie bei depressiven Störungen (Barkham et al. 1996; Gallagher-Thompson & Steffen 1994; Shapiro et al. 1994; Thompson et al. 1987; Maina et al. 2005; Salminen et al. 2008; Driessen et al. 2013, Connolly et al. 2016). In mehreren Metaanalysen konnten zudem keine bedeutsamen Unterschiede zwischen verschiedenen Therapieformen, einschließlich der psychodynamischen Therapie, gefunden werden (Leichsenring 2001; Cuijpers et al. 2008; Keefe et al. 2014; Driessen et al. 2015).

In zwei RCTs konnte die Wirksamkeit psychodynamischer Therapie bei komplizierter Trauer nachgewiesen werden (McCallum & Piper 1990; Piper et al. 2001).

Angststörungen

Inzwischen liegen auch für die Angststörungen mehrere RCTs vor, die die Wirksamkeit psychodynamischer Therapie belegen. Für die Panikstörung ist dies von Milrod et al. (2007), Milrod et al. (2015) und Beutel et al. (2013) nachgewiesen worden. Für die soziale Phobie liegen drei Wirkungsbelege vor (Knijnik et al. 2004; Bögels et al. 2014; Leichsenring et al. 2013b, 2014). In einer randomisierten kontrollierten Machbarkeitsstudie zeigten Crits-Christoph et al. (2005), dass psychodynamische Kurzzeittherapie bei Generalisierter Angststörung ebenso wirksam war wie eine supportive Therapie, wenn kontinuierliche

Angstmaße zugrunde gelegt wurden, aber signifikant wirksamer bei Zugrundelegung von Remissionsraten. Zudem erwies sich psychodynamische Therapie in einer randomisierten kontrollierten Studie bei Generalisierter Angststörung in den Haupt-Outcome-Maßen als ebenso wirksam wie kognitive Verhaltenstherapie (Leichsenring et al. 2009).

Posttraumatische Belastungsstörungen

In einer randomisierten kontrollierten Studie von Brom et al. (1989) erwiesen sich psychodynamische Kurztherapie, Verhaltenstherapie und Hypnotherapie bei Patienten mit Posttraumatischer Belastungsstörung als gleichermaßen wirksam. Die Ergebnisse der psychodynamischen Therapie blieben nach Therapieende nicht nur erhalten, sondern verbesserten sich in der 3-Monats-Katamnese weiter. In einer kürzlich veröffentlichten Studie erwies sich eine ressourcenorientierte psychodynamische Therapie bei Posttraumatischer Belastungsstörung einer Wartelistenbedingung überlegen (Steinert et al. 2016, 2017). Die Studie wurde in Kambodscha durchgeführt. Im Bereich der Posttraumatischen Belastungsstörung besteht aber grundsätzlich weiterhin Forschungsbedarf für die psychodynamische Psychotherapie.

Somatoforme Störungen

Gegenwärtig liegen mehrere RCTs vor, die die Wirksamkeit psychodynamischer Therapie bei somatoformen Störungen belegen (Guthrie et al. 1991; Creed et al. 2003; Hamilton et al. 2000; Monsen & Monsen 2000; Sattel et al. 2012). Damit können die verwendeten Formen psychodynamischer Therapie zur Behandlung somatoformer Störungen empfohlen werden.

Bulimia nervosa und Binge-Eating-Störung

Für die Behandlung der Bulimie liegen gegenwärtig 3 RCTs psychodynamischer Therapie vor, die die Wirksamkeit belegen (Fairburn et al. 1986, 1995; Garner et al. 1993; Bachar et al. 1999). In einer weiteren Studie war psychodynamische Therapie der kognitiven Verhaltenstherapie unterlegen (Poulsen et al. 2014). Die psychodynamische Therapie war allerdings nicht adäquat auf die Behandlung der Bulimie zugeschnitten.

Die Wirksamkeit psychodynamischer Therapie bei einer Binge-Eating-Störung wurde von Tasca et al. (2006) nachgewiesen.

Anorexia nervosa

Bedeutsame Verbesserungen nach psychodynamischer Therapie konnten in den Studien von Dare (1995) und Gowers et al. (1994) nachgewiesen werden. Allerdings konnten die Patientinnen bei Behandlungsende nicht als geheilt angesehen werden. Eine weitere Studie verglich psychodynamische Therapie, kognitive Verhaltenstherapie und eine optimierte TAU-Bedingung (Zipfel et al. 2013). Am Ende der Therapie zeigten alle Bedingungen signifikante Verbesserungen im Hauptergebnismaß (Body Mass Index), ohne signifikante Unterschiede zwischen den Gruppen. Zur 1-Jahres-Katamnese war psychodynamische Therapie jedoch der TAU-Gruppe im Hinblick auf Remissionsraten signifikant überlegen. Dies galt nicht für kognitive Verhaltenstherapie. Die Raten lagen bei 35 % vs. 19 % vs. 13 % für psychodynamische Therapie, kognitive Verhaltenstherapie und TAU.

Substanzbezogene Störungen

Die Wirksamkeit psychodynamischer Kurztherapie und kognitiver Verhaltenstherapie bei Opiatabhängigkeit wurde in den Studien von Woody et al. (1983, 1995) nachgewiesen.

Bei Cocainabhängigkeit erwies sich sowohl die psychodynamische Therapie als auch die kognitive Verhaltenstherapie als weniger wirksam als eine individuelle Drogenberatung (Crits-Christoph et al. 1999, 2001). Als wirksam erwies sich dagegen psychodynamische Therapie bei Alkoholabhängigkeit (Sandahl et al. 1998).

Borderline-Persönlichkeitsstörung

Wirkungsnachweise für psychodynamische Psychotherapie bei Borderline-Persönlichkeitsstörungen lieferten die Studien von Munroe-Blum & Marziali (1995), Bateman & Fonagy (1999, 2001, 2003, 2008, 2009), Clarkin et al. (2007) und Gregory et al. (2008).

In einer holländischen Studie erwies sich schemafokussierte Therapie, eine Form der kognitiven Verhaltenstherapie, als wirksamer als übertragungsfokussierte Therapie nach Kernberg (Giesen-Bloo et al. 2006). Diese Studie weist jedoch eine Reihe von methodischen Schwachstellen auf. Offenbar waren die Therapeuten, die die schemafokussierte Therapie durchführten, deutlich kompetenter als die Therapeuten, die die psychodynamische Therapie durchführten. Dies geht aus den von den Autoren selbst veröffentlichten Daten zur Kompetenzeinschätzung der Therapeuten hervor.

Eine Metaanalyse zur Wirksamkeit psychodynamischer Therapie und kognitiver Verhaltenstherapie bei Persönlichkeitsstörungen fand große Effekte psychodynamischer Therapie bei der Borderline-Persönlichkeitsstörung (Leichsenring & Leibing 2003). Zudem belegt eine Studie von Doering et al. (2010) die Wirksamkeit übertragungsfokussierter Therapie bei Borderline-Persönlichkeitsstörung. Auch eine aktuelle Metaanalyse belegt die Wirksamkeit psychodynamischer Therapie (und Dialektisch-Behavioraler Therapie) bei Borderline-Persönlichkeitsstörung, nicht jedoch die Wirksamkeit kognitiv-behavioraler Therapie (Cristea et al. 2017).

Cluster-B- und Cluster-C-Persönlichkeitsstörungen

In einer randomisierten Studie im stationären Setting erwiesen sich psychoanalytisch-interaktionelle Therapie und psychodynamische Therapie durch Experten als wirksam bei Cluster-B-Persönlichkeitsstörungen (Leichsenring et al. 2016)

Für die Cluster-C-Persönlichkeitsstörungen des DSM-IV liegen ebenfalls Wirkungsbelege aus RCTs vor. Dies gilt für die Studie von Svartberg et al. (2004) sowie für die Studie von Muran et al. (2005).

Die vermeidende Persönlichkeitsstörung gehört zu den Cluster-C-Persönlichkeitsstörungen. In einer randomisierten kontrollierten Studie verglichen Emmelkamp et al. (2006) kognitive Verhaltenstherapie und psychodynamische Kurzzeittherapie bei der Behandlung der vermeidenden Persönlichkeitsstörung. Die Autoren fanden, dass CBT wirksamer war als eine Wartelisten-Kontrollbedingung und als die psychodynamische Kurzzeittherapie. Diese Studie leidet jedoch unter verschiedenen methodischen Schwächen (Leichsenring & Leibing 2006). Design, statistische Analyse und Bericht der Daten ergeben Hinweise auf einen »investigator allegiance effect« (Allegianzeffekt) (Luborsky et al. 1999).

Heterogene Stichproben von Patienten mit Persönlichkeitsstörungen

Mehrere randomisierte kontrollierte Studien haben die Wirksamkeit psychodynamischer Therapie in Stichproben von Patienten, die unterschiedliche Formen von Persönlichkeitsstörungen aufwiesen, untersucht. Die Wirksamkeit psychodynamischer Therapie in diesen Patientengruppen wurde nachgewiesen (Winston et al. 1994; Hellerstein et al. 1998; Abass et al. 2008).

4.4 Kurzzeit- versus Langzeittherapie

In Anlehnung an Gabbard (2004) können Therapien bis 25 Sitzungen als Kurzzeittherapie bezeichnet werden. Die vorliegenden Daten sprechen dafür, dass Kurzzeittherapie ausreichend wirksam ist für Patienten, die unter akuten psychischen Störungen leiden (Kopta et al. 1994). Diese Daten zeigen jedoch auch, dass Kurzzeittherapie nicht ausreichend ist für einen beträchtlichen Anteil von Patienten mit chronischen psychischen Störungen und Persönlichkeitsstörungen. Nach den Daten von Kopta et al. (1994, S. 1014, Abb. 2) können 70 % der Patienten mit akuten psychischen Störungen nach 25 Sitzungen als klinisch signifikant verbessert angesehen werden. Bei Patienten mit chronischen Störungen sind dagegen nach 25 Sitzungen nur etwa 60 % der Patienten klinisch signifikant gebessert (Kopta et al. 1994). Für Patienten mit Persönlichkeitsstörungen sprechen die Daten von Kopta et al. dafür, dass nach 25 Sitzungen nur wenig mehr als 40 % der Patienten klinisch signifikant gebessert sind. Die Daten von Kopta et al. lassen die Schlussfolgerung zu, dass mehr als 50 Sitzungen erforderlich sind, damit 50 % dieser Patienten klinisch signifikant gebessert sind; die Daten erlauben jedoch keine genaue Vorhersage darüber, wie viele Sitzungen erforderlich sind, um die 50 %-Besserungsrate zu überschreiten. Perry et al. (1999) schätzten empirisch die Länge der Behandlung, die für Patienten mit Persönlichkeitsstörungen notwendig ist, damit diese nicht länger die Kriterien für eine Persönlichkeitsstörung erfüllen. Nach dieser Schätzung wäre dies nach 1,3 Jahren oder 92 Sitzungen bei 50 % der Patienten der Fall. Nach 2,2 Jahren oder etwa 216 Sitzungen würden 75 % der Patienten die Kriterien für eine Persönlichkeitsstörung nicht mehr erfüllen (Perry et al. 1999). Nach diesen Daten profitiert die Mehrzahl der Patienten mit chronischen Störungen von Kurzzeittherapie, während für einen großen Anteil der Patienten mit chronischen Störungen und Persönlichkeitsstörungen die Kurzzeittherapie nicht ausreichend ist. Für die meisten Patienten mit Persönlichkeitsstörung ist eine Langzeittherapie erforderlich. Dies gilt nicht nur für psychodynamische Therapie, sondern auch für Psychotherapieansätze, die gewöhnlich als Kurzzeittherapie durchgeführt werden, wie z. B. die kognitive Verhaltenstherapie (Linehan et al. 2006; Giesen-Bloo et al. 2006). Für Patienten mit komplexen Störungen (chronische Verläufe, multimorbide Symptomatik, Patienten mit Persönlichkeitsstörungen) hat sich psychodynamische Langzeittherapie als wirksamer als kürzere Formen der Psychotherapie erwiesen (Leichsenring & Rabung 2008).

4.5 Prozess-Outcome-Forschung: Wirkfaktoren

Studien aus dem Bereich der psychotherapeutischen Prozessforschung haben Ergebnisse im Hinblick auf die Veränderungsmechanismen psychodynamischer Therapie geliefert. Diese Ergebnisse können folgendermaßen zusammengefasst werden:

- Es gibt Evidenz dafür, dass das Ergebnis psychodynamischer Therapie mit den psychotherapeutischen Techniken und der psychotherapeutischen Kompetenz zusammenhängt (Crits-Christoph et al. 1999; Messer 2001): Die Genauigkeit der Interpretation (Crits-Christoph et al.

1988) und die Kompetenz bei der Gabe von deutenden Interventionen sagten das Therapieergebnis für dynamische Therapie voraus (Barber et al. 1996). Diese Ergebnisse deuten darauf hin, dass spezifische Techniken psychodynamischer Therapie im Unterschied zu non-spezifischen Faktoren der Psychotherapie für einen signifikanten Anteil der Varianz des Ergebnisses der psychodynamischen Therapie verantwortlich sind (Crits-Christoph & Connolly 1999). Es gibt dagegen weniger Evidenz dafür, dass die Häufigkeit psychodynamischer Interventionen (Adhärenz) in Zusammenhang mit dem Therapieergebnis steht (Crits-Christoph & Connolly 1999).

- Es gibt Evidenz für eine Interaktion von Technik, Ergebnis und Patientenvariablen: Die Häufigkeit von Übertragungsdeutungen bei psychodynamischer Kurztherapie scheint mit einem schlechteren Therapieergebnis und einer schlechteren therapeutischen Allianz bei Patienten mit niedriger Qualität von Objektbeziehungen einherzugehen (Høglend & Piper 1995; Ogrodniczuk et al. 1999; Ogrodniczuk & Piper 1999; Piper et al. 2001). Obwohl Patienten mit hoher Qualität von Objektbeziehungen von einem geringeren oder mittleren Maß an Übertragungsdeutung profitieren können, legen die Ergebnisse nahe, dass sie nicht von einem hohen Maß an Übertragungsdeutung profitieren (Piper et al. 1991; Connolly et al. 1999). Im Gegensatz dazu zeigte eine Studie psychodynamischer Langzeittherapie, dass Patienten mit einem niedrigen Niveau der Objektbeziehungen mehr von einer Therapie mit Übertragungsdeutungen profitierten als von einer Therapie ohne Übertragungsdeutungen (Høglend et al. 2006).
- Im Hinblick auf die therapeutische Allianz sprechen die vorliegenden Befunde dafür, dass die Allianz ein moderater Prädiktor des Therapieerfolgs ist (Barber et al. 2001; Beutler et al. 2004; Crits-Christoph & Connolly 1999; Horvath 2005; Stiles et al. 1998).
- Im Hinblick auf Prozessvariablen aufseiten der Patienten konnte gezeigt werden, dass Veränderungen im Fokus der psychodynamischen Therapie signifikant mit Veränderungen in der Symptomatik korrelierten (Crits-Christoph & Luborsky 1990).
- Im Hinblick auf Patientenmerkmale haben sich die folgenden Variablen als gute Prädiktoren des Therapieerfolgs bei psychodynamischer Kurztherapie erwiesen: Hohe Motivation, realistische Erwartungen, umschriebener Fokus, hohe Qualität von Objektbeziehungen und Fehlen von Persönlichkeitsstörungen (Høglend 1993a; Messer 2001; Piper et al. 2001). Im Unterschied zur psychodynamischen Kurzzeittherapie scheinen das Vorliegen von Persönlichkeitsstörungen, hoher initialer Störungsgrad, Chronizität und weniger optimistische Erwartungen kein negativer Prädiktor des Therapieerfolgs bei psychodynamischer Langzeittherapie zu sein (Lorentzen & Høglend 2005).

4.6 Unspezifische (allgemeine) oder spezifische Wirkfaktoren?

Es gibt eine kontroverse Diskussion um die Frage, ob und inwieweit die Effekte psychotherapeutischer Methoden und Verfahren auf allgemeine (unspezifische) oder spezifische Wirkfaktoren zurückzuführen sind. Vertreter der unspezifischen Faktoren verweisen darauf, dass sich bisher kaum spezifische Faktoren haben identifizieren lassen (z. B. Ahn & Wampold 2001; Wampold & Imel 2015). Andererseits gibt es ebenfalls die oben zitierten

Studien, die zeigen, dass die Ergebnisse psychodynamischer Therapie mit spezifischen Faktoren psychotherapeutischer Technik zusammenhängen. In der oben zitierten Studie von Crits-Christoph et al. (1988) war ja das Therapieergebnis umso besser, je genauer die Therapeuten den Fokus getroffen hatten. Betrachtet man die vorliegenden Studien genauer, so zeigt sich, dass sowohl die unspezifischen als auch die spezifischen Faktoren jeweils nur einen beschränkten Anteil der Varianz der Therapieergebnisse erklären können. In der Regel liegt dieser Anteil nicht über 20–30%. Diese Ergebnisse sprechen insgesamt dafür, dass es nur schwerlich möglich ist, das komplexe interaktionelle Geschehen, das eine Psychotherapie darstellt, in seinem Ergebnis auf einzelne isolierte Wirkfaktoren zurückzuführen, seien sie nun spezifisch oder unspezifisch. Vermutlich gilt auch hier der berühmte Satz aus der Gestaltpsychologie: Das Ganze ist mehr als die Summe der Teile.

4.7 Diskussion

Nach den Kriterien der American Psychological Association (Chambless & Hollon 1998) liegen eine Reihe von RCTs vor, die die Wirksamkeit psychodynamischer Therapie bei spezifischen psychischen Störungen belegen. In diesen Studien war die psychodynamische Therapie entweder wirksamer als eine Placebotherapie, als eine supportive Therapie oder als ein »treatment as usual« oder ebenso effektiv wie kognitive Verhaltenstherapie. Diese Ergebnisse stimmen überein mit verschiedenen Metaanalysen, in denen die Wirksamkeit psychodynamischer Therapie untersucht wurde (Leichsenring et al. 2004; Steinert et al. 2017).

Auf der anderen Seite ist es wichtig deutlich zu machen, für welche psychischen Störungen noch keine kontrollierten Wirkungsnachweise für die psychodynamische Therapie vorliegen. Dies gilt z. B. für Zwangsstörungen, dissoziative Störungen oder für spezifische Formen der Persönlichkeitsstörung (z. B. die narzisstische Persönlichkeitsstörung). Auch für die Posttraumatische Belastungsstörung sind weitere Studien, die die Wirksamkeit psychodynamischer Therapie belegen, notwendig. Im Bereich der Psychotherapie von Kindern und Jugendlichen existieren nur sehr wenige randomisierte kontrollierte Studien, die die Wirksamkeit spezifischer Formen psychodynamischer Therapie bei spezifischen psychischen Störungen belegen (Fonagy & Target 2005). Hier sind weitere Studien dringend erforderlich. In künftigen Studien sollten auch mehr Maße zur Ergebnismessung verwendet werden, die spezifisch für die psychodynamische Therapie sind. Darüber hinaus sollte untersucht werden, ob es Verbesserungen durch psychodynamische Therapie gibt, die durch andere Formen der Psychotherapie nicht erreicht werden. Weiterhin sind Praxisstudien erforderlich, die die Frage untersuchen, wie wirksam Therapiemethoden, die sich unter den kontrollierten Bedingungen von randomisierten kontrollierten Studien als wirksam erwiesen haben, unter den Bedingungen der klinischen Praxis sind.

Weiterführende Literatur

Beutel ME, Doering S, Leichsenring F, Reich G (2010). Psychodynamische Psychotherapie: Störungsorientierung und Manualisierung in der therapeutischen Praxis (Praxis der Psychodynamischen Psychotherapie – analytische und tiefenpsychologisch fundierte Psychotherapie). Göttingen: Hogrefe.

Leichsenring F, Beutel ME, Salzer S, Haselbacher A, Wiltink J (2015). Soziale Phobie(Praxis der Psychodynamischen Psychotherapie – analytische und tiefenpsychologisch fundierte Psychotherapie). Göttingen: Hogrefe.

Steinert C, Leichsenring F (2017). Psychodynamische Psychotherapie in Zeiten evidenzbasierter Medizin. Göttingen: Vandenhoeck & Ruprecht.

Steinert C, Schauenburg H, Dinger U, Leichsenring F (2016). Psychodynamische Kurzzeittherapie der Depression – ein evidenzbasiertes vereinheitlichtes Therapieprotokoll. Psychotherapie, Psychosomatik, Medizinische Psychologie; 66: 9–20.

Subic-Wrana C, Milrod B, Beutel ME (2012). Panikfokussierte Psychodynamische Psychotherapie (Praxis der Psychodynamischen Psychotherapie – analytische und tiefenpsychologisch fundierte Psychotherapie). Göttingen: Hogrefe.

Wampold BE, Imel ZE (2015). The great psychotherapy debate: the evidence for what makes psychotherapy work. 2nd ed. New York: Routledge.

5 Perspektivenvielfalt und Adaptivität

Einige Grundorientierungen tiefenpsychologisch fundierter Arbeit

Wolfgang Wöller und Johannes Kruse

5.1 Einführung

Wenn Thomä (1999) für die Psychoanalyse feststellt, dass am Übergang in das zweite Jahrhundert ihrer Geschichte ein kaum mehr überschaubarer Pluralismus, Subjektivismus und Eklektizismus herrscht, so gilt dies naturgemäß auch, oder umso mehr, für die von der Psychoanalyse abgeleiteten Verfahren der tiefenpsychologisch fundierten Psychotherapie. Die psychoanalytischen Schulen, so Thomä, sind nicht nur durch verschiedene entwicklungspsychologische und psychogenetische Theorien voneinander unterschieden, sondern auch durch unterschiedliche Handhabung behandlungstechnischer Regeln. In ähnlicher Weise stellt Pine (1990) fest, dass die meisten psychodynamischen Psychotherapeuten unterschiedliche Modelle nutzen; Pulver (1993) kommt zu dem Ergebnis, dass Analytiker – und damit auch tiefenpsychologisch arbeitende Psychotherapeuten – in der Mehrzahl Eklektiker sind. Eine Fragebogenuntersuchung, die Hamilton (1996) an 65 britischen und amerikanischen Psychoanalytikern durchführte, bestätigte diesen Eindruck; es zeigte sich, dass die große Mehrzahl der untersuchten Analytiker nicht einfach einer Schule – der Ich-psychologischen, selbstpsychologischen usw. – zugerechnet werden konnte, sondern sich durch theoretischen Eklektizismus und behandlungstechnischen Pluralismus auszeichnete.

Man mag diese Tatsache wie Thomä mit Skepsis betrachten, aber es gibt auch namhafte Autoren, die darin den Ausdruck einer in der Sache begründeten Notwendigkeit sehen. Schafer (1990) sieht in diesem Tatbestand ein Zeichen von Kreativität, und Bollas (2000) vertritt sogar die Auffassung, moderne psychodynamische Psychotherapeuten müssten sich in ihrem Denken und Handeln in verschiedenen Theoriegebäuden und Denktraditionen bewegen können; je nach der klinischen Anforderung der Situation sei es notwendig, stärker in der einen oder in der anderen Identität präsent zu sein: mal als Konflikttheoretiker, mal als Ich-Psychologe und mal als Objektbeziehungstheoretiker.

Wir möchten uns dieser Auffassung anschließen – schon aus einem sehr praktischen Grund –: Häufig genug passen unsere klinischen Beobachtungsdaten nicht gut zu einem bestimmten theoretischen Paradigma, während ein anderes Paradigma das Phänomen weitaus plausibler erklärt. Starr an einer einmal eingenommenen theoretischen Position festzuhalten, wäre klinisch nicht hilfreich und würde einer Theorie einen ihr nicht gebührenden Vorrang gegenüber der klinischen Beobachtung einräumen. Wir wollen daher in unserer praxisnahen Darstellung tiefenpsychologisch fundierten Arbeitens diesem faktischen Pluralismus ausdrücklich Rechnung tragen. Wir werden sehen, dass es hilfreich sein kann, über die genannten theoretischen Positionen, die den vier Paradigmen der Psychoanalyse entsprechen (▶ Kap. 3.2), noch weitere unterschiedliche Perspektiven einzunehmen: die intrapsychische oder interpersonelle Perspektive, die Perspektive der Konflikte, diejenige der Ich-Funktionen und Fähigkeiten und die Traumaperspektive, die Perspektive der aktuellen Realbeziehung und diejenige der Übertragungsbeziehung, die Problem- oder Ressourcenperspektive, die störungsübergreifende und störungsorientierte Perspektive und die neurobiologische in Ergänzung der psychodynamischen Perspektive.

Vor diesem Hintergrund folgt das Verständnis tiefenpsychologisch fundierter Psychotherapie, das wir vermitteln wollen, zwei zentralen Grundorientierungen: *Perspektivenvielfalt* und *Adaptivität* des therapeutischen Vorgehens.

Unter *Perspektivenvielfalt* wollen wir eine während des gesamten therapeutischen Prozesses einzunehmende *diagnostische* Grundhaltung bezeichnen. Wir denken, dass Sie zu jedem Zeitpunkt der Behandlung mehrere Perspektiven einnehmen sollten, um das aktuelle Prozessgeschehen optimal zu verstehen und um zu entscheiden, welche Perspektive dem Patienten im jeweiligen Augenblick am besten gerecht wird: Ob wir eine eher intrapsychische oder interpersonelle Sichtweise einnehmen, ob wir eher die Perspektive der Konflikte oder diejenige der Ich-Funktionen und Fähigkeiten betonen, ob wir die Beziehung zum Patienten primär unter dem Aspekt der aktuellen Beziehung oder der Übertragungsbeziehung sehen, ob wir eine Problem- oder eine Ressourcenperspektive einnehmen, ob wir schließlich den Therapieprozess störungsorientiert oder störungsübergreifend konzipieren oder ob uns eine neurobiologische Perspektive plausibel erscheint – all dies kann von Patient zu Patient und von Therapiephase zu Therapiephase unterschiedlich nützlich sein. Auf die Notwendigkeit, unterschiedliche Perspektiven im therapeutischen Prozess einzunehmen, hat in jüngster Zeit vor allem Grawe (1998) hingewiesen.

Unter *Adaptivität des therapeutischen Vorgehens* möchten wir eine den gesamten Therapieprozess begleitende therapeutische Grundhaltung beschreiben, welche die Bereitschaft impliziert, unter stetiger Reflexion der Prozesse von Übertragung und Gegenübertragung flexibel auf die jeweils aktuellen Bedürfnisse des Patienten einzugehen. Diese umfasst die Notwendigkeit, einerseits einer initial festzulegenden strategischen Orientierung zu folgen, andererseits die therapeutische Strategie und die Interventionstechnik konsequent an den Reaktionen des Patienten zu orientieren und im Bedarfsfalle zu modifizieren.

Um diese Grundhaltung optimal in die therapeutische Praxis umzusetzen, benötigen wir ein möglichst breites und umfassendes therapietechnisches Instrumentarium. Hierzu möchten wir zu der Bereitschaft ermutigen, zwei zunächst widersprüchlich erscheinende Elemente miteinander zu vereinbaren. Wir meinen eine *Offenheit gegenüber einer reflektierten Adaptation therapeutischer Elemente auch aus anderen Schulrichtungen* und die gleichzeitige *Wahrung einer tiefenpsychologischen Grundorientierung*, die sich in der stetigen Reflexion allen therapeutischen Geschehens vor dem Hintergrund von Übertragung und Gegenübertragung ausdrückt.

5.2 Intrapsychische und interpersonelle Perspektive

Traditionelle psychoanalytische Theoriebildungen haben ganz überwiegend die intrapsychische Perspektive eingenommen, die sich mit der Frage befasst, welche *inneren Prozesse* in einem Patienten ablaufen, welche Wünsche, Ängste, Überzeugungen und Fantasien sein Handeln bestimmen. Symptome und Probleme entstehen in dieser Sichtweise, wenn innere psychische Strukturen nicht miteinander in Einklang stehen, sodass es zu intrapsychischen Konflikten kommt, z. B. zu *intersystemischen* Gewissens-Konflikten (»Es-Über-Ich-Konflikten«), oder zu *intrasystemi-*

schen Schuld-Scham-Konflikten (»Über-Ich-Ideal-Konflikten«). Oder es entstehen Symptome und Probleme, weil bestimmte Ich-Funktionen defizitär ausgebildet sind oder zeitweise nicht zur Verfügung stehen, z. B. bei Störungen der Affekttoleranz oder der Realitätsprüfung.

Erst mit der interpersonellen Theorie Sullivans (1980) wurde die starke Bedeutung realer Beziehungen zwischen Menschen für deren Wohlbefinden und Bedürfnisbefriedigung stärker ins Blickfeld gerückt. Die interpersonelle Perspektive betont die Abhängigkeit des eigenen Befindens und Handelns von den Reaktionen und Handlungen anderer und die Auswirkungen des eigenen Handelns auf deren Reaktionen: Wie gehen Interaktionspartner auf die Wünsche und Erwartungen des Patienten ein und mit welchen Verhaltensweisen reagieren sie auf ihn? Wie wirkt sich die Reaktion der Interaktionspartner auf den Patienten aus, und wie schlägt sich ihre Reaktion in seinen Erwartungen, Überzeugungen und Verhaltensdispositionen nieder? Wie wirken sich wiederum Verhaltensweisen des Patienten auf das Erleben von Interaktionspartnern aus? Analog zu den intrapsychischen Konflikten, Abwehrformen und Defiziten identifizieren wir interpersonelle Konflikte, interpersonelle Abwehrmuster und Defizite der interpersonellen Kompetenz.

Intrapsychische und interpersonelle Aspekte sind eng miteinander verschränkt. Durch Vorgänge der Identifikation, Introjektion und Internalisierung werden aus interpersonellen Prozessen intrapsychische, durch die Mechanismen der Projektion und Externalisierung aus intrapsychischen Prozessen interpersonelle. Intrapsychische und interpersonelle Sichtweisen schließen einander also nicht aus, sondern sie ergänzen sich. Alles, was sich in den interpersonellen Beziehungen abspielt, hat im inneren psychischen Geschehen des Patienten eine Entsprechung, und alles, was intrapsychisch abläuft, wirkt sich in der äußeren Realität aus. Innerhalb des psychoanalytischen Bezugsrahmens haben sich vor allem die neueren Objektbeziehungstheorien (Kernberg 1992) bemüht, die Brücke zwischen intrapsychischer und interpersoneller Sicht zu schlagen: der andere ist nicht nur, wie in der streng intrapsychischen Sicht, das prinzipiell auswechselbare »Objekt« der zielgerichteten Wahrnehmungen und Aktivitäten des Individuums, sondern auch realer Interaktionspartner – und diese realen Objekterfahrungen schlagen sich in Form »innerer Objektbeziehungen« oder »innerer Objekte« strukturell nieder. Neuere Therapieansätze versuchen intrapsychische und interpersonale Aspekte miteinander zu verbinden (Junkert-Tress et al. 1999; Strupp & Binder 1993).

Für das praktische therapeutische Vorgehen bedeutet dies, dass bei einer rein intrapsychischen Perspektive reale Bezugspersonen nebensächlich werden gegenüber der Beachtung innerpsychischer Vorgänge. Folgerichtig werden reale Bezugspersonen auch in primär intrapsychisch ausgerichteten Therapieformen, z. B. in der klassischen Psychoanalyse, nicht in den therapeutischen Prozess einbezogen. Bei einer interpersonellen Perspektive ist u. U. die *Einbeziehung realer Bezugspersonen* dagegen hilfreich, um zu sehen, wie ein Patient mit ihnen und wie diese mit ihm interagieren. Eine interpersonelle Perspektive ermöglicht es auch besser anzuerkennen, dass für manch einen Patienten die Realbeziehungen wichtiger sein können als die therapeutische Beziehung selbst.

Wir glauben, dass für eine erfolgreiche tiefenpsychologisch fundierte Arbeit die interpersonelle Sichtweise ebenso nützlich sein kann wie die intrapsychische. Welche Perspektive für das therapeutische Vorgehen fruchtbarer ist, kann zu unterschiedlichen Zeitpunkten der Behandlung verschieden sein und auch von der jeweiligen Problematik des Patienten abhängen: Je stärker Probleme der interpersonellen Interaktionen im Vordergrund stehen, desto eher wird sich Ihnen die interpersonelle Sichtweise anbieten; je weniger das Auftreten von Problemen und Symptomen durch aktuelle interpersonelle Einflüsse ausgelöst und verstärkt wird, desto eher werden Sie auf einen intrapsychischen Zugang zurückgreifen. Wir empfehlen Ihnen daher, sich zu jedem Zeitpunkt der Behandlung zu fragen, welche Perspektive Ihnen augenblicklich das bessere Verständnis des Patienten und damit die bessere Grundlage für Ihre Interventionen bietet.

5.3 Perspektive der Konflikte, Perspektive der Ich-Funktionen und Fähigkeiten und die Traumaperspektive

Psychodynamisches Denken ist zuallererst konfliktorientiert und hat allen anderen Therapieformen die systematische Konzeptualisierung unbewusster Konfliktmuster voraus. Unter der Perspektive der Strukturtheorie Freuds (1923) lassen sich viele Symptome und Probleme vorteilhaft als Ausdruck intrapsychischer oder interpersoneller Konflikte verstehen und durch Bewusstmachung unbewusster Wünsche und Ängste günstig beeinflussen. Bei zahlreichen schwereren Störungen, vor allem bei Entwicklungspathologien mit einem geringen strukturellen Integrationsniveau (▶ Kap. 6) erwies sich eine ausschließlich konfliktorientierte Betrachtung jedoch nicht als hilfreich. Unter dem Einfluss der Ich-Psychologie (Hartmann 1972) wurde der Blick auf unzureichend ausgebildete oder regressiv in ihrer Funktion eingeschränkte Ich-Funktionen gerichtet, eine Neuorientierung, die weitreichende therapeutische Konsequenzen hatte: Abwehrstärkung, Bewältigungsorientierung und systematischer Aufbau von Ich-Funktionen traten an die Stelle der Bewusstmachung des Unbewussten.

Die Akzentuierung der Ich-Funktionsdefizite bei dieser Gruppe von Patienten sagt nichts über den Stellenwert möglicher zugrunde liegender Konflikte aus. Jedes Ich-Funktionsdefizit kann Ausdruck oder Folge schwerwiegender intrapsychischer oder interpersoneller Konflikte sein. Umgekehrt kann eine Überlegung, wie weit eine Symptomatik oder ein Problem Ausdruck einer mehr oder weniger gelungenen intrapsychischen oder interpersonellen Konfliktlösung ist, die Tatsache nicht leugnen, dass eben dieses Symptom oder Problem mit mehr oder weniger relevanten Einschränkungen von Ich-Funktionen verknüpft zu sein pflegt: So gut wie jedes konfliktdynamisch ableitbare Symptom kann sich im Sinne der Hemmung bestimmter Ich-Funktionen und Fähigkeiten auswirken. Es wird lediglich im Interesse einer besseren therapeutischen Beeinflussbarkeit eine andere Perspektive eingenommen: im einen Falle die Perspektive der Wünsche und Konflikte, im anderen Falle die Perspektive der Ich-Funktionen oder Fähigkeiten.

Grundsätzlich können Sie alle Probleme oder Symptome eines Patienten unter dem Aspekt der Wünsche und Konflikte oder unter dem Aspekt der Ich-Funktionen oder Fähigkeiten betrachten. Die therapeutische Konsequenz wird eine andere sein: Bewusstmachung des Unbewussten im einen, Abwehrstärkung, Bewältigungsorientierung und systematischer Aufbau von Ich-Funktionen im anderen Falle. Sie werden sich zu Beginn einer Therapie zur Konzeptualisierung Ihres therapeutischen Vorgehens schwerpunktmäßig für die eine oder die andere Perspektive entscheiden müssen. Wir möchten Ihnen jedoch empfehlen, zu jedem Zeitpunkt der Therapie zu reflektieren, ob die eingenommene Perspektive die optimale Grundlage für Ihre Interventionen ist.

Bei einer nicht geringen Zahl von Patienten erweist sich auch die Einnahme der Traumaperspektive als nützlich. Wenn nach der Einwirkung traumatischer Einflüsse – nach schweren Unfällen, Naturkatastrophen oder nach menschlicher Gewalteinwirkung – eine Posttraumatische Belastungsstörung, eine dissoziative Störung oder eine andersartige Symptomatik auftritt, erlaubt die Traumaperspektive ein weitaus besseres Verständnis und eine gezieltere Behandlungsplanung als die Konfliktperspektive oder die Perspektive des ich-strukturellen Defizits. Anders als die beiden letztgenannten Perspektiven hat die Traumaperspektive noch keinen sicheren Platz in der Systematik der behandlungstechnischen Modellvorstellungen gefunden; auch wurde ihr im Achsensystem der OPD-2 (Arbeitskreis OPD 2014) bisher keine eigene Achse zugewiesen. Wie weit dies ergänzt werden sollte, ist derzeit Gegenstand lebhafter Kontroversen. In diesem Zusammenhang wurde vorgeschlagen, ein drittes psychodynamisches Therapiemodell neben dem Konflikt- und dem Strukturmodell einzuführen, das als »Assoziationsmodell« den therapeutischen Prozess der Assoziation dissoziierter psychischer Inhalte an die Repräsentanzenwelt des Alltagslebens beschreibt (Wöller 2016b).

Die Traumaperspektive hat in besonderem Maße die neurobiologischen Grundlagen der Traumatisierung und die veränderte Form der Erinnerungsspeicherung im Blick. Dies hat wichtige Konsequenzen nicht nur für die Wahl des therapeutischen Vorgehens, sondern auch für die therapeutische Haltung. Ein Verständnis der Traumafolgepathologie als Ergebnis eines Anpassungsprozesses an die traumatischen Umstände – also eine im Prinzip normale Reaktion auf eine nicht normale äußere Einwirkung – kann die betroffenen Patienten von der Verantwortung für die Entstehung der Psychopathologie und von den damit verbundenen Scham- und Schuldgefühlen entlasten. Selbstverständlich schließt die Einnahme einer Traumaperspektive weder die Konfliktperspektive noch die Perspektive der Ich-Funktionen und Fähigkeiten aus. Gerade bei langjährig in der Kindheit traumatisierten Patienten finden sich typischerweise sowohl schwere Konflikte als auch ausgeprägte Defizite im Bereich der Ich-Funktionen (▸ Kap. 39).

Zwei mögliche Missverständnisse im Zusammenhang mit der Traumaperspektive seien angesprochen:

- Eine Traumaperspektive einzunehmen ist nicht gleichbedeutend mit einem traumaaufdeckenden oder traumakonfrontativen therapeutischen Vorgehen! Häufig haben Maßnahmen traumaspezifischer Stabilisierung absoluten Vorrang vor einem traumakonfrontativen Vorgehen.
- Eine Traumaperspektive einzunehmen bedeutet nicht, alle Lebensprobleme unserer Patienten auf ein »Trauma« zu reduzieren oder ihnen die Selbstverantwortlichkeit für die Gestaltung ihres Lebens zu nehmen. Allerdings ermöglicht die Traumaperspektive in vielen Fällen – besser als andere therapeutische Zugänge –, die oft in hohem Maße unangemessene Selbstverantwortlichkeit der Traumaopfer zu korrigieren und zu einer Entlastung von Schuld- und Schamgefühlen beizutragen.

5.4 Perspektive der aktuellen Realbeziehung und Perspektive der Übertragungsbeziehung

Die Perspektive der *Übertragung* (▸ Kap. 21) ist für eine psychodynamische Betrachtungsweise von zentraler Bedeutung. Bekanntlich kann jede zwischenmenschliche Beziehung und vor allem jede therapeutische Beziehung durch *Gefühle, Gedanken, Erwartungen und*

Verhaltensweisen beherrscht sein, die allein aus der aktuellen interpersonellen Interaktion nicht erklärbar sind, wobei es zu einer verzerrten Wahrnehmung der aktuellen Realität kommt. Zur Bezeichnung dieser Phänomene hat sich der Begriff der Übertragung als außerordentlich wertvoll erwiesen.

Es kann von großem Nutzen sein, diese Phänomene als Ergebnis einer *Wiederholung der Vergangenheit* oder als Folge von *Projektionen* oder *Externalisierungen* von Selbstanteilen des Patienten zu verstehen (▸ Kap. 21.1). Von ebenso großer Bedeutung ist es aber, auch die Möglichkeit in Betracht zu ziehen, dass es sich bei den Wahrnehmungen des Patienten um *durchaus realistische Wahrnehmungen der aktuellen Beziehungssituation* handeln kann. Wenn ein Patient Ihre Kommentare als zynisch und verächtlich erlebt, kann diese Wahrnehmung durch Elemente bestimmt sein, die früheren Beziehungserfahrungen entstammen oder Ergebnis bestimmter Abwehrvorgänge sind – es ist aber ebenso möglich, dass Ihr Verhalten dem Patienten gegenüber durch unerkannte feindselige Gegenübertragungsaspekte geprägt ist, auf die der Patient in adäquater Weise reagiert. Wir empfehlen daher, stets neben der Übertragungsperspektive auch die Perspektive der aktuellen Realbeziehung einzunehmen und beide Sichtweisen gegeneinander abzuwägen.

5.5 Problemperspektive und Ressourcenperspektive

Alle Phänomene der Therapie können unter der *Problem-* oder unter der *Ressourcenperspektive* betrachtet werden (Grawe & Grawe-Gerber 1999). Patienten kommen naturgemäß deshalb in die Therapie, weil sie bestimmte Erlebens- oder Verhaltensweisen als problematisch betrachten. Im Allgemeinen sind wir es gewohnt, uns von dieser Sichtweise leiten zu lassen und die Problemperspektive einzunehmen. Das Denken in Symptom- und Defizit-Kategorien ist Ausdruck einer Problemperspektive. Es ist aber auch möglich, den Blick auf das zu lenken, was der Patient trotz seiner Symptomatik weiterhin erfolgreich bewältigt, und den konstruktiven oder problemlösenden Aspekt seiner Symptombildung zur Kenntnis zu nehmen. Wir würden dann eine Ressourcenperspektive einnehmen. Problemperspektive und Ressourcenperspektive müssen sich nicht widersprechen, sie können sich vielmehr ergänzen.

Die Ressourcenperspektive hat auch große Bedeutung für den therapeutischen Prozess selbst. Viele Phänomene der therapeutischen Veränderung lassen sich am ehesten durch eine Aktivierung der patienteneigenen Ressourcen erklären. So kann die Tatsache, dass bedeutsame Veränderungen bereits in den ersten Sitzungen einer Psychotherapie aufzutreten pflegen – zu einem Zeitpunkt, an dem die therapeutischen Maßnahmen noch gar nicht greifen können –, am ehesten durch einen positiven Rückkopplungsprozess erklärt werden, der durch Ressourcenaktivierung und die Induktion von Besserungserwartungen in Gang gebracht wurde. Ressourcenaktivierung führt zu Kontrollerfahrungen und zu einer Verbesserung des Selbstwertgefühls, diese verbessern das Wohlbefinden und die Problemlösefähigkeit. Positive Erfahrungen ermutigen, sich erneuten Erfahrungen auszusetzen, wodurch neue Bewältigungserfahrungen gemacht werden können, die sich wiederum positiv auf das Wohlbefinden auswirken usw. Nicht selten kann Ressourcenaktivierung zur Reduktion eines Problemverhaltens führen, ohne dass das Problemverhalten selbst zum eigentlichen Ziel der Intervention gemacht wird.

Eine Möglichkeit der Ressourcenaktivierung ist die Fokussierung auf Lösungen statt auf Probleme. Die *Lösungsperspektive*, die in jüngster Zeit auch für die psychoanalytische Therapie erschlossen wurde (Fürstenau 1994), richtet die Aufmerksamkeit auf Lösungspotenziale und Selbstheilungskräfte statt auf die Analyse der Entstehung der Probleme selbst. Es wird davon ausgegangen, dass die Lösung eines Problems weitgehend unabhängig von der Geschichte ihrer Entstehung ist und dass die Konstruktion von Lösungen nicht notwendig die Analyse der Probleme voraussetzt (de Shazer 1989). Inhaltlich geht es nicht so sehr um die Konfrontation mit »Wahrheiten«, sondern um das Erreichen und Aufrechterhalten realistischer und alltagstauglicher Lösungen (Hesse 1997).

Wir müssen feststellen, dass eine Ressourcen- und Lösungsperspektive in der *primär defizit- und pathologieorientierten Denkweise* traditioneller psychodynamisch orientierter Therapieansätze weitgehend vernachlässigt wurde. In manchen Therapien könnte nach unserer Überzeugung mehr über Veränderungen und Lösungen gesprochen werden als über Beschwerden und pathogene Beziehungserfahrungen der Vergangenheit. Von verschiedener Seite wurde auf die *negativen Suggestionen* hingewiesen, die mit einer einseitigen Problemorientierung verbunden sind. Hier kann eine neue Gewichtung angezeigt sein. Diese sollte allerdings nicht dazu führen – wie es in manchen ressourcen- und lösungsorientierten Ansätzen zu geschehen scheint –, dass die Problemperspektive vorschnell als unzulässiger Zugang ganz ausgeklammert wird. Dadurch würden viele Patienten überfordert und vor den Kopf gestoßen, die mit ihren Problemen zunächst einmal von ihren Therapeuten angenommen werden wollen, die von ihnen zuallererst einmal das Recht erbitten, ein Problem haben zu dürfen und nicht mit einer schnellen Lösung »abgespeist« zu werden. Hinzu kommt, dass dem präsentierten »Problem« oft komplexe Beziehungswünsche zugrunde liegen, denen die schnelle Konstruktion einer »Lösung« nicht gerecht werden kann. Wir denken, dass eine *ausgewogene Würdigung der Problemperspektive* sowie der *Ressourcen- bzw. Lösungsperspektive* zu jedem Zeitpunkt der Therapie Ihren Patienten am ehesten helfen kann.

5.6 Störungsübergreifende und störungsorientierte Perspektive

Psychodynamische Therapieansätze sind traditionell *störungsübergreifend* ausgerichtet, soweit unter »Störung« eine spezifische Symptomatik gemeint ist. Unter diesem Blickwinkel ist es für die Durchführung der Behandlung grundsätzlich unerheblich, ob ein Patient unter bestimmten Konflikt auslösenden Bedingungen mit einer depressiven Episode, mit einer Verschlechterung seines Asthmas, mit einer akuten phobischen Reaktion oder mit einer psychogenen Gangstörung reagiert. Entscheidend sind für die Behandlungsplanung und die Interventionstechnik vielmehr sein Strukturniveau und das Ausmaß der Einschränkung seiner Ich-Funktionen. Unter Zugrundelegung dieser Annahme ist bei neurotischem Strukturniveau und intakten Ich-Funktionen und unter konsequenter konfliktaufdeckender Arbeit mit einem Rückgang der jeweiligen Symptomatik zu rechnen.

Erfahrene Praktiker wissen, dass die Dinge nicht so einfach liegen. Sie wissen, dass bei depressiven Episoden die Gabe antidepressiver Pharmaka den therapeutischen Zugang entscheidend verbessern kann, dass jede Verschlechterung eines bestehenden Asthmas eine Überprüfung der antiasthmatischen Medikation verlangt, dass Patienten mit Angsterkrankungen nicht ohne eine übende Konfrontation mit der angstauslösenden Realität auskommen und dass Patienten mit psychogenen Gangstörungen einer körpertherapeutischen und krankengymnastischen Mitbehandlung bedürfen.

In der Konsequenz bedeutet dies, dass Sie über eine allgemeine Behandlungskompetenz hinaus *spezifische Kenntnisse zu bestimmten Störungsbildern* erwerben sollten, wenn Sie erfolgreich tiefenpsychologisch fundiert arbeiten möchten. Sie sollten eine genaue Kenntnis von der *Eigendynamik der jeweiligen Störung* einschließlich ihrer biologischen und physiologischen Korrelate haben und die Grundzüge ergänzender Behandlungsverfahren, seien sie somatischer, physikalischer oder psychotherapeutischer Art, überblicken, um die Wahrscheinlichkeit einer therapeutischen Veränderung zu erhöhen.

- Zu einer erfolgreichen Therapie gehört auch die Weitergabe von Informationen, deren Kenntnis dem Patienten bei der Lösung seiner Probleme entscheidend weiterhelfen kann. Diese umfassen nicht nur Erläuterungen zum Ablauf der Therapie selbst (▶ Kap. 10.3), sondern auch zahlreiche störungsspezifische Detailinformationen (▶ Kap. 35–39), ohne die nach unserer Auffassung eine moderne tiefenpsychologisch fundierte Psychotherapie unvollständig wäre.
- Je nachdem, welche Patienten Sie behandeln, kann ein wichtiger Teil Ihrer therapeutischen Arbeit darin bestehen, ihnen bestimmte Fertigkeiten zu vermitteln. So kann es notwendig sein, mit Borderline-Patienten Techniken zu erarbeiten, wie sie ihre Fähigkeit zur Affektregulierung verbessern können (▶ Kap. 27), mit traumatisierten Patienten, wie sie sich besser vor Übergriffen schützen können (▶ Kap. 39) und mit Angstpatienten, wie sie angstauslösende Situationen besser meistern können (▶ Kap. 36). Soweit sie schon vorliegen, werden wir in den entsprechenden Kapiteln auf störungsspezifische Therapiemanuale verweisen.
- Bei verschiedenen Störungsbildern werden Sie eine begleitende Psychopharmakotherapie in Betracht ziehen, bei anderen ist eine somatomedizinische Mitbehandlung unverzichtbar (▶ Kap. 37, 38). Bei einigen psychosomatischen Erkrankungen, etwa bei Asthma-Patienten oder Diabetikern, können Schulungsprogramme erheblich dazu beitragen, ihre krankheitsspezifische Kompetenz zu verbessern (▶ Kap. 38.9).

Es gibt inzwischen zu jedem Krankheitsbild ein beträchtliches störungsspezifisches Wissen, das stetig ansteigt. Bisher ist dieses Wissen vor allem in der verhaltensmedizinischen oder somatomedizinischen Literatur zugänglich, und erst allmählich dringt es über Manuale zu einzelnen Störungsbildern auch in das Bewusstsein der psychodynamisch arbeitenden Therapeuten. Versuchen Sie, die Wissensbestände in Ihr therapeutisches Handeln zu integrieren, auch wenn die gezielte Auseinandersetzung mit störungsspezifischen Aspekten Ihnen zunächst ungewohnt und schwierig erscheint. Aber seien Sie auch vor modischen Trends gewarnt, die einzig für einen symptomorientierten Zugang plädieren; kein noch so exaktes störungsspezifisches Wissen kann eine auf psychodynamischen Grundsätzen basierende Behandlungsplanung ersetzen, in deren Zentrum störungsübergreifende Konzepte wie Widerstand, Übertragung und Gegenübertragung stehen sollten.

5.7 Neurowissenschaftliche und psychodynamische Perspektive

Mit der zunehmenden Ausweitung neurowissenschaftlichen Wissens stellt sich immer mehr die Frage, wie weit uns auch neurobiologische Modellvorstellungen beim Verständnis klinischer Phänomene unterstützen können. Mit großem Nachdruck hat sich Grawe (2004) in seinem – ausgesprochen lesenswerten – Buch »Neuropsychotherapie« für die Konzeptualisierung von Psychotherapie auf der Basis neurowissenschaftlicher Erkenntnisse ausgesprochen und allen therapieschulenspezifischen Theoriegebäuden den Abschied ankündigt.

Bei aller Wertschätzung für die innovative Potenz seines, wie wir finden, bahnbrechenden Werkes können wir ihm in dieser letzten Konsequenz nicht folgen. Zwar müssen wir, wenn wir mit der überfälligen Abkehr vom cartesianischen Dualismus Ernst machen, anerkennen, dass nicht nur alle psychiatrischen Erkrankungen, sondern alle mentalen Phänomene immer auch eine biologische Dimension haben (Kandel 1999). Doch wird nach dem Ende des cartesianischen Dualismus von wissenschaftsphilosophischer Seite ebenso betont, dass Mentales und Gehirn nie vollständig miteinander integriert werden können. Freud hatte dies bekanntlich in seinem »Entwurf einer Psychologie« (1895a) versucht und war damit, wie er selbst erkennen musste, gescheitert. Weder wird sich Psychisches auf Biologie reduzieren lassen noch wird sich die Welt der Subjektivität und der Repräsentanzen allein durch biologische Vorgänge des Gehirns erklären lassen. Von wissenschaftstheoretischer Seite wird daher ein »explanatorischer Pluralismus« als der am besten geeignete Ansatz angesehen, um die Natur psychiatrischer Erkrankungen zu verstehen. Er nimmt für alle Störungsbilder multiple komplementäre Perspektiven ein und nutzt für ihre Erforschung unterschiedliche Methoden auf unterschiedlichen Ebenen (Cacioppo et al. 2000; Kendler 2005, 2012; Mitchell 2003; Zachar 2014).

Für unser klinisches Verständnis bedeutet dies, dass wir uns die Möglichkeit offen halten sollten, zur Erklärung der uns interessierenden Phänomene neben psychodynamischen auch neurobiologische Modellvorstellungen heranzuziehen, wenn sie uns hilfreich und plausibel erscheinen – allerdings ohne deshalb unsere bewährten psychodynamischen Modellvorstellungen geringer zu schätzen. Selbstverständlich tun wir dies im Bewusstsein, dass ein Modell niemals die Wirklichkeit abzubilden vermag, sondern uns lediglich eine Orientierungshilfe sein kann (▸ Kap. 3.4). Dies gilt für psychodynamische und neurobiologische Modellvorstellungen gleichermaßen.

Es kann sich durchaus lohnen, die Frage zu stellen, ob eine neurobiologische Modellvorstellung im Vergleich zu einer psychologisch-psychodynamischen Modellvorstellung das plausiblere und sparsamere Erklärungsmuster liefert. So kann z. B. die Notwendigkeit des Durcharbeitens (▸ Kap. 25.1) sehr plausibel durch die Gesetze der neuronalen Plastizität erklärt werden, während triebdynamische Modellvorstellungen (»Klebrigkeit der Libido«; Freud 1937) demgegenüber an Plausibilität verlieren. Ein anderes Beispiel betrifft das umfassende und oft irrationale Bedrohungserleben, das vielen maladaptiven Verhaltensmustern von Patienten mit schweren Persönlichkeitsstörungen zugrunde liegt. Hier können Modellvorstellungen, die auf die bindungstraumatisch verminderte präfrontale Modulation basaler limbischer Strukturen, insbesondere der Amygdala, Bezug nehmen, plausibler wirken als das Übertragungskonzept (▸ Kap. 27.1). Umgekehrt werden neurobiologische Modelle die unter traumatischen Umständen einsetzende Veränderung der inneren Repräsentanzenwelt niemals so gut erklären können wie objektbeziehungstheoretische Modellvorstellungen (Wöller 2013).

Wir denken daher, dass es günstig sein kann, wenn Sie neben den Ihnen geläufigen psychodynamischen auch neurobiologische Modellvorstellungen zur Verfügung haben, um sich das Verständnis komplexer klinischer Phänomene zu erleichtern. Allerdings sollten Sie dabei niemals vergessen, dass ein Modell nur eine reduzierte Sicht auf die Wirklichkeit vermitteln kann, die allerdings plausibel und für unser klinisches Verständnis brauchbar ist, nicht mehr und auch nicht weniger.

5.8 Strategische Orientierung und adaptive Modifikation des Intervenierens

Jede Behandlung sollte einer therapiestrategischen Orientierung folgen. Wir sollten uns stets bemühen, unsere Behandlung so zu konzeptualisieren, dass auf der Basis einer sorgfältigen Diagnostik festgelegt wird, welche Problembereiche fokussiert werden und welche Interventionsformen aussichtsreich anzuwenden sind.

So wichtig Konzeptorientierung und Fokussierung sein mögen – noch entscheidender für den Therapieerfolg ist die *Adaptivität des therapeutischen Vorgehens*. Gemeint ist die Anpassung des therapeutischen Vorgehens an den therapeutischen Prozess (Heigl 1978; Kruse et al. 2000; Zauner 1972), bei der es konkret um die Frage geht: Welches therapeutische Angebot oder welche therapeutische Intervention braucht dieser Patient jetzt, damit der therapeutische Prozess optimal in Gang gebracht wird? Wir sprechen hier auch von *adaptiver Indikation* (Zielke 1979) im Gegensatz zur selektiven Indikation.

Adaptivität des therapeutischen Vorgehens impliziert auch eine den gesamten Therapieprozess begleitende Bereitschaft, die therapeutische Strategie und die Interventionstechnik konsequent *an den Reaktionen des Patienten zu orientieren* und entsprechend zu *modifizieren*. Dies kann heißen, dass es bei ein und demselben Patienten in unterschiedlichen Phasen der Therapie notwendig sein kann, verschiedenartige Therapietechniken anzuwenden: In einer Phase der Instabilität mit regressiv geschwächten Ich-Funktionen können supportive und interaktionelle Techniken im Vordergrund stehen, während in einer Phase der Stabilität konfrontativ-deutende Techniken anwendbar und nützlich werden. Wichtig ist dabei, sich über die Gründe für eine Veränderung der Interventionstechnik – so gut das jeweils geht – klar zu sein, um die Gefahr eines möglichen Gegenübertragungsreagierens gering zu halten. Auf die Adaptivität des therapeutischen Vorgehens werden wir in den folgenden Kapiteln immer wieder eingehen.

5.9 Psychodynamische Grundorientierung und reflektierte Adaptation therapeutischer Techniken

Um der Vielzahl der Störungsbilder und störungsspezifischen Gegebenheiten gerecht werden zu können, benötigen Sie ein breites therapeutisches Instrumentarium. Neben den sogenannten *»analytischen« Interventionen* der Klarifikation, Konfrontation und Deutung kommen noch zahlreiche *»nicht analytische«* Interventionen zur Anwendung: Suggestion, direkte Beeinflussung, Empfehlungen, Ratschläge usw. Weiterhin sind übende Verfahren, Entspannungstechniken und imaginative Techniken zu nennen. Es lässt sich nicht leugnen, dass die psychoanalytisch-tiefenpsychologische Tradition wenig dazu beigetragen hat, diese Techniken systematisch in ihren Auswirkungen auf Widerstand, Übertragung und Gegenübertragung zu konzeptualisieren.

Wir denken, dass es nicht nur legitim, sondern oft auch dringend geboten ist, im Rahmen tiefenpsychologisch fundierter Behandlungen auf das *Änderungswissen* (Kaminski 1970) *anderer Psychotherapieschulen* zurückzugreifen und von ihnen bewährte therapeutische Techniken zu adaptieren, wenn sie offensichtlich besser geeignet sind, spezifische Behandlungsziele zu erreichen als die genuin psychoanalytisch-tiefenpsychologischen Techniken – *sofern ihre Anwendung konsequent vor dem Hintergrund einer psychodynamischen Grundhaltung reflektiert wird.* Eine psychodynamische Grundhaltung, die die Prozesse von Abwehr und Widerstand, von Übertragung und Gegenübertragung beachtet, sollte jedoch unter keinen Umständen zur Disposition stehen! Insofern wenden wir uns auch gegen eine Haltung des Eklektizismus, die Elemente verschiedener Therapieschulen nach Bedarf und Belieben mischt. Auch glauben wir nicht, dass die von uns vertretene psychodynamische Grundhaltung in einem Gesamtkonzept »Allgemeiner Psychotherapie« (Grawe 1998, 1999) angemessen repräsentiert sein könnte, weil wir uns nicht vorstellen können, dass es hinreichend qualifizierte und erfahrene »allgemeine Psychotherapeuten« geben wird (Strauß 1999).

Auch in diesem Basisbuch werden Sie verschiedenen therapeutischen Techniken begegnen, die anderen Therapieschulen entlehnt sind. So werden Sie in verschiedenen Kapiteln auf integrierbare *verhaltenstherapeutische Elemente* (Trautmann-Voigt & Voigt 2017) hingewiesen, etwa im Kapitel über den Aufbau von Ich-Funktionen (▶ Kap. 29) oder im Kapitel zu Angsterkrankungen (▶ Kap. 36). Auf systemische Elemente (Rieforth & Graf 2014) wird im Rahmen der Ressourcenaktivierung Bezug genommen (▶ Kap. 16). Weiterhin werden *imaginative Techniken* angeführt, beispielsweise die von Reddemann (2017), Reddemann & Wöller (2017) sowie von Sachsse (2009) beschriebenen Methoden zur Behandlung von Opfern traumatischer Gewalt (▶ Kap. 39), ebenso die traumatherapeutische Methode *EMDR*, die zumindest für die Indikation der Posttraumatischen Belastungsstörung inzwischen auch in den Psychotherapie-Richtlinien verankert ist (G-BA 2014; Wöller 2012, 2013, 2014; ▶ Kap. 39).

Vor dem Hintergrund dieser Erfahrungen sollten wir dem Vorwurf des Plagiates gelassen entgegensehen, wenn es uns gelingt, die Adaptation effektiver Techniken so zu integrieren, dass ein tiefenpsychologisches Grundverständnis des therapeutischen Prozesses gewahrt bleibt und unsere Patienten offensichtlich von diesem Vorgehen profitieren.

Perspektivenvielfalt und Adaptivität

- intrapsychische vs. interpersonelle Perspektive
- Perspektive der Konflikte vs. Perspektive der Ich-Funktionen und Fähigkeiten
- Perspektive der aktuellen Beziehungen vs. Perspektive der Übertragungsbeziehung
- Problemperspektive vs. Ressourcenperspektive
- störungsübergreifende vs. störungsspezifische Perspektive
- neurobiologische vs. psychodynamische Perspektive
- strategische Orientierung und adaptive Modifikation des Intervenierens
- psychodynamische Grundorientierung und reflektierte Adaptation therapeutischer Techniken

Weiterführende Literatur

Grawe K (2004). Neuropsychotherapie. Göttingen: Hogrefe.

Grawe K, Grawe-Gerber M (1999). Ressourcenaktivierung. Ein primäres Wirkprinzip der Psychotherapie. Psychotherapeut; 44: 63–73.

Rieforth J, Graf G (2014). Tiefenpsychologie trifft Systemtherapie. Göttingen: Vandenhoeck & Ruprecht.

Senf W, Broda M (2013). Praxis der Psychotherapie. Ein integratives Lehrbuch. 5. Aufl. Stuttgart: Thieme.

Strauß B (1999). Die Chancen der Vielfalt oder: Kann es allgemeine Psychotherapeuten geben? Psychotherapeut; 44: 383–4.

Trautmann-Voigt S, Voigt B (2017). Psychodynamische Psychotherapie und Verhaltenstherapie. Ein integratives Praxishandbuch. Stuttgart: Schattauer.

Wöller W (2015a). Tiefenpsychologisch fundierte Psychotherapie als ressourcenbasiertes integratives Verfahren. PDP – Psychodyn Psychother; 14: 3–12.

Wöller W (2016). Assoziationsmodell. Drittes psychodynamisches Theoriemodell neben Konflikt- und Strukturmodell? Psychotherapeut; 61: 66–72.

Wöller W (2022). Psychodynamische Psychotherapie. Lehrbuch der ressourcenorientierten Praxis. Stuttgart: Schattauer.

Wöller W, Kruse J (2020). Stand und Zukunft der tiefenpsychologisch fundierten Psychotherapie. PDP – Psychodyn Psychother 19, 23–35.

II. Bevor die Therapie beginnt

Johannes Kruse und Wolfgang Wöller

6 Hypothesen und ihre Überprüfung

Initiale und adaptive Diagnostik

6.1 Die Diagnose zu Beginn und im Verlauf der Therapie

Am Anfang jeder Therapie steht eine umfassende psychodynamische Diagnostik. Diese beinhaltet eine sorgfältige Erfassung der *Symptomatik* des Patienten in ihrer subjektiven Bedeutung und ihren Auswirkungen, eine Identifikation der *symptomauslösenden Situation*, die Erhebung der *biografischen Anamnese* sowie die Formulierung der *Psychodynamik* mit einer Beschreibung des Strukturniveaus, der Konflikte, der Beziehungsgestaltung und der Abwehrorganisation. Eine klare Vorstellung über die Psychodynamik, das Strukturniveau, die Konflikte, die lebensgeschichtlichen Traumatisierungen, die zentrale Beziehungsgestaltung und die Abwehrorganisation zu entwickeln, ermöglicht Ihnen eine Planung der Therapie und ist notwendig für die Festlegung Ihrer *therapeutischen Interventionsstrategie.*

Dabei ist es von großer Bedeutung, dass jede initiale Formulierung der Psychodynamik und jede Einschätzung des Strukturniveaus den Status einer *Hypothese* hat, die erst im Verlaufe der Therapie bestätigt oder falsifiziert werden kann. Bekanntlich kann sich die Einschätzung des Strukturniveaus bzw. die Gewichtung neurotischer (»reiferer«, »ödipaler«), *Ich-struktureller* (»unreiferer«, »früherer«) und traumatischer Störungsanteile im weiteren Therapieverlauf ändern. Es können Aspekte zu Tage treten, die zu einer Neueinschätzung der Störungstiefe Anlass geben können, sei es, dass eine Konfliktthematik Ich-strukturelle Störungsanteile verdeckt oder dass umgekehrt die Konfliktthematik oder die Traumafolgen auf den ersten Blick nicht erkennbar werden.

In nicht wenigen Fällen lässt sich über das Ausmaß der strukturellen Störung zwischen unterschiedlichen Experten keine sichere Übereinstimmung erzielen. Sie müssen davon ausgehen, dass nicht nur Ihre diagnostischen Gewohnheiten, sondern auch Gegenübertragungsreaktionen (▸ Kap. 23) die strukturdiagnostische Einordnung beeinflussen können. So wird Ihnen die Beobachtung vertraut sein, dass Patienten, die Ihnen persönlich nahe stehen, z. B. Angehörige des gleichen Berufs oder der gleichen Herkunft, leicht in ihrem Strukturniveau überschätzt werden, Patienten mit Persönlichkeitszügen, die Sie ablehnen oder bei sich selbst bekämpfen, dagegen leicht in ihrem Strukturniveau unterschätzt werden.

Die Korrektur der Einschätzung des Strukturniveaus und der dadurch bedingten Therapietechnik kann in beiden Richtungen notwendig werden: von der Konfliktpathologie in Richtung Entwicklungspathologie und umgekehrt. Um beiden Aspekten gerecht zu werden, empfehlen wir sowohl eine sorgfältige *initiale Diagnostik* als auch eine fortlaufende *»adaptive« Diagnostik*, die den gesamten therapeutischen Prozess begleitet.

Zum einen sollte die initiale Diagnostik den stets vorhandenen *Bezugspunkt* bilden, auf den mögliche Veränderungen im Laufe der Therapie bezogen werden können. Dies ist deshalb wichtig, weil während der Behandlung mit regressiven Phänomenen und Übertragungsreaktionen zu rechnen ist, die den diagnostischen Blick trüben und eine strukturdiagnostische Einschätzung erschweren können. In diesen Fällen kann eine Rückbesinnung auf die initiale Einschätzung hilfreich wirken.

Zum anderen sollte zu jedem Zeitpunkt der Behandlung die *Bereitschaft* vorhanden sein, bisherige Hypothesen und Einschätzungen zur Disposition zu stellen. Ausgangspunkt muss die jeweilige *Reaktion* des Patienten auf die therapeutische Intervention sein.

Trotz dieser Einschränkungen ist eine sorgfältige Diagnostik vor Beginn der Therapie von unschätzbarem Wert und um vieles besser, als von Stunde zu Stunde der therapeutischen Intuition zu folgen und sich nur auf das einzulassen, was der Patient gerade vorbringt.

Initiale und adaptive Diagnostik

- umfassende initiale Diagnostik zur Festlegung der Behandlungsstrategie
  - Erfassung der Symptomatik in ihrer subjektiven Bedeutung und ihren Auswirkungen
  - Identifikation der symptomauslösenden Situation
  - biografische Anamnese
  - Erfassung der zentralen Beziehungsgestaltung/Objektbeziehungen
  - Wahrnehmung des Selbstbildes
  - Einschätzung der Ressourcen
  - Einschätzung des Strukturniveaus, der Konflikte und der Abwehrorganisation
  - Formulierung der Psychodynamik
- Hypothesencharakter aller Einschätzungen beachten
- fortgesetzte adaptive Überprüfung der initialen Einschätzung im Therapieprozess

6.2 Verfahren der initialen Diagnostik

Es haben sich sehr unterschiedliche diagnostische Vorgehensweisen in der tiefenpsychologischen Psychotherapie entwickelt:

- Argelander konzeptualisierte das Psychoanalytische Erstinterview (Argelander 2017). Ziel dieses Erstinterviews ist es, den Sinnzusammenhang der Symptome und der damit einhergehenden Konflikte zu identifizieren und die Persönlichkeitsstruktur sowie die zu vermutenden Widerstände bei der Behandlung aufzuspüren. Argelander stützt sich dabei sowohl auf objektive Informationen (z. B. medizinische, biografische und soziale Fakten) als auch auf subjektive (z. B. die subjektive Bedeutung der Beschwerden für den Patienten) und szenische Informationen. Die Erfassung dieser szenischen Gestaltung des Gesprächs ist für Argelander der Schlüssel zum Verständnis des Patienten und verleiht den objektiven und subjektiven Informationen ihre Evidenz. Um diese Szene sich entfalten zu lassen und sie wahrnehmen zu können, wartet der Diagnostiker in der Haltung der gleichschwebenden Aufmerksamkeit in Ruhe ab, er wendet sich dem Patienten zu, zeigt sich aber nachdenklich schweigend. Diese Form des Erstinterviews setzt voraus, dass der Patient über ausreichende Frustrationstoleranz, Introspektionsfähigkeit und Motivation für eine Psychotherapie verfügt.
- Die Biografische Anamnese wurde vor allem von Dührssen (1986) entwickelt. Hier werden die bedeutenden biografischen Daten des Patienten, die psychodynamisch wichtigen Konfliktkonstellationen und die charakteristischen Widerstands- und Übertragungsreaktionen ermittelt. Mithilfe von Sachfragen

werden biografische Daten gesammelt. Dazu ist das Wissen um Entwicklungsphasen, phasenspezifische Schwierigkeiten und Schwellensituationen unerlässlich. Besonderer Wert wird auf die Klärung von Gefühlen in problematischen Situationen gelegt. Anhand von Probedeutungen lassen sich die Abwehr, aber auch die Fähigkeit des Patienten zur Neuorientierung abschätzen. Insgesamt schafft man sich mit dieser Technik einen Überblick über die aktuelle Lebenssituation einschließlich der Beziehungen, der aktuellen Konflikte und der Lebensumstände. Darüber hinaus beleuchtet der Interviewer die Biografie, insbesondere die Beziehungen zu den frühen Bezugspersonen, aber auch die Werthaltungen, Normen und Reaktionsschemata des Patienten sowie die auslösenden Situationen. Es werden wichtige Elemente der Persönlichkeitsstruktur des Patienten herausgearbeitet und in Bezug zur auslösenden Situation gesetzt.

- Das Strukturelle Interview nach Kernberg (1988) hat zum Ziel, insbesondere die formale Struktur des Patienten und somit das Strukturniveau zu erfassen. Identitätskonflikte, die Ich-Funktionen wie z. B. die Realitätsprüfung, aber auch die internalisierten Objektbeziehungen werden untersucht, wobei das aktuelle interaktionelle Verhalten des Patienten in der Interviewsituation beobachtet und diagnostisch eingeordnet wird.
- Die Operationalisierte Psychodynamische Diagnostik (OPD-2; Arbeitskreis OPD 2014) dient der Formulierung einer umfangreichen, mehrere Ebenen umfassenden psychoanalytischen Diagnostik. Sie ermöglicht eine vergleichbare und nachprüfbare, an der Psychoanalyse orientierte Diagnostik. Das OPD-Interview integriert Elemente des klassischen psychoanalytischen Erstinterviews, des strukturellen Interviews, der biografischen Anamnese sowie der psychiatrischen Exploration und ist daher für die tiefenpsychologisch fundierte Psychotherapie besonders geeignet. Phasen mit offener Gesprächsführung, in denen der Patient seine Szene entfalten kann, wechseln im Interview mit Phasen, in denen der Diagnostiker durch strukturierende Fragen das Gespräch gestaltet. Die strukturierte Untersuchung ist in fünf Phasen unterteilt. In der Eröffnungsphase werden zunächst der Zeitrahmen und das Ziel des Gesprächs mit dem Patienten besprochen, die Symptomatik und die aktuelle Lebenssituation erfasst sowie die szenische Darstellung des Patienten beobachtet. In der zweiten Phase werden die Beziehungserfahrungen des Patienten herausgearbeitet, wobei der Therapeut sowohl das aktuelle Übertragungs- und Gegenübertragungsgeschehen nutzt als auch die aktuellen und biografischen Beziehungserfahrungen heranzieht. Wert wird darauf gelegt, anhand einzelner konkreter Interaktionen sich ein Bild über die Beziehungslandschaft des Patienten zu machen, das heißt die Erwartungen, Befürchtungen und Wünsche des Patienten sowie seines Interaktionspartners zu ermitteln. In der dritten Phase steht das Selbsterleben des Patienten sowie die Erfassung der Lebenswelt (Herkunftsfamilie, Familie, Arbeits- und Berufswelt) im Fokus der Aufmerksamkeit, während in der vierten Phase die charakteristischen Objektbilder und Objektbeziehungen untersucht werden. Abschließend wird mithilfe von Probedeutungen die Einsichtsfähigkeit aber auch die Psychotherapiemotivation des Patienten abgeschätzt. Anhand der gewonnenen Informationen erfolgt die diagnostische Beurteilung in fünf Achsen: das Krankheitserleben und die Behandlungsvoraussetzungen, die Beziehungsstrukturen, die

Konflikte, die psychische Struktur und die syndromale Diagnostik nach Kapitel 5 der ICD-10. In einem ausführlichen Manual (Arbeitskreis OPD 2014) werden die einzelnen Achsen beschrieben und operationalisiert, wobei die Autoren auf eine beobachtungsnahe und nicht zu abstrakte Beschreibung der Achsen Wert legten. Daher bietet die OPD eine gute Orientierung in der Einübung der psychodynamischen Diagnostik.

- Die Anamneseerhebung in der psychosomatischen Medizin (Köhle & Langewitz 2016) erfordert eine besondere Modifikation gegenüber sonst üblichen Anamneseerhebungen. In der psychosomatischen Anamneseerhebung wird den körperlichen Beschwerden mehr Raum eingeräumt, der Umgang mit den Beschwerden und den medizinischen Angeboten wird eruiert und ein vorschnelles Psychologisieren wird vermieden. Einerseits sind diese Modifikationen durch die spezifische Situation begründet, in der die Interviews oftmals durchgeführt werden, wie z. B. auf einer internistischen Station im Krankenhaus oder in einer Ambulanz. Andererseits ist es bei zahlreichen Patienten mit psychosomatischen oder somatopsychischen Erkrankungen notwendig, zunächst die körperliche Symptomatik ausreichend zu eruieren, sich intensiv mit den komplexen Entstehungszusammenhängen dieser Symptomatik auseinander zu setzen und Rücksicht auf das Krankheitsverständnis der Patienten zu nehmen.

6.3 Die Bedeutung der Symptomatik

Symptome können *psychischer, körperlicher* oder *sozialkommunikativer* Natur sein. Als Symptomatik im weiteren Sinne können wiederkehrende maladaptive Verhaltensmuster aufgefasst werden, wie selbstzerstörerische Handlungen oder die wiederholte Verwicklung in gewaltsame Beziehungen.

Symptome können auf *intrapsychischer* und auf *interpersoneller* Ebene betrachtet werden und auf beiden Ebenen zu einer kompromisshaften Konfliktlösung beitragen. Sie können als *Affektäquivalente* an die Stelle von Affekten treten oder als *Affektkorrelate* das Affekterleben begleiten. Symptome können *interpersonelle Kommunikationsfunktionen* und *problemlösende Funktionen* übernehmen. Sie können aber auch in den Dienst der *interpersonellen Beziehungsregulierung* gestellt werden und für den Patienten die aktuell am besten geeignete Weise darstellen, um Ängste, Konflikte und Defizite zu bewältigen. Symptome können in einer Hinsicht problemlösend und in anderer Hinsicht problemstiftend sein, sie können aber auch die Dekompensation angesichts einer zu intensiven Problembelastung anzeigen.

Bitten Sie daher Ihre Patienten, ihre Symptome genau zu schildern. Für nicht wenige Patienten ist ihre körperliche Symptomatik der einzige Anlass, einen Psychotherapeuten aufzusuchen. *Symptome ernst nehmen heißt auch den Patienten ernst nehmen*, der seine Not im Moment nur über Symptome kommunizieren kann. Es ist daher ungünstig, dem Patienten zu vermitteln, dass Symptome für einen Psychotherapeuten unwichtig sind. Es bestünde dann die Gefahr, dass Ihr Patient, im Bestreben, Ihnen zu gefallen, während der laufenden Therapie neu auftretende Symptome nicht mehr berichtet.

Von Interesse ist dabei vor allem, wie die Patienten die Symptomatik subjektiv *erleben*, mit welchem *Leidensdruck* sie verbunden ist und was die Symptome für sie bedeuten. Während einige Patienten die Symptomatik als sehr kränkend oder beängstigend erleben und die Krankheit und ihre Folge überhaupt nicht akzeptieren können, gelingt es anderen, sich mit ihrer Symptomatik zu arrangieren. Patienten können verschiedene Symptome haben und in unterschiedlichem Maße darunter leiden. Konzentrieren Sie sich vorrangig auf die Symptomatik, die den stärksten Leidensdruck verursacht. Hier werden die Änderungsmotivation am größten und der Zugang zu relevanten Konfliktbereichen am ehesten möglich sein.

Nicht allen Patienten geht es primär um Symptombeseitigung, sondern manchmal viel mehr um die sozialen *Auswirkungen* der Symptome, die Art, wie Kollegen am Arbeitsplatz damit umgehen oder wie ein Beziehungspartner auf das Symptom reagiert. Patienten können durch eine Symptomatik in ihren interpersonellen Beziehungen beeinträchtigt sein, sie können sich wegen ihrer Symptomatik schämen, sich als Versager fühlen, sie können mit ihrer Hilfe aber auch verstärkte Aufmerksamkeit durch ihre Bezugspersonen erfahren. Sie können durch Symptome an der Ausübung bestimmter Verhaltensweisen oder an bestimmten zwischenmenschlichen Kontakten gehindert werden. Dies kann für den Patienten zusätzliche Probleme schaffen oder aber zur Lösung anderer Probleme beitragen. Bezugspersonen können auf eine Symptomatik z. B. mit vermehrter Zuwendung oder abweisend reagieren, sie können sich unter Druck gesetzt fühlen. Symptome können bestimmte *Funktionen in der Beziehungsregulierung* übernehmen, indem sie Bezugspersonen zu Verhaltensweisen veranlassen, die ohne das Symptom weniger wahrscheinlich wären. Wir sprechen dann davon, dass Symptome *funktional eingesetzt* sind.

Explorieren Sie also die *Auswirkung* einer bestimmten Symptomatik auf das soziale Umfeld sorgfältig, indem Sie klären, wie wichtige Bezugspersonen auf die Symptomatik reagieren und welche Auswirkungen diese Reaktionen wiederum auf den Patienten haben.

Hierzu einige Beispiele für entsprechende Fragen:

> T: Wie geht es Ihnen mit diesen Beschwerden? In welchem Maße fühlen Sie sich dadurch beeinträchtigt? Wie wirken sich Ihre Beschwerden auf Ihre tägliche Arbeit am Arbeitsplatz aus? Was sagt Ihr Mann dazu? Wie hat sich die Beziehung zu Ihrem Mann verändert, seit Sie das Symptom haben?

Patienten machen sich sehr intensiv Gedanken über die Ursachen ihrer Symptomatik. Sie entwickeln eine subjektive Krankheitstheorie, das heißt eine Vorstellung über die Entstehung, den Verlauf und die Aufrechterhaltung der Symptomatik. Diese Krankheitstheorie besagt zunächst nichts über die realen Ursachen. So sind z. B. ein Drittel der Brustkrebspatientinnen überzeugt, dass ihre Krebserkrankung durch psychische Faktoren verursacht wurde, während viele Patienten mit depressiver Symptomatik von einer Hormonstörung sprechen oder Patienten mit somatoformen Störungen Allergene, Ernährung oder Umweltgifte für ihre Erkrankung verantwortlich machen. Die subjektiven Krankheitstheorien geben uns Aufschluss, in welchem Ausmaß die Patienten bereit sind, Zusammenhänge zwischen der Lebenssituation, Konflikten und der Symptomatik zu sehen. Sie sind im Gespräch aktiv zu erfragen, um den Patienten nicht mit voreiligen Interpretationen zu überfordern, sondern um ihn dort abzuholen, wo er im Augenblick steht. Hierzu eignet sich folgende Frage:

> T: Sie haben sich sehr viele Gedanken über Ihre Beschwerden gemacht und sicherlich auch für sich überlegt, woher die Beschwerden kommen könnten. Was denken Sie, was hat zu diesen Beschwerden geführt?

6.4 Symptomauslösende Situationen

Zahlreiche Symptome entstehen in *unbewussten Konfliktsituationen*. Unsere Aufgabe besteht darin, den Kontext der Symptomentstehung so genau wie möglich zu explorieren. Bei der Erfassung der aktuellen Entstehungsbedingungen, den sogenannten *symptomauslösenden Situationen*, kommt es darauf an, das Auftreten von Symptomen mit relevanten *innerseelischen* und *interpersonellen Konstellationen* in Zusammenhang zu bringen.

Da die *Affekte* als Signalgeber und Orientierungshilfen eine wesentliche Rolle in der Regulierung interpersoneller und innerseelischer Prozesse spielen, sollten Sie der genauen Erfassung der vom Patienten *wahrgenommenen* ebenso wie der *nicht* oder *sehr undifferenziert wahrgenommenen Affekte* in der auslösenden Situation eine besondere Beachtung schenken. Das Aufsuchen und Durcharbeiten symptomauslösender Situationen und das Klären der beteiligten Affekte macht einen wichtigen Teil der tiefenpsychologisch fundierten Arbeit aus. Nicht nur die Begleitumstände beim ersten Auftreten der Symptome, sondern jeder Anlass für eine Symptomverstärkung oder für ein erneutes Auftreten der Symptome z. B. in der Therapiestunde stellt eine symptomauslösende Situation dar.

Symptomauslösende Situationen beinhalten für den Patienten häufig reale oder fantasierte Verlusterlebnisse oder Ohnmachterfahrungen vor dem Hintergrund nicht lösbarer Konflikte in Objektbeziehungen. Bei den Verlusterlebnissen kann es sich um äußere Verluste oder sogenannte innere Verluste wie Kränkungserlebnisse und den Verlust der Selbstachtung handeln. Bei Patienten mit neurotischer Struktur lässt sich die auslösende Situation als eine *Versuchungs- und Versagungssituation* charakterisieren, in der unbewusste Wünsche, Affekte und Impulse des Patienten geweckt werden, deren Realisierung und Bewusstwerdung aber aus intrapsychischen oder interpersonellen Gründen nicht möglich ist. Bei Patienten mit Ich-strukturellen Störungen bricht in der auslösenden Situation nicht selten ein mühsam erreichtes interpersonelles Gleichgewicht zusammen, das zur Stabilisierung des Patienten dringend benötigt würde. Je eingeschränkter der Patient in seinen Ich-Funktionen ist, umso mehr ist er darauf angewiesen, Interaktionen so zu gestalten, dass sie ihm in einer vertrauten Form Sicherheit vermitteln und ihn in seinen Anpassungsmöglichkeiten nicht überfordern.

Die symptomauslösenden Situationen können, von außen betrachtet, geringfügige Anlässe sein. Patienten fühlen sich kritisiert, herabgesetzt, zurückgewiesen, enttäuscht, allein gelassen, ohne dass ein Außenstehender dies hätte denken können. Die subjektive Bedeutung, die der auslösenden Situation zukommt, kann nur vor dem Hintergrund der biografisch gewachsenen Struktur des Patienten sowie seiner habituellen Beziehungsmuster verstanden werden. Ohne Kenntnis der auslösenden Situation sind diagnostische Schlussbildungen nicht hinreichend möglich.

Von den beschriebenen symptomauslösenden Situationen sind Lebensereignisse abzugrenzen, die durch ihre Intensität und durch das Erzeugen von heftigen Ohnmachtgefühlen zu einer realen Traumatisierung führen. Psychische Traumen sind durch ein intensives Erlebnis von Bedrohung definiert, dessen Qualität außerhalb des normalen menschlichen Erlebens liegt und dessen Intensität die Verarbeitungskapazitäten übersteigen. Es kann sich um Naturkatastrophen, schwere Unfälle, eingreifende Operationen, aggressive oder sexuelle Misshandlungen, aber auch um Überfälle usw. handeln. Zentral ist das Gefühl, überwältigt zu werden und ausgeliefert zu sein bei eigener Ohnmacht und Handlungsunfähigkeit. Insbesondere die personalen Traumatisierungen führen vielfach zu der Entwicklung einer posttraumatischen Belastungsreaktion. Die Störung ist primär nicht das Ergebnis eines reaktualisierten Konflikts oder einer strukturellen Ich-Störung, sondern sie dient der Verarbeitung der traumatischen Situation (▸ Kap. 39).

6.5 Der Konflikt, die Entwicklungspathologie und das Trauma des Patienten – die diagnostischen Grundmodelle

Bei der Entwicklung der psychodynamischen Hypothese können wir auf drei unterschiedliche Arbeitsmodelle und somit auf drei differenzierte Perspektiven zurückgreifen: das *Konfliktmodell*, das *Modell der Entwicklungspathologie oder »frühen Störung«* und das *Traumamodell*.

Im *Konfliktmodell* gehen wir davon aus, dass verschiedene Anteile des Patienten, seien es Wünsche, Impulse, Affekte, Normen usw., in einen unlösbaren Konflikt miteinander geraten, weil sie nicht kompatibel sind. Insbesondere die Anteile des Konflikts, die im Widerspruch zu den eigenen Selbstbildern stehen, lösen Angst, Scham oder andere unangenehme Affekte aus und werden nach dem Motto »Was nicht sein darf, das kann nicht sein« verdrängt und somit dem Bewusstsein entzogen. Durch diese Abwehr löst sich der Konflikt jedoch nicht auf, sondern er wird verlagert. Folge kann ein neurotisches Symptom sein, das den Konflikt kompromissartig ausdrückt. Voraussetzung ist ein ausreichend *starkes Ich*, das eine innerseelische Bearbeitung der Problematik ermöglicht. In der Regel sind es dann zeitlich überdauernde, lebensgeschichtlich verankerte, unbewusste Konflikte, die in einer aktuellen Konflikt auslösenden Situation wiederbelebt werden und zur neurotischen Symptomentwicklung führen (▸ Kap. 13). Eine Konfliktpathologie steht im folgenden Beispiel im Vordergrund:

> Ein 25-jähriger Student der Betriebswirtschaftslehre, Herr S., wendet sich an eine Beratungsstelle und berichtet, dass er seit einigen Monaten unter erheblichen Lernstörungen leide. Er wolle sich auf sein Abschlussexamen vorbereiten, könne aber vor Unruhe kaum am Schreibtisch sitzen. Die Unruhe macht ein konzentriertes Arbeiten unmöglich. Er habe sich ein sehr ausgefallenes Ritual zurechtgelegt, um zumindest stundenweise am Schreibtisch arbeiten zu können. Zunehmend spüre er jedoch, dass er auch in diesen Stunden nicht effektiv lerne. Herr S. berichtet, dass seine Eltern sehr besorgt seien und sich mehrmals in der Woche telefonisch erkundigten, ob er gute Lernfortschritte mache. Zu seiner biografischen Entwicklung berichtet er u. a., dass sein Vater ein sehr erfolgreicher Geschäftsmann sei, der sich immer gewünscht habe, dass sein Sohn ein Betriebswirtschaftsstudium absolviere, um in seine Fußstapfen zu treten. Das Familienleben habe sich immer nach dem Terminkalender des Vaters gerichtet. Die Mutter sei auch heute noch sehr fürsorglich. Er selbst sei ein sehr ausgeglichener, ruhiger Mensch, der in Konflikten die Rolle eines Vermittlers einnehme. Er sei sehr leistungsorientiert, sei begeisterter Sportler und habe in der Schule und zu Beginn des Studiums fast immer gute Noten erhalten. Daher verunsichere es ihn umso mehr, dass er nun in eine solche Krise geraten sei. Er habe deswegen Schuldgefühle, schäme sich und habe Angst zu versagen. Es fiel dem Interviewer auf, dass der sehr zuvorkommende Patient sich gegenüber seinem Vater zwar kritisch äußerte, dieses jedoch in einer sehr distanzierten Form tat, wobei die beteiligten Affekte vom Untersucher nicht wahrzunehmen waren. Im Gespräch war er sehr bemüht, sich dem Interviewer anzupassen, gleichzeitig machte er es dem Untersucher auch schwer, indem er sehr zögerlich, umschweifend und verhalten sprach.

Aus der Perspektive des Konfliktmodells lässt sich die Entwicklung der Symptomatik bei diesem Patienten u.a. vor dem Hintergrund der folgenden aktuellen Konflikte verstehen: Als auslösende Situation ist das drohende Examen zu betrachten. Der Therapeut stellte die Hypothese auf, dass Herr S. mit dem Abschluss des Betriebswirtschaftsstudiums den Auftrag seines Vaters erfüllen würde. Er würde sich gewissermaßen den väterlichen Anweisungen unterwerfen. Eigene aggressive Gefühle von Wut und Rache darf der Patient nicht wahrnehmen, da sie das Selbstbild eines friedfertigen jungen Mannes gefährden und die Angst vor dem übermächtigen Vater heraufbeschwören könnten. Indem der Patient nun die Arbeitsstörung entwickelt, kann er kompromisshaft einerseits seinen Protest gegen den Vater unbewusst ausdrücken, wobei er sich gleichzeitig sehr bemüht zeigen kann, die väterlichen Normen doch zu erfüllen (Konflikt zwischen Unterwerfung/Gehorsam versus Kontrolle/Sich-Auflehnen). Hinzu kommt, dass das abgeschlossene Examen mit einem Zuwachs an Autonomie und Verantwortung einhergeht, sodass der antizipierte Abschluss des Examens auch mit größerer finanzieller und sozialer Selbstständigkeit des Patienten einhergehen könnte. Auch diese Fantasien können, so die Hypothese des Therapeuten, den Konflikt zwischen Individuation und Abhängigkeit beim Patienten aktualisieren. Wie das Beispiel zeigt, erschließen wir die zeitlich überdauernden Konflikte aus dem vom Patienten geschilderten charakteristischen interpersonellen und intrapsychischen Erleben und Verhalten. Häufig weisen Konflikte auch einen leitenden Affekt auf (z.B. Schuld-, Scham- und Angstgefühle bei Konflikt zwischen Unterwerfung versus Kontrolle) und manifestieren sich im Übertragungs- und Gegenübertragungsgeschehen (Patient fügt sich im Gespräch und spricht mit dem Therapeuten. Er protestiert aber gleichzeitig, indem er nur sehr zögerlich berichtet).

Vielfach leiden die Patienten unter mehreren Konflikten, die miteinander verschränkt sein können. So kann z.B. eine Patientin ihre Versorgungswünsche abwehren, indem sie sich scheinbar bedürfnislos um die Versorgung der anderen kümmert, in der unbewussten Hoffnung später von den anderen versorgt zu werden. Gleichzeitig kann sie durch ihre Versorgung die anderen kontrollieren und dominieren, um sich vor Nähe zu schützen und sich zu bemühen, ihr Selbstwertgefühl durch die mit der Versorgung verbundene Anerkennung zu stabilisieren. Es ist ratsam, sich bei der Diagnostik zunächst auf den Konflikt zu konzentrieren, der im Zusammenhang mit der auslösenden Situation zur Entwicklung der Symptomatik führt, die anderen Konflikte aber für die Therapieplanung auch zu beachten. Die OPD-2 definiert sieben zeitlich überdauernde Konfliktbereiche: Individuation versus Abhängigkeit, Unterwerfung versus Kontrolle, Versorgung versus Autarkie, Selbstwertkonflikte, Schuldkonflikte, ödipale Konflikte, Identitätskonflikte. Eine genaue Kenntnis dieser Konfliktbereiche ist für die tiefenpsychologisch fundierte Diagnostik sehr hilfreich.

Wir können die Entwicklung der Symptomatik auch aus der Perspektive des Entwicklungsdefizitmodells betrachten und den Schwerpunkt bei der Hypothesenbildung auf die Betrachtung der Ich-Funktionen sowie der Selbst- und Objekt-Repräsentanzen legen. In diesem Modell der Entwicklungspathologie gehen wir davon aus, dass sich im Rahmen der frühkindlichen Entwicklung die seelischen Strukturen, insbesondere die Selbst- und Objekt-Repräsentanzen und die Ich-Funktionen, nicht stabil und differenziert entwickeln konnten, da der Patient auf zu wenige tragende und vertrauensgebende Beziehungen zurückgreifen konnte, in denen Nähe und Distanz,

Selbstständigkeit und Verbundenheit erfahren werden konnten. So entwickelten die Patienten z. B. keine ausreichende Kränkungstoleranz, keine differenzierte Affektwahrnehmung und -steuerung und kein stabiles Selbstwertgefühl. Die Patienten nutzen vielfach unreife Abwehrformen, können ihr Über-Ich nicht für die Steuerung ihres Verhaltens ausreichend nutzen und verfügen über keine hinreichende Selbst-Objekt-Differenzierung. Nicht selten sind es Patienten, die in ihrem Leben früh Traumatisierungen erfahren haben. Die Symptomatik kann sich in diesem Modell unmittelbar aus dem Entwicklungsdefizit entwickeln und so – wie z. B. unspezifische Ängste oder Selbstwertkrisen – seit der Kindheit bestehen. Patienten können aber auch kompensatorisch Ressourcen entwickeln. Die Symptomatik wird erst dann manifest, wenn die Ressourcen – wie z. B. Größenfantasien oder abhängige Beziehungen – bedroht und fragil werden. Manchmal stellt die Symptomatik selber – wie z. B. die Sucht – den Versuch des Patienten dar, etwas noch Unangenehmeres zu verbergen und z. B. Gefühle der Leere zu kompensieren. Bei der folgenden Patientin lässt sich die Entwicklung der Symptomatik in erster Linie vor dem Hintergrund ihrer strukturellen Ich-Störung verstehen:

Eine 22-jährige Studentin der Soziologie, Philosophie und Geschichte, Frau S., berichtet in anklagendem und aggressivem Tonfall, dass sie unter erheblichen Arbeitsstörungen leide. Sie habe seit einem Jahr eine Seminararbeit zu schreiben, die sie nicht verfassen könne. Immer wieder erschienen ihr die Abschnitte, die sie formuliert habe, als banal, sodass sie alles verwerfe und zum Teil vernichte. Sie habe seit Beginn ihres Studiums vor zwei Jahren zahlreiche Seminare nicht besucht, da sie die dummen Bemerkungen ihrer Kommilitonen nicht ertragen könne, die nur unqualifizierte Beiträge zum Seminar leisteten. Sie selbst könne im Seminar vor Angst nichts sagen. Sie habe keine feste Freundin, aber zahlreiche Männerbekanntschaften in Diskotheken gemacht. Es wird deutlich, dass es sich dabei überwiegend um sadomasochistische Beziehungen handelte, die in der ersten Nacht beendet wurden. Manchmal erlebe sie die Welt als unwirklich. Sie fühle sich dann wie durch eine Glaswand von anderen Menschen getrennt.
Zu ihrer biografischen Entwicklung berichtet sie, dass sie das dritte von sechs Kindern ihrer Mutter sei. Ihre Mutter sei Alkoholikerin, ihre Geschwister stammten aus drei unterschiedlichen Ehen der Mutter. In ihrer Kindheit sei ihre Mutter sehr unberechenbar gewesen, man habe nie gewusst, ob sie gerade getrunken habe oder nicht. Sie verachte ihre Mutter und ihre ganze Familie auch wegen der finanziellen Armut, in der sie habe aufwachsen müssen. So setze sie alles daran, aus diesem Milieu herauszukommen.
Zum zweiten Gespräch erscheint die Patientin aggressiv gespannt. Vorwurfsvoll berichtet sie, dass sie nach dem diagnostischen Gespräch einen Psychiater habe aufsuchen müssen, da sie zunehmend Angst vor ihren Suizidgedanken bekommen habe. Sie habe im ersten Gespräch bemerkt, dass der Therapeut die Augenbrauen hochgezogen habe, und dies sei für sie ein Zeichen seiner Verachtung gewesen. Sie habe das Gefühl, dass man sie aufgegeben habe. Der aufgesuchte Psychiater habe sie jedoch überredet, noch einmal den Therapeuten aufzusuchen, um dieses zu klären.

Die Patientin, so die Vermutungen des Untersuchers, entwickelte kein ausreichend sicheres Bild von sich selbst und kein stabiles Selbstwertgefühl. Sie steht unter dem inneren Zwang, im Studium ihre Hausarbeiten so zu formulieren, dass sie ihren Größenfantasien entsprechen. Nur so kann sie sich vor der erwarteten Verachtung der Kommilitonen und Professoren schützen. Die erwartete Verachtung lässt sich bei dieser sehr intelligenten Patientin als Ausdruck der externalisierten Selbst- und Objekt-Anteile verstehen. Somit ist die Selbstverachtung nicht mehr ein intrapsychisches Problem, sie wird vielmehr zu einem interpersonellen Problem. Die Patientin ist auf die Bestätigung und Spiegelung durch andere existenziell angewiesen. Die von der Patientin beim Therapeuten wahrgenommene Verachtung führt zu einer suizidalen Krise. Die Patientin ist innerlich gezwungen, andere Menschen so in ihrem Verhalten zu manipulieren, dass diese sie in ihrer Einzigartigkeit spiegeln und ihr bei der Affektregulation behilflich sind. Gelingt dies nicht, so drohen Entwertung oder Beziehungsabbruch. Dabei kann der andere nur als Teilobjekt wahrgenommen werden, als derjenige, der die Funktion übernehmen muss, die Patientin in ihrem Selbst und ihrem Selbstwertgefühl zu stabilisieren. Somit erfolgt die Abwehr ihrer Affekte durch Veränderungen in den Selbst- und Objekt-Repräsentanzen. Die Fähigkeit zur Selbstreflexion aber auch zur Regulierung des Selbstwertgefühls ist deutlich eingeschränkt. Sie kann ihr Handeln nicht ausreichend steuern, ihr fehlt eine ausreichende Einfühlungsfähigkeit in die Welt der anderen und kann deren Affekte nicht lesen.

Als drittes Modell ist in den letzten Jahren das *Modell der Traumafolgeerkrankungen* hinzugetreten. Psychische Traumen sind durch ein intensives Erlebnis von Bedrohung definiert, dessen Qualität außerhalb des normalen menschlichen Erlebens liegt und dessen Intensität die Verarbeitungskapazitäten übersteigt. Das Trauma geht mit einer emotionalen Überflutung einher, verbunden mit kognitiver Verwirrung, da das Ereignis jenseits aller bisherigen Vorstellungen liegt. Es kann nicht verarbeitet werden, es bleibt unintegriert wie ein Fremdkörper im eigenen Erleben. So kommt es bei den Opfern von schweren Traumatisierungen zu einer Art Entkopplung wichtiger Funktionsbereiche des Gehirns, die es erschwert, die belastenden Erinnerungseindrücke zeitlich zu ordnen und sie in Sprache zu fassen. Die mit dem Trauma verbundenen heftigen Gefühle werden in der Regel abgespalten, wobei neurobiologische Aspekte mitverantwortlich sind für die mangelnde Integration traumatischer Inhalte. Schon sehr geringe Reize, die in einem Zusammenhang mit der traumatischen Situation stehen, können das Trauma und die beteiligten Affekte triggern und ins Bewusstsein holen, sodass sich Panikreaktionen, Verzweiflungsgefühle, vegetative Erregungen mit dem Wiedererleben der traumatischen Situation paaren. Die Symptomatik kann sehr vielgestaltig sein. Diffuse Ängste, medikamentös nicht zu beeinflussende depressive Verstimmungen mit Selbstwertkrisen und intensiven Schuldgefühlen, dissoziative Symptome wie z. B. Depersonalisationsphänomene und psychogene Aphonie, Wiederbelebung traumatischer Affekte im Alltag, Flashbacks, Übererregungssymptome, Vermeidungsverhalten und emotionale Taubheit können das Bild prägen. Die körperliche Symptomatik kann Teil der vegetativen Erregung sein oder Teil eines Körper-Flashbacks. In diesem werden körperliche Empfindungen, wie z. B. Schmerz, in der gleichen Qualität erlebt werden, wie in der traumatischen Situation. Diese Reaktion ist aus der Qualität der aktuellen Belastung nicht verstehbar. Sie ist durch körperlich gespeicherte Erfahrungen, die weder versprachlicht noch in die Lebenskontinuität integriert werden können, zu erklären.

> Eine 45-jährige Patientin aus Ex-Jugoslawien, Frau J., berichtet, dass sie seit mehr als drei Jahren zunehmend unter einer depressiven Symptomatik leide. Sie habe das Interesse für die Dinge des täglichen Lebens verloren, müsse häufig weinen und könne sich morgens nur sehr schwer motivieren, aus dem Bett aufzustehen. Sie leide unter einer Vielzahl körperlicher Beschwerden wie Kopfschmerzen, Rückenschmerzen, Schwindelgefühlen. Insbesondere sei sie aber gequält dadurch, dass

sie oftmals die Schreie ihres jüngsten Kindes höre, das vor vier Jahren getötet worden sei. Immer wieder wache sie nachts aus Albträumen auf, in denen sie sich in schrecklichen Situationen in ihrem Heimatland befinde. Während sie dieses berichtet, beginnt die Patientin heftig zu zittern, ihr Blick wendet sich zum Fenster, sie ist spürbar mit inneren Bildern beschäftigt. Dabei geht sie aus dem Kontakt mit dem Untersucher heraus. Erst durch energisches Ansprechen gelingt es, sie aus diesem dissoziativen Zustand herauszuholen und zu beruhigen.
Im Verlauf der Therapie kristallisiert sich heraus, dass die Patienten bis zu ihrem 41. Lebensjahr nicht unter einer psychischen Erkrankung gelitten hat. Sie habe dann mit ansehen müssen, wie ihr fünfjähriger Sohn im Krieg zunächst gesteinigt worden sei. Er habe nach ihr gerufen, sie habe ihm jedoch nicht helfen können. Schließlich habe man ihn mit einer Handgranate schwerstverletzt. Er sei daraufhin ins Krankenhaus eingeliefert worden, dort habe die Ärztin ihr den Zugang zu ihrem Kind verwehrt. Kurze Zeit später sei ihr Sohn gestorben, ohne dass sie ihn noch einmal habe sehen können. In ihrer Flüchtlingsunterkunft sei sie immer wieder mit Soldaten konfrontiert, die diese Bilder bei ihr wachrufen könnten. Besuche im Krankenhaus riefen immer erneut ein Bild hervor, in dem sie auf die Ärztin warte, die ihr den Zugang zu ihrem Kind verweigert habe. Sie müsse dann unwillkürlich zittern, höre die Schreie ihres Kindes und sei völlig verzweifelt.

6.6 Die Struktur des Patienten – die diagnostische Kernfrage für die Behandlungstechnik

Der Begriff Struktur ist ein Konstrukt, das aus einer Vielzahl unterschiedlicher Phänomene erschlossen wird. Bei der Betrachtung der Struktur des Patienten sind zwei wesentliche Aspekte zu unterscheiden: die *inhaltliche* Natur der Struktur und die *formale* bzw. *funktionale* Natur der Struktur (Hohage 2011).

Bei der *inhaltlichen* Charakterisierung der Strukturmerkmale beziehen wir uns darauf, wie der Patient sich selbst und andere Menschen beschreibt, wie er auf bestimmte Ereignisse und Schwellensituationen reagiert, welche Reaktion er von anderen Menschen erwartet, welche Normen, Wertvorstellungen und Beziehungsfantasien sein Erleben prägen. Diese zeitlich überdauernden Strukturmerkmale lassen sich als Charakter des Patienten beschreiben. Wir machen uns dann ein inhaltliches Bild über die vorherrschenden Normen, Wünsche, Gefühle, Impulse, Affekte, Beziehungsfantasien und kognitiven Strukturen des Patienten. So sprechen wir von narzisstischen, schizoiden, depressiven, zwanghaften und hysterischen Charakterstrukturen. Eine Kenntnis dieser *Charaktermerkmale* erleichtert es, die Welt aus der Perspektive des Patienten zu betrachten und so die Konflikthaftigkeit der aktuellen Lebenssituation aus seiner Sichtweise zu verstehen. So wird es möglich, sich in einen zwanghaften Patienten einzufühlen, der von Gewissenskonflikten nach einer angedeuteten Auseinandersetzung geplagt ist, oder wir können die Neid- und Rachegefühle einer hysterischen Patientin anlässlich der Beförderung des Ehemannes verstehen und in ihrer Bedeutung für die Symptomentstehung einschätzen. Die inhaltlichen Strukturmerkmale prägen aber auch das Interaktionserleben und somit die Übertragungs- und Gegenübertragungsdynamik. Sie geben uns einen Hinweis darauf, mit welcher Brille der Patient unsere Interventionen betrachtet und erlebt. So wird ein Patient mit einer depressiven Struktur Ihre konfrontierenden Interventionen eher als Tadel und Beweis seines geringen Wertes erleben, ein Patient mit einer zwanghaften Struktur wird in den Interventionen eher eine Einschränkung seiner Autonomie erblicken und ein hysterischer Patient kann Ihr Agieren als ein verführerisches Verhalten interpretieren. Die Kenntnis der inhaltlichen Struktur ist somit notwendig, um abzuschätzen, auf welchen Boden Ihre Interventionen fallen.

Der zweite Aspekt des Strukturbegriffs bezieht sich auf die funktionale Betrachtung. Wir schätzen ein, wie das Ich des Patienten seine Funktionen in der Regulierung des Selbst und in der Regulierung der Beziehungen zu den inneren und äußeren Objekten erfüllt. Die Einteilung des Strukturniveaus erfolgt anhand der Polaritäten *unreif – reif, präödipal – ödipal, gute Integration – Desintegration oder undifferenziert – differenziert. Die Einschätzung des Strukturniveaus ist von zentraler Bedeutung für die Wahl des therapeutischen Vorgehens.*

Hinweise auf das Strukturniveau des Patienten lassen sich aus der *Gestaltung der aktuellen Beziehung*, die der Patient zum Therapeuten aufbaut, aus den *geschilderten aktuellen und früheren Objektbeziehungen*, aus der Form der *Bewältigung von Schwellensituationen* im Leben, aus den vom Patienten spontan oder auf Nachfrage berichteten *Einschätzungen der eigenen Person* sowie aus der *Gegenübertragung des Therapeuten* ableiten. Insbesondere ist in Anlehnung an die Strukturachse in der OPD auf folgende Punkte zu achten:

- Differenziertheit der Affektivität und Selbstwahrnehmung: Patienten mit reifen Ich-Funktionen können ihre innerseelischen Vorgänge sowie die begleitenden Affekte in weiten Bereichen differenziert wahrnehmen und beschreiben. Sie erleben ein breites Spektrum unterschiedlicher Affekte. Sie verfügen über ein konstantes Selbstbild. Viele Patienten mit strukturellen Störungen können differenzierte Affekte, die eine innere oder äußere Gefahr anzeigen, nicht als Signalaffekte nutzen und keine entsprechenden Gegenmaßnahmen z. B. in Form von Abwehrmaßnahmen einleiten. Die Patienten empfinden oftmals diffuse Erregungszustände, Spannungen oder depressive Zustände, die in selbstschädigendes oder selbstverletzendes Verhalten münden können, ohne dass die Patienten einen Bezug zu auslösenden Situationen und Affekten herstellen können. Andererseits werden sie von Affekten überschwemmt, die sie dann nicht kontrollieren können (Heigl-Evers & Henneberg-Mönch 1985). Verachtung, Ekel und Wut sowie die nachtragenden Affekte prägen das affektive Erleben. Die Patienten erlangen kein kohärentes Selbstbild, sodass widersprüchliche Selbstbilder unvermittelt nebeneinander bestehen bleiben.
- Qualität der Objektbeziehungen/Objektwahrnehmungen: Patienten mit gut integriertem Ich sind in der Lage, ein differenziertes, konstantes und kohärentes Bild des Gegenübers zu entwerfen. Die Patienten können sicher zwischen dem eigenen und dem anderen unterscheiden. Der Andere wird vom Patienten mit eigenen Absichten und Rechten ausgestattet, die er auch einfordern darf. Er wird realistisch wahrgenommen. Patienten mit ausgeprägter struktureller Ich-Störung sind dadurch geprägt, dass sie den Anderen nicht als ein eigenständiges Objekt wahrnehmen können, sodass dieser nur in seiner Funktion als Teilobjekt und meist in grob verzerrter Form wahrgenommen werden kann. So dient der Partner der Stabilisierung des Selbst und des Selbstwertgefühls, er wird benötigt in der Regulierung des Reizschutzes, er soll der unmittelbaren Befriedigung von Bedürfnissen dienen, behilflich bei der Spannungsregulierung sein, Sehnsüchte stillen oder Über-Ich-Anforderungen erfüllen. Daher beschreiben diese Patienten ihr Gegenüber oftmals als nur gut oder nur schlecht. Diese Patienten können sich nicht einfühlen in die persönlichen Schwächen des Gegenübers. Jemand muss ihnen ganz entsprechen

oder die Person taugt in ihren Augen nichts. Gesucht wird ein Partner, der alle Wünsche erfüllt, selber aber keine Ansprüche stellen darf.

- Selbststeuerung und Integration des Über-Ich: Patienten mit gut integrierten Ich-Funktionen können mit ihren Affekten, ihren Triebimpulsen und ihrem Selbstwertgefühl steuernd umgehen. Eigene Wünsche können orientiert an den eigenen Normen und Werten selbstverantwortlich umgesetzt werden, wobei die Patienten die Reaktionen der anderen versuchsweise antizipieren können. Unangenehme Affekte können toleriert werden, wobei die Affekte als steuernde Signale wahrgenommen werden. Viele Patienten mit strukturellen Ich-Störungen verfügen über eine mangelnde Steuerungsfähigkeit ihrer Impulse und eine geringe Fähigkeit, Frustrationen zu ertragen. Sie können vielfach Scham- und Schuldgefühle nicht ausreichend wahrnehmen und sie zur Handlungsregulierung nutzen. Patienten pendeln häufig zwischen dem Erleben heftiger Verurteilung durch archaisch-strenge Über-Ich-Vorläufer und einem Verhalten, das dem Ziel dient, diese Über-Ich-Forderungen abzuwehren und »vor dem Gewissen zu fliehen« (Wurmser 2011).
- Regulierung der Objektbeziehung: Patienten mit hohem Strukturniveau können ihre zentralen Beziehungen vor destruktiven Impulsen schützen. Sie grenzen sich ab, halten in den Beziehungen eigene Interessen aufrecht, können aber die Interessen und Reaktionen der anderen antizipieren. Patienten mit niedrigem Strukturniveau gefährden durch ihre Impulsivität ihre zentralen Beziehungen. Die eigenen zerstörerischen Impulse werden nicht als eigene Aggression, sondern als gerechtfertigte Reaktion auf das Tun anderer Menschen erlebt. Die Reaktionen der anderen können nicht antizipiert werden.
- Kommunikation: Patienten mit reifen Ich-Funktionen können innere Dialoge führen, Fantasien entwickeln und die körperliche Seite der Emotionen spüren und einordnen. Sie sind in der Lage, empathisch auf andere Menschen zu reagieren, ihre Wünsche und Affekte differenziert zu spüren und Nähe und Distanz ausreichend zu regulieren. Sie können eine Beziehung zu anderen Menschen wagen und haben in der Regel einen Konflikt in einer Beziehung. Viele Patienten mit strukturellen Ich-Störungen haben jedoch ein Problem mit der Beziehung. Sie können die fremden Affekte nicht dekodieren, es fällt ihnen schwer, warme und zärtliche Gefühle zu erleben und gleichzeitig Ärger zu zeigen. Stattdessen erleben sie diffuse emotionale durchbruchhafte Erregungszustände, die als Wut, Panik und Verzweiflung beschrieben werden. Oftmals brechen die Beziehungen ab, die von Übergriffen, Manipulationen und Distanzlosigkeit geprägt sind.
- Bindung: Patienten mit gutem Integrationsniveau besitzen die Fähigkeit ein stabiles, ausgeglichenes inneres Bild vom Anderen zu entwerfen, auch wenn dieser nicht anwesend ist (Objektkonstanz und -internalisierung). Er kann vielfältige Bilder von unterschiedlichen Menschen entwerfen, sich binden, aber sich auch Trennen sowie durch Regeln die Beziehungen schützen. Er kann für sich sorgen, sich beruhigen und sich trösten. Patienten mit geringem Integrationsniveau verfügen nicht über eine ausreichende Objektkonstanz. Die Beziehungen sind sehr ambitendent, das heißt sie schwanken zwischen großer Liebe und Hass, zwischen großer Nähe und Distanz hin und her, wobei die Ambivalenz nicht ertragen werden kann.

Sie verfügen nicht über positive Selbstrepräsentanzen und haben keine tröstenden, beschützenden, versorgenden und wertschätzenden Objekte verinnerlicht, auf die sie in kritischen Lebenssituationen zurückgreifen können. So gelingt es ihnen vielfach nicht, Hilfe, Sorge oder Unterstützung von anderen anzunehmen.

- Charakteristische Abwehrformen: Patienten mit reifem Strukturniveau gelingt es durch die Abwehr unverträglicher Inhalte, die Konflikte innerseelisch zu bearbeiten, indem sie sie verdrängen. Die wesentlichen Beziehungen des Patienten werden durch diese Abwehrformen (Verdrängung, Rationalisierung, Verschiebung) nicht gefährdet. Die Abwehr ist stabil und dauerhaft, wobei die Flexibilität in umschriebenen Konfliktbereichen eingeschränkt ist. Patienten mit struktureller Ich-Störung hingegen benutzen oftmals die Umwelt in Form einer »manipulativen Abwehr« (Küchenhoff & Ahrens 2002). Sie verwenden die Umwelt, um sich vor existenzieller Angst und Bedrohung zu schützen. Insbesondere die Abwehrformen der Spaltung, der primitiven Idealisierung, der Entwertung, der primitiven Verleugnung und der projektiven Identifizierung sind charakteristisch für diese Patienten. So können für die Patienten unverträgliche und für ihr Selbst bedrohliche Anteile nicht allein intrapsychisch abgewehrt werden und sich in kompromisshafter Weise in Symptomen zeigen. Diese bedrohlichen Anteile werden vielmehr auch in die Außenwelt verlagert und erscheinen in den Beziehungspartnern der Patienten. Diese Abwehrformen belasten die interpersonellen Beziehungen der Patienten erheblich.
- Fähigkeit zur Mentalisierung: Patienten mit reifem Strukturniveau verfügen über die Fähigkeit, in anderen Menschen und bei sich selbst Wünsche, Affekte, Gedanken und Überzeugungen anzunehmen, die dem Handeln zugrunde liegen. Indem sie Hypothesen über sich und den anderen entwerfen können, gelingt es ihnen besser, sich in Beziehungen zu orientieren und ihre Emotionen und ihren Umgang mit sich selbst zu regulieren (Fonagy et al. 2015).
- Gegenübertragungsgefühle: Heigl-Evers et al. (1997) machen darauf aufmerksam, dass die spontane affektive Reaktion des Diagnostikers auf das initiale Beziehungsangebot, das der Patient ihm macht, ein wichtiger Indikator für das Strukturniveau des Patienten sein kann. In einer personalen Beziehung entsteht beim Therapeuten ein freundlich-distanziertes Interesse. Stehen Teilobjekt-Beziehungsmuster im Vordergrund, so fühlt sich der Therapeut schnell instrumentalisiert oder manipuliert. Schnell oder verzögert entstehen intensive aversiv-aggressive Reaktionen. Wenn der Patient den Diagnostiker als idealisiertes Teilobjekt verklärt und entsprechende Erwartungen an ihn richtet, dann kann es vorkommen, dass der Therapeut zunächst mit positiven Affekten, mit Mitleid, Zuneigung, Helfen- oder Retten-Wollen, Bemuttern reagiert und aggressiv-aversive Affekte erst dann erlebt, wenn die Idealisierung in eine schwere Enttäuschung aufseiten des Patienten umschlägt.

6.7 Therapietechnische Konsequenzen der Strukturdiagnostik

Wie schon erwähnt, sind die therapietechnischen Konsequenzen aus der Strukturdiagnostik erheblich. Von der Einschätzung des *Strukturniveaus* und der *Abwehrstabilität*, aber auch der *Introspektionsfähigkeit* und der *Motivation* hängt in weiten Bereichen das therapeutische Vorgehen ab. Die Frage nach der

Struktur des Patienten ist eine wesentliche diagnostische Kernfrage, welche die Entscheidung über das *therapeutische Vorgehen* und damit die *Wahl des Therapiefokus* (► Kap. 9) maßgeblich prägt. Im Vorgriff auf noch näher auszuführende Themen dieses Basisbuches sollen bereits hier einige Folgerungen beschrieben werden. So stellen sich auf der Basis der strukturdiagnostischen Differenzierung in Konfliktpathologien, Ich-strukturelle Störungen und Traumafolgeerkrankungen beispielsweise die folgenden Fragen:

- Leidet der Patient vorwiegend unter einer neurotischen Störung ohne nennenswerte Entwicklungspathologie, oder leidet er unter den Einschränkungen seines niedrigen Ich-Funktionsniveaus (Fürstenau 1977) mit unreif gebliebenem Ich, auch als »frühe Störung« (Hoffmann & Hochapfel 2009) oder als »präödipale Störung« bezeichnet? Oder hat der Patient im Rahmen einer Regression vorübergehend seine vorhandenen Ich-Funktionen in einem aktuellen Konflikt eingebüßt? Oder aber ist die Symptomatik als eine Traumafolgeerkrankung zu verstehen? Welchen Anteil machen die neurotischen, welchen Anteil die entwicklungsbedingt strukturellen Anteile aus und welcher Teil lässt sich am besten vor dem Hintergrund der Verarbeitung schwerer Traumatisierungen verstehen?
- Soll die Therapie vordringlich unbewusste Konflikte bewusst machen oder soll durch die Arbeit an den Ich-Funktionen strukturbildend Entwicklungsdefizite bzw. Selbstdefizite bearbeitet werden oder soll primär supportiv der Patient entlastet werden oder aber sollen primär die Ressourcen im Umgang mit den Traumafolgen gestärkt werden?
- Steht die Gewinnung affektiver Einsicht in unbewusste Konflikte im Vordergrund oder die neue Beziehungserfahrung und der Aufbau eines integrierten Selbst oder die Fähigkeit zum Selbstmanagement?
- Braucht der Patient im Moment Hilfe bei der Lösung eines umschriebenen unbewussten Konflikts oder benötigt er Holding und Containing (► Kap. 18.7) z. B. seiner Affekte von Enttäuschung, Wut, Kränkung oder benötigt er ein konkretes Hilfs-Ich, das den Patienten in der Affektregulierung unterstützt?

Entsprechend hat tiefenpsychologisch fundierte Psychotherapie bei Patienten mit *Konfliktpathologie* auf neurotischem Strukturniveau die *Abwehranalyse* und die Gewinnung von *Einsicht in unbewusste Konflikte* in den Vordergrund zu stellen, wie folgende Deutung des oben genannten Falls zeigt.

> Herr S. verfügt über verinnerlichte gute Beziehungserfahrungen. Bei seinem umschriebenen Problem kann ihm am ehesten dadurch geholfen werden, dass er durch Analyse der Abwehr affektive Einsicht in unbewusste Konflikte gewinnt. Wegen seiner zwangsneurotischen Abwehrorganisation fällt ihm der Zugang zu Affekten eher schwer. Zu einem tragfähigen Arbeitsbündnis ist er seit Beginn der Therapie in der Lage. Er kann die Beziehung zum Therapeuten ganz überwiegend als hilfreich erkennen. Besonders profitiert er, wenn sich Konflikte in der Beziehung zum Therapeuten, in der Übertragung, darstellen und er z. B. beim Aushandeln der Termine erlebt, wie er zwischen dem sich bewusst Fügen und dem Protest in Form von Fehlleistungen hin und her schwankt.

Anders bei der Patientin mit *Entwicklungspathologie*. Hier spielen die Aspekte der *Beziehungsneuerfahrung* (► Kap. 18) und der Übernahme mütterlich-haltender Funktionen *(»Holding«)*, ferner ein Annehmen und »Aufbewahren« negativer Affekte *(»Containing«*; ► Kap. 18.7), Techniken der *Stabilisierung* und *Übernahme von Hilfs-Ich-Funktio-*

nen (▶ Kap. 28), der *Aufbau suffizienter Ich-Funktionen* (▶ Kap. 29) sowie *supportive Maßnahmen* (▶ Kap. 30) die größere Rolle:

Frau S. beginnt die Therapie mit beträchtlichem Misstrauen. Sie kann sich nicht vorstellen, dass jemand ihr ernsthaft helfen will. Vielmehr erwartet sie, dass sie wie auch sonst im Leben in der Therapie verachtet und zurückgewiesen wird. Für sie ist eine positive Beziehungsneuerfahrung daher von großer Bedeutung. Dem Therapeuten fällt die Aufgabe zu, ihr eine Sicherheit und Geborgenheit gebende Beziehung zur Verfügung zu stellen. Gleichzeitig muss er wie ein »Container« negative Affekte ertragen und aufbewahren. Er arbeitet mit ihr an ihrer Selbst-Objekt-Differenzierung und an der Stabilisierung ihres Selbstwertgefühls und erarbeitet mit ihr Möglichkeiten, wie sie mit der Überflutung durch negative Gefühle anders als selbstdestruktiv umgehen kann.

Eine andere Schwerpunktsetzung erfolgt bei der Patientin mit dem posttraumatischen Störungsbild. In der Therapie dieser Patientin steht zunächst die Stabilisierung der Patientin und die Förderung der Selbstheilungskräfte durch ressourcenaktivierende Techniken, Psychoedukation aber auch sozialtherapeutische Maßnahmen ganz im Vordergrund. Insbesondere imaginative Techniken kommen zum Einsatz, wobei gezielt der Einsatz der Abwehrformen der Dissoziation, der Verleugnung und der Externalisierung zur Stabilisierung der Patienten genutzt werden (▶ Kap. 39).

Frau J. wird durch ihre Kontakte im Flüchtlingsheim häufig getriggert, da sie ständig auf ehemalige Soldaten trifft. Eine Veränderung der Wohnsituation führt zu einer ersten deutlichen Entlastung, da die Patientin nun einen subjektiv als sicher empfundenen Wohnraum erhält. Auch der Kontakt zur Therapeutin gestaltet sich anfangs schwierig, da der Kontakt mit einer Ärztin traumatische Bilder hervorruft. Nachdem wir die Patientin intensiv über das Bild der Posttraumatischen Belastungsstörung informierten, werden mit der Patientin imaginative Techniken erarbeitet, mit deren Hilfe sie sich von diesen bedrohlichen Bildern zu distanzieren lernt, sei es durch die Arbeit mit der Bildschirmtechnik oder durch die bewusste Abspaltung der Inhalte, indem die Patientin die bedrohlichen Bilder imaginativ in eine Tasche verpackt. Die Patientin erhält so zunehmend Kontrolle über ihre Nachhallerinnerungen, sie ist zunehmend in der Lage, sich von diesen belastenden Bilder nicht mehr überschwemmen zu lassen.

Die Aufteilung zwischen Patienten mit Entwicklungspathologie, Patienten mit Konfliktpathologie und Patienten mit Traumafolgeerkrankungen stellt ohne Frage eine Vereinfachung dar. Patienten mit Konfliktpathologie können in ihren Ich-Funktionen regredieren; sie erscheinen uns dann vorübergehend wie Patienten mit einem unreifen Strukturniveau. Umgekehrt können manche Patienten ihre Ich-strukturellen Beeinträchtigungen so gut kompensieren, dass sie prima vista wie Patienten mit einem integrierten Selbst erscheinen. Auch bewegen wir uns bei der Einteilung des Strukturniveaus und der Objektbeziehungen auf einem *Kontinuum* zwischen den *Polaritäten unreif – reif* oder *undifferenziert – differenziert*. Natürlich hat auch jeder Patient, der nach dem Konfliktmodell behandelt wird, umschriebene Einschränkungen seiner Ich-Funktionen, und jeder Patient mit einer strukturellen Ich-Störung hat relevante pathogene Konflikte. Viele Patienten mit Entwicklungspathologie sind Opfer traumatischer Gewalterfahrungen in der Kindheit, doch nicht jeder Patient, der ein Trauma erlebte, hat gleichzeitig eine Entwicklungspathologie. Auch unterscheiden sich die Patienten mit Entwicklungspathologien untereinander, je nach betroffenen Ich-Funktionen, die besonders eingeschränkt sind, je nach der spezifischen Tönung der verinnerlichten Objektbeziehungen und je nach ihren gelungenen oder misslungenen Rettungs- und Kompensationsformen.

Trotz dieser Einschränkung empfehlen wir für die Planung der Therapie und die Formulierung des Therapiefokus eine *Schwerpunktsetzung*, ob die Bearbeitung der strukturellen Ich-Störung, die Arbeit am Konflikt oder die Traumaarbeit im Vordergrund der Therapie stehen soll. Dabei sollte sich Ihr Vorgehen daran orientieren, welches therapeutische Handeln für den jeweiligen Patienten zu dem jeweiligen Zeitpunkt der Therapie am hilfreichsten ist (Kruse et al. 2000). Im weiteren Verlauf der Behandlung sollten Sie daher immer wieder für sich Stellung zu den folgenden Fragen beziehen:

- Ergeben sich Hinweise auf eine Neueinschätzung des Strukturniveaus? Hat sich die Gewichtung der neurotischen gegenüber den Ich-strukturellen Strukturanteilen verändert? Oder ist eine traumaorientierte Arbeit Erfolg versprechender? Ist die veränderte Gewichtung die Folge eines regressiven Prozesses, der zwischenzeitlich z. B. im Rahmen der Entwicklung einer negativen Übertragung oder als Folge einer überfordernden Therapietechnik eingesetzt hat?
- Ist das vorwiegend deutend-konfrontierende Vorgehen durch ein stärker supportives und abwehrstärkendes Vorgehen zu ersetzen?
- Ist der Patient möglicherweise durch das bisherige abwehrschonende Vorgehen unterfordert und bedarf er mehr konfrontierender und deutender Interventionen?

Weiterführende Literatur

Arbeitskreis OPD (Hrsg) OPD-3 Operationale Psychodynamische Diagnostik. Das Manual für Diagnostik und Therapieplanung. Bern: Huber.

Argelander H (2017). Das Erstinterview in der Psychotherapie. 10. Aufl. Darmstadt: Wissenschaftliche Buchgesellschaft.

Dührssen A (2010). Die biographische Anamnese unter tiefenpsychologischem Aspekt. Göttingen: Vandenhoeck & Ruprecht.

Fürstenau P (1977). Die beiden Dimensionen des psychoanalytischen Umgangs mit strukturell ichgestörten Patienten. Psyche; 31: 197–207.

Hoffmann SO (1983). Charakter und Neurose. Ansätze zu einer psychoanalytischen Charakterologie. Frankfurt a. M.: Suhrkamp.

Hoffmann SO, Hochapfel G (2009). Neurotische Störungen und Psychosomatische Medizin. Mit einer Einführung in Psychodiagnostik und Psychotherapie. Eckhard-Henn A, Heuft G, Hochapfel G, Hoffmann SO (Hrsg). 8. Aufl. Stuttgart: Schattauer.

Hohage R (2011). Analytisch orientierte Psychotherapie in der Praxis. Behandlungsplanung – Kassenanträge – Supervision. 5. Aufl. Stuttgart: Schattauer.

Kernberg OF (2006). Schwere Persönlichkeitsstörungen. Theorie, Diagnostik, Behandlungsstrategien. 7. Aufl. Stuttgart: Klett-Cotta.

Mentzos S (2013). Neurotische Konfliktverarbeitung. Einführung in die psychoanalytische Neurosenlehre unter Berücksichtigung neuer Perspektiven. 23. Aufl. Frankfurt a. M.: S. Fischer.

Mentzos S (2017). Lehrbuch der Psychodynamik. Die Funktion der Dysfunktionalität psychischer Störungen. 8. Aufl. Göttingen: Vandenhoeck & Ruprecht.

Rudolf G (2020). Strukturbezogene Psychotherapie – Leitfaden zur psychodynamischen Therapie struktureller Störungen. 4. Aufl. Stuttgart: Schattauer.

Rudolf G (2014). Psychodynamische Psychotherapie. Die Arbeit an Konflikt, Struktur und Trauma. 2. Aufl. Stuttgart: Schattauer.

Wöller W (2022). Diagnostik und Behandlungsplanung. In: Wöller W. Psychodynamische Psychotherapie. Lehrbuch der ressourcenorientierten Praxis. Stuttgart: Schattauer; 224–267.

7 Der Antrag

Hinweise zur Formulierung des Psychotherapie-Antrags

7.1 Einführung

Die *Psychotherapie-Richtlinien* (2009/2017) regeln die Grundsätze der kassenärztlichen Versorgung in der Psychotherapie. Sie sollen eine *ausreichende, zweckmäßige* und *wirtschaftliche* Psychotherapie der Versicherten und ihrer Angehörigen in der vertragsärztlichen Versorgung sichern. Die Psychotherapie-Richtlinien legen fest, dass die Krankenkassen die Kosten für eine Psychotherapie dann zu tragen haben, wenn eine seelische Krankheit vorliegt und die psychotherapeutische Behandlung dazu dient, die Krankheit zu erkennen, zu heilen, ihre Verschlimmerung zu verhüten oder Krankheitsbeschwerden zu lindern. Die Strukturreform der psychotherapeutischen Versorgung zum 1. April 2017 hat zu erheblichen Veränderungen in der ambulanten psychotherapeutischen Versorgung geführt.

Mit der Einführung der *Sprechstunde* wurde für Patienten ein niederschwelliger Zugang in die psychotherapeutische Versorgung geschaffen. Es erfolgt eine erste diagnostische Abklärung, ob ein Verdacht auf eine krankheitswertige Störung vorliegt und eine weitere fachspezifische Hilfe notwendig ist. In bis zu 6 Gesprächen à 25 Minuten kann der individuelle Behandlungsbedarf des Patienten eruiert und der Patient über seine Diagnose und die Differenzialdiagnose beraten und informiert werden. Die Sprechstunde ist Voraussetzung für die Einleitung einer ambulanten tiefenpsychologisch fundierten Psychotherapie, es sei denn, der Patient wird aus einer stationären Behandlung, aus einer Rehabilitationsklinik oder von einem anderen Therapeuten überwiesen.

Ebenfalls kann einer tiefenpsychologisch fundierten Psychotherapie als weiteres Behandlungselement eine *Akutbehandlung* vorgeschaltet werden. Sie strebt als rasche Intervention in akuten Krisen eine Entlastung von der aktuellen Symptomatik und eine Stabilisierung des Patienten an. Sie kann als Vorbereitung auf eine Richtlinienpsychotherapie dienen. Insgesamt können bis zu 24 Therapieeinheiten à 25 Minuten (insgesamt bis zu 600 Minuten) durchgeführt werden. Die Akutbehandlung ist nicht genehmigungspflichtig, wohl aber anzeigepflichtig, das heißt, die Kasse muss darüber informiert werden.

Zur Diagnostik, Indikationsstellung, Prüfung der Eignung zum gewählten Psychotherapieverfahren, Differenzialdiagnose und zur Abschätzung der Prognose sind zwei bis vier *probatorische Sitzungen* einer tiefenpsychologisch fundierten Kurz- oder Langzeittherapie vorzuschalten. In diesen soll die Motivationslage geklärt, die Kooperations- und Beziehungsfähigkeit des Patienten geprüft und die persönliche Passung zwischen Therapeut und Patient erprobt werden. Bereits nach der ersten probatorischen Sitzung kann ein Antrag auf Kurz- oder Langzeittherapie gestellt werden.

Die *Kurzzeittherapien* umfassen bis zu 24 Therapieeinheiten, die in zwei Abschnitten à zwölf Therapieeinheiten beantragt werden. Der Antrag auf Kurzzeittherapie erfolgt anhand zweier Formblätter, die der Patient (PTV 1) und der Therapeut (PTV 2) ausfüllen und der Kasse einreichen. Diese Anträge werden nicht mehr durch einen Gutachter geprüft, es sei denn, es hat innerhalb der vergangenen zwei Jahre bereits eine Therapie stattgefunden, oder die Kasse fordert in einem Einzelfall ein Gutachten an.

Soll eine Kurzzeittherapie in eine Langzeittherapie umgewandelt oder eine Langzeittherapie direkt beantragt werden, so ist ein Antrag (PTV 3) mit einem Bericht an den Gutachter zu stellen. Ob Anträge auf Fortführung der Psychotherapie weiter gutachterpflichtig sind, kann die Krankenkasse entscheiden. In diesem Fall sind die Kassen aufgefordert, unverzüglich vom Therapeuten einen erneuten Bericht an den Gutachter anzufordern.

Der *Antrag mit Bericht an den Gutachter* dient der Feststellung der Leistungspflicht durch die Krankenkassen, wobei der eingeschaltete *Gutachter* die Aufgabe hat, zu prüfen, ob die in den Psychotherapie-Richtlinien genannten Voraussetzungen bei der beantragten Therapie erfüllt sind. Der Gutachter verfügt zwar über einen gewissen Ermessensspielraum, er ist jedoch bei seinen Entscheidungen weitgehend an die Richtlinien gebunden. Im Einzelnen ist es die Aufgabe des Gutachters zu prüfen,

- ob das beantragte Psychotherapie-Verfahren nach den Richtlinien anerkannt ist,
- ob es bei dem geschilderten Patienten indiziert ist und
- ob die vorgeschlagene Behandlung einen ausreichenden Behandlungserfolg erwarten lässt.

7.2 Voraussetzungen für eine Kostenübernahme durch die gesetzliche Krankenversicherung

Es gibt zunächst eine ganze Reihe von Voraussetzungen, die erfüllt sein müssen, damit Psychotherapie von der gesetzlichen Krankenversicherung übernommen werden kann.

1. Zunächst muss eine *seelische Krankheit* vorliegen, wobei die Psychotherapie-Richtlinien hierunter Krankheiten der Wahrnehmung, des Verhaltens, der Erlebnisverarbeitung, der sozialen Beziehungen und der körperlichen Funktionen verstehen mit seelischen, körperlichen oder mit interpersonellen Symptomen, die der willentlichen Steuerung durch den Patienten nicht mehr oder nur zum Teil zugänglich sind. Setzt ein Patient seine Symptome überwiegend bewusst ein, z. B. bei Ehestreitigkeiten oder im Streit um Rente oder Arbeitsunfähigkeit, so liegt keine seelische Krankheit im Sinne der Psychotherapie-Richtlinien vor. Bedenken Sie, dass Berufs-, Erziehungs- oder Beziehungsprobleme einen gesetzlichen Anspruch auf Psychotherapie nur dann begründen können, wenn diese eine aktualgenetische Grundlage für die Entwicklung krankhafter Symptome darstellen oder Ausdruck einer Krankheit sind.
2. Die Psychotherapie-Richtlinien haben eine *ätiologische Orientierung.* Der Therapeut muss bestimmte seelische Ursachen (Konflikte oder strukturelle Störungen) für die Entwicklung der Symptomatik erkennen und sein therapeutisches Handeln daraufhin ausrichten, diese Ursachen zu beseitigen. Um die Ätiologie der Erkrankungen beschreiben zu können, bedarf es einer Theorie über die Entstehung, Aufrechterhaltung und Therapie seelischer Erkrankungen. Tiefenpsychologisch fundiert arbeitende Psychotherapeuten greifen auf psychoanalytische Modellvorstellungen zurück.
   - Beachten Sie, dass die Aufzählung sowohl biografisch als auch aktuell belastender Lebenssituationen und die Erwähnung der Symptomatik, die sich in Abhängigkeit von diesen Lebenssituationen entwickelt hat, allein noch

keinen Anspruch auf Psychotherapie begründet.
- Bemühen Sie sich vielmehr, auf dem Boden der psychoanalytischen Theoriebildung zu verdeutlichen, wie die unbewusste Psychodynamik aktuell wirksamer neurotischer Konflikte und Ich-struktureller Störungen auf der Grundlage einer biografisch verankerten Struktur des Patienten in einer auslösenden Situation im Hier und Jetzt zu der aktuellen Symptomatik geführt hat.
- Ohne Bezugnahme auf einen aktuellen und z. T. unbewussten Konflikt des Patienten oder eine strukturelle Störung lässt sich ein Antrag auf kassenfinanzierte tiefenpsychologisch fundierte Psychotherapie nicht begründen.

3. Eine Psychotherapie ist nur dann indiziert, wenn zu erwarten ist, dass sich mithilfe dieser Therapie die Symptomatik des Patienten verändern lässt. Die *Prognose* muss daher ausreichend gut sein, und die Therapie sollte wirtschaftlich vertretbar sein, das heißt zwischen dem Ausmaß der Krankheit, dem Leiden und dem Umfang der geplanten Therapie muss die Verhältnismäßigkeit gewahrt werden. Außerdem darf kein anderes kostengünstigeres Verfahren zum gleichen Ziel führen. Legen Sie also überzeugend Ihre prognostische Einschätzung und das Veränderungspotenzial des Patienten dar und begründen Sie, warum Sie das tiefenpsychologisch fundierte Verfahren für geeignet halten, um die angestrebte Veränderung bei Ihrem Patienten zu erreichen.

Voraussetzungen für die Kostenübernahme durch die Krankenkassen

- eine seelische Krankheit mit seelischen, körperlichen oder interpersonellen Symptomen muss vorliegen
- die aktualgenetische Entwicklung der krankhaften Symptome muss hinreichend dargestellt sein
- ein Hinweis auf einen aktuellen und z. T. unbewussten Konflikt oder eine strukturelle Störung ist unverzichtbar
- die Prognose muss ausreichend gut sein
- die Therapie muss wirtschaftlich vertretbar sein

7.3 Überlegungen zur Psychologie des Antragsverfahrens

Die Formulierung des Antrags wird nicht selten als qualvoll erlebt. Dafür gibt es eine Reihe von Gründen: Zunächst prüft ein Gutachter den Antrag und somit die Arbeit eines Kollegen; man ist in der therapeutischen Arbeit abhängig von seinem Urteil. Zudem ist der Beurteilungsmaßstab je nach Gutachter verschieden. Abhängigkeit und Kontrolle begründen häufig das unangenehme Gefühl.

Darüber hinaus kann das Machtgefälle nicht selten auch Auslöser für ein »Übertragungsgeschehen« aufseiten des antragstellenden Therapeuten sein, bei dem Über-Ich-Aspekte externalisiert werden. Der Gutachter erscheint dem Therapeuten dann als eine unbekannte und daher nicht zu kontrollierende willkürliche Macht, deren Urteil er ausgeliefert ist. Auch wenn es bei Gutachtern willkürliche Beurteilungen geben mag, so lohnt es doch, derartige psychodynamische Überlegungen anzustellen. Je nach zugrunde liegender Beziehung zwischen Patient und Therapeut kann die Auseinandersetzung mit dem Gutachter bedeuten, dass man gemeinsam gegen den strengen Dritten kämpfen muss. Vor allem in sehr dyadischen Patient-Therapeut-Beziehungen kann im Therapeuten das Gefühl entstehen, im Psychotherapie-Antrag den Patienten »an einen Dritten zu verraten«. Bei Patienten mit sehr intensiven und offen eingeforderten Versorgungswünschen kann es zu einer Identifizierung des Therapeuten mit dem Patienten kommen, der der festen Überzeugung ist, dass ihm eine Psychotherapie als »Versorgungsleistung« zusteht, ohne dass dies von einem Dritten überprüft werden müsste.

Vielleicht kann es Ihnen die Arbeit am Bericht erleichtern, wenn Sie sich vergegenwärtigen, dass *nicht Sie*, sondern *der Patient der Antragsteller ist* (vgl. Hohage 2011; Rotmann 1992). Er möchte die finanzielle Unterstützung für seine Therapie erhalten, Sie unterstützen ihn bei diesem Unterfangen. Daher kann eine Einstellung hilfreich sein, bei der der Patient aktiv, z. B. durch die Formulierung der Therapieziele, dazu beiträgt, die Leistungspflicht der Kasse zu begründen. Dies enthebt Sie der Notlage, z. B. bei einem prognostisch ungünstig eingeschätzten Patienten den Gutachter »herumzukriegen«, den Antrag doch zu bewilligen. Vielmehr ist es Aufgabe des Patienten, in Zusammenarbeit mit Ihnen diejenigen Aspekte herauszuarbeiten, die eine ausreichend gute Prognose begründen. Ein solches Vorgehen unterstützt zudem die Motivation des Patienten.

Auch schränkt sich die fantasierte Macht des Gutachters ein, wenn Sie sich vor Augen führen, dass Sie im Streitfall einen *Obergutachter* einschalten können. Ein Telefonat mit dem Gutachter kann den Übertragungscharakter mancher Empfindungen deutlich werden lassen und zur Klärung der Situation beitragen. In einigen Fällen bleiben aber gegensätzliche Positionen unvermittelt nebeneinander stehen.

Je nach innerer Struktur des einzelnen Therapeuten kann die Reaktion auf das Antragsverfahren sehr verschieden ausfallen. Einige Therapeuten unterwerfen sich, indem sie besonders ausführlich und detailgetreu Einzelheiten zusammentragen. Ein verzweifeltes Ringen um die korrekte Diagnose oder eine akribische Beschreibung der Psychodynamik können ebenfalls dem Bemühen entspringen, dem Gutachter keine Angriffsmöglichkeit zu bieten. Andere Therapeuten schieben die Arbeit an der Verfassung des Antrags immer weiter hinaus oder umgehen das Formulieren eines ausführlichen Antrags, indem sie ausschließlich Kurzzeitpsychotherapien durchführen. Die Formulierung des Antrags kann aber dazu dienen, wichtige Elemente der Diagnostik und der Therapieplanung zu präzisieren, indem das Material des Patienten geordnet und gewichtet wird.

7.4 Hinweise zur Antragsformulierung

Zur Antragsformulierung sollen hier einige Hinweise gegeben werden; eine ausführlichere Darstellung findet sich bei Hohage (2011), Keil-Kuri (2009) und Jungclaussen (2018). Der Bericht zum Erstantrag umfasst sieben Punkte, die im Folgenden aufgeführt werden. Zu beachten ist, dass der Antrag in der Regel insgesamt zwei Seiten umfassen soll. Mit der Neuausrichtung der Psychotherapie-Richtlinie ist es zu einer erheblichen Verkürzung des Antrags gekommen.

1. Relevante soziodemografische Daten: In diesem Teil sollen der aktuell ausgeübte Beruf, der Familienstand und die Zahl der Kinder aufgeführt werden.

2. Symptomatik und psychischer Befund: Die vom Patienten geschilderte Symptomatik mit Angaben zu Schwere und Verlauf soll beschrieben werden. Legen Sie dar, wie der Patient seine Beschwerden selbst vorbringt. Statt zu beschreiben, dass der Patient unter Symptomen einer Depression leidet, sollten Sie z. B. aufführen, dass der Patient berichtet, wie er sich morgens nur sehr mühsam aufraffen könne, um zur Arbeit zu gehen, er häufig niedergeschlagen sei und große Schwierigkeiten habe, sich bei seiner Arbeit zu konzentrieren. Ebenso sollen die Auffälligkeiten bei der Kontaktaufnahme und die spezifischen Interaktionen zwischen Patient und Therapeut beschrieben werden sowie das Krankheitsverständnis des Patienten. Im psychischen Befund geht es darum, den emotionalen Kontakt, Intelligenzleistung und Differenziertheit der Persönlichkeit, die Einsichtsfähigkeit und Krankheitseinsicht sowie die Einschätzung der Motivation der Patienten zur Psychotherapie zu beschreiben. Im psychopathologischen Befund wird der aktuelle psychische Status dargestellt, wie er bei einer psychiatrischen Untersuchung erhoben wird, und Aussagen zur differenzialdiagnostischen Abgrenzung zu den Psychosen und zu hirnorganischen Veränderungen liefern. Außerdem ist zu Fragen der Suizidalität Stellung zu nehmen. Ergänzt wird dieses durch die Ergebnisse der diagnostischen Testverfahren. Wie für den gesamten Bericht gilt auch für die Symptomdarstellung, dass es wichtig ist, sich auf wesentliche Problembereiche zu beschränken. Dabei empfiehlt es sich, im Bericht eine stringente Form zu wählen, in der die Darstellung der Symptome, der Biografie, der Befunde, der Diagnose und der Psychodynamik aufeinander bezogen sind.

3. Somatischer Befund/Konsiliarbericht: Sie werden gebeten, das Ergebnis der körperlichen Untersuchung, bezogen auf das psychische und das somatische Krankheitsgeschehen, mitzuteilen. Falls ein Patient sich weigert, körperliche Untersuchungen durchführen zu lassen, so sollte das Fehlen des somatischen Befundes begründet werden. Es sollte eine Abschätzung erfolgen, ob weitere körperliche Untersuchungen notwendig sind. Ein ärztlicher Psychotherapeut muss diese Untersuchungen nicht selbst durchführen, sondern kann auf Angaben von anderen Ärzten und deren Befunde zurückgreifen. Dabei sollten dem Antrag nicht alle Befundberichte beigefügt werden, sondern nur diejenigen, die für die aktuelle Symptomatik von Relevanz sind. Auch sollte der somatische Befund die aktuelle psychopharmakologische Medikation umfassen sowie die psychotherapeutische, psychosomatische, kinder- und jugendpsychiatrische bzw. psychiatrische Vorbehandlung auflisten.

4. Behandlungsrelevante Angaben zur Lebensgeschichte, zur Krankheitsanamnese und zur Psychodynamik: Hier sollen die Familienanamnese und die körperliche, psychische und soziale Entwicklung unter besonderer Berücksichtigung der familiären und beruflichen Situation und der Krisen in typischen Schwellensituationen dargestellt werden.

- Es wird nicht die gesamte Lebensgeschichte des Patienten in allen Details erwartet. Konzentrieren Sie sich vielmehr auf die Aspekte in der Darstellung, die Sie für die spätere Schilderung der Psychodynamik benötigen.
- Zeigen Sie Entwicklungslinien auf und legen Sie einen Schwerpunkt auf die Beschreibung der frühkindlichen und aktuellen Beziehungen, der psychischen Entwicklung und des Familienklimas.
- Auch die soziale Situation, in welcher der Patient aufwuchs, sollte Beachtung finden. Anhand der geschilderten Objektbeziehungen und lebensgeschichtlichen Besonderheiten soll der Gutachter nachvollziehen können, wie sich die Struktur des Patienten entwickelt hat und welche Bedeutung die auslösende Situation im biografischen Kontext hat.

Bemühen Sie sich, bei der Darstellung der Lebensgeschichte des Patienten eine gewisse *Distanz zu den Äußerungen des Patienten* zu behalten (Hohage 2011). Es geht in diesem Abschnitt nicht vorrangig darum, den Gutachter zu überzeugen, dass der Patient ein

Mitgefühl beanspruchendes Opfer seiner Lebensgeschichte ist. Vielmehr soll sich in dem Bericht Ihre Fähigkeit zu einem Wechsel zwischen empathisch-mitfühlendem und distanzierendem Beobachten widerspiegeln, indem Sie die Lebensgeschichte in sachlicher Form darstellen und z. B. durch die Verwendung des Konjunktivs in Ihrer Schilderung den Aspekt der subjektiven Realität des Patienten betonen.

Die Psychodynamik des Patienten soll die Entstehung der Symptome in einem psychoanalytischen Modell erklären. Es ist hilfreich, sich das ätiologische Modell der Psychotherapie-Richtlinien vor Augen zu halten. Die Psychodynamik soll schlüssig aufzeigen, wie ein Patient mit einer bestimmten Persönlichkeitsstruktur in eine Situation gerät, die in ihm einen aktuellen Konflikt auslöst, welcher der Entstehung der Symptomatik zugrunde liegt. Dabei soll nicht nur der bewusste Konflikt dargestellt werden, sondern entscheidend ist das, was der Patient über sich noch nicht weiß bzw. was er nicht wahrhaben will (Hohage 2011). In der Psychodynamik wird somit immer auch ein Teil des Konflikts beschrieben, den der Patient noch nicht wahrnehmen kann. Daher geht die Darstellung der Psychodynamik immer über die aktuelle Darstellung des Patienten hinaus. In der Psychodynamik sind auch die in der aktuellen Situation ausgelösten unbewussten Gefühle, Wünsche, die verinnerlichten Beziehungserwartungen usw. aufzuführen sowie die gegen sie gerichteten Abwehrmechanismen. So ist es z. B. nicht ausreichend, in der Psychodynamik festzustellen, dass ein Patient sich nicht durchsetzen kann, weil er aggressiv gehemmt ist. Es sollte vielmehr dargestellt werden, worin in der biografischen Entwicklung diese aggressive Hemmung wurzelt, wie diese Hemmung zu charakterisieren ist (z. B. Rationalisierung) und welche in der auslösenden Situation aktualisierten Affekte dazu führen, dass dieser Patient nicht aggressiv auftritt, sondern sich depressiv zurückzieht.

Bei den Patienten, die unter strukturellen Ich-Störungen oder unter einer Behinderung leiden, sollten sie die strukturellen Beeinträchtigungen differenziert beschreiben, aber ebenfalls ein abgegrenztes, aktuell wirksames Krankheitsgeschehen in seiner Psychodynamik beschreiben können. Ebenso sind die dysfunktionalen Beziehungsmuster zu charakterisieren.

5. Diagnose zum Zeitpunkt der Antragstellung: Die ICD-Diagnosen mit Angaben zur Diagnosesicherheit sowie die psychodynamische bzw. neurosenpsychologische Diagnose soll hier aufgeführt werden. Sowohl die Symptom- als auch die Strukturdiagnose sowie differenzialdiagnostische Erwägungen werden hier beschrieben. Sicherlich ist die Diagnosestellung im Bereich der Psychotherapie ein großes Problem. Häufig besteht eine Scheu, sich auf eine Diagnose festzulegen, da große Unsicherheit darüber besteht, wie die Psychodynamik diagnostisch einzuordnen ist. Bedenken Sie, dass die Reliabilität der psychodynamischen Diagnosen in der klinischen Praxis oftmals sehr gering ist. Dieses hat u. a. damit zu tun, dass die Begriffe wie z. B. der Begriff »narzisstisch« nicht eindeutig und teilweise widersprüchlich definiert werden. Somit ist ein Teil der Verwirrung auch durch ein unklares Diagnosensystem begründet. Bei der symptomatischen Diagnose greifen wir auf die ICD-10-Klassifikation zurück, die für die im Rahmen der kassenärztlichen Versorgung tätigen Psychotherapeuten verbindlich ist. Diese Diagnostik ist rein deskriptiv und sicherlich für tiefenpsychologisch fundierte Psychotherapeuten nicht sehr befriedigend.

Im zweiten Teil der Diagnose wird der aktuelle unbewusste Konflikt bezeichnet, wie z. B. Autarkie-Abhängigkeits-Konflikt, Nähe-Distanz-Konflikt, Ambivalenzkonflikt, ödipale Konkurrenzproblematik.

Ergänzt wird diese diagnostische Einschätzung durch die Angabe der strukturellen Besonderheiten. Hier werden der Charakter, die Persönlichkeitsstörung bzw. das Strukturniveau des Patienten benannt. So könnte die Diagnose z. B. lauten: autonome somatoforme Funktionsstörung vor dem Hintergrund eines Autarkie-Abhängigkeits-Konflikts bei narzisstischer Persönlichkeitsstruktur.

6. Behandlungsplan und Zielsetzung: In diesem Abschnitt soll die Wahl der Behandlungsform und des Settings begründet werden. Insbesondere soll nachvollziehbar dargestellt werden, dass die Therapieziele bei der vorliegenden Erkrankung mit der jeweiligen Sitzungsfrequenz, dem Therapievolumen und dem gewählten Verfahren und Setting erreicht werden können, auch unter Berücksichtigung der vorgehenden Behandlung. Tiefenpsychologisch fundierte Psychotherapie zeichnet sich gegenüber der Psychoanalyse u. a. in der Beschränkung der Zielsetzung aus. Daher sollten Sie sich überlegen, welche Veränderungen realistisch in der vorgegebenen Zeit angestrebt werden können. Führen Sie hier die erarbeiteten Therapieziele auf, ebenso, wie Sie durch die Arbeit an einem Fokus Akzente in der Therapie setzen möchten (▸ Kap. 9).

7. Behandlungsplan und Prognose: Gegebenenfalls soll die Kooperation mit anderen Berufsgruppen beschrieben werden. Bei einer Kombinationsbehandlung von Einzel- und Gruppentherapie sind Angaben zum Gesamtbehandlungsplan zu machen. Dieser soll darlegen, welche Ziele in welchem Setting mit welcher Methode erreicht werden sollen. Die Prognose ist abzuschätzen unter der Berücksichtigung von Motivation, der Umstellungsfähigkeit des Patienten sowie den inneren und äußeren Veränderungshindernissen. Die Motivation und das Problembewusstsein des Patienten lässt sich anhand der Arbeit an den gemeinsamen Therapiezielen abschätzen und verdeutlichen. Hinweise auf die Umstellungsfähigkeiten und die Veränderungshindernisse kann man in den probatorischen Sitzungen an den Reaktionen des Patienten auf die Interventionen abschätzen, aber auch an der Rigidität der zugrunde liegenden Konflikte und strukturellen Einschränkungen.

8. Zusätzlich erforderliche Angaben: Mit einem Umwandlungsantrag kann eine Kurzzeitpsychotherapie in eine Langzeittherapie umgewandelt werden. Dabei sind der bisherige Behandlungsverlauf, die Veränderung der Symptomatik und das Ergebnis in Bezug auf die Therapieziele darzulegen und zu begründen, warum es notwendig ist, die Kurzzeittherapie in eine Langzeittherapie umzuwandeln. Auch die Ergebnisse der psychodiagnostischen Testverfahren sollten hier miterwähnt werden.

7.5 Sitzungsfrequenz und Behandlungsdauer

Hinsichtlich der Behandlungsfrequenz wird in den Psychotherapie-Richtlinien nicht zwischen analytischer Psychotherapie und tiefenpsychologisch fundierter Psychotherapie unterschieden, doch wird auf die Notwendigkeit einer ausreichenden Therapiedauer hingewiesen.

»Die Behandlungsfrequenz ist in den psychoanalytisch begründeten Verfahren (...) auf maximal drei Behandlungsstunden in der Woche zu begrenzen, um eine ausreichende Therapiedauer im Rahmen der Kontingentierung zu gewährleisten« (Psychotherapie-Richtlinien 2009/2017, § 22 [1]). Eine abschnittsweise höhere Wochenfrequenz ist in der Antragstellung differenziert zu begründen.

Wegen der begrenzten Gesamtstundenzahl hat sich bei der tiefenpsychologisch fundierten Psychotherapie eine Behandlungsfrequenz von *ein bis zwei Wochenstunden* bewährt, um eine ausreichende Therapiedauer zu gewährleisten. Sitzungsfrequenzen von drei Wochenstunden sollten wegen der Notwendigkeit der Regressionsbegrenzung die Ausnahme bleiben und allenfalls vorübergehend, etwa während akuter Krisen, angeboten werden.

Für die Dauer einer Therapiesitzung ist festgelegt, dass diese mindestens 50 Minuten zu umfassen hat. Ausnahme wurde für die »Niederfrequente Therapie in einer längerfristigen, Halt gewährenden therapeutischen Beziehung« sowie für die Kurzzeittherapie formuliert. Diese können als Einzeltherapie auch in halbstündigen Sitzungen mit einer entsprechenden Vermehrung der Gesamtstundenzahl angewandt werden. Bei intensiver Einbeziehung der Partnerin oder des Partners können auch Doppelstunden durchgeführt werden, die aber auf das Gesamtkontingent anzurechnen sind (a. a. O., E Leistungsumfang).

Für die Therapiedauer, in den Richtlinien als »Leistungsumfang« bezeichnet, wird unterschieden zwischen

- einer Kurzzeittherapie, die bis zu 24 Stunden umfasst, und
- einer Langzeittherapie mit einer Stundenzahl, die in Bezug auf das Krankheitsbild und das geplante Therapieverfahren in der Antragsbegründung festzulegen ist. Zunächst werden in der tiefenpsychologisch fundierten Psychotherapie 60 Stunden bewilligt. In einem weiteren Antragschritt können dann 100 Stunden bei der Einzeltherapie bewilligt werden. In der tiefenpsychologisch fundierten Gruppenpsychotherapie werden zunächst 60 Doppelstunden und in einem zweiten Bewilligungsschritt bis zu 80 Doppelstunden bewilligt. Obwohl Psychotherapie eine besondere nachhaltige Behandlung anstrebt und eine Rezidivprophylaxe integraler Bestandteil der Abschlussphase einer solchen Therapie ist, kann es bei einigen Patienten sinnvoll erscheinen, zur Erhaltung des Erreichten die Therapie im Rahmen einer Rezidivprophylaxe auszuschleichen. So sollen wiederauftretende entwicklungsbedingte Herausforderungen und Krisen abgefangen und der Patient stabilisiert werden. Bei einer Behandlungsdauer von 40 oder mehr Stunden können maximal acht Stunden, bei einer Behandlungsdauer von 60 oder mehr Stunden maximal 16 Stunden für die Rezidivprophylaxe genutzt werden. Diese können bis zu zwei Jahre nach Abschluss der Langzeittherapie in Anspruch genommen werden. Die Stunden werden jedoch auf die beantragten Gesamtstundenkontingente angerechnet.

Die Dauer der zu beantragenden Behandlung hat sich nach der Schwere der Störung zu richten.

Eine *Kurzzeittherapie* kommt umso eher in Betracht,

- je klarer ein Therapiefokus abgrenzbar ist,
- je akuter die Beschwerdesymptomatik ist,
- je intakter und ungestörter die Grundpersönlichkeit des Patienten ist,
- je stabiler die Abwehr des Patienten ist,
- je reifer die Objektbeziehungen des Patienten sind,
- je leichter ein Arbeitsbündnis hergestellt werden kann.

Eine tiefenpsychologisch fundierte Psychotherapie sollte umso *langfristiger* angelegt sein,

- je schlechter sich ein Therapiefokus abgrenzen lässt oder je mehr Therapiefoki zu bearbeiten sind,
- je chronifizierter die Beschwerdesymptomatik ist,
- je gestörter die Grundpersönlichkeit des Patienten ist,

- je fragiler oder starrer die Abwehr des Patienten ist,
- je unreifer die Objektbeziehungen des Patienten sind,
- je schwieriger ein Arbeitsbündnis hergestellt werden kann.

7.6 Antragsstellung bei Patienten mit Ich-strukturellen Störungen

Es wurde schon auf die engere Konzeption tiefenpsychologisch fundierter Psychotherapie hingewiesen, die der übergeordneten Richtlinien-Definition zugrunde liegt. Die tiefenpsychologisch fundierte Psychotherapie umfasst Therapieformen, »mit welchen die unbewusste Psychodynamik aktuell wirksamer neurotischer Konflikte und struktureller Störungen unter Beachtung von Übertragung, Gegenübertragung und Widerstand behandelt werden« (a. a. O. A. § 16a Abs. 1). Sie soll die Konzentration des therapeutischen Prozesses aber durch die Begrenzung des Behandlungszieles, durch ein vorwiegend konfliktzentriertes Vorgehen und durch die Einschränkung der regressiven Prozesse anstreben. Daraus resultierend können sich im Einzelfall für Antragsteller Schwierigkeiten ergeben, wenn sie etwa für Patienten mit Ich-strukturellen Störungen oder für traumatisierte Patienten eine tiefenpsychologisch fundierte Psychotherapie auf der Basis der hier vertretenen breiteren Konzeption beantragen und die Gutachter ein konfliktzentriertes Vorgehen einfordern. Um dieser Problematik zu entgehen, empfehlen wir Ihnen, die folgenden Punkte zu beachten:

- Sie sollten in jedem Fall, um die Beantragung einer tiefenpsychologisch fundierten Psychotherapie im Sinne der Richtlinien zu begründen, einen aktualgenetischen Konflikt besonders herausarbeiten, die strukturellen Besonderheiten des Patienten schildern und ggf. darauf hinweisen, dass eine weitergehende Umstrukturierung der Persönlichkeit nicht angestrebt wird.
- Sie können, besonders wenn supportive und stabilisierende Maßnahmen im Vordergrund stehen, eine »Niederfrequente Therapie in einer längerfristigen, Halt gewährenden therapeutischen Beziehung« beantragen, die in den Richtlinien ausdrücklich als Sonderform tiefenpsychologisch fundierter Psychotherapie aufgeführt ist.
- Sie sollten, wenn Sie die Voraussetzungen dafür erfüllen und besonders, wenn die Arbeit an Ich-strukturellen Defiziten im Vordergrund steht, auch in Erwägung ziehen, statt einer tiefenpsychologisch fundierten eine analytische Psychotherapie zu beantragen, die dann im Sitzen durchzuführen wäre.
- Bei der gesicherten Diagnose einer Posttraumatischen Belastungsstörung werden traumatherapeutische Interventionen von den Gutachtern als indiziert betrachtet, wenn sie in eine tiefenpsychologisch fundierte Gesamtkonzeption integriert werden (Rüger et al. 2011).
- Der neue Einheitliche Bewertungsmaßstab (EBM) bietet neben der Richtlinienpsychotherapie weitere Gebührenordnungspositionen für niederfrequente Leistungen, die Sie in das Behandlungskonzept integrieren können.

Weiterführende Literatur

Dieckmann M, Dahm A, Neher M (2017). Faber/Haarstrick Kommentar Psychotherapie-Richtlinien. 11. Aufl. München: Urban & Fischer.

Hohage R (2011). Analytisch orientierte Psychotherapie in der Praxis. Behandlungsplanung – Kassenanträge – Supervision. 5. Aufl. Stuttgart: Schattauer.

Jungclaussen J (2018). Handbuch Psychotherapie-Antrag. 2. Aufl. Stuttgart: Schattauer.

Keil-Kuri E (2009). Kassenanträge – Denkanstoß statt Angstpartie. 1. Sonderausgabe. Stuttgart: Schattauer.

Psychotherapie-Richtlinie (2009/2021). Richtlinie des Gemeinsamen Bundesausschusses über die Durchführung der Psychotherapie (Psychotherapie-Richtlinie) in der Fassung vom 19. Februar 2009, veröffentlicht im Bundesanzeiger Nr. 58 (S. 1399) vom 17. April 2009 in Kraft getreten am 18. April 2009, zuletzt geändert am 20. November 2020 veröffentlicht im Bundesanzeiger (BAnz AT 17.02.2021 B1) in Kraft getreten am 18. Februar 2021 https://www.g-ba.de/downloads/62-492-2400/PT-RL_2020-11-20_iK-2021-02-18.pdf (Zugriff am 19.09.2023)

Wöller W (2022). Diagnostik und Behandlungsplanung. In: Wöller W. Psychodynamische Psychotherapie. Lehrbuch der ressourcenorientierten Praxis. Stuttgart: Schattauer; 224–267

8 Der Therapiebeginn

Vorbereitung der Therapie

8.1 Die Bedeutung der Vorbereitung auf die Behandlung

Wir wissen inzwischen sehr genau, dass es sich günstig auf den Behandlungserfolg auswirkt, wenn wir unsere Patienten gezielt auf das vorbereiten, was sie in der Therapie erwartet (Orlinsky & Howard 1986). Wenn Patienten die Therapie mit dem Gefühl beginnen, über das Grundsätzliche der Behandlung gut informiert zu sein, stärkt das ihr Ich und ihre Fähigkeit, die während der Therapie bewusst werdenden Konflikte durchzustehen. Insofern trägt die erläuternde Information zu Beginn der Therapie dazu bei, das Grundbedürfnis nach Kontrolle und Orientierung (Grawe 2004) zu befriedigen und die Ressourcen des Patienten zu aktivieren. Zusätzlich stärkt es sein Bewusstsein einer Mitverantwortung für den therapeutischen Prozess und wirkt einer passiv-rezeptiven Haltung entgegen.

In der Vorphase der Behandlung sollten Sie also Ihren Patienten über den Ablauf der Therapie informieren, ihm wesentliche Elemente der Behandlung erklären, ihn auf möglicherweise auftretende Schwierigkeiten hinweisen, unrealistische Erwartungen gegenüber der Behandlung dämpfen und Vereinbarungen für den Ablauf der Behandlung mit ihm treffen.

8.2 Informationen und Hinweise

Nach Beendigung der Diagnostik und nachdem zwischen dem Patienten und Ihnen die positive Entscheidung für die Behandlung gefallen ist, werden Sie den Patienten über wesentliche Aspekte des Ablaufs der Therapie informieren. Zum einen sollte der Patient seine Aufgabe in der Therapie kennen, zum anderen soll er das Gefühl haben, dass die Behandlung professionellen und nachvollziehbaren Regeln folgt. Dadurch können Sie seiner Angst entgegenwirken, dass etwas Undurchschaubares und Unverständliches mit ihm geschieht, und sein Sicherheitsgefühl erhöhen. Der Patient soll sich nicht wie ein Kind fühlen, das man im Unklaren lässt. Er soll vielmehr das Gefühl entwickeln, *Mitarbeiter an einer gemeinsamen Aufgabe* zu sein. Durch ein solches Vorgehen können gleichzeitig regressive Tendenzen begrenzt werden.

- Zunächst geht es darum, die Grundregel der freien Assoziation (Freud 1912b) zu erläutern, die jedoch – im Unterschied zur analytischen Therapie – durch die fokussierende Arbeit in der tiefenpsychologisch fundierten Methode eine Modifikation erfährt.

> T: Versuchen Sie alles das auszusprechen, was Ihnen durch den Kopf geht. Machen Sie sich keine Gedanken, ob es wichtig oder unwichtig ist, ob es hierher gehört oder nicht. Wir werden dann zusammen diese Einfälle sortieren, das für die zwischen uns vereinbarte Problemstellung Wichtige auswählen und bearbeiten.

- Weisen Sie Ihre Patienten darauf hin, dass von ihm die Bereitschaft erwartet wird, auch unangenehme und schmerzhafte Gefühle zuzulassen und zu ertragen und die in der Therapie erworbenen Einsichten im täglichen Leben umzusetzen. Indem sie dies erwähnen, schaffen Sie eine Grundlage, auf die Sie bei späteren Widerstandsmanifestationen immer wieder Bezug nehmen können.

- Sagen Sie Ihren Patienten, dass bestimmte Aspekte ihrer Problematik höchstwahrscheinlich auch in der therapeutischen Beziehung auftreten werden und dass dies für die Therapie eine besondere Chance darstellen kann, besonders dann, wenn auch negative Gefühle bedeutsam werden und es den Patienten gelingt, sie zu äußern. Dies kann deren Bereitschaft erhöhen, Ihnen auch Kritisches zu sagen (König 1993a).
- Informieren Sie Ihre Patienten darüber, dass Sie wahrscheinlich nicht alle ihre Fragen beantworten werden. Die Patienten haben in aller Regel Verständnis für die Begründung, dass sich dies nachteilig auf die Behandlung auswirken und von der gemeinsamen Arbeit an ihren Problemen wegführen würde.
- Manchmal ist es notwendig, unrealistische Erwartungen an die Therapie zu dämpfen. Nicht immer wird Ihnen in vollem Umfang klar sein, was in der Therapie erreicht werden kann und was nicht. Es empfiehlt sich daher eine vorsichtige Formulierung:

> T: Ich bin davon überzeugt, dass die Behandlung Ihnen helfen wird, wenn es zu einer guten Zusammenarbeit kommt. Ich kann Ihnen nicht mit letzter Sicherheit sagen, ob Ihre Beschwerden (oder Probleme) als Ergebnis der Therapie vollständig überwunden sein werden. In jedem Falle rechne ich aber damit, dass es Ihnen nach der Therapie deutlich besser gehen wird.

8.3 Lebenswichtige Entscheidungen

Die von Freud (1914a) genannte Empfehlung, während der Dauer der Behandlung keine lebenswichtigen Entscheidungen zu treffen, wird heute im Allgemeinen dahingehend modifiziert, dass wichtige Lebensentscheidungen nicht einfach vollzogen, sondern zuvor eingehend in der Therapie besprochen und verstanden werden sollten.

Für *Kurztherapien* hat die Empfehlung, während der Behandlung keine wichtigen Veränderungen des Lebens herbeizuführen, nach wie vor ihre Bedeutung. Sie soll den Patienten davor schützen, dass er auf der Basis ungelöster Konflikte getroffene Entscheidungen nach deren späterer therapeutischer Durcharbeitung bereut oder revidieren muss. Erläutern Sie dem Patienten, dass Sie nicht möchten, dass er während der laufenden Behandlung Festlegungen trifft, die er im Lichte späterer Erkenntnisse bedauern wird.

8.4 Mitarbeit des Patienten

Manche Autoren empfehlen, deutlich die Notwendigkeit der Mitarbeit des Patienten hervorzuheben, möglicherweise auch darauf hinzuweisen, dass die Letztverantwortung für den Erfolg der Therapie beim Patienten liegt, dass der Therapeut lediglich seine fachliche Kompetenz zur Verfügung stellen kann sowie seine Bereitschaft, dem Patienten bei der Lösung seiner Probleme behilflich zu sein. Wir glauben, dass Sie derartige Interventionen auf die jeweils erforderliche Beziehungsneuerfahrung des Patienten abstimmen sollten. Während sie bei Patienten, die sich stets im Übermaß verantwortlich gefühlt haben und darunter dekompensiert sind, weniger geeignet sind, sind sie sehr zu empfehlen bei Patienten mit hilflos-abhängiger Persönlichkeitsstruktur (▶ Kap. 31), die dazu neigen, jegliche Verantwortung an den Therapeuten abzugeben:

> T: Ein Psychotherapeut ist in besonderem Maße auf die Mitarbeit des Patienten angewiesen. Das bedeutet, dass ich nicht allein die Verantwortung für den Erfolg der Therapie übernehmen kann, sondern dass Sie und ich gemeinsam die Verantwortung tragen müssen, damit die Therapie erfolgreich verläuft. Daran werde ich Sie voraussichtlich gelegentlich erinnern müssen, wenn es im weiteren Therapieverlauf schwierig wird.

8.5 Notizen und Tonbandprotokolle

Wenn Sie es hilfreich finden, sich während der Therapiesitzungen Notizen zu machen, sollten Sie dies tun und nicht deshalb unterlassen, weil sie lediglich vermuten, es könnte den Patienten stören. Die meisten Patienten werden nichts dagegen einzuwenden haben, es eher noch als Ausdruck der Ernsthaftigkeit Ihres Interesses an Einzelheiten ihrer Problematik werten. Sollten Sie dennoch unsicher sein, wie der Patient dies erlebt, sollten Sie ihn konkret danach fragen und Ihr Verhalten gegebenenfalls danach ausrichten, indem Sie sich beispielsweise Notizen nach der Sitzung machen. Ähnlich können Sie verfahren, wenn Sie zu Supervisionszwecken Tonbandaufnahmen anfertigen.

Informationen und Hinweise

- Informationen zum Ablauf der Therapie geben
- modifizierte Grundregel der freien Assoziation erklären
- auf mögliche Anstrengungen und Mühen in der Therapie vorbereiten
- auf die Möglichkeit des Auftretens problematischer Aspekte in der therapeutischen Beziehung hinweisen
- den Umgang mit Patientenfragen erläutern
- unrealistische Erwartungen dämpfen
- die Empfehlung geben, wichtige Lebensentscheidungen in der Therapie zuerst zu besprechen
- auf die Notwendigkeit der Mitarbeit des Patienten hinweisen
- evtl. die Anfertigung von Notizen und Tonbandprotokollen erläutern

8.6 Vereinbarungen

Jede Psychotherapie braucht einen Rahmen. Eine wichtige Funktion des Rahmens besteht darin, dem Patienten – und auch dem Therapeuten! – ein Gefühl der Sicherheit und Verlässlichkeit zu vermitteln.

- Zur Einhaltung der Rahmenbedingungen sind vor allem regelmäßige, gleichbleibende Termine notwendig. Die Termine sollten möglichst immer zur gleichen Zeit liegen; Veränderungen der festgelegten Zeiten sollten Sie nach Möglichkeit vermeiden. Solche Veränderungen sind für Patienten häufig Auslöser von Ängsten und ein Grund für Verunsicherungen. Es kann Ausnahmen geben: Einzelne Patienten werden sich durch festliegende Termine allzu sehr beunruhigt und in ihrem Autonomiegefühl eingeschränkt fühlen, sodass die Durchführung der Therapie davon abhängt, ob Sie ihnen einen breiten Spielraum einräumen können.
- Die Zahl der Sitzungen können Sie vor Beginn der Therapie festlegen oder aber offen lassen. Eine offene Zeitstruktur bietet den Vorteil, dass die erforderliche Stundenzahl in Abhängigkeit von den Bedürfnissen des Patienten verlängert oder verkürzt werden kann. Der Vorteil einer festgelegten Zeitstruktur liegt in der Vorgabe einer Orien-

tierung, nach der sich häufig innere Veränderungspläne der Patienten unbewusst ausrichten.

Ausfallende Stunden können durch Erkrankungen, Urlaube oder wichtige Anlässe aufseiten des Patienten oder von Ihrer Seite aus zustande kommen.

- Urlaube oder wichtige Anlässe sollten sowohl Patienten Ihnen als auch Sie den Patienten rechtzeitig mitteilen, sodass beide sich darauf einstellen können.
- Für wichtige Anlässe, die nicht längerfristig vorab bekannt sind, vereinbaren Sie einen Zeitraum, innerhalb dessen Patienten Therapiestunden noch absagen können. Üblich ist ein Zeitraum von 24 Stunden. Im Allgemeinen sollten Sie Ihren Patienten nicht gestatten, Therapiesitzungen innerhalb dieser Frist ohne triftigen Grund abzusagen; Sie würden damit Widerstandsphänomene über Gebühr fördern. Es mag Ausnahmen geben, etwa bei Patienten mit ausgeprägter Autonomieproblematik, denen Sie eine solche Möglichkeit aus therapeutischen Überlegungen gezielt einräumen können.
- Was ein wichtiger Anlass ist oder wie beeinträchtigend eine Krankheit sein muss, um einen Ausfall der Therapiesitzung zu rechtfertigen, sollten Sie vor Beginn der Behandlung besprechen. Sie sollten sich aber das Recht vorbehalten, zu entscheiden, was als wichtiger Anlass gelten soll.
- Für nicht rechtzeitig abgesagte Therapiestunden können Sie ein Ausfallhonorar vereinbaren. Es ist nicht überflüssig, Patienten darauf hinzuweisen, dass Ihnen ein Einkommensverlust entsteht, wenn die Sitzung nicht wahrgenommen wird. Die Bezugnahme auf den materiellen Aspekt stärkt im Übrigen den Realitätsbezug und wirkt unrealistischen regressiven Wünschen entgegen.

Es kann viele aufreibende Diskussionen ersparen, wenn diese Fragen zu Beginn ausführlich besprochen sind und auf beiden Seiten der Eindruck eines fairen Aushandelns der jeweiligen Interessen entstanden ist. Sollten dennoch Aspekte unbesprochen geblieben sein und im weiteren Therapieverlauf bedeutsam werden, können auch Vereinbarungen aus gegebenem Anlass neu getroffen werden.

> T: Mir ist aufgefallen, dass Sie in der letzten Zeit mehrmals Therapiesitzungen kurzfristig abgesagt haben. Jedes Mal gab es dafür einen wichtigen Grund, den ich gut nachvollziehen konnte. Ich habe den Eindruck, dass die Therapie unter diesen Unterbrechungen leidet, und auch mir entstehen dadurch Nachteile. Ich denke, wir sollten eine Vereinbarung treffen, wie wir mit diesem Problem umgehen.

Vereinbarungen

- regelmäßige und gleichbleibende Termine
- Terminänderungen möglichst vermeiden
- Zeitstruktur festlegen
- Regelungen für ausfallende Stunden aus wichtigen Anlässen festlegen
- ggf. festlegen, in welchen Fällen ein Ausfallhonorar berechnet wird
- Vereinbarungen sind noch im weiteren Behandlungsverlauf aus gegebenem Anlass möglich

9 Therapieziele und Therapiefokus

Hinweise zur Formulierung der Therapieziele und zur Erarbeitung eines Fokus

9.1 Einführung

Jeder Patient, der eine Psychotherapie beginnt, verfolgt dabei explizite oder implizite Ziele. Ebenso werden Sie Ihrerseits Vorstellungen von dem haben, was Sie mit Ihren Mitteln für den jeweiligen Patienten erreichen können. Da nun der Erfolg einer Therapie ganz wesentlich davon abhängt, ob Therapeuten und Patienten die gleichen Ziele verfolgen, ist ein Aushandlungs- und Einigungsprozess unerlässlich, an dessen Ende ein *gemeinsames Therapieziel* stehen sollte. Therapieziele strukturieren den therapeutischen Prozess und liefern Ihnen den Bezugsrahmen für die Einschätzung des Therapieerfolgs. Therapieziele stellen darüber hinaus eine positive Vision der Zukunft dar. Als solche implizieren sie die positive Suggestion ihrer Realisierung und sind in der Lage, Ressourcen zu aktivieren.

Damit die Therapieziele zum Ausgangspunkt für therapeutische Veränderungen werden, ist es notwendig, grundlegende motivationale Faktoren zu bedenken. Nur wenn die Therapieziele im Einklang mit basalen motivationalen Zielen eines Patienten stehen, kann wirksames und zur Veränderung führendes therapeutisches Lernen einsetzen. Grundbedürfnisse sind nach Grawe (2004) Bedürfnisse nach Sicherheit und Wohlbefinden, Orientierung und Kontrolle, Selbstwerterhöhung und Selbstwertschutz, Bindung und Lustgewinn bzw. Unlustvermeidung. Nur wenn die Ziele mit diesen Grundbedürfnissen vereinbar sind, werden auch die für motiviertes Lernen charakteristischen neurobiologischen Vorgänge in Gang kommen; nur dann wird das dopaminerge »Belohnungssystem« (oder »Seeking-System«, Panksepp 1998) (► Kap. 3.4) aktiviert werden. Bezug nehmend auf die schon erwähnte Verwandtschaft dieses wichtigen basalen emotionalen Systems mit dem breiten Freudschen (1905a) Libidokonzept könnten wir auch sagen: Nur wenn ein Therapieziel ausreichend »libidinös besetzt« ist, eignet es sich für eine aussichtsreiche Therapieplanung.

Das gemeinsame, zwischen Ihnen und Ihrem Patienten vereinbarte *Therapieziel* wird meistens die Symptomatik des Patienten betreffen, weil diese am stärksten das Grundbedürfnis nach Wohlbefinden beeinträchtigt. Es können aber ebenso die Besserung einer Arbeitsstörung, die Verbesserung der Konfliktfähigkeit oder die Lösung bestimmter Beziehungsprobleme zum Therapieziel erklärt werden.

- Es können auch mehrere Therapieziele vereinbart werden. Je komplexer die Problematik eines Patienten und je länger die zur Verfügung stehende Therapiezeit ist, desto mehr Ziele können und sollen anvisiert werden. Es hat sich jedoch nicht bewährt, mehr als drei Therapieziele zum gleichen Zeitpunkt zu formulieren. Entscheidend ist letztlich, womit Ihr Patient sich wohl fühlt und identifizieren kann.
- Therapieziele können sich im Laufe der Behandlung ändern. Gerade in gut voranschreitenden Therapien werden Problemstellungen erst nach und nach deutlicher, sodass sich neue Zielvorstellungen erge-

ben. Es ergibt sich daraus für Sie die Notwendigkeit, sich flexibel auf Änderungen der Therapieziele einzustellen und gleichwohl die Einschätzung des Behandlungserfolgs auf die initiale Zielformulierung zu beziehen.
- In einzelnen Fällen sind Patienten nicht in der Lage, Therapieziele explizit zu formulieren oder erleben einen solchen Versuch als einengend und zurückweisend. Hier sollten Sie abwägen, ob Sie der Klarheit der Therapiestruktur oder der Gestaltung einer vertrauensvollen Beziehung den Vorrang geben möchten. Im letzteren Falle werden Sie die therapeutische Arbeit ohne explizite Zielvorgabe vonseiten des Patienten beginnen müssen.

Die Kenntnis der ausformulierten Therapieziele ist noch keine ausreichende Orientierung für Ihre therapeutische Arbeit. Sie benötigen für Ihre Arbeit als technische Hilfsmittel weiterhin
- eine prägnante Formulierung der Hauptproblematik des Patienten und
- eine zentrale Hypothese über die unbewussten Hintergründe dessen, was die aktuelle Problematik des Patienten ausmacht.

Dies alles ist notwendig, um einen Ansatzpunkt für therapeutische Interventionen zu gewinnen (Lachauer 1992). Die Verknüpfung der Hauptproblematik des Patienten mit einer zentralen Hypothese nennen wir den *Fokus* der Therapie. Die Psychotherapieforschung liefert Hinweise, dass das Therapieergebnis umso besser ist, je genauer die Therapeuten ihre Interventionen an einem vereinbarten Fokus orientieren (Crits-Christoph et al. 1988).
- Im Gegensatz zu den Therapiezielen, die auf der bewussten Ebene des Erlebens und Verhaltens formuliert sind, enthält der Fokus auch Elemente, die auf Ihren psychodynamischen Schlussfolgerungen und Erkenntnissen über unbewusste Zusammenhänge beruhen und dem Patienten folglich zu Beginn der Behandlung nicht oder noch nicht zugänglich sind. In die Formulierung eines Fokus gehen neben den gemeinsamen Therapiezielen alle Ihnen verfügbaren Informationen über den Patienten ein, die Sie aufgrund seiner Vorgeschichte und Ihrer bisherigen Untersuchung gewinnen konnten: sein unbewusster Konflikt, sein spezifisches Entwicklungsdefizit, seine Verarbeitung von Traumen, Hinweise auf aktuelle Übertragungsmanifestationen, seine Therapiemotivation, seine Introspektionsfähigkeit, Ihre Gegenübertragung und vieles mehr.
- Im Allgemeinen wird ein Fokus formuliert; bei längeren tiefenpsychologisch fundierten Psychotherapien (80 oder 100 Stunden) kann es auch sinnvoll sein, zwei oder mehrere Foki nacheinander oder überlappend zu bearbeiten. Ähnlich wie Thomä & Kächele (2006) den psychoanalytischen Prozess als fortgesetzte Fokaltherapie mit wechselndem Fokus betrachten, kann dies auch für die länger andauernde tiefenpsychologisch fundierte Psychotherapie gelten.

9.2 Die Formulierung der Therapieziele

Wenn Sie mit dem Patienten die Therapieziele vereinbaren, werden Sie ihn zunächst befragen, was er in der Therapie erreichen möchte.

> T: Was möchten Sie in der Therapie erreichen? Welche Ziele haben Sie sich vorgenommen?

Bitten Sie den Patienten, sich vorzustellen, was anders geworden sein sollte, wenn seine

Behandlung abgeschlossen ist. Die vom Patienten formulierten *Ziele* können beispielsweise sein:

Ziel 1: Ich möchte nicht mehr so stark unter Kopfschmerzen leiden.
Ziel 2: Ich möchte zu mehr Selbstbewusstsein gelangen.
Ziel 3: Ich möchte mich bei meiner Arbeit besser konzentrieren können.

Ihre Aufgabe ist es dann, die vom Patienten angestrebten Ziele mit den Möglichkeiten der Therapie und mit den aufgrund der initialen Diagnostik gewonnenen Erkenntnissen über Entwicklungsmöglichkeiten des Patienten in Einklang zu bringen.

Bei der Formulierung der Therapieziele sollten Sie folgendes beachten:

- Die Ziele der Therapie sollen die Ziele des Patienten sein. Es ist nicht sinnvoll und in der Regel zum Scheitern verurteilt, wollte man dem Patienten Therapieziele überstülpen, mit denen er sich nicht identifizieren kann. Der Patient soll entscheiden, was er als sein Problem ansieht, während Sie ihn bei der Zielfindung beraten.
- Die Ziele sollten allerdings auch mit den Möglichkeiten einer zeitbegrenzten tiefenpsychologisch fundierten Psychotherapie kompatibel und realistisch erreichbar sein. Die Formulierung der Ziele soll also beispielsweise auf Konflikt-, Krisen- oder Problemsituationen des Patienten bezogen sein, nicht auf andauernde Charaktermerkmale. Nun ist der Patient oft nicht in der Lage abzuschätzen, welche Ziele realistischerweise erreicht werden können. Er bedarf also Ihrer Hilfe, um abschätzen zu können, welche Ziele erreichbar sind oder in welchem Umfang sie erreichbar sind.

P: Ich möchte endlich meine Herzschmerzen loswerden, mit denen ich mich seit über 20 Jahren herumquäle.
T: Ich habe Zweifel, ob Sie es nach einem so langen Krankheitsverlauf schaffen werden, ganz ohne Herzschmerzen zu leben. Ich denke aber, dass eine deutliche Besserung möglich ist. Können Sie dies als Ziel akzeptieren?

- Die Formulierung des Therapiezieles sollte möglichst klar und konkret sein. Da der Patient Fortschritte auf die von ihm formulierten Ziele rückbeziehen soll, ist ihm wenig geholfen, wenn die Ziele sehr allgemein oder abstrakt formuliert werden. Nur bei konkreten Zielen kann die Zielerreichung verlässlich beurteilt werden, z. B. beim Rückgang von Symptomen oder bei lebenspraktischen Veränderungen. Nicht geeignet sind aus diesem Grunde Zielformulierungen, die lediglich die Gewinnung von Einsicht oder die Vertiefung eines Problemverständnisses beinhalten. Bitten Sie also den Patienten, die Ziele genau zu formulieren und mögliche Fortschritte so konkret wie möglich auszufantasieren.

P: Ich möchte mehr von mir verstehen und mein Leben besser in den Griff bekommen.
T: Wir müssen das Ziel genauer formulieren. Welchen Teil von Ihrem Leben möchten Sie vor allem besser in den Griff bekommen?
P: Am wichtigsten wäre es mir, die Beziehung zu Frauen zu verbessern.
T: Was möchten Sie in der Beziehung zu Frauen genau erreichen? Bitte schildern Sie mir, woran Sie erkennen, dass Sie einen Fortschritt gemacht haben. Weiterhin: Welche Frauen meinen Sie? Denken Sie eher an partnerschaftliche Kontakte oder an den Umgang mit Frauen im Berufsleben?

- Die Ziele sollten so beschaffen sein, dass ihr Erreichen dem Patienten auch sicher zuträglich ist. Manche Patienten kommen mit dem Wunsch in die Behandlung, sich von ihrem Partner zu trennen, ohne dass die Ambivalenz dieses Wunsches ausreichend geklärt ist. Es könnte fatale Folgen haben, wenn Sie, der Zielvorgabe des Patienten folgend, einseitig und unreflektiert Trennungsimpulse fördern. Schlagen Sie dem Patienten daher als ein mögliches Ziel vor, die Beziehung zum Partner zu klären, wobei am Ende des Klärungsprozesses auch die Trennung stehen kann.

- Der in den Zielen angesprochene Problembereich soll affektiv besetzt und emotional bedeutsam sein. Die positive Vision einer therapeutischen Veränderung in diesem Bereich soll für ihn attraktiv sein und im Einklang mit seinen basalen motivationalen Zielen und Grundbedürfnissen stehen, um die für Veränderungsschritte notwendige Aktivierung des dopaminergen Motivations- oder Belohnungssystems zu erreichen (Grawe 2004). Der Patient sollte das Gefühl haben, dass in der Zielformulierung sein wichtigstes Anliegen und seine Not und Belastung angesprochen werden. Gleichzeitig soll er sich die angestrebte Veränderung wirklich wünschen. Dies ist im Allgemeinen dann gegeben, wenn das Ziel sich auf eine Problematik bezieht, auf die der Patient mit einem spürbar negativen Affekt reagiert und bei deren fantasierter Lösung er ein positives Gefühl entwickelt. Problembereiche, die vom Patienten affektbesetzt vorgetragen werden, eignen sich besser zur Formulierung eines Therapieziels als solche, die ohne nennenswerten Affekt berichtet werden.
- Der Patient sollte sich mit der in der Zielformulierung genannten Aufgabe anfreunden können. Seine Motivation und Neugier sollten geweckt werden, sodass er gerne daran arbeitet. Nicht so günstig ist es, ein Ziel zu formulieren, in dem ein Bereich berührt wird, auf den der Patient zwar affektiv reagiert, mit dem er sich aber nur unter großem Widerstreben beschäftigen möchte (»Ich weiß, dass ich mich eigentlich mit dieser Thematik einmal beschäftigen müsste«). Der Vorsatz, sich mit einer Thematik zu beschäftigen, weil es »vernünftig« ist, ohne »mit dem Herzen dabei zu sein«, führt im Allgemeinen zu unproduktivem Widerstandsverhalten.
- Die Ziele sollten mit der ressourcen- und progressionsorientierten Grundorientierung des hier vertretenen tiefenpsychologisch fundierten Therapieansatzes vereinbar und nicht nur problem-, sondern auch lösungsorientiert formuliert sein. Die Formulierung sollte eine positive Suggestion enthalten, die voraussetzt, dass das Problem lösbar ist und dass der Patient zu seiner Lösung beitragen kann. Gleichzeitig wird suggeriert, dass nicht das Reden über Probleme, sondern die Suche nach Lösungen den Patienten in der Therapie weiterbringt. Gerade bei Patienten, die mit einer versorgungsorientierten Erwartungshaltung in die Behandlung kommen, kann es nützlich sein, bei der Aufstellung der Therapieziele die Formulierungen so zu wählen, dass die Ressourcenorientierung erkennbar wird. Formulieren Sie also Patientenziele so um, dass aus einem negativen Ziel (Beseitigung einer Störung oder eines Problems) ein positives Ziel (Entwicklung eines positiven Zustandes, Verfügbarkeit einer bestimmten Handlungskompetenz) und aus einem passiven Ziel (»Ich möchte, dass mir bei meinen Problemen geholfen wird«) ein aktives Ziel (»Ich möchte mit einem bestimmten Problem besser zurechtkommen«) wird.

> **T:** Sie sagen, Sie möchten, dass Depressionen nicht mehr auftreten. Ich schlage Ihnen folgende Formulierung vor: »Was kann ich dafür tun, dass ich mich wohler fühle und mir die Arbeit wieder mehr Spaß macht?«

- Die Ziele sollten auf die beziehungsorientierte Grundorientierung des tiefenpsychologisch fundierten Ansatzes hin ausgerichtet sein. Bitten Sie daher den Patienten, nach Möglichkeit neben einem symptomatischen mindestens auch ein intrapsychisches oder interpersonelles Ziel zu formulieren, bei dem es darum geht, Probleme, Konflikte, Erlebens- oder Verhaltensweisen in den wichtigsten zwischenmenschlichen Beziehungen zu verstehen, zu lösen oder zu verändern. Versuchen Sie also nach Möglichkeit, Ziele auf der Handlungsebene zu definieren.

> **T:** Sie wünschen sich mehr Selbstständigkeit. Können Sie genauer sagen, in welchen Beziehungen Sie sich mehr Selbstständigkeit wünschen und wie sich dies in Ihrem Handeln auswirken würde?
> **P:** Ich könnte allein ausgehen können, ohne auf die Begleitung meines Partners angewiesen zu sein.
> **T:** Könnten wir also als Therapieziel formulieren: »Ich möchte gerne alleine ausgehen können«?

- Nach Möglichkeit sollte der Patient angeben können, in welcher Weise er sich und nicht nur die äußere Realität verändern möchte. Er sollte sagen können, bei welchen Aspekten des eigenen Erlebens und Verhaltens er eine Veränderung herbeiführen möchte. Leiten Sie den Patienten an, eine positive Fantasie veränderten Verhaltens zu entwickeln. Vor allem aus der Perspektive systemisch-lösungsorientierter Therapieansätze wurde darauf hingewiesen, dass positive Fantasien eigener Veränderung in hohem Maße ressourcenaktivierend wirken können.

> **T:** Angenommen, die Therapie würde für Sie erfolgreich verlaufen, was würden Sie dann drei Monate, ein Jahr, zehn Jahre usw. nach Beendigung der Therapie anderes tun? (Mücke 2003, S. 237)

- Beachten Sie bei der Zielformulierung, dass es sich dabei nicht nur um allgemeine Lebensziele handeln sollte (z. B. »heiraten«, »im Beruf vorwärts kommen« usw.); diese stellen an sich kein legitimes Behandlungsziel dar, das eine Psychotherapie rechtfertigt.
- Es kann vorkommen, dass ein Patient nur symptomatische Ziele akzeptiert und dass die Formulierung intrapsychischer oder interpersoneller Ziele nicht gelingt. Möglicherweise erlebt der Patient subjektiv im intrapsychischen oder interpersonellen Bereich keine Probleme, und sein einziger Wunsch bezieht sich auf die Heilung seiner Symptome. Hier kann es hilfreich sein, zusätzlich zur Besserung der Symptomatik den Umgang des Patienten mit seiner Symptomatik oder die Bewältigung seiner Krankheit zum Ziel der Behandlung zu machen (Hohage 2011).

> **P:** Wenn meine Kopfschmerzen nicht wären, wäre alles in Ordnung. Ich wüsste nicht, welche Probleme ich da haben könnte. Ich möchte, dass meine Kopfschmerzen besser werden.
> **T:** Dass die Kopfschmerzen besser werden, sollte das erste Therapieziel sein. Ich schlage vor, ein weiteres Ziel zu formulieren. Da es in der Therapie meist eine Weile dauert, bis Beschwerden sich bessern, sollten wir auch daran arbeiten, was Sie tun können, um besser mit Ihren Beschwerden umzugehen und wie Sie sie günstig beeinflussen können. Könnten Sie dem zustimmen?

- Die Festlegung von Therapiezielen. Die Priorisierung und Hierarchisierung von Therapiezielen kann den Patienten schwerfallen. Dann empfiehlt es sich, die Dringlichkeit der Therapieziele zu gewichten.

> **T:** Sie haben mir erklärt, dass alle drei Therapieziele für Sie gleich wichtig und auch gleich dringlich sind. Für die Therapie ist es notwendig, die Therapieziele in eine Rangfolge nach ihrer Wichtigkeit oder Dringlichkeit zu bringen. Ich möchte Sie daher bitten, die Dringlichkeit oder Wichtigkeit nach Prozentpunkten zu gewichten, sodass alle drei Problembereiche zusammen 100 Prozent ausmachen. Wieviel Prozent an Dringlichkeit oder Wichtigkeit würden Sie dem ersten Therapieziel zuordnen?

- Es kann weiterhin vorkommen, dass Patienten sich »überfordert«, »eingeengt«, »gedrängt« oder »unter Leistungsdruck gesetzt« fühlen, wenn ihnen die Festlegung auf die Formulierung eines interpersonellen Zieles abverlangt wird. In diesen eher seltenen Fällen kann es auch sinnvoll sein, auf die explizite Formulierung eines interpersonellen oder intrapsychischen Zieles zu verzichten. Dies kommt dann in Betracht, wenn vor allem die Vermittlung einer positiven Beziehungserfahrung intendiert wird.

Unter Beachtung dieser Grundsätze ließen sich die anfänglich genannten drei Therapieziele wie folgt umformulieren:

> **Ziel 1:** Ich möchte nicht mehr so stark unter Kopfschmerzen leiden. Was kann ich tun, damit die Kopfschmerzen besser werden?
> **Ziel 2:** Ich möchte zu mehr Selbstbewusstsein gelangen. Ich möchte, dass ich meinem Mann besser sagen kann, wenn ich mit etwas nicht einverstanden bin.
> **Ziel 3:** Ich möchte mich bei meiner Arbeit besser konzentrieren können. Ich möchte Wege finden, um mich bei meiner Arbeit besser konzentrieren zu können.

Selbstverständlich können sich die Therapieziele während des Verlaufs der Therapie ändern. Zu Therapiebeginn formulierte Therapieziele können ihre Bedeutung verlieren, und neue Therapieziele können sich als notwendig erweisen. Nichts wäre widersinniger als ein starres Festhalten an einmal vereinbarten Therapiezielen ohne Berücksichtigung der vorrangigen Patientenbedürfnisse. Die Kenntnis der ursprünglich vereinbarten Therapieziele ermöglicht uns jedoch eine bewusste Reflexion der Abweichung von diesen Zielen und bewahrt uns vor einem planlosen Ausufern der bearbeitenden Thematik.

Anforderungen an Therapieziele

Therapieziele sollen
- die Ziele des Patienten sein
- mit den Möglichkeiten der zeitbegrenzten Therapie realistisch erreichbar sein
- konkret und klar sein
- so beschaffen sein, dass ihr Erreichen dem Patienten zuträglich ist
- affektbesetzt sein
- die Motivation und Neugier des Patienten wecken
- lösungsorientiert formuliert werden
- möglichst auch eine intrapsychische oder interpersonelle Komponente haben

9.3 Der Fokus der Therapie

Im nächsten Schritt geht es darum, auf der Basis der gemeinsam erarbeiteten Therapieziele und aller verfügbaren Informationen zur Psychodynamik des Patienten den *Fokus*, die Hauptproblematik und die zentrale Hypothese zu erarbeiten. Der Fokus soll Ihnen bei Ihrer Arbeit als Orientierungshilfe dienen.

Verschiedene Autoren haben sich bemüht, geeignete Techniken zur Formulierung des Fokus zu entwickeln. Klüwer (1971) und später Lachauer (1992) haben zur Entwicklung eines Fokus auf die Mithilfe interkollegialer »Fokalkonferenzen« zurückgegriffen. Im Zusammenwirken der dort versammelten Diagnostiker wurde versucht, den Fokus in die konkrete Form eines *Fokalsatzes* zu kleiden, der die Form einer Deutung hat. Der Fokalsatz ist aus zwei zentralen Teilen zusammengesetzt, die mit dem Wort *»weil«* verbunden sind. Dabei benennt der erste Teil das Hauptproblem des Patienten, während der zweite Teil eine *psychodynamische Hypothese über die unbewussten Hintergründe* dieses Hauptproblems enthält.

Ein Beispiel: Bei einem Patienten, der wegen seines sozialen Überengagements zu Erschöpfungszuständen und depressiven Verstimmungen neigte, wurde der Fokalsatz formuliert: »Ich muss immer Retter sein, weil ich sonst Täter oder Opfer bin« (Lachauer 1992, S. 39).

Wir folgen in den weiteren Ausführungen den Empfehlungen von Lachauer (1992), die uns besonders geeignet erscheinen, um in zwei Zentrierungsschritten ein aktuelles Hauptproblem mit einer Hypothese über dessen zentralen Hintergrund zu verbinden. Wir glauben, dass sein Vorgehen auch dann von hohem praktischen Nutzen sein kann, wenn die Einrichtung einer klinischen Fokalkonferenz nicht zur Verfügung steht. Mit Lachauer bevorzugen wir die Formulierung des Fokalsatzes in der Ich-Form, weil diese in besonderem Maße zur Identifikation mit der Sichtweise des Patienten einlädt.

Dabei scheint es uns von Bedeutung zu sein, dass die Möglichkeit der Formulierung eines Fokus keineswegs nur der Arbeit mit Patienten vorbehalten ist, bei denen leicht eine konflikthafte Psychodynamik erkennbar ist, sondern auch auf jene anzuwenden sein sollte, deren Ich-strukturelle Störung nicht primär in Begriffen der Konfliktpathologie fassbar ist. *Ein Fokus kann immer erarbeitet werden* – was nicht besagt, dass damit schon die Indikation zu einer Fokal- oder Kurztherapie gestellt wäre.

- Den ersten Teil der Fokusformulierung (die »erste Zentrierung« nach Lachauer) möchten wir den expliziten Teil des Fokus nennen. Er enthält das aktuelle Hauptproblem, soweit es sich aus den Therapiezielen ergibt und soweit es im Vorfeld der Therapie gemeinsam mit dem Patienten herausgearbeitet werden konnte. Das Hauptproblem kann in einer aktuellen Symptomatik oder in aktuellen interpersonellen Schwierigkeiten bestehen. Zusätzlich sollten nach Möglichkeit auch die aktuellen Auslösebedingungen in die Formulierung aufgenommen werden, z. B. die bereits erkannten Zusammenhänge zwischen Auslösesituationen und jeweiliger Symptomatik, z. B. Kopfschmerzen.
- Der psychodynamische Teil des Fokus beinhaltet die auf die Entwicklung der Hauptproblematik begrenzte Psychodynamik. Er bildet die Handlungsorientierung für die Interventionen im Verlaufe der Behandlung. Dieser Fokusteil umfasst z. B. den Konflikt des Patienten mit Wunsch und Abwehr und den daraus resultierenden Affekten.

Den ersten Teil der Fokusformulierung können Sie, wenn Sie dies für sinnvoll halten, dem Patienten mitteilen. Der zweite Teil des Fokus wird dem Patienten nicht mitgeteilt; seine Erarbeitung ist Teil der Therapie.

Grundsätzlich stellt der Fokus ein *Arbeitsmittel* dar, das zu Beginn der Therapie festgelegt wird. Manchmal wird der dynamische Fokus nicht innerhalb der ersten wenigen Sitzungen klar, sondern erst im weiteren Verlauf. Möglicherweise müssen Sie den Fokus im Laufe der Therapie noch modifizieren. Versuchen Sie nicht, krampfhaft an einem Fokus festzuhalten, wenn deutlich wird, dass die bisherige Arbeit am Fokus ein noch wichtigeres Konfliktthema verdeckt hat.

9.4 Die Formulierung des expliziten Teils des Fokus

Bei der Formulierung des expliziten Teils des Fokus kommt es darauf an, möglichst genau und prägnant die *Hauptproblematik* des Patienten zu treffen. Ausgangspunkte für die Formulierung des expliziten Teils des Fokus können sein (Schacht et al. 1984):

- die Auslösung eines Symptoms körperlicher oder psychischer Art, z. B.:

> »Ich bekomme Kopfschmerzen, wenn ich mit etwas nicht einverstanden bin, es aber nicht sagen kann, weil …«

- die bewussten Anteile eines intrapsychischen Konflikts, beispielsweise ein Konflikt zwischen eigenen Wünschen und eigenen Normen, z. B.:

> »Ich bekomme Schuldgefühle, wenn ich meine Interessen durchsetze, weil …«

- die bewussten Anteile eines interpersonellen Konflikts, beispielsweise ein Konflikt zwischen eigenen Bedürfnissen oder Wünschen und ihrer Realisierung aufgrund der antizipierten Reaktionen der Interaktionspartner, z. B.:

> »Ich traue mich auch dann nicht, wenn ich Hilfe dringend nötig habe, andere Menschen um Hilfe zu bitten, weil …«
>
> »Wenn ich Menschen um etwas bitte, erfahre ich stets Ablehnung und Zurückweisung, weil …«
>
> »Ich bekomme keine Kontakte zu anderen Menschen, obwohl ich sie mir wünsche, weil …«
>
> »Ich neige dazu, mich für andere aufzuopfern und vernachlässige meine eigenen Interessen, weil …«
>
> »Ich klammere mich an Partner, die mich verachten und misshandeln, weil …«

- die Verarbeitung eines Verlustereignisses, beispielsweise eines vergangenen, gegenwärtigen, antizipierten; Verluste signifikanter Bezugspersonen; Verluste von Gesundheit, Arbeit, Status, Selbstbild, z. B.:

> »Die Verarbeitung des Todes meiner Mutter gelingt mir nicht, weil …«

- ein Entwicklungsdefizit, beispielsweise das Nichterreichen bestimmter selbst- oder fremdgesteckter Entwicklungsziele, z. B.:

> »Meine partnerschaftlichen Beziehungen scheitern immer wieder, weil …«
>
> »Obwohl ich es mir wünsche, finde ich keinen Partner, weil …«

- ein maladaptives Verhaltensmuster im Umgang mit sich selbst oder anderen, z. B.:

> »In Situationen, in denen ich mich allein gelassen fühle, füge ich mir Verletzungen zu, weil …«

Einige Besonderheiten seien erwähnt:

Es kann vorkommen, dass Patienten auslösende Bedingungen für ihre Symptomatik nicht identifizieren können. Dann bestünde das Hauptproblem in der Tatsache der Symptomatik selbst, z. B.

> »Ich leide fortgesetzt unter Schmerzen im Unterbauchbereich, weil …«

oder im Scheitern der Bewältigungsbemühungen, z. B.

> »Es gelingt mir nicht, gelassener mit den Unterbauchbeschwerden umzugehen, weil …«

Manchmal stehen *Probleme der therapeutischen Arbeitsbeziehung* so sehr im Vordergrund, dass das Zustandekommen oder die Fortsetzung der therapeutischen Arbeitsbeziehung davon abhängt, ob diese Probleme gelöst werden können. In diesen Fällen sollten Sie dem Problem in der therapeutischen Arbeitsbeziehung Vorrang bei der Fokusformulierung einräumen.

> »Ich kann mir nicht vorstellen, vor einem fremden Menschen (wie dem Therapeuten) mein Innerstes offen zu legen, weil …«

Ebenso kann ein *zentrales Widerstandsphänomen* sich für die Fokusformulierung eignen, beispielsweise wenn die Auseinandersetzung mit dem Widerstandsphänomen die Voraussetzung für das Erreichen der Therapieziele darstellt, z. B.

> »Ich erlebe alle meine Beziehungen als konfliktfrei und harmonisch und kann keine Zusammenhänge zwischen Symptomen und Beziehungen erkennen, weil …«

Eigene *Gegenübertragungsgefühle* und die Kenntnis der frühen Objektbeziehungen können wichtige Hinweise zur Erfassung der Hauptproblematik geben. Auch wiederkehrende *frühe Erinnerungen, Träume, Tagträume oder Fantasien* können wegweisend sein, um herauszufinden, worin die zentrale Thematik bestehen kann.

Um den expliziten Teil des Behandlungsfokus zu entwickeln, sollten Sie

- aus den Zielen des Patienten und Ihren Beobachtungen der therapeutischen Interaktion die aktuelle Hauptproblematik des Patienten entwickeln;
- sich Klarheit verschaffen, welche Zusammenhänge mit auslösenden Ereignissen dem Patienten bereits bewusst sind;
- eine Formulierung in den Worten des Patienten finden, die seiner Erlebens- und Denkweise nahe steht.

Ausgangspunkte für die explizite Komponente der Fokusformulierung

- Auslösung von Symptomen
- Konflikte intrapsychischer oder interpersoneller Art
- Verarbeitung von Verlusterlebnissen
- Entwicklungsdefizite
- maladaptive Verhaltensmuster
- bewusste Ich-Funktionsdefizite

9.5 Die Formulierung des psychodynamischen Teils des Fokus

Der zweite Teil der Fokusformulierung stellt, mit dem ersten Teil durch die Konjunktion »weil« verknüpft, eine *hypothetische Aussage über den unbewussten psychodynamischen Hintergrund* der Problematik des Patienten dar, wobei dieser in Begriffen der Konfliktpathologie oder als Ich-strukturelles Defizit formuliert werden kann. Hierzu sollten Sie alle Ihnen vorliegenden Informationen auf der interpersonellen und intrapsychischen Ebene zusammentragen, aber auch alle Informationen über Einstellungen und Verhaltensweisen des Patienten in Bezug auf die Therapie und Ihre Person sowohl auf der Ebene der Realbeziehung sowie auf der Ebene der Übertragungsbeziehung zusammenstellen.

Durch die Art, wie Sie den psychodynamischen Fokus formulieren, setzen Sie wichtige Akzente für die Wahl Ihrer Interventionstechnik. So haben Sie die Möglichkeit, als Hypothese für die Problematik des Patienten einen unbewussten intrapsychischen oder interpersonellen Konflikt anzunehmen, den es klärend, konfrontierend und deutend bewusst zu machen gilt. In Identifikation mit dem Patienten können Sie für sich beispielsweise folgende Fokusformulierungen wählen:

> »Ich bekomme Kopfschmerzen, wenn ich mit etwas nicht einverstanden bin, es aber nicht sagen kann, weil ich wütend und gekränkt bin, dass man mich nicht wortlos versteht.«
>
> »Ich bekomme Schuldgefühle, wenn ich meine Interessen durchsetze, weil ich mich dadurch innerlich gegen meine Mutter stellen würde, die sich stets für andere aufgeopfert hat und von mir das gleiche Verhalten erwarten würde.«
>
> »Die Verarbeitung des Todes meiner Mutter gelingt mir nicht, weil meine Hassgefühle gegenüber der Mutter die positiven Gefühle zerstören könnten.«
>
> »Ich neige dazu, mich für andere aufzuopfern und vernachlässige meine eigenen Interessen, weil ich mich ohne die Wertschätzung und Anerkennung durch andere nicht akzeptieren könnte.«
>
> »Meine Partnerschaften scheitern immer wieder, weil ich innerlich an meinen Vater gebunden bin, auf dessen exklusive Liebe und Anerkennung ich noch immer angewiesen bin.«

Oder Sie können eine *Hypothese über defizitäre Ich-Funktionen* des Patienten formulieren, wobei ein maladaptives Verhalten des Patienten als letztlich unbefriedigende, aber dennoch adaptive Bewältigungsform im Interesse des Selbstschutzes vor dem Hintergrund defizitärer Ich-Funktionen verstehbar wird. In Ihren Interventionen ginge es dann darum, die defizitären Ich-Funktionen zu stärken und alternative Formen des Selbstschutzes zu entwickeln:

> »Ich bitte andere Menschen nicht um Hilfe, auch wenn ich Hilfe dringend nötig habe, weil das Erleben von Ablehnung mich in eine unerträgliche Selbstwertkrise stürzen würde.«
>
> »Wenn ich Menschen um etwas bitte, erfahre ich stets Ablehnung und Zurückweisung, weil ich mich fordernd, arrogant und ansprüchlich gebe, um nicht als klein und hilfsbedürftig zu gelten.«
>
> »Ich bekomme keine Kontakte zu anderen Menschen, obwohl ich es möchte, weil ich mich vor Verletzungen nicht schützen kann, wenn ich ihre Nähe suche.«
>
> »Ich klammere mich an Partner, die mich verachten und misshandeln, weil ich das Alleinsein nicht ertragen kann.«
>
> »In Situationen, in denen ich mich allein gelassen fühle, füge ich mir Verletzungen zu, weil ich die Überflutung durch negative Emotionen nicht aushalten kann.«
>
> »Obwohl ich es mir wünsche, finde ich keinen Partner, weil ich fürchte, meine Eigenständigkeit und Selbstbestimmung zu verlieren, wenn ich mich auf eine nahe Beziehung einlasse.«

9.6 Die Formulierung des Fokus als positive Lösungsvision

Unter dem Blickwinkel der Ressourcenorientierung kann ein zusätzlicher Schritt darin bestehen, die bisher gefundenen Fokusformulierungen noch einmal in Richtung einer positiven Lösungsvision umzuformulieren. Diese Variante der Fokusformulierung bietet Ihnen – neben der Ressourcen aktivierenden Wirkung von Lösungsvisionen – die Möglichkeit, sich den therapeutischen Weg als Lösungsweg vor Augen zu führen.

Transformieren Sie dazu den expliziten Teil

des Fokus von der Problembeschreibung in die Beschreibung einer antizipierten Lösung des Problems. Den psychodynamischen Teil des Fokus transformieren Sie so, dass er die antizipierte Lösung des zugrunde liegenden psychodynamischen Konflikts zum Ausdruck bringt. Die auf die Vergangenheit verweisende kausale Weil-Verknüpfung ersetzen Sie dabei durch eine zukunftsorientierte Wenn-Verknüpfung.

> »Ich könnte weniger unter Kopfschmerzen leiden, wenn ich mir zunächst meine Enttäuschung und Wut darüber eingestehe, dass ich meine Wünsche erst mühsam erklären muss, und anschließend dann doch versuche, mich mitzuteilen.«
>
> »Ich werde weniger Schuldgefühle bei der Durchsetzung meiner Interessen haben, wenn ich mir klarmache, dass ich damit meiner Mutter nicht schade, obwohl diese sich stets für andere aufgeopfert hat und von mir das gleiche Verhalten erwarten würde.«
>
> »Ich könnte den Tod meiner Mutter besser verarbeiten, wenn ich mir klar mache, dass ich auch Hassgefühle ihr gegenüber empfinde, dass diese aber die positiven Gefühle für sie nicht zerstören können.«
>
> »Ich muss mich weniger für andere aufopfern und brauche meine eigenen Interessen nicht so stark zu vernachlässigen, wenn ich mich auch ohne die Wertschätzung und Anerkennung durch andere besser akzeptieren kann.«
>
> »Meine Partnerschaften werden besser gelingen, wenn ich die innere Bindung an den Vater lockern kann und nicht mehr so sehr auf seine exklusive Liebe und Anerkennung angewiesen bin.«
>
> »Ich werde andere Menschen besser um Hilfe bitten können, wenn ich es schaffe, auch bei einer Ablehnung ein positives Selbstwertgefühl zu bewahren.«
>
> »Ich werde mehr Kontakte zu anderen Menschen haben können, wenn ich mich besser vor Verletzungen schützen kann, die immer bei nahen Beziehungen auftreten können.«
>
> »Ich werde mich nicht mehr an Partner klammern, die mich verachten und misshandeln, sobald ich das Alleinsein besser ertragen kann.«
>
> »Ich werde mir auch in Situationen, in denen ich mich allein gelassen fühle, keine Verletzungen mehr zufügen, weil ich daran arbeite, eine Überflutung durch negative Emotionen zu verhindern.«
>
> »Ich könnte leichter einen Partner finden, wenn ich nicht mehr fürchten muss, in einer nahen Beziehung meine Eigenständigkeit und Selbstbestimmung zu verlieren.«

Auch die positive Funktion des Symptoms kann in die Fokusformulierung integriert werden. Eine allgemeine Form dieser Fokusformulierung könnte z. B., in Anlehnung an Kämmerer (1999), wie folgt lauten:

> »Meine Symptome helfen mir, meine Affekte wahrzunehmen, wenn ich... (Konfliktbeschreibung oder fehlende Bewältigungsmechanismen im Konflikt), bis ich es wage,... (Veränderungen als Lösung aus dem Konflikt).«

So kann konkret beispielsweise ein Fokus formuliert werden:

> Meine Schmerzen helfen mir, meine Gefühle von Scham, Wut und Enttäuschung wahrzunehmen, wenn ich mich in Beziehungen abgrenzen möchte, es aber nicht zu sagen wage, bis ich in der Lage bin, meine Gefühle wahrzunehmen, sie zu akzeptieren und meine Interessen in Beziehungen offen und angemessen zu vertreten.

9.7 Sollte der explizite Teil des Fokus dem Patienten mitgeteilt werden?

Es gibt unterschiedliche Auffassungen zu der Frage, ob der erste, explizite Teil der Fokusformulierung – sei es in der »klassischen« Form oder in der Form der positiven Zukunftsvision – dem Patienten mitgeteilt werden sollte oder nicht. Manche Autoren (z. B. Klüwer 1971) befürchten, dass die Mitteilung zu unnötigen Rationalisierungen führen könnte. Andere haben dagegen gute Erfahrungen damit gemacht, dem Patienten zumindest die bewussten Anteile des Fokus in einer für ihn nachvollziehbaren Formulierung mitzuteilen.

Nach unserer Auffassung haben beide Vorgehensweisen ihre Vorteile und ihre Nachteile.

- Wenn Sie dem Patienten den expliziten Teil des Fokus mitteilen, erfahren Sie dessen Reaktion auf Ihre Fokusformulierung und können sich so nochmals seiner Kooperation versichern oder aber mögliche Korrekturen der Formulierung vornehmen.
- Der Verzicht auf die Mitteilung des Fokus hätte demgegenüber den Vorteil, dass Sie freier in der Formulierung sind und auch beobachtete Aspekte der aktuellen Interaktion in die Formulierung aufnehmen könnten, die dem Patienten noch nicht zugänglich sind.

In einem unserer Beispiele wurde aufgrund der initialen Diagnostik deutlich, dass die Kopfschmerzen einer Patientin immer dann einsetzten, wenn sie mit Wünschen ihres Ehemannes nicht einverstanden war, ihm dies aber nicht mitteilte, sondern hoffte, er möge es spüren. Regelmäßig war sie enttäuscht über sein Unverständnis, zog sich zurück, litt unter den Kopfschmerzen, zweifelte an sich und konnte sich am folgenden Tag nicht auf ihre Arbeit konzentrieren.

Wenn der Zusammenhang zwischen auslösender Situation und Auftreten der Symptomatik bereits bekannt ist, könnte die Formulierung des Fokus dann – in der »klassischen« Form oder in der Form der positiven Zukunftsvision – wie folgt erläutert werden:

> **T:** Wir haben herausgefunden, dass die Kopfschmerzen vor allem dann einsetzen, wenn Sie mit einem bestimmten Verhalten Ihres Mannes nicht einverstanden sind, ihm dies aber auch nicht sagen möchten. Sie zweifeln dann an sich, am folgenden Tag können Sie sich bei der Arbeit nicht konzentrieren. Ich möchte Ihnen daher vorschlagen, dass Sie die Therapie unter folgendes Thema stellen:
> »Ich möchte herausfinden, warum ich es meinem Mann nicht sagen kann, wenn ich mit seinem Verhalten nicht einverstanden bin.«
> Oder: »Ich werde es meinen Mann sagen können, wenn ich mit seinem Verhalten nicht einverstanden bin. Damit ich das schaffe, werde ich herausfinden, was mich bisher blockiert hat.«
> Wären Sie damit einverstanden?

Wenn dagegen die Zusammenhänge zwischen symptomauslösender Situation und Symptomatik nicht bekannt sind, könnte die Formulierung des expliziten Teils des Fokus lauten:

> **T:** Ich möchte Ihnen daher vorschlagen, dass Sie Ihre Aufgabe in der Therapie wie folgt formulieren: »Ich möchte herausfinden, warum ich so häufig Kopfschmerzen bekomme«.

9.8 Alternative Formen der Fokusformulierung

Zum Schluss möchten wir als alternative Formen der Fokusentwicklung noch die Vorschläge von Luborsky (1999) und von Strupp & Binder (1993) erwähnen.

Die Methode des »Zentralen Beziehungskonfliktthemas« (ZBKT) von Luborsky (1999) identifiziert aus den vom Patienten geschilderten Beziehungsepisoden drei Komponenten:

- die Wünsche, Bedürfnisse und Absichten des Patienten gegenüber einer anderen Person
- die Reaktion der anderen Person (»Reaktion des Objekts«)
- die Reaktion des Patienten darauf (»Reaktion des Selbst«)

Ein Nachteil dieses vor allem in wissenschaftlichen Kontexten verwendeten Verfahrens für die alltagspraktische Anwendung liegt in der Notwendigkeit, Verbatimprotokolle anzufertigen, aus denen die zur Fokusformulierung benötigten Beziehungsepisoden extrahiert werden. Möglicherweise kann es aber auch gelingen, die genannten Komponenten auf der Basis der klinischen Diagnostik zu erarbeiten.

- **Wunsch:**
  Ich möchte mich im Vergleich mit anderen Menschen, besonders Männern, gleichwertig fühlen.
- **Reaktion des Objekts:**
  Andere Menschen setzen mich herab und lassen mich spüren, wie unterlegen ich bin.
- **Reaktion des Selbst:**
  Das macht mich depressiv.

Strupp & Binder (1993) schlagen vor, zur Formulierung eines »dynamischen Fokus« fünf strukturelle Elemente zu identifizieren, die sich zu einem »zyklisch maladaptiven Beziehungsmuster« (Cyclic Maladaptive Pattern [CMP]; s. u.) zusammenfügen:

- die gewünschte, aber blockierte positive Reaktion anderer
- die erwartete negative Reaktion anderer
- das Verhalten des Patienten gegenüber anderen
- das Verhalten anderer dem Patienten gegenüber
- das Introjekt als Beschreibung des Umgangs des Patienten mit sich selbst

Die Strukturelemente eines »zyklisch maladaptiven Beziehungsmusters« (CMP) nach Strupp & Binder (1993)

- gewünschte, aber blockierte positive Reaktionen anderer (blockierte Wünsche)
- der Patient wünscht sich, von bedeutsamen anderen Menschen geliebt und unterstützt zu werden
- erwartete negative Reaktionen anderer (negative Erwartungen und Befürchtungen)
- der Patient erwartet, von bedeutsamen anderen Menschen übersehen und zurückgewiesen zu werden (so wie er sich von seinen frühen Bezugspersonen zurückgewiesen fühlte)
- Verhalten des Patienten gegenüber anderen
- der Patient zieht sich zurück und meidet soziale Kontakte (um sich vor deren Zurückweisung zu schützen)
- Verhalten anderer gegenüber dem Patienten
- die bedeutsamen anderen Menschen übersehen den Patienten und unterstützen ihn nicht (weil sie seine Not nicht erkennen)
- Verhalten des Patienten gegenüber sich selbst (Introjekt)
- der Patient entwickelt das Selbstbild eines Menschen, der nicht wert ist, wahrgenommen und unterstützt zu werden

Die klinische Formulierung des CMP basiert ebenso wie das »Zentrale Beziehungskonfliktthema« Luborskys auf erzählten Beziehungsepisoden des Patienten, darüber hinaus auch auf Szenen der aktuellen Therapeut-Patient-Beziehung. Die Anfertigung von Verbatimprotokollen ist hierfür nicht notwendig.

In einer Weiterentwicklung durch Tress et al. (1996) können die Elemente des »zyklisch maladaptiven Beziehungsmusters« mit den wichtigsten frühen Beziehungserfahrungen in Verbindung gesetzt werden, wobei sich *drei Modi der Verinnerlichung früher Beziehungserfahrungen* drei Elementen des CMP zuordnen lassen:

- Durch den Modus der Identifikation mit wichtigen Bezugspersonen wird das Verhalten gegenüber anderen Personen beeinflusst: Patienten verhalten sich gegenüber anderen Menschen so, wie eine wichtige Bezugsperson sich ihnen gegenüber verhalten hatte.
- Internalisierungen prägen die negativen Erwartungen und Befürchtungen: Patienten erwarten von ihren aktuellen Interaktionspartnern die gleichen negativen Verhaltensweisen, wie sie sie bei ihren frühen Bezugspersonen erleben mussten.
- Über den Modus der Introjektion wird das Selbstbild und der Umgang des Patienten mit sich selbst, das Introjekt, geprägt: Der Patient sieht und behandelt sich so, wie er früher von seinen wichtigsten Bezugspersonen gesehen und behandelt wurde.

Die allgemeine Form des um den lebensgeschichtlichen Aspekt erweiterten »zyklisch maladaptiven Beziehungsmusters« ist in Abbildung 9-1 dargestellt.

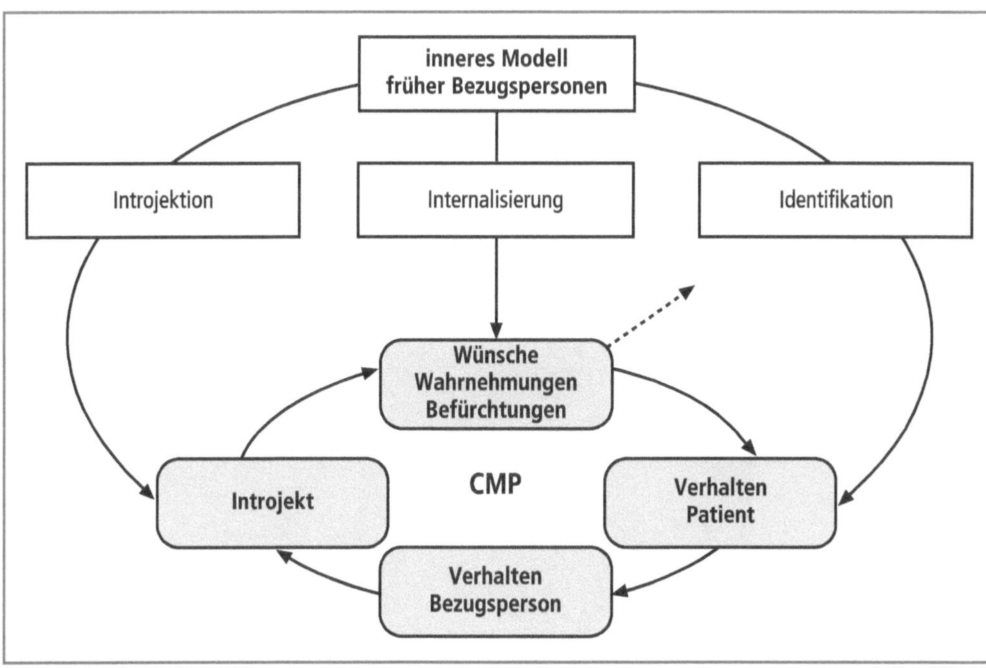

Abb. 9-1 Erweitertes »zyklisch maladaptives Beziehungsmuster« (CMP; Tress et al. 1996).

Weiterführende Literatur

Hohage R (2011). Analytisch orientierte Psychotherapie in der Praxis. Behandlungsplanung – Kassenanträge – Supervision. 5. Aufl. Stuttgart: Schattauer.

Lachauer R (2004). Der Fokus in der Psychotherapie. 3. Aufl. München: Pfeiffer.

Luborsky L (1999). Einführung in die analytische Psychotherapie. 3. Aufl. Berlin, Heidelberg: Springer.

Tress W, Henry WP, Junkert-Tress B, Hildenbrand G, Hartkamp N, Scheibe G (1996). Das Modell des zyklisch maladaptiven Beziehungsmusters und der Strukturalen Analyse Sozialen Verhaltens (CMP/SASB). Psychotherapeut; 41: 215–24.

Wöller W (2022). Diagnostik und Behandlungsplanung. In: Wöller W. Psychodynamische Psychotherapie. Lehrbuch der ressourcenorientierten Praxis. Stuttgart: Schattauer; 224–267

III. Die Anfangsphase: Beziehungsaufbau und Problemexposition

Wolfgang Wöller und Johannes Kruse

10 Ein tragfähiges Arbeitsbündnis als Basis der therapeutischen Arbeit

Entwicklung und Aufrechterhaltung der therapeutischen Arbeitsbeziehung

10.1 Die Bedeutung des Arbeitsbündnisses

Der Begriff des therapeutischen Arbeitsbündnisses oder der therapeutischen Allianz geht auf Zetzel (1956) zurück, die darin die entscheidende Voraussetzung für die Effizienz therapeutischer Interventionen sah. Nach ihrer Auffassung ist die Fähigkeit eines Patienten, ein therapeutisches Arbeitsbündnis einzugehen, von seiner Fähigkeit abhängig, stabile und vertrauensvolle Beziehungen herzustellen; diese Fähigkeit hat wiederum ihre Wurzeln in lebensgeschichtlich frühen Beziehungserfahrungen. Wo eine solche Fähigkeit nicht vorhanden ist, muss sie mittels psychotherapeutischer Techniken entwickelt werden. Sterba (1934) hatte die Bedeutung der sogenannten *therapeutischen Spaltung im Ich* hervorgehoben, mit deren Hilfe es den realitätsorientierten Ich-Anteilen des Patienten möglich ist, sich mit dem Therapeuten bei der Aufgabe der Selbstbeobachtung und Selbsterforschung zu verbünden.

Greenson (1981/2007) unterscheidet drei Aspekte der therapeutischen Beziehung: die *Übertragungsbeziehung*, die *Realbeziehung* und die *Arbeitsbeziehung*. Im Gegensatz zur Übertragungsbeziehung ist die Realbeziehung durch weitgehend unverzerrte Wahrnehmungen der realen Person des Therapeuten geprägt. Die Arbeitsbeziehung ergibt sich schließlich aus der Fähigkeit von Therapeut und Patient, in der Behandlung so zusammenzuarbeiten, dass die Ziele der Therapie erreicht werden. Auch wenn Aspekte der Übertragung die Entstehung einer Arbeitsbeziehung begünstigen können, so ist sie doch ganz überwiegend Ausdruck der Realbeziehung zwischen Patient und Therapeut. Die Position Greensons wurde in der Folgezeit kontrovers diskutiert. Einige Autoren, z. B. Brenner (1979), fanden die Unterscheidung in therapeutische Allianz und Übertragung weder theoretisch begründbar noch praktisch nützlich, während andere Autoren nachdrücklich für diese Unterscheidung eintraten (z. B. Meissner 1996).

Eine wichtige Präzisierung des Konzepts der therapeutischen Allianz lieferte Bordin (1979). Er unterschied drei Komponenten, die in allen Psychotherapien eine gute therapeutische Allianz ausmachen: eine hinreichende Übereinstimmung zwischen Patient und Therapeut hinsichtlich der gemeinsam zu bewältigenden Aufgaben, eine weitgehende Übereinstimmung hinsichtlich der zu erreichenden Ziele und eine durch Vertrauen geprägte und emotional positiv getönte Bindung (»bond«) zwischen beiden. Die Stärke des therapeutischen Bündnisses ist eine Funktion dieser drei Komponenten. Bordin hatte auch darauf hingewiesen, dass es in Abhängigkeit von den Aufgaben und Zielen der Therapie unterschiedliche Formen der Bindung geben kann: Die Bindung wird beispielsweise anders sein, wenn die Aufgabe primär darin besteht, problematische Interaktionsmuster eher rational und kognitiv zu verstehen und zu ändern, als wenn es vorrangig darum geht, Zugang zu schmerzhaften Gefühlen zu erlangen (Muran & Safran 1998).

Luborsky (1999) entwarf das Konzept der »helping alliance« und konnte in einer Vielzahl von Studien einen positiven Zusammenhang zwischen einer als hilfreich erlebten Arbeitsbeziehung und dem Behandlungserfolg nachweisen. Zwei Dimensionen der »helping alliance« ließen sich unterscheiden: Eine erste Dimension erfasst, inwieweit der Patient das Gefühl hat, ihm werde geholfen, eine zweite, inwieweit Patient und Therapeut das Gefühl haben, bezüglich der Ziele der Behandlung zusammenzuarbeiten. Zwischen der zweiten Dimension und dem Therapieergebnis zeigten sich nur ansatzweise Zusammenhänge, während die erste Dimension und das Therapieergebnis eindrucksvoll miteinander verbunden waren (Morgan et al. 1982). Einschätzungen der therapeutischen Allianz seitens der Patienten und der Therapeuten korrelieren oft nur schwach miteinander. Orlinsky & Howard (1986) kommen in ihrer Übersichtsarbeit im Wesentlichen zu dem Ergebnis, dass der Bezug zwischen Prozessvariablen und Therapieergebnis dann am engsten ist, wenn die Beurteilung vom Patienten vorgenommen wird.

Auch alle neueren Untersuchungen zeigen, dass die Qualität der therapeutischen Arbeitsbeziehung unabhängig von der jeweiligen klinischen Problemstellung und unabhängig von der gewählten Therapiemethode konsistent und positiv mit dem Behandlungsergebnis korreliert (Horvath et al. 2011; Norcross & Lambert 2011). Speziell maximiert ein tragfähiges Arbeitsbündnis die Wirksamkeit psychodynamischer Interventionen (Owen et al. 2013). Zwar wird die therapeutische Beziehung umso eher als hilfreich eingeschätzt, je stärker sich die Symptomatik bessert; doch lässt sich zeigen, dass auch das Umgekehrte gilt: Die Güte der therapeutischen Beziehung prädiziert eine nachfolgende Symptombesserung (Falkenström et al. 2013). Schon in einem sehr frühen Stadium der Therapie ist die therapeutische Allianz ein wichtiger Prädiktor des Behandlungsergebnisses (Constantino et al. 2002). Allerdings kann die Qualität der therapeutischen Allianz während des Verlaufs der Therapie auch variieren, sodass ein ständiges Aushandeln der Beziehung wichtig wird (Safran et al. 2002; Stiles et al. 2004).

Faktoren aufseiten des Patienten, die die Ausbildung einer therapeutischen Allianz beeinflussen, sind vielfältig. Einen wichtigen Einfluss hat die Bindungssicherheit (Ainsworth et al. 1978; Bowlby 1969). Sicher gebundene Personen haben es erheblich leichter als unsicher gebundene, eine tragfähige therapeutische Arbeitsbeziehung auszubilden (Black et al. 2005).

Aufseiten der Therapeuten wirken sich Faktoren wie Wärme oder Flexibilität positiv, Kühle und Rigidität negativ auf die Ausbildung einer therapeutischen Allianz aus (Ackerman & Hilsenroth 2003). Der Güte einer therapeutischen Beziehung entspricht eine biologische Synchronie, die Ähnlichkeiten mit den Synchronisierungsvorgängen in der frühen Mutter-Kind-Beziehung aufweist (Schore 2007; Wöller 2016a). Herzrate und Hautleitwiderstand synchronisieren sich (Ribeiro et al. 2013), auch wurde eine vokale Synchronie zwischen Therapeut und Patient gefunden (Imel et al. 2014). Offenbar gibt es große Unterschiede zwischen den Therapeuten, zu einem positiven Sitzungsergebnis beizutragen. Der Beitrag des Therapeuten zum Gelingen einer therapeutischen Beziehung und zu einem positiven Therapieergebnis ist entscheidender als derjenige des Patienten (Baldwin & Imel 2013; Dinger et al. 2008; Nissen-Lie et al. 2010; Owen et al. 2013). Bessere Therapieergebnisse können das Ergebnis einer größeren Fähigkeit der Therapeuten sein, konsistent stärkere Allianzen zu bilden (Del Re et al. 2012). Angesichts der Bedeutung dieser Faktoren wurde die Nutzung von Therapiemanualen – trotz vieler Vorteile – auch kritisch beurteilt. So kann eine ausgeprägte Manualtreue die natürlichen sozialen Kompetenzen vor allem erfahrener Therapeuten behindern und sich negativ auf das Arbeitsbündnis auswirken (Henry et al. 1993; Wampold 2010).

Es ist also unumstritten, dass ein tragfähiges Arbeitsbündnis die entscheidende Voraussetzung für eine gelingende Psychotherapie ist. Betrachten wir die praktischen Konsequenzen aus diesen konsistenten Forschungsergebnissen, so sind Sie mit der Notwendigkeit konfrontiert, die Entwicklung eines tragfähigen Arbeitsbündnisses zu fördern, sofern der Patient diese Voraussetzung nicht von sich aus mit in die Therapie einbringt.

In behandlungspraktischer Hinsicht werden Sie die folgenden Ausgangsbedingungen vorfinden:

- Einige Patienten kommen bereits mit der Überzeugung in die Therapie, dass Sie ihnen mit allen Ihren Möglichkeiten bei der Lösung ihrer Probleme helfen werden. Es sind meist sicher gebundene Patienten, die, meist auf der Basis befriedigender Beziehungserfahrungen, hinreichend Vertrauen in die Beziehung einbringen und die darauf eingestellt sind, gemeinsam mit Ihnen an einem umschriebenen Problem zu arbeiten. Sie neigen dazu, die therapeutische Beziehung als sicher und unterstützend zu erleben und geben Therapeuten gewissermaßen einen »Vertrauensvorschuss«, auch wenn Sie sie noch gar nicht genauer kennen können – eine unschätzbare Ressource, die wir für die Therapie nutzen können. Dies sind die »einfachen« Patienten, bei denen wenig zu tun ist, um ein tragfähiges Arbeitsbündnis herzustellen.
- Bei einer anderen Gruppe von Patienten ist es notwendig, in den ersten Sitzungen ein *Arbeitsbündnis aktiv herzustellen.* Einige Patienten kommen mit Erwartungen in die Behandlung, die nicht mit den realistischen Möglichkeiten der Therapie in Einklang zu bringen sind. In anderen Fällen wirken sich Ängste vor einer Psychotherapie erschwerend auf die Entwicklung eines Arbeitsbündnisses aus – Ängste, die teils reale, teils übertragungsbedingte Wurzeln haben. Diese Patienten müssen während der ersten Sitzungen die Erfahrung machen, dass ihre Erwartungen und Ängste ernst genommen und respektiert werden, damit sich bei ihnen allmählich das Gefühl einer fruchtbaren Zusammenarbeit einstellen kann. Hier spielen Fragen der Technik der Entwicklung eines Arbeitsbündnisses eine bedeutsame Rolle. Sie sollen deshalb auch Gegenstand dieses Kapitels sein.
- Schließlich gibt es die Gruppe der »schwierigen« Patienten, bei denen die *Aufrechterhaltung des Arbeitsbündnisses* die *zentrale Aufgabe* während der gesamten Dauer der Behandlung bleibt. Es sind oft Patienten mit einer Grundstörung im Sinne von Balint (1970/2012), die aufgrund ihrer frühen Beziehungserfahrungen keine vertrauensvolle Grundeinstellung mitbringen und von daher stets zweifeln, ob Sie ihnen tatsächlich helfen können und wollen. Unter bindungstheoretischem Blickwinkel sind es in der Regel Patienten mit *unsicherem* oder *desorganisiertem Bindungsstil,* mit denen es schwierig ist, ein tragfähiges Arbeitsbündnis aufzubauen (Bowlby 1969; Daniel 2006; Main 1995).

Von den Patienten mit einem unsicheren Bindungsstil sind klinisch vor allem drei Gruppen von Patienten zu beachten:

- Patienten mit einem *unsicher-ambivalenten Bindungsstil* neigen dazu, sich in einem

Moment hilflos, überfordert und anklammernd und im nächsten Moment vorwurfsvoll, feindselig und abweisend zu verhalten (Slade 1999; Strauß 2000, 2006).
- Patienten mit einem *unsicher-vermeidenden Bindungsstil* haben hingegen die Tendenz, die eigene Bedürftigkeit und die Bedeutung von Beziehungen im Allgemeinen zu leugnen, was die Bedeutung der therapeutischen Beziehung einschließen kann. Sie wirken oft unnahbar, fragen selten nach Hilfe oder lehnen diese ab, wenn sie ihnen angeboten wird. Im Gegensatz zu den unsicher-ambivalent gebundenen Patienten, die oft Schwierigkeit haben, ihre heftigen Emotionen zu regulieren, neigen die unsicher-vermeidenden Patienten zu einem emotionsarmen und versachlichenden Interaktionsstil (Slade 1999).
- Patienten mit einem *desorganisierten Bindungsstil* verfügen über keine konsistente Bindungsstrategie und zeigen ein verwirrendes und widersprüchliches Bindungsverhalten. Ein solches Bindungsmuster verweist auf schwere Traumatisierungen durch Misshandlung und Vernachlässigung in der Kindheit (Liotti 1995; Main & Solomon 1990).

Bei allen Patienten mit unsicherer oder desorganisierter Bindung kann es lange dauern, bis sie zumindest eine rudimentäre Bindungssicherheit in der Therapie erlangen und den Therapeuten als ein ausreichend gutes Objekt erleben können. Bei diesen Patienten gilt ebenfalls, dass Techniken zur Entwicklung und Aufrechterhaltung eines Arbeitsbündnisses von herausragender Bedeutung sind.

Im Allgemeinen werden Sie einen Patienten, sei er sicher oder unsicher gebunden, umso leichter für eine produktive Zusammenarbeit in der Therapie gewinnen können, je stärker Sie seine *Grundbedürfnisse* berücksichtigen. Nach Grawe (2004), der sich in seiner Systematik an Epstein (1990) anlehnt, sind diese allgemein menschlichen Grundbedürfnisse: das Bedürfnis nach Orientierung und Kontrolle, das Bedürfnis nach Bindung, das Bedürfnis nach Selbstwerterhöhung und Selbstwertschutz und das Bedürfnis nach Lustgewinn und Vermeidung von Unlust. Wir haben noch das Bedürfnis nach Sicherheit und Wohlbefinden (Joffe & Sandler 1967a, b) hinzugefügt und – quasi als übergeordnetes Bedürfnis – an die erste Stelle gesetzt.

10.2 Atmosphäre von Sicherheit und Wohlbefinden

Um ein tragfähiges Arbeitsbündnis zu entwickeln, müssen Patienten sich in der Therapie sicher und wohl fühlen können. Ein Gefühl der Sicherheit ist aus neurobiologischer Perspektive notwendig, damit Psychotherapie ihre Wirkung entfalten kann. Nur wenn die Bereitschaft zu Stressreaktionen vermindert und die kortikale Aktivität erhöht ist, können neue neuronale Verbindungen entstehen (Allison & Rossouw 2013; Schore 2012).

Oft ist es notwendig, Aspekte der äußeren Sicherheit im Blick zu haben, ohne deren Berücksichtigung jede Psychotherapie fehlschlagen würde: die körperliche Sicherheit und die soziale Sicherheit. In körperlicher Hinsicht ist zu klären, ob schwere behandlungsbedürftige Erkrankungen bestehen oder ob eine andere äußere Gefahr für die persönliche Sicherheit besteht. In sozialer Hinsicht müssen wir uns vergewissern, ob für Lebensunterhalt und Wohnung gesorgt ist.

Auch auf der emotionalen Ebene sollen die Patienten ein Gefühl der Sicherheit und des Wohlbefindens entwickeln. Nur wenn Patienten ein ausreichendes Sicherheitsgefühl in der Therapie haben, werden sie sich auch bereitfinden, unangenehme Emotionen zu ertragen.

Patienten mit Traumatisierungen in der Vorgeschichte können oft nur schwer ein Sicherheitsgefühl in der Therapie entwickeln. Sie brauchen dabei unsere aktive Unterstützung. Manchmal genügen einige geringfügige Modifikationen der Rahmenbedingungen, um das Sicherheitsgefühl und damit die Arbeitsfähigkeit eines Patienten zu erhöhen. Um nur einige Beispiele zu nennen: Manche Patienten erleben es als hilfreich, wenn der Raum geringfügig aufgehellt oder verdunkelt wird. Andere würden sich gerne ein eigenes Kissen mitbringen. Wieder andere Patienten würden gern die Sitzanordnung geringfügig ändern. Nicht wenige erleben es als wohltuend, wenn sie den Sitzabstand zu uns etwas vergrößern oder wenn sie mit Blickrichtung zur Tür sitzen können. Die meisten Patienten wagen es nicht, solche Wünsche oder Bedürfnisse von sich aus zu äußern. Umso wichtiger ist es, dass wir sie aktiv fragen, was sie brauchen und was wir tun können, um ihr Sicherheitsgefühl in der therapeutischen Beziehung zu verbessern.

10.3 Bedürfnis nach Orientierung und Kontrolle respektieren

Das Bedürfnis nach Orientierung und Kontrolle gehört zu den Grundbedürfnissen des Menschen. Nicht wenige Patienten haben zu Beginn einer Behandlung das beschämende Gefühl des *Kontrollverlusts*. Das Gefühl, in der aktiven Lebensbewältigung versagt zu haben und nun passiv auf fremde Hilfe angewiesen zu sein, kann das Wohlbefinden nachhaltig beeinträchtigen. Hier kann es im Sinne des Wirkfaktors der Ressourcenaktivierung wichtig sein, dem Patienten das Gefühl der aktiven Gestaltung und Mitwirkung zurückzugeben. Die Einbeziehung des Patienten in die Ziel- bzw. Fokusformulierung wie auch die Informationen vor Beginn der Behandlung darüber, wie die Störung zu verstehen ist, wie sie behandelt wird und was er selbst dazu beitragen kann, können dabei helfen, das Gefühl des Kontrollverlusts zu verringern.

Das Bedürfnis nach Orientierung und Kontrolle wird vor allem gestärkt, wenn Sie Vorgehensweisen und Schritte in der Therapie transparent machen. Dies ist sicherlich in den psychodynamischen Therapieformen weniger stringent möglich als etwa in der Verhaltenstherapie, aber in Grenzen dennoch realisierbar.

> T: Mir scheint es am besten zu sein, wenn Sie zunächst einmal versuchen, genau nachzuvollziehen, durch welches Erleben Sie in diese depressive Verstimmung gekommen sind. Später werden wir versuchen, Wege zu erarbeiten, wie Sie künftig mit derartigen Zuständen besser umgehen können.

Nicht nur die Phänomene des Krankheitsgeschehens, sondern auch viele Aspekte des therapeutischen Geschehens selbst können den Patienten ängstigen und verunsichern. Daher ist Transparenz ein wichtiges Gebot. Ermutigen Sie die Patienten, Fragen zu stellen, soweit sie das Störungsbild und die Therapie betreffen. Sie kommen damit dem Grundbedürfnis des Patienten nach Orientierung und Kontrolle entgegen. Im Allgemeinen haben Erläuterungen und Erklärungen eine angstmindernde Wirkung. Sie sollten allerdings nicht ihrerseits angsterregende Momente enthalten. Manche Fragen werden Sie nicht beantworten können, da die dafür notwendigen Informationen sich erst im weiteren therapeutischen Prozess erschließen. Dies mitzuteilen kann ebenfalls die Transparenz erhöhen. Wichtig ist vor allem, dass bei den Patienten nicht das Gefühl zurückbleibt, es geschehe etwas Geheimnisvolles oder Unkalkulierbares mit ihnen.

Nicht immer ist es möglich und sinnvoll,

wissenschaftlich *exakte Erläuterungen* zu geben; auch unexakte Erklärungen können die Aufgabe der Angstminderung erfüllen, wenn sie plausibel sind und helfen, den Erlebensraum des Patienten zu strukturieren.

> T: Ihre Ängste hängen vermutlich damit zusammen, dass Ihre Gefühle gegenüber älteren Männern noch nicht ausreichend geklärt sind.

Bei einigen Störungsbildern sind edukative Maßnahmen essenzieller Bestandteil der Therapie, namentlich bei Angsterkrankungen (▶ Kap. 36) und Traumafolgestörungen (▶ Kap. 39).

Auch im weiteren Verlauf der Behandlung kann es wichtig sein, das Bedürfnis des Patienten nach *Kontrolle* zu respektieren. Sie können den Patienten

- wählen lassen, welche Thematik er als nächstes behandeln möchte,
- mitentscheiden lassen, ob er an einem bestimmten Punkt weiterarbeiten möchte oder nicht,
- befragen, ob er einer von Ihnen vorgetragenen Sichtweise zustimmen kann oder nicht und seine Reaktion darauf ernst nehmen.

Hierzu einige Beispiele:

> T: Was meinen Sie, womit sollten wir beginnen und woran sollen wir als nächstes arbeiten?
> T: Ich sage Ihnen, welchen Zusammenhang ich da vermute, und Sie entscheiden, ob diese Sichtweise für Sie im Moment hilfreich ist.
> T: Ich schlage vor, dass wir in dieser Stunde vermehrt auf Ihre Schwierigkeit der Abgrenzung gegenüber Herrn A. achten. Was meinen Sie dazu?

Es hat sich auch bewährt, sich häufiger zu vergewissern, ob die gemeinsame Arbeit für den Patienten so, wie sie geschieht, hilfreich ist.

> T: Ist es für Sie okay, wenn wir noch etwas bei dem Thema X bleiben?

10.4 Bindungsbedürfnisse berücksichtigen

Das Bindungsbedürfnis gehört zu den Grundbedürfnissen des Menschen; das Bindungssystem ist eines der basalen emotionalen Systeme (Panksepp 1998). Es ist das Verdienst der Bindungsforschung, auf die grundlegende Bedeutung einer adäquaten Bindungserfahrung für die menschliche Entwicklung hingewiesen zu haben. Besonders bei Patienten mit *unsicheren Bindungsstilen* ist die Berücksichtigung der Bindungsbedürfnisse und Bindungsstile von großer Bedeutung.

- Im Allgemeinen können Sie dem Bedürfnis Ihres Patienten nach Bindung dadurch nachkommen, indem Sie sich ihm zuwenden, ihm Ihre ungeteilte Aufmerksamkeit schenken und ihm durch Ihre Körperhaltung und den Tonfall Ihrer Stimme zu verstehen geben, dass er willkommen ist.
- Bemühen Sie sich, sich Ihrem Patienten gegenüber nicht künstlich, sondern möglichst natürlich zu verhalten. Man glaubte lange Zeit, dass eine sehr zurückhaltende Art des Therapeuten notwendig sei, damit sich Übertragungsprozesse besser entfalten können. Die Erfahrung zeigt jedoch, dass Übertragungsphänomene sich auch dann entwickeln, wenn Therapeuten aktiver intervenieren. Sie sollten Ihre Spontaneität nicht einschränken, sondern sich so verhalten, wie es Ihrem persönlichen Stil entspricht. Es ist unerlässlich, die eigene Persönlichkeit mit ihren Stärken und Schwächen zu kennen, um die Stärken für die Behandlung von Patienten effektiv nutzen zu können. Zum Patienten natürlich sein heißt auch, ihn menschlich anteilnehmend zu behandeln, wenn er er-

krankt ist, wenn ein Todesfall eingetreten ist, wenn er einen Unfall erlitten hat oder wenn ihm sonst ein Unglück zugestoßen ist. Eine »therapeutische« Haltung der künstlichen Zurückhaltung wäre in solchen Situationen falsch und würde die Arbeitsbeziehung beträchtlich gefährden.

- Beachten Sie auch Ihr eigenes emotionales und körperliches Ausdrucksverhalten und überprüfen Sie es daraufhin, ob es dem Patienten ein Gefühl von Akzeptanz und Angenommensein signalisiert. Hierzu liegen einige empirische Daten vor, die Beachtung verdienen. So finden sich übereinstimmende empirische Befunde zu der Frage, wann Patienten Therapeuten als empathisch empfinden (Grawe 1998; Haase & Tepper 1972; Harrigan & Rosenthal 1986). Besondere Bedeutung kommt dabei offenbar einem festen und sicheren Blickkontakt zu. Nach den verfügbaren empirischen Befunden wirkt es günstig, wenn Therapeuten mit dem Oberkörper zum Patienten hin geneigt sitzen, während die Arme offen sind und die Hände locker im Schoß liegen. Während der Patient spricht, wird es von Patienten als empathisch empfunden, wenn ein Therapeut häufiger mit dem Kopf nickt; eine lebhafte Gestik wird als positiv wahrgenommen. Weniger positiv werden Therapeuten beurteilt, die nach hinten gelehnt und mit vor der Brust verschränkten Armen vor ihren Patienten sitzen. Auch der Tonfall der Stimme wurde untersucht (Blank et al. 1986). Die Besserungserwartungen von Patienten waren umso höher, je stärker professionell-kompetent der Tonfall des Therapeuten war. Auch unterschieden sich im Urteil von Supervisoren die als kompetent eingestuften Therapeuten von weniger kompetent beurteilten durch einen eher professionell-kompetenten und durch einen weniger ängstlichen Tonfall. Auch wenn die Qualität einer therapeutischen Beziehung nicht auf diese formalen Merkmale reduziert werden kann, sollten die Befunde zur Kenntnis genommen werden. Bemühen Sie sich daher, den wichtigen Einfluss der nonverbalen Signale zu beachten, die einen erheblichen Teil des Therapieergebnisses erklären können (Krause 2012). Ein therapeutisches Vorgehen, das sich zu sehr auf die verbalen Äußerungen eines Patienten wie des Therapeuten beschränkt, würde Wesentliches in der Therapie übersehen. Wir müssen uns mit der Tatsache konfrontieren, dass wir noch so treffende Interventionen konzipieren können – sie werden wahrscheinlich wirkungslos bleiben, wenn die nonverbalen Botschaften, die wir den Patienten senden, nicht mit ihnen übereinstimmen.
- Je nach dem Bindungsstil des Patienten kann es geboten sein, spezifische Ängste zu berücksichtigen. Bei Patienten mit einem unsicher-distanzierten Bindungsstil sollten Sie dessen Näheängste, bei Patienten mit eher unsicher-ambivalentem Bindungsstil die Ängste vor dem Verlassenwerden, z. B. bei der Urlaubsplanung oder bei anderen Abwesenheiten, im Auge haben.

Wenn es nicht gelingt, in der Beziehung zum Patienten natürlich zu sein, wenn Sie beispielsweise im Kontakt mit einem Patienten in übertriebener Weise distanziert, ängstlich oder gehemmt reagieren, sollten Sie Ihre *Gegenübertragung* analysieren (▶ Kap. 23). Besonders unerkannte Gegenübertragungsmanifestationen können Ihr nonverbales Ausdrucksverhalten entscheidend mitbestimmen. Wir müssen davon ausgehen, dass Patienten während psychotherapeutischer Sitzungen unserem Ausdrucksverhalten eine Fülle von Informationen entnehmen, ohne dass wir uns auch nur annähernd darüber klar werden können, welche Botschaften dies sein mögen. Videoaufzeichnungen von Therapiesitzungen sind daher gerade bei Problemen der Gegenübertragung von großem Wert.

Überhaupt sei erwähnt, dass die sorgfältige Beobachtung und das Verstehen der eigenen affektiven Reaktion oft der entscheidende Beitrag des Therapeuten zur Entwicklung und Aufrechterhaltung des Arbeitsbündnisses ist. Es ist nicht nur unvermeidlich, sondern es kann auch sinnvoll sein, wenn Sie sich auch in der Phase des Aufbaus einer therapeutischen Arbeitsbeziehung zumindest ein wenig in Übertragungs-Gegenübertragungs-Szenarios »verstricken« lassen. Andernfalls könnte die therapeutische Beziehung vom Patienten als zu fremd und unvertraut erlebt werden. Auch eine gewisse *Affektansteckung* ist eine wichtige Voraussetzung für ein einfühlendes Therapeutenverhalten. Selbstverständlich müssen diese Verstrickungen im weiteren Verlauf wieder aufgelöst werden. Dass sich unreflektierte Gegenübertragungsverstrickungen fatal auf das Therapieergebnis auswirken können, konnte in zwei empirischen Studien überzeugend nachgewiesen werden (Henry et al. 1986, 1989). Wir wissen beispielsweise, dass gerade die »schwierigen« Patienten, die als Folge ihrer Persönlichkeitsstörung zu erheblichen Problemen der interpersonellen Kommunikation neigen, selbst bei erfahrenen Psychotherapeuten mehr negative und feindselige Interaktionen hervorrufen als andere Patienten (Strupp 1980).

10.5 Bedürfnis nach Selbstwerterhöhung und Selbstwertschutz respektieren

Das grundlegende menschliche Bedürfnis nach *Selbstwerterhöhung und Selbstwertschutz* ist für ein gelingendes Arbeitsbündnis ebenfalls von zentraler Bedeutung. Die therapeutische Atmosphäre soll daher durch Akzeptanz und Wertschätzung geprägt sein; dies gehört zu den Grundvoraussetzungen einer jeden Therapie. Nur wenn die Patienten sich in ihrer Person umfassend wertgeschätzt fühlen, werden sie auch bereit sein, sich mit negativen Aspekten ihres Erlebens und Verhaltens zu konfrontieren.

Würdigen Sie alle Fähigkeiten und Stärken Ihres Patienten, suchen Sie Aspekte an ihm, für die Sie ihm glaubhaft Anerkennung vermitteln können, und versuchen Sie alles zu vermeiden, was ihn kränken oder bloßstellen könnte (▸ Kap. 16).

Eine Haltung von Akzeptanz und Wertschätzung bringen wir nicht nur mit einer freundlichen, aufrichtigen und nicht verurteilenden Haltung zum Ausdruck, sondern darüber hinaus durch die Bereitschaft,

- die Wirklichkeitskonstruktion eines Patienten – das heißt alle seine Gedanken, Auffassungen, Gefühle, Einstellungen und Ziele – auch dann als Ausdruck seiner Persönlichkeit wertzuschätzen, wenn wir sie nicht teilen und nicht für richtig halten.

> T: Ich vermute, Sie haben sich immer den Wünschen Ihrer Frau angepasst, weil Sie sie nicht verletzen wollten und Ihnen die Harmonie in der Ehe am Herzen lag? Bitte erzählen Sie mir mehr davon.

- alle bisherigen Bewältigungsmuster von Lebensproblemen, so untauglich sie auch gewesen sein mögen, als im Grundsatz legitime Lösungsversuche aufzufassen und die Mühen und Anstrengungen des Patienten zu würdigen.

> T: Sie haben zahlreiche Ärzte und Heilpraktiker aufgesucht und auch Behandlungen mitgemacht, weil Sie die Hoffnung auf Besserung nicht aufgegeben hatten.

Eine wertschätzende Atmosphäre können Sie am besten dann vermitteln, wenn Sie auch solche Verhaltensweisen, die Sie für problematisch halten, wohlwollend explorieren, statt sie zu beurteilen. Bei Patienten, die ein feindseliges oder aggressives Beziehungsangebot einbringen, kann es schwierig sein, eine Atmosphäre von Akzeptanz und Wertschätzung aufrechtzuerhalten. Aber gerade hier ist dies besonders wichtig. In vielen Fällen kann die Analyse der Gegenübertragung (▶ Kap. 23) dazu beitragen, die notwendige Wertschätzung des Patienten wiederherzustellen.

Akzeptanz des Patienten bedeutet jedoch nicht, jede beliebige seiner Verhaltensweisen zu akzeptieren, insbesondere nicht solche, die selbstschädigend sind oder den Zielen der Therapie entgegenstehen. Es ist wichtig, dem Patienten zu vermitteln, dass er als Person akzeptiert wird, auch wenn einzelne Verhaltensweisen aus therapeutischen Gründen und zum Schutz des Patienten nicht gutgeheißen werden können. Manchmal kommt eine wertschätzende Haltung gerade darin zum Ausdruck, dass Sie für Ihren Patienten Verantwortung übernehmen und Stellung beziehen.

> T: Gerade weil Sie mir nicht gleichgültig sind, muss ich Ihnen sehr klar sagen, dass ich das, was Sie vorhaben, für falsch halte.

> Dem Patienten Akzeptanz und Respekt entgegenzubringen bedeutet nicht, respektloses und grenzüberschreitendes Verhalten stillschweigend zu tolerieren. Damit Sie sich empathisch in das Erleben des Patienten einfühlen und seine Gedanken und Verhaltensweisen nachvollziehen können, bedürfen auch Sie der Akzeptanz und des Respekts vonseiten des Patienten. Wenn ein Patient einen akzeptierenden und respektvollen Umgang Ihnen gegenüber in grober Weise vermissen lässt, sollten Sie diesen in freundlicher, aber entschiedener Form einfordern, weil nur so die therapeutische Arbeit sinnvoll durchgeführt werden kann.

Eine respektvolle Atmosphäre erfordert auch, dass auf *Ängste* und *Schamgefühle* des Patienten Rücksicht genommen wird. Wenn es erforderlich ist, nach schambesetzten Inhalten zu fragen, können Sie dies dem Patienten dadurch erleichtern, dass Sie die affektive Belastung gezielt ansprechen:

> T: Ich möchte Sie noch etwas fragen, was Ihnen vermutlich unangenehm ist.

Machen Sie durch Äußerungen des Verstehens und der Bestätigung, manchmal auch des Mitgefühls, Ihrem Patienten deutlich, dass Sie an seinem Erleben und an seinem Schicksal Anteil nehmen und dass er sich bei Ihnen emotional aufgehoben fühlen kann.

> T: Wenn ich mir das vorstelle, denke ich, dass das für Sie schwer zu ertragen gewesen sein muss.
> T: Da müssen Sie sich völlig allein gelassen gefühlt haben.

Sie können bei Ihrem Patienten das Gefühl, respektiert zu werden, dadurch erhöhen, dass Sie ihm bei allem, was er an eigenen Handlungen berichtet, eine *positive Intention* unterstellen. Indem Sie grundsätzlich durch Ihre therapeutische Haltung vermitteln, dass das, was der Patient getan hat, im Interesse einer positiven Beziehungsgestaltung und im Interesse einer positiven Problemlösung getan wurde – auch dann, wenn die Ergebnisse unbefriedigend ausfielen –, werden Sie seine Bereitschaft erhöhen, sich auch schwierigen Beziehungs- und Verhaltensmustern zuzuwenden.

> Eine freundlich wohlwollende Haltung bedeutet nicht eine familiäre Atmosphäre oder gar ein Überschütten des Patienten mit Bekundungen von Sympathie und Zuneigung. Eine solchermaßen hergestellte persönliche Nähe belastet die autonomen Entwicklungsmöglichkeiten des Patienten.

Gleichermaßen kontraproduktiv ist eine autoritäre oder geheimnisvolle Atmosphäre. Günstig ist dagegen, eine Atmosphäre ernsthafter Arbeit an einer gemeinsamen Aufgabe herzustellen. Ernsthaftigkeit schließt wiederum Humor und eine entspannte Atmosphäre nicht aus – beide können die Therapie mitunter sehr bereichern.

Wie Sie von Ihrem Patienten erwarten, dass er die Rahmenbedingungen einhält (▶ Kap. 8), sollten auch Sie sich den Rahmenbedingungen verpflichtet fühlen. Bemühen Sie sich, die Sitzungen pünktlich zu beginnen und pünktlich nach 50 Minuten zu beenden. Vermeiden Sie es, Sitzungen von sich aus zu verlängern, wenn Patienten Schwierigkeiten haben, sie rechtzeitig zu beenden, und bestehen Sie auf einem pünktlichen Ende. Andernfalls besteht die Gefahr, dass Sie relevante Ich-Funktionsdefizite übersehen oder unbewusste Gegenübertragungsimpulse agieren. Sagen Sie Sitzungen nicht ohne zwingenden Grund kurzfristig ab und kündigen Sie Ihre Urlaube rechtzeitig an.

Ein tragfähiges Arbeitsbündnis verlangt *Aufrichtigkeit* aufseiten des Patienten wie aufseiten des Therapeuten. Wenn Patienten zur Unaufrichtigkeit und zur Verheimlichung neigen, sollte dies vorrangig in Hinblick auf die zugrunde liegenden Ängste bearbeitet werden. Aber auch Sie sollen dem Patienten gegenüber aufrichtig sein. Dies kann besonders wichtig werden, wenn Angehörige sich in die Behandlung einschalten und mit Ihnen über Ihren Patienten sprechen möchten. Teilen Sie Ihrem Patienten alles mit, was Ihnen zugetragen wird und ihn betrifft. Gespräche über den Patienten ohne seine Anwesenheit sollten die Ausnahme sein und setzen sein ausdrückliches Einverständnis voraus (▶ Kap. 25.6).

Atmosphäre von Akzeptanz und Respekt

- durch freundliche, nicht verurteilende Haltung, Gefühl von Sicherheit vermitteln
- auf Ängste und Schamgefühle des Patienten Rücksicht nehmen
- Äußerungen des Verstehens und der Bestätigung
- dem Patienten positive Intentionen unterstellen
- keine familiäre Atmosphäre, sondern Atmosphäre ernsthafter gemeinsamer Arbeit
- kein respektloses und grenzüberschreitendes Verhalten aufseiten des Patienten
- Rahmenbedingungen einhalten
- bedingungslose Aufrichtigkeit
- keine Gespräche über den Patienten ohne seine ausdrückliche Zustimmung

10.6 Bedürfnis nach Lustgewinn und Unlustvermeidung berücksichtigen

Schließlich sollten Sie auch das Bedürfnis nach *Lustgewinn und Unlustvermeidung* berücksichtigen, das ebenfalls ein menschliches Grundbedürfnis ist. Seine Bedeutung liegt in dem Umstand, dass die Behandlung mit hoher Wahrscheinlichkeit erfolgreicher verlaufen wird und Ihr Patient sich leichter zu Schritten der Veränderung bereitfinden wird, wenn er gerne zu Ihnen zur Therapie kommt, sich bei Ihnen wohl fühlt und mit Ihnen nicht nur schwierige, sondern auch positive Emotionen teilt. Positive Emotionen sind ein wichtiger Aspekt der Ressourcenaktivierung, und wie wir aus der Forschung zu positiven Emotionen wissen, können diese eine Kaskade erwünschter Erlebens- und Verhaltensweisen auslösen, die die Ressourcen des Patienten stärken und sich günstig auf Wohlbefinden und Gesundheit auswirken (Fredrickson & Joiner 2002).

Erst in den letzten Jahren hat sich die Psychotherapieforschung systematisch mit dem Beitrag positiver Emotionen zur Stärkung des therapeutischen Arbeitsbündnisses befasst. Untersuchungen zur Moment-zu-Moment-Analyse positiver Emotionen im Kontext der therapeutischen Beziehung tragen dazu bei, die Rolle positiver Emotionen im Therapieprozess besser zu verstehen (Bridges 2006). Dies betrifft die verbale ebenso wie die nonverbale Kommunikation. Wenn Therapeuten positive Emotionen, die während einer Therapiesitzung auftreten, aktiv fokussieren, kann das zur Stärkung der therapeutischen Beziehung beitragen und einen kreativen Prozess der Problemlösung in Gang setzen (Fitzpatrick & Stalikas 2008; Greenberg & Goldman 2008). Auf der nonverbalen Ebene gilt der wechselseitige Austausch von Episoden des Lächelns nicht nur als Indikator für eine gelingende affektive Koordination zwischen Therapeut und Patient, er spielt auch eine wichtige Rolle bei der Aufrechterhaltung der therapeutischen Beziehung (Darwiche et al. 2008; de Roten et al. 2002).

Lassen Sie Ihre Patienten daher in der Therapie auch angenehme Zustände und Freude erleben, soweit es angesichts der Notwendigkeit, sich intensiv mit seinen Problemen zu beschäftigen, möglich ist. Seien Sie ermutigend und optimistisch und sprechen Sie Bereiche an, die die Patienten mit positiven Emotionen verbinden. Humor kann eine wichtige therapeutische Ressource sein, die den Umgang mit schwierigen Therapiesituationen erleichtern kann. Ein gemeinsames Lachen kann erfrischend und entkrampfend wirken.

Die aktive Zuwendung zu positiven Emotionen muss und darf nicht bedeuten, dass die Therapie zu einer Alltagsunterhaltung verflacht. Achten Sie vor allem darauf, dass ein gemeinsames Erleben angenehmer Zustände nicht in den Dienst des Widerstands tritt und zur Vermeidung problematischer Themen beiträgt. Sollte dies vorkommen, ist es günstig, den Widerstand auf taktvolle Weise zu analysieren (▶ Kap. 20). Auch empfiehlt es sich, die eigene Gegenübertragung dahingehend zu überprüfen, ob feindselige Impulse durch eine oberflächliche Heiterkeit abgewehrt werden (▶ Kap. 23). Übermäßige Heiterkeit in Therapiestunden deutet in der Regel auf ein Widerstandsphänomen hin.

10.7 Sprechaktivität und Redeweise auf den Patienten abstimmen

Zur Etablierung eines tragfähigen Arbeitsbündnisses und unter dem Blickwinkel des Sicherheits- und Bindungsbedürfnisses kann es hilfreich sein, sich auf den *Rhythmus der Sprechaktivität* und auf die *Emotionalität des Patienten* einzustimmen. Versuchen Sie zu erspüren, ob Ihr Patient momentan eine eher aktive oder eine eher zurückhaltende Gesprächsaktivität von Ihnen erwartet, um zu einem Gefühl von Sicherheit zu gelangen. Aktiveres Intervenieren kann besonders in den ersten Sitzungen das Gefühl der Sicherheit des Patienten erhöhen, während längere Schweigepausen ängstigend wirken. Es ist aber ebenso möglich, dass viele Fragen und Bemerkungen Ihrerseits als störend und verunsichernd, sogar als intrusiv erlebt werden. Entscheidend sind die – meist nonverbalen – Signale des Patienten, die Ihnen anzeigen, wie er sich am sichersten fühlt. Mit einigen Patienten werden Sie, gerade zu Beginn der Therapie, viel reden und mit anderen überwiegend schweigen müssen, um das Arbeitsbündnis zu fördern (Basch 1992).

- *Emotional mitzuschwingen* kann von großer Bedeutung für das Sicherheitsgefühl des Patienten sein. Ein Patient wird verunsichert, wenn er einen Inhalt freundlich lächelnd vorträgt, aber aufseiten des Therapeuten einen unbewegten und ernsten Gesichtsausdruck wahrnimmt. Was in einem fortgeschrittenen Stadium der Therapie ein probates Mittel sein kann, um einem Patienten den Abwehrcharakter seines Lächelns zu verdeutlichen, könnte in einem frühen Stadium das Arbeitsbündnis gefährden.

- Weichen Sie in Ihrem *Wortgebrauch* nicht zu stark von demjenigen des Patienten ab. Empirische Untersuchungen zum Wortgebrauch in Psychotherapien haben gezeigt, dass erfolgreichere Therapeuten sich in ihrem verbalen Verhalten stärker ihren Patienten anpassen als weniger erfolgreiche Therapeuten (Luborsky et al. 1999).
- Überhaupt sollten Sie sich zu Beginn der Behandlung und immer dann, wenn Ihnen eine Allianzstärkung erforderlich erscheint, nicht zu weit von der *Alltagskommunikation* entfernen. Da die Alltagskommunikation dem Patienten vertraut ist, wird er sich umso sicherer fühlen, je mehr Ihr Gesprächsverhalten einem Alltagsdialog ähnlich ist. Dies gilt natürlich nicht, wenn der Patient Ihnen ein feindseliges, vorwurfsvolles oder entwertendes Interaktionsangebot entgegenbringt. Statt dem Patienten nach Alltagsmanier die negativen Affekte mit gleicher Münze zurückzuzahlen, sollten Sie seinem Verhalten ein hinsichtlich der eigenen Gegenübertragungsreaktion reflektiertes, freundliches, unter Umständen auch entschieden abgegrenztes Interaktionsverhalten entgegensetzen (▶ Kap. 23).
- Vermeiden Sie längere Schweigepausen. Statt ausschließlich abzuwarten, was der Patient von sich aus einbringt, sollten Sie direkte *Fragen* stellen. Dies wird es dem Patienten, der durch die von der Alltagsrealität abweichenden Kommunikationsformen der Psychotherapie noch verunsichert ist, erleichtern, sich in der Therapie sicher zu fühlen. Vermeiden Sie auch skeptische Nachfragen. Wenn Nachfragen erforderlich sind, lassen Sie nicht den Eindruck entstehen, als glaubten Sie dem Patienten nicht.
- Ihre Redeweise soll immer *klar* sein, »kryptische« Andeutungen sollten Sie unbedingt vermeiden. Verwenden Sie *kurze, gut verständliche Sätze.* Ihre Interventionen sollten im Allgemeinen nicht mehr als zwei bis drei Sätze umfassen. Eine Ausnahme ist dann gegeben, wenn ein Patient dazu neigt, kurze Interventionen zu »überhören« und darüber hinwegzugehen.

Sprechaktivität und Redeweise auf den Patienten abstimmen

- sich auf den Rhythmus der Sprechaktivität und auf die Emotionalität des Patienten einstimmen
- sich im Wortgebrauch dem Patienten anpassen
- sich nicht zu weit von der Alltagskommunikation entfernen
- längere Schweigepausen vermeiden
- klare, gut verständliche Sätze verwenden

10.8 Aktuelle emotionale Befindlichkeit und Bedürfnisse des Patienten erfassen und verbalisieren

Eine ausgezeichnete Möglichkeit, das therapeutische Arbeitsbündnis zu stärken, ist die *Spiegelung der emotionalen Verfassung* des Patienten. Mit einer solchermaßen empathischen Haltung kommen Sie dem Bindungsbedürfnis des Patienten entgegen. Manchmal werden Sie die affektive Gestimmtheit Ihres Patienten unmittelbar erkennen. In diesem

Falle sollten Sie seine aktuellen Gefühle benennen und formulieren, wie er sich offensichtlich im Augenblick fühlt. Das Spiegeln besonders negativer Affekte vermittelt dem Patienten das Gefühl, dass Sie ihn in seinem Affektausdruck verstehen oder sich zumindest um ein Verständnis seiner Gefühle bemühen, und hat in der Regel eine Verringerung dieser Affekte zur Folge: Ein ängstlicher Patient wird sich beruhigt fühlen, wenn er auf seine Angst angesprochen wird; ein niedergeschlagener Patient wird Erleichterung empfinden, wenn seine depressive Verfassung thematisiert wird. Indem Sie für die Intervention die Frageform wählen, vermitteln Sie dem Patienten zusätzlich, dass Sie nicht »allwissend« über seine Gefühle urteilen, sondern sich ernsthaft für sein Befinden interessieren.

> **T:** Sie sind innerlich sehr aufgewühlt?

Besonders beim Umgang mit *feindseligen Reaktionen* eines Patienten sollten Sie versuchen, ihm den feindseligen Affekt zu spiegeln. Sie vermitteln ihm damit gleichzeitig, dass er in seinem Affekt ernst genommen wird und dass es Gründe geben muss, warum er so feindselig ist. Dies führt im Allgemeinen zu einer spürbaren Reduktion der aggressiven Spannung.

> (Zu einem wütenden Patienten:)
> **T:** Sie sind sehr verärgert?
> **P:** Ich habe allen Grund dazu.
> **T:** Was macht Sie ärgerlich?
> **P:** (Antwortet nicht.)
> **T:** Ich möchte gerne erfahren, was Sie wütend macht.

Wenn die affektive Gestimmtheit nicht unmittelbar zu erkennen ist, können Sie den Patienten direkt nach seinem Befinden fragen:

> **T:** Wie geht es Ihnen im Moment?
> **T:** Wie fühlen Sie sich jetzt?

Oder Sie können sich unter Einbeziehung seines nonverbalen Ausdrucksverhaltens und des situativen Kontexts eine Hypothese über seine aktuelle emotionale Befindlichkeit bilden und ihm gegenüber aussprechen, wie er sich im Moment vielleicht fühlt.

> **T:** Ich frage mich, ob Sie sich jetzt ziemlich unsicher fühlen, was wohl auf Sie zukommt.

Dabei ist es nicht problematisch, wenn die Hypothese unzutreffend ist, denn dem Patienten wird dadurch Gelegenheit gegeben, seine emotionale Gestimmtheit darzustellen, die dann weiter exploriert werden kann.

> **T:** Ich könnte mir denken, dass Sie sich jetzt ziemlich unsicher fühlen, was wohl auf Sie zukommt.
> **P:** Das nicht, aber ich habe mich gefragt, ob ich hier überhaupt richtig bin.

Nehmen Sie auch die nonverbalen Signale des Patienten auf. Bei jeder Kommunikation ist es von großer Bedeutung, neben dem Inhalts- auch den Prozessaspekt zu beachten. Unter der *Inhaltsperspektive* nehmen wir wahr, was der Patient sagt und tut, unter dem *Prozessaspekt* achten wir darauf, wie er es sagt und wie er sich verhält, und fragen uns, wozu er dies tut (Watzlawick et al. 1969/2011). Hierfür sind die nonverbalen Signale von unschätzbarem Wert. Bemühen Sie sich häufiger, für einen Moment Ihre Aufmerksamkeit den nonverbalen Kommunikationsprozessen zuzuwenden. Fragen Sie sich also stets, wenn der Patient etwas sagt:

- Mit welchem Tonfall hat der Patient dies gesagt?
- Was hat der Patient wahrscheinlich mit seinem Gesichtsausdruck vermitteln wollen?
- Wie war die Körperhaltung des Patienten, als er dies sagte?

- Was wollte der Patient mir damit wahrscheinlich noch mitteilen?

Beachten Sie stets die Reaktionen des Patienten auf Ihre Interventionen. Jede Intervention kann sich in positiver und in negativer Hinsicht auf das Arbeitsbündnis auswirken – und jede Intervention kann in Abhängigkeit von der aktuellen Qualität des Arbeitsbündnisses als hilfreich oder als weniger hilfreich erlebt werden. Auf diesen zentralen Prozessaspekt werden wir im Laufe der weiteren Ausführungen immer wieder zurückkommen.

Es wirkt sich günstig auf das therapeutische Arbeitsbündnis aus, wenn Sie Ihre Bereitschaft zeigen, alle Bedürfnisse Ihrer Patienten im Hinblick auf die Durchführung der Therapie wahrzunehmen und zu würdigen. Bedürfnisse und Wünsche wahrzunehmen, bedeutet nicht, dass sie in jedem Falle befriedigt werden können oder sollen. Die Realisierung solcher Wünsche und Bedürfnisse darf weder Ihre Arbeitsfähigkeit oder Ihr Wohlbefinden beeinträchtigen noch in den Dienst eines Widerstandes treten (▸ Kap. 20). Sie muss auch mit den Therapiezielen vereinbar sein.

Wurde bei einem Patienten mit einer dependenten Persönlichkeitsstörung das Therapieziel einer Verbesserung autonomer Lebensbewältigung vereinbart, wäre das Bedürfnis, den Therapeuten auch außerhalb der Therapiesitzungen anrufen zu können, mit dem Therapieziel allenfalls in Krisensituationen vereinbar.
Bei einem traumatisierten Patienten ist das Bedürfnis nach Traumaaufdeckung möglicherweise nicht mit dem als vorrangig eingestuften Therapieziel der Stabilisierung vereinbar.

Auch wenn Sie aus gutem Grunde einem Wunsch oder Bedürfnis nicht stattgeben wollen, kann sich die Wahrnehmung des Wunsches oder des Bedürfnisses günstig auf das Arbeitsbündnis auswirken, weil Ihr Bemühen sichtbar wird, Ihrem Patienten optimale Bedingungen für die Therapie zu schaffen.

Ermutigen Sie daher Ihre Patienten zu überlegen, was ihnen helfen kann, ihre Arbeitsfähigkeit und ihr Sicherheitsgefühl in der Therapie zu erhöhen und erläutern Sie Ihre Bereitschaft, die Frage einer Realisierbarkeit zu prüfen.

T: Was brauchten Sie, um über dieses schwierige Thema gut sprechen zu können?
P: Es würde mir helfen, wenn Sie mir einige konkrete Fragen stellen könnten.

Aktuelle emotionale Befindlichkeit des Patienten erfassen und verbalisieren

- bei erkennbarer emotionaler Befindlichkeit: Affekte spiegeln
- bei unklarer emotionaler Befindlichkeit: Befinden direkt erfragen oder Hypothese über vermutete Befindlichkeit formulieren
- nonverbale Signale des Patienten aufnehmen
- Bedürfnisse im Hinblick auf die Therapie wahrnehmen und würdigen, auch wenn sie nicht immer befriedigt werden können

10.9 Therapieauftrag klären und die Gemeinsamkeit von Aufgaben und Zielen überprüfen

Auch wenn die Therapieziele vor Beginn der Behandlung besprochen und ein Therapiefokus vereinbart wurde, ist es nicht immer klar, welchen Therapieauftrag ein Patient uns für die jeweilige Sitzung erteilt.

Auf die Bedeutung einer sorgfältigen Auftragsklärung hat uns die systemische Therapie aufmerksam gemacht. Zu leicht geschieht es, dass wir im vermeintlichen Auftrag des Patienten eine bestimmte Problemstellung verfolgen, während der Patient den Schwerpunkt anders setzt, ohne dies zum Ausdruck bringen zu können. Bei oberflächlich guter Kooperation wird er sein unausgesprochenes Widerstreben gegen unser Vorgehen in unproduktivem Widerstandsverhalten zum Ausdruck bringen.

Um zu vermeiden, dass Ihre Vorstellungen, was in der Therapiesitzung bearbeitet und erreicht werden sollte, zu weit von den entsprechenden Erwartungen Ihres Patienten abweichen, empfehlen wir Ihnen, sich für die jeweilige Therapiesitzung oder für einen Abschnitt der Therapiesitzung einen klaren Auftrag von dem Patienten geben zu lassen.

> T: Was meinen Sie, welches Thema sollten wir zuerst besprechen? Überlegen Sie einen Moment, was Ihnen am wichtigsten ist und was wir danach besprechen.

Zu jedem Zeitpunkt der Therapie kann es vorkommen, dass Sie und Ihr Patient sich hinsichtlich der gemeinsam durchzuführenden Aufgaben und der gemeinsam zu verfolgenden Ziele voneinander entfernen. So ist es möglich, dass Sie entsprechend Ihrer Fokusformulierung einen aufdeckenden Zugang zu abgewehrten Affekten und Konflikten anstreben, während Ihr Patient, ohne es so benennen zu können, eher einen bewältigungsorientierten Umgang mit seiner Problematik ohne weitere Konfliktaufdeckung vorzieht. Statt diese Divergenz einseitig seinem Widerstand anzulasten, ist es sinnvoller, den an sich stetigen, aber möglicherweise unterbrochenen Prozess des »Aushandelns« der Ziele und Aufgaben wieder aufzunehmen.

Vergewissern Sie sich von Zeit zu Zeit, ob das therapeutische Arbeitsbündnis für die folgende Arbeit tragfähig genug ist. Nur wenn das Arbeitsbündnis stark genug ist, sollten Sie die Arbeit an der Affektklärung und Abwehranalyse beginnen oder fortsetzen. Je stärker die Störung des Patienten ist, desto wichtiger ist diese Prüfung. Gegebenenfalls ist es vorrangig, das Arbeitsbündnis zu stärken, bevor die Arbeit fortgesetzt wird. Im folgenden Beispiel zeigt die Reaktion des Patienten auf die Rückfrage des Therapeuten, dass ein ausreichend tragfähiges Arbeitsbündnis für die geplante Arbeit vorhanden ist:

> T: Was meinen Sie, sollten wir heute unsere Arbeit an der Beziehung zu Ihrer Mutter fortsetzen? Fühlen Sie sich stark genug, sich auf die Gefühle einzulassen?
> P: Nach der letzten Stunde ging es mir erst schlecht, aber später hatte ich das Gefühl, es war gut so, und es ging mir etwas besser.
> T: Meinen Sie, wir können es versuchen?
> P: Ja, gut.

Im anderen Fall wird durch die Rückfrage des Therapeuten deutlich, dass der Patient mit der geplanten Arbeit ohne vorherige Klärung der therapeutischen Beziehung überfordert wäre:

> T: Was meinen Sie, sollten wir heute unsere Arbeit an der Beziehung zu Ihrer Mutter fortsetzen? Fühlen Sie sich stark genug, sich auf die Gefühle einzulassen?
> P: Ich weiß nicht. Nach der letzten Stunde ging es mir ziemlich schlecht. Auch jetzt fühle ich mich nicht gut, ich habe so ein Druckgefühl in der Herzgegend.
> T: Es geht Ihnen nicht gut. Möchten Sie schauen, was dazu geführt hat, dass es Ihnen so schlecht geht?
> P: Ja, gut.
> T: Können Sie sich erinnern, wann das ungute Gefühl anfing? War dies vielleicht schon in der letzten Stunde?
> P: Ich glaube ja. Ich hatte das Gefühl: So kann man über seine Mutter nicht reden.
> T: Sie hatten den Eindruck: Hier soll ich schlecht über meine Mutter reden?
> P: Ja.

Wenn Patienten dazu neigen, von den vereinbarten Therapiezielen abzuweichen, wird es manchmal auch notwendig sein, die vereinbarten Ziele der Therapie in Erinnerung zu rufen. Dies ist besonders dann erforderlich, wenn der Patient zunehmend regressive Tendenzen zeigt und die Behandlung mit unrealistischen Wünschen und Erwartungen überfrachtet.

> T: Ich verstehe Ihr Bedürfnis, über Ihre Vergangenheit zu sprechen. Dennoch hatten wir uns wegen der besonderen Dringlichkeit verständigt, über die Beziehung zu Ihren Arbeitskollegen zu sprechen. Was meinen Sie?

10.10 Skepsis und Ängste des Patienten aufgreifen

Skepsis oder Misstrauen aufseiten des Patienten sollten aufgegriffen und als *berechtigte Sorge* validiert werden. Patienten äußern Skepsis und Misstrauen meist nicht verbal. Sie sind ein solches Verhalten auch aus ihren bisherigen Kontakten mit Ärzten oftmals nicht gewohnt. Eher neigen Patienten dazu, den Arzt zu wechseln, als ihm gegenüber offen Kritik zu äußern.

Beachten Sie daher stets die nonverbalen Reaktionen des Patienten auf Ihre eigenen Äußerungen. Wenn Sie einen skeptischen oder misstrauischen Gesichtsausdruck bemerken, sprechen Sie die Patienten darauf taktvoll an.

> T: Ich habe das Gefühl, Sie sind nicht ganz einverstanden mit dem, was ich gesagt habe. Ist das möglich?
> T: Sie schauen etwas verunsichert, was meinen Sie?

Sehr wertvoll kann es sein, *mögliche Ängste vor einer Psychotherapie* zu kennen und zu thematisieren. Es sind Ängste, die teils aus Übertragungserwartungen und teils aus Unkenntnis resultieren, oft aber auch realistische Befürchtungen widerspiegeln. Am häufigsten sind

- Ängste, man werde fallen gelassen oder weggeschickt, nachdem man sich eingelassen hat,
- Ängste, von einem Therapeuten ausgebeutet oder missbraucht zu werden,
- Ängste, von einem Therapeuten abhängig zu werden und nicht mehr ohne Therapeuten auskommen zu können.

Das Ansprechen dieser Ängste mit der Kommentierung, dass es sich dabei um nachvollziehbare Sorgen handelt, kann beträchtlich zur Stärkung des Sicherheitsgefühls des Patienten beitragen.

> T: Ich kann es nachvollziehen, dass Sie hier zunächst vorsichtig und manchmal auch misstrauisch sind. Schließlich kennen Sie mich noch gar nicht und wissen nicht, ob Sie mir vertrauen können. Ich glaube, Sie sollten sich Ihre Vorsicht erst einmal bewahren. Vertrauen kann nur langsam wachsen. Aber es wäre gut, wenn Sie mir erzählen könnten, was Sie befürchten.

Manche Patienten haben die Erfahrung machen müssen, dass ihnen ärztliche oder auch psychotherapeutische Behandlungen bisher nicht geholfen haben. Es ist nur zu verständlich, dass sie eine weitere Therapie mit erheblicher Skepsis betrachten, besonders dann, wenn sie ursprünglich eine Heilung durch eine somatische Behandlung erhofft hatten. Ihre Skepsis gegenüber der Wirksamkeit der jetzigen Therapie empathisch anzunehmen ist für die Entwicklung eines tragfähigen Arbeitsbündnisses weitaus besser, als mit optimistischen Worten die Skepsis zu vergrößern. Die Skepsis anzunehmen heißt nicht, die Hoffnung zu nehmen.

> T: Ich vermute, dass es Ihnen schwer fällt, an den Erfolg dieser Therapie zu glauben nach allem, was Sie schon ausprobiert haben. Sollen wir es trotzdem versuchen?

In vielen Fällen ist es auch notwendig, *Übertragungen*, die der Patient Ihnen gegenüber entwickelt hat, zu klären und aufzulösen, um die therapeutische Weiterarbeit zu ermöglichen (▶ Kap. 22). Sie können selbstverständlich nicht davon ausgehen, dass Ihre Interventionen so wirken, wie sie gemeint sind, sondern müssen in Betracht ziehen, dass Ihr Patient sie im Lichte seiner jeweiligen Übertragung unter Umständen völlig anders versteht. Nur zu leicht wird übersehen, dass die therapeutische Arbeitsbeziehung aufs Engste mit Prozessen von Übertragung und Gegenübertragung verwoben ist. Es zeigt sich immer wieder, dass das therapeutische Arbeitsbündnis deutlich gestärkt wird, wenn der Patient Übertragungsfantasien erleben kann, wenn er diese dem Therapeuten mitteilen kann und wenn dieser sie annehmen kann, ohne seine Gegenübertragung auszuagieren.

10.11 Keine Konfrontation mit problematischen und unbewussten Aspekten des Erlebens und Verhaltens zu Beginn der Therapie

Zu Beginn der Behandlung oder in Phasen, in denen das Arbeitsbündnis gestärkt wird, sollten Sie Erlebens- und Verhaltensweisen des Patienten auch dann nicht infrage stellen, wenn sie Ihnen problematisch oder unverständlich erscheinen. So kann es sein, dass Ihnen eine Schilderung des Patienten zu einseitig, seine Wahrnehmung verzerrt oder sein Verhalten unzweckmäßig oder schädlich vorkommt. Bemühen Sie sich zunächst, das Erleben oder Verhalten als solches anzunehmen, ohne es kritisch zu hinterfragen, und die reflektierende Bearbeitung in einer Phase der Therapie zu beginnen, in der das Arbeitsbündnis (wieder) stabil ist.

Stellen Sie auch *problematische Persönlichkeitszüge* nicht zu früh infrage. Allianzfördernd wirkt es vielmehr, wenn Sie problematische Persönlichkeitsmerkmale und schwierige Charakterzüge nicht mit kritischem Blick zur Kenntnis nehmen, sondern sie annehmen, ernst nehmen und zunächst den Aspekt hervorheben, den der Patient voraussichtlich gut selbst akzeptieren kann. Dies würde einer ressourcenorientierten Sichtweise entsprechen.

> T: (Zu einem pedantischen Patienten:) Sie sind ein sehr ordentlicher Mensch.
> T: (Zu einem übermäßig auf Selbstständigkeit bedachten Menschen:) Ihnen ist Ihre Selbstständigkeit immer sehr wichtig gewesen.

Ebenso sollten Sie in Phasen der Stärkung des Arbeitsbündnisses den Patienten nicht mit *unbewussten Aspekten* seines Erlebens und Handelns konfrontieren, da ein solches Vorgehen in der Regel zu starke Ängste mobilisiert. Bewusste Bewältigungsstrategien können besprochen werden: *Bewusste Widerstandsphänomene* anzusprechen kann sogar allianzstärkend wirken. Die Deutung unbewusster Widerstandsformen, z. B. Widerstände gegen das Erleben von Affekten oder Widerstände gegen die Bewusstwerdung der Übertragung, würde dagegen ein noch labiles Arbeitsbündnis in Gefahr bringen. Gehen Sie also in dieser Phase akzeptierend mit unbewussten Abwehrmechanismen und Widerstandsphänomenen um und stellen Sie sie noch nicht infrage.

10.12 Umgang mit Fragen des Patienten

Es hat sich bewährt, auf direkte Fragen des Patienten einzugehen (▶ auch Kap. 26.2). Das heißt nicht, dass Sie alle Fragen, die der Patient stellt, auch beantworten müssen. Falls Sie eine Frage nicht beantworten möchten, weil Sie Ihnen zu persönlich ist oder weil Sie glauben, die Beantwortung der Frage führe vom wesentlichen Gegenstand der Therapie weg, sollten Sie dem Patienten taktvoll mitteilen, dass und warum Sie die Frage nicht beantworten möchten.

> T: Ich bitte Sie zu verstehen, dass ich Ihnen diese Frage nicht beantworten möchte, weil sie mir zu persönlich ist. Ich bin auch davon überzeugt, dass es für Ihren Therapieerfolg unerheblich ist, ob Sie die Antwort kennen oder nicht.

Wenn Patienten etwas über Ihr persönliches Umfeld wissen möchten, sollten Sie versuchen, in Erfahrung zu bringen, *warum* der Patient all dies wissen möchte, statt den Patienten mit vielen Informationen zu versorgen. Möglicherweise bestehen basale *Unsicherheiten* und *Ängste*, die er nur durch genaue Kenntnisse Ihres persönlichen Umfeldes glaubt beherrschen zu können und nach deren Klärung der Patient sich beruhigen lässt. Der Patient sollte sicher sein können, dass Sie ihn nicht im Stich lassen, wenn er in Not ist.

> T: Sie haben mich gefragt, was ich heute Abend tun werde. Bitte haben Sie Verständnis, dass ich Ihnen über meinen privaten Bereich keine Auskunft geben möchte. Allerdings frage ich mich, was Sie zu dieser Frage veranlasst hat. Geht es Ihnen möglicherweise darum, ob Sie mich heute Abend erreichen können, wenn es Ihnen schlecht gehen sollte?

> T: Sie haben mich gefragt, was ich heute Abend tun werde. Ich werde es Ihnen sagen, doch noch wichtiger scheint es mir, zu klären, warum Ihnen diese Frage so wichtig ist.

Eine andere Möglichkeit besteht darin, die Beantwortung der Frage in Aussicht zu stellen, zunächst aber auf eine vorrangige Klärung zu drängen, was die Frage motiviert hat, oder im Interesse der Materialgewinnung Einfälle und Fantasien zu der Frage zu sammeln. Nicht selten erübrigt sich nachher die Antwort.

> T: Sie haben mich gefragt, was ich heute Abend tun werde. Ich werde es Ihnen sagen. Wichtiger erscheint es mir aber zunächst einmal, zu klären, warum Ihnen diese Frage so wichtig ist; weiterhin könnten Sie Ihre Einfälle sammeln, was sich für Sie mit der Frage verbindet, und Ihre Fantasien und Vermutungen darüber, was ich heute Abend tun könnte, anschauen.

10.13 Die Bedeutung der Abstinenz

Abstinenz in einem wohlverstandenen Sinne stellt eine wesentliche Voraussetzung für den Erfolg einer jeden Psychotherapie dar. Ein traditionelles Verständnis des Begriffs, das mit Abstinenz eine zurückhaltende und abwartende therapeutische Interventionstechnik und den Verzicht auf eine reale Präsenz des Therapeuten verbindet, hat sich in neuerer Sichtweise eher als hinderlich erwiesen. Unter Abstinenz möchten wir vielmehr den *Verzicht auf die Verfolgung eigener – bewusster oder unbewusster – Bedürfnisse zulasten des Patienten* verstanden wissen. Dies bedeutet einen Verzicht auf die Befriedigung eigener heimlicher Triebimpulse sowie auf die Realisierung eigener Wert- und Normvorstellungen. Ein solchermaßen definierter Abstinenzbegriff gilt mit der gleichen Strenge für alle Formen psychodynamischer Psychotherapie – für die analytische Psychotherapie in gleicher Weise wie für alle Formen der tiefenpsychologisch fundierten Psychotherapie.

Ohne Frage liegt eine Verletzung der Interessen eines Patienten vor, wenn ein Therapeut sich auf Kosten des Patienten affektiv entlastet oder wenn er eigene Trieb- und Beziehungswünsche im Kontakt mit ihm realisiert. Derartige offensichtliche Verletzungen der Abstinenzregel geschehen bedauerlicherweise immer wieder. Schwieriger zu erkennen sind *subtile und unbewusst sich vollziehende Verletzungen der Abstinenzregel*, wenn beispielsweise ein Therapeut unter dem Eindruck unbemerkter Gegenübertragungsgefühle feindselige oder sadistische Impulse durch verfrühte oder überfordernde Deutungen agiert oder wenn er unbemerkt durch eine übermäßig versorgende Haltung die Autonomie des Patienten untergräbt und ihn so von sich abhängig macht.

Eine konsequente Orientierung an den Interessen des Patienten hat zur Folge, dass die Forderung nach Abstinenz nicht durch ein einförmiges Therapeutenverhalten eingelöst werden kann, am wenigsten durch ein durchgängig anonymes und betont zurückhaltendes Verhalten aufseiten des Therapeuten. Ein solches Verhalten mag sinnvoll sein, wenn bei höherstrukturierten Patienten mit Konfliktpathologie die Förderung von Übertragungsmanifestationen (▸ Kap. 22.7) indiziert ist (was in tiefenpsychologisch fundierten Psychotherapien selten vorkommen dürfte). Wenn bei einem Patienten mit Borderline-Persönlichkeitsstörung eine Stärkung der Realitätsorientierung und eine Förderung der Selbst-Objekt-Differenzierung das therapeutische Ziel ist, wäre ein solches Therapeutenverhalten nicht angemessen. Einem anonymen und betont zurückhaltenden Verhalten des Therapeuten könnte dann vielmehr ein Wunsch nach eigener Machtdemonstration zugrunde liegen, verbunden mit dem Impuls, den Patienten das Machtgefälle in der aktuellen Therapiesituation spüren zu lassen und ihn, als Strafe für sein unangemessenes Verhalten, »zappeln« oder »verhungern« zu lassen – das Gegenteil von Abstinenz.

Um dem Abstinenzgebot gerecht zu werden, sollte das Verhalten des Therapeuten auf die jeweiligen Zielsetzungen der Behandlung abgestimmt werden. Ein so definierter Abstinenzbegriff impliziert für die therapeutische Arbeit die Notwendigkeit einer stetigen Reflexion, welche eigenen Verhaltensweisen der Gefahr unterliegen können, dass uneingestandene Bedürfnisse gegen das Interesse des Patienten durchgesetzt werden könnten.

Für Ihre praktische Arbeit können folgende Überlegungen als Orientierung dienen:

- Bemühen Sie sich stets, Ihr therapeutisches Handeln im Hinblick auf die Frage zu reflektieren, wie weit es vorrangig der Realisierung eigener Wünsche oder den wohlverstandenen Interessen des Patienten dient. Rechnen Sie mit der Möglichkeit des Agierens eigener unbewusster Gegenübertragungsimpulse, und rechnen Sie ebenso mit Ihrer Tendenz zu Rationalisierungen in der Bewertung Ihres eigenen Verhaltens. Wenn Sie den Wunsch verspüren, einen Patienten hart zu konfrontieren, sollten Sie sich fragen, ob dieses Vorgehen in einer aktuellen therapeutischen Notwendigkeit begründet ist oder ob es vielmehr Ihrer *Entlastung von unangenehmen Gefühlen* dient. Wenn Sie ungewöhnlich viele Deutungen geben, könnten Sie sich die Frage stellen, ob Ihr Wunsch, vor dem Patienten als kompetenter Fachmann zu »glänzen«, mehr in den Vordergrund getreten ist als die Orientierung an der Verarbeitungskapazität des Patienten.
- Naturgemäß realisieren Sie bei Ihrer the-

rapeutischen Arbeit immer auch eigene Wünsche und Bedürfnisse. So können Sie Freude dabei empfinden, unbekannte Zusammenhänge zu entdecken, oder ein Gefühl der Zufriedenheit entwickeln, einem anderen Menschen zu helfen. Sie können Gefühle der Neugier und in gewissem Umfang auch voyeuristische Neigungen befriedigen, da Ihr Beruf Einblicke in private Bereiche anderer Personen gestattet, die Ihnen im Alltagsleben sonst versagt geblieben wären. All dies ist unschädlich, solange die Interessen des Patienten darunter nicht leiden.

Werden Sie jedoch skeptisch, wenn Sie von diesen genannten Bedürfnissen zu viel befriedigen können, beispielsweise, wenn Sie ungewöhnlich viele interessante Zusammenhänge entdecken, wenn Sie eine übermäßige Neigung verspüren, Patienten Ihre Hilfe anzubieten oder wenn die Beschäftigung mit intimen Details des Patienten Ihre Aufmerksamkeit allzu sehr fesselt. Nutzen Sie die Möglichkeiten der Supervision, wenn Sie sich hinsichtlich Ihrer Fähigkeit zur Abstinenz unsicher werden.

- Im Allgemeinen sollten Sie es vermeiden, mit dem Patienten über Ihr *privates Erleben und Handeln* zu sprechen. Dies wirkt auf Patienten in der Regel irritierend und trägt selten dazu bei, das Vertrauen in Sie und die Therapie zu erhöhen. Manchmal kann es aber auch sinnvoll sein, bestimmte Aspekte an einem Beispiel aus Ihrem Leben zu erläutern. Hier sollten Sie sich aber zuvor Gedanken machen, ob das eigene Beispiel wirklich sinnvoller ist als ein allgemeines.

Maßnahmen zur Entwicklung eines therapeutischen Arbeitsbündnisses

- Atmosphäre von Akzeptanz und Respekt herstellen
- Abstinenzregel beachten
- aktuelle emotionale Befindlichkeit des Patienten erfassen und verbalisieren
- Erläuterungen und Erklärungen geben
- Skepsis und Ängste des Patienten aufgreifen
- keine Konfrontation mit problematischen und unbewussten Aspekten des Erlebens und Verhaltens
- nonverbale Signale des Patienten aufnehmen
- eigene nonverbale Reaktionen kontrollieren
- Sprechaktivität und Redeweise auf den Patienten abstimmen
- sich dem Patienten gegenüber natürlich verhalten
- auf direkte Fragen des Patienten eingehen, Beantwortung reflektieren
- Gemeinsamkeit von Aufgaben und Zielen überprüfen

Weiterführende Literatur

Ermann M (1992). Die sogenannte Realbeziehung. Forum Psychoanal; 8: 281–94.

Fetscher R (1998). Die Bündniskonzepte. Forum Psychoanal; 14: 203–24.

Grawe K (2004). Neuropsychotherapie. Stuttgart: Schattauer.

Holm-Hadulla RM (2000). Die therapeutische Beziehung. Psychotherapeut, 45: 124–36.

Klemann M (1995). Abstinenz oder: Von der »Not zur Tugend«. Forum Psychoanal; 11: 221–38.

Körner K, Rosin U (1985). Das Problem der Abstinenz in der Psychoanalyse. Forum Psychoanal; 1: 25–47.

Mertens W (2003). Arbeitsbündnis. In: Mertens W (Hrsg). Einführung in die psychoanalytische Therapie. 3. Aufl. Bd. 2. Stuttgart: Kohlhammer.

Strauß B (2006). Bindungsforschung und therapeutische Beziehung. Psychotherapeut; 51: 5–14.

Strauß B, Schwark B (2007). Die Bindungstheorie und ihre Relevanz für die Psychotherapie »Ten years later«. Psychotherapeut; 52: 405–25.

Streeck U (2009). Gestik und die therapeutische Beziehung. Lindauer Beiträge zur Psychotherapie und Psychosomatik. Über nichtsprachliches Verhalten in der Psychotherapie. Stuttgart: Kohlhammer.

Wöller W (2016). Der ausreichend gute Therapeut. Psychotherapeut; 61: 105–9.

Wöller W (2022). Ressourcenbasierte psychodynamische Beziehungsgestaltung. In: Wöller W. Psychodynamische Psychotherapie. Lehrbuch der ressourcenorientierten Praxis. Stuttgart: Schattauer; 268–356.

11 Die relevante Problematik zur Entfaltung bringen

Fokusgeleitete Problemaktivierung

11.1 Die Bedeutung der Problemaktivierung

Um therapeutische Prozesse in Gang zu bringen, ist es notwendig, dass Patienten ihre Problematik so zur Entfaltung bringen, dass sie veränderbar wird. Veränderungen vollziehen sich am besten in der Unmittelbarkeit der Erfahrung und im aktuellen Erleben und Verhalten. Es nutzt wenig, wenn Patienten distanziert über ein bestimmtes Erleben oder Verhalten sprechen, ohne mit ihren Ängsten und problematischen Verhaltensweisen lebendig konfrontiert zu werden. Strachey (1935) hatte gefordert, die Deutungsarbeit am »Punkt der Dringlichkeit« anzusetzen; nur das, was aktualisiert ist, ist das emotional Relevante.

Die Bedeutung der Unmittelbarkeit des Erlebens und die Notwendigkeit, die Aufmerksamkeit auf das aktuelle Erleben und Verhalten des Patienten zu lenken, wurde von verschiedenen Therapieschulen erkannt (Gendlin 1961; Greenberg & Safran 1987). Patienten müssen mit dem, was sie bisher vermieden haben, emotional in Kontakt kommen (Grawe 1998; Greenberg et al. 1993). Nur so kann eine ausreichende »Bearbeitungstiefe« (Sachse 2011) erreicht werden. Grawe (1998) spricht vom Wirkfaktor der prozessualen Aktivierung als einem der drei wichtigsten Wirkfaktoren von Psychotherapie. Empirische Wirksamkeitsstudien belegen eindeutig die Bedeutung der prozessualen Aktivierung für das Therapieergebnis (Orlinsky et al. 1994).

- Vielfach ist die im Fokus angesprochene Problematik bereits *aktiviert*, und wir brauchen nicht viel zu tun, um das Aktivierungsniveau zu erhöhen und die Problematik weiter zur Entfaltung zu bringen. Dies ist beispielsweise der Fall, wenn ein Patient in der therapeutischen Situation von einem Schuldgefühl gequält wird, weil er die Angst geäußert hat, vom Therapeuten für das, was er sagt, verurteilt zu werden. Oder die Problematik einer erhöhten Kränkbarkeit wird dadurch aktiviert, dass ein Patient unter emotionaler Beteiligung davon spricht, wie er durch eine Äußerung seines Vorgesetzten verletzt und gekränkt wurde.
- In anderen Fällen ist die dominierende Problematik *nicht aktiviert.* Ein Patient spricht zwar von seiner Angst, aber er erlebt sie aktuell nicht. Eine Patientin erwähnt ihre maladaptiven Verhaltensmuster, aber sie werden in der aktuellen Beziehung nicht spürbar. Hier ergibt sich die wichtige Aufgabe der *Problemaktivierung* im therapeutischen Prozess, z. B. durch Abwehr-, Widerstands- und Übertragungsanalyse (► Kap. 19, 20, 22).
- Es kann auch vorkommen, dass eine Problematik *übermäßig stark aktiviert* ist, sodass eine therapeutische Arbeit nicht möglich ist, weil die Angst- bzw. Affekttoleranz überschritten ist. Dies ist der Fall, wenn ein Patient z. B. durch Ängste oder Wut überflutet wird. Zwar ist eine relevante Problematik in der Übertragung

aktiviert, aber dem Patienten fehlt die Möglichkeit der distanzierenden Betrachtung. Hier ist es zunächst notwendig, die sich durch Angst- oder Wutaffekte äußernde Problematik durch geeignete Stabilisierungstechniken zu *deaktivieren* und Ressourcen zu ihrer Bewältigung zu *aktivieren*. Problem- und Ressourcenaktivierung müssen in einem ausgewogenen Verhältnis zueinanderstehen (▶ Kap. 28).
- Schließlich besteht auch die Möglichkeit, dass nicht die im Fokus angesprochene, sondern eine *andere Problematik aktiviert* ist. Diese Unterscheidung ist von großer Bedeutung, da Patienten von sich aus nicht dazu neigen, in einer therapeutischen Beziehung Problemmuster exakt nach Maßgabe der Zielvereinbarung zur Entfaltung zu bringen. So kann es vorkommen, dass ein Patient mit einer aktuellen partnerschaftlichen Trennungsproblematik bei zugrunde liegender narzisstischer Persönlichkeitsstörung, bei dem die Bearbeitung der Trennungsproblematik, nicht aber die Persönlichkeitsthematik zum Therapieziel gemacht wurde, dennoch zügig die narzisstische Persönlichkeitsproblematik in der aktuellen Beziehung entfaltet, indem er herablassend und entwertend mit dem Therapeuten umgeht – in der Hoffnung, dass dieser seine narzisstische Bedürftigkeit wahrnimmt und sich ihm als ein geduldiges und liebevolles, Bewunderung und Anerkennung spendendes Selbstobjekt zur Verfügung stellt. Da eine solche Zielsetzung den verfügbaren Zeitrahmen bei weitem überschreiten würde, wäre es nicht sinnvoll, diese Problemaktualisierung zu fördern, sondern es wäre geboten, durch realitätskonfrontierende Interventionen eine *Deaktivierung* herbeizuführen und die Aufmerksamkeit auf die in der Zielvereinbarung und im Fokus angesprochene Problematik zurückzulenken.

Tiefenpsychologisch fundierte Psychotherapie verzichtet auf Techniken – wie sie beispielsweise in der Gestalttherapie verwendet werden –, die zum Ziel haben, die unmittelbare Erfahrung dessen, worüber gesprochen wird, zu steigern. Sie verzichtet auch auf direkte Expositionstechniken, wie sie in der Verhaltenstherapie üblich sind. Anders als die analytische Psychotherapie verzichtet tiefenpsychologisch fundierte Psychotherapie allerdings auch auf die Möglichkeit, durch die Förderung von Regression eine Problemaktivierung zu erreichen. Stattdessen nutzt sie andere Möglichkeiten, die im Folgenden erörtert werden:
- die Fokussierung auf Emotionen, Wünsche, Konflikte, maladaptive Verhaltensmuster und negative Überzeugungen, die im Hier und Jetzt der therapeutischen Situation oder in aktuell bedeutsamen Beziehungen auftreten;
- die Beachtung und therapeutische Nutzung von *Übertragungs- und Widerstandsphänomenen*, deren Bearbeitung durch Klärungen, Konfrontationen und Deutungen zu einer beträchtlichen Unmittelbarkeit des Erlebens in der therapeutischen Situation führen kann.

11.2 Fokussierung auf relevante Bereiche

Wegen der zeitlichen Begrenzung der tiefenpsychologisch fundierten Psychotherapie sollten Sie die Behandlung so führen, dass Ihr Patient nach Möglichkeit nur diejenigen Aspekte seines Erlebens und Verhaltens zur Entfaltung bringt, deren Veränderung in der Zielvereinbarung vorgesehen und deren therapeutische Bearbeitung in der Fokusformulierung zum Gegenstand der Therapie gemacht wurde. Es ist also notwendig, die Materialproduktion des Patienten so zu steuern, dass er möglichst viel Material einbringt, das für die Bearbeitung des vereinbarten Fokus relevant ist, sodass der Therapieprozess maximal gefördert wird. Dies bedeutet für das therapeutische Handeln,

- dass diejenigen Emotionen, Wünsche, Konflikte, maladaptiven Verhaltensmuster und negativen Überzeugungen, die in der Fokusformulierung angesprochen wurden, in der aktuellen therapeutischen Situation möglichst lebendig und affektiv spürbar werden sollen,
- während alle anderen Phänomene (charakterologische Merkmale, Persönlichkeitseigenschaften, Überzeugungen, Wünsche oder Konflikte), die *nicht* dem Fokus zugerechnet wurden, eher an der Entfaltung gehindert und entaktualisiert werden sollen (▸ Abb. 11-1).

Die folgenden Punkte zeigen Ihnen, wie Sie im Einzelnen vorgehen können, um die Fokussierung auf relevante Bereiche zu erreichen.

- Überlassen Sie es dem Patienten, das *Thema der Stunde* zu bestimmen, und geben Sie ihm die Möglichkeit, über das zu sprechen, was ihn belastet oder was ihm – gemäß der Regel der freien Assoziation – in den Sinn kommt. Dadurch wird er meist das zum Ausdruck bringen, was für sein Erleben im Moment das Wichtigste ist.
- Anders als in der analytischen Psychotherapie, wo stets der Patient das Thema einbringt, haben Sie in der tiefenpsychologisch fundierten Psychotherapie jedoch – besonders bei Patienten, die Schwierigkeiten haben, ein Thema von sich aus anzusprechen – auch die Möglichkeit, *Vorschläge* für die gemeinsame thematische Arbeit zu machen. Dies sollte stets in Abstimmung mit dem Patienten geschehen. Seien Sie daher vorsichtig mit Vorgaben wie: »Wir sollten das Thema der letzten Stunde wieder aufgreifen.« oder: »Ich habe den Eindruck, heute müssten wir einmal über die Beziehung zu Ihrer Frau sprechen«. Solche Interventionen können leicht dazu führen, dass ein affektiv stärker beladenes Thema unbehandelt bleibt. Eine Vereinbarung könnte beispielsweise so aussehen:

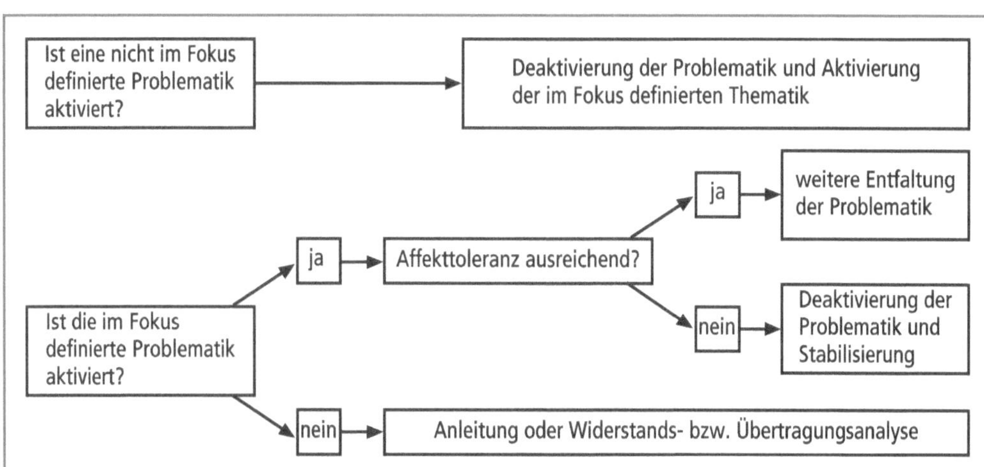

Abb. 11-1 Fokusgeleitete Entfaltung der Problematik

> T: Lassen Sie uns überlegen, an welcher Thematik wir heute arbeiten wollen. Sicherlich wäre es gut, noch einmal über das Thema der letzten Stunde zu sprechen, aber vielleicht gibt es auch etwas anderes, das Ihnen besonders wichtig ist.

Richten Sie Ihre Aufmerksamkeit zu jedem Zeitpunkt der Therapie auf alle Affekte, Wünsche, Konflikte, pathogenen Verhaltensmuster und negativen Überzeugungen, die in den Ausführungen des Patienten bedeutsam sind.

- Unterscheiden Sie, welche dieser Phänomene lediglich erwähnt werden, aber nicht emotional präsent und somit nicht aktiviert sind, und welche im *Hier und Jetzt lebendig und affektiv spürbar*, also aktiviert sind. Ein Patient mag über zahlreiche Wünsche oder Konflikte in seinen Beziehungen sprechen, aber lediglich die Affekte der Verunsicherung und des Unbehagens können aktuell spürbar sein.
- Bei Phänomenen, die aktiviert sind, sollten Sie überlegen, ob es im Interesse der Zielvereinbarung und der Fokusformulierung liegt, die angesprochene Problematik weiter zur Entfaltung zu bringen, und ob die für die Bearbeitung nötige Angst- bzw. Affekttoleranz gegeben ist.
- Wenn Sie zu der Überzeugung gelangt sind, dass die weitere Entfaltung der aktivierten Problematik mit der Zielvereinbarung im Einklang steht und die notwendige Angst- bzw. Affekttoleranz vorhanden ist, empfiehlt sich die vertiefende Bearbeitung mittels klärender, konfrontierender und deutender Techniken (▶ Kap. 17).
- Haben Sie den Eindruck, dass die vom Patienten eingebrachte und aktivierte Thematik außerhalb des vereinbarten Fokus der Therapie liegt, sollten Sie überlegen, ob es besser ist, diese Thematik zu deaktivieren und die Ihnen vorrangig erscheinende Thematik zu aktivieren, oder ob der Patient sich einer wichtigen Thematik angenähert hat, die vom Fokus noch nicht erfasst werden konnte. Prüfen Sie also, ob der Fokus einer Modifikation bedarf.
- Wenn die aktivierte Problematik zwar im Einklang mit der Zielvereinbarung steht, aber die Angst- bzw. Affekttoleranz für eine Bearbeitung nicht ausreichend ist, sollte die Problematik zunächst mittels stabilisierender Techniken (▶ Kap. 28) deaktiviert werden, um möglicherweise später, nach erfolgreicher Stabilisierung, wieder aufgegriffen zu werden.
- Wenn eine im Hinblick auf die Zielvereinbarung relevante Thematik zwar anklingt, aber offensichtlich nicht aktualisiert ist, sollten Sie Techniken einsetzen, die den Patienten zu vermehrter gefühlsmäßiger Beteiligung und einer verstärkten Unmittelbarkeit des Erlebens anregen. Hierzu stehen Techniken der Widerstands- und Übertragungsanalyse zur Verfügung, wie sie in den Kapiteln 20 und 22 dargestellt sind.

11.3 Entfaltung der Problematik des Patienten im Hier und Jetzt

Um eine als relevant erkannte Problematik im Hier und Jetzt der therapeutischen Situation optimal zur Entfaltung zu bringen, empfehlen wir Ihnen folgendes Vorgehen:

Achten Sie auf die Aspekte des vom Patienten vorgetragenen Materials, die für ihn bereits emotional bedeutsam sind.

Bitten Sie ihn, mehr darüber zu erzählen, und regen Sie ihn zu genaueren Schilderungen von *Beziehungsepisoden* an. Fragen Sie gezielt nach seinen Erwartungen, Wünschen und emotionalen Reaktionen gegenüber den wichtigsten Bezugspersonen. Mittel zur Fokussierung des Materials sind vor allem leitende und vertiefende Fragen (Dührssen 1972).

> T: Können Sie mir das genauer erzählen?
> T: Wie ging es Ihnen dabei genau?
> T: Was haben Sie sich dabei gedacht?

Um die Thematik weiter zu entfalten, können Sie den Patienten direkt nach seinen *Einfällen* fragen:

> T: Was fällt Ihnen dazu ein?
> T: Woran müssen Sie dabei noch denken?

Sie können den Patienten zu *Vermutungen* über mögliche Zusammenhänge auffordern:

> T: Haben Sie eine Vermutung, was zur Verschlechterung Ihrer Beschwerden beigetragen haben könnte?
> T: Was vermuten Sie, hat ihn dazu veranlasst, das zu tun?

Schließlich ist es vielfach hilfreich, *Fantasien* zu den verschiedensten Bereichen anzuregen:

> T: (Zu einer Patientin mit einer Brücken-Phobie:) Was würde passieren, wenn Sie doch über die Brücke gingen?
> T: Was wäre, wenn Sie plötzlich wieder gesund wären und morgen arbeiten müssten?

Manchmal ist es notwendig, die Angaben des Patienten vorsichtig zu *hinterfragen*:

> T: Was haben Sie dabei empfunden?
> P: Ach, nichts Besonderes.
> T: Wirklich nicht?
> P: Na ja, ich war schon ein wenig aufgeregt.

Achten Sie im besonderen Maße auf alle Emotionen, die in der Beziehung zu Ihnen auftreten. Wenn eine mit dem Fokus vereinbare Thematik in der Beziehung zu Ihnen aktualisiert wird, stellt dies eine besondere Chance der therapeutischen Beeinflussbarkeit dar.

Versuchen Sie abzuschätzen, wie belastend ein solches Ansprechen für den Patienten wäre. Ist das *Arbeitsbündnis* (▶ Kap. 10) so stabil und tragfähig, dass der Patient die Konfrontation mit diesen Aspekten als hilfreich erleben würde? Oder wäre das Sicherheitsgefühl des Patienten in der therapeutischen Beziehung bedroht?

Wenn Sie Bedenken haben, ob das Arbeitsbündnis tragfähig genug ist, überlegen Sie, ob durch die Art, wie die Intervention formuliert wird, der Belastungs- oder Bedrohungsgrad der Intervention vermindert werden kann. Aspekte des Stils einer Intervention können hier bedeutsam sein (▶ Kap. 17.6). Möglicherweise können flankierende *supportive Interventionen* die Akzeptanz der Intervention erhöhen. Bedenken Sie auch, ob der Zeitpunkt günstig gewählt ist.

Techniken zur Entfaltung der Problematik im Hier und Jetzt

- auf emotional bedeutsame Aspekte achten
- zur konkreten Schilderung von Beziehungsepisoden anregen
- nach Einfällen fragen
- zu Vermutungen und Fantasien anregen
- Angaben des Patienten vorsichtig hinterfragen
- emotionale Aspekte in der aktuellen therapeutischen Beziehung unter Beachtung des Arbeitsbündnisses ansprechen

11.4 Deaktivierung nicht im Fokus liegender Themen

Nicht selten aktualisieren Patienten von sich aus problematische Aspekte ihres Erlebens und Verhaltens, deren Bearbeitung nicht zweckmäßig ist, weil dabei der in der Zielvereinbarung und Fokusformulierung vorgesehene Rahmen weit überschritten würde oder weil dadurch eine unabsehbare und unerwünschte Destabilisierung eintreten könnte.

Als Beispiel sei eine in der Kindheit traumatisierte Patientin angeführt, bei der wegen ihrer ausgeprägten Affektdysregulationen und ihrer Neigung, sich in gewaltsame Männerbeziehungen zu verwickeln, eine Stärkung ihrer Fähigkeit zur Selbststabilisierung und ihrer Fähigkeit, sich vor weiteren Gewalteinwirkungen zu schützen, als Therapieziele vereinbart wurden. Wenn diese Patientin nun entgegen der Fokusformulierung Szenen traumatischen Erlebens in der Kindheit aktualisiert, kann es notwendig werden, diese Thematik zu deaktivieren und die Beschäftigung damit zu begrenzen (► Kap. 39).

Sie sollten also stets auch darauf eingestellt sein, dass es notwendig werden kann, die Aktivierung einer vom Patienten eingebrachten Thematik aktiv zu begrenzen, sie zu deaktivieren.

- Zunächst besteht die Möglichkeit, solche Aspekte nicht aufzugreifen und die Aufmerksamkeit auf die als vorrangig erkannte therapeutische Aufgabe zurückzulenken.
- Wenn der Patient jedoch immer wieder auf die außerhalb des Fokus liegende Thematik zurückkommt, kann es hilfreich sein, eine *Erläuterung* zu geben.

> T: Ich spüre, dass Ihnen die Thematik Ihrer Kindheit wichtig ist. Dennoch halte ich es nicht für günstig, dass wir uns im Moment mit ihr beschäftigen, weil ich befürchte, dass es Ihnen dadurch noch schlechter gehen wird als jetzt, weil Sie bisher nicht über hinreichende Möglichkeiten verfügen, sich zu schützen. Zunächst sollten wir daran arbeiten, was Sie tun können, um sich besser stabilisieren und besser schützen zu können. Wenn das erreicht ist, sollten Sie neu entscheiden, ob Sie sich eingehender mit Ihrer Kindheit beschäftigen wollen.

Gerade traumatisierte Patienten drängen oft auf eine Beschäftigung mit traumatischen Erinnerungen, ohne die Voraussetzung einer ausreichenden Stabilität zu erfüllen. Sie haben oft die Hoffnung, dass das Sprechen über die Traumatisierungen allein schon Heilung bringen kann. Hier sollten Sie entschieden für den Vorrang der Stabilisierung eintreten, um eine Überflutung durch traumatisches Material zu vermeiden, die die Gefahr einer Retraumatisierung mit sich bringt.

> T: Ich verstehe, wie sehr es Sie drängt, sich mit den Erinnerungen an das Trauma zu beschäftigen. Ich muss Ihnen jedoch sagen, dass derzeit die Gefahr einer Überflutung durch traumatische Erinnerungen zu groß ist. Die Wahrscheinlichkeit ist hoch, dass es Ihnen anschließend schlechter statt besser geht. Meine Aufgabe ist es zu verhindern, dass die Therapie Ihnen Schaden zufügt. Deshalb muss ich darauf bestehen, dass wir uns zunächst ausführlich mit Techniken der Emotionskontrolle beschäftigen.

Wenn sich bei Patienten mit der Symptomatik einer Posttraumatischen Belastungsstörung Erinnerungen oder Erinnerungsfragmente an traumatische Situationen als Intrusionen in Form von Bildern, Geräuschen, Gerüchen oder anderen Sinneswahrnehmungen aufdrängen, haben sich imaginative Techniken des »Wegpackens« oder »Wegschließens« sehr bewährt. Die »Container«-Technik wird im Kapitel 28.4 erläutert.

11.5 Die relevante Problematik lässt sich nur schwer aktivieren

Schließlich kann es vorkommen, dass sich die relevante Problematik nur schwer aktivieren lässt, sei es, dass die Patienten die Auseinandersetzung mit dieser Problematik ganz vermeiden möchten oder dass ihnen ein emotionaler Zugang nicht möglich ist. Manche Patienten halten sich mit allgemeinen Erörterungen und theoretischen Ausführungen auf, andere haben einen hohen Rededrang und überschütten Sie mit Material, ohne Ihnen die Gelegenheit zu einer Reaktion zu geben. Wieder andere sind so wortkarg und spröde, dass es Ihnen nicht möglich ist, dynamisch wichtiges Material zu erfassen.

Die Gründe für ein solches Verhalten können vielfältig sein:

- Patienten können aus Unerfahrenheit mit der therapeutischen Situation unbeholfen umgehen, sodass sie geduldig *angeleitet* werden müssen, wie sie am besten zu einem Fortschritt in der Behandlung kommen können.

> T: Ich möchte Sie bitten, mir zunächst den Vorfall noch einmal genauer zu schildern, dann wollen wir uns gemeinsam anschauen, wie Sie sich dabei gefühlt haben und wie es dazu kommen konnte.

- Manche Patienten sind aus Gründen defizitär entwickelter Ich-Funktionen, z. B. aufgrund einer mangelhaft ausgebildeten Fähigkeit zur Selbst-Objekt-Differenzierung, nicht in der Lage, Sie als ein von ihnen getrennt existierendes Gegenüber zu akzeptieren.
- In wieder anderen Fällen haben wir es mit *Widerstandsphänomenen* zu tun, die der Analyse bedürfen (▸ Kap. 20), möglicherweise auch der Analyse der Übertragung (▸ Kap. 23). Zum Verständnis dieser Phänomene ist es hilfreich, sich klarzumachen, dass die Patienten sich durch ein solches Verhalten mit hoher Wahrscheinlichkeit vor negativen Gefühlen – Ängsten, Scham usw. – in der Beziehung zu Ihnen schützen. Ein Patient, der Sie nicht zu Wort kommen lässt, fürchtet möglicherweise, durch Ihre Bemerkungen verletzt oder gedemütigt zu werden; ein Patient, der spröde und affektarm spricht, schämt sich vielleicht seiner Emotionen im Kontakt mit Ihnen (▸ Kap. 21).

Aus all diesen Gründen kann es notwendig werden, Patienten aktiv behilflich zu sein, ihre Defizite, Ängste oder Schamgefühle zu klären und soweit zu überwinden, dass die therapeutische Arbeit möglich wird.

- Wortkarge und spröde Patienten erleben es als hilfreich, wenn Sie häufiger konkret gefragt werden.

> T: Bitte schildern Sie mir das noch genauer.
> T: Bitte erzählen Sie mehr darüber.
> T: Wie meinen Sie das?

- Patienten mit hohem Redefluss, die aus Gewohnheit oder aus abwehr- bzw. aus übertragungsbedingten Gründen sehr viel sprechen, sind nicht selten dankbar, wenn sie von Ihnen taktvoll unterbrochen werden und in einer entängstigenden Weise auf Aspekte hingewiesen werden, die für den Fortgang der Therapie wichtig sind.

> T: Lassen Sie uns noch einen Moment bei diesem Gefühl bleiben.
> T: Schauen wir uns dies einmal genauer an.
> T: Ich habe im Moment Schwierigkeiten mir vorzustellen, wie es Ihnen dabei ging.

- Die Sorge, Patienten könnten gekränkt sein, wenn man sie unterbricht, ist in aller Regel dann unbegründet, wenn es taktvoll geschieht. Es gibt allerdings auch Patienten, die auf eine derartige Lenkung der Gesprächsführung empfindlich reagieren, wie es nicht selten bei narzisstischen Pathologien vorkommt (▸ Kap. 33). Die Patienten können lenkende Interventionen als mangelnde Bereitschaft erleben, sich aufmerksam dem zuzuwenden, was sie zu sagen haben. Sie fühlen sich gedrängt und in ihrer persönlichen Art nicht angenommen. Entscheidend ist es, die verbalen und nonverbalen Reaktionen des Patienten aufzugreifen, die ein solches Erleben anzeigen, um zu entscheiden, ob ein taktvolles Unterbrechen als hilfreich oder als behindernd erlebt wird.

11.6 Stundenfokus erarbeiten

Bei Patienten, die dazu neigen, den Fokus immer wieder aus den Augen zu verlieren oder – aus Gewohnheit oder als Ausdruck eines Widerstandsphänomens – die Auseinandersetzung mit der im Fokus liegenden problematischen Themen vermeiden, kann eine aus der systemisch-lösungsorientierten Therapie stammende Fragetechnik weiterhelfen. Sie können eine Konzentration des therapeutischen Prozesses erreichen, indem Sie einen Fokus für einzelne Sitzungen erarbeiten, indem Sie den Patienten anregen, eine Vision dessen zu erzeugen, was am Ende der Sitzung erreicht sein sollte. Dies kann zu Beginn einer Stunde oder, je nach Bedarf, auch während der Stunde geschehen.

T: Angenommen, die Therapiestunde heute läuft gut, was sollte am Ende der Stunde anders sein?
T: Was müsste in dieser Sitzung geschehen, damit Sie am Ende sagen können: Das war eine gute Stunde, es hat sich gelohnt, heute zur Therapie zu kommen?

Die Antwort enthält in der Regel die relevante Thematik:

P: Ich könnte mich dann besser auf meine Arbeit konzentrieren und müsste nicht immer über X nachdenken.
P: Ich hätte dann das gute Gefühl: Jetzt bin ich in der schwierigen Angelegenheit Y wirklich ein Stück weiter.

Sie hätten dann die Möglichkeit, die für die Problemlösung oder Konfliktbearbeitung erforderlichen Ressourcen des Patienten weiter zu aktivieren.

T: Wie könnten Sie es denn am besten erreichen, diesem Ziel näher zu kommen?
P: Ich weiß es nicht.
T: Spüren Sie einmal genau hin. Ich glaube schon, dass Sie ein Gefühl dafür haben, was hier in der Stunde bearbeitet werden müsste, damit es Ihnen anschließend besser geht.
P: Ich glaube, ich müsste über X sprechen. Mehrmals wollte ich das Thema schon in die Therapie bringen. In der Stunde habe ich immer wieder vergessen, es anzusprechen, und nachher hat es mich jedes Mal belastet.

Weiterführende Literatur

König K (1993). Zur Fokussierung. In: König K. Einzeltherapie außerhalb des klassischen Settings. Göttingen: Vandenhoeck & Ruprecht; 74–82.

König K (1997). Fokussieren. In: König K. Therapien in Gang bringen und konzentrieren. Göttingen: Vandenhoeck & Ruprecht; 454.

12 Affekte annehmen und klarifizieren

Der Umgang mit Affekten

12.1 Die Bedeutung der Affekte

Die Arbeit am emotionalen Erleben und an den Affekten steht im Zentrum der tiefenpsychologisch fundierten Psychotherapie.

- Zunächst machen Affekte, namentlich negative Affekte wie Ängste, Schuldgefühle, Schamgefühle, einen beträchtlichen Teil des Leidensdrucks unserer Patienten aus und motivieren sie – neben anderen Symptomen –, sich einer Psychotherapie zu unterziehen.
- Zweitens können Fehlverarbeitungen von Affekten zu vielfältigen Symptombildungen im Sinne von *Affektäquivalenten* oder *Affektkorrelaten* führen, sodass nur über eine Beeinflussung von Affekten eine Reduktion der Symptomatik zu erwarten ist.
- Drittens ist die Arbeit mit Affekten deshalb so wichtig, weil sie nicht nur die interpersonellen Beziehungen steuern, sondern weil die Affekte uns in ihrer *Signalfunktion* den Zugang zu aktuellen bewussten oder unbewussten Konflikten ermöglichen oder erleichtern können. Oft ist der Affekt der Schlüssel zum Verständnis des aktuellen Konflikts.
- Schließlich können Probleme der Affektregulation zum vorrangigen Thema der Psychotherapie werden.

Wir können hier die Geschichte *psychoanalytischer Beschäftigung mit den Affekten* nur in Grundzügen nachzeichnen. Freud hat keine einheitliche Affekttheorie ausgearbeitet. Dem Affekt der Angst hat er sich in seiner ersten Angsttheorie (Freud 1894, 1915) ausführlich gewidmet und eine Umwandlung von Libido in Angst angenommen. Erhöhte »Erregungs-Summen« oder »Affekt-Beträge«, die durch frühe Verführungssituationen ausgelöst wurden und mit unverträglichen Vorstellungen verbunden sind, werden nach dieser Auffassung unschädlich gemacht, indem sie ins Körperliche umgesetzt werden; dort führen sie zu Störungen der Innervation und der Organfunktion (Freud 1894; Deutsch 1922). Den Ursprung hysterischer Symptome sah Freud (1895b) in traumatischen Erlebnissen, wobei der nicht abgeführte Affekt »eingeklemmt« bleibt und seine pathogene Wirkung in körperlichen und psychischen Symptombildungen entfaltet. Unter triebökonomischen Gesichtspunkten wurden Affekte in dieser Phase der Theoriebildung als Triebabfuhrvorgänge verstanden.

Auf der Grundlage seiner Strukturtheorie (1923) beschäftigte sich Freud in seiner zweiten Angsttheorie (1926) erneut mit der Angst, aber auch mit anderen Affekten wie Schmerz und Trauer, nun aus der Perspektive des Ich, und zeigte, wie Affekte als Unlustsignale die Abwehr gegen innere Gefahren in Gang setzen. Als Angst erzeugende Gefahrensituation wird das Anwachsen triebhafter Bedürfnisspannungen gesehen; die Bildung von Symptomen dient der Angstbindung. Wichtig wurde die Unterscheidung von Signalangst, die Abwehr auslöst, um das Wiedererleben unerträglicher Unlust und Angst zu verhindern, und traumatischer Angst, die, gleichfalls mobilisiert durch innere Gefahren, ohne Signalcharakter den Reizschutz durchbricht und ins bewusste Erleben der Person vordringt.

Spätere Autoren haben die zentrale Bedeutung der Affekte immer wieder hervorgehoben, sie konnten sie jedoch nicht in einen befriedigenden systematischen Zusammenhang mit dem dominierenden Triebparadigma und dem von Freud postulierten Lust-Unlust-Prinzip bringen. Jacobson (1978) wies auf die Regulationsfunktion der Affekte im Zusammenhang mit den Selbst- und Objekt-Repräsentanzen, Kernberg (1992) auf die enge Verbindung von verinnerlichten Objektbeziehungen und Affekten hin. Joffe & Sandler (1967b) beschrieben die innerpsychische Regulation von Affektzuständen und deren Funktion, ein Gefühl von Sicherheit und Wohlbefinden aufrechtzuerhalten.

Die neueren psychoanalytischen Affekttheorien standen unter dem Einfluss der Säuglingsforschung und der Neurobiologie der Emotionen. Die Säuglingsforschung hat uns auf die Bedeutung der Mutter-Kind-Interaktion für die Entwicklung der Fähigkeiten zur Affektkontrolle und Affekttoleranz hingewiesen und herausgearbeitet, dass Affekte die primären Organisatoren des Selbsterlebens innerhalb des Entwicklungssystems sind. Affekte sind schon in den ersten Lebensmonaten in erheblicher Differenziertheit vorhanden (Dornes 2001). Insgesamt sprechen die Ergebnisse der Säuglingsforschung gegen eine Ableitung von Affekten aus Trieben. Dem folgen die meisten neueren psychoanalytischen Autoren, indem sie Affekte nicht mehr vorwiegend als Triebderivate auffassen oder in Triebbegriffen erklären (Stein 1991). Emde (1992) spricht vom affektiven Kern des Selbst sowie von den notwendigen positiven Hintergrundaffekten, die ein Gefühl der Kontinuität des Selbst ermöglichen. Die Psychoanalyse wurde so mehr und mehr von einer Triebtheorie zu einer Theorie der Emotionen bzw. der Affekte.

Die Hirnforschung konnte mindestens sieben biologisch verankerte »basale emotionale Systeme« identifizieren, die als neuronale Schaltkreise Affekte, Kognitionen und Verhalten regulieren; es sind die Systeme »Furcht«, »Bindung/Panik«, »Wut«, »Lust«, »Fürsorgeverhalten«, »Spiel« und ein allgemeines Motivations- und Explorationssystem (»Seeking-System«) (Panksepp 1998). Von Geburt an besteht eine komplexe Regulierung des affektiven Erlebens, die wechselseitigen Beeinflussungen unterliegt und in hohem Maße anfällig für Fehlregulierungen ist (Beebe & Lachmann 2002). Komplexe Schaltkreise verbinden übergeordnete kortikale Zentren mit basalen limbischen Strukturen, wobei der limbischen Struktur der Amygdala eine zentrale Rolle bei der Detektion möglicher Gefahrensignale und dem präfrontalen Kortex eine zentrale Rolle bei der Modulation dieser Struktur zukommt (Ochsner & Gross 2005; Schore 2007). Es erscheint vielversprechend, diese Kenntnisse für ein vertieftes Verständnis der Strukturpathologien und ihrer therapeutischen Beeinflussung zu nutzen (▶ Kap. 27).

Die neuere *Affektforschung* (Krause et al. 1992) belegt, dass die Affekte auch der Beziehungsregulierung dienen. Sie haben einen handlungsaufschiebenden Effekt und können als Handlungsankündigungen betrachtet werden. Affekte haben eine semantische Struktur, bestehend aus einem Subjekt, einem Objekt und einer Interaktion zwischen beiden. Angst repräsentiert, so betrachtet, den Wunsch des Subjekts, sich vom Ort des Objekts zu entfernen; Ekel repräsentiert den Wunsch des Subjekts, das Objekt solle aus dem Subjekt herausgehen, Wut dagegen den Wunsch, dass das Objekt verschwinde, während das Subjekt bleibt. Für Freude gilt, dass die aktuelle Interaktion zwischen Subjekt und Objekt fortgesetzt werden möge. Primäraffekte dienen vornehmlich der Regulierung von Nähe und Distanz zwischen einem Subjekt und einem Objekt (Krause 1990).

Affekte lassen sich außerdem in *informationsverarbeitende Affekte* (wie Neugier, Interesse, Überraschung), *beziehungsregulierende Affekte* (wie Angst, Ekel und Wut) und *selbstreflexive Affekte* (wie Schuld, Scham oder Depression) einteilen. Von besonderer Bedeutung für Patienten mit Ich-strukturellen Störungen und für traumatisierte Patienten ist die Gruppe der nachtragenden Affekte wie Grimm, Groll, Hader, Bitterkeit, mit denen Rache- und Vergeltungsimpulse und die Unmöglichkeit der Versöhnung einhergehen (Heigl-Evers & Henneberg-Mönch 1990). Erst in neuerer Zeit wurde auf die zahlreichen günstigen sozialen Auswirkungen der positiven Affekte hingewiesen, vor allem auf ihre Fähigkeit, die ungünstigen Auswirkungen negativer Emotionen zu verringern. Eindrucksvoll ließ sich zeigen, dass Patienten mit psychischen Störungen sich durch einen verminderten Freude-Ausdruck von psychisch Gesunden unterscheiden. Da es ihnen aufgrund ihres verminderten Freude-Ausdrucks nicht gelingt, negative Affekte bei ihren Interaktionspartnern herabzuregulieren, sind interpersonelle Probleme die Folge (Krause et al. 1992).

Bei psychodynamischer Betrachtung sind vor allem zwei Aspekte bedeutsam: Affekte können

- eine *interpersonelle Signalfunktion* im Dienste der Regulierung von Beziehungen und auch
- eine *intrapsychische Signalfunktion* haben, indem sie dem Ich das Auftauchen bedrohlicher, das heißt das Sicherheitsgefühl bedrohender Wünsche und Impulse anzeigen und die Abwehr anstoßen, um diese vom Bewusstsein fernzuhalten (Heigl-Evers & Henneberg-Mönch 1990).

Psychodynamisch können die meisten Affekte, z. B. Angst oder Schuldgefühle, auf verschiedenen Niveaus der Ich-strukturellen Organisation eine unterschiedliche Bedeutung haben. So lassen sich verschiedene Ängste vereinfacht danach klassifizieren, welchem strukturellen Organisationsniveau sie zugeordnet werden können, wie dies Tabelle 12-1 im Einzelnen zeigt.

Die Wahrnehmung und das Erleben der Affekte können auf sehr unterschiedlichen Ebenen blockiert sein. So können z. B. die

Tab. 12-1 Klassifikation verschiedener Ängste nach ihrem zugehörigen Strukturniveau (in Anlehnung an Rudolf & Henningsen 2013)

Auf höherem Strukturniveau	Auf mittlerem Strukturniveau	Auf niedrigem Strukturniveau
• Angst vor Triebdurchbrüchen • Gewissensangst • Strafangst (Angst vor dem Verlust der körperlichen Integrität; sog. »Kastrationsangst«)	• Angst vor dem Verlust der Liebe des Objekts, Angst abgelehnt, zurückgewiesen zu werden • Angst vor Abhängigkeit (Angst vor Autonomie-Verlust) • Angst vor Beschämung, Selbstwertverlust • Angst, das Objekt beschädigen oder zerstören zu können • Angst, durch Objekte beschädigt oder zerstört zu werden	• Angst vor dem Verlust des Objekts: Angst vor dem Verlassenwerden, vor dem Verlust der Geborgenheit und der Sicherheit, Trennungsangst • Angst vor Nähe als Angst vor dem Selbstverlust • Angst vor der Vernichtung, der Auflösung

motorischen und physiologischen Aspekte des Affekts vom Patienten wahrgenommen werden, ohne dass diese Wahrnehmung als ein bestimmtes Gefühl benannt oder in einen situativen Kontext gestellt werden kann.

Ihre therapeutische Arbeit mit Affekten und Emotionen wird andere Akzente haben und eine unterschiedliche Vorgehensweise erfordern, je nachdem, ob Sie mit Patienten arbeiten, bei denen Sie eine Konfliktpathologie auf reifem Strukturniveau diagnostiziert haben, oder mit Ich-strukturell gestörten Patienten mit Entwicklungspathologien, bei denen schwerwiegende Ich-Funktionsdefizite das klinische Bild prägen:

- Bei Patienten mit im Vordergrund stehender *Konfliktpathologie* wird Ihr therapeutisches Ziel vor allem darin bestehen, Ihren Patienten einen Zugang zu den Emotionen, zu deren Entstehenszusammenhängen sowie zu einem angemessenen Affektausdruck zu ermöglichen. Ist der Zugang zu Affekten blockiert und eine Konfliktaufdeckung geboten, besteht das Ziel darin, den Patienten zu unterstützen, die Affekte so klar wie möglich im Kontext einer Objektbeziehung zu erleben, sie anzunehmen und – je nach therapeutischer Situation – vor dem Hintergrund früherer oder aktueller Beziehungserfahrungen zu verstehen. Affekte sollen auf ihre genetischen Beziehungszusammenhänge zurückgeführt werden und so ihren Schrecken in der Gegenwart verlieren. Durch die Zuordnung der Affekte (und der Konflikte) zu früheren Beziehungserfahrungen soll eine affektive Neuorientierung in den aktuellen Beziehungen ermöglicht werden.
- Bei Patienten mit *Ich-strukturellen Störungen* oder Entwicklungspathologien, vor allem bei Patienten mit *schweren Persönlichkeitsstörungen* und bei *traumatisierten Patienten*, werden Sie hingegen oft damit konfrontiert sein, dass diese schon durch ihre negativen Affekte überflutet werden. Hier besteht das Ziel der Therapie darin, dem Patienten Wege aufzuzeigen, wie er die Kontrolle über das affektive Erleben und das dadurch bestimmte Handeln wiedererlangen kann, und ihm Hilfen bei der Bewältigung von Überflutungen durch negative Affekte – Wut, Scham, Angst usw. – an die Hand zu geben. Hierzu stehen stabilisierende, das heißt affektreduzierende und abwehrstärkende Maßnahmen zur Verfügung (▶ Kap. 28).

Die folgenden Empfehlungen gelten primär für Patienten mit Konfliktpathologien. Sie können für Patienten mit Ich-strukturellen Störungen in Betracht kommen, wenn sie hinreichend stabilisiert sind.

12.2 Affekte spiegeln und klarifizieren

Zunächst ist es wichtig, eine Atmosphäre zu schaffen, in der Affekte überhaupt erlebt und geäußert werden können. Um Affekte spürbar werden zu lassen, ist es oft notwendig, den therapeutischen Prozess zu *verlangsamen*. Sicherlich sind längere Schweigepausen in der tiefenpsychologisch fundierten Psychotherapie nicht angezeigt, doch sollte bei einem zu schnellen Wechsel von Rede und Gegenrede bedacht werden, dass dadurch die Wahrnehmung von Affekten behindert wird.

- Achten Sie stets darauf, an welchen Stellen des therapeutischen Kontakts Ihr Patient mit einem Affekt reagiert. Manche Patienten lassen während eines Gespräches nur an wenigen Stellen einen Affekt erkennen, während für andere das affektive Erleben im Vordergrund steht.
- Versuchen Sie zunächst, die vorhandenen Affekte des Patienten *empathisch zu spie-*

geln. Die empathische Spiegelung des vorhandenen *affektiven Erlebens* ist als supportive und allianzstärkende Maßnahme in jedem Falle sinnvoll – bei Patienten mit Konfliktpathologie ebenso wie bei Patienten mit Ich-strukturellen Störungen. Wann immer sich eine Gelegenheit ergibt, sollten Sie Schilderungen von Patienten kommentieren, indem Sie das affektive Erleben benennen. Längere Schilderungen des Patienten sollten Sie gezielt unterbrechen, um Affekte zu benennen.

> **T:** Das muss sehr schmerzhaft für Sie gewesen sein.
> **T:** Da haben Sie sich sehr verletzt gefühlt.

Berichten Patienten mit deutlichen Affekten über ihr Erleben, so werden Sie zu einer Einschätzung gelangen, ob Ihnen der Affekt der berichteten Situation *angemessen* erscheint oder ob er Ihnen unangemessen stark vorkommt. Sie werden auch registrieren, an welchen Stellen ein Patient nicht mit einem Affekt reagiert, wo Sie einen Affekt erwartet hätten. Dazu ist es nicht nur notwendig, sich in den Patienten einzufühlen, sondern auch, in eine beobachtende Distanz zu ihm zu treten und das Beobachtete zu reflektieren.

- Um den Zugang zum affektiven Erleben zu verbessern, sollten Sie die Affekte *klarifizieren*. Unterstützen Sie den Patienten dabei, den Gefühlen, die er noch nicht benennen kann, einen Namen zu geben und sie dadurch »erkennbar« zu machen. Auch bedrohliche Affekte verlieren etwas von ihrer Gefährlichkeit, wenn sie benannt sind. Wenn Affekte nur vage ausgedrückt oder angedeutet werden, arbeiten Sie sie so präzise wie möglich heraus:

> Der Patient spricht über einen Streit mit der Ehefrau.
> **T:** Wie haben Sie sich in dieser Situation gefühlt?
> **P:** Wie soll ich mich gefühlt haben? Irgendwie miserabel.
> **T:** Können Sie es mir genauer schildern? Ich habe im Moment keine Vorstellung, ob Sie wütend oder ärgerlich waren oder ob ein anderes Gefühl im Vordergrund stand.
> **P:** Wut habe ich keine gespürt.
> **T:** Versuchen Sie es genau zu erfassen. Sie waren eher traurig – oder resigniert?
> **P:** Am ehesten resigniert.
> **T:** Erzählen Sie mir, wie es dann weiterging, und wie Sie sich dann gefühlt haben.

- Bei Patienten, die Schwierigkeiten haben, ihre Affektivität selbst zu benennen, kann es sinnvoll sein, mögliche Affektqualitäten zur *Auswahl* anzubieten.

> **P:** Ich fand das nicht so gut, wie sie (die Partnerin) da reagiert hat.
> **T:** Was meinen Sie damit, wenn Sie sagen: »Ich fand das nicht so gut«. Waren Sie ärgerlich, oder war es etwas anderes?
> **P:** Ich weiß nicht. Irgendwie war ich verstimmt.
> **T:** Versuchen Sie, es genauer zu fassen, wie Sie sich gefühlt haben. Ich frage mich, ob Sie vielleicht enttäuscht waren oder sich allein gelassen gefühlt haben.
> **P:** Ja, so in die Richtung.
> **T:** Wie meinen Sie?
> **P:** (Zögert.) Ich glaube … ich fühlte mich so allein gelassen.

- Der Satz »Wie geht es Ihnen?« zielt auf die Erfassung der aktuellen Befindlichkeit und damit der affektiven Gestimmtheit. Er ist als einleitende Frage einer Stunde geeignet, wenn Patienten offensichtlich Schwierigkeiten haben, affektiv bedeutsames Material in die Therapiestunde einzubringen oder die Sitzung mit Schweigen beginnen.

T: Wie geht es Ihnen?
P: Es geht so.
T: Können Sie es mir genauer sagen? Was ist gut und was ist nicht so gut?

- Es ist außerordentlich wichtig, mit dem Patienten den *korrekten Affekt* zu klären. Vermeiden Sie es, dem Patienten zu suggerieren, er habe denjenigen Affekt erlebt, den Sie an seiner Stelle erlebt hätten oder von dem Sie glauben, dass alle Menschen ihn in dieser Situation erleben müssten (König 1993a).
- Oft werden Sie auch *nonverbale Signale* als Hinweise darauf nutzen können, welches Gefühl der Patient aktuell möglicherweise erlebt. Hier sollten Sie Vermutungen äußern:

T: Als ich vorhin zu Ihnen sagte: »Was fällt Ihnen dazu noch ein?«, hatte ich den Eindruck, Sie fühlten sich unwohl.

12.3 Affektentlastung ermöglichen

Im Allgemeinen fühlen Patienten sich angenommen, wenn ihre Gefühle Interesse finden, und sie fühlen sich ernst genommen, wenn auf Präzisierung hingearbeitet wird. Gleichwohl sollten Sie mit der Möglichkeit rechnen, dass auch ohne zusätzliche Aktivierung in der Therapie das Affekterleben des Patienten so intensiv werden kann, dass es notwendig ist, ihm in einer haltgebenden Atmosphäre die Möglichkeit der »*Katharsis*«, das heißt der Abreaktion und Entlastung zu geben. Viele Patienten weinen, wenn schmerzhafte Erinnerungen berichtet werden.

- Beenden Sie dann ein solches Erleben nicht vorzeitig, sondern seien Sie bereit, die Gefühle anzunehmen und dem Patienten Ihre Unterstützung anzubieten.
- Geben Sie dem Patienten ausreichend Raum, sodass er, begleitet durch Ihre emotionale Präsenz, seine Gefühle erleben und entwickeln kann.
- Ermutigen Sie den Patienten, *bei seinem Affekt zu bleiben*, ihn nicht wegzudrücken, sondern ihn anzunehmen und auszuhalten.

Manche Patienten mit intensiven Trauerreaktionen erleben es als hilfreich, wenn Sie ihnen durch eine *körperliche Geste* Ihre Anteilnahme kundtun, etwa durch eine leichte Berührung an der Hand oder an der Schulter. Andere Patienten erleben dies eher als irritierend, manche als bedrohlich. Es gibt schließlich Patienten, vor allem solche mit traumatischen Erfahrungen, die in Momenten affektiver Erregung nicht in der Lage sind, eine solche Geste zurückzuweisen, obwohl sie dies lieber täten. Aus diesem Grunde empfehlen wir Ihnen, Ihre Patienten vor Beginn einer Phase intensiver Gefühlsäußerungen zu fragen, ob sie sich vorstellen können, Hilfe durch eine solche Geste zu erfahren. Es ist auch möglich, einmal kurz auszuprobieren, wie es sich für den Patienten anfühlt, wenn Sie die Berührung ausführen. Wenn die Patienten nicht eindeutig sagen können, ob sie diese Geste als angenehm und hilfreich oder als eher unangenehm und irritierend empfinden, sollten Sie von der Verwendung dieser Geste Abstand nehmen. Ferner sollten Sie auch bedenken, dass Sie durch wiederholtes Spenden von Trost die Autonomie untergraben und den Patienten potenziell abhängig machen können. In manchen Fällen ist es empfehlenswert, den Patienten Möglichkeiten an die Hand zu geben, wie sie selbst zu Trost finden können (zum Konzept der »inneren Helfer« ▸ Kap. 39.4).

Besonders bei schweren Abreaktionen, wie sie bei traumatisierten Patienten vorkommen können, kann es wichtig sein, Techniken der Stabilisierung und Affektdistanzierung zu beherrschen. Sätze wie »Das ist vorbei« können dazu beitragen, den Abstand zu dem Erleben zu vergrößern. Hier kann nicht deutlich genug hervorgehoben werden, dass aktive Konfrontationen mit traumatischem Material (sog. »Trauma-Expositionen«) nur nach sorgfältiger Prüfung der Voraussetzungen und in einer Sicherheit gebenden Beziehung erfolgen dürfen (▸ Kap. 39).

12.4 Affekterleben intensivieren

Für das weitere Vorgehen sollte Ihnen aufgrund der initialen Diagnostik, aber auch auf der Basis der fortlaufenden Diagnostik im Verlauf der Therapie hinreichend klar sein, ob eine Intensivierung des affektiven Erlebens wünschenswert ist.

Eine Intensivierung des affektiven Erlebens ist selbstverständlich *nicht* angezeigt, wenn der Patient von Affekten bereits *überschwemmt* wird, wie es bei niedrigstrukturierten Patienten bzw. Patienten mit Selbstpathologie vorkommen kann (▸ Kap. 28). Ebenso kann die Intensivierung des affektiven Erlebens bei Patienten mit traumatischen Erfahrungen kontraindiziert sein (▸ Kap. 39).

Eine Intensivierung des affektiven Erlebens kann hingegen wünschenswert sein, wenn eine isolierende, rationalisierende oder intellektualisierende Abwehr den Zugang zu den Gefühlen und zu den wichtigen Konflikten erschwert.

Wenn Sie sich für eine *Intensivierung des affektiven Erlebens* entschieden haben, können Sie wie folgt vorgehen:

- Sie fördern das affektive Erleben, wenn Sie den Patienten auffordern, eine belastende oder konflikthafte Begebenheit *so genau wie möglich zu erzählen.*
- Affekte können zusätzlich gefördert werden, wenn sie in der therapeutischen Situation konkret erinnert und aktuell gespürt werden.
- Alle relevanten Affekte entstehen in einer zwischenmenschlichen Beziehung. Daher kann der Affekt noch klarer zur Darstellung kommen, wenn die zugrunde liegenden *Beziehungswünsche*, Hoffnungen und Beziehungserwartungen und die *Enttäuschung oder Frustration des Beziehungswunsches* herausgearbeitet werden. Es sollte möglichst klar werden, auf welche Äußerung oder Handlung des Beziehungspartners der Patient wie, das heißt mit welchen Affekten reagiert hat. In dem folgenden Fall hat der Patient mit Enttäuschung und Ohnmacht reagiert:

(Der Patient berichtet von einem diffusen, resignativen Gefühl.)
T: Bitte versuchen Sie sich zu erinnern, was Ihre Frau gesagt hatte, kurz bevor sich bei Ihnen ein so resignatives Gefühl einstellte.
P: Sie sagte, ich würde mich um nichts kümmern, würde egoistisch nur an mich denken.
T: Und dann setzte das resignative Gefühl ein?
P: Ja.
T: Sie hätten sich gewünscht (hätten im Stillen erwartet), Ihre Frau würde respektieren, dass Sie auch einmal etwas für sich tun möchten?
P: Ja. Stattdessen macht sie mir Vorwürfe und nennt mich egoistisch.
T: Das ist enttäuschend. – Sie hatten dem nichts entgegenzusetzen?
P: Nein, was soll ich sagen? Sie ändert ihre Meinung doch nicht.
T: So dass Sie keine Chance hatten, ihren Standpunkt zu vertreten, und dann resignierten.

- Nicht selten neigen Patienten dazu, über Gefühle schnell hinwegzugehen und weiterzusprechen. Hier empfiehlt es sich, sie zu unterbrechen und zu ermutigen, noch eine Weile bei dem berichteten oder auch nur angedeuteten Gefühl zu bleiben. Vielfach werden Gefühle auch körperlich gespürt. Je intensiver Affekte erlebt werden, desto wichtiger ist die empathische Spiegelung und Stützung.

> **T:** Können Sie versuchen, der Stimmung, dem Gefühl, jetzt noch einmal nachzuspüren?
> **P:** Es ist sehr unangenehm.
> **T:** Wo im Körper spüren Sie das Gefühl?
> **P:** Im Bauch, so ein Druck.

- Das *Ansprechen nonverbaler Kommunikation* kann in besonderem Maße dazu beitragen, das affektive Erleben zu intensivieren. Beachten Sie jedoch, dass dieses Vorgehen ein tragfähiges Arbeitsbündnis voraussetzt. Da Patienten ihre Mimik und Gestik nicht in dem Maße kontrollieren können wie die verbalen Äußerungen, können Ängste vor Kontrollverlust und Ausgeliefertsein aktiviert werden (Safran & Greenberg 1991).

> (Der Patient erzählt von einer Demütigung durch einen Arbeitskollegen und lächelt.)
> **P:** Ich habe mir daraus nichts gemacht.
> **T:** Sie sagen, Sie haben sich nichts daraus gemacht, und Sie lächeln dabei. Irgendwie kommt mir das Lächeln etwas angestrengt vor, kann das sein?
> **P:** Meinen Sie? … Na, so gut habe ich mich nun auch wieder nicht gefühlt.
> **T:** Können wir etwas genauer hinschauen?

Wenn Patienten auf Situationen, die ein affektives Reagieren erwarten ließen, nicht mit einem Affekt reagieren, ist es nicht sinnvoll, dies gleich zu Beginn anzusprechen. Da die Angst vor dem Affekt an diesen Stellen besonders hoch ist, benötigt der Patient ein ausreichendes Sicherheitsgefühl. Wird der abgewehrte Affekt dennoch angesprochen, erhöht sich vermutlich die Abwehr.

Stattdessen ist es besser, die *affektiven Einlassstellen* zu identifizieren, die der Patient selbst vorgibt. Lässt ein Patient bei seinem Bericht über eine aktuelle partnerschaftliche Beziehung den erwarteten Affekt vermissen und spricht er gleichzeitig affektiv über die frühere Beziehung zu seiner Mutter, sollten Sie diesen Affekt spiegeln, selbst dann, wenn Sie der Überzeugung sind, der Hauptkonflikt liege in der aktuellen Beziehung zum Partner.

> Es ist günstiger, dem Patienten den Einstieg in das affektive Erleben auf einem »Nebenschauplatz« zu ermöglichen und die Schutzfunktion des Widerstandes gegenüber aktuell bedrohlichen Affekten zu respektieren, als durch ein Insistieren auf dem vermuteten Hauptkonflikt den Widerstand unnötig anzuheben (▶ Kap. 20).

Besonders ergiebig kann es für die Therapie sein, wenn Sie auf subtile Änderungen der Stimmungslage während der Therapiesitzung achten und diese taktvoll ansprechen.

> **T:** (bemerkt, wie der Patient sich leicht zurückzieht und traurig wird)
> Was war gerade? Ich hatte den Eindruck, Sie waren ein wenig irritiert (verwundert, befremdet usw.).
> **P:** Meinen Sie? … (zögert) Vielleicht ein bisschen.
> **T:** Können Sie versuchen, mir etwas genauer zu sagen, wie es Ihnen gerade ging und welcher Gedanke Ihnen dabei kam?

Weitere Möglichkeiten könnten sein:

> **T:** Sie schauen etwas verwundert?
> **T:** Sie sind nicht ganz einverstanden?
> **T:** Irgendetwas irritiert Sie im Moment?

12.5 Affekte und konflikthafte Objektbeziehungen

Versuchen Sie, die wahrgenommenen Affekte mit bestimmten interpersonellen Situationen zu verknüpfen und mit bestimmten Mustern von Objektbeziehungen in Verbindung zu bringen. Häufig sind die auslösenden Situationen für Affekte zunächst nicht klar. Die therapeutische Arbeit besteht dann darin, den *Kontext der Affektentstehung* so genau wie möglich zu erarbeiten.

> **P:** Heute geht es mir ganz schlecht.
> **T:** Beschreiben Sie genauer, was Sie fühlen.
> **P:** Es ist ein ganz dumpfes Gefühl, so depressiv.
> **T:** Haben Sie eine Vermutung, weshalb Sie so depressiv reagieren?
> **P:** Nein, ich kann es mir nicht erklären.
> **T:** Wann setzte dieses Gefühl ein?
> **P:** Es war heute Morgen einfach da.
> **T:** Direkt nach dem Aufwachen?
> **P:** Ja.
> **T:** Versuchen Sie sich zu erinnern, was durch Ihren Kopf ging, als Sie heute aufwachten.
> **P:** Ich musste an meinen Bruder denken, der heute Nachmittag kommt.

Wann immer möglich, sollten Sie die den Affekten zugrunde liegenden unlösbaren Konflikte oder unverarbeiteten Verlusterlebnisse herausarbeiten.

- Das wichtigste Gefühl, das aus einem als unlösbar erlebten Konflikt resultiert, ist *Ohnmacht.*
- Die wichtigsten Gefühle, die aus unverarbeiteten Verlusterlebnissen resultieren, sind *Gefühle von Unwert* oder *Gefühle des Verlassenseins bzw. Alleingelassenseins.*

Es wirkt zumeist supportiv, wenn Sie dem Patienten Verständnis für die aus unlösbaren bewussten Konflikten resultierende Ohnmacht oder die aus unverarbeiteten Verlusten resultierenden Gefühle von Unwert und Alleingelassensein signalisieren.

> **P:** Nach dem Treffen mit meinem Vater wurde ich ganz depressiv, so verzweifelt.
> **T:** Was war passiert?
> **P:** Ich hatte eine solche Wut, war so unglaublich enttäuscht über ihn, dass er mich da hängen gelassen hat, aber im Grunde tut er mir leid, er kann ja auch nichts dafür.
> **T:** Einerseits waren Sie über Ihren Vater furchtbar enttäuscht und spürten verzweifelte Wut, so kommt es mir vor, aber richtig wütend konnten Sie nicht auf ihn werden, denn er tat Ihnen ja auch leid. Hätten Sie ihm gerne gesagt, wie enttäuscht Sie waren?
> **P:** Ja sicher … Aber … er wäre noch depressiver geworden.
> **T:** Es gab somit zwei Wünsche in Ihnen: Sie wollten ihm Ihre Enttäuschung und Ihre Wut mitteilen, und gleichzeitig wollten Sie ihm nicht wehtun, wollten nicht, dass er noch depressiver wird. Sie konnten nichts tun, waren ohnmächtig.

Weitere Hinweise zur Darstellung konflikthafter Beziehungsmuster und zur Systematik bewusster und unbewusster Konflikte finden Sie in Kapitel 13.

12.6 Auslösebedingungen in Vergangenheit und Gegenwart verbinden

Im nächsten Schritt sollen verschiedene, strukturell ähnliche Auslösebedingungen miteinander verbunden werden. Es soll deutlich werden, welches typische Beziehungserleben die herausgearbeiteten Affekte immer wieder ausgelöst hat, und der Patient soll ein Gefühl dafür entwickeln, zu welchen Mustern affektiven Reagierens er unter welchen Umständen neigt.

- Verbinden Sie also Situationen und wichtige Beziehungen der *Vergangenheit* mit

Situationen und wichtigen Beziehungen der *Gegenwart*. Zu Letzteren gehört in besonderer Weise auch die therapeutische Beziehung. Ihre therapeutische Arbeit besteht darin, Ähnlichkeiten herauszuarbeiten zwischen

- Affekten gegenüber aktuellen Beziehungspartnern,
- Affekten gegenüber früheren Beziehungspartnern und
- Affekten gegenüber dem Therapeuten.

(Die Patientin berichtet über ein ohnmächtiges Gefühl im Kontakt zu ihrem Chef.)
T: Sie schildern jetzt das gleiche Gefühl, das Sie vorhin aus der Beziehung zum Vater berichtet hatten.

- Es ist auch möglich, die Suche nach Ähnlichkeiten zwischen der therapeutischen Situation und anderen Situationen aus Gegenwart oder Vergangenheit anzuregen:

T: Kennen Sie noch andere Situationen aus der Gegenwart oder auch aus der Vergangenheit, in denen Sie ähnliche Gefühle hatten wie jetzt?
T: Hatten Sie ein ähnliches Gefühl auch schon einmal hier, in der Beziehung zu mir, vielleicht auch nur andeutungsweise?

12.7 Klare Zuordnung der Affekte zu Vergangenheit oder Gegenwart

Ein weiterer Schritt besteht darin, dem Patienten ein Gefühl dafür zu vermitteln, welcher Anteil des Affekts durch die aktuelle Situation und welcher Anteil durch die Vergangenheit determiniert ist. Besonders übertriebene und unangemessene oder qualitativ veränderte Affekte können Abkömmlinge verdrängter Triebregungen oder Wünsche sein, die so zur Abfuhr gelangen (Fenichel 1975). Reagiert ein Patient auf ein Ereignis übertrieben oder mit einem *unangemessen* erscheinenden Affekt, so spricht dies dafür, dass der Affekt dann tatsächlich zu einer anderen Situation gehört und auf das aktuelle Ereignis verschoben wurde. Es ist ein wichtiges Therapieziel, die Vergangenheit von der Gegenwart zu trennen:

T: Ich habe den Eindruck, die Äußerung von Herrn A. ging Ihnen ganz besonders nahe. Sie hat sie geradezu verletzt, und Sie können sich gar nicht davon lösen. Dabei ist eine solche Reaktion ja nicht zwingend. Im Grunde hätten Sie zu Herrn A. einfach sagen können: »Sie sehen das so, und ich sehe das anders.« Aber mir wird deutlich, dass Sie diese Distanz nicht herstellen konnten.
P: Eigentlich hätte ich ihm freundlich sagen können, dass ich da eine andere Meinung habe.
T: Können Sie sich vorstellen, was genau an der Äußerung von Herrn A. bei Ihnen das Gefühl des Verletztseins ausgelöst hat?
P: Es war die Art, wie er es gesagt hat. Es war etwas Kaltes, Verachtendes in seinem Blick.
T: Sind Sie diesem Blick schon einmal begegnet?
P: Ich kenne diesen Blick von meinem Vater.

Ein erstes Verständnis, wie Affekte der Vergangenheit das gegenwärtige affektive Erleben durchdringen, verhindert meist noch nicht, dass sich im realen Erleben der Patienten Vergangenes und Gegenwärtiges vermischt. Im stetigen geduldigen Durcharbeiten muss regelrecht geübt werden, Aspekte des aktuellen Affekts, die ihren Ursprung in der Vergangenheit haben, der Vergangenheit zuzuordnen und von den Aspekten, die ihren Ursprung in der Gegenwart haben, zu trennen. Auf diese Weise ist es möglich, eine deutlich bessere Distanz zum Gesamtaffekt herzustellen und den Einfluss des Affekts auf das eigene Denken, Erleben und Handeln zu modulieren.

> **P:** Als A. das sagte, hätte ich vor Scham in den Boden sinken können. Es war ganz furchtbar. Auch jetzt noch bin ich voller Scham. Ich werde alles tun, um ihm aus dem Wege zu gehen.
> **T:** Wo, denken Sie, liegt der Ursprung dieses starken Schamgefühls? Eher in der Vergangenheit oder eher in der Gegenwart, oder in beidem? Wir haben ja häufiger darüber gesprochen, welche Rolle Beschämung in Ihrer Vergangenheit spielte.
> **P:** Wenn ich darüber nachdenke, brauchte ich mich vor A. im Grunde nicht so stark zu schämen. Es war schon unangenehm, worauf er mich hingewiesen hat, aber diese überwältigenden Schamgefühle sind nicht gerechtfertigt. Wahrscheinlich bin ich wieder in das unerträgliche Gefühl hineingeraten, das ich hatte, als meine Mutter mich vor allen anderen Kindern beschämt hat.
> **T:** Wenn Sie sich das so klar machen, wie geht es Ihnen dann mit Ihrem Schamgefühl gegenüber A.?
> **P:** Es klärt sich. Ich spüre jetzt Wut auf meine Mutter, was sie da mit mir gemacht hat. Wenn ich an A. denke, merke ich, wie es mir immer noch sehr unangenehm ist, das Schamgefühl ist aber nicht mehr so stark. Zumindest werde ich ihm nicht aus dem Weg gehen.

Manchen Patienten hilft eine Übung, bei der Sie sich den relativen Beitrag der Vergangenheit und der Gegenwart als Prozentanteil vorstellen und dann den der Vergangenheit zuzuordnenden Affektanteil imaginativ »wegpacken«:

> **T:** Wenn Sie sich vorstellen, das gesamte Schamgefühl, das im Kontakt mit A. aufgetreten ist, sei 100 Prozent. Wie viel Prozent davon denken Sie, stammen aus der Vergangenheit und wie viel Prozent aus der gegenwärtigen Beziehung mit A.?
> **P:** (nach einigem Nachdenken:) Ich würde sagen: Aus der Gegenwart stammen höchstens 20 Prozent. 80 Prozent dieses Gefühls sind aus der Vergangenheit.
> **T:** Können Sie sich vorstellen, dieses Gefühl aufzuteilen: 20 Prozent für die Gegenwart und 80 Prozent für die Vergangenheit?
> **P:** Ich versuche es mir vorzustellen.
> **T:** Nun stellen Sie sich vor, Sie verpacken den 80-prozentigen Vergangenheitsanteil in die unterste Schublade eines Schrankes (oder in einen Tresor) und verschließen diesen gut.
> **P:** Ich habe es mir vorgestellt. Die 80 Prozent sind verpackt.
> **T:** Jetzt bleiben die 20 Prozent aus der aktuellen Beziehung mit A. übrig.
> **P:** Ich glaube, mit diesem Gefühl kann ich gut umgehen.

Wenn nötig, können sich die Patienten das Gefühl auch als materiellen Gegenstand vorstellen, z. B. als eine große schwarze Masse oder Kugel, die sie teilen und nach Bedarf verpacken können.

12.8 Distanz zu überwältigenden Affekten herstellen

Bei manchen Patienten durchdringen Emotionen der Vergangenheit das aktuelle Erleben so stark, dass weder eine Affektdifferenzierung noch eine Klärung ihres Vergangenheit- und Gegenwartsanteils eine genügende Distanz zum affektiven Erleben bringt. Oft ist der Bezug zur Vergangenheit auch nicht klar. Patienten mit traumatischen Erfahrungen und Persönlichkeitsstörungen auf niedrigem Strukturniveau werden typischerweise von Affekten der Vergangenheit überflutet.

Hierzu stehen die in Kapitel 28 erwähnten Techniken der Stabilisierung und Emotionsregulierung zur Verfügung. Erwähnt seien an dieser Stelle

- die imaginative Technik des »Wegpackens« in einen verschließbaren Behälter, z. B. in einen imaginären Tresor (▶ Kap. 28.4),
- Ablenkungstechniken durch Aktivitäten, die die Aufmerksamkeit vom Affekt weglenken und
- »Achtsamkeitsübungen« mit Aufmerksamkeitsumfokussierungen weg vom Affekt hin zur sinnlichen Wahrnehmung äußerer Gegenstände.

Bevor Sie eine neue Technik der Emotionskontrolle vermitteln, sollten Sie stets explorieren, welche Bewältigungsformen die Patienten bereits selbst erfolgreich eingesetzt haben. Diese können als erste reaktiviert werden. Die Patienten entwickeln so ein Gefühl dafür, dass sie – ohne sich darüber im Klaren gewesen zu sein –, bereits über wichtige Bewältigungskompetenzen verfügen.

Um den Effekt dieser Maßnahmen abzuschätzen, kann es nützlich sein, die subjektive Belastung durch die negativen Affekte oder Affektzustände auf einer Skala der subjektiven Belastung vor und nach der Maßnahme skalieren zu lassen, üblicherweise auf einer Skala von eins (keine Belastung) bis zehn (maximale Belastung). Der Vorteil einer solchen Skalierung liegt darin, dass so auch geringe positive Veränderungen besser wertgeschätzt werden können (▶ Kap. 12.9).

Im Rahmen der Symptomatik einer Posttraumatischen Belastungsstörung können sich quälende traumassoziierte Affektzustände, mit oder ohne bildhafte Erinnerungsfetzen an traumatische Situationen, intrusiv aufdrängen, oft mit einer solchen Intensität, als geschehe das Trauma der Gegenwart erneut. Hier sollten traumaspezifische Maßnahmen durch einen traumatherapeutisch erfahrenen Psychotherapeuten durchgeführt werden. Nach einer ausreichenden traumaspezifischen Stabilisierung ist – bei entsprechenden Voraussetzungen und unter Beachtung der Indikations- und Kontraindikationskriterien – eine Behandlung mit einem traumabearbeitenden Verfahren, z. B. mit EMDR, in Betracht zu ziehen (▶ Kap. 39).

12.9 Die Erfassung des subjektiven Belastungsgrades durch negative Affekte

Es ist nicht immer einfach, sich ein Bild davon zu machen, wie belastend, das heißt mit welcher Intensität negativer Affekte, Patienten die von ihnen geschilderte Problematik oder Symptomatik subjektiv erleben. Einige Patienten schildern ihre Problematik affektreich und anschaulich und lassen so ihre subjektive Belastung deutlich erkennen, andere berichten affektisoliert und ohne innere Beteiligung, ohne dass deshalb die subjektive Belastung geringer sein müsste. Einige Patienten übertreiben, andere untertreiben in der Darstellung ihrer Affekte.

Um zu einer besseren Einschätzung der subjektiven Belastung zu gelangen, kann es nützlich sein, die Intensität negativer Affekte oder Affektzustände auf einer Skala der subjektiven Belastung skalieren zu lassen. Üblich sind Skalen mit SUD-(»Subjective Units of Distress«-)Werten zwischen null (überhaupt keine Belastung) und zehn (maximale Belastung).

0	1	2	3	4	5	6	7	8	9	10
keine Belastung										maximale Belastung

Die Skala kann den Patienten schriftlich vorlegt werden. Fast immer können sich die Patienten jedoch die Skala ohne schriftliche Vorlage gut vorstellen und einen Skalenwert ihrer subjektiven Belastung benennen. Die Skala der subjektiven Belastung eignet sich gut zur Dokumentation des Therapieverlaufs.

Der Umgang mit Affekten

- Affekte spiegeln und klarifizieren
- Affektentlastung ermöglichen
- Affekterleben ggf. intensivieren (cave: traumatisierte Patienten)
- Kontext der Affektentstehung explorieren
- Affekte mit konflikthaften Objektbeziehungen verknüpfen
- Auslösebedingungen in Vergangenheit und Gegenwart verbinden
- klare Zuordnung der Affekte zu Vergangenheit und Gegenwart anregen
- Distanz zu überwältigenden Affekten herstellen

Weiterführende Literatur

Benecke C (2015). Emotionen und Emotionstheorien. In: Rief W, Henningsen P (Hrsg). Psychosomatik und Verhaltensmedizin. Stuttgart: Schattauer; 151–62.

Benecke C, Brauner F (2107). Motivation und Emotion. Psychologische und psychoanalytische Perspektiven. Stuttgart: Kohlhammer.

Döll-Hentschker S (2008). Psychoanalytische Affekttheorie(n) heute – eine historische Annäherung. Psychologie in Österreich; 446–55.

Henseler H (1989). Zur Entwicklung der psychoanalytischen Affekttheorie. Zeitschrift für psychoanalytische Theorie und Praxis; 4: 3–16.

Krause R (2012). Allgemeine psychodynamische Behandlungs- und Krankheitslehre. Modelle und Grundlagen. 2. Aufl. Stuttgart: Kohlhammer.

Krause R, Merten J (1996). Affekte, Beziehungsregulierung, Übertragung und Gegenübertragung. Zeitschrift für Psychosomatische Medizin und Psychoanalyse; 42: 261–80.

Krause R, Steimer-Krause E, Ullrich B (1992). Anwendung der Affektforschung auf die psychoanalytisch-psychotherapeutische Praxis. Forum Psychoanal; 8: 238–53.

Moser U, von Zeppelin I (1996). Die Entwicklung des Affektsystems. Psyche – Z Psychoanal; 50: 32–84.

Schore A (2007). Affektregulation und die Reorganisation des Selbst. 2. Aufl. Stuttgart: Klett-Cotta.

Wöller W (2013). Affekte differenziert wahrnehmen. Techniken der Affektdifferenzierung. In: Wöller W. Trauma und Persönlichkeitsstörungen. 2. Aufl. Stuttgart: Schattauer; 374–81.

13 Konflikthafte Objektbeziehungen

Die Arbeit an Konflikten

13.1 Systematik der Konflikte und Konfliktformulierungen

Zentraler Gegenstand tiefenpsychologisch fundierter Psychotherapie ist die Arbeit an *pathogenen intrapsychischen und interpersonellen Konflikten*. Die Psychoanalyse hat sich von Beginn an als Konfliktpsychologie verstanden, wobei der Akzent auf der pathogenen Wirkung unbewusster Konflikte zwischen unvereinbaren Wünschen oder Bedürfnissen und den Forderungen der Realität und der inneren Normenwelt liegt. Unter der Perspektive moderner Neurobiologie müssen wir feststellen, dass ungelöste bewusste und unbewusste Konflikte bei allen Menschen vorkommen, und einräumen, dass wir nicht wissen, warum manche Menschen darunter krank werden und andere nicht (Deneke 2013).

Mit dieser wichtigen Einschränkung wollen wir das psychoanalytische Konfliktverständnis betrachten. Während für Freud Konflikte im Umkreis des Ödipuskonfliktes von zentraler Bedeutung waren, traten durch spätere Autoren verschiedene weitere, sogenannte präödipale Konflikte in den Vordergrund. In der Systematik der OPD-2 (Arbeitskreis OPD 2014) sind die folgenden Konfliktbereiche aufgeführt: Individuation versus Abhängigkeit, Unterwerfung versus Kontrolle, Versorgung versus Autarkie, Selbstwertkonflikte, Schuldkonflikte, ödipale Konflikte, Identitätskonflikte.

Pathogen im Sinne einer Ich-Schwächung sind Konflikte dann, wenn eine Konfliktlösung nicht gelingt, weil einer oder mehrere Aspekte des Konflikts dem Bewusstsein nicht zugänglich sind oder weil die Bewältigungsressourcen für eine Konfliktlösung nicht ausreichen. Unter behandlungstechnischen Gesichtspunkten ist besonders wichtig, ob sich die Konflikte intrapsychisch oder interpersonell manifestieren und in welchem Maße sie dem Bewusstsein zugänglich sind.

- Bei pathogenen *intrapsychischen Konflikten* ist dem Patienten zumindest ein Teil des Konflikts nicht bewusst. Beziehungswünsche, Normen, Affekte, Kognitionen oder Impulse sind abgewehrt, weil sie mit dem Selbstbild des Patienten oder seiner Normenwelt nicht in Einklang zu bringen sind (Über-Ich-Es-Konflikte) oder weil sie sich gegenseitig ausschließen. Letzteres ist der Fall, wenn unterschiedliche Wünsche oder Impulse nebeneinander bestehen (Ambivalenzkonflikte mit gleichzeitigen Liebes- und Hassimpulsen gegenüber derselben Person) oder wenn Aspekte der eigenen Normenwelt miteinander in Konflikt geraten, wie es bei den Scham-Schuld-Dilemmata (Wurmser 2011) der Fall ist (intrasystemischer Über-Ich-Ich-Ideal-Konflikt).
- Bei pathogenen *interpersonellen Konflikten* steht dem Wunsch nach einer bestimmten Form der Beziehung oder einem bestimmten Impuls das Bedürfnis entgegen, eine fantasierte negative Reaktion wichtiger Bezugspersonen zu vermeiden und die gute Beziehung zu dieser Person zu erhalten. Die fantasierten negativen Reaktionen können beispielsweise körperliche Strafe (bis zur Vernichtung), Liebes-

entzug oder Beziehungsabbruch sein. Die entsprechenden Ängste können sich daher auf die körperliche Unversehrtheit (»Kastrationsängste«), auf den Verlust der Beziehung oder den Verlust der Liebe der Person oder der Bezugsgruppe beziehen.

Im Hinblick auf den Grad des Bewusstseins können wir bewusste oder zumindest bewusstseinsnahe von unbewussten oder bewusstseinsfernen Konflikten unterscheiden.

- Bei *bewussten* oder zumindest *bewusstseinsnahen* pathogenen Konflikten konzentriert sich die therapeutische Arbeit ganz auf die aktive Unterstützung beim Ertragen des Konflikts und bei der Zurückweisung der dem Ich abträglichen Wünsche, Impulse und Normansprüche. Oft ist eine umfassende Stärkung der Bewältigungsressourcen und der Ich-Funktionen erforderlich, um den Patienten in die Lage zu versetzen, die durch den Konflikt ausgelösten Affekte ertragen und die dem Ich abträglichen Impulse und Wünsche kontrollieren zu können. Oder es ist eine umfangreiche Analyse der Normen und Ideale nötig, um die das Ich bedrohenden Über-Ich-Normen oder Ich-Ideal-Ansprüche einzugrenzen.
- Bei *unbewussten* oder *bewusstseinsfernen* pathogenen Konflikten besteht die therapeutische Arbeit vor allem in der Bewusstmachung der unbewussten Konfliktaspekte mithilfe klärender, konfrontierender und deutender Techniken. Im zweiten Schritt benötigt der Patient Unterstützung bei der bewussten Zurückweisung der dem Ich abträglichen Wünsche, Impulse und Normansprüche.

Bei den unbewussten Konflikten kann zwischen *Kernkonflikten* und abgeleiteten (Gill 1954) oder *Fokalkonflikten* (French 1970) unterschieden werden. Abgeleitete Konflikte oder Fokalkonflikte sind Abkömmlinge der unbewussten, meist in der Kindheit angelegten Kernkonflikte und liegen der psychischen Oberfläche des Patienten am nächsten. Mithilfe des »Gegenwartsunbewussten« (Sandler & Sandler 1985) können Derivate des frühen Unbewussten so umgearbeitet werden, dass sie in einer dem erwachsenen Leben angemesseneren Weise ins Bewusstsein gelangen, ohne dass übermäßig Schamgefühle auftreten müssen. Wir können sagen: Das Gegenwartsunbewusste wandelt infantile Kernkonflikte in abgeleitete Konflikte um. Für die tiefenpsychologisch fundierte Psychotherapie ist überwiegend die Arbeit an den abgeleiteten Konflikten oder Fokalkonflikten entscheidend. Erweist sich die Arbeit an Kernkonflikten als notwendig, so ist im Allgemeinen eine analytische Psychotherapie indiziert. Über Regressionsförderung und Entwicklung der Übertragung können die Kernkonflikte bewusst erlebbar und bearbeitbar werden.

Wie wir schon ausgeführt haben, sind die Affekte – vor allem Ängste, Schuld- und Schamgefühle – des Patienten besonders gut geeignet, um uns zu den aktuellen bewussten oder unbewussten Konflikten hinzuleiten. Sie können als Signalaffekte das Auftauchen bedrohlicher, das Sicherheitsgefühl gefährdender Wünsche und Impulse anzeigen. Zum anderen führt das bewusste Erleben der Unlösbarkeit eines Konflikts zu negativen Affekten – vor allem zu Gefühlen der Angst und Scham, der Ohnmacht und der Hilflosigkeit.

Unbewusste motivationale Konflikte mit gleichzeitiger Aktivierung unterschiedlicher Motivationssysteme (Lichtenberg et al. 2000) bzw. basaler emotionaler Systeme (Panksepp 1998) werden auch von der modernen Neurobiologie als mögliche Quelle von Inkonsistenzspannungen verstanden, die sich nachteilig auf das Wohlbefinden und die psychische Gesundheit auswirken (Grawe 2004). Vieles spricht dafür, dass unter noch zu klärenden

Bedingungen die motivationale Feinabstimmung, das »Konfliktmonitoring« und die Behebung der Inkongruenzen durch dafür bestimmte Regionen im Gehirn beeinträchtigt sind. So wurde der vordere zinguläre Kortex explizit als »Konfliktmonitor« (Botvinick et al. 2001) identifiziert, dem neben verschiedenen anderen Aufgaben, etwa der Irrtumskorrektur, auch die Abstimmung und Modulation der motivationalen Zielerreichung obliegt. »Motivationale Klärung« ist für Grawe (1998, 2004) eine wichtige psychotherapeutische Aktivität, um motivationsbedingte Inkonsistenzspannungen zu reduzieren. Auch wenn die Sprache der modernen Neurobiologie eine völlig andere ist als die noch immer am Strukturmodell der Psychoanalyse orientierte Sprache der psychodynamischen Konfliktpsychologie und noch viel theoretische Integrationsarbeit zu leisten ist, machen die wenigen Hinweise doch deutlich, wie aktuell die psychoanalytische Konfliktlehre für ein Verständnis der durch motivationale Inkongruenzen verursachten Psychopathologie ist.

Systematik pathogener Konflikte

- intrapsychisch versus interpersonell
- bewusstseinsnah versus bewusstseinsfern
- Kernkonflikte versus abgeleitete Konflikte oder Fokalkonflikte

13.2 Konfliktformulierung bei bewusstseinsnahen Konflikten

Bei bewussten oder bewusstseinsnahen pathogenen Konflikten sollten Sie im ersten Schritt durch eine geeignete Formulierung des Konflikts und des beteiligten Affekts dem Patienten anzeigen, dass Sie seinen Konflikt verstanden haben und den zugehörigen Affekt empathisch annehmen können. Oft ist auch hier ein längerer Prozess der Klärung erforderlich, um den Konflikt hinreichend verstehen und darstellen zu können. Die gelungene Formulierung eines Konflikts und des zugehörigen Affekts wirkt sich im Allgemeinen auf die therapeutische Beziehung günstig aus.

Versuchen Sie nach Möglichkeit, den zugrunde liegenden Wunsch und die Angst vor seiner Realisierung zu formulieren. In manchen Fällen ist den Patienten die entsprechende Angst bewusst, in anderen Fällen wird nicht Angst erlebt, sondern ein Wunschaspekt. Im Folgenden finden Sie einige Konfliktformulierungen:

> **T:** Sie würden gerne allein ausgehen, aber Sie fürchten, dass Ihr Partner Ihnen das übel nehmen würde, und Sie würden sich dann schlecht fühlen.
> **T:** Sie würden gerne mehr Zeit mit Ihrem Partner verbringen, aber darauf reagiert er mit Rückzug.
> **T:** Sie würden gerne eine sexuelle Beziehung zu A. haben, aber das schlechte Gewissen gegenüber Ihrer Partnerin wäre unerträglich.

In der Bearbeitung von bewusstseinsnahen interpersonellen Konflikten ist es oft möglich, den Wunsch nach einer bestimmten Form der Beziehung und gleichzeitig die verinnerlichte negative Beziehungserfahrung darzustellen, die eine solche Beziehung als gefährlich erscheinen lässt. So kann z. B. ein Wunsch bestehen, sich liebevoll an eine Person anzulehnen, aber gleichzeitig die Erfahrung präsent sein, genau dann zurückgewiesen zu werden. Oder es kann der Wunsch vorhanden sein, ein bestimmtes Gefühl zu äußern, aber gleichzeitig die Erfahrung, mit dieser Äußerung den anderen zu verletzen.

In diesen Fällen kann der Konflikt bewusst erlebt werden, wenngleich die Motive der Abwehr, die frühen negativen Beziehungserfahrungen, aktuell nicht oder nicht immer bewusst sind. Als typische Affekte resultieren daraus Ohnmacht und Hilflosigkeit, manchmal auch ohnmächtige Wut, oft auch ein Gefühl des Alleingelassenseins oder tiefe Schamgefühle.

- Gelingt es, den Konflikt zur Darstellung zu bringen, ist es meist nicht schwer, Zugang zu den Affekten der *Ohnmacht* und *Hilflosigkeit*, des *Verlassenseins* oder der tiefen *Scham* zu erlangen. Die Patienten fühlen sich dadurch verstanden und entlastet. Den Patienten Verständnis für ihre aus unlösbaren bewussten Konflikten resultierende Ohnmacht oder ihre aus unverarbeiteten Verlusten resultierenden Gefühle des Alleingelassenseins zu vermitteln, hat im Allgemeinen eine günstige therapeutische Wirkung.
- Manchmal ist es auch möglich, die andrängende mörderische Wut erlebbar werden zu lassen, die aufgrund einer frühen Trennungserfahrung entstand, jedoch aufgrund der unbewussten Ängste vor dem Verlassenwerden, aber auch wegen der damit verbundenen Gefahr der Zerstörung des Objekts nicht ausgedrückt werden konnte, sodass dem Patienten nur die Möglichkeit der Symptombildung blieb.

T: Eigentlich hatten Sie eine mordsmäßige Wut auf ihn, aber dann tat er Ihnen auch wieder leid, und Sie wollten ihn nicht verletzen.
P: Ja, so war es, als die Migräne begann.

Autonomie-Abhängigkeits-Konflikte bzw. Nähe-Distanz-Konflikte lassen sich oft auf bewusstseinsnaher Ebene ansprechen, auch wenn die Gründe der Trennungsängste dem Bewusstsein nicht zugänglich sind.

T: Sie befanden sich in einer ganz schwierigen Situation: Eigentlich lieben Sie ihn und hatten große Sorge, ihn zu verlieren, auf der anderen Seite hatten Sie das Gefühl, sich dieses Verhalten nicht bieten lassen zu dürfen. Sie haben sich gesagt: Ich muss ihm zeigen, dass das so nicht geht, und den Kontakt mit ihm meiden, und genau das konnten Sie nicht – eine unlösbare Situation, in der Sie ganz ohnmächtig waren. In solchen Situationen bleibt oft nur das körperliche Symptom als Ausweg übrig.

Ähnlich ist es bei Ambivalenzkonflikten. Auch hier ist es oft leicht möglich, die Ambivalenz in der Beziehung herauszuarbeiten und einen Zugang zu dem Gefühl ohnmächtiger Wut zu finden, das in unlösbaren Konflikten entsteht:

Bei einer Patientin mit einer seelischen Störung auf Borderline-Niveau trat der Impuls auf, sich am Handgelenk zu verletzen, nachdem ihr früherer Freund, der sich ihr gegenüber ausbeuterisch verhalten hatte, nach längerer Zeit wieder angerufen hatte. Sie hing noch immer sehr an ihm und hatte sich nach großen Anstrengungen und unter Einsatz ihrer Vernunft von ihm getrennt.
T: Sie fühlen sich zu ihm hingezogen, möchten wieder Kontakt mit ihm haben und haben gleichzeitig das Gefühl, dass Sie dies wieder ins Unglück stoßen würde. Zwei Tendenzen in Ihnen, die genau entgegengesetzt sind, eine unlösbare Situation. Ich denke mir, da müssen Sie sich hilflos und ohnmächtig fühlen.
P: Ja, es ist eine ohnmächtige Wut, die ich fühle.
T: Und die Wut können Sie ja auch nicht gegen den Freund richten, weil Sie ja noch an ihm hängen, daher richten Sie sie gegen die eigene Person.

13.3 Unterstützung bei der Zurückweisung Ich-schädlicher Wünsche und Normen

Patienten benötigen in unterschiedlichem Maße therapeutische Unterstützung beim Aushalten der durch den Konflikt erzeugten Affekte und bei der Zurückweisung und Begrenzung Ich-schädlicher Wünsche und Impulse, Über-Ich-Forderungen und Ich-Ideal-Normen. In manchen Fällen bewusstseinsferner Konflikte geht es therapeutisch in erster Linie darum, diese Konflikte bewusst erlebbar werden zu lassen. Den Patienten fällt es in diesen Fällen eher leicht, ihre alten, jetzt nicht mehr als angemessen empfundenen Wünsche aufzugeben. Häufig ist jedoch – bei bewusstseinsnahen wie auch bei bewusstseinsfernen Konflikten – eine weitere umfassende klärende, konfrontierende und deutende oder auch die Ich-Funktionen stärkende Arbeit notwendig, um den Verzicht auf Ich-schädliche Wünsche und die Kontrolle entsprechender Impulse zu erreichen. So kann möglicherweise ein Patient nicht darauf verzichten, anderen Menschen seinen Willen aufzudrängen, weil sonst ein unerträgliches Gefühl von Minderwertigkeit entstehen würde. Oder eine Patientin kann nicht darauf verzichten, sich unbekannten Männern anzuvertrauen, weil sie das Alleinsein nicht ertragen kann.

Oftmals kann auch die Analyse negativer Überzeugungen, welche die eigene Person wie auch andere Personen betreffen, sowie die Analyse archaischer Über-Ich-Normen und Ich-Ideal-Anforderungen umfangreiche therapeutische Anstrengungen erfordern, bevor eine Lockerung der konflikterhaltenden Normen möglich wird (▸ Kap. 15).

Therapeutischer Umgang mit bewusstseinsnahen Konflikten

- Klärung
- Konfliktformulierung
- Unterstützung bei der Zurückweisung ichschädlicher Wünsche, ggf. Stärkung von Ich-Funktionen
- Unterstützung bei der Zurückweisung ichschädlicher Wünsche und Normen, ggf. Über-Ich-Analyse

13.4 Konfliktformulierung bei bewusstseinsfernen Konflikten

Bei unbewussten oder bewusstseinsfernen Konflikten führt eine Konfliktformulierung wegen der Wirksamkeit der gegen die Bewusstwerdung gerichteten Abwehrmechanismen und Widerstandsphänomene naturgemäß nicht zu einer Entlastung, sondern oft sogar zum Anstieg der Abwehr. Hier ist zunächst ein abwehranalytisches Vorgehen mit klärenden, konfrontierenden und deutenden Interventionen notwendig, wie wir es in Kapitel 17 darstellen werden, in dem auch die Grundprinzipien der Abwehranalyse erläutert werden.

Weiterführende Literatur

Arbeitskreis OPD (Hrsg) (2023). OPD-3 – Operationalisierte Psychodynamische Diagnostik. Das Manual für Diagnostik und Therapieplanung. Bern: Huber.

Deneke F-W (2013). Psychodynamik und Neurobiologie. Dynamische Persönlichkeitstheorie und psychische Krankheit. Eine Revision psychoanalytischer Basiskonzepte. Stuttgart: Schattauer.

Krause R (2012). Allgemeine psychodynamische Behandlungs- und Krankheitslehre. Modelle und Grundlagen. 2. Aufl. Stuttgart: Kohlhammer.

Rudolf G, Henningsen P (2013). Psychotherapeutische Medizin und Psychosomatik. Klinische Psychologie und Psychiatrie. Ein einführendes Lehrbuch auf psychodynamischer Grundlage. 7. Aufl. Stuttgart: Thieme.

14 Maladaptive Verhaltensmuster waren einmal adaptiv

Identifikation und Analyse maladaptiver Interaktionssequenzen

14.1 Die Bedeutung maladaptiver Verhaltensmuster

Maladaptive Muster im Umgang mit sich selbst und bedeutsamen Bezugspersonen sind ein weiterer Fokus tiefenpsychologisch fundierter Psychotherapie. Solche maladaptiven Verhaltensmuster liegen beispielsweise vor,

- wenn Patienten wiederholt dazu neigen, sich zu verletzen oder sich selbst zu schädigen;
- wenn sie die Gewohnheit haben, andere Menschen zu verletzen oder zu kränken, obwohl sie es nicht wollen;
- wenn sie sich aus sozialen Kontakten zurückziehen und sich isolieren, obwohl sie sich gleichzeitig nach Kontakten sehnen.

Allgemein sprechen wir von maladaptiven Verhaltensmustern, wenn Patienten sich wiederholt in Situationen begeben oder Situationen herstellen, die nachteilige Auswirkungen für sie haben. Was im Einzelfall als adaptiv oder maladaptiv anzusehen ist, ist eine Frage der subjektiven Bewertung und kann nur im situativen Kontext beurteilt werden. Ein und dasselbe Verhalten kann für den einen Patienten adaptiv, für den anderen maladaptiv sein, und ein und dasselbe Verhalten kann bei demselben Patienten je nach situativer Bedingung adaptiv oder maladaptiv sein.

Diese Verhaltensmuster lassen sich als *Bewältigungsstrategien* vor dem Hintergrund spezifischer Beziehungserfahrungen verstehen (Benjamin 2001, 2006; Sachse 2004, 2011; Strupp & Binder 1993). Zum Schutz vor bedrohlichen oder unangenehmen Gefühlen – Ängsten, Scham- oder Schuldgefühlen – setzen wir im Alltagsleben neben einer Vielzahl unbewusster Abwehrmechanismen stets auch bewusste Bewältigungsstrategien ein, um unser Sicherheitsgefühl und unser Wohlbefinden aufrechtzuerhalten. Bewältigungsstrategien sind z. B. das Vermeiden unlustvoller Situationen, das Unterdrücken unangenehmer Gefühlsregungen oder das Bagatellisieren bedrohlicher Sachverhalte. Ob ein Bewältigungsmechanismus als adaptiv oder als maladaptiv bezeichnet wird, ist eine Frage der Perspektive und der Wertung. Die Beschwerden zu bagatellisieren kann für einen Patienten mit koronaren Herzbeschwerden im Hinblick auf die Regulierung seines Selbstwertgefühls funktional sein, aber dysfunktional im Hinblick auf den Erhalt seiner Gesundheit. Im folgenden Beispiel ist ein Verhalten adaptiv im Hinblick auf die Bewältigung von Verlassenheitsängsten, aber maladaptiv für die Regulierung des Selbstwertgefühls:

> Eine Patientin lässt sich wiederholt auf sexuelle Beziehungen mit Männern ein, obwohl ihr jedes Mal klar ist, dass sie ausgebeutet werden wird. Es wird deutlich, dass sie das Alleinsein nicht ertragen kann, es wäre mit unerträglichen Gefühlen des Verlassenseins verbunden. Gleichzeitig wirkt es sich ungünstig auf ihr Selbstwertgefühl aus, wenn sie sich immer ausbeuten lässt.

Häufig lassen sich maladaptive Verhaltensweisen nur verstehen, wenn man die zugrunde liegenden *negativen Überzeugungen* (▶ Kap. 15) des Patienten von sich und anderen Menschen kennt. Auch ist die Adaptivität bestimmter Verhaltensmuster in der Gegenwart oft nicht ohne weiteres erkennbar. Stattdessen wird deutlich, dass diese Verhaltensmuster in der Vergangenheit unter den Bedingungen früherer Objektbeziehungen sehr wohl adaptiv waren und eine Schutzfunktion hatten (Strupp & Binder 1993). Was heute maladaptiv ist, war früher einmal adaptiv. So können traumatisierte Patienten der Überzeugung sein, dass sie einen respektvollen Umgang nicht verdienen und einen respektlosen Umgang als berechtigt tolerieren. Eine solche negative Überzeugung mag im Umgang mit traumatisierenden Bezugspersonen einmal sinnvoll gewesen sei.

Viele maladaptive Verhaltensmuster sind direkter Ausdruck von Ich-Funktionsdefiziten. Wenn beispielsweise in Kindheit und Jugend traumatisierte Patienten wiederholt in Situationen geraten, in denen sie geschädigt, misshandelt oder missbraucht werden, so kann dies damit zusammenhängen, dass sie die Fähigkeiten des Selbstschutzes und der Abgrenzung nicht genügend entwickeln konnten. Hier ist die Arbeit am Aufbau dieser Ich-Funktionen vorrangig (▶ Kap. 29 und 39).

Die therapeutische Aufgabe besteht darin,

- maladaptive Verhaltensformen mit ihren auslösenden Bedingungen zu identifizieren,
- sie in ihren adaptiven Funktionen als Bewältigungsstrategien zum Schutz vor negativen Emotionen zu verstehen und
- den Patienten bei der Entwicklung adaptiverer und realitätsgerechterer Bewältigungsstrategien und neuer adaptiver Verhaltensmuster zu unterstützen.

Damit die neueren adaptiven Muster zum Repertoire verfügbarer Reaktions- und Verhaltensmuster werden können, sollten wir uns klar machen, dass wir dem Gehirn ein Umlernen impliziter Wissensbestände zumuten. Die Forschung zur Plastizität des Gehirns hat gezeigt, dass sich die Lernvorgänge in hirnstrukturellen Veränderungen im Sinne des neuronalen Wachstums niederschlagen. Alle Verhaltensmuster sind als Wissensbestände im impliziten Gedächtnis gespeichert, denen Erregungsmuster neuronaler Netzwerke zugrunde liegen. Neuronale Netzwerke entstehen dadurch, dass auf einen bestimmten Reiz hin bestimmte Muster gemeinsam aktiviert werden. Erfolgt eine solche Aktivierung wiederholt, kommt es zur Verstärkung des neuronalen Netzwerkes. Das bedeutet, dass eine vielfach wiederholte Aktivierung der neuronalen Strukturen notwendig ist, damit sich neue Lernerfahrungen hirnstrukturell niederschlagen können (Hebb 1949; Roth 2001).

14.2 Akzeptierende und zugleich begrenzende Haltung gegenüber maladaptiven Bewältigungsstilen

Maladaptive Verhaltensweisen können dem Patienten zu Beginn der Behandlung bereits bewusst sein, sie können ein Motiv für die Therapie sein oder ihm im Verlaufe der Therapie auffallen. Beim Herausarbeiten des maladaptiven Musters ist es von Bedeutung, ob der Patient das Muster als *Ich-fremd (Ich-dyston)* erlebt oder ob er es so *zu seiner Person gehörig (Ich-synton)* empfindet, dass er an eine Verhaltensänderung zunächst nicht denkt.

Wenn dem Patienten das maladaptive Muster bereits bekannt und bewusst ist, wenn er es als Ich-dyston empfindet und darunter leidet und wenn er eine entsprechende Veränderungsmotivation mitbringt, sollten die

Auslösebedingungen für dieses Verhalten erarbeitet werden.

> **T:** Immer wenn jemand Sie ungerechtfertigt angreift, verurteilen Sie sich selbst, auch wenn Sie wissen, dass Sie im Recht sind. Sie nehmen in Kauf, dass Sie dadurch Ihre eigene Position verschlechtern.

Eine besondere Schwierigkeit bei der Identifikation und Analyse maladaptiver Bewältigungsformen liegt vor, wenn die Bewältigungsform selbst der *Verurteilung durch das Über-Ich* des Patienten – und auch der Mitmenschen – unterliegt und als etwas angesehen wird, »das man nicht tun sollte«. Deutlich wird dies bei selbstschädigenden und masochistischen Verhaltensweisen, die in der Regel von der Gesellschaft und gleichzeitig vom eigenen Über-Ich verurteilt werden. Dies macht den Patienten in besonderem Maße empfindlich gegenüber Versuchen, das Verhalten infrage zu stellen, da er es bereits gegen gesellschaftliche Normen und gegen eigene Normvorstellungen als etwas verteidigen muss, das zu seiner Affektregulierung notwendig ist.

In der Behandlung stehen Sie also vor dem Dilemma, dass Sie einerseits nicht eine verurteilende Haltung einnehmen sollten, andererseits selbstschädigendes Verhalten auch nicht gutheißen können und dem Patienten dabei helfen müssen, dass er alternative Bewältigungsformen findet. Aus diesem Grunde empfehlen wir, eine Haltung einzunehmen, aus der heraus Sie gleichzeitig empathische und entlastende Interventionen formulieren und auf die Notwendigkeit der Begrenzung dieser Verhaltensweisen hinweisen können.

- Formulieren Sie empathische und entlastende Interventionen, indem Sie die möglichen Gründe für maladaptive Verhaltensweisen benennen, nämlich die Unerträglichkeit bestimmter Affekte – depressive Zustände, psychischer Schmerz oder drückende Schuldgefühle –, und nachvollziehen, dass es angesichts der Unerträglichkeit dieser Affekte zur Wahl dieser Bewältigungsform kommen musste. Hierfür bieten sich Formulierungen an wie:

> **T:** Die Gefühle des Alleingelassenseins (bzw. die Schuldgefühle usw.) waren für Sie offenbar so unerträglich, dass Ihnen nichts anderes übrig blieb als sich zu schneiden (sich zu betrinken usw.).
> **T:** Offenbar ging es Ihnen so schlecht, dass Sie viele andere negative Konsequenzen in Kauf genommen haben, um sich ein wenig besser zu fühlen.

- Achten Sie darauf, ob der Patient das Ansprechen des maladaptiven Verhaltensmusters als Kritik versteht. Sehr leicht hört der Patient den Vorwurf: »Sie machen da etwas falsch! Das sollten Sie nicht machen!« – zumal er wegen seiner Verhaltensweisen selbst schon Scham oder Schuldgefühle erlebt. In diesen Fällen ist es sinnvoll, die Schwierigkeiten anzusprechen, die darin bestehen, für sich selbst zu sorgen, sich zu schützen, seine Interessen zu vertreten, die negativen Konsequenzen hervorzuheben und darauf hinzuweisen, dass der Patient das Muster vermutlich selbst ablehnt, jedoch noch nicht darauf verzichten kann.

> **T:** In bestimmten Situationen können Sie offenbar ganz schlecht für sich sorgen.
> **T:** Offenbar können Sie sich noch nicht davor schützen, dass Ihnen gefährliche Dinge passieren.
> **T:** Sie begeben sich häufig in eine gefährliche Situation, gleichzeitig wissen Sie, dass dies nicht gut für Sie ist und Sie nachher den Schaden haben.

- So wichtig es ist, darauf zu achten, die Interventionen in Wortwahl und Ton der

Stimme *nicht als Vorwurf* zu formulieren, so notwendig ist es auch, auf eine *Begrenzung* maladaptiver Verhaltensweisen hinzuarbeiten.

Eine Patientin hat sich wiederholt am Unterarm geschnitten, wenn sie sich nicht beachtet fühlte. Obwohl die Therapeutin über die wiederholte Selbstschädigung enttäuscht ist, bemüht sie sich, ihre Gegenübertragungsreaktion zu kontrollieren und geduldig die Motive und Hintergründe des Verhaltens zu explorieren.
T: Jetzt wird mir verständlicher, warum Sie keine andere Möglichkeit sahen, als sich zu verletzen: Sie fühlten sich völlig allein gelassen und hatten nicht die Kraft, sich an jemanden zu wenden, der Ihnen hätte helfen können. Dennoch möchte ich, dass wir andere Wege finden, wie Sie mit Ihren noch unerträglichen Gefühlen umgehen können.

14.3 Maladaptive Verhaltensweisen als Bewältigungsstrategien verstehen

Um maladaptive Verhaltensweisen in ihrer ursprünglichen *Adaptivität*, als ehemals beste Möglichkeit zum Schutz vor bedrohlichen Affekten und unerträglichen Wünschen und Impulsen zu verstehen, ist es notwendig, die negativen Affekte des Patienten vor dem Hintergrund der jeweiligen Objektbeziehung (▸ Kap. 12.5) zu erarbeiten.

- Lassen Sie den Patienten die nicht zugelassenen oder unterdrückten Beziehungswünsche und die fantasierten negativen Konsequenzen entwickeln. Diese können in vermuteten negativen Reaktionen der Beziehungspartner bestehen. Die negative Konsequenz kann aber auch darin bestehen, dass ein konkurrierendes eigenes Bedürfnis, das als schützenswert und möglicherweise als höherwertig erlebt wird, dadurch beeinträchtigt wird.

T: Im Grunde hätten Sie sich nichts mehr gewünscht, als Hilfe und Unterstützung von A. zu erfahren. Sie haben aber gar nicht erst um Hilfe gebeten und sich stattdessen zurückgezogen, weil Sie davon überzeugt waren, dass Sie von ihm doch zurückgewiesen werden.
T: Auch wenn Sie sich innerlich nicht so fühlen, geben Sie sich sicher und selbstbewusst bis hin zur Arroganz, was Ihnen zahlreiche Probleme bereitet. Sie nehmen dies in Kauf, um nicht verletzt zu werden.
T: Sie wünschen sich einen Menschen, der Ihnen Nähe gibt, der Sie versorgt, aber Sie vermeiden die Nähe eines solchen Menschen, weil Sie fürchten, sich dadurch in Abhängigkeit von ihm zu begeben.

- Die weitere therapeutische Aufgabe besteht nun darin, zu untersuchen, ob das maladaptive Verhalten auf negativen Überzeugungen von sich und anderen Menschen beruht oder ob es sich um eine aus *früheren Beziehungserfahrungen* resultierende, aber nicht mehr angemessene Strategie zur Vermeidung negativer Affekte handelt. Über negative Überzeugungen werden wir ausführlich im folgenden Kapitel (▸ Kap. 15) sprechen.
- Der Rekurs auf die Vergangenheit ist in diesem Zusammenhang notwendig, um gemeinsam mit dem Patienten zu verstehen, in welchem Maße die jetzt maladaptiven Verhaltensmuster zu gegebener Zeit adaptiv waren. Es sind die Verhaltensmuster, die der Patient unter einschränkenden oder traumatischen Umständen entwickelt hat, deren Unzulänglichkeit und Schädlichkeit in der Gegenwart er – in der Regel – sieht, die er aber nicht ändern kann, weil ihm angemessenere Strategien noch fehlen. Wenn es sich um sozial negativ sanktionierte Verhaltensmuster wie z. B. Selbstverletzungen handelt, ist diese Erkenntnis vielfach mit Scham- oder auch mit Schuldgefühlen verbunden. Dadurch

wird das Selbstwertgefühl zusätzlich bedroht.

> **T:** Es war damals absolut vernünftig, sich gegenüber dem gewaltsamen Vater nicht zu wehren; Sie hätten alles nur noch schlimmer gemacht. Jetzt ist es für Sie nachteilig und schädlich, nicht Nein sagen zu können, und Dinge zu tun, die Sie nicht wollen, wenn Sie dazu gedrängt werden.

Um herauszufinden, welche Funktion das maladaptive Verhalten hat, ist es hilfreich, die Gefühle und Überzeugungen zu explorieren, die eingesetzt hätten, wenn der Patient sich nicht maladaptiv verhalten hätte.

> Ein maladaptives Verhaltensmuster von Frau A. besteht darin, dass sie sich zurückzieht, wenn sie sich von Ihrem Partner ungerecht behandelt fühlt.
> **T:** Wie wäre Ihr Gefühl gewesen, wenn Sie sich da nicht zurückgezogen hätten, sondern auf B. zugegangen wären und ihn angesprochen hätten?
> **P:** Ich hätte mich ganz schlecht gefühlt. Irgendwie, als hätte ich kein Recht dazu.

14.4 Umgang mit Ich-syntonen maladaptiven Verhaltensmustern

Das Ansprechen maladaptiver Muster ist schwieriger, wenn sie Ich-synton sind, wenn beispielsweise nur die Interaktionspartner, nicht aber die Patienten selbst das Verhalten problematisch finden. Hier ist große Vorsicht geboten, weil mit einem *Anstieg des Widerstandes* (▸ Kap. 20) zu rechnen ist, wenn sich bei den Patienten das Gefühl einstellt, ihnen könnte die alleinige Schuld an Interaktionsproblemen gegeben werden. Ebenso kann der Widerstand steigen, wenn die Patienten befürchten müssen, dass ihnen eine bewährte Strategie zum Schutz vor negativen Emotionen genommen werden soll. Die folgende Sequenz zeigt den Anstieg des Widerstandes:

> Die aggressiv-gereizte Redeweise eines Patienten war häufiger der Anlass für aversive Reaktionen der Interaktionspartner.
> **T:** Es scheint so zu sein, dass Sie immer wieder in Situationen geraten, in denen Sie sich mit wichtigen Personen streiten und unsachlich werden, obwohl Sie keinen Streit wollen. Wir könnten schauen, wie diese Situationen beschaffen sind und wie dieses Muster entsteht.
> **P:** Wollen Sie damit sagen, dass ich schuld bin?

In diesem Falle ist es einfacher, als Ausgangspunkt für die Bearbeitung die Reaktionen der Interaktionspartner auf das eigene Verhalten zu wählen. Denn oft beklagen sich die Patienten über die unverständlichen Reaktionen ihrer Interaktionspartner. Lassen Sie den Patienten zunächst diese unverständlichen Reaktionen in ihrer Auswirkung auf das eigene Erleben betrachten.

> Patienten, die zu Ich-syntonen maladaptiven Verhaltensweisen neigen, finden sich im Allgemeinen erst dann bereit, das Inadäquate oder Dysfunktionale ihres Verhaltens emotional anzuerkennen, wenn sie sich in dem subjektiven Erleben verstanden fühlen, das sie zu ihren Verhaltensweisen veranlasst hat.

> **T:** Ich vermute, dass Sie sich durch Äußerungen von A. so provoziert fühlten, dass Sie in Streit gerieten, obwohl Sie es nicht wollten.
> **P:** Ja, und dann kann ich auch schon mal unsachlich werden.
> **T:** Vielleicht waren Sie auch etwas gereizt, weil Sie sich von A. nicht richtig ernst genommen gefühlt hatten. Dieser gereizte Tonfall könnte dann bei A. dazu geführt haben, dass er Sie angeschrien hat – was für Sie in dem Moment ganz unverständlich war.
> **P:** Das kann sein.

14.5 Veränderungsmotivation schaffen und alternative Bewältigungsformen entwickeln

Die therapeutische Erfahrung zeigt, dass wir nicht davon ausgehen können, dass ein Patient automatisch bereit ist, maladaptive Verhaltensmuster, z. B. selbstschädigende Verhaltensweisen, aufzugeben. Aus der Tatsache, dass ein selbstschädigendes Verhalten identifiziert wurde, resultiert keineswegs, dass der Patient darauf auch verzichten möchte. Viele Patienten werden Ihnen beteuern, ihr maladaptives Verhalten aufgeben zu wollen, weil sie fest davon überzeugt sind, dass Sie es von ihnen erwarten und Ihre Zuwendung davon abhängig machen – und hoffen insgeheim, an dem gewohnten Verhalten festhalten zu können.

- In einem Prozess des Durcharbeitens (▸ Kap. 25) sollten Sie daher immer wieder die *Veränderungsmotivation* prüfen. Bei der Exploration kann eine Portion Skepsis auf Ihrer Seite nützlich sein:

> **T:** Ich bin mir nicht so sicher, ob Sie das Verhalten wirklich ändern möchten.
> **P:** Natürlich möchte ich es ändern, ich finde es schrecklich.
> **T:** Warum sollten Sie es ändern? Ich bin davon überzeugt, es bietet eine ganze Reihe von Vorteilen, sonst würden Sie nicht immer wieder darauf zurückgreifen.
> **P:** Wenn ich mich schneide, geht es mir jedes Mal hinterher besser.
> **T:** Ich glaube, das ist ein ganz wichtiger Punkt.
> **P:** Eigentlich möchte ich es erst aufgeben, wenn ich eine Alternative habe.
> **T:** Das leuchtet mir ein. Dennoch möchte ich, dass wir eine Vereinbarung treffen …

- Keineswegs immer lassen sich durch die Klärung der zugrunde liegenden Ängste und Schamgefühle ausreichende Verhaltensänderungen herbeiführen. Häufig ist der *Mangel an geeigneten Alternativen* der Grund für das Festhalten an maladaptiven Verhaltensmustern. Denken Sie also daran, dass der Wegfall alter Muster der Bewältigung unerträglicher Affekte nach neuen Bewältigungsstrategien verlangt. Ermutigen Sie Ihre Patienten, Neuerfahrungen zu machen und Verhaltensalternativen zu entwickeln. Möglicherweise sollten Sie dem Patienten Techniken der Stabilisierung und Abwehrstärkung (▸ Kap. 28) vermitteln oder ihm behilflich sein, defizitäre Ich-Funktionen aufzubauen (▸ Kap. 29).

> **T:** Wenn Sie wieder so unerträgliche Gefühle von Leere und Langeweile haben – was könnten Sie dann tun, anstatt sich zu verletzen?
> **T:** Wenn Sie sich wieder durch die Äußerungen Ihres Mannes verletzt fühlen – gibt es eine andere Möglichkeit, als dies hinzunehmen und sich sexuell zu entziehen?

- Wenn der Patient einige seiner Bewältigungsformen kennt, können Sie beginnen, die *Konsequenzen* dieser Verhaltensweisen für sein Leben zu untersuchen. Der Patient soll sozusagen die Kosten der maladaptiven Verhaltensmuster gegen deren Nutzen aufrechnen können. Er soll möglichst klar die Vor- und Nachteile seiner Bewältigungsformen gegeneinander abwägen und eine positive Entscheidung für die Aufgabe des maladaptiven Verhaltens treffen können. Ihm sollte klar sein, welche Anstrengung er auf sich nehmen muss, wenn er auf alte Formen der Bewältigung verzichten und neue erproben möchte.

> **T:** Wenn Sie sich zurückziehen und arrogant wirken, haben Sie sicherlich den Vorteil, dass Sie weniger verletzlich wirken, aber auch den Nachteil, dass Sie schlechter Kontakt bekommen und weniger Hilfe von anderen erfahren.

- Um die Veränderungsmotivation zu erhöhen, kann es sinnvoll sein, die Vorteile des bestehenden Bewältigungsverhaltens hervorzuheben. Im Allgemeinen wird der Patient dann seinerseits die Nachteile ansprechen und eine Veränderung durch Verzicht auf die alten Muster erwägen.

> **T:** Mir ist nicht klar, ob Sie wirklich auf Ihre vermeidende Strategie verzichten möchten. Immerhin bietet sie eine Menge Vorteile. Zumindest den Vorteil, dass Sie vor unangenehmen Gefühlen geschützt sind. Was sollte Sie veranlassen, auf diesen Schutz zu verzichten?
> **P:** Ich möchte mich aber nicht mehr aus Allem herausziehen. Das engt mich völlig ein im Leben.
> **T:** Aber wie wollen Sie sich vor unangenehmen Gefühlen schützen?
> **P:** Vielleicht muss ich es lernen, sie besser auszuhalten oder besser zu verstehen.

- Wichtig ist vor allem das fortgesetzte Wiederholen und Einüben der neuen Verhaltensmuster. Es kann hilfreich sein, Patienten auch die Gesetze der Plastizität des Gehirns zu erläutern. Vor allem sollen Sie immer wieder ermutigen. Nicht nur Sie brauchen Geduld, sondern auch Ihr Patient.

Umgang mit maladaptiven Verhaltensmustern

- Auslösebedingungen klären
- akzeptierende und zugleich begrenzende Haltung einnehmen
- Bewältigungsfunktion zum Schutz vor negativen Affekten verstehen
- negative Überzeugungen explorieren
- maladaptive Muster als ehemals adaptiv nachvollziehen
- Kosten und Nutzen alter und neuer Bewältigungsformen gegeneinander abwägen
- Bewältigungsalternativen entwickeln
- geduldiges und wiederholtes Einüben der neuen Verhaltensmuster

Weiterführende Literatur

Benjamin LS (2001). Die Interpersonelle Diagnose und Behandlung von Persönlichkeitsstörungen. München: CIP-Medien.

Sachse R (2004). Persönlichkeitsstörungen. Leitfaden für die psychologische Psychotherapie. Göttingen: Hogrefe.

Sachse R (2011). Klärungsorientierte Psychotherapie von Persönlichkeitsstörungen – Grundlagen und Konzepte. Göttingen: Hogrefe.

Strupp HH, Binder JL (1993). Kurzpsychotherapie. 2. Aufl. Stuttgart: Klett-Cotta.

Wöller W (2013). Die Arbeit an maladaptiven Verhaltensmustern. Möglichkeiten der Modifikation maladaptiver Verhaltensmuster. In: Wöller W. Trauma und Persönlichkeitsstörungen. 2. Aufl. Stuttgart: Schattauer; 528–38.

Wöller W (2013). Maladaptive Verhaltensmuster verstehen. Wozu dienen maladaptive Verhaltensmuster. In: Wöller W. Trauma und Persönlichkeitsstörungen. 2. Aufl. Stuttgart: Schattauer; 413–21.

15 Negative Überzeugungen und verinnerlichte Objektbeziehungen

Die Arbeit an negativen Introjekten

15.1 Was sind negative Überzeugungen?

Generalisierte negative Überzeugungen von der eigenen Person spielen im Leben vieler Menschen eine wichtige Rolle und können einen großen Einfluss auf das Selbsterleben und auf das Erleben wichtiger Bezugspersonen haben. Sie sind irrational, das heißt, sie halten einer rationalen Prüfung nicht stand und tragen dennoch entscheidend zur Aufrechterhaltung ihrer Lebensprobleme bei. Negative Überzeugungen bilden die Grundlage zahlreicher maladaptiver Verhaltensmuster und bilden den Hintergrund für eine Vielzahl negativer Emotionen – vor allem für Angst-, Schuld-, Scham- und Ohnmachtgefühle. Sie können einen erheblichen Einfluss auf die Selbsteinschätzung und das Selbstwertgefühl von Patienten haben und sich dadurch auf deren konkretes Verhalten in Beziehungen auswirken. Es handelt sich hierbei um bewusste oder unbewusste Konzepte des Patienten von sich selbst und seinen relevanten Bezugspersonen. Dührssen (1972) spricht auch von »inneren Formeln«. Sie haben eine gewisse Ähnlichkeit mit den »irrationalen Gedanken« von Ellis (1962). Negative Überzeugungen über die eigene Person betreffen vor allem den eigenen Wert, die eigenen Fähigkeiten, die eigene moralische Qualität und die eigenen Einflussmöglichkeiten, wie die folgenden Beispiele zeigen:

> [P:] Ich bin ein moralisch schlechter Mensch.
> [P:] Ich bin dumm und faul.
> [P:] Wer denkt schon an mich? Ich zähle nicht. Mit mir kann man es ja machen.
> [P:] Ich bin ein Versager.
> [P:] Ich bin hässlich.
> [P:] Es hat alles keinen Zweck. Ich kann ja doch nichts machen.

Andere negative Überzeugungen haben die Form von Wenn-dann-Verknüpfungen. Sie knüpfen die eigene Wertschätzung an bestimmte Bedingungen:

> [P:] Wenn ich meine Arbeit nicht perfekt mache, kann ich mich selbst nicht achten.
> [P:] Wenn ich nicht ganz für meinen Partner da bin, habe ich ein schlechtes Gewissen.

Oder sie beziehen sich auf das erwartete Verhalten anderer Menschen als Reaktion auf das eigene Verhalten:

> [P:] Nur wenn ich perfekt bin, werde ich geliebt.
> [P:] Ich bin nur dann etwas wert, wenn ich mich für andere aufopfere.
> [P:] Wenn ich auf die Hilfe anderer angewiesen bin, werde ich enttäuscht.
> [P:] Wenn ich Nein sage, werde ich alleingelassen.
> [P:] Wenn ich wirklich sage, was ich denke, werde ich bestraft.
> [P:] Wenn ich andere nicht unterhalten kann, werde ich nicht geachtet.
> [P:] Wenn ich einem Menschen vertraue, werde ich betrogen.

> **[P:]** Wenn ich meine Gefühle zeige, mache ich mich angreifbar.
> **[P:]** Wenn ich entsprechend meinen Bedürfnissen lebe, werde ich abgelehnt.

Manchmal können auch völlig gegensätzliche Überzeugungen nebeneinander stehen, wie etwa bei Patienten mit narzisstischer Störung (▶ Kap. 33):

> **[P:]** Ich bin etwas ganz Besonderes. – Ich bin völlig wertlos und uninteressant.

Weit mehr als die psychodynamische Tradition haben Vertreter der kognitiven Verhaltenstherapie auf die Bedeutung der generalisierten negativen Überzeugungen hingewiesen und gezielte Möglichkeiten therapeutischer Beeinflussung geschaffen (Margraf 2000). Dennoch konnte die moderne neurobiologische Forschung die kognitionspsychologische Auffassung, Kognitionen seien das Primäre und Emotionen würden überwiegend durch Bewertungen und Normensysteme erzeugt, nicht stützen. Sie verweist eher auf die engen Verknüpfungen von Emotionen, Kognitionen und Körperwahrnehmung (Damasio 2004).

Unter psychodynamischer Perspektive verstehen wir negative Überzeugungen als *Niederschlag früherer negativer Objekterfahrungen, die introjiziert wurden*. Die Erfahrung von Strafe, Beschämung oder Zurückweisung bei kindlichen Wünschen – nach Nähe, nach Expansion usw. – hat unter den Bedingungen der Abhängigkeit von den elterlichen Objekten zur Ausbildung bestimmter negativer Überzeugungen von sich und anderen und damit zu einer spezifischen Introjektstruktur geführt. Ein Kind, das geschlagen oder zurückgewiesen wird, muss von sich die Überzeugung gewinnen, dass es schlecht ist – wie sonst wäre eine solche Art der Behandlung durch Menschen, die es ja liebt, zu erklären? Sich selbst ebenso zu beurteilen oder zu behandeln, wie das Objekt es tat, hat wichtige Bewältigungsfunktionen:

- Zum einen kann es erträglicher sein, sich selbst kontrolliert so zu behandeln, wie die frühe Bezugsperson es getan hätte, als ihrer Reaktion ohnmächtig ausgeliefert zu sein (»Bevor ich mir sagen lassen muss, ich sei schlecht, sage ich es lieber selber zu mir«). Es ist gleichsam die *Vorwegnahme des Schlimmsten*, um dieses weniger schlimm zu machen.
- Zum anderen kann mit der Übernahme der Selbstdefinition durch die frühe Bezugsperson Nähe zu ihr als einem dringend benötigten Objekt hergestellt werden, um ihre Liebe zu erhalten und um die *Aussicht auf Versöhnung* aufrechtzuerhalten (»Zwar bin ich jetzt ein schlechtes Kind, wenn ich aber wieder lieb bin, ist mir die Liebe meiner Eltern wieder sicher«).
- Schließlich können Gratifikationen oder überhaupt die Liebe der frühen Bezugsperson an eine negative Selbstdefinition und den Verzicht auf Konkurrenz und Rivalität gebunden sein.

Als Folge der Introjektion wird aus einer realen Objektbeziehungserfahrung eine *verinnerlichte Objektbeziehung*. Nun kann allerdings die verinnerlichte Objektbeziehung nicht ohne weiteres als Entsprechung einer realen Objekterfahrung aufgefasst werden. Vielmehr spielen umfangreiche Abwehrvorgänge – Projektionen, Verleugnungen usw. – bei der Ausgestaltung verinnerlichter Objektbeziehungen eine wesentliche Rolle, worauf besonders Kernberg (1992) hingewiesen hat. Mit dieser wichtigen Einschränkung gelten die hier angeführten Überlegungen zum Verständnis der Introjektionsvorgänge.

Die negative Überzeugung von der eigenen Person stellt die Selbstrepräsentanz im Rahmen der inneren Objektbeziehung dar. Negative Erwartungen und Überzeugungen, die sich auf die Reaktionen anderer Menschen beziehen, verstehen wir als Externalisierungen der Objektrepräsentanzen im Rahmen dieser inneren Objektbeziehung. Externalisierungen dienen der inneren Druckentlastung: Es kann leichter zu ertragen sein, von anderen Menschen verächtlich behandelt zu werden, als sich zu vergegenwärtigen, wie sehr man sich selbst verachtet.

Vielfach werden diese vormals durchaus adaptiven Überzeugungen in der Gegenwart zunehmend maladaptiv. Es ist aber ebenso möglich, dass sie auch in der Gegenwart eine wichtige Abwehrfunktion erfüllen. So kann ein negatives Selbstbild dazu beitragen, Trennungsängste und -wünsche zu mildern, wenn durch eine übermäßig negative Sicht der eigenen Person die des Partners relativ aufgewertet wird.

Je grundlegender und umfassender Überzeugungen von sich und der Welt sind, desto weniger ist sich die betreffende Person ihrer bewusst und desto selbstverständlicher bilden diese Überzeugungen die Grundlage des Erlebens und Handelns. Negative Überzeugungen erweisen sich als äußerst resistent gegenüber neuen Erfahrungen. Reale Erfahrungen, die mit den Überzeugungen in Einklang stehen, werden zu ihrer Bestätigung herangezogen, auch wenn sie selten sind; entgegengesetzte Erfahrungen werden meist ignoriert.

Die Folgen negativer Überzeugungen sind beträchtlich. Sie können zu depressiven Verstimmungen oder zu Entwicklungshemmungen und Entwicklungsdefiziten führen, weil bestimmte Kompetenzen sich mangels Übung nicht ausbilden können. Häufig bestätigen sich diese Überzeugungen nach dem Prinzip der sich selbst erfüllenden Prophezeiung: Eine Person, die der Überzeugung ist, unfähig zu sein, wird sich weniger zutrauen und allein schon dadurch häufiger Resultate erzielen, die die ursprüngliche Annahme bestätigen.

15.2 Negative Überzeugungen identifizieren und zur Bearbeitung auswählen

Die therapeutische Arbeit beginnt mit der Identifikation negativer Überzeugungen während des Zuhörens. Bevor Sie klarifizierend, konfrontierend und deutend intervenieren, sollten Sie Überlegungen anstellen, welche der negativen Überzeugungen in einer Intervention fokussiert werden sollte bzw. welche Überzeugungen zunächst oder auch während der gesamten Therapie unangetastet bleiben sollten. Als Anhaltspunkte für die Entscheidung könnten die folgenden Überlegungen gelten:

- Negative Überzeugungen sollten umso eher thematisiert werden, je größer die Relevanz ihrer Bearbeitung für das Erreichen der vereinbarten Therapieziele ist. Dies ist beispielsweise der Fall, wenn eine beeinträchtigende Symptomatik im offensichtlichen Zusammenhang mit einer negativen Überzeugung steht – wie in dem folgenden Beispiel:

> **P:** Gestern ging ich mit einer Bekannten in die Stadt. Sie sagte eine Weile nichts, und ich sagte auch nichts. Ich wurde dann ganz depressiv, fühlte mich ganz klein und mickrig.
> **T:** Was meinen Sie, kann zu dem depressiven Gefühl geführt haben?
> **P:** Ich weiß es nicht.
> **T:** Sie sagten, Sie beide hätten nicht gesprochen. Kann es damit zusammenhängen?
> **P:** Vielleicht. Ich hatte das Gefühl, ich habe versagt. Immerhin ist es meine Aufgabe, dafür zu sorgen, dass sie sich wohl fühlt.

- Negative Überzeugungen sollten umso eher unangetastet bleiben, je stärker ihre Abwehrfunktion zumindest zum gegenwärtigen Zeitpunkt der Therapie noch im Sinne eines Schutzes vor Destabilisierung benötigt wird, wie im folgenden Beispiel:

P: Ich bin hässlich und unbedeutend und kann froh sein, dass mein Mann noch bei mir bleibt. Ich bin so froh, dass er mir zur Seite steht bei meinen Problemen.
T: (überzeugt, dass die Patientin durch die bewusste Wahrnehmung ihrer Trennungswünsche und -ängste zurzeit überfordert wäre:) Es ist Ihnen ganz wichtig, dass Ihr Mann zu Ihnen steht und Ihnen hilft. Lassen Sie uns schauen, bei welchen Problemen Sie Hilfe brauchen und was Sie möglicherweise auch schon allein schaffen.

15.3 Negative Überzeugungen klärend herausarbeiten und Ich-dyston machen

Wenn Sie sich entschlossen haben, eine negative Überzeugung zu bearbeiten, sollten Sie klären, wie weit sie für den Patienten *Ich-dyston* oder *Ich-synton* ist. Ich-dystone Überzeugungen werden von den Patienten selbst als logisch widersinnig und unvernünftig, gleichwohl als bestimmend für ihr Erleben und Verhalten empfunden. Bei Ich-syntonen Überzeugungen findet sich dieser Zwiespalt nicht; die Patienten sind vollständig davon überzeugt, dass sie mit ihrer Vorstellung von sich und anderen objektiv richtig liegen, und spüren in sich keinen Widerspruch.

Bei *Ich-dystonen* negativen Überzeugungen sind die Patienten, mit Ihrer Hilfe oder auch allein, in der Lage, zwischen Gefühl und Verstand zu differenzieren: Das *Gefühl* suggeriert ihnen die Überzeugung, sie seien wertlos oder schuldig, der *Verstand* sagt ihnen dagegen, dass diese gefühlshafte Überzeugung nicht zutreffend ist.

P: Na ja, auf mich nimmt ja sowieso keiner Rücksicht.
T: Warum?
P: Na, mit mir kann man's ja machen, ich bin ja nur ein kleiner Angestellter.
T: Aus dem, was Sie sagen, geht hervor, dass Sie fest davon überzeugt sind: Ich bin nicht viel wert. Mit mir kann man's ja machen.
P: Ja, das ist wirklich mein Gefühl.
T: Sind Sie tatsächlich davon überzeugt, dass Sie nichts wert sind?
P: Ich weiß nicht, aber jedenfalls fühle ich mich ganz oft so.

Bei *Ich-syntonen* negativen Überzeugungen fällt Ihnen die Aufgabe zu, sie Ich-dyston werden zu lassen. Oft können Sie klar herausarbeiten, wie Patienten ihre Wirklichkeit selektiv so konstruieren, dass ihre negativen Erwartungen in jedem Falle bestätigt werden: Was immer sie tun, hat zur Folge, dass sie als Versager dastehen. Ausbleibende Bestätigung für eine eigene Leistung ist ein Beweis für deren Ungenügen; wird die eigene Leistung dagegen anerkannt, bedarf dies keiner weiteren Erwähnung. Misserfolge werden auf eigene Unfähigkeit, Erfolge dagegen auf Glück zurückgeführt. Sie können den Patienten in diesem Fall bitten, eine *Außenperspektive* einzunehmen und sich selbst so zu betrachten, als sei er eine andere Person:

P: Mir ist dadurch noch einmal klar geworden, wie total unfähig ich bin.
T: Wenn Sie sich vorstellen, Sie seien eine andere Person und würden sich selbst von außen betrachten, kämen Sie dann auch zu dem Ergebnis, dass Sie »total unfähig« sind? Wie würden andere Menschen Sie beurteilen?
P: Ich glaube, ich würde dann doch die eine oder andere Fähigkeit bei mir entdecken.
T: So dass Sie sich, von außen betrachtet, nicht als »total unfähig« erleben würden?
P: Mein Verstand sagt mir, dass ich es wohl nicht bin, aber … (zögert)
T: Ihr Gefühl sagt Ihnen, dass Sie »total unfähig« sind?
P: Ja.
T: Wir sollten schauen, woher das kommt.

Auch wenn Sie dem Patienten durch dieses Vorgehen helfen können, zu sehen, dass seine Überzeugungen, allein vom logischen Standpunkt aus betrachtet, nicht haltbar sind, sollten Sie ihm bestätigen, dass seine gefühlshafte Überzeugung trotzdem so ist, wie sie ist. Der Patient könnte sonst den Eindruck gewinnen, Sie hielten seine Überzeugungen für unsinnige Konstruktionen, die er nur abzulegen brauchte, wozu er jedoch nicht in der Lage ist. Wenn er die Diskrepanz zwischen verstandesmäßiger und gefühlshafter Einschätzung spürt, ist die negative Überzeugung Ich-dyston geworden.

T: Aus dem, was Sie sagen, geht hervor, dass Sie der Überzeugung sind, Kinder müssten für Ihre Eltern sorgen und nicht umgekehrt. Ist dies wirklich Ihre Meinung?
P: Eigentlich sollten Eltern für Ihre Kinder sorgen. Aber ich habe trotzdem den Eindruck, ich hätte als Kind mehr für meine Mutter da sein sollen.
T: Wie ist Ihr Gefühl?
P: Ich fühle mich schlecht, irgendwie schuldig.
T: Versuchen Sie sich einmal ein anderes Kind vorzustellen. Hat es das Recht, auch für seine eigene Entwicklung zu sorgen, oder hat es sich ganz überwiegend um seine Eltern zu kümmern?
P: Da würde ich sagen: Es hat auch das Recht, an sich zu denken.
T: Könnte man sagen: Im Grunde sind Sie – vom Kopf her – der Meinung, dass Eltern für ihre Kinder sorgen sollten und nicht umgekehrt, Ihr Gefühl sagt Ihnen aber: »Kinder müssen für ihre Eltern da sein«?
P: Ja, ich glaube, da sagt mein Gefühl etwas anderes als mein Verstand.
T: Wichtig ist, dass die gefühlshafte Überzeugung für Sie ganz real ist und Ihr Handeln bestimmt.

15.4 Mit negativen Überzeugungen verknüpfte Affekte identifizieren

Ein weiterer wichtiger Schritt in der Therapie besteht in der Identifikation der Affekte, die mit negativen Überzeugungen verknüpft sind. Negative Überzeugungen von der eigenen Person sind in der Regel mit *Scham- und Schuldgefühlen* verbunden, besonders dann, wenn sie sich auf eigenes Insuffizienzerleben und auf eine eigene moralische Minderwertigkeit beziehen. Aber auch Affekte von *Hilflosigkeit* und *Ohnmacht* können eine wichtige Rolle spielen, wenn Patienten davon überzeugt sind, dass sie auf andere Menschen keinen Einfluss ausüben können, sondern den Entscheidungen der anderen ausgeliefert sind. Bei negativen Überzeugungen von anderen Menschen stehen zahlreiche Ängste vor möglichen Reaktionen der Interaktionspartner im Vordergrund – z. B. Ängste, verurteilt, beschämt, verletzt, ausgebeutet oder hintergangen zu werden. Aber auch Schuld- und Schamgefühle sowie Ohnmachterleben können zu negativen affektiven Reaktionen beitragen.

Die Klarifikation der mit den negativen Überzeugungen verbundenen Affekte ist – wie immer in der tiefenpsychologisch fundierten Psychotherapie – von großer Bedeutung. Einzelheiten im therapeutischen Umgang mit Affekten wurden in Kapitel 12 dargestellt.

15.5 Überzeugungen als Auswirkungen einer inneren Objektbeziehung verstehen

Versuchen Sie im nächsten Schritt, genetisches Material zu gewinnen, um zu verstehen, wie sich aufgrund früher Beziehungserfahrungen die negative Überzeugung ausgebildet hat. Die negativen Überzeugungen können auf diesem Wege als Auswirkungen einer inneren Objektbeziehung – bestehend aus einer Selbst- und einer Objekt-Repräsentanz – verstanden werden. Es ist dabei von großer Bedeutung, den Vorgang der *Introjektion* in einer den Patienten gefühlshaft ansprechenden Weise nachvollziehbar zu machen.

Die innere Objektbeziehung lässt sich oft, für den Patienten gut verständlich, als »*Stimme der Elternfigur*« konzeptualisieren, die zu dem Patienten als Kind spricht und aus der eine »innere Stimme« entstanden ist, mit der der Patient zu sich selbst spricht.

T: Wir haben zusammen herausgearbeitet, dass es in Ihnen die Überzeugung gibt: »Ich bin faul und egoistisch.« Und Sie fühlen sich in diesem Zusammenhang schlecht und minderwertig. Wir haben gesehen, dass andere Ihr Verhalten ganz anders beurteilen würden, gar nicht als faul und egoistisch. Trotzdem ist die Überzeugung für Sie gefühlsmäßig gültig.
P: Ja, so empfinde ich es.
T: Es scheint, als gebe es eine innere Stimme, die zu Ihnen sagt: »Du bist faul und egoistisch«. Können Sie sich vorstellen, woher diese Stimme kommt?
P: Meine Mutter hat immer zu mir gesagt: »Du bist faul und egoistisch.«
T: Wie haben Sie sich da gefühlt? Schlecht und minderwertig?
P: Ja.
T: Spüren Sie, dass diese Stimme der Mutter noch immer zu Ihnen spricht? Genauso, wie die Mutter sie verurteilt hat, so verurteilen Sie sich noch immer selbst.

Bemühen Sie sich, dem Patienten den Vorgang der Introjektion in verständlichen Worten nahe zu bringen.

T: Von Ihrer Mutter wurden Sie als faul und egoistisch bezeichnet, Sie fühlten sich verachtet und zurückgewiesen, wenn Sie etwas für sich getan haben. Das haben Sie in sich aufgenommen. Wenn man solche Worte oft hört, glaubt man selbst bald daran. Jetzt gehen Sie in jeder Ihnen wichtigen Beziehung von der Erwartung aus, dass Sie als faul und egoistisch angesehen werden, wenn Sie einmal an sich denken.
T: Wenn man immer wieder hört, man sei ein Versager, übernimmt man selbst diese Überzeugung.
T: Ein Kind, dem gesagt wird, es sei an der Misere der Familie schuld, kann sich gegen diesen Vorwurf nicht wehren. Um eine gute Beziehung zu seinen Eltern zu behalten, gibt es sich selbst die Schuld.

15.6 Die Einflüsse negativer Überzeugungen auf Erwartungen und Verhalten explorieren

Negative Überzeugungen determinieren die Erwartungen gegenüber anderen Personen:

T: Wenn Sie sich für wenig wertvoll halten, gehen Sie davon aus, dass ein anderer Sie verachtet und zurückweist, sobald Sie etwas tun, was ihm nicht gefällt. Im Grunde möchten Sie aber geschätzt und geachtet werden, auch dann, wenn Sie etwas für sich tun.
P: Ja.
T: Sie brauchen diese Achtung umso mehr, weil Sie sich selbst nicht schätzen und achten können. Und umso schmerzlicher muss es sein, wenn Sie von anderen Verachtung und Zurückweisung erleben.

Negative Überzeugungen prägen auch in erheblichem Umfang das Verhalten gegenüber wichtigen Bezugspersonen und können zu unterschiedlichen maladaptiven Verhaltensmustern (▶ Kap. 14) führen. Erarbeiten Sie daher mit dem Patienten, wie die negativen Überzeugungen sein Verhalten im Umgang mit sich selbst und im Umgang mit seinen wichtigsten Bezugspersonen bestimmen.

T: Was haben Sie als Kind wohl gemacht, nachdem Ihre Mutter zu Ihnen gesagt hatte: »Du bist faul und egoistisch«?
P: Was sollte ich machen? Nichts.
T: Als Kind konnten Sie dem nichts entgegensetzen. Vielleicht haben Sie sich bemüht, wieder »lieb« zu sein und die Liebe der Mutter zurückzugewinnen.
P: Ich habe alles versucht, um ihr zu zeigen, dass ich nicht faul und egoistisch bin.
T: Jetzt ist es ja auch so, dass Sie ganz viel für andere tun, auch dann, wenn Sie von anderer Seite keine Gegenleistung erhalten.

15.7 Negative Gedanken unterbrechen

Negative Gedankengänge entwickeln manchmal eine Eigendynamik, die der Beeinflussung durch psychodynamisches Verstehen Grenzen setzt. In diesen Fällen empfehlen wir die verhaltenstherapeutische Technik des *Gedankenstopps*, die wir uns nicht scheuen, auch in einer tiefenpsychologisch-fundierten Psychotherapie anzuwenden. Fordern Sie die Patienten auf, negative Gedankengänge zu unterbrechen und sich gezielt anderen Gedankengängen oder Tätigkeiten zuzuwenden, um sich von ihnen abzulenken.

Bei sehr fixierten und in ihrem dynamischen Stellenwert nicht mehr verständlichen negativen Überzeugungen sollten Sie auch an eine kognitivverhaltenstherapeutische Mitbehandlung denken. In diesen Fällen wäre es empfehlenswert, einen Patienten für eine begrenzte Anzahl von Sitzungen zu einem kognitiv orientierten Verhaltenstherapeuten zu überweisen, um anschließend die tiefenpsychologische Arbeit fortzusetzen. Leider sind solche kombinierten Behandlungskonzepte im derzeitigen Kassenantragsrecht – noch – nicht vorgesehen.

Therapeutischer Umgang mit negativen Überzeugungen

- negative Überzeugungen identifizieren und zur Bearbeitung auswählen
- Ich-syntone negative Überzeugungen Ich-dyston machen
- Überzeugungen als Auswirkung einer verinnerlichten Objektbeziehung verstehen
- Introjektionen nachvollziehbar machen
- Einflüsse negativer Überzeugungen auf Erwartungen und Verhalten explorieren
- bei sehr fixierten negativen Überzeugungen Techniken des Gedankenstopps, evtl. kognitiv-verhaltenstherapeutische Mitbehandlung erwägen

Weiterführende Literatur

Dührssen A (1988). Dynamische Psychotherapie. Berlin, Heidelberg: Springer.
Hautzinger M (Hrsg) (2011). Kognitive Verhaltenstherapie. Behandlung psychischer Störungen im Erwachsenenalter. Weinheim: Beltz.
Kernberg OF (1992). Objektbeziehungen und Praxis der Psychoanalyse. 5. Aufl. Stuttgart: Klett-Cotta.
Strupp HH, Binder JL (1993). Kurzpsychotherapie. 2. Aufl. Stuttgart: Klett-Cotta.
Wöller W (2013). »Ich bin wertlos, schuldig und unfähig.« Multimethodales Vorgehen am Beispiel der Arbeit mit negativen Überzeugungen. In: Wöller W. Trauma und Persönlichkeitsstörungen. 2. Aufl. Stuttgart: Schattauer; 519–27.

16 Ressourcen nutzen und stärken

Ressourcenorientierung

16.1 Allgemeines zur Ressourcenaktivierung

Die Aktivierung der persönlichen Ressourcen gilt als wichtiger Wirkfaktor der Psychotherapie, und vieles spricht dafür, dass die Mobilisierung von Selbstheilungskräften eine der entscheidenden Determinanten des Erfolgs von Psychotherapien ist (Grawe 1998). Das Prinzip der Ressourcenorientierung liegt daher unserem Ansatz der tiefenpsychologisch fundierten Psychotherapie zugrunde. Obwohl Sie im gesamten Buch ressourcenorientierte Interventionen finden, soll es in diesem Kapitel um die Darstellung einer ressourcenorientierten Grundhaltung und um die Vermittlung einiger spezieller Strategien und Techniken zur Ressourcenaktivierung gehen. In Kapitel 10 hatten wir schon dargestellt, wie wichtig es für das Arbeitsbündnis und die Aktivierung der persönlichen Ressourcen ist, die Grundbedürfnisse nach Sicherheit, Kontrolle und Orientierung, Bindung, Selbstwerterhöhung und Selbstwertschutz sowie das Bedürfnis nach Lustgewinn und Unlustvermeidung zu berücksichtigen.

Auf die Möglichkeit der Unterscheidung einer Problem- und einer Ressourcenperspektive wurde ebenfalls schon hingewiesen (► Kap. 5.5). Die traditionelle psychodynamische Psychotherapie orientierte sich ganz überwiegend und wahrscheinlich zu einseitig an den Problemen und Defiziten und kaum an den Stärken und Ressourcen der Patienten. Es wurde zu Recht darauf hingewiesen, dass gerade psychoanalytisch orientierte Therapeuten häufig mehr oder minder mangelorientiert sind. Auch ist unsere Fachsprache im Wesentlichen defizitorientiert – abgesehen davon, dass viele Fachbegriffe eine umgangssprachlich pejorative Konnotation haben. Patienten werden als »infantil«, als »narzisstisch« oder als »beziehungsunfähig« usw. bezeichnet, sie können sich nicht abgrenzen, sich nicht durchsetzen, können Hilfe oder Nähe nicht annehmen, sie flüchten in die Krankheit oder auch in die Gesundheit (Dührssen 1988). Hier treffen sich negative Patientenerwartungen und defizitorientierte Therapeuteneinstellungen auf ungünstige Weise.

Demgegenüber wird gerade in der letzten Zeit nachdrücklich gefordert, eine *ressourcen- und lösungsorientierte Denkweise* bei der Konzeptualisierung tiefenpsychologisch fundierter Psychotherapieansätze zu berücksichtigen und zu nutzen (Fürstenau 1994). Dabei wird ressourcenorientiertes Arbeiten nicht so sehr durch eine bestimmte, von einer problemorientierten Vorgehensweise abzugrenzende Therapietechnik bestimmt, vielmehr stellt sie eine andere Art der Wahrnehmungs- und Denkweise und eine andere Form der therapeutischen Haltung und Grundeinstellung dar.

Ergebnisse der Psychotherapieforschung zeigen eindeutig, dass Therapeuten, die die vorhandenen Kompetenzen eines Patienten nutzen und es verstehen, die vorhandenen Möglichkeiten gezielt auszubauen, im Vergleich zu defizitorientierten Therapeuten erfolgreicher arbeiten. Erfolgreichere Therapeuten zeigen nicht nur mehr Therapie-Optimismus, sie versuchen auch weitaus weniger als ihre nicht so erfolgreichen Kollegen, die Patienten primär zu konfrontieren oder zu verändern. Es gelingt ihnen offenbar viel besser, die Patienten *so zu nehmen, wie sie sind*, ihre Stärken und Ressourcen zu nutzen und mit ihnen gemeinsam Probleme zu lösen (Bergin & Garfield 1994; Grawe 1994).

Was sind Ressourcen? Als Ressource kann nach Grawe & Grawe-Gerber (1999) jeder Aspekt des seelischen Geschehens und darüber hinaus der gesamten Lebenssituation eines Patienten aufgefasst werden, also z. B. motivationale Bereitschaften, Ziele, Wünsche, Interessen, Überzeugungen, Werthaltungen, Geschmack, Einstellungen, Wissen, Bildung, Fähigkeiten, Gewohnheiten, Interaktionsstile, physische Merkmale wie Aussehen, Kraft und Ausdauer, finanzielle Möglichkeiten sowie seine zwischenmenschlichen Beziehungen. Wir unterscheiden innere und äußere Ressourcen. Innere Ressourcen sind persönliche Kompetenzen und positive Erfahrungen, äußere Ressourcen sind unterstützende Personen oder Bedingungen.

Bei der ressourcenorientierten Arbeit geht es darum, die gesunden und kompetenten Seiten unserer Patienten zu fördern und die in ihnen angelegten positiven Potenziale für die Therapie zu nutzen (Grawe & Grawe-Gerber 1999). Es geht aber nicht nur darum positive Gedanken, Gefühle und Fantasien über die eigene Person und ihre Möglichkeiten zu aktivieren, sondern auch darum, positive Körperzustände zu generieren. Jeder Ressourcenkontakt manifestiert sich in einem positiven Körpergefühl, das sich uns in Körperhaltung, Mimik und Gestik mitteilt; nur die Präsenz eines positiven Körpergefühls gilt uns als hinreichender Indikator dafür, dass unsere Patienten tatsächlich im Kontakt mit positiven Ressourcen sind (Storch et al. 2010; Tschacher & Storch 2012).

Am konsequentesten wurde eine ressourcenorientierte Grundhaltung auf tiefenpsychologischer Grundlage bisher in dem von Reddemann (2017) und Sachsse (2009) entwickelten und in Kapitel 39 dieses Buches dargestellten Behandlungskonzept für traumatisierte Patienten realisiert.

Wir bemühen uns, in unserer Darstellung eines tiefenpsychologisch fundierten Therapieansatzes die verbreitete Orientierung an Mängeln und Defiziten zu korrigieren, indem wir, wann immer möglich, nicht nur eine ressourcenorientierte Sichtweise anregen, sondern auch ressourcenstärkende Interventionsformen vorstellen.

16.2 Positive Emotionen verstärken

Erst in den letzten Jahren ist die Bedeutung positiver Emotionen stärker zum Gegenstand empirischer Forschung geworden. Positive Emotionen haben eine Vielzahl günstiger sozialer Konsequenzen. Positive Emotionen können die Auswirkungen negativer Emotionen verringern (Levenson 1988). Lächeln signalisiert Freundlichkeit und eine spielerische Atmosphäre und lädt andere Menschen zum Kontakt ein. Menschen, die lachen, erholen sich von Verlusten eher als Menschen, die nicht lachen (Bonanno & Keltner 1997).

Positive Emotionen können zu wechselseitig positiven sozialen Interaktionen führen und soziale Bindungen verstärken. Sie fördern hilfreiches Verhalten und Kooperation. Durch wiederholtes Erleben und Ausdrücken positiver Emotionen entwickeln sich soziale und physische Ressourcen und befriedigende, anhaltende Beziehungen mit anderen Menschen (Fredrickson 2001).

Wir glauben, dass es für den psychotherapeutischen Prozess eine wichtige Ressource darstellen kann, wenn Sie im Verlauf der Therapie häufiger positive Emotionen induzieren. Dies kann durch einen freundlichen Blick, ein

Lächeln oder auch durch einen gelegentlichen Scherz geschehen. Dadurch entsteht nicht nur ein Gefühl der Verbundenheit angesichts einer gemeinsamen Aufgabe. Die wechselseitige positive Affektansteckung kann auch die Voraussetzungen für die Akzeptanz schwieriger, mühsamer und schmerzhafter Aspekte der Therapie verbessern. Selbstverständlich soll auf diese Weise nicht eine flache oder familiäre Atmosphäre entstehen, sondern die positiv-affektiv getönte Stimmung soll in eine Atmosphäre ernsthafter und empathischer therapeutischer Arbeit eingebettet sein. Jedenfalls ist nach heutigem Kenntnisstand eine zurückhaltende und affektkontrollierte therapeutische Haltung nicht mehr als förderlich anzusehen.

Wenn Sie durch ein Lächeln oder durch einen gelegentlichen Scherz eine Auflockerung der therapeutischen Situation anstreben, sollten Sie immer die nonverbalen Signale des Patienten registrieren, um zu erkennen, ob Sie dadurch tatsächlich die beabsichtigte positive Affektansteckung erreicht haben, und um die Möglichkeit auszuschließen, dass der Patient sich auf diese Weise in seinem Leiden übersehen oder nicht ernst genommen gefühlt hat.

16.3 Selbstwerterhöhende Bestätigungen

Menschen, die feststellen, dass sie ihr Leben nicht mehr allein bewältigen können und auf psychotherapeutische Hilfe angewiesen sind, fühlen sich dadurch in ihrem Selbstwertgefühl erheblich beeinträchtigt. Ein adäquates Selbstwertgefühl ist allerdings die Voraussetzung für das Nutzen zahlreicher Bewältigungsressourcen. Sie sollten daher besonders in der Phase des Aufbaus einer therapeutischen Arbeitsbeziehung den Patienten häufig bestätigen, um sein Selbstwertgefühl anzuheben.

Während der gesamten Therapie spielen vor allem *nonverbale Signale* die wichtigste Rolle, um dem Patienten Verständnis und Bestätigung zu vermitteln. Nonverbale Kommentare, vermittelt über Ihren Gesichtsausdruck, Ihre Mimik, ein Kopfnicken oder den Tonfall eines »Ja« oder »Hm« kann in seiner Bedeutung nicht hoch genug eingeschätzt werden. Diese Aspekte sind didaktisch schwer zu vermitteln und noch am ehesten in Supervisionen mithilfe von Tonband- und Videoaufzeichnungen zu erlernen.

- *Direkte verbale Äußerungen* der Bestätigung, Anerkennung, Ermutigung und des Lobes sollten behutsam und nicht übertrieben häufig erfolgen; dies könnte manchen Patienten, der einen solchen Umgang mit seiner Person nicht gewohnt ist, irritieren oder gar misstrauisch machen. Vorsichtig sollten Sie besonders mit Bestätigungen sein, wenn ein Patient sich in einer ablehnenden, feindseligen oder rebellischen Verfassung befindet. In einem solchen Moment könnten Bestätigungen eher gegenteilige Effekte hervorrufen. Bemühen Sie sich stattdessen, die Gründe für die feindselige oder ablehnende Haltung zu explorieren.
- Nutzen Sie mehr die Möglichkeit der *indirekten Bestätigung*, indem Sie selbstwerterhöhende und positive Bemerkungen, die den Patienten in einem positiven Licht erscheinen lassen, eher beiläufig, gewissermaßen in Nebensätzen einflechten, ohne die Aufmerksamkeit des Patienten allzu sehr darauf zu lenken, wie im folgenden Beispiel:

> **T:** Ich denke, es ist nicht verwunderlich, dass ein so umsichtiger und kluger Mensch wie Sie …

- Indirekt bestätigend wirkt es auch, wenn Sie in Ihren eigenen Interventionen Worte des Patienten aufgreifen, manchmal auch Teile dessen, was der Patient soeben gesagt hat, wiederholen. Dies erzeugt bei dem Patienten nicht nur die Gewissheit, dass Sie genau zugehört haben, sondern auch, dass seine Worte für wertvoll gehalten werden.

16.4 Positive Erwartungen induzieren und verstärken

Sie können auf verschiedenste Weise versuchen, bei Ihren Patienten positive Einstellungen zu induzieren oder zu verstärken. Wir vertreten die Auffassung, dass tiefenpsychologisch fundierte Psychotherapien von suggestiven Maßnahmen dann profitieren, wenn diese reflektiert und strikt im Interesse der Therapieziele eingesetzt werden.

Suggestionen haben in Psychotherapien von jeher eine wichtige Rolle gespielt, auch bei den sogenannten klassischen Psychoanalysen. Allein das Wecken von Zuversicht und Hoffnung ist eine Suggestion, die wir bei keiner Psychotherapie missen möchten. Besonders von hypnotherapeutischer Seite ist immer wieder darauf hingewiesen worden, dass die vornehmliche Beschäftigung mit negativen Emotionen, Schwächen, ungelösten Konflikten und schädlichen Objektbeziehungen negative suggestive Effekte haben kann.

- Bemühen Sie sich, bei Ihrem Patienten eine *positive Erwartung* auf wirksame Hilfe und baldige Besserung zu induzieren; die Induktion positiver Erwartungen gilt als ein wichtiger Wirkmechanismus bei nahezu jeder Form der Psychotherapie (Grawe 1998). Stärken Sie also seinen Glauben an die Wirksamkeit der von Ihnen vertretenen therapeutischen Methode.
- Um den Patienten zu ermutigen und Hoffnung zu erzeugen, ist es nützlich, *positive Assoziationen* zu aktivieren. Lassen Sie eher nebenbei Gedanken, Bilder oder Inhalte in Ihre Interventionen einfließen, die für den Patienten eine positive Bedeutung haben. Der günstige suggestive Effekt kommt auch hier vor allem zustande, wenn Sie die Aufmerksamkeit des Patienten nicht zu sehr darauf richten. Damit ist allerdings nicht gemeint, dass gegenteilige Affekte des Patienten ignoriert und mit blankem Optimismus beantwortet werden sollen. Wenn Patienten Affekte der Verzweiflung oder Mutlosigkeit äußern, nehmen Sie zunächst diesen Affekt verständnisvoll an und versuchen Sie erst dann, die positive Erwartung zu induzieren.

> T: Ich kann verstehen, dass Sie mutlos geworden sind, nachdem so viele Versuche, Ihre Beschwerden zu behandeln, fehlgeschlagen sind. Ich möchte Ihnen dennoch Mut machen und bin sicher, dass ich Ihnen helfen kann. Ich kann Ihnen versichern, dass zahlreiche Patienten mit der gleichen Problematik erfolgreich behandelt worden sind. Warum also sollte das bei Ihnen nicht auch so gehen?

- Es ist auch hilfreich, dem Patienten eine *positive Veränderungsmotivation* zu unterstellen. Möglicherweise bringt ein Patient nicht immer die Art der Veränderungsmotivation mit, die gut zum eigenen therapeutischen Konzept passt, aber es gibt nachvollziehbare Beweggründe, die ihn veranlasst haben, sich in psychotherapeutische Behandlung zu begeben. Sehen wir von den eher wenigen Fällen mit eindeutig sekundärem Krankheitsgewinn ab, erscheint es uns lohnend, die Motivation des Patienten als solche anzunehmen und Wege zu suchen, um der jeweiligen Veränderungsmotivation gerecht werden zu können. Es ist wenig nützlich, von vornherein dem Patienten zu unterstellen, er wolle »nur versorgt werden« oder »nur regressive Wünsche befriedigen«. Ein wichtiger Schritt im Sinne einer Neuorientierung der therapeutischen Sichtweise war durch Sampson & Weiss (1983) vollzogen worden, die dargestellt hatten, dass Patienten in Therapien nicht Übertragungsbefriedigungen suchen, sondern unbewusst das Ziel verfolgen, ihre pathogenen Überzeugungen zu entkräften.

- Um Hoffnung und Zuversicht in den Erfolg der Psychotherapie zu vermitteln, können Sie negativ generalisierende Patientenformulierungen so *umformen*, dass die beklagte Problemsituation als in naher Zukunft lösbar erscheint:

> **P:** Ich kann mich in solchen Situationen überhaupt nicht abgrenzen.
> **T:** Offenbar gibt es einige Probleme, wenn Sie versuchen, sich abzugrenzen. Wir wollen schauen, wie Sie die Fähigkeit, sich abzugrenzen, verbessern können.

- In ähnlicher Weise kann eine negative Generalisierung in eine therapeutisch handhabbare Problemsituation umgewandelt werden.

> **P:** Ich bin total beziehungsunfähig.
> **T:** Einige Beziehungen machen Ihnen im Moment tatsächlich noch Schwierigkeiten. An welcher Beziehung wollen wir heute arbeiten?

16.5 Stärken akzentuieren und für die Therapie nutzen

Wenn Sie Ihrem Patienten ermöglichen, sich mit dem, was er sagt, in seinen positiven Seiten darzustellen, wird er sich sicherer und besser fühlen. Er wird vielleicht stolz sein und auch bei schwierigeren Themen Kränkungsaffekte besser ertragen können.

- Hindern Sie den Patienten nicht daran, auch über Lebensbereiche zu sprechen, in denen er erfolgreich und mit denen er zufrieden ist. Lassen Sie ihm diese Möglichkeit auch dann, wenn diese Lebensbereiche mit dem aktuellen Problembereich auf den ersten Blick nicht viel zu tun haben. Betrachten Sie es vor allem nicht nur unter dem Widerstandsaspekt, wenn ein Patient versucht, sich positiv darzustellen. Versuchen Sie mit dem Patienten zu erarbeiten, welche Bedingungen offenbar dazu geführt haben, dass bei ihm ein Gefühl der Zufriedenheit entstanden ist. Zeigen Sie dem Patienten durch entsprechende Nachfragen, dass Sie sich für seine Stärken interessieren.

> **T:** Bitte erzählen Sie mir, wie Sie es geschafft haben, das Problem zu lösen.

- Ziel ist, dass der Patient lernt, Situationen mit den Mitteln zu bewältigen, die ihm in ausreichendem Maße zur Verfügung stehen. Er sollte primär seine Stärken aktivieren und nicht – aus Ehrgeiz oder weil er glaubt, Ihnen damit zu gefallen – verzweifelt versuchen, seine Schwächen zu überwinden. Er sollte sein Umfeld so gestalten, dass er seine Kompetenzen optimal entfalten kann. Dies ist von einem Vermeidungsverhalten gegenüber einer zur Zielerreichung notwendigen Problem oder Situationsexposition zu unterscheiden.

Stärken des Patienten zu nutzen, kann besonders in schwierigen Therapiesituationen und bei Patienten mit schwierigen Interaktionsstilen und Persönlichkeitsstörungen (▶ Kap. 31–34) sehr hilfreich sein. Denken Sie stets daran, dass die Persönlichkeitsstörung selbst eine Ressource darstellen kann, denn viele der heute maladaptiven Interaktionsstile haben unter schwierigen Bedingungen das psychische Überleben gesichert (▶ Kap. 14).

- Die Stärke eines hilflos-abhängigen Patienten kann darin liegen, gut mit direktiven therapeutischen Ratschlägen umgehen zu können, während die Stärke eines übermäßig selbstständigen Patienten eher in seiner Fähigkeit zu eigenen Entscheidungen liegen kann.

- Die Stärke eines zwanghaften Patienten kann darin liegen, gut mit rationalen Überlegungen umgehen zu können, während hysterisch strukturierte Patienten es leichter haben, Zugang zu Emotionen zu finden.

Die Übersichtsarbeiten von Beutler et al. (1994) und Grawe (1992) belegen, dass Patienten mit hohem Autonomiestreben offensichtlich mehr von nichtdirektiven Therapieformen profitieren, während Patienten mit geringeren Autonomietendenzen eher aus einer direktiveren Form der Psychotherapie Nutzen ziehen. Aus ressourcenorientierter Sichtweise bedeutet dies, dass bei Patienten, die von einer direktiven Therapie profitieren können, die Bereitschaft und Fähigkeit, sich anleiten und führen zu lassen, die entscheidende Ressource darstellt, während bei anderen Patienten die Fähigkeit, autonom entscheiden und handeln zu können, therapeutisch nutzbar gemacht werden kann. Eine problemorientierte Perspektive würde in dem einen Fall ein kontraproduktives Abhängigkeitsverhalten und in dem anderen Fall ein Widerstandsverhalten in den Vordergrund rücken.

16.6 Bisherige Bewältigungsstrategien explorieren

Fragen Sie Ihren Patienten, wann immer er über problematische Situationen, Erfahrungen oder emotionale Verfassungen berichtet, regelmäßig danach, welche Bewältigungsversuche er in der Vergangenheit unternommen hat und wie erfolgreich sie waren.

T: Was haben Sie unternommen, um nicht weiter in den depressiven Gefühlen zu versinken?
T: Wie haben Sie es geschafft, aus diesem Stimmungstief wieder herauszufinden?
T: Was hat Ihnen geholfen, den Mut nicht zu verlieren?

Nicht immer sind die bisher geübten Lösungs- und Bewältigungsstrategien sofort erinnerlich, und nicht wenige Patienten neigen dazu, zu betonen, dass bisher nichts geholfen habe. Erläutern Sie Ihrem Patienten, dass es schwer sein kann, sich an erfolgreiche Strategien zu erinnern, solange es einem schlecht geht, und ermutigen Sie ihn, es dennoch zu versuchen. Nach Möglichkeit sollte er – als »Hausarbeit« – eine Liste der Aktivitäten und Strategien zusammenstellen, die schon einmal – zumindest teilweise – geholfen haben.

Alle bisherigen Lösungsversuche des Patienten sollten Sie wertschätzen. Heben Sie adäquate Konfliktlösungen und Bewältigungsversuche hervor und würdigen Sie all seine Überlegungen als mögliche Beiträge zur Problemlösung. Betonen Sie, wann immer möglich, das Normale und Gesunde und nicht nur das Krankhafte und Anormale am Erleben und Verhalten des Patienten. Vermitteln Sie ihm, dass seine bisherigen Lösungen »im Prinzip gut« gewesen sind, dass sie allerdings einen – wenngleich wichtigen – Aspekt nicht berücksichtigt haben. Machen Sie deutlich, welche Schritte im Dienste der Problemlösung zweckmäßig waren und welche nicht. Auf diese Weise wird der im Ergebnis maladaptive Problemlösungsprozess überschaubarer, und es entsteht für den Patienten weniger der Eindruck, dass alles, was er bisher unternommen hat, ohnehin falsch und wertlos war. So rufen Sie eher die Zuversicht hervor, dass das Problem lösbar ist.

16.7 Positive innere Bilder aktivieren

Eine ressourcenorientierte Behandlungsstrategie macht sich die Erkenntnis der sogenannten »positiven Psychologie« zunutze, dass die Aktivierung positiver Emotionen eine allgemein gesundheits- und heilungsfördernde Wirkung hat (Seligman & Csikszentmihalyi 2000). Eine besondere Bedeutung kommt dabei positiven Erinnerungen zu.

- Bitten Sie daher Ihren Patienten, sich an einige – zwei oder drei – für ihn wichtige ressourcenreiche Zustände zu erinnern: Momente, in denen er sich wohl und im Einklang mit sich selbst gefühlt hat, persönliche Erfolge oder Augenblicke mit dem Erleben einer positiven und hilfreichen Beziehungserfahrung. Ob eine bestimmte Erinnerung tatsächlich eine Ressource darstellt, wird durch den Grad des Wohlbefindens bestimmt, der eintritt, wenn die Erinnerung aufgerufen wird. In der Regel sehen Sie es dem Gesichtsausdruck Ihres Patienten an, wenn er sich eines ressourcenreichen Moments erinnert: Eine deutliche Entspannung der Gesichtsmuskulatur und oft auch ein kurzes Lächeln zeigt Ihnen an, dass er mit einer positiven Ressource in Kontakt gekommen ist.
- Fordern Sie den Patienten auf, sich die positiven Erinnerungen nacheinander bildhaft vorzustellen und die bei der Vorstellung einstellenden positiven Emotionen und Körperempfindungen möglichst lebhaft zu spüren. Diese Vorstellungen soll er möglichst oft aktivieren. Einen Zettel mit Stichwörtern, die die Erinnerungsbilder repräsentieren, kann er bei sich tragen, um in Momenten schlechten Befindens leichter die Ressourcenbilder aufzurufen.

Wegen seiner großen Bedeutung in der Behandlung traumatisierter Patienten möchten wir an dieser Stelle auf die Bedeutung ressourcenorientierter Imaginationen hinweisen, insbesondere die Übungen des »sicheren Ortes« und der »inneren Helfer«. Sie werden ausführlich im Kapitel über traumatisierte Patienten beschrieben (▸ Kap. 39). Bei manchen Patienten können positive imaginative Übungen auch hilfreich sein, um die Therapiemotivation zu stärken. Der Patient soll möglichst lebendig imaginieren, wie er sich fühlt, wenn die unangenehme Aufgabe erledigt ist, und sich das gute Gefühl und die Möglichkeiten, die sich ihm dadurch eröffnen, vorstellen.

16.8 Ressourcenreiche Zustände zur Problembewältigung aktivieren

Vorgestellt werden soll hier eine sehr nützliche Technik der Ressourcenaktivierung, die ursprünglich im Zusammenhang mit dem traumatherapeutischen Verfahren »Eye Movement Desensitization and Reprocessing« (EMDR; ▸ Kap. 39.8, 45.8) entstanden und als »Absorptionstechnik« bekannt geworden ist. Es hat sich gezeigt, dass EMDR mit etwas veränderter Technik auch erfolgreich zur Ressourceninstallation eingesetzt werden kann (Hofmann 2014; Leeds & Korn 1998). In der EMDR-Technik ausgebildete Kollegen, die die folgende Technik kennen, werden es vorziehen, die Ressourcenverankerung wegen der höheren Wirksamkeit mit EMDR vorzunehmen. Mit etwas geringerer, aber dennoch überzeugender Wirksamkeit kann die Technik jedoch auch ohne den Einbezug von EMDR angewendet werden.

- Bitten Sie den Patienten, sich die als belastend erlebte Situation vorzustellen und erfragen Sie den subjektiven Grad der Belastung (null = keine Belastung, zehn = maximale Belastung; ▶ Kap. 12.9).

- Fragen Sie ihn, welche Fähigkeiten (Ressourcen) er braucht, um die belastende Situation gut bewältigen zu können. Lassen Sie ihn drei Fähigkeiten nennen.
- Bitten Sie den Patienten, innerlich seine Biografie Revue passieren zu lassen, um eine Situation zu finden, in der er diese Fähigkeit (Ressource) in vollem Umfang zur Verfügung hatte.
- Lassen Sie den Patienten diese Situation mit höchstmöglicher Deutlichkeit und Lebendigkeit imaginieren. Er soll auch das positive Körpergefühl spüren, das mit der Situation verbunden war.
- Anschließend soll der Patient auch für die beiden anderen zur Bewältigung der Belastungssituation notwendigen Fähigkeiten (Ressourcen) entsprechende Situationen in seiner Biografie auffinden. Diese Situationen soll er dann auf die gleiche Weise imaginieren.
- Zum Schluss soll der Patient sich wieder der ursprünglichen Belastungssituation zuwenden und dabei die erarbeiteten Ressourcenbilder imaginieren. In der Regel ist dann der subjektive Belastungsgrad deutlich gesunken.

T: (Zu einem Patienten, der vor einem bevorstehenden Bewerbungsgespräch große Angst hat:) Wenn Sie an das Bewerbungsgespräch denken: Wie hoch würden Sie den Belastungsgrad auf einer Skala von null bis zehn einschätzen? Eine »Null« bedeutet »keine Belastung«, eine »Zehn« bedeutet »maximale Belastung«.
P: Ich würde sagen: acht.
T: Wenn Sie wieder an das Bewerbungsgespräch denken: Welche Fähigkeit würden Sie brauchen, um das Gespräch gut zu bewältigen?
P: (überlegt) Vor allem die Fähigkeit, selbstsicher auftreten zu können.
T: Welche weitere Fähigkeit würden Sie dafür noch brauchen?
P: (überlegt) Ich denke: Gelassenheit.
T: Und welche Fähigkeit wäre für Sie als Drittes notwendig?
P: (überlegt) Die Fähigkeit, mich entspannen zu können.
T: Wir wollen uns nun der ersten Fähigkeit zuwenden: der Fähigkeit selbstsicher auftreten zu können. Wann in Ihrem Leben hatten Sie diese Fähigkeit voll und ganz zur Verfügung, sodass Sie sich rundum wohl und selbstsicher fühlten?
P: (überlegt) Als ich das Fahrradrennen gewonnen hatte. Danach fühlte ich mich sehr gut und auch ganz selbstsicher.
T: Stellen Sie sich diese Situation nun ganz intensiv vor. Versuchen Sie, sich ein Bild dieser Situation vorzustellen. Wenn Sie möchten, können Sie das Bild in der Vorstellung auf diese Wand hier projizieren. Versuchen Sie auch das gute Körpergefühl zu spüren, das von dem guten Bild ausgeht. Wenn die Vorstellung gelungen ist und Sie ein durchweg positives Körpergefühl spüren, sagen Sie mir bitte Bescheid.
P: (nach einiger Zeit): Jetzt habe ich das Bild deutlich vor Augen und auch ein sehr gutes Körpergefühl.
T: Bleiben Sie noch einen Moment dabei. (Nach einer Weile:) Nun sollten Sie das Gleiche für die zweite Fähigkeit versuchen. Wann in Ihrem Leben hatten Sie die Fähigkeit zur Gelassenheit in vollem Umfang zur Verfügung? (...)
T: (nachdem auch die dritte Ressource aktiviert worden ist:) Wenn Sie jetzt wieder an das Vorstellungsgespräch denken, wie hoch würden Sie nun die Belastung einschätzen?
P: Ich würde sagen: »Drei«.

16.9 Umdeuten (»Reframing«)

Mit dem aus der systemischen Therapie übernommenen Begriff des »Umdeutens« oder des »Reframing« bezeichnen wir eine therapeutische Aktivität, die versucht, dem Patienten eine neue und positivere Sichtweise eines Sachverhaltes zu vermitteln, der als belastend erlebt wird. Mit dem Mittel der Suggestion wird seine Perspektive auf ein Problem erweitert, sodass der beklagte Sachverhalt in einem neuen Licht erscheinen kann, wobei die neue Sichtweise positiv getönt und zukunftsorientiert sein sollte. Dies kann sinnvoll sein, wenn Sie zu der Auffassung gelangen, dass eine fortgesetzt negative Selbst- und Weltsicht der weiteren Entwicklung des Patienten abträglich und eine positivere Grundorientierung wünschenswert sind. Das Vorgehen empfiehlt sich z. B. dann, wenn ein Patient in masochistischer Selbstanklage verharrt und dadurch in Gefahr gerät, aus dieser Selbstanklage in regressiver Weise masochistisch-narzisstischen Gewinn zu ziehen:

> **P:** Ich bin halt immer so unstet und unzuverlässig, ich bin ein furchtbarer Mensch!
> **T:** Nun, Sie sind halt nicht so langweilig wie viele andere, sondern lebendig und probieren gerne Neues aus.

Manchmal kann es notwendig sein, den Patienten auf die positiven Aspekte des Motivs seines Handelns hinzuweisen:

> **P:** Ich kann mich selbst nicht leiden, weil ich ihn so fertig gemacht habe.
> **T:** Dabei haben Sie sich ja nur Sorgen um ihn gemacht.

Viele Sachverhalte lassen sich aus unterschiedlicher Perspektive deuten. In diesem Sinne können auch *»inexakte Deutungen«* (Glover 1931) eingesetzt werden. In sogenannten »Aufwärtsdeutungen« (Langs 1973) kann schreckenerregendes und primitives Material bewusst ignoriert werden, wobei die Aufmerksamkeit auf höher strukturierte Aspekte gelenkt wird. Eine solche Vorgehensweise ist immer dann angezeigt, wenn die strukturell höheren Anteile zur Stabilisierung gebraucht werden.

Wenn Patienten kritische Einwände gegen das bisherige Vorgehen erheben oder Unzufriedenheit äußern, können Sie den Affekt der Unzufriedenheit spiegeln und die Äußerung des Patienten als konstruktiven Beitrag zum weiteren Therapiegeschehen benennen.

> **T:** Etwas macht Sie unzufrieden mit der Art, wie wir das Thema X behandelt haben. Ich nehme an, Sie würden lieber anders an das Problem herangehen.

Sie können dies tun, auch wenn Ihnen eine aversive Färbung des Affektes und sein möglicher Ursprung in einer Übertragung auffallen. Nicht immer empfiehlt sich sofort eine Übertragungsdeutung. In manchen Fällen genügt die wertschätzende Umdeutung, um dem Patienten ein produktives Weiterarbeiten zu ermöglichen. Wenn sich negative Affektäußerungen allerdings wiederholen, sollten Sie mögliche Übertragungsaffekte klären.

16.10 Die Rolle von Zukunfts- und Vergangenheitsorientierung

Die therapeutische Arbeit sollte grundsätzlich gegenwarts- und zukunftsorientiert sein. Im Gegensatz zu einer verbreiteten Auffassung geht es in der tiefenpsychologisch fundierten Psychotherapie nicht in erster Linie um die Erforschung der Vergangenheit. Sich allein der Vergangenheit zuzuwenden, kann regressive Tendenzen fördern, wenn das Verständnis der Vergangenheit nicht konsequent auf die Erfordernisse von Gegenwart und Zukunft bezogen wird.

Dennoch kann die Vergangenheit auch in der tiefenpsychologisch fundierten Psychotherapie eine wichtige Rolle spielen.

- Zum einen ist es oft nur durch den Rückgriff auf die Vergangenheit möglich, das Auftreten bestimmter Verhaltensmuster

und bestimmter Formen des affektiven Erlebens in der Gegenwart zu erklären (► Kap. 14).
- Zum anderen kann es therapeutisch sinnvoll sein, Aspekte aus Beziehungen der Vergangenheit neu zu beleuchten und so die Möglichkeit zu eröffnen, Verluste, Enttäuschungen und Kränkungen zu betrauern.
- Weiterhin kann es heilsame Effekte haben, wenn ein Patient Ihnen einfach nur von seinem Leiden in der Vergangenheit erzählen darf und sich darin von Ihnen wahrgenommen fühlt.
- Die kognitive Strukturierung der Vergangenheit stärkt zudem das Identitätsgefühl des Patienten.

Sich der Vergangenheit des Patienten zuzuwenden und gegenwärtiges Erleben und Verhalten vor dem Hintergrund der Vergangenheit zu verstehen, hat häufig eine entlastende und supportive Funktion, weil es dem Patienten tendenziell die Verantwortung für sein So-Sein abnimmt. Sich der Gegenwart und Zukunft zuzuwenden und Problemlösungen zu finden, appelliert an die Eigenverantwortlichkeit des Patienten. Wir sollten daher unseren Patienten so viel Beschäftigung mit der Vergangenheit wie nötig gestatten und so viel Zuwendung zu Gegenwart und Zukunft wie möglich von ihnen fordern.

Ressourcenorientierte Haltung

- Bedürfnis nach Kontrolle respektieren
- selbstwerterhöhende Bestätigungen geben
- positive Erwartungen induzieren und verstärken
- Stärken akzentuieren und für die Therapie nutzen
- Zukunftsorientierung und Eigenverantwortung fördern
- positive Lösungen antizipieren
- bisherige Bewältigungsstrategien explorieren
- positive Bilder aktivieren
- Umdeuten (»Reframing«)
- Art des therapeutischen Stils an die Bedürfnisse des Patienten anpassen
- ressourcenorientierte Imaginationen einsetzen

Weiterführende Literatur

Flückiger C, Wüsten G (2008). Ressourcenaktivierung – Manual für die Praxis. Bern: Huber.

Fürstenau P (1992). Entwicklungsförderung durch Therapie. Grundlagen psychoanalytisch-systemischer Psychotherapie. München: Pfeiffer.

Grawe K, Grawe-Gerber M (1999). Ressourcenaktivierung. Ein primäres Wirkprinzip der Psychotherapie. Psychotherapeut; 44: 63–73.

Mücke K (2009). Probleme sind Lösungen. Systemische Beratung und Psychotherapie – ein pragmatischer Ansatz. Lehr- und Lernbuch. 4. Aufl. Potsdam: ÖkoSysteme-Verlag.

Schemmel H, Schaller J (Hrsg) (2003). Ressourcen. Ein Hand- und Lesebuch zur therapeutischen Arbeit. Tübingen: dgvt.

Storch M (2003). Die Bedeutung neurowissenschaftlicher Forschung für die psychotherapeutische Praxis. Teil II – Praxis. Das Zürcher Ressourcen-Modell (ZRM). Psychotherapie; 8: 15–33.

Storch M, Krause F (2002). Selbstmanagement – ressourcenorientiert. Grundlagen und Trainingsmanual für die Arbeit mit dem Zürcher Ressourcen Modell. Bern: Huber.

Storch M, Cantieni B, Hüther G, Tschacher W (2010). Embodiment. Die Wechselwirkung von Körper und Psyche verstehen und nutzen. 2. Aufl. Bern: Huber.

Tschacher W, Storch M (2012). Die Bedeutung von Embodiment für Psychologie und Psychotherapie. Psychotherapie; 17: 259–67.

von Wachter M, Hendrischke A (2017). Das Ressourcenbuch. Selbstheilungskräfte in der Psychotherapie erkennen und von Anfang an fördern. Stuttgart: Klett-Cotta.

Willutzki U (2000). Ressourcenorientierung in der Psychotherapie: Eine »neue« Perspektive? In: Hermer M (Hrsg). Psychotherapeutische Perspektiven am Beginn des 21. Jahrhunderts. Tübingen: dgvt; 193–212.

Wöller W (2013). Ressourcen- und Traumadiagnostik. Die Erfassung von Ressourcen und psychischen Traumatisierungen. In: Wöller W. Trauma und Persönlichkeitsstörungen. 2. Aufl. Stuttgart: Schattauer; 199–208.

Wöller W (2015). Ressourcenorientierte Psychotherapie. Ärztliche Psychotherapie 4: 190–191.

Wöller W (2015). Tiefenpsychologisch fundierte Psychotherapie als ressourcenbasiertes integratives Verfahren. PDP – Psychodyn Psychother 14, 3–12.

Wöller W (2022). Psychodynamische Psychotherapie. Lehrbuch der ressourcenorientierten Praxis. Stuttgart: Schattauer.

Wöller W (2023). Ressourcenorientierte Praxis in der psychodynamischen Therapie. In: Gödde G, Püschel E, Schneider S (Hrsg). Psychodynamisch handeln lernen. Gießen: Psychosozial; 79–94.

IV. Die mittlere Phase: Einsicht und Beziehung, Widerstand und Übertragung

17 Von der Klärung zur Deutung

Einsichtsorientiertes Arbeiten

Wolfgang Wöller, Johannes Kruse und Christian Albus

17.1 Einsicht als Wirkfaktor tiefenpsychologisch fundierter Psychotherapie

Das Gewinnen von *Einsicht* zählt – neben der Internalisierung einer positiven Beziehungserfahrung – zu den zentralen Wirkfaktoren psychodynamischer Therapien. Wir möchten sie als *spezifische Wirkfaktoren* bezeichnen, um sie von den sogenannten unspezifischen Wirkfaktoren abzugrenzen, von denen angenommen wird, dass sie in allen Psychotherapien wirksam sind. Denn allein die Tatsache, dass ein ausgebildeter und als kompetent ausgewiesener Helfer eine therapeutische Beziehung herstellt, das formalisierte Hilfsangebot und ein bestimmtes »Rationale« der Behandlung, nämlich eine Auffassung über Entstehung und Ursachen des aktuellen Zustandes des Patienten mit Vorstellungen über die Möglichkeiten der Behandlung nach einem bestimmten Ritual – all dies kann sich bereits im positiven Sinn auf den Therapieerfolg auswirken (Frank 1973).

Wenn wir das Gewinnen von Einsicht und die Internalisierung einer neuen, positiven Beziehungserfahrung zu den *spezifischen Wirkfaktoren* zählen wollen, so sollten wir uns darüber im Klaren sein, dass beide Faktoren eng miteinander verbunden sind. So kann empathisches Verstehen und die deutende Auflösung einer negativen Übertragung mithilfe einsichtsfördernder Techniken zustande kommen und gleichzeitig entscheidend zu einer positiven Beziehungserfahrung beitragen. Umgekehrt kann eine positive Beziehungserfahrung oft erst die Voraussetzung für einsichtsorientiertes Arbeiten schaffen. Gleichwohl kann die jeweilige Bedeutung der beiden Wirkfaktoren von Patient zu Patient durchaus verschieden sein.

Dem Patienten Einsicht in vorbewusste oder unbewusste Zusammenhänge zu vermitteln, bedeutet nicht, ihn zu einem intellektuellen Begreifen von Zusammenhängen zu bringen. Psychodynamische Einsicht ist *affektive Einsicht*, an der kognitive ebenso wie emotionale Faktoren beteiligt sind, und unterscheidet sich maßgeblich von sogenannten intellektualisierenden Pseudo-Einsichten. Empirisch lässt sich zeigen, dass Deutungen, auf die ein Affekt folgt, eher mit einem positiven Therapieergebnis verbunden sind (McCullough et al. 1991). Kris (1956) hat darauf hingewiesen, dass Einsicht nicht als ein einzelnes »Aha-Erlebnis« verstanden werden kann; vielmehr ist das Gewinnen von Einsicht von Beginn an ein Prozess des Durcharbeitens[4] (▸ Kap. 25). Ein solcher Prozess ist notwendig, weil – in der Sprache der kognitiven Neurowissenschaft – eine Modifikation des im impliziten Gedächtnis gespeicherten Beziehungswissens notwendig ist, das in neuronalen Netzwerken abgelegt ist. Hinzu kommt noch ein Prozess der Umsetzung der gewonnenen Einsichten in neue Formen des Verhal-

4 Unter Durcharbeiten wird die wiederholte Bearbeitung der pathogenen Konflikte verstanden.

tens, der ebenfalls eine Umstrukturierung neuronaler Netzwerke beinhaltet. Dies erfordert aber, wie wir schon mehrfach ausgeführt haben (▶ Kap. 14.1), eine wiederholte Aktivierung dieser Strukturen durch geduldiges Üben.

Die Förderung von Einsicht kann nie Selbstzweck sein, sondern hat sich stets an den Zielen der Therapie, an dem vereinbarten Fokus und an der übergeordneten Behandlungsstrategie zu orientieren. Dies gilt in besonderem Maße für die Förderung von Einsicht in *unbewusste Zusammenhänge*. Jeder einsichtsorientierte Prozess, der unbewusstes Material zu Tage fördert, sollte sich nur auf die Aspekte beziehen, deren Bearbeitung zum Erreichen der vereinbarten Therapieziele unverzichtbar ist. Und er sollte nur dann initiiert werden, wenn zu erwarten ist, dass das dadurch frei werdende unbewusste Material in der zur Verfügung stehenden Zeit auch angemessen verarbeitet werden kann.

Im Folgenden sollen die wichtigsten einsichtsfördernden Interventionen dargestellt werden.

Die Psychotherapieforschung hat sich mit der Frage auseinandergesetzt, wie weit die Genauigkeit von Deutungen für den Behandlungserfolg entscheidend ist. So fanden verschiedene Forscher (Barber et al. 1996; Crits-Christoph et al. 1988, 1999; Norville et al. 1996) klare Zusammenhänge zwischen der Qualität der Deutungen im Hinblick auf ihre Übereinstimmung mit dem zentralen Beziehungsfokus und dem Behandlungserfolg. Stigler et al. (2007) konnten darüber hinaus zeigen, dass neben dem genauen Erfassen der zentralen Beziehungsproblematik für den Behandlungserfolg auch entscheidend war, wie weit in der Deutung die Konflikthaftigkeit des Beziehungsgeschehens thematisiert wurde.

Andererseits sollten wir unsere Möglichkeiten nicht überschätzen, mittels Deutungen einen Zugang zu unbewussten Prozessen unserer Patienten zu erreichen. Auch wenn uns und unseren Patienten einzelne Deutungen unbewusster Motive sehr plausibel erscheinen, dürfen wir nicht übersehen, dass es letztlich unsere Konstruktionen sind, die wir den Patienten zur Verfügung stellen und die sie nutzen mögen oder nicht. Manche Autoren vertreten die Auffassung, dass die »Richtigkeit« des Deutens weniger wichtig ist als das kreative Herstellen von Verbindungen (Meltzer 1988).

17.2 Klären (Klarifizieren)

Jedes einsichtsfördernde Vorgehen setzt voraus, dass wir dem Patienten aufmerksam zuhören und uns bemühen, seine Problemlage so gut wie möglich zu verstehen, seine Gedankengänge und Empfindungen nachzuvollziehen und auch die Botschaft dessen, was er uns darüber hinaus noch mitteilen möchte, zu entschlüsseln, indem wir uns in die Welt des Patienten hineindenken und einfühlen. Patienten sind typischerweise nicht in der Lage, uns in klaren Worten mitzuteilen, was sie fühlen, was sie sich wünschen, was sie fürchten, aufgrund welcher Überzeugungen und Einstellungen sie sich so und nicht anders verhalten – könnten sie dies, wären sie wahrscheinlich keine Patienten. Empathisches Verstehen heißt, die Wirklichkeit, so weit es möglich ist, aus der subjektiven Perspektive des Patienten heraus zu konstruieren.

Hierfür benötigen wir die Interventionsform des *Klärens* oder *Klarifizierens*. Unter Klären verstehen wir das Bemühen,

- das vom Patienten angebotene Material so zu *ordnen*, dass aus der Fülle zunächst verwirrender und manchmal auch widersprüchlicher Angaben eine nachvollziehbare Abfolge seines Erlebens und Verhaltens entsteht;

- sein subjektives Verständnis und *seine eigene Deutung* dieser Zusammenhänge zu erfassen, um seine subjektive Realität konstruieren zu können, ohne auf Hypothesen über unbewusste Zusammenhänge zurückgreifen zu müssen.

Das Klären kann sich auf verschiedene Inhalte richten:

- auf aktuelle ebenso wie auf vergangene Beziehungen mit all ihren Affekten, adaptiven und maladaptiven Verhaltensweisen, negativen Überzeugungen, Ressourcen, Abwehrvorgängen und Bewältigungsstrategien;
- auf die therapeutische Beziehung mit ihren realen Aspekten und Übertragungsaspekten;
- sowie auf die in der therapeutischen Beziehung auftretenden Widerstandsphänomene.

Um den Klärungsprozess zu fördern, können Sie

- den Patienten bitten, seine Angaben zu präzisieren:

> T: Können Sie mir das genauer schildern?
> T: Können Sie mir mehr darüber erzählen?
> T: Wie meinen Sie das?
> T: Was meinen Sie, wenn Sie von »besonderen Situationen« sprechen?

- nachfragen, um sich zu versichern, dass Sie nicht nur den Inhalt einer Begebenheit, sondern auch ihre emotionale Verarbeitung durch den Patienten richtig erfasst haben:

> T: Sie waren also nicht mit seiner Entscheidung einverstanden?

- das bisher Verstandene zusammenfassen und den Patienten um eine Bestätigung bitten:

> T: Habe ich das richtig verstanden, dass Sie sich nur dann mit Ihrer Mutter gestritten haben, wenn Ihr Vater dabei war?

- begleitende Gefühle, Impulse, Gedanken, Vermutungen oder Fantasien erfragen:

> T: Was ging Ihnen dabei durch den Kopf?
> T: Wie ging es Ihnen dabei?
> T: Was hätten Sie in dem Moment am liebsten getan?
> T: Haben Sie eine Vermutung, was er damit beabsichtigt hat?
> T: Sie sagten mir, dass Sie immer dann unruhig werden und am liebsten weglaufen würden, wenn jemand freundlich zu Ihnen ist. Wie verstehen Sie das?

- die subjektive Bedeutung von Begriffen, Begebenheiten und Verhaltensweisen erfragen:

> T: Was bedeutet das für Sie?
> T: Sie nannten Ihren Freund kompliziert. Was heißt das für Sie?

- den Patienten bitten, weitere Einfälle (Assoziationen) zu dem Gesagten zu liefern:

> T: Was fällt Ihnen noch dazu ein?
> T: Woran erinnert Sie das?
> T: Ich bemerke, dass Sie während dieser Sitzung häufig auf die Uhr geschaut haben. Mögen Sie sagen, was Sie in diesem Moment beschäftigt hat?

Es gibt Patienten, bei denen es länger dauert, bis die Zusammenhänge annähernd deutlich werden. Manchmal erfordert es viel Mühe und Geduld, um herauszufinden, was der Patient überhaupt meint. Dennoch sollten Sie sich nicht scheuen, den Klärungsprozess so weit voranzutreiben, bis Sie die gewünschte Klarheit über die subjektive Realität des Patienten erreicht haben.

Um zu einem empathischen Verstehen des Patienten zu gelangen, bedarf es dreier Schritte:

- Bemühen Sie sich als Erstes, Ihre Gegenübertragung, das heißt Ihre affektive Reaktion auf den Patienten, wahrzunehmen.
- Versuchen Sie dann, sich in die Person des Patienten hineinzuversetzen, um die Welt möglichst so zu erleben, wie er sie wahrscheinlich erlebt oder erlebt hat. Bemühen Sie sich, die Gefühle wahrzunehmen, die Sie vermutlich erleben würden, wenn Sie in der Lage des Patienten wären.
- Versuchen Sie zu differenzieren, welche Gefühle der Patient wahrscheinlich erlebt und welche er wahrscheinlich nicht tolerieren kann und deshalb abwehrt.

Ein häufiger technischer Fehler besteht darin, sich mit einer knappen Erläuterung des Patienten zufrieden zu geben und den Klärungsprozess damit vorzeitig abzubrechen. Hierdurch wird dem Patienten der Eindruck vermittelt, der Therapeut habe die Hintergründe seines Erlebens oder die Motive seines Handelns bereits verstanden, obwohl in Wirklichkeit nur Vermutungen darüber bestehen.

Zum einen gehen Patienten nicht so selten von der Annahme aus, sie hätten durch ihre wenigen Andeutungen den gesamten Sachverhalt so klar dargestellt, dass sich weitere Klärungen erübrigen – eine Vorstellung, die im Extremfall bis zur Erwartung des wortlosen Verstehens geht. Zum anderen scheuen sich gerade weniger erfahrene Therapeuten gelegentlich, die nötigen Nachfragen zu stellen, weil sie sich sorgen, die Patienten könnten Zweifel an ihrer Verstehenskompetenz entwickeln oder sich von Ihnen nicht angenommen fühlen.

T: Können Sie mir das bitte genauer erklären?
T: Ich habe nicht genau verstanden, wie es dazu kam, dass …
T: Ich muss hier einige Fragen stellen, um besser verstehen zu können, worin Ihre Schwierigkeit besteht.

Sie können also nicht »dumm« genug fragen, um tatsächlich den subjektiven Erlebenshintergrund des Patienten zu erfassen und nicht den eigenen fälschlicherweise für den des Patienten zu halten. Eine Empfehlung lautet, man solle so fragen, als komme man soeben vom Mars und bemühe sich herauszufinden, was einen Erdenbürger motivieren kann, so und nicht anders zu denken und zu erleben.

Mit dieser Art des Nachfragens lassen sich beispielsweise negative Überzeugungen (► Kap. 15) herausarbeiten:

P: Ich hätte ein schlechtes Gewissen gehabt, wenn ich ihm diesen Wunsch nicht erfüllt hätte.
T: Warum hätten Sie dann ein schlechtes Gewissen gehabt?
P: Na, ich denke, das ist meine Pflicht, dafür zu sorgen, dass er sich wohl fühlt.
T: Wie kommen Sie darauf anzunehmen, dass es Ihre Pflicht ist, dafür zu sorgen, dass er sich wohl fühlt, und nicht umgekehrt?
P: Stimmt eigentlich. So herum habe ich mir das noch nicht überlegt. Ich kann nur sagen: Ich habe das immer so gelernt, dass ich dafür zu sorgen habe, dass es anderen gut geht.
T: Vielleicht ist das ja ein Muster, das sich ganz automatisch bei Ihnen einstellt, weil sie es so gelernt haben.

Im Allgemeinen werden Sie ein bestimmtes Verhalten Ihres Patienten nur dann verstehen, wenn Sie den jeweiligen Lebens- und Erlebenshintergrund gut kennen gelernt haben. Sie werden dem Patienten dann vermitteln können, dass sein Erleben unter den gegebenen Bedingungen seiner subjektiven Lebensrealität verständlich und sein Verhalten die sicherlich beste verfügbare Lösung war, wenn auch eine, die ihn letztlich nicht zufrieden gestellt hat. Diese positive Konnotation erspart es dem Patienten, auf eine für die Therapie wenig gewinnbringende Weise seine alten Lösungsversuche rechtfertigen oder verteidigen zu müssen, und trägt dazu bei, dass er sich neuen Lösungswegen besser öffnen kann.

> **T:** Mir wird jetzt klar, dass Sie sich durch die Äußerungen von A. zutiefst verletzt gefühlt haben müssen und dass Ihnen da eigentlich nur der Rückzug übrig blieb, um nicht Ihrerseits verletzend mit den anderen umzugehen und um die anderen nicht spüren zu lassen, wie verletzt Sie waren.

Klärende Interventionen können darüber hinaus in der Behandlung von Patienten mit schweren Persönlichkeitsstörungen helfen, die Fähigkeit zur *Mentalisierung* zu stärken, das heißt die Fähigkeit, über eigene oder fremde mentale Zustände nachzudenken, eigene oder fremde Motivationen zu ergründen, unterschiedliche Perspektiven einzunehmen und verschiedene Möglichkeiten zu erörtern. Eine solche Arbeit kann bei Patienten mit eingeschränkter Mentalisierungsfunktion einen breiten Raum einnehmen und entscheidend zur Verbesserung der interpersonellen Beziehungen beitragen (▸ Kap. 29.7).

> **T:** Was meinen Sie könnte A. veranlasst haben, sich so und nicht anders zu verhalten?
> **T:** Könnten wir das, was A. gesagt hat, auch anders verstehen?
> **T:** Was meinen Sie, wie wird es wohl auf A. wirken, wenn Sie sich so verhalten?

17.3 Konfrontieren

Beim *Konfrontieren* geht es darum,

- den Patienten mit widersprüchlichen und konflikthaften Aspekten des von ihm eingebrachten Materials vertraut zu machen;
- ihn auf Aspekte seines Erlebens, Denkens und Verhaltens hinzuweisen, die ihm *nicht bewusst* sind, die sich aber aus seinen *Verhaltensweisen* oder aus *anderen Einfällen* erschließen lassen und im Widerspruch zu seinen verbalen Ausführungen stehen.

Im Gegensatz zur *Deutung*, bei der es um *unbewusste* Zusammenhänge geht, machen Sie Ihren Patienten beim *Konfrontieren* auf Aspekte oder Phänomene aufmerksam, die für ihn nicht unbewusst, aber seiner Aufmerksamkeit entzogen und insofern vorbewusst sind. Inhaltlich können Konfrontationen auf aktuelle und vergangene Beziehungen ebenso wie auf die therapeutische Beziehung gerichtet sein. Im Folgenden finden Sie einige Beispiele für Konfrontationen.

- Sie können den Patienten auf sein *nonverbales Verhalten* hinweisen:

> **T:** Als Sie über die Beziehung zu Ihrem Mann sprachen, haben Sie von mir weg auf den Boden geschaut.

- Sie können den Patienten auf für die Therapie wichtige *Verhaltensaspekte* aufmerksam machen, die Widerstandsphänomene darstellen:

> **T:** Ich weiß nicht, ob Sie schon bemerkt haben, dass Sie häufig schwierige Themen erst in den letzten Minuten der Sitzung ansprechen, sodass kaum noch Zeit für eine Klärung bleibt.
> **T:** Ist Ihnen aufgefallen, dass Sie auf den Streit mit Ihrer Tochter gar nicht eingegangen sind, obwohl Sie sich vorgenommen hatten, heute darüber zu sprechen?

- Sie können auf Zusammenhänge mit körperlichen Vorgängen hinweisen:

> **T:** Ich möchte Sie auf einen Aspekt aufmerksam machen, der Ihnen vielleicht noch nicht aufgefallen ist: Als Sie über Ihre Mutter sprachen, haben Sie ganz schwer geatmet.
> **T:** Sie sagen mir, dass Ihnen das nichts ausgemacht hat. Gerade haben Sie aber berichtet, wie kurz darauf die Kopfschmerzen einsetzten.

- Sie können den Patienten auf Widersprüche zwischen seinem verbal geäußerten Erleben und seinem Verhalten hinweisen:

> **T:** Sie haben gesagt, dass Sie ausreichend gegessen haben. Wenn ich auf Ihre Gewichtskurve schaue, stelle ich fest, dass Sie abgenommen haben. Wie können wir das zusammenbringen?

Konfrontationen können, sachgerecht durchgeführt, für eine Behandlung von großem Nutzen sein und sie entscheidend voranbringen. Fragen des therapeutischen Stils spielen dabei für die *Akzeptanz* von Konfrontationen eine wichtige Rolle. Wenn Sie Ihren Patienten mit neuartigen oder widersprüchlichen Aspekten seines Erlebens oder Verhaltens in Kontakt bringen wollen, sollten Sie zuvor einige Grundsätze beachten:

- Denken Sie daran, dass der Patient seine Aufmerksamkeit von dem zu konfrontierenden Aspekt vermutlich deshalb abgelenkt hat, weil er ihm *unangenehm* ist. Möglicherweise schämt er sich dessen, oder der Gedanke daran bereitet ihm Angst und Unbehagen. Formulieren Sie daher Konfrontationen *taktvoll* und schaffen Sie eine Atmosphäre, die Schutz für negative Emotionen gewährt.
- Überlegen Sie, ob der *Zeitpunkt* für eine Konfrontation gut gewählt ist. Ist der Patient stabil genug, um die Konfrontation als hilfreich erleben zu können? Es ist auch möglich, einen Patienten auf die mit einer Konfrontation verbundene Belastung vorzubereiten:

> **T:** Ich möchte gerne auf etwas zu sprechen kommen, das für Sie belastend sein könnte. Bitte sagen Sie mir, ob Sie sich heute stark genug dafür fühlen oder ob wir in einer der nächsten Sitzungen darüber sprechen sollten.

- Achten Sie besonders darauf, dass der Patient Ihre Konfrontation nicht im Sinne eines *Vorwurfs* oder einer Kritik versteht. Machen Sie deutlich, dass Sie dem Patienten durch die Intervention eine Hilfe an die Hand geben und ihn nicht kritisieren wollen. Achten Sie besonders darauf, dass Wortwahl und Tonfall eine wohlwollende Grundhaltung erkennen lassen. Bevor Sie konfrontieren, versuchen Sie abzuschätzen, ob der Patient aufgrund seiner Übertragungsdisposition dazu neigt, Ihre Interventionen im Sinne eines Vorwurfs oder einer Kritik zu verstehen. Wenn Sie dies befürchten, kann es nützlich sein, dies gezielt anzusprechen:

> **T:** Ich möchte Sie gerne auf etwas hinweisen, und ich denke auch, dass der Hinweis Ihnen weiterhelfen könnte. Ich habe jedoch im Moment die Sorge, dass Sie meine Äußerungen als Vorwurf oder Kritik auffassen könnten. Es ist mir ein Anliegen hervorzuheben, dass ich Ihnen keinen Vorwurf machen und Sie auch nicht kritisieren möchte.

- Bemühen Sie sich auch, zu einer Einschätzung zu gelangen, wie ängstigend oder kränkend die Konfrontation vermutlich sein wird. Wenn Sie Anlass zu der Vermutung haben, dass die Konfrontation als ängstigend oder kränkend erlebt wird, ist es empfehlenswert, die dadurch möglicherweise entstehenden negativen Affekte zu antizipieren:

> **T:** Es könnte sein, dass das, was ich Ihnen sagen möchte, Sie ängstigt (beschämt). Meinen Sie, Sie werden damit zurechtkommen?

- Prüfen Sie vor jeder Konfrontation sorgfältig Ihre Gegenübertragung (▶ Kap. 23). Sollten Sie aus einem bestimmten Grund ärgerlich auf den Patienten sein, ist es besser, zunächst auf eine konfrontierende Intervention zu verzichten. Zu leicht besteht die Gefahr, dass Ihr Ärger nonverbal oder in der Formulierung zum Ausdruck kommt. Warten Sie vielmehr mit der Konfrontation, bis Sie Ihre Gegenübertragungsreaktion ausreichend geklärt und zu einer wohlwollenden Grundhaltung zurückgefunden haben.
- Unter bestimmten Voraussetzungen kann es notwendig sein, Konfrontationen mit *Wertungen und Handlungsanweisungen* zu verknüpfen (vgl. König 1993a). Auch hier ist es besonders wichtig, die eigene Gegenübertragungsreaktion zu beachten.

> **T:** Haben Sie bemerkt, dass Sie jetzt bei einem ganz anderen Thema sind? Ich möchte Ihnen vorschlagen, zunächst bei dem Thema X zu bleiben.
> **T:** Mir fällt auf, dass Sie sich wieder mehr zurückziehen. Das ist für die Therapie nicht günstig. Ich halte es für notwendig, dass Sie angstauslösende Situationen nicht gänzlich vermeiden.

Bemühen Sie sich, den *Stil Ihrer Konfrontation* auf die Persönlichkeit des Patienten abzustimmen.

- Die meisten Patienten werden einen behutsam-taktvollen und dennoch klaren konfrontativen Stil am besten für die weitere therapeutische Arbeit nutzen können.
- Bei einigen Patienten können Sie sich darauf beschränken, ihre Worte einfach nur zu *wiederholen*, wenn Sie die Erwartung haben, dass sie auf diese Weise auf die in ihren Worten liegenden Unklarheiten oder Widersprüche aufmerksam werden:

> **P:** Ich habe mich darüber in keiner Weise aufgeregt.
> **T:** In keiner Weise …

- Dennoch gibt es Patienten, die ohne einen härteren und entschiedenen Konfrontationsstil nicht erreichbar sind, da sie zaghaftere Töne zu überhören gewohnt sind, sowie solche, die mit einem »rauen, aber herzlichen« Konfrontationsstil besser zurechtkommen als mit vorsichtigen Andeutungen. Entscheidend ist, ob aus dem Kontext der therapeutischen Beziehung Ihre wohlwollende Grundhaltung für den Patienten erkennbar ist.

> **T:** Sie sind ja gar nicht auf meine Frage eingegangen und haben gleich weitergesprochen. Wie kann ich Ihnen helfen, wenn Sie mich nicht zu Wort kommen lassen?

Scheuen Sie sich nicht, Ihren Patienten auch mit problematischen Verhaltensweisen oder Eigenschaften zu konfrontieren, wenn diese offensichtlich der Anlass für interpersonelle Problemsituationen sind, und vermeiden Sie die Konfrontation nicht nur deshalb, weil sie lediglich vermuten, dass das Ansprechen ihn zu sehr kränken könnte. Schwierig und dennoch wichtig ist es, bestimmte Eigenschaften des Patienten wie beispielsweise einen habituell missmutigen Gesichtsausdruck oder einen auffälligen Schweißgeruch u. Ä. anzusprechen. Im Allgemeinen sind die Patienten dankbar und schätzen es, wenn sie taktvoll und mit Wohlwollen auf diese Aspekte hingewiesen werden. Sollten sie dennoch gekränkt sein, könnte der Affekt des Gekränktseins Gegenstand weiterer Exploration sein.

17.4 Deuten

Klärungen und Konfrontationen bereiten Deutungen vor. Beim Deuten geht es darum, »die Produktionen des Patienten in ihre unbewussten Vorläufer zu übersetzen« (Greenson 1981/2007) und sein manifestes Erleben und Verhalten mit unbewussten Motiven, Wünschen und Gefühlen in Zusammenhang zu bringen.

Im therapeutischen Prozess bilden wir zunächst *Hypothesen* über unbewusste Determinanten des Erlebens und Verhaltens des Patienten in seinen relevanten Objektbeziehungen. Dabei interessieren vor allem die Auswirkungen des sogenannten »Gegenwartsunbewussten« (Sandler & Sandler 1985). Dieses sorgt mithilfe entsprechender Umarbeitungsprozesse dafür, dass infantile Wünsche, die in der Gegenwart aktiviert werden, in einer mit dem Erwachsenenleben verträglichen Form ins Bewusstsein gelangen. Es ist Ihre Aufgabe, in vordergründig »vernünftigen« Verhaltensweisen und Äußerungen des Patienten Manifestationen des Gegenwartsunbewussten – als Abkömmlinge des Infantilen und als Quelle der aktuellen Konflikte – zu erkennen und beim Zuhören Hypothesen über mögliche unbewusste Konflikte der Gegenwart zu bilden. Einen Teil dieser Hypothesen teilen Sie – wohldosiert und zum passenden Zeitpunkt – dem Patienten mit. Die Form der Mitteilung dieser Hypothesen nennen wir Deutungen. Deutungen sind also Hypothesen zu unbewussten Determinanten des Erlebens und Verhaltens des Patienten in seinen relevanten Objektbeziehungen.

Im Hinblick auf die relevanten Objektbeziehungen vollzieht sich der Prozess des Deutens im sogenannten *Dreieck der Einsicht* (»triangle of insight«; Menninger & Holzman 1977), auch Dreieck der Personen genannt. Dieses Dreieck verbindet die Beziehung zu aktuellen Bezugspersonen mit der Beziehung zu früheren Bezugspersonen und mit der Übertragungsbeziehung zum Therapeuten.

Formal können sich Deutungen

- auf Abwehrvorgänge,
- auf Zusammenhänge zwischen Vergangenheit und Gegenwart,
- auf Widerstandsphänome und
- auf Übertragungsphänomene beziehen.

Entsprechend unterscheiden wir vier Typen von Deutungen: Abwehrdeutungen, genetische Deutungen, Widerstandsdeutungen und Übertragungsdeutungen.

- *Abwehrdeutungen* verknüpfen einen Wunsch, Impuls oder einen Affekt mit dem Abwehrvorgang, der dazu beiträgt, die ängstigenden Inhalte vom Bewusstsein fernzuhalten.

> **T:** Halten Sie es für möglich, dass Sie so gereizt auf Ihre Mitarbeiterin reagieren, weil Sie ihr gegenüber mehr als nur Sympathie empfinden, diese Gefühle aber nicht zulassen wollen?

- *Genetische Deutungen* stellen eine Verbindung zwischen einer wichtigen Person aus der Vergangenheit und einer aktuellen Bezugsperson her. Die genetische Perspektive ermöglicht es in vielen Fällen, zunächst unverständliche affektive Reaktionsweisen, maladaptive Verhaltensweisen oder negative Überzeugungen vor dem Hintergrund ihrer Entstehung zu verstehen.

> **T:** Kann es sein, dass Sie Ihre Mitarbeiterin unbewusst so erleben, wie Sie früher ihre Mutter erlebt haben? Sie haben den Eindruck, dass die Mitarbeiterin Ihnen Vorwürfe macht –

Sie würden sich nicht genügend um Ihre Leute kümmern, Sie wären faul und verantwortungslos, Sie würden kaum etwas selbst erledigen, sich nicht für Ihre Leute einsetzen – obwohl solche Äußerungen nie getan wurden. Sie fühlen sich jetzt gegenüber Ihrer Mitarbeiterin so, wie Sie sich früher gegenüber Ihrer Mutter gefühlt haben: unsicher, moralisch schlecht und minderwertig. Wie ein kleines Mädchen, dem die Mutter sagt: Du bist faul, Du tust nichts für mich. Es scheint, als würden Gefühle aus der Beziehung zu Ihrer Mutter die Beziehung zu Ihrer Mitarbeiterin beeinflussen.

- *Widerstandsdeutungen* gehen auf die Abwehr des Patienten in der therapeutischen Situation ein, sie beschreiben die Art des Widerstands und weisen auf den Grund für die Abwehr und das Abgewehrte hin.

T: Halten Sie es für möglich, dass Sie deshalb so undeutlich und unverständlich sprechen, weil Ihnen eine weitere Auseinandersetzung mit der Thematik unangenehm oder auch ängstigend ist?

- *Übertragungsdeutungen* stellen eine Beziehung zwischen Phänomenen der therapeutischen Beziehung – Wünschen, Affekten oder Erwartungen – und einer wichtigen Person der Vergangenheit her. Übertragungsdeutungen können auch Widerstandsphänomene zum Inhalt haben. Wir sprechen dann von der Deutung eines Übertragungswiderstandes. Übertragungsdeutungen im Hier und Jetzt legen den Akzent ganz auf das reale Erleben des Patienten in der aktuellen therapeutischen Situation.

T: Ich glaube, Sie vermeiden es, auf die Beziehung zu A. einzugehen, weil Sie fürchten, ich könnte Ihnen Vorwürfe machen.

- Genetische Übertragungsdeutungen benennen zusätzlich die Person der Vergangenheit, von der die Übertragung vermutlich ihren Ausgang genommen hat.

T: Ich glaube, Sie vermeiden es, auf die Beziehung zu A. einzugehen, weil Sie fürchten, ich könnte Ihnen Vorwürfe machen – ähnlich wie Ihre Mutter Ihnen Vorwürfe gemacht hat.

17.5 Technische Neutralität

Unter technischer Neutralität verstehen wir eine therapeutische Haltung, die sich bemüht, keinen aktiven Einfluss auf den Patienten zu nehmen, sondern unter Wahrung eines *gleichen Abstandes (»Äquidistanz«)* zu Ich, Über-Ich, Es und äußerer Realität den therapeutischen Klärungs-, Konfrontations- und Deutungsprozess voranzutreiben. Technische Neutralität bedeutet, sich nicht mit einer Instanz gegen eine andere zu verbünden. Nur so wird eine angemessene Bearbeitung von Übertragungsprozessen möglich sein. Praktisch bedeutet dies beispielsweise, den Patienten weder zur Durchsetzung von Wünschen oder Triebansprüchen gegen seine eigenen Wertvorstellungen oder gegen die Begrenzungen der äußeren Realität zu ermuntern, noch ihm Wertvorstellungen aufzudrängen oder sein Handeln direkt zu beeinflussen.

Bei *supportiven Psychotherapieformen* (▶ Kap. 30) kann es notwendig sein, auf einen Standpunkt technischer Neutralität zu verzichten. Hier werden Sie sich, um eine maximale therapeutische Effizienz zu erreichen, im Interesse des Patienten mit der einen oder anderen Instanz verbünden müssen: beispielsweise Wünsche oder Triebaspekte fördern oder einschränken, Werte infrage stellen oder vorgeben, bestimmte Handlungsweisen aktiv fördern oder begrenzen.

17.6 Zum Stil der Deutungstechnik

Ziel der Deutung ist es, dem Patienten ehemals unbewusste Zusammenhänge bewusst werden zu lassen. Damit Patienten unsere Deutungen annehmen und nutzen können, ist es lohnend, sich Gedanken über den Stil der Deutungstechnik zu machen.

- Bedenken Sie, dass Deutungen immer den Status von *Hypothesen* haben, deren Verifikation oder Falsifikation dem Patienten obliegt. Eine Deutungstechnik, die Deutungen als Deklarationen des Therapeuten versteht, muss heute als obsolet betrachtet werden. Aus der Art, wie Sie eine Deutung formulieren, soll hervorgehen, dass es sich um eine Vermutung oder Überlegung handelt, nicht um ein gesichertes Wissen.

> T: Könnte es sein, dass Sie so unnahbar reagiert haben, weil Sie ängstlich waren?
> T: Ich vermute, dass Sie auf Frau A. so heftig reagiert haben, weil sie Ihrer Schwester ähnlich ist und Gefühle wiederbelebt wurden, die Sie früher Ihrer Schwester gegenüber hatten. Bitte prüfen Sie, ob Ihr Gefühl zu meiner Überlegung passt.

- Achten Sie stets darauf, wie der Patient auf Ihre Deutung reagiert und wie er mit ihr umgeht. Präsentieren Sie ihm die Deutung als ein *Angebot*, das er nutzen kann, wenn er mag, oder verwerfen kann, wenn er es nicht nutzen kann. Der Vorteil der Präsentation dieser Alternative liegt auch darin, dass der Patient wählen kann. Damit kann er sich stärker als autonomer Dialogpartner verstehen und braucht sich in seinem Empfinden nicht der Deutung seines Therapeuten »auszuliefern«. In der Regel ist dieses Vorgehen mit einem Absinken von Widerstandsphänomenen verbunden.
- Folgen Sie stets dem Grundsatz *»Von der Oberfläche in die Tiefe!«* (Fenichel 1941, S. 44; Freud 1905b, S. 169), indem Sie bei den Aspekten beginnen, die dem Patienten bewusst oder vorbewusst sind, und schrittweise und vorsichtig zu den weniger bewussten Inhalten voranschreiten:
- »Üblicherweise deuten wir nicht, was verdrängt und daher unbewusst ist, sondern was schon vorbewusst geworden und nicht mehr abgewehrt ist. Schnurstracks auf das Unbewusste loszugehen ist intellektuelles Feuerwerk. Was abgewehrt wird, wird von einiger Distanz aus vermutet, ist aber nicht direkt zugänglich. Der unbewusste Konflikt spielt sich in der Form des abgeleiteten Konflikts ab (...) Die Kunst besteht darin, das, was unbewusst ist, durch die Arbeit an den vorbewussten Inhalten, den »Abkömmlingen« allmählich zugänglich zu machen.« (Wurmser 1993, S. 310).

Es gibt unterschiedliche *persönliche Stile des Deutens*. Konsens besteht darüber, dass Deutungen – wie alle Interventionen – einfach, verständlich und »natürlich« formuliert werden sollen, nicht kompliziert, kryptisch und geschraubt. Deutungen werden nur dann ihre Funktion erfüllen, wenn der Patient sie auch versteht. Zu »tiefe« Deutungen können Irritationen und Verunsicherungen zur Folge haben oder unnötige Idealisierungsprozesse in Gang setzen, die als Widerstand wirken können.

> Seien Sie sich im Klaren, dass alle Abweichungen vom Alltagsdialog und im besonderen Maße Deutungen von Patienten als Kränkungen und Entwertungen erlebt werden können, und denken Sie daran, dass Patienten besonders dann, wenn sie sich in einer hilfsbedürftigen Lage befinden, auf Verletzungen der Normalform des Alltagsdialogs mit besonderer Empfindlichkeit reagieren (Thomä & Kächele 2006).

Deutungen sollten von Patienten als etwas Hilfreiches erlebt werden können. Sie sollen den Patienten nach Möglichkeit nicht irritieren und nicht belasten oder, wenn dies von der Thematik her nicht zu vermeiden ist, gleichzeitig auch als hilfreich erlebt werden. Wie *belastend* Deutungen sind, hängt oft von der therapeutischen Technik ab: inwieweit der Zeitpunkt der Deutung gut gewählt wird und inwieweit dem Patienten atmosphärisch der Eindruck vermittelt werden kann, dadurch Hilfe zu erfahren. Widerstandsphänome werden nicht selten artifiziell durch eine zu wenig schonende Deutungsarbeit erzeugt (▸ Kap. 20). Es lässt sich empirisch zeigen, dass zu häufige und aggressiv vorgebrachte Deutungen dem therapeutischen Prozess schaden (Piper et al. 1993). Der Patient darf sich nicht angegriffen, verurteilt oder beschämt fühlen – was als Folge von Übertragungsdispositionen schon oft genug vorkommt. Gerade bei Deutungen sollten Sie sehr auf den affektiven Unterton achten. Ein leicht gereizter Unterton, aber auch ein übermäßig sanfter Tonfall können unentdeckte feindliche Gegenübertragungshaltungen anzeigen. Entscheidend ist, dass Sie den Effekt einer Deutung auf den Patienten und das therapeutische Bündnis stets sorgfältig beachten.

Gut platzierte und verständnisvoll gegebene Deutungen können sehr entlastend sein und durchaus den Effekt eines »stillen kathartischen Erlebnisses« (Dührssen 1988) mit sich bringen. So können genetische Deutungen dann entlastend wirken, wenn sie dazu führen, dass durch die Verknüpfung mit genetischem Material ein bis dahin schuld- oder schamhaft verarbeitetes Verhalten verstehbar und besser akzeptierbar wird. Patienten beginnen zu verstehen, warum sie unter quälenden Affekten gelitten haben, und fühlen sich dadurch erleichtert. Übertragungsdeutungen können unter bestimmten Umständen sehr entlastend wirken, wenn ein vorhandener Affekt gegenüber dem Therapeuten endlich besprechbar wird.

Gleichwohl müssen Sie auch damit rechnen, dass Deutungen belastend wirken können. Abwehrdeutungen und Widerstandsdeutungen können dann belastend sein, wenn sie durch die Unterminierung der Abwehr die abgewehrten Affekte mobilisieren: Ängste vor möglichen Impulsdurchbrüchen, vor Trennung, vor Strafe, oder auch Scham- oder Schuldgefühle. In anderen Fällen kann das Aufgreifen von Übertragungsanspielungen ängstigend sein. Wenn Deutungen von Patienten als belastend erlebt werden, sollten Sie besonders darauf achten, dass die Patienten die therapeutische Beziehung zu Ihnen weiterhin als hilfreich erleben. Wenn Sie das Arbeitsbündnis durch eine belastende Deutung bedroht sehen, sollten Sie zusätzliche supportive sowie allianzstärkende Maßnahmen in Erwägung ziehen. Im Zweifelsfalle ist es wichtiger, das Arbeitsbündnis zu erhalten, als eine »richtige« Deutung zu geben. Welche »Menge« an Deutungen ein Patient toleriert, ist individuell sehr verschieden.

Deutungen sind immer dann *nicht* indiziert, wenn durch die Deutungsarbeit keine Probleme gelöst, sondern zusätzliche Probleme geschaffen werden. So können bei traumatisierten Patienten in bestimmten Therapiephasen durch genetische Deutungen und die dadurch bedingte Erwähnung früher Bezugspersonen ohne erkennbaren therapeutischen Nutzen traumatische Erinnerungen getriggert werden (▸ Kap. 39).

Nicht selten gelangen Patienten selbst zu Einsichten und nehmen Ihnen damit einen Teil der deutenden Arbeit ab. Sie sollten diesen Prozess fördern, indem sie die Patienten ermutigend begleiten und lediglich darauf achten, dass die vom Patienten entwickelten Einsichten nicht als intellektualisierende Pseudo-Einsichten in den Dienst des Widerstandes treten.

Zum Stil der Deutungstechnik

Deutungen sollen
- als Vermutung oder in Frageform formuliert werden.
- stets von der Oberfläche zur Tiefe voranschreiten, das heißt bei bewussten und vorbewussten, niemals bei unbewussten Aspekten beginnen.
- einfach, verständlich und natürlich geäußert werden.
- vom Patienten als hilfreich erlebt werden können.
- nicht Anlass zu unnötigen Widerstandsphänomenen geben.

17.7 Stimmige Deutung zum richtigen Zeitpunkt

Im günstigen Fall haben Sie das Material des Patienten durch Klarifikationen und Konfrontationen so deutlich aufbereitet, dass es für ihn leicht ist, die Zusammenhänge zu sehen und die Verknüpfungen herzustellen. Man sagt, eine Deutung ist »reif«. Dem Patienten ist es möglich, Ihre Deutung anzunehmen, ohne ihr einen nennenswerten Widerstand entgegensetzen zu müssen.

Oftmals liegen die Dinge aber komplizierter. So gibt es Situationen, in denen Ihnen klar ist, dass eine Deutung, mag sie noch so zutreffend sein, fehl am Platze ist, z. B. wenn der Patient stark unter dem Eindruck eines Affektes steht und wenn er Unterstützung und Verständnis braucht. Werden in solchen Situationen – durchaus zutreffende – Deutungen gegeben, ist dies im Allgemeinen ein Ausdruck eines *unreflektierten Gegenübertragungsagierens* (▶ Kap. 23.6), das der Klärung bedarf.

In vielen Fällen wird es Ihnen zunächst weder klar sein, ob die Deutung des Zusammenhangs, die Ihnen vorschwebt, stimmig ist, noch ob der Zeitpunkt günstig gewählt ist. Auch wie der Patient mit dieser Deutung umgehen wird, ob er sie annehmen oder zurückweisen wird, wird manchmal schwer abschätzbar sein. Die folgenden Empfehlungen sollen Ihnen helfen, die Wirksamkeit Ihrer Deutungen einzuschätzen.

- Die *Reaktion des Patienten* auf Ihre Deutungen ist das entscheidende Kriterium für ihre Stimmigkeit und Wirksamkeit. Im Allgemeinen zeigt der Patient durch seine unmittelbare Reaktion an, ob er die Deutung annehmen kann oder nicht. Am einfachsten ist es für Sie und den Patienten, wenn dieser Ihrer Deutung zustimmen kann, denn jede vom Patienten angenommene Deutung erleichtert den weiteren therapeutischen Prozess.

Sie sollten daher viel Mühe darauf verwenden, Deutungen so zu formulieren, dass Widerstandsphänomene möglichst gering ausfallen und es dem Patienten leicht gemacht wird, Deutungen anzunehmen. Hier spielen Fragen des Stils der Deutungstechnik eine wichtige Rolle.

- Allerdings kann die verbale Zustimmung zu einer Deutung trügerisch sein. Wenn ein Patient Ihrer Intervention zustimmt, kann er es auch deshalb tun, weil er Sie nicht kränken oder verletzen möchte. Im Allgemeinen werden Sie zumindest seiner nonverbalen Reaktion entnehmen können, ob er die Deutung akzeptieren konnte.
- Eine Deutung kann auch – wenngleich seltener – wirksam sein, wenn ein Patient sie aktuell nicht akzeptieren kann. Entscheidend ist, ob der therapeutische Prozess dadurch gefördert wird. Wir verfügen über eine Reihe von Hinweisen, die uns zeigen, dass eine Deutung stimmig und wirksam ist, auch wenn der Patient ihr nicht zustimmt, sondern sie als unzutreffend zurückweist (Isaacs 1939; Thomä &

Kächele 2006). Günstig ist es, wenn der Patient nachdenklich wird, wenn eine affektive Reaktion spürbar wird. Manche Patienten protestieren entschieden gegen die Deutung, ihr intensiver Affekt lässt jedoch erkennen, dass sie erreicht worden sind. Im Allgemeinen kommt noch in derselben oder in der nächsten Stunde relevantes Material an die Oberfläche, und der Patient kann sich aktiv mit der angesprochenen Thematik auseinandersetzen. Ein weiterer Hinweis kann sein, dass der Patient Einfälle bringt oder Träume berichtet, die durch ihre spezifische Art die Deutung bestätigen. Es können neue Erinnerungen auftauchen, welche die in der Deutung enthaltenen Wünsche oder Befürchtungen bestätigen. Überhaupt spricht es für die Stimmigkeit einer Deutung, wenn Fantasien und Erinnerungen lebendiger werden oder wenn der Patient reale Lebensschwierigkeiten, die er bis dahin als solche nicht sehen konnte, nun einräumen und thematisieren kann. Als eine indirekte Bestätigung für die Richtigkeit einer Deutung kann auch gelten, wenn sich die Angst des Patienten vermindert, indem Anspannungen und Verkrampfungen nachlassen und er beginnt, sich in der therapeutischen Beziehung wohler zu fühlen.

So wenig Sie oft wissen können, ob die Deutung vom Patienten – direkt oder indirekt – angenommen wird oder nicht, so wenig können Sie oft vorhersagen, ob der Zeitpunkt einer Deutung richtig ist, ob das Material noch deutlicher würde, wenn Sie länger warten, oder ob dann die gute Gelegenheit bereits verpasst ist.

Mögen auch Intuition und Erfahrung vieles erleichtern – es bleibt also immer eine Unsicherheit, wie ein Patient die Deutung zum jeweiligen Zeitpunkt annehmen kann und ob er aktuell davon profitiert. Wer nichts wagt, kann allerdings auch nichts gewinnen. Fühlen Sie sich daher ermutigt, eine Deutung – taktvoll formuliert – probeweise zu geben. Dabei sollten Sie allerdings aufmerksam die Reaktion des Patienten beachten. Haben Sie *keine Scheu vor unzutreffenden Deutungen.* Nicht selten kommt es vor, dass Deutungen aus Sorge unterbleiben, sie könnten nicht »richtig« sein. In ihrer Gegenübertragung erleben sich Therapeuten manchmal abgelehnt oder zurückgewiesen, wenn Patienten ihre Deutungen für ungültig erklären. Es ist dann wichtig, diese Gegenübertragungsreaktion im Kontext der Behandlung zu verstehen. Wenn Sie durch Ihre Haltung vermitteln, dass Deutungen keine Aussagen über den Patienten sind, sondern den Status von Hypothesen haben, und dass es ihm überlassen bleibt, eine Deutung für sich als gültig anzunehmen oder sie als ungültig zurückzuweisen, werden Sie möglicherweise die Scheu vor unzutreffenden Deutungen verlieren.

Unzutreffende Deutungen können unter Umständen den Therapieprozess entscheidend weiterbringen, wenn sie Anlass zu Klärungen und weiterem Verstehen geben. Dass der Patient durch eine einzelne, vorsichtig applizierte Deutung Schaden nimmt, ist nicht zu erwarten, vor allem dann nicht, wenn die Reaktion des Patienten ernst genommen wird und zur Modifikation des Vorgehens Anlass gibt. Unaufdringlich formuliert, schadet eine unzutreffende Deutung praktisch nie, solange der Patient die Möglichkeit hat, sie als unzutreffend zurückzuweisen. Schaden entsteht im Allgemeinen dann, wenn ein fortgesetzt deutender Therapeut die – verbalen oder nonverbalen – Signale des Patienten nicht aufgreift, mit denen dieser seine Überforderung ausdrückt. Wenn Patienten eine Deutung als unzutreffend zurückweisen, ist dies Anlass, den Patienten zu weiterer Selbsterforschung anzuregen.

T: Ich vermute, dass Sie auf Frau A. so heftig reagiert haben, weil sie ihrer Schwester ähnlich ist und Gefühle wiederbelebt wurden, die Sie aus der Beziehung zu Ihrer Schwester gut kennen.
P: Das finde ich gar nicht. Ich finde, mit meiner Schwester hat das nichts zu tun.
T: Vielleicht mit einer anderen Person, die Sie kennen? Überlegen Sie, woher Sie dieses heftige Gefühl kennen.

Im Übrigen sollte man die Spezifität von Deutungen nicht überschätzen. Alle Deutungen werden im Kontext einer Beziehung gegeben, und es kann durchaus sein, dass der Beziehungsaspekt wichtiger ist als die gewonnene Einsicht. Unter diesem Aspekt kann es für einen Patienten eine wichtige Erfahrung sein, dass sein Therapeut etwas nicht richtig eingeschätzt oder verstanden hat und dies einräumt und zurücknimmt.

17.8 Nonverbale Aspekte des Deutens

Es wird leicht vergessen, welche Rolle nonverbale Aspekte der Kommunikation im Prozess der Einsichtsvermittlung spielen. Dies gilt in besonderem Maße für die im Gegenübersitzen durchzuführende tiefenpsychologisch fundierte Behandlung. Unzählige Male nehmen wir während einer Therapiesitzung mit mimischen Mitteln Stellung zu dem, was ein Patient sagt, und vermitteln ihm dadurch, wie wir das verstehen, was sich in der therapeutischen Situation ereignet. Ebenso nehmen wir durch die Art und Weise, wie wir uns äußern und verhalten, fortgesetzt affektive Bewertungen der Selbstdeutungen des Patienten vor, indem wir ihm zu verstehen geben, ob wir seine Sichtweise teilen oder nicht. Auf diese Weise kann auch ein Nichteingehen auf eine vom Patienten vorgetragene Sichtweise als Deutung verstanden werden. Durch unsere Wortwahl, durch die affektive Tönung unserer Äußerungen und durch den Klang unserer Stimme übermitteln wir unseren Patienten eine unübersehbare Fülle deutender Interventionen (Krause 1992; Streeck 1998). Wir sollten uns darüber im Klaren sein, um nicht den verbalen Gehalt einer einzelnen Deutung in ihrer Wirkung auf den Patienten zu überschätzen.

17.9 Negative therapeutische Reaktionen auf Deutungen

Es lohnt sich, die möglichen Reaktionen von Patienten auf Deutungen gut zu reflektieren, da es vorkommen kann, dass Deutungen, besonders bei bestimmten Patienten, zu einer negativen therapeutischen Reaktion, das heißt zu einer Verschlechterung ihres Befindens und ihrer Symptomatik statt zu der erwarteten Besserung führen (▸ Kap. 20.7). Auf Deutungen, die sie als zutreffend erleben, können Patienten zunächst erleichtert, kurze Zeit später aber mit einer Verstärkung ihrer Symptomatik, einer allgemeinen Entmutigung und Wünschen nach Behandlungsabbruch reagieren. Verschiedene negative Reaktionen auf Deutungen sind möglich (Horney 1936; Sandler et al. 2015):

- Die Tatsache, dass Sie und nicht der Patient selbst zu einer »so guten« Deutung gefunden haben, kränkt den Patienten, weil sie ihm Ihre Überlegenheit demonstriert.
- Die Tatsache, dass die Deutung überhaupt nötig war, kränkt den Patienten, zeigt sie ihm doch, wie unvollkommen er ist.
- Besonders Patienten mit einer eingeschränkten Mentalisierungsfähigkeit (▸ Kap. 29.7) können Deutungen leicht als Vorwurf oder Beschuldigung, aber auch als Zeichen der Zurückweisung und Verachtung verstehen. Wenn diese Gefahr

besteht, ist es besser, sich auf ausgiebige Klarifikationen und vorsichtige Konfrontationen zu beschränken, um auf diese Weise zu erreichen, dass der Patient die Deutung selbst finden kann.

Natürlich kann sich das Befinden eines Patienten auch als Folge einer fehlerhaften Deutungstechnik verschlechtern, ohne dass deshalb von einer negativen therapeutischen Reaktion gesprochen werden sollte (Olnick 1964). Dies ist z. B. der Fall, wenn Sie einen unbewussten Wunsch deuten, ohne in Ihrer Intervention auch die Abwehr des Wunsches zu berücksichtigen, oder wenn Sie unbewusstes Material deuten, ohne dass der Patient hinreichend stabil ist, um mit den unbewussten Inhalten umgehen zu können.

Weiterführende Literatur

Berns U (2014). Deutung. In: Mertens W, Waldvogel B (Hrsg). Handbuch psychoanalytischer Grundbegriffe. 4. Aufl. Stuttgart: Kohlhammer; 176–82.

Ermann M (2020). Psychosomatische Medizin und Psychotherapie. Ein Lehrbuch auf psychoanalytischer Grundlage. 7. Aufl. Stuttgart: Kohlhammer.

Greenson RR (1981/2007). Technik und Praxis der Psychoanalyse. 9. Aufl. Stuttgart: Klett-Cotta.

König K (1993). Einzeltherapie außerhalb des klassischen Settings. Göttingen: Vandenhoeck & Ruprecht.

Körner J (2011). Deutungen. Psychotherapeut; 56: 110–7.

Mertens W (2023). Psychoanalytische Behandlungstechnik. 2. Aufl. Stuttgart: Kohlhammer.

Sandler J, Dare C, Holder A (2015). Die Grundbegriffe der psychoanalytischen Therapie. 11. Aufl. Stuttgart: Klett-Cotta.

Storck T (2022). Deutung. Stutgart: Kohlhammer.

Streeck U (1998). Agieren, Deuten und unbewusste Kommunikation. Forum Psychoanal; 14: 66–78.

Wöller W (2022). Unbewusstes bewusst machen. In: Wöller W. Psychodynamische Psychotherapie. Lehrbuch der ressourcenorientierten Praxis. Stuttgart: Schattauer; 357–415.

18 Wie vermittele ich eine positive Beziehungserfahrung?

Beziehungsorientiertes Arbeiten

Wolfgang Wöller und Johannes Kruse

18.1 Was heißt positive Beziehungserfahrung?

Dass der Vermittlung einer neuen, positiven Beziehungserfahrung eine mindestens ebenso große Bedeutung für den Erfolg von Psychotherapien zukommt wie der Vermittlung von affektiv erlebter Einsicht, wurde in aller Deutlichkeit zuerst von Ferenczi (1919/1964) und später von Alexander (1937) betont. Auch wenn Alexanders Konzept der »korrigierenden emotionalen Erfahrung« in seiner Anwendung auf die Behandlung von Konfliktpathologien vielfach kritisiert wurde, so ist es in der Behandlung von Entwicklungspathologien unverzichtbar geworden. Die heilende Wirkung der therapeutischen Beziehung wird darin gesehen, dass wichtige Funktionen des Therapeuten, wie sein empathisches Verstehen und seine affektive Präsenz, internalisiert werden, sodass sich in der Folge eine internalisierte Repräsentanz eines wohlwollenden und verstehenden Therapeuten ausbilden kann (Loewald 1960).

Während die Vermittlung von Einsicht – mit unterschiedlicher Zielsetzung – bei Patienten mit Konfliktpathologien und bei Patienten mit Ich-strukturellen Störungen in gleichem Maße bedeutsam ist, wird der Aspekt der positiven Beziehungserfahrung umso wichtiger, je stärker die sogenannten Frühstörungsanteile in den Vordergrund treten und je mehr sich die Problematik des Patienten durch eine Störung des Grundvertrauens beschreiben lässt, je mehr sie sich der Grundstörung im Sinne von Balint (1970/2012) nähert. Winnicotts (1974/2006) Konzept der haltenden Umwelt (»holding environment«), Kohuts (1979/2012) Konzept der spiegelnden Selbstobjekte und das Containment-Konzept Bions (1990) betonen aus der Perspektive ihres jeweiligen Theoriehintergrundes die Notwendigkeit einer positiven Beziehungserfahrung.

Im Verständnis der Bindungstheorie wird die therapeutische Beziehung als Bindungsbeziehung angesehen, die eine heilsame positive Bindungserfahrung vermitteln kann (Dozier & Tyrell 1998; Mikulincer et al. 2013). Das Ziel einer psychotherapeutischen Behandlung besteht, so betrachtet, in der Veränderung der inneren Arbeitsmodelle in Richtung sicherer Bindung, was als »erworbene Bindungssicherheit« bezeichnet wird (Hauser & Endres 2000; Phelps et al. 1998). Empirisch finden sich Hinweise, dass durch eine einjährige Psychotherapie die Bindungssicherheit erhöht wird. So wiesen 40 % der von Fonagy et al. (1993) untersuchten unsicher gebundenen Patienten am Ende der Therapie sichere Bindungsrepräsentationen auf.

Es wurde immer wieder diskutiert, wie weit eine Stärkung der Bindungssicherheit auch in kürzeren Therapien erreicht werden kann. Obwohl es offenbar einen Zusammenhang zwischen dem Zuwachs an Bindungssicherheit und der Therapiedauer gibt (Woodhouse et al. 2003), konnte auch in psychodynamisch orientierten Kurzzeittherapien eine Veränderung in Richtung einer stärkeren Bindungssicherheit beobachtet werden (Levy et al. 2006, 2012; Travis et al. 2001). Andererseits kann bei schwerer gestörten Patienten allein schon die Herstellung einer Bindung ein lohnendes Therapieziel sein.

18.2 Respektvolle Akzeptanz und emotionale Präsenz

Eine positive Beziehungserfahrung kann allein schon durch die Tatsache vermittelt werden, dass Sie sich Ihrem Patienten auf eine unvoreingenommene, vorurteilsfreie, respektvolle und wertschätzende Weise zuwenden. Es kann zu einer positiven Beziehungserfahrung führen, wenn ein Patient – vielleicht zum ersten Mal – erfährt, dass sein Erleben respektiert und seine innere Welt, und sei sie noch so voller destruktiver innerer Objekte, für wertvoll gehalten wird, wenn seine Affekte, Überzeugungen und Verhaltensweisen als aus seinen frühen genetischen Erfahrungen verstehbar angenommen werden. Vielfach werden Ihr Respekt und die Ernsthaftigkeit Ihres Bemühens um den Patienten vor allem durch Ihre nonverbalen Signale zum Ausdruck kommen: durch einen freundlichen Tonfall oder die Art des Blickkontakts, mit der Sie ein konstantes, nicht forderndes Interesse bekunden (▸ Kap. 10).

Zu einer positiven Beziehungserfahrung gehört es auch, dass den Patienten die Möglichkeit gegeben wird, Gefühle von Traurigkeit, Schuldgefühle, aber auch Gefühle von Ärger und Wut in einer akzeptierenden Atmosphäre zum Ausdruck bringen zu können – besonders dann, wenn diese Emotionen bis dahin nicht kommuniziert werden konnten.

- Katharsis im Sinne der Affektabfuhr zu ermöglichen, kann unentbehrlich sein, wenn heftige Emotionen mobilisiert werden. So kann es bei Patienten, die viel Trauer nachzuholen haben, hilfreich sein, Phasen intensiver Trauer mit Weinen und Verzweiflung zuzulassen.
- Druck vonseiten eines strengen und fordernden Über-Ich kann Entlastung von Schuld- und Schamgefühlen notwendig machen.
- Positive Bestätigungen und freundliche Zuwendung sind geeignet, benigne Internalisierungsprozesse in Gang zu setzen und die Auswirkungen ungenügend integrierter archaischer Über-Ich-Strukturen und unrealistisch hoher Ich-Ideal-Bildungen zu verringern.

Je stärker die positive Beziehungserfahrung in den Vordergrund tritt, desto stärker sollte der Therapeut als reale Person präsent und erkennbar sein. Dies bedeutet jedoch nicht notwendigerweise, die technische Haltung der Neutralität zu verlassen, die einen Standpunkt gleicher Distanz gegenüber allen psychischen Instanzen – Ich, Über-Ich, Es – und gegenüber der äußeren Realität fordert. Nur in supportiven Therapieformen wird die technische Neutralität aufgegeben (▸ Kap. 17.5).

18.3 Empathisches Verstehen

Wenn es uns gelingt, im Rahmen des empathischen Verstehens nachzuvollziehen, warum der Patient so und nicht anders gefühlt, gedacht und gehandelt hat, und wenn wir dem Patienten vermitteln, dass uns seine Erlebensweisen und Handlungen logisch konsistent, plausibel und vor dem Hintergrund seiner inneren Welt und seiner spezifischen Erfahrungen nachvollziehbar erscheinen, kann dies allein zu einer positiven Beziehungserfahrung führen. Patienten sind meist erleichtert, wenn Sie feststellen, dass das, was

Sie tun, auch in den Augen des Therapeuten einer nachvollziehbaren Logik folgt und nicht vollständig »krankhaft« ist. Insofern können alle einsichtsfördernden Interventionen (▶ Kap. 17) zu einer positiven Beziehungserfahrung beitragen.

Die *Fähigkeit zur Empathie* setzt sich aus verschiedenen Komponenten zusammen (Körner 1998):

- Zunächst setzt sie auf der Seite des Therapeuten die Fähigkeit zur *Affektansteckung* voraus, die Bereitschaft und Fähigkeit, sich von den Emotionen des Patienten affizieren zu lassen und sie zumindest in gewissem Umfang mitzuerleben.
- Dann erfordert sie die Fähigkeit zur *Perspektivenübernahme*. Darunter verstehen wir die Bereitschaft und Fähigkeit, uns in die innere und äußere Situation eines anderen Menschen hineinzuversetzen und seine Lage mit seinen Augen zu betrachten.
- Schließlich gehört zur Empathie auch die Fähigkeit, den *Kontext sozialer Situationen* zu verstehen. Es genügt nicht, allein die Person mit ihren Gefühlen und Beziehungswünschen zu verstehen, sondern wir müssen auch wahrnehmen, in welchem allgemeineren und umfassenderen sozialen und interpersonellen Bezugssystem eine Person steht, und uns bemühen, die subjektive Sichtweise des Patienten durch eine externe Perspektive zu relativieren und zu ergänzen.

Empathie umfasst sowohl *emotionale Resonanzfähigkeit* als auch *kognitive Fähigkeiten*. Um empathisch zu sein, ist es auch notwendig, sich hinreichend von seinen Emotionen abzugrenzen, um ihren Ursprung im Anderen erkennen zu können (Basch 1983).

18.4 Eine spezifische neue Beziehungserfahrung ermöglichen

Sie können Ihrem Patienten in spezifischer Hinsicht eine neue und positive Beziehungserfahrung vermitteln, wenn Sie sich in zahlreichen Details der Beziehungsgestaltung und im Rahmen der durch das Setting gesetzten Grenzen zu ihm anders, z. B. respektvoller, weniger manipulativ, weniger kritisierend usw. verhalten, als es die früheren Bezugspersonen des Patienten getan haben.

Um dies zu erreichen, ist es notwendig, anhand von Kenntnissen seiner frühen Objekterfahrungen einschätzen zu können, worin seine zentralen Beziehungsdefizite bestehen. So kann ein Patient, dessen Eltern stets alles besser wussten, für jedes Problem eine Lösung hatten, ohne je auf die wirklichen Bedürfnisse des Kindes einzugehen, eine positive Beziehungserfahrung machen, wenn Sie nicht eine schnelle Lösung präsentieren, sondern den Patienten geduldig seine Lösung finden lassen. Umgekehrt kann es für eine Patientin, deren Eltern sie schon früh mit vielen Problemen allein gelassen hatten, die nie direkte Unterstützung bei der Lösung von Problemen erhalten hatte, notwendig sein, dass Sie sie nicht mit ihren Problemen »allein lassen«, sondern aktiv mit ihr an der Lösung eines Problems arbeiten, was natürlich nicht heißt, dass Sie mit allzu direkten Ratschlägen eingreifen und ihr damit alle Entscheidungen abnehmen sollten. Ein Patient, der seine Autonomiebestrebungen nicht ausreichend entwickeln konnte, wird dann zu einer positiven Beziehungserfahrung gelangen, wenn Sie sich bemühen, ihm direktive und einengende Interventionen zu ersparen und Verständnis dafür aufbringen, wie sehr er sich durch die Bedingungen der Therapie eingeschränkt fühlt. Ein anderer Patient, dessen Defizite in der fehlenden emotionalen Präsenz seiner Eltern begründet sind, wird vor allem Ihre emotionale Präsenz im Sinne der Beziehungsneuerfahrung wertschätzen. Ein Patient dagegen, der sich fortgesetzt anklammernder Nähewünsche emotional aufdringlicher früher Bezugspersonen zu erwehren hatte, wird Ihre freundliche Distanziertheit als hilfreich erleben. Wieder ein anderer Patient, dessen Kindheit durch Willkür und Regellosigkeit beherrscht war, wird durch einen klaren Rahmen und gelegentliche direktive Empfehlungen und Ratschläge profitieren, wohingegen ein Patient mit durch Rigidität und Zwang geprägter Kindheitserfahrung gerade aus Ihrer Lebendigkeit und Flexibilität Nutzen ziehen kann.

Diese von Alexander (1937) als *»korrigierende emotionale Erfahrung«* bezeichnete Art der Vermittlung einer positiven Beziehungserfahrung blieb in der psychoanalytischen Tradition umstritten. Sie wurde als zu manipulativ kritisiert, und Alexander wurde der Vorwurf gemacht, er verlasse den Boden der technischen Neutralität. Sicherlich ist es nicht möglich und auch nicht sinnvoll, in der Therapie eine Wiedergutmachung für die Defizite inadäquater elterlicher Fürsorge leisten zu wollen. Ein allzu ausgeprägter Wunsch aufseiten des Therapeuten, »die bessere Elternfigur« für den Patienten zu sein, könnte regressiven Tendenzen Vorschub leisten und verhindern, dass dessen Autonomieentwicklung und die Entwicklung seiner Ressourcen ausreichend gefördert werden.

Wir denken dennoch, dass Sie auf die Möglichkeit der Vermittlung einer »korrigierenden emotionalen Erfahrung« nicht gänzlich verzichten sollten. Wir glauben, dass effektive Therapeuten sich ohnehin intuitiv auf die Bedürfnisse ihrer Patienten einstellen und ihr Verhalten danach ausrichten. Oftmals kann es auch nicht darum gehen, bewusst ein verändertes Therapeutenverhalten zu zeigen, als vielmehr darum, dem Patienten die Wiederholung einzelner, für ihn negativer Beziehungserfahrungen zu ersparen. Es genügt häufig schon, wenn Sie die wichtigsten Beziehungsdefizite eines Patienten im Auge behalten, um nicht unbeabsichtigt in ein den frühen Bezugspersonen ähnliches Verhalten zu verfallen.

Wichtiger noch, als sich dem elterlichen Verhalten gegenüber bewusst konträr zu verhalten, ist eine Haltung, mit der Sie die auch in der therapeutischen Beziehung immer wieder zu Tage tretenden Empathiedefizite (Kohut 1979/2012; Ornstein 1999) einfühlend aufgreifen und dem Patienten spiegelnd vermitteln, dass er von Ihnen in seiner Enttäuschung und in seinem Gefühl des Alleingelassenseins – angesichts der Unerfüllbarkeit seiner Beziehungswünsche und -bedürfnisse – gesehen und wahrgenommen wird.

Sie werden ihm helfen können, die unerfüllten Sehnsüchte in einer mitfühlenden Beziehung zu erleben, wenn Sie ihn dabei empathisch verstehend begleiten und ihn letztlich darin unterstützen, unerfüllbare Wünsche aufzugeben und sich der Realisierung erfüllbarer Wünsche zuzuwenden.

Eine Intervention könnte in diesem Zusammenhang folgendermaßen lauten:

T: In Anbetracht dessen, was Sie früher vermissen mussten, muss es für Sie sehr schmerzlich sein, auch jetzt wieder erleben zu müssen, dass Ihr Bedürfnis nicht gesehen wurde.

Sampson & Weiss (1983) haben gezeigt, in welchem Maße Patienten ihre Therapeuten fortgesetzt *»testen«*, ob sie sich ihren pathogenen Überzeugungen und frühen Objekterfahrungen entsprechend verhalten oder ob sie ihnen eine neue Beziehungserfahrung ermöglichen. So kann der Patient, dessen Eltern stets alles besser wussten, die für jedes Problem eine Lösung hatten, ohne je auf die Bedürfnisse des Kindes einzugehen, die pathogene Erwartung ausbilden, Sie würden sich ebenso verhalten, und Ihnen einen entsprechenden »Test« präsentieren. Diesen Test hätten Sie dann bestanden, wenn Sie der Versuchung widerstehen, eine vorschnelle Lösung anzubieten und stattdessen den Patienten dabei begleiten, seinen eigenen Lösungsweg zu entwickeln.

18.5 Aktualisierungen in der therapeutischen Beziehung erkennen und »aus der Szene heraustreten«

Eine andere, aber verwandte Sichtweise der Vermittlung einer positiven Beziehungserfahrung wurde vor allem von Sandler (1976) beschrieben. Sie betont die Möglichkeit, unbewusste *Rollenzuschreibungen* des Patienten zu erkennen und sich der Komplettierung einer pathogenen »Szene« zu widersetzen.

Um dies zu erläutern, möchten wir Sie zunächst an das Konstrukt der *verinnerlichten Objektbeziehung* erinnern. Verinnerlichte Objektbeziehungen sind Niederschläge früherer realer Objekterfahrungen. Auch sei daran erinnert, dass von einfachen Entsprechungen und einlinigen Zusammenhängen zwischen der Wahrnehmung realer Bezugspersonen und der Ausbildung verinnerlichter Objektbeziehungen nicht ausgegangen werden kann. Eigene Triebwünsche wie auch zahlreiche Abwehrvorgänge – wie z. B. Projektion, Verleugnung, Spaltung – prägen die Prozesse, die von der Objektwahrnehmung zur Konstitution einer verinnerlichten Objektbeziehung führen.

So verstanden, bestehen verinnerlichte Objektbeziehungen aus Selbstrepräsentanzen, Objekt-Repräsentanzen und Repräsentanzen von signifikanten Interaktionen zwischen beiden.

Die *Selbstrepräsentanzen* entsprechen guten und schlechten Kind-Selbst-Bildern, die Objektrepräsentanzen guten und schlechten Eltern-Objekt-Bildern. Die *Repräsentanzen von Interaktionen* zwischen beiden umfassen Gefühle und Affekte, Wünsche, Erwartungen und Verhaltensweisen, die zum großen Teil unbewusst geworden sind. *Innere Objektbeziehungen* sind so strukturiert, dass dem Selbst und dem Objekt eine bestimmte *Rolle* in einem Interaktionsablauf zugewiesen wird (Sandler & Sandler 1978).
Innere Objektbeziehungen haben die Tendenz, die jeweiligen Rollenbeziehungen in den gegenwärtigen Beziehungen zu aktualisieren. Die gegenwärtigen äußeren Objektbeziehungen stellen, so betrachtet, also das Ergebnis der *Aktualisierung einer inneren Objektbeziehung* dar.

Mit früheren Objektbeziehungen verbinden sich positive und negative Beziehungserfahrungen, aber auch unbewusste Wünsche nach Sicherheit, Fürsorge und Wohlbefinden. Je mehr das Gefühl der Sicherheit bedroht ist, desto mehr werden aktuelle Beziehungen durch solche infantilen Wünsche beeinflusst. Infantile Wünsche nach Sicherheit, Fürsorge und Wohlbefinden können besonders in der Beziehung zum Therapeuten aktuell werden. Sie sind verpönt, weil sie durch ihre infantile Qualität vom Über-Ich des Erwachsenen nicht toleriert werden können.

Die Neigung zur Aktualisierung kann zum einen darin zum Ausdruck kommen, dass der Patient Sie selektiv und unter Zuhilfenahme von Abwehrmechanismen nur unter dem Aspekt wahrnimmt, durch den Sie dem Objektanteil der inneren Objektbeziehung ähnlich sind. Gleichzeitig verleugnet er die Aspekte an Ihnen, die mit dem Objektanteil der inneren Objektbeziehung nicht in Übereinstimmung zu bringen sind. Wir sprechen von Wahrnehmungsverzerrung oder *Übertragung* (► Kap. 21).

Sie kann zum anderen dazu führen, dass

der Patient unbewusst versucht, bei Ihnen Verhaltensweisen hervorzurufen, die eine Szene komplettieren, in welcher der Patient die Rolle des Selbstanteils und Sie die Rolle des Objektanteils der inneren Objektbeziehung übernehmen. Wenn ein Patient Sie dazu bringt, dass Sie kontrollierend mit ihm umgehen, reinszeniert er die innere Objektbeziehung »kontrollierendes (Eltern-)Objekt – kontrolliertes (Kind-)Selbst«. Dies kann sehr subtil geschehen: Indem der Patient Sie beispielsweise um Rat fragt und Sie dazu bringt, ihm einen Ratschlag zu geben, der seinen Bedürfnissen zuwiderläuft, kann eine innere Objektbeziehung aktualisiert werden, bei der ein unempathisches (Eltern-)Objekt einem hilfesuchenden (Kind-)Selbst zu einem Verhalten rät, das ihm nicht nützt, sondern schadet. Oder wenn ein Patient Sie dazu bringt, entgegen der Vereinbarung auf das für eine nicht wahrgenommene Sitzung anfallende Ausfallhonorar zu verzichten, könnte eine innere Objektbeziehung wiederbelebt werden, bei der ein oral-narzisstisch bedürftiges (Eltern-)Objekt einem zu dessen oralnarzisstischer Befriedigung bestimmten (Kind-)Selbst materielle Vergünstigungen einräumt, um sich dessen Dank und Zuneigung zu erkaufen.

Ein Patient könnte den infantilen und daher verpönten Wunsch haben, mit Ihnen als Stellvertreter eines frühen Liebesobjektes in einer sadomasochistischen Szene mit anschließender Versöhnung eine symbiotische Beziehung herzustellen. Seine unbewusste Wunschfantasie würde dann so aussehen, dass er zunächst von Ihnen kritisiert und gedemütigt wird, dass er Sie dann traurig und niedergeschlagen um Verzeihung bittet und schließlich von Ihnen in symbiotischer Dyade getröstet wird. Eine solche Fantasie muss unbewusst bleiben, weil sie vom Über-Ich aufs Heftigste verurteilt würde. Zu viele Schamgefühle müsste das erwachsene Ich des Patienten ertragen, wenn es diesen Wunsch zuließe. Einen Ausweg bietet die Möglichkeit der Aktualisierung der inneren Objektbeziehung in der Inszenierung im Hier und Jetzt der therapeutischen Beziehung. Indem Sie durch unbewusste Manipulation dazu gebracht werden, kritisierend und demütigend mit dem Patienten umzugehen, besteht die Möglichkeit der Wiederbelebung der infantilen Objektbeziehung, ohne dass der Patient das Veto seines Über-Ich fürchten müsste.

Es ist auch möglich, dass der Patient Sie dazu bringt, sich so zu verhalten, dass Ihnen die Rolle des Selbstanteils und ihm die Rolle des Objektanteils der inneren Objektbeziehung zugewiesen wird. Dies ist der Fall, wenn der Patient Ihnen gegenüber Vorwürfe erhebt und damit erreicht, dass Sie sich schuldig fühlen. Bei Patienten, die zur Abwehr per Identifikation mit dem Aggressor oder per Wendung vom Passiven ins Aktive neigen, werden Sie diese Form der Aktualisierung häufiger finden.

Es wird nicht möglich sein, dass Sie sich dem Aktualisierungsdruck des Patienten ganz entziehen. Auf die eine oder andere Weise werden Sie die vom Patienten zugewiesene Rolle mitspielen, ob Sie es wollen oder nicht, da Patienten unbewusst alle Verführungskünste aufbieten, um Ihnen diese Rolle schmackhaft zu machen. Sie könnten eine solche Rollenzuweisung nur vermeiden, wenn Sie sich auf die Beziehung mit dem Patienten gar nicht erst einließen – womit aber auch jede therapeutische Einflussnahme ausgeschlossen wäre. Abgesehen davon wäre es auch im Sinne der Therapie nicht wünschenswert, durch eine konsequente Vermeidung von Rollenübernahmen dem Patienten die Möglichkeit zu nehmen, in der therapeutischen Beziehung Vertrautes wiederzufinden.

Achten Sie also auf unbewusste Versuche des Patienten, bei Ihnen Verhaltensweisen hervorzurufen, mit deren Hilfe eine innere Objektbeziehung in Szene gesetzt werden könnte. Sie werden dies am ehesten dann feststellen, wenn Sie aufmerksam alle Handlungsimpulse und Handlungen registrieren, die von Ihrer gewohnten Art des Reagierens und Handelns abweichen oder – besser noch – Ihre Gegenübertragung (▸ Kap. 23) so weit wahrnehmen, dass Ihnen bereits solche Emotionen auffallen, die zu einem Ihnen eher fremden Handlungsimpuls führen können.

Erfahrungsgemäß werden Sie immer wieder damit konfrontiert sein, dass eine innere Objektbeziehung unversehens bereits in Szene gesetzt worden ist und Sie die Ihnen zugewiesene Rolle bereits mitspielen. Dies ist kein Unglück, weil der Patient solche Rollenzuweisungen in seinem Leben ohnehin tausendfach bereits vorgenommen hat; lediglich ergab sich bisher nicht die Möglichkeit der therapeutischen Einflussnahme. In dem Moment aber, in dem Sie Ihre Verstrickung erkennen, eröffnen Sie dem Patienten durch Ihre veränderte Reaktionsmöglichkeit die Chance der therapeutischen Veränderung durch eine neue Beziehungserfahrung. Technisch kann dies durch Übertragungsdeutungen oder auch nur durch eine veränderte emotionale Haltung dem Patienten gegenüber realisiert werden.

18.6 Übertragungsdeutungen

Die Klärung und Deutung negativer Übertragungsphänomene (▸ Kap. 22) kann ganz wesentlich zu einer positiven Beziehungserfahrung beitragen. Wenn ein Patient auf Sie Merkmale einer frühen verurteilenden und herabsetzenden Bezugsperson überträgt, kann die taktvoll durchgeführte Auflösung einer solchen Übertragung durch einsichtsfördernde Interventionen entscheidende positive Auswirkungen nicht nur auf das Arbeitsbündnis und die therapeutische Atmosphäre, sondern besonders auch auf die verinnerlichten Objektbeziehungen des Patienten haben.

Zunächst schafft das – technisch korrekt durchgeführte – Ansprechen negativer Übertragungsphänomene dem Patienten im Allgemeinen Erleichterung, weil die bis dahin nicht benennbaren übertragungsbedingten Ängste oder Schamgefühle nun greifbar werden, weil es nun möglich wird, sie auszusprechen und zu benennen. Dass Sie diese Ängste oder Schamgefühle kennen und ernst nehmen, kann entscheidend zu ihrer Milderung beitragen.

Darüber hinaus können »mutative«, das heißt veränderungsfördernde Wirkungen von Übertragungsklärungen und -deutungen vor allem dadurch zustande kommen, dass Sie dem Patienten auf dem Weg der Übertragungsdeutung Ihre milderen und wohlwollend-akzeptierenden Einstellungen und Über-Ich-Normen übermitteln und der Patient sich dann partiell mit Ihnen und Ihrer Normenwelt identifiziert (Strachey 1935). Ein Patient, der aus der Beziehung zu seinem Vater stammende verurteilende Aspekte seines Über-Ich auf Sie projiziert hat, wird unter der Einwirkung wiederholter Übertragungsdeutungen möglicherweise die Erfahrung machen, dass entgegen seiner Erwartung Sie als sein Übertragungsobjekt nicht Unterwerfung, Angst und Selbstverurteilung von ihm fordern, sondern ihm einen liebevollen Umgang mit sich selbst nahe legen. Die Veränderung der Objektrepräsentanz verändert auch die Selbstrepräsentanz: Wenn sich die Überzeugung festigt, dass das Selbst von seinem verinnerlichten Objekt nicht mehr kritisiert, verurteilt oder vernachlässigt wird, wird der Patient sich selbst zunehmend mehr wertschätzen und achten können.

Welchen Vorteil bietet ein solches Verfahren gegenüber dem Ansatz, der weiter oben (▶ Abschn. 18.4) als »korrigierende emotionale Erfahrung« beschrieben wurde und bei dem sich der Therapeut anders, besser als die frühen Bezugspersonen verhält? In letzterem Fall kann der Patient zwar eine neue Beziehungserfahrung machen, die auch zu einer Introjektion des Therapeuten führen und dadurch verändernd wirken kann. Die von den neuen Erfahrungen deutlich unterschiedenen alten Erfahrungen, die verinnerlicht sind, bleiben aber daneben bestehen und werden nicht in den Einsichtsprozess einbezogen. Durch die Übertragungsdeutung werden dagegen die unbewussten Objektrepräsentanzen bewusst und damit einer kritischen Prüfung zugänglich. Gleichzeitig bietet der Therapeut als eventuelles neues Vorbild Identifikationsmöglichkeiten, und über diesen mehrgleisigen Prozess (Einsicht, Reflexion, Identifikation) können sich allmählich veränderte, mehr libidinös besetzte Bilder vom Selbst und von den Objekten im Patienten bilden.

Die Situation, die für den Patienten entsteht, wenn er seinem Therapeuten einen »Test« im Sinne von Sampson & Weiss (1983) präsentiert und dieser ihn bestanden hat, ähnelt der Situation nach einer gelungenen Übertragungsdeutung. Die strukturelle Ähnlichkeit der aktuellen Testsituation mit der realen Erfahrung erleichtert die Möglichkeit, dass sich nach dem Bestehen des Tests ebenso wie nach einer Übertragungsdeutung eine Modifikation der Objektrepräsentanz im positiven Sinne ergibt, die zu einer Entkräftung der alten pathogenen Erwartungen führt. Dass diese Veränderungsprozesse Zeit brauchen, ist Ihnen sicherlich aus eigenen Erfahrungen bekannt.

18.7 »Holding« und »Containing«

Vor allem Patienten mit schweren Störungen oder Patienten, die sich in regressiven Zuständen befinden, können Sie eine positive Beziehungserfahrung dadurch vermitteln, dass Sie bereit sind, für eine bestimmte Zeit eine *mütterlich-haltende Funktion* auszuüben. Winnicott (1974/2006) spricht vom »Holding« und von der Bereitstellung eines »facilitating environment«, einer förderlichen Umwelt. Halten heißt, unseren Patienten, die nicht die Gelegenheit hatten, haltgebende Objekte zu introjizieren, eine sichere und fördernde Umwelt zu schaffen und ihnen Halt und ein Gefühl der Geborgenheit zu geben. Halten heißt auch, unsere Patienten vor ihrer eigenen Destruktivität zu schützen.

»Containing« ist demgegenüber die Bereitschaft, zu ertragen, dass Patienten für sie unerträgliche negative Emotionen wie Angst, Schuldgefühle, Schamgefühle, ohnmächtige Wut, Minderwertigkeitsgefühle usw. auf Sie »abladen« oder »deponieren« (Bion 1959). Vor allem Patienten mit schweren Störungen hatten in ihrer Kindheit keine primären Bezugspersonen, die bereit und in der Lage waren, ihre Not und ihre Ängste, ihre Wut und ihren Schmerz in sich aufzunehmen, zu »verdauen« und in einer wohlwollenden Weise auf sie zu reagieren. Diese »Container-Funktion« zu übernehmen, kann Teil der Vermittlung einer positiven Beziehungserfahrung sein.

»Containing beinhaltet, tolerieren zu können, dass der Patient den Analytiker braucht, um seine Gefühle deponieren zu können, weil sie zu schmerzvoll zu ertragen sind oder zu fragil, um aufrechterhalten werden zu können, oder zu kostbar, um in dem Chaos des Innenlebens des Patienten überleben zu können. Diese Toleranz manifestiert sich in der Fähigkeit, empathisch zuzuhören, geduldig zu explorieren und Deutungen zu verschieben und zu dosieren, bis der Patient bereit erscheint, die Anforderung eines weitergehenden Verstehens anzunehmen. Erst nachdem es behutsam durch das Verstehen des Analytikers modifiziert wurde, wird der Patient das, was er zuvor projiziert hatte, als sein Eigenes wiedererleben.« (Schafer 1999, S. 241)

Wenn ein Patient seine negativen Emotionen in uns »deponiert«, spüren wir dies in unserer Gegenübertragung. Wir erleben dann selbst die in uns deponierten Emotionen, wir fühlen uns schlecht, unfähig oder schuldig, ohne zu wissen warum. Eine Analyse unserer Gegenübertragung (▶ Kap. 23) kann uns helfen, diese Emotionen als vom Patienten induziert zu erkennen, sodass wir Distanz dazu herstellen und einen empathischen Zugang zu unserem Patienten finden können.

P: Ich habe in der letzten Zeit das Gefühl, dass Sie sich für mich gar nicht richtig interessieren, dass es Ihnen gleichgültig ist, wie es mit mir weitergeht. Wahrscheinlich wären Sie mich gerne los.

T: (Spürt zunächst Ärger, entwickelt dann das Gefühl, ein schlechter Therapeut zu sein sowie Scham- und Schuldgefühle, weil es ihm offensichtlich nicht gelungen ist, dem Patienten eine hilfreiche Beziehung anzubieten. Er fragt sich, ob er zu wenig empathisch auf die Sorgen und Ängste des Patienten eingegangen ist. Ihm fallen Interventionen ein, in denen er entweder dem Patienten einen Vorwurf machen oder sich vor dem Patienten rechtfertigen will. Schließlich kommt er zu dem Schluss, dass er für diesen Patienten nicht weniger Interesse aufgebracht hat als für seine anderen Patienten. Auch kennt er das Gefühl, ein schlechter Therapeut zu sein, aus der Beziehung mit seinen anderen Patienten nicht in diesem Maße. Ihm wird klar, dass es sich bei seinen Minderwertigkeits-, Scham- und Schuldgefühlen um vom Patienten induzierte Gefühle handeln muss und dass dieser möglicherweise eigene Gefühle von Schlechtigkeit sowie eigene Scham- und Schuldgefühle in ihn »deponiert« hat. Er formuliert dann die folgende Intervention:) Das muss ein schlimmes Gefühl sein, kein Interesse zu finden, dass ich Sie am liebsten loswerden möchte. Lassen Sie uns schauen, wie sich das Gefühl hier in der Situation entwickelt hat.

(…)

T: (Später.) Kennen Sie diese Gefühle aus früheren Situationen?

18.8 Stetige Reflexion des vorrangigen Patientenbedürfnisses

Schließlich können Sie eine positive Beziehungserfahrung dadurch vermitteln, dass Sie sich eine wichtige Frage immer wieder vorlegen: Was braucht der Patient im Moment am meisten?

Entsprechend sollten Sie sich weiter fragen:

- Braucht der Patient mehr meine empathische Präsenz oder mehr meine Hilfe bei der Klärung seiner aktuellen Konflikte?
- Braucht er mehr meine Bereitschaft zum »Holding« und zum »Containing« seiner Affekte von Enttäuschung, Wut, Gekränktsein oder mehr Anleitung bei der Stärkung seiner Problemlösungsfähigkeiten?
- Braucht er im Moment mehr meine Bereitschaft, ihn mit seiner leidvollen Vergangenheit zu akzeptieren oder hilft es ihm mehr, wenn ich ihn unterstütze, seine Ressourcen zu aktivieren?
- Braucht er mehr Stützung und Entlastung oder mehr Konfrontation?
- Benötigt der Patient im Moment eine Reaktion von mir, die deutlich anders ausfällt als die Reaktion seiner früheren Bezugspersonen, oder ist es wichtiger, ihm ein Verständnis für die erlittenen Empathiedefizite zu signalisieren?

Bei der Reflexion des vorrangigen Patientenbedürfnisses sollen Sie immer den Bindungsstil im Auge haben. Unsicher-ambivalent gebundene Patienten mit hilflos-anklammerndem Bindungsmuster benötigen eher strukturierende Hilfen bei der Emotionsregulierung und eine Unterstützung bei Trennungssituationen durch Urlaube oder das Ende der Behandlung. Bei unsicher-vermeidenden Patienten sollte das Setting nach Möglichkeit so flexibel sein, dass es ihre Distanz- und Autonomiebedürfnisse respektiert. Sehr günstig ist es, wenn Sie auch größere Intervalle zwischen den Therapiestunden anbieten können, da dies ihre Näheängste mindern kann (Strauß 2000, 2006).

Immer wieder sollten Sie sich auch fragen: Testet mich der Patient im Moment, ob ich mich so verhalte, wie die früheren Bezugspersonen sich verhalten haben? Es lässt sich häufig nicht voraus bestimmen, welche therapietechnischen Mittel für welchen Patienten zu welchem Zeitpunkt die richtigen sind. Die Brauchbarkeit der behandlungstechnischen Mittel erweist sich an der erreichten therapeutischen Veränderung; bleibt diese aus, müssen die Mittel verändert werden (Thomä & Kächele 2006).

Unter keinen Umständen kann eine positive Beziehungserfahrung durch ein stereotypes Therapeutenverhalten erreicht werden. Sie erfordert vielmehr ein flexibles Eingehen auf die Bedürfnisse des Patienten. Grundsätzlich gilt:

- So viel empathische Präsenz wie nötig und so viel Hilfe bei der Klärung der aktuellen Konflikte wie möglich.
- So viel Bereitschaft zum »Holding« und »Containing« der Affekte wie nötig und so viel Anleitung zur Stärkung der Problemlösefähigkeiten wie möglich.
- So viel Akzeptieren der Vergangenheit wie nötig und so viel Aktivierung der Ressourcen wie möglich.
- So viel Stützung und Entlastung wie nötig und so viel Konfrontation wie möglich.

Vermittlung einer positiven Beziehungserfahrung

- respektvolle Akzeptanz und empathisches Verstehen
- »korrigierende emotionale Erfahrung« vermitteln: sich in spezifischer Hinsicht konträr zu den frühen Objekten verhalten
- in der therapeutischen Beziehung auftretende Empathiedefizite ansprechen
- pathogene Überzeugungen des Patienten entkräften
- unbewusste Rollenzuschreibungen des Patienten erkennen und »aus der Szene heraustreten«
- negative Übertragungsphänomene deuten
- Bereitschaft zu mütterlich-haltender Funktion (»Holding«)
- Bereitschaft zum »Containing« negativer Patientenaffekte
- stetige Reflexion des vorrangigen Patientenbedürfnisses

Weiterführende Literatur

Hoffmann SO (Hrsg) (1983). Deutung und Beziehung. Kritische Beiträge zur Behandlungskonzeption und Technik in der Psychoanalyse. Frankfurt a. M.: S. Fischer.

Körner J (1998). Einfühlung: Über Empathie. Forum Psychoanal; 14: 1–17.

Milch W (2014). Korrigierende emotionale Erfahrung. In: Mertens W, Waldvogel B (Hrsg). Handbuch psychoanalytischer Grundbegriffe. 4. Aufl. Stuttgart: Kohlhammer; 512–5.

Ogden TH (1988). Die projektive Identifikation. Forum Psychoanal; 4: 1–21.

Sandler J (1976). Gegenübertragung und Rollenübernahme. Psyche; 30: 297–305.

Wöller W (2022). Ressourcenbasierte psychodynamische Beziehungsgestaltung. In: Wöller W. Psychodynamische Psychotherapie. Lehrbuch der ressourcenorientierten Praxis. Stuttgart: Schattauer; 268–356.

19 Die Abwehr wird gelockert

Abwehranalyse bei Konfliktpathologien

Wolfgang Wöller und Johannes Kruse

19.1 Abwehr als unbewusstes Schutzsystem

Die Abwehr verstehen wir als ein *unbewusstes* inneres Regulationssystem, eine Art Filter, mit dessen Hilfe intrapsychisch aufsteigende bedrohliche oder unangenehme Wünsche und Affekte ganz oder teilweise vom Bewusstsein ferngehalten und an ihrer Realisierung in der Außenwelt gehindert werden können. Das Abwehrsystem bedient sich der *Abwehrmechanismen*. Diese lassen sich nach unterschiedlichen »Reifegraden« gruppieren in

- *reifere* (»neurotische«) Abwehrmechanismen, die vorwiegend bei Konfliktpathologien vorkommen: beispielsweise Verdrängung, reifere Formen der Verleugnung, Isolierung, Reaktionsbildung, Intellektualisierung, Ungeschehenmachen;
- *unreife* Abwehrmechanismen, die vor allem bei Ich-strukturellen Störungen oder in regressiven Zuständen höher strukturierter Patienten angetroffen werden: beispielsweise Spaltung, primitive Idealisierung, Entwertung, projektive Identifizierung, primitive Verleugnung.

Die Auswirkungen reifer und unreifer Abwehrmechanismen unterscheiden sich im Hinblick auf die Realitätswahrnehmung. Bei *Konfliktpathologien* wird ein »reifes« Ich damit konfrontiert, dass die normgebenden Instanzen Über-Ich und Ich-Ideal sich gegen die Bewusstwerdung unbewusster Bedürfnisse und Gefühle wehren (Rudolf & Henningsen 2013). Das Ergebnis einer höherstrukturierten Abwehr, die sich reifer Abwehrmechanismen bedient, kann dann eine komplette Abwehr der verpönten Wünsche und unlustvollen Affekte oder eine inkomplette Abwehr unter Symptombildung (evtl. unter erträglicher Angstentwicklung) sein. Zu einer nennenswerten Verzerrung der Realitätswahrnehmung kommt es nicht, lediglich zu Ich-Einschränkungen. Bei *Entwicklungspathologien (Ich-strukturellen Störungen)* können demgegenüber die andrängenden – ebenfalls unreifen – Impulse nur unter Zuhilfenahme unreifer Abwehrmechanismen und um den Preis einer massiv verzerrten Realitätswahrnehmung in Schach gehalten werden. Das Scheitern der Abwehr wird in beiden Fällen durch eine unerträgliche Affektüberflutung angezeigt, eine massive Überflutung durch Ängste oder andere Affekte.

Am Beispiel der Angst vor dem Durchbruch eines aggressiven Impulses (Angst vor Triebdurchbruch) sei dargestellt, wie diese Angst in Erscheinung treten und wie sie verarbeitet werden kann. So kann ein Patient in einer Situation, in der eine starke Wut mit Impulsen zu schreien und zu schlagen unbewusst andrängt, starke diffuse Angst erleben *(nicht abgewehrte Angst)*; ein anderer Patient kann in einer ähnlich gelagerten Situation keine Angst erleben, sondern den Vorgang für sich so interpretieren, dass kein Grund zu aggressiven Regungen besteht *(komplette Abwehr durch Verleugnung und Rationalisierung)*, während ein dritter Patient herzneurotische Beschwerden entwickelt *(inkomplette Abwehr unter*

Symptomentwicklung). Schließlich wird ein vierter Patient derartige Situationen schon im Vorfeld meiden *(Bewältigung durch Vermeidung).*

Neben *intrapsychischen* Abwehrmechanismen kommen auch *interpersonelle* Abwehrmechanismen zum Einsatz. Während bei den intrapsychischen Abwehrmechanismen die Objektrepräsentanzen verändert werden, werden bei den interpersonellen Abwehrkonstellationen die realen Beziehungspartner entweder so gewählt, dass sie die entsprechende Funktion in der Abwehrbildung tatsächlich schon übernehmen, oder sie werden dazu gebracht, dies zu tun.

Ein Patient kann unerträgliche Schuldgefühle mittels intrapsychischer Abwehr abwehren, z. B. durch magisches Ungeschehenmachen im Waschzwang; er kann sie aber auch interpersonell abwehren, indem er sich in seinem Umfeld Personen sucht, die ihn schlecht behandeln, oder aber, indem er andere Personen durch Provokationen dazu bringt, dass sie ihn schlecht behandeln (Mentzos 1988).

Abwehrmechanismen werden zum Gegenstand der Psychotherapie, weil grundsätzlich alle Abwehrmechanismen über ihre ursprünglich adaptive Funktion hinaus auch maladaptiv wirksam werden können. So können höherstrukturierte Abwehrmechanismen dann maladaptiv werden, wenn die Abwehr unerwünschter Impulse und Affekte nur unter ausgeprägter Symptombildung gelingt. Unreife Abwehrmechanismen können demgegenüber maladaptiv werden, wenn die durch sie bewirkte Verzerrung der Realitätswahrnehmung die Möglichkeiten der Lebensbewältigung beeinträchtigt.

19.2 Wann soll die Abwehr analysiert werden?

Für die Entscheidung, wann die Abwehr zu analysieren ist, benötigen wir eine Einschätzung der *Ich-Stärke* des Patienten mit einer Beurteilung des Reifegrades der Abwehrmechanismen und eine Einschätzung, wie adaptiv oder wie maladaptiv die Abwehr für ihn ist. Die Adaptivität oder Maladaptivität ist jeweils eine Frage der Perspektive. Grundsätzlich besteht die therapeutische Aufgabe darin, adaptive Abwehrmechanismen zu fördern und maladaptive Abwehrmechanismen zu analysieren. Im Wesentlichen gelten die folgenden Grundsätze:

- Die Abwehranalyse ist im Allgemeinen das Verfahren der Wahl, wenn bei Patienten mit *Konfliktpathologien* und einer höherstrukturierten (»reifen«) Abwehr unter spezifischen auslösenden Bedingungen eine unbewusste Konfliktproblematik aktiviert wurde und wenn es durch das Andrängen abgewehrter, vom Über-Ich verurteilter (»verpönter«) Wünsche zu einer Überforderung der Abwehr und dadurch zu einer psychischen oder psychosomatischen *Symptombildung* gekommen ist.
- Abwehranalyse kommt auch in Betracht, wenn bei Patienten mit *Ich-strukturellen Störungen* unreife Abwehrmechanismen (z. B. Projektion, primitive Idealisierung, Spaltung usw.) eine Schwächung des Ich bewirken und selbstschädigende interpersonelle Konsequenzen haben (► Abschn. 19.7).
- Eine Abwehranalyse ist dann *nicht* angezeigt, wenn Patienten bereits unter dem Eindruck *überflutender Affekte* wie Angst, Wut usw. stehen. Dies findet sich vor allem bei Patienten mit Ich-strukturellen Störungen, aber auch bei Konfliktpathologien unter besonderer Belastung. Sie ist auch dann *nicht* angezeigt, wenn *beim*

Vorherrschen unreifer Abwehrmechanismen durch Abwehranalyse eine nachhaltige Destabilisierung zu erwarten wäre.

Die Analyse primitiver Abwehrmechanismen bei Ich-strukturellen Störungen bedarf besonderer technischer Vorgehensweisen. Auf sie wollen wir am Ende dieses Kapitels eingehen (▶ Abschn. 19.7). Zunächst wenden wir uns der Darstellung der Abwehranalyse bei Konfliktpathologien zu.

Grundsätzlich sollten Sie sich stets fragen, ob eine Abwehranalyse in Angriff genommen werden soll oder nicht. Dazu können Sie sich regelmäßig die folgenden Fragen stellen:

- Ist es im Moment für den Patienten hilfreich, wenn ich eine bestimmte Abwehrform unterminiere?
- Ist es eher nützlich oder eher schädlich, dem Patienten die Möglichkeit des Abwehrens zu nehmen?

In jedem Falle ist es eine adaptive Entscheidung, ob im gegebenen Moment die Abwehr zu deuten ist oder nicht. Es ist nützlich, die Abwehr zu deuten, wenn die Nachteile der Abwehr die daraus entstehenden Vorteile überwiegen, und umgekehrt.

Im folgenden Beispiel ist die der Abwehr dienende Symptombildung weitaus belastender als die Konfrontation mit dem abgewehrten Affekt selbst, dessen Herkunft aus der frühen Genese geklärt werden konnte. Insofern empfiehlt sich eine Abwehranalyse:

> Eine Patientin leidet unter quälenden Depersonalisationserscheinungen, die einen Affekt der Traurigkeit abwehren. Wird der abgewehrte Affekt in der Therapiesitzung ins Bewusstsein geholt, so entsteht vorübergehend ein intensives Gefühl der Traurigkeit, das für den Moment sehr unangenehm ist, dann aber allmählich erträglich wird.

Im nächsten Beispiel ist es schwieriger zu entscheiden, ob eine Abwehranalyse angezeigt ist.

> Ein anderer Patient berichtet idealisierend über seine Mutter, wobei dem Therapeuten immer deutlicher wird, wie problematisch die Mutterbeziehung ist.

Die Frage, die zu klären ist, lautet auch hier: Ist es für den Patienten wirklich hilfreich, wenn seine idealisierende Abwehr analysiert wird? In vielen Fällen haben Idealisierungen eine stabilisierende Funktion, indem sie dem Patienten ein gutes inneres Objekt erhalten. Eine deutende Auflösung der idealisierenden Abwehr könnte den Patienten dann nachhaltig destabilisieren, wenn er auf die Repräsentanz eines nur guten inneren Objekts angewiesen ist. Andererseits könnte es den Patienten in der Therapie weiterbringen und ihm neue Entwicklungsmöglichkeiten eröffnen, wenn er die Entidealisierung aushielte und an der Ambivalenz in der Mutterbeziehung arbeiten könnte. Da diese Frage oft nicht leicht zu entscheiden ist, empfehlen wir, *durch vorsichtige Konfrontation* zu klären, ob der Patient bereit und Ich-stark genug ist, sich dieser Aufgabe zuzuwenden. Sie können dazu die Abwehr akzeptierend aufgreifen und dennoch zu Differenzierungen anregen:

> **P:** Meine Mutter hat immer alles für mich getan. Sie ist eine richtig gute Mutter.
> **T:** Sie sind Ihrer Mutter dankbar für das, was sie alles für Sie getan hat, nicht wahr?
> **P:** Ja, das stimmt, das bin ich wirklich.
> **T:** Andererseits haben Sie ja auch Dinge erzählt, die nicht so gut waren: die ständigen Vorwürfe Ihrer Mutter, die Sie erwähnt hatten.
> **P:** Ich denke, sie hat es nicht so gemeint, sie konnte nichts dafür.
> **T:** … sodass Sie sich sagen: Mag es auch das eine oder andere in der Beziehung zur Mutter gegeben haben, das nicht so gut war, entschei-

dend ist, dass die Beziehung aufs Gesamte gesehen gut war.
P: Ja, so sehe ich das.
T: Meinen Sie, Sie können hier auch über die Vorwürfe sprechen und darüber, wie Sie sich gefühlt haben, und trotzdem weiter eine gute Beziehung zur Mutter haben?
P: Ich weiß nicht … Ich war manchmal so fertig, wenn sie wieder damit angefangen hat: Das war nicht richtig, und dies auch nicht …

In diesem Falle war es der Patientin möglich, über die Ambivalenz in der Beziehung zu ihrer Mutter zu sprechen, nachdem sie die Gewissheit erlangt hatte, dass die gute Beziehung geschützt blieb. Möglicherweise hätte die Patientin aber auch durch ihre Antwort auf die letzte Frage des Therapeuten klargestellt, dass sie eine Aufarbeitung der Ambivalenz als zu bedrohlich erleben würde. Dies sollte im weiteren Therapieverlauf respektiert werden.

P: Ich weiß nicht. Man soll sich nicht immer nur über seine Eltern beklagen. Schließlich haben sie so viel für einen getan.
T: Erzählen Sie mir noch mehr über Ihre Mutter.

Indikation zur Abwehranalyse

Abwehranalyse ist angezeigt,

- wenn die Nachteile der Abwehr die Vorteile der Abwehr überwiegen,
- wenn es bei Patienten mit Konfliktpathologien und höherstrukturierter Abwehr zur Symptombildung gekommen ist,
- wenn bei Patienten mit Ich-strukturellen Störungen eine Ich-Schwächung als Folge unreifer Abwehrmechanismen vorliegt.

Abwehranalyse ist nicht angezeigt,

- wenn Patienten unter dem Eindruck überflutender Affekte stehen,
- wenn durch Abwehranalyse eine Destabilisierung zu erwarten wäre.

19.3 Abwehrformen identifizieren

Nachdem die Entscheidung für eine Abwehranalyse gefallen ist, geht es im ersten Schritt darum, die Abwehrformen mithilfe klarifizierender und konfrontierender Interventionen zu identifizieren. Zunächst sollten Sie das Abwehrmuster klarifizierend herausarbeiten.

T: So wie Sie mir die Begebenheit geschildert haben, hatte ich den Eindruck, dass Sie ganz gelassen mit der Tatsache umgegangen sind, dass Ihr Freund Sie so aggressiv behandelt hat.
P: Ja, das hat mich ziemlich kalt gelassen.

Im nächsten Schritt kann dann die Patientin konfrontierend darauf aufmerksam gemacht werden, dass sie abwehrt.

T: Es wundert mich schon, dass Sie das Verhalten Ihres Partners so gelassen hinnehmen. Ich bin sicher, viele Menschen wären über ein derartiges Verhalten verärgert oder enttäuscht.

Erleichtern Sie dem Patienten die *Akzeptanz der Abwehranalyse* und der Tatsache, dass er abwehrt, dadurch, dass Sie den Vorgang als etwas Normales und Vernünftiges, keineswegs als etwas Unerwünschtes annehmen. So können Sie die Über-Ich-Reaktion auf bestimmte Abwehrformen mildern. Gerade weil Vorgänge wie »Verdrängen« oder »Verleugnen« in der Umgangssprache vielfach negativ konnotiert sind als etwas, »das man nicht tun sollte«, kann sich ein Hinweis darauf, dass es normal und Ausdruck gelingender Lebensbewältigung ist, unangenehme Gefühle nicht zu nahe an sich herankommen zu lassen, günstig auswirken. So können Sie dem Patienten deutlich machen, wie verbreitet und wie häufig diese Abwehrform ist, sodass kein Anlass besteht, ihn für »pathologisch« oder kritikwürdig zu halten.

Rationalisierende und intellektualisierende Abwehrformen können Sie vorteilhaft aufgreifen, indem Sie die vom Patienten angebotene Erklärung selbst nicht infrage stellen, sondern eine weitere Möglichkeit der Erklärung anbieten:

> **T:** Sie haben mir eine Erklärung gegeben, warum Sie sich so verhalten haben. Könnte es vielleicht zusätzlich von Bedeutung gewesen sein, dass Sie sich einem unangenehmen Gefühl nicht aussetzen wollten, nämlich ...?

Oder Sie können das vermutete, durch den Über-Ich-Impuls induzierte Gefühl ansprechen. So können Sie im Falle der Verdrängung das Schamgefühl antizipieren:

> **T:** Es kommt einfach vor, dass man eine Handlung zu tun vergisst, wenn sie sehr unangenehm ist. Trotzdem ist es jedes Mal sehr unangenehm, wenn man darauf hingewiesen wird.

Es kann gelegentlich nicht leicht sein, Abwehr und Abgewehrtes zu unterscheiden. Da nach Fenichel (1975) *»alles mit allem«* abgewehrt werden kann, können auch Gefühle durch Gefühle abgewehrt werden. Das folgende Beispiel zeigt, wie durch ein Entfremdungsgefühl Angst abgewehrt wird:

> **P:** Ich habe mich gestern Nachmittag ganz schlecht gefühlt.
> **T:** Wie war das genau?
> **P:** Das war so ein Gefühl, als stünde ich neben mir. So als wäre ich nicht normal. Es war das gleiche Gefühl, das ich vor zwei Tagen auch hatte.
> **T:** War im Laufe des gestrigen Tages etwas vorgekommen, das dieses Gefühl erklären könnte?
> **P:** Ein Telefonat mit meinem Arbeitgeber, in dem einige wichtige Punkte besprochen wurden.
> **T:** Wie ging es Ihnen damit?
> **P:** Ganz gut, kurz habe ich noch gedacht: Schaffe ich das wohl? Aber dann war der Gedanke vorbei. Danach habe ich nicht mehr daran gedacht.
> **T:** Und wann fing das Gefühl, neben sich zu stehen, an?
> **P:** Kurze Zeit später.
> **T:** Als Sie dachten: »Schaffe ich das wohl?« – wie war Ihr Gefühl in diesem Moment?
> **P:** Ich bekam plötzlich Angst. Es war sehr unangenehm. Richtig schlimm.
> **T:** Also hat das Gefühl, neben sich zu stehen, geholfen, dieses schlimme Gefühl der Angst zu beenden. Genau wie vorgestern. Da hatten Sie auch erst ein Gefühl der Angst und dann das Unwirklichkeitsgefühl. Wir wissen jetzt, dass das Unwirklichkeitsgefühl die Aufgabe hat, Ihnen Angst zu ersparen. Wir sollten uns die Angst jetzt genauer anschauen. Wenn demnächst wieder das Unwirklichkeitsgefühl auftritt, dann wissen Sie, dass eine Angst oder ein anderes sehr unangenehmes Gefühl dahintersteckt.

Ebenso kann es schwierig sein, *Affekte* von der Abwehrform der *Affektualisierung* zu unterscheiden. Die Affektualisierung meint das Übertreiben von Affekten zu Abwehrzwecken, wodurch die Affektäußerungen typischerweise unecht wirken. Es ist nicht immer einfach zu differenzieren, ob es sich nur um die Übertreibung eines Affektes handelt oder ob ein anderer Affekt dadurch abgewehrt wird. In diesen Fällen können Sie dem Patienten zwei alternative Verstehenszugänge präsentieren, wodurch Sie ihm signalisieren, dass beide Alternativen von Ihnen gleichermaßen akzeptiert werden:

> **T:** Sie haben gerade ganz besonders stark hervorgehoben, wie sehr Sie sich gefreut haben. Es mag sein, dass es Ihnen ganz wichtig war, mir das mitzuteilen, und dass Sie Sorge hatten, ich könnte nicht so genau erfasst haben, wie sehr Sie sich gefreut haben. Manchmal kommt es jedoch auch vor, dass noch wei-

> tere Gefühle mitschwingen, möglicherweise auch negative, trotz aller Freude. Die möchte man dann nicht so gerne wahrhaben und betont die positiven Gefühle ganz besonders. Was meinen Sie dazu?

19.4 Die Schutzfunktion der Abwehr akzeptieren

Für eine gelingende Abwehranalyse ist es vorteilhaft, wenn Sie die Schutzfunktion der Abwehr akzeptieren und dem Patienten durch Ihre Haltung zu verstehen geben, dass Sie Verständnis haben für sein Bedürfnis, sich vor Ängsten, Scham- oder Schuldgefühlen zu schützen. Machen Sie sich zunächst klar, inwiefern es sinnvoll sein kann, bestimmte Impulse oder Beziehungswünsche abzuwehren, um negative Konsequenzen im Sinne negativer Emotionen zu vermeiden. Naturgemäß fühlen Patienten sich bedroht, wenn ihre Abwehr analysiert wird. Sie fürchten um ihre Grundgefühle der Sicherheit und des Wohlbefindens, wenn sie genau mit jenen Affekten wieder konfrontiert werden sollen, die gerade mithilfe der Abwehr vom Bewusstsein ferngehalten werden. Hinzu kommt, dass die Abwehrformen nicht selten regressive Teilbefriedigungen geben (z. B. beim Projizieren) oder narzisstisch hoch besetzt sein können (z. B. das Intellektualisieren; Mentzos 1988).

Insofern ist bei der Abwehranalyse grundsätzlich mit *Widerstandsphänomenen* (▶ Kap. 20) zu rechnen. Diese sind dafür verantwortlich, dass ein Patient auf Ihren Versuch, das Abgewehrte anzusprechen, leicht mit einer Verstärkung der Abwehr reagieren kann.

Indem Sie die Schutzfunktion der Abwehr ausdrücklich akzeptieren, signalisieren Sie Ihrem Patienten damit, dass Sie im weiteren Verlauf der Behandlung sein Bedürfnis nach Sicherheit und Wohlbefinden berücksichtigen werden. Sie erhöhen damit die Akzeptanz der folgenden Schritte und tragen dazu bei, dass der Patient sein Widerstandsniveau senken kann.

- Wenn Sie die für die Symptomatik relevanten Abwehrmuster identifiziert haben, formulieren Sie für sich eine Hypothese, vor welchem Affekt – vor welcher Angst, vor welchem Schamgefühl, vor welchem Schuldgefühl – der Patient sich durch dieses Muster vermutlich schützt.
- Formulieren Sie für sich auch eine Hypothese, auf welchen als bedrohlich erlebten unbewussten Wunsch oder Impuls sich der Affekt – die Angst, das Schamgefühl, das Schuldgefühl – bezieht und warum dieser Wunsch oder Impuls für das Sicherheitsgefühl und Wohlbefinden des Patienten bedrohlich ist.

> [T:] Möglicherweise verleugnet die Patientin die Wut auf das aggressive Verhalten ihres Partners, weil sie sich zu sehr schämen würde, wenn sie bemerkte, wie sehr sie an ihm hängt und in welchem Maße sie seine Demütigungen hinzunehmen bereit ist.

19.5 Die Analyse der Abwehr

Auf die Identifikation der Abwehrform folgt zunächst die Identifikation der der Abwehr zugrunde liegenden Affekte und erst im nächsten Schritt die Identifizierung der abgewehrten Wünsche und Bedürfnisse. Folgen Sie dabei neben dem Grundsatz »*Von der Oberfläche in die Tiefe*« (Fenichel 1941; Freud 1905b) auch der Aufforderung Freuds (1933) »*Man analysiere das Ich vor dem Es*«. Deuten Sie also keinesfalls zuerst den unbewussten Wunsch oder Impuls, da ein solches Vorgehen mit einiger Sicherheit entweder die Angst oder die Abwehr und den Widerstand erhöhen würde.

- Verknüpfen Sie die Abwehrform mit den von Ihnen vermuteten zugrunde liegenden abgewehrten Affekten – Ängsten, aber auch Scham- und Schuldgefühlen. Zeigen Sie empathisches Verständnis für die bewusst gewordenen Affekte.
- Erleichtern Sie dem Patienten die Konfrontation mit den bislang abgewehrten Affekten, indem Sie ihm die Affekte in einer für ihn und seine Struktur akzeptablen Weise benennen. Ein narzisstischer Patient z. B. könnte es als unerträglich kränkend erleben zu hören, wie leicht kränkbar er ist oder dass er »es nötig haben soll«, kompensatorische Abwehrformen einzusetzen, »nur« um sein Selbstwertgefühl zu stützen. Manchmal ist es nützlicher, den Affekt zunächst in einer allgemeineren Form zu erwähnen und später eine Präzisierung anzustreben, als den Patienten sofort in vollem Umfang mit dem Affekt zu konfrontieren.

> T: Ist es Ihnen unangenehm, zu …
> (statt: Sie schämen sich der Tatsache, dass …)
> T: Fühlen Sie sich damit unwohl, dass …
> (statt: Es macht Ihnen Schuldgefühle, dass …)
> T: Haben Sie Sorge, dass … (statt: Sie haben Angst, dass …)

Nähern Sie sich dann den abgewehrten Wünschen und Impulsen an, indem Sie die emotionale Welt des Patienten explorieren und »mit vorsichtigen Stichworten dazu beitragen, dass die Impuls- und Triebregungen an die Oberfläche gelangen« (Wurmser 1993, S. 310).

Formulieren Sie die Abwehrdeutung so, dass Sie stets Abwehr und Abgewehrtes – Affekte oder Wünsche bzw. Impulse – miteinander verknüpfen. Vermeiden Sie es, in Ihrer Formulierung einen unbewussten Wunsch oder Impuls zu benennen, ohne gleichzeitig die gegen ihn gerichtete Abwehr zu erwähnen. Statt zu sagen: »Haben Sie die Begebenheit vergessen, weil Sie starke aggressive Regungen gegen A. hatten?«, wäre es günstiger zu sagen:

> T: Haben Sie die Begebenheit vergessen, weil Sie Sorge hatten, Ihre aggressiven Regungen gegen A. könnten durchbrechen?

Vorgehen bei der Abwehranalyse

- Abwehrformen mittels Klarifikation und Konfrontation identifizieren
- Schutzfunktion der Abwehr akzeptieren
- Hypothese über die Art der abzuwehrenden Affekte und Wünsche bzw. Impulse formulieren
- bei Abwehrdeutungen stets mit der Oberfläche beginnen (»von der Oberfläche in die Tiefe«)
- Abwehr und Abgewehrtes (Affekte und unbewusste Wünsche bzw. Impulse) miteinander verknüpfen
- keine isolierte Benennung unbewusster Wünsche und Impulse ohne gleichzeitige Erwähnung der gegen sie gerichteten Abwehr

19.6 Abwehranalyse bei unbewussten Konflikten

Unbewusste Konflikte, bei denen unter bestimmten Konflikt auslösenden Bedingungen unbewusste Wünsche und Bedürfnisse an die Grenze des Bewusstseins drängen und mithilfe der Abwehr vom Bewusstsein fern gehalten werden, lassen sich meist erst nach längerer abwehranalytischer Arbeit – meist in einer analytischen Psychotherapie – darstellen. In einigen Fällen ist es jedoch auch im Rahmen tiefenpsychologisch fundierter oder kurztherapeutischer Verfahren möglich, sich den Wurzeln des unbewussten Konflikts anzunähern.

Eine Patientin, die in der Beziehung zu ihrem Vater wechselnder Nähe- und Distanzerfahrung ausgesetzt war und bei der sich auf diese Weise eine ödipale Vaterfixierung ausgebildet hatte, konnte Wünsche nach väterlicher Nähe über viele Jahre erfolgreich abwehren. Der inzwischen unbewusste ödipale Wunsch, sich an eine Vaterfigur liebevoll anzuschmiegen, wurde durch den Kontakt mit einem älteren Vorgesetzten, der in vieler Hinsicht Ähnlichkeiten mit dem Vater hatte, reaktiviert. Er konnte an die Grenze des Bewusstseins drängen und die gegen die Realisierung eines solchen Wunsches gerichtete Abwehr bedrohen. In der Folge kam es zu der Symptombildung des psychogenen Schwindels, in der die negativen Affekte – Ängste und Schuldgefühle – (weitgehend) gebunden waren. Die unbewusste Natur des Wunsches ließ nicht erwarten, dass der Konflikt als solcher für die Patientin unmittelbar erkennbar wurde.

Da in unserem Beispiel der ödipale Wunsch unbewusst ist und die Patientin die Beziehung zu Ihrem Vorgesetzten als konfliktfrei erlebt, wird es Ihnen zunächst nicht möglich sein, den Konflikt in der Therapie darzustellen.

- Leiten Sie daher die Patientin an, das assoziative Umfeld der Beziehung zu ihrem Vorgesetzen zu erkunden, indem Sie ihre Einfälle und Fantasien nutzen, besonders solche, die Verbindungen zur Vaterbeziehung beinhalten.
- Im weiteren Verlauf wird die Patientin vermutlich Merkmale identifizieren, die der Vorgesetzte mit dem Vater gemeinsam hat.
- Schließlich wird sie erkennen, wie sich Beziehungswünsche und -ängste, die einst dem Vater gegolten haben, nun auf den Vorgesetzten richten.
- Die weitere Aufgabe besteht dann darin, die an den Vater gerichteten Wünsche als unerfüllt zu betrauern und die in der Gegenwart aktualisierten Gefühle bewusst der Vergangenheit zuzuordnen.

19.7 Die Analyse unreifer Abwehrmechanismen

Wegen des oft verwirrenden und widersprüchlichen Materials von Patienten mit Persönlichkeitsstörungen auf niedrigem Strukturniveau haben Klärungen und Konfrontationen eine besonders wichtige Bedeutung. Deutungen müssen meist erst durch ausgiebige Klärungen und Konfrontationen vorbereitet werden.

Eine Abwehranalyse primitiver Abwehrmechanismen setzt eine gewisse Stabilität voraus. Sie ist dann nicht angezeigt, wenn Patienten bereits unter dem Eindruck überflutender Affekte wie Angst, Wut usw. stehen. Sie ist auch dann nicht angezeigt, wenn bei Vorherrschen unreifer Abwehrmechanismen durch Abwehranalyse eine nachhaltige Destabilisierung zu erwarten wäre.

Eine Deutung des Abwehrmechanismus der *Spaltung* könnten Sie vor dem Hintergrund eines beziehungstraumatischen frühen Umfeldes etwa so formulieren:

T: Mir kommt es so vor, als seien alle Menschen für Sie entweder total gut oder total böse. Zwischentöne kommen praktisch nicht vor. Dabei ist Ihnen vom Verstand her wahrscheinlich durchaus klar, dass Menschen nicht nur gute oder nur schlechte Eigenschaften haben. Emotional fühlt es sich aber so an. Ich vermute, dass das mit Ihren traumatischen Erfahrungen in der Kindheit zusammenhängt. Damals war es ganz wichtig, zwischen Menschen zu unterscheiden, die Sie geschützt haben, und solchen, die Ihnen geschadet haben. Könnte es sein, dass dieser Unterscheidungsmechanismus bis heute Ihre Wahrnehmung anderer Menschen prägt?

Auf *Idealisierungen* und *Entwertungen* werden wir in Kapitel 33 noch näher eingehen.

Bei primitiven Idealisierungen ist es besonders wichtig, das zugrunde liegende Bindungsbedürfnis zu respektieren. Wenn der Patient genügend stabil ist, könnte eine primitive Idealisierung etwa so gedeutet werden:

> **T:** Sie beschreiben mich so, als hätte ich keine Fehler. Wahrscheinlich wissen Sie verstandesmäßig schon, dass ich wie alle Menschen auch Fehler habe. Aber emotional können Sie diesen Gedanken nicht an sich heranlassen. Ich nehme an, dass Ihnen die Vorstellung, ich sei nicht fehlerfrei, zu viel Angst macht. Möglicherweise fürchten Sie dann, mich als eine gute Person, die Ihnen helfen will, innerlich zu verlieren. Was meinen Sie?

Denken Sie stets daran, dass Ihre Interventionen unter dem Einfluss der jeweiligen Übertragungsdisposition anders wahrgenommen werden können, als Sie sie gemeint haben. Bei allen Deutungen sollten Sie sehr sorgfältig darauf achten, wie diese vom Patienten verstanden wurden. Anders als bei neurotischen Patienten, bei denen Sie sich im Allgemeinen darauf verlassen können, dass eine Deutung bei ihnen auch so ankommt, wie Sie sie gemeint haben, müssen Sie besonders bei Patienten mit Ich-strukturellen Störungen damit rechnen, dass diese Ihre Intention grob verkennen. Oft ist es notwendig, mit dem Patienten zu erarbeiten, wie er die Intervention verstanden hat, entsprechende Klärungen herbeizuführen und möglicherweise die Deutung noch einmal einer Deutung zu unterziehen. Diese erneute Deutungsarbeit ist dann um einiges wichtiger als die zuerst gegebene Deutung (Kernberg 1993; Wöller & Kruse 2001).

Weiterführende Literatur

Ehlers W (2014). Abwehrmechanismen. In: Mertens W, Waldvogel B (Hrsg). Handbuch psychoanalytischer Grundbegriffe. 4. Aufl. Stuttgart: Kohlhammer; 14–29.

Ermann M (2007). Psychosomatische Medizin und Psychotherapie. Ein Lehrbuch auf psychoanalytischer Grundlage. 5. Aufl. Stuttgart: Kohlhammer.

Greenson RR (1981/2007). Technik und Praxis der Psychoanalyse. 9. Aufl. Stuttgart: Klett-Cotta.

Küchenhoff J (2014). Abwehr. In: Mertens W, Waldvogel B (Hrsg). Handbuch psychoanalytischer Grundbegriffe. 4. Aufl. Stuttgart: Kohlhammer; 7–14.

Mentzos S (1988). Interpersonale und institutionalisierte Abwehr. Frankfurt a. M.: Suhrkamp.

Mentzos S (2013). Neurotische Konfliktverarbeitung. Einführung in die psychoanalytische Neurosenlehre unter Berücksichtigung neuer Perspektiven. 23. Aufl. Frankfurt a. M.: S. Fischer.

Sandler J, Freud A (1989). Die Analyse der Abwehr. Stuttgart: Klett-Cotta.

Wurmser L (1989). Wiederholungszwang und Konflikt. Zur Abwehr- und Über-Ich-Analyse schwerer Neurosen. Prax Psychother Psychosom; 34: 225–40.

Wöller W (2014). Abwehrorganisation und maladaptive Verhaltensmuster. In: Wöller W. Bindungstrauma und Borderline-Störung. Stuttgart: Schattauer; 37–47.

Wöller W (2022). Unbewusstes bewusst machen. In: Wöller W. Psychodynamische Psychotherapie. Lehrbuch der ressourcenorientierten Praxis. Stuttgart: Schattauer; 357–415.

Wöller W, Kruse J (2001). Deutende Interventionstechniken bei schweren Persönlichkeitsstörungen. Psychotherapeut 46; 326–31.

Wurmser L (2011). Flucht vor dem Gewissen. Analyse von Über-Ich und Abwehr bei schweren Neurosen. 2. Aufl. Berlin, Heidelberg: Springer.

20 Widerstände sind beziehungsregulierend

Technik der Widerstandsanalyse

Wolfgang Wöller und Johannes Kruse

20.1 Das Konzept des Widerstands

Als Widerstand bezeichnen wir alle Phänomene im Therapieprozess, die sich dem Erreichen der Therapieziele entgegensetzen. »Was immer die Fortsetzung der Arbeit stört, ist ein Widerstand«, formulierte Freud (1900, S. 521). Fenichel (1941) wies nachdrücklich darauf hin, wie wichtig es ist, *Widerstände vor dem Inhalt* zu analysieren: Es sei nicht aussichtsreich, sich mit den Inhalten dessen, was der Patient zum Ausdruck bringt, zu befassen, wenn wesentliche Widerstände aktiv seien, die den Erfolg der therapeutischen Arbeit infrage stellten. Mit König (1995) betrachten wir den Widerstand heute als ein interaktionelles Phänomen, an dessen Entstehung und Aufrechterhaltung Patienten und Therapeuten gleichermaßen beteiligt sind.

Der Begriff des Widerstands ist von dem der Abwehr zu unterscheiden. Abwehr betrifft die Ebene der *Inhalte*, mit denen sich die Therapie befasst, *Widerstand* dagegen die Ebene der *therapeutischen Beeinflussung* (Blum 1985). Abwehr richtet sich gegen das Bewusstwerden z. B. einer bestimmten Emotion, Widerstand richtet sich gegen das Wirksamwerden einer Intervention.

Widerstandsphänomene vonseiten der Patienten resultieren aus der Tatsache, dass wir ihnen in der Psychotherapie zumuten, sich mit schmerzhaften Gefühlen, maladaptiven Verhaltensweisen und negativen Überzeugungen auseinander zu setzen. Der therapeutische Prozess kann dadurch zumindest streckenweise unangenehm, unbequem, ängstigend oder beschämend werden. Zum Verständnis der Widerstandsphänomene sollten Sie sich der Tatsache bewusst sein, dass eine wichtige Aufgabe der Alltagsbewältigung darin besteht, negative Affekte zu minimieren, um den Belastungen des Alltags standhalten zu können. Es ist daher nicht verwunderlich, dass Patienten auch in der therapeutischen Situation einiges tun, um die genannten Affekte gar nicht erst entstehen zu lassen: Sie werden es vermeiden, konflikthafte Objektbeziehungen mit ihren negativen emotionalen Auswirkungen zu schildern und maladaptive Verhaltensweisen zu thematisieren, um sich vor der dann einsetzenden Aktivierung negativer Emotionen zu schützen. All dies mag im Alltagsleben bis zu einem gewissen Grad sinnvoll sein, für den Erfolg der Therapie sind diese Verhaltensweisen jedoch kontraproduktiv.

Für den konfrontierenden und deutenden Umgang mit Widerstandsphänomenen empfehlen wir Ihnen, sich in das Bedürfnis des Patienten nach Vermeidung unangenehmer Affekte hineinzuversetzen. Es ist nützlich, wenn Sie sich immer wieder klar machen, dass das gleiche Verhalten, das in der therapeutischen Situation als kontraproduktiv erkannt wird, im Alltag sinnvoll und vernünftig sein kann. Es sind nicht nur infantile und unreife Motive, die einen Patienten zu einem Widerstandsphänomen veranlassen können. Eine solche Perspektive rückt den Patienten in ein günstigeres Licht: Er arbeitet nicht gegen die Therapie oder den Therapeuten, er will auch nicht den Therapieerfolg verhindern, ja er kämpft nicht einmal gegen die Therapie an, wie der historisch gewachsene, aber nicht unbedingt glücklich gewählte Begriff »Widerstand« suggeriert – der Patient *verwechselt* eher eine Alltagsanforderung mit der in der Therapie spezifischen Anforderung.

Da sich Widerstand auf die konkrete therapeutische Situation bezieht, ist er immer auch ein *interpersonelles* Phänomen. Der Patient vermeidet das Auftreten unangenehmer Emotionen dem Therapeuten gegenüber im Hier und Jetzt: Vor ihm möchte er sich nicht verletzlich zeigen, vor ihm möchte er sich keine Blöße geben, ihm möchte er seine negativen Emotionen nicht zumuten usw. Der Patient schützt also die Beziehung zum Therapeuten vor dem Eindringen negativer Emotionen und bedrohlicher Impulse. Insofern sind Widerstände *beziehungsregulierend* (Thomä & Kächele 2006).

Es kann nicht deutlich genug betont werden, dass Widerstand definitionsgemäß immer auf das *Therapieziel* zu beziehen ist. Entsprechend der andersartigen therapeutischen Zielsetzung sind Widerstandsphänomene bei Konfliktpathologien in der Regel von anderer Art als bei Ich-strukturellen Störungen.

Behandeln Sie einen Patienten, bei dem es zum Erreichen seiner Therapieziele notwendig ist, dass er sich negativen Emotionen annähert und sie bewusst wahrnimmt, um so einen Zugang zu seinen unbewussten Konflikten zu gewinnen, so betrachten Sie es als ein Widerstandsphänomen, wenn er der Konfrontation mit negativen Emotionen bewusst oder unbewusst ausweicht, indem er es vermeidet, auf emotionsbeladene Themen einzugehen, oder indem er die Entstehung von Affekten in der therapeutischen Situation unter dem Einsatz von Abwehrmechanismen unmöglich macht. Demgegenüber muss ein solches Verhalten bei einem Patienten mit Borderline-Persönlichkeitsstörung kein Widerstandsphänomen sein, sondern kann ein erwünschtes Verhalten im Sinne des Therapieziels der verbesserten Affektkontrolle sein. Umgekehrt kann die Beschäftigung mit Fantasien und Tagträumen bei einem Patienten mit stabiler Abwehr und reifen Abwehrmechanismen die Mobilisierung unbewussten Materials fördern und damit im Sinne der definierten Therapieziele wirksam sein, während das gleiche Verhalten bei einem Patienten mit Störung der Realitätsprüfung oder Affektkontrolle als Widerstandsphänomen aufzufassen ist. Behandeln Sie Patienten mit Ich-strukturellen Störungen, bei denen als Therapieziel die Kontrolle unerträglicher Emotionen und die Verbesserung der Realitätsanpassung vereinbart wurde, so können sich Widerstandsphänomene z. B. in hartnäckigem Verleugnen von Gefahren oder in selbstdestruktivem Agieren manifestieren, wodurch in beiden Fällen das therapeutische Ziel einer verbesserten Realitätsadaptation untergraben wird.

Wir unterscheiden bewusste und unbewusste Widerstandsphänomene. *Bewusste Widerstandsphänomene* sind solche, bei denen dem Patienten klar ist, dass sein Verhalten den zur Zielerreichung getroffenen Absprachen und Vereinbarungen zuwiderläuft, bei *unbewussten Widerstandsphänomenen* bedarf es eines widerstandsanalytischen Prozesses, um dem Patienten den Widerstandscharakter seines Erlebens und Verhaltens bewusst zu machen.

Bedingt durch die Tatsache, dass Widerstandsphänomene nicht durch ein bestimmtes Verhalten definiert, sondern nur im Hinblick auf die Therapieziele bestimmt werden können, ergibt sich eine große Vielfalt von Verhaltensweisen, die potenziell als Widerstandsphänomene in Betracht kommen können, aber nicht müssen. Allerdings lassen sich auch Verhaltensweisen auflisten, die typischerweise als Widerstandsphänomene in Erscheinung treten:

Bewusste Widerstandsphänomene

- Informationen vorenthalten
- die Unwahrheit sagen
- absprachewidriges und mit den Zielen der Therapie unvereinbares Verhalten fortführen (z. B. selbstverletzende Tendenzen, Suchtmittelkonsum)

Unbewusste Widerstandsphänomene

- unangenehme und bedrohliche Themen und Affekte vermeiden
- sich unklar ausdrücken
- abschweifen, unvermittelt das Thema wechseln
- schweigen
- sich nicht erinnern können
- nüchtern-sachlich sprechen, wo ein Affektausdruck zu erwarten wäre
- in Klischees und Fachwörtern reden
- über unbedeutende oder triviale Dinge reden
- endlos sprechen, ohne zum Wesentlichen zu kommen
- widersprüchliche Phänomene nebeneinander stehen lassen
- unlogische Schlüsse ziehen
- Therapiestunden versäumen
- sich verspäten
- sich weigern zu bezahlen
- unterschiedliche Formen des Agierens
- grundsätzlich alle Abwehrmechanismen

Mit Freud (1926) unterscheiden wir fünf Formen des Widerstands, welche die therapeutische Arbeit behindern können:

1. Der sogenannte *Verdrängungswiderstand* richtet sich gegen das Bewusstwerden schmerzlicher oder gefährlicher Triebregungen, Erinnerungen und Gefühle in einer Behandlung. Eigentlich sollte er »Abwehrwiderstand« heißen, da auch andere Abwehrmechanismen als die Verdrängung Widerstand hervorrufen können.
2. Wir sprechen von *Übertragungswiderstand* (▶ Kap. 22.2), wenn der Widerstand sich gegen die schmerzhaften und gefährlichen Regungen richtet, die als Folge der Übertragung des Patienten auftreten (Freud 1912a; ▶ Kap. 21). Widerstandsphänomene werden oft erst dann verständlich, wenn sie vor dem Hintergrund einer spezifischen Übertragung betrachtet werden. Ein Patient wird verständlicherweise dann schambesetzte Inhalte nicht offenbaren, wenn er – übertragungsbedingt – befürchten muss, dafür von Ihnen verurteilt oder verachtet zu werden.
3. Von *Widerstand aus dem sekundären Krankheitsgewinn* sprechen wir dann, wenn die Vorteile und Befriedigungen, die ein Patient aus einem Symptom zieht, so groß sind, dass ihm kein ausreichendes Motiv bleibt, mithilfe einer Behandlung auf sein Symptom zu verzichten.
4. Der von Freud geprägte Begriff des »*Es-Widerstands*« ist heute weniger gebräuchlich geworden. Gemeint ist ein Widerstand, der sich gegen das Aufgeben altvertrauter Gewohnheiten und Verhaltensmuster richtet. Er repräsentiert gewissermaßen ein Trägheitsmoment der Psyche und ist der wesentliche Grund für die wichtige Aufgabe des Durcharbeitens (▶ Kap. 25).
5. Von »*Über-Ich-Widerstand*« hatte Freud gesprochen, um einen Widerstand zu beschreiben, der einem unbewussten Schuldgefühl oder Strafbedürfnis entstammt. Er richtet sich gegen therapeutische Fortschritte und kann sich im Sinne einer »negativen therapeutischen Reaktion« ungünstig auf den Behandlungsverlauf auswirken (▶ Kap. 20.7).

Wie schon angedeutet, können Widerstandsphänomene ihre Wurzeln ebenso im Therapeutenverhalten haben. Wenn ein Therapeut es dem Patienten durch sein Verhalten erschwert, die Ziele der Therapie zu erreichen, darf dies selbstverständlich nicht dem Patienten angelastet werden. Widerstandsphänomene aufseiten des Therapeuten können auf behandlungstechnischen Fehlern oder auf unerkanntem Gegenübertragungsagieren beruhen. Im letzteren Fall sprechen wir von *Gegenübertragungswiderständen*, die dazu führen, dass Patienten in Über- oder Unterschätzung ihrer Möglichkeiten und Begrenzungen in der Behandlung über- oder unterfordert werden. Wir werden im Kapitel über Gegenübertragungsphänomene ausführlich darauf eingehen (▸ Kap. 23.7). Als Beispiel für behandlungstechnische Fehler sei erwähnt, dass Widerstandsphänomene die Folge einer inadäquaten Deutungstechnik sein können, bei der Deutungen entweder zu früh oder zu wenig abwehrschonend gegeben werden.

Es muss im Interesse einer jeden Therapie liegen, Widerstandsphänomene so gering wie möglich zu halten. Am günstigsten ist es, eine Arbeitsatmosphäre zu schaffen, die das Auftreten von Widerstandsphänomenen wenig wahrscheinlich macht. Die dennoch auftretenden Widerstandsphänomene bedürfen, sofern sie für den Therapiefortschritt zentral sind, der Klarifikation, der Konfrontation und der Deutung (Freud 1914a), um sie zu begrenzen. Zentrale Widerstandsphänomene nicht zu analysieren, würde bedeuten, den Stillstand der Therapie oder – was noch schwerer wiegt – destruktiv-regressive Entwicklungen in Kauf zu nehmen und den Patienten um den Erfolg der Behandlung zu bringen. Andererseits kann es im Einzelfall eine therapeutisch sinnvolle Entscheidung sein, einzelne Widerstandsphänomene unangetastet zu lassen und ihre Schutzfunktion zu respektieren, wenn die Aufrechterhaltung des Arbeitsbündnisses dies erfordert und der Fortschritt der gesamten Therapie nicht gefährdet ist. Behandlungstechnisch macht es einen Unterschied aus, ob es sich um bewusste oder unbewusste Widerstandsphänomene handelt.

20.2 Konfrontation mit bewussten Widerstandsphänomenen

Bei bewussten Widerständen sollten Sie dem Patienten im Allgemeinen in aller Deutlichkeit sagen, dass die Therapie ihm keinen Erfolg bringen wird, wenn er die im Dienste des Widerstands stehenden Verhaltensweisen nicht aufgibt. Sie sollten daher vor allem darauf bestehen,

- dass der Patient Ihnen die Wahrheit sagt,
- dass er Ihnen nicht wesentliche Informationen vorenthält,
- dass er selbstzerstörerische Handlungen aufgibt und
- dass er auf jeglichen Suchtmittelkonsum verzichtet.

> T: Ich muss Sie dringend bitten, dieses selbstschädigende Verhalten einzustellen, da die Behandlung Ihnen nach meiner Überzeugung nicht helfen wird, wenn Sie das Verhalten nicht aufgeben. Möchten Sie schauen, was es so schwer macht, darauf zu verzichten?

Unter Umständen werden Sie dem Patienten klar machen müssen, dass Sie nicht gewillt sind, die Therapie fortzusetzen, wenn er nicht die Voraussetzungen dafür schafft, dass die Therapieziele erreicht werden können.

> T: Bitte bedenken Sie, dass ich die Behandlung nicht fortsetzen kann, wenn Sie dieses Verhalten nicht einstellen können oder wollen. Ich kann es nicht verantworten, eine Behandlung durchzuführen, die Ihnen meiner Meinung

nach nicht nützt oder Ihnen sogar schadet. Wenn es sich als zu schwierig erweist, dieses Verhalten aufzugeben, käme vielleicht als Alternative eine stationäre Behandlung in Betracht.

In manchen Fällen ist es allerdings nicht realistisch, von Patienten mit Ich-strukturellen Störungen den vollständigen Verzicht auf selbstschädigende Verhaltensweisen zu erwarten. In diesen Fällen kann es vertretbar sein, zu verlangen, dass diese Verhaltensweisen auf ein zu vereinbarendes Maß eingeschränkt werden, und den vollständigen Verzicht zum Therapieziel zu machen. Dies kann vorübergehend bei Borderline-Patienten für leichtere selbstverletzende Handlungen wie oberflächliche Schnittverletzungen oder auch für selbstinduziertes Erbrechen im Rahmen einer Bulimie gelten. Bei einer Suchtproblematik sollten Sie jedoch auf eine vollständige Abstinenz bestehen.

In jedem Fall ist es notwendig, dass der Patient die getroffenen Vereinbarungen und Absprachen einhält. Nicht immer können Sie erwarten, dass ein Patient die Forderung sofort einsieht; wichtiger ist es, dass er sie erfüllt. In manchen Fällen ist es daher notwendig, regelmäßige Kontrollen zu vereinbaren, etwa Gewichtskontrollen bei anorektischen Patientinnen oder Suchtmittelnachweise bei suchtgefährdeten Patienten.

Therapeutischer Umgang mit bewussten Widerständen

- deutlich und energisch konfrontieren
- darauf bestehen, dass der Patient
  - die Wahrheit sagt
  - keine wichtigen Informationen zurückhält
  - Suchtmittelkonsum unterlässt
  - selbstzerstörerisches Verhalten unterlässt bzw. deutlich einschränkt
  - Absprachen und Vereinbarungen einhält
- ggf. Kontrollen durchführen:
  - Gewichtskontrollen bei Anorexie
  - Suchtmittelnachweis bei suchtgefährdeten Patienten

20.3 Konfrontation mit unbewussten Widerständen

Bei der Konfrontation mit unbewussten Widerständen ist es von Vorteil, sich klar zu machen, dass die Patienten nicht selten zu Recht fürchten, dass es unter der Einwirkung negativer Emotionen zu einer Destabilisierung ihres Befindens kommen kann. Indem Sie das Bedürfnis des Patienten nach Sicherheit und Wohlbefinden als ein legitimes Grundbedürfnis anerkennen, würdigen Sie die Tatsache, dass es zu den zentralen Interessen eines jeden Patienten gehört, affektive Dysregulationen und stärkere Stimmungsschwankungen zu vermeiden. Sie signalisieren dem Patienten damit gleichzeitig, dass Sie die haltgebenden Bedingungen zur Verfügung stellen, die er benötigt, um die zu erwartenden negativen Emotionen vor einem Hintergrund von Sicherheit und ohne allzu starke Beeinträchtigung seines Wohlbefindens erleben zu können.

T: Sie haben schon bemerkt, dass Sie das Thema X konsequent vermeiden. Ich vermute, Sie fürchten, dass es Ihnen schlechter gehen könnte, wenn Sie sich näher damit beschäftigen?
P: Mir ist nicht wohl beim Gedanken daran.
T: Ich schlage vor, wir schauen uns die Thematik in kleinen Schritten an und achten darauf, dass es für Sie erträglich bleibt. Was denken Sie?
P: Ich will es versuchen.

Gleichwohl ist es notwendig, dem Patienten gegenüber die Notwendigkeit der unangenehmen Auseinandersetzung mit genau diesen Affekten zu vertreten.

> **T:** Ich habe Verständnis dafür, dass Sie sich mit diesen Gefühlen nicht so gerne auseinandersetzen möchten. Aber im Interesse unserer gemeinsamen therapeutischen Arbeit können wir uns die Konfrontation mit ihnen nicht ersparen. Möchten Sie sich der unangenehmen Aufgabe stellen?

Die Frage nach dem Einverständnis des Patienten soll die Bereitschaft fördern, auch künftige Widerstandskonfrontationen nicht als böswilligen Angriff, sondern als therapeutisch notwendige Maßnahme zu akzeptieren. Wir bevorzugen es, von »Schutz« oder »sich schützen« zu sprechen, und bringen damit unser Verständnis der *Schutzfunktion des Widerstands* zum Ausdruck.

Im Folgenden sollen einige Beispiele für den konfrontierend-deutenden Umgang mit Widerstandsphänomenen bei Patienten mit Konfliktpathologien gegeben werden.

> **T:** Mir fällt auf, dass Sie lächeln, wenn Sie darüber sprechen, wie Sie sich von Ihrem Mann behandelt gefühlt haben. Mir scheint, als müssten Sie sich vor den Gefühlen schützen, die dann aufkommen könnten.

Nutzt ein Patient das Mittel der *unklaren Darstellung* im Sinne des Widerstands, ließe sich dies etwa so konfrontieren:

> **T:** Die Schilderung war für mich recht unklar. Möglicherweise ist Ihnen das, was Sie sagen möchten, auch peinlich, und Sie scheuen sich, es klarer auszudrücken.

Oft sprechen Patienten wichtiges Material in den letzten Minuten der Sitzung an, wodurch es unmöglich wird, die Thematik hinreichend zu bearbeiten. Meist ist ein solches Verhalten unschwer als Widerstandsphänomen verstehbar: Die Thematik mobilisiert so viel Angst, dass die Bearbeitung gescheut und vermieden wird. Ein Ansprechen dieses Widerstandsphänomens könnte etwa folgendermaßen erfolgen:

> **T:** Sie haben dieses, wie ich finde, wichtige Thema erst kurz vor Ende der Stunde eingebracht, sodass nicht mehr genügend Zeit zur Verfügung steht, um ausführlich darüber zu sprechen. Vielleicht ist es für Sie auch unangenehm, mehr dazu zu sagen, und es war Ihnen zunächst einmal wichtig, das Thema zu benennen. Was meinen Sie dazu?
> **P:** Kann sein. Wenn ich darüber nachdenke, bin ich ganz froh, dass die Stunde jetzt vorbei ist.
> **T:** Wäre es Ihnen recht, wenn ich in der nächsten Sitzung von mir aus darauf zu sprechen käme?
> **P:** Ich glaube, wir sollten darüber sprechen.

Widerstandsphänomene können auch in *nonverbalen Mitteilungen* zum Ausdruck kommen. So kann eine verkrampfte oder angespannte Körperhaltung in Verbindung mit einer nüchternsachlichen Darstellung anzeigen, dass ein bestimmtes Gefühl vermieden werden muss. Bei einem Patienten mit gefestigtem Arbeitsbündnis könnte dies direkt konfrontativ angesprochen werden:

> **T:** Sie erzählen mir diese Begebenheit ganz ruhig und sachlich, so als würde sie Sie innerlich gar nicht berühren. Gleichzeitig empfinde ich Ihre Körperhaltung als ziemlich angespannt. Kann es sein, dass Sie bei Ihrer ruhigen und sachlichen Schilderung ein Ihnen unangenehmes Gefühl vermeiden?

Manchmal erleben Patienten das unvermutete Fokussieren auf ihre Körperhaltung als zu nah und von daher als zu ängstigend. In diesen Fällen kann es sinnvoll sein, sich zunächst nach ihrem körperlichen Befinden zu erkundigen und, wenn der Patient von sich aus ein mögliches körperliches Äquivalent eines Affekts beschreibt, dieses mit der betont sachlichen Darstellung zu verknüpfen:

> **T:** Als Sie erzählten, habe ich mich gefragt, wie Sie sich körperlich gefühlt haben, ob Sie angespannt oder entspannt sind.
> **P:** Wenn ich jetzt darauf achte, finde ich, dass ich ziemlich angespannt bin.
> **T:** Gleichzeitig erzählen Sie mir die Begegnung mit A. ganz ruhig und sachlich, so als würde sie Sie innerlich gar nicht berühren. Vielleicht löst sie doch mehr Anspannung aus, als Sie zunächst annahmen?

Einen *plötzlichen Themenwechsel* des Patienten sollten Sie stets ansprechen, da darin ein für den weiteren Behandlungsverlauf wichtiges Widerstandsphänomen zum Ausdruck kommen kann. Versuchen Sie, den Patienten zu dem ursprünglichen Thema »zurückzuholen« und zu verstehen, aus welchen Gründen dieses für den Patienten so unangenehm war, dass er es vorgezogen hat, das Thema zu wechseln.

> (Der Patient wechselt das Thema.)
> **T:** Ich weiß nicht, ob es Ihnen aufgefallen ist, dass Sie jetzt das Thema gewechselt haben und über Y und nicht mehr über X sprechen.
> **P:** Stimmt. Mir war dazu nichts mehr eingefallen.
> **T:** Das wundert mich eigentlich. Vielleicht hatten wir einen unangenehmen Punkt berührt.
> **P:** Hm.
> **T:** Immerhin hatten wir über Ihr Verhältnis zu A. gesprochen, und da hatten Sie sich ja ohnehin unwohl gefühlt.
> **P:** Ja, ist mir schon unangenehm.
> **T:** Wollen wir uns das Gefühl genauer ansehen?

In späteren Phasen der Therapie kommt es vorrangig darauf an, *neue Verhaltensweisen* auszuprobieren. Widerstandsphänomene können sich dann in der Neigung des Patienten äußern, trotz besseren Wissens an althergebrachten maladaptiven oder destruktiven Mustern des Verhaltens festzuhalten:

> **T:** Natürlich ist es ein Risiko, ein neues Verhaltensmuster auszuprobieren. Es ist sicherer, auf die alten, wenn auch nicht guten, aber doch vertrauten Verhaltensmuster zurückzugreifen und die bekannten Nachteile in Kauf zu nehmen. Versuchen wir im Einzelnen zu schauen, was Sie daran gehindert hat, das neue Verhalten auszuprobieren.

Kenntnisse über typische Ängste, die zu Widerstandsphänomenen führen können, sind überaus nützlich. So resultiert eine weitere Quelle von Widerständen daraus, dass Patienten nicht zwischen *Gedanken* und *Impulsen* auf der einen Seite und *Handlungen* auf der anderen Seite unterscheiden können. Es ist dann notwendig, dies klar herauszustellen, besonders wenn – wie oft bei zwanghaft strukturierten Patienten – die kindlich magische Vorstellung vorherrscht, aus Gedanken könnte Realität werden.

Es sollte nicht unerwähnt bleiben, dass Sie die Möglichkeit haben, Patienten auch durch Ihr *nonverbales Ausdrucksverhalten* mit unbewussten Widerstandsphänomenen zu konfrontieren. Wenn Sie auf einen Patienten, der affektiv belastendes Material lächelnd vorträgt, nicht lächelnd reagieren, sondern mit ernstem Gesichtsausdruck eingehen, sich also von seinem Lächeln bewusst nicht anstecken lassen, so hat dies bereits indirekt die Wirkung einer Widerstandskonfrontation.

20.4 Der günstigste Zeitpunkt für Deutungen unbewusster Widerstände

Für Widerstandsdeutungen sollte der geeignete Zeitpunkt gewählt werden. Entwickeln Sie ein Gespür dafür, wann der Patient Ihre

Deutung annehmen kann. Ein Patient, der zunächst in seiner psychischen Not verstanden werden will, der sich affektiv entlasten möchte, wird nicht für eine Widerstandsbearbeitung offen sein. Zu früh gegebene Widerstandsdeutungen werden daher bestenfalls »verpuffen«, das heißt unbeachtet bleiben, im ungünstigeren Falle den Patienten zu sehr verunsichern.

Für die Wahl des Zeitpunkts der Intervention können Sie sich gut an dem Leitsatz Greensons (1981/2007) orientieren: *Bewegt der Patient sich auf Bedeutsames zu, sollte man ihn lassen, bewegt er sich davon weg, sollte man eingreifen.* Ein Patient, der lange Zeit seine Affekte zurückgehalten hat und nun Zugang zu ihnen findet, tut einen bedeutsamen Schritt, auch wenn Widerstände unübersehbar sind: Ihn sollte man bei seiner Arbeit am Affekt unterstützen. Bei einem Patienten dagegen, der sich über mehrere Stunden hinweg über Dritte ereifert, ohne dass der therapeutische Prozess dadurch fortschreitet, sollte dringend der Widerstand analysiert werden.

Es ist gut, auf Hinweise zu achten, mit denen ein Patient anzeigt, dass er zu einer Widerstandsanalyse (noch) nicht bereit bzw. in der Lage ist, weil entweder das Arbeitsbündnis noch nicht hinreichend gefestigt ist oder weil der Affekt zu bedrohlich ist, gegen dessen Bewusstwerdung sich der Widerstand richtet. Im Allgemeinen signalisieren Patienten, dass eine Widerstandsbearbeitung verfrüht oder aus anderen Gründen nicht geboten ist, dadurch, dass sie unruhig und ängstlich werden oder dadurch, dass die Widerstandsphänomene deutlich ansteigen.

20.5 Wie viel Angst darf bei der Widerstandsanalyse mobilisiert werden?

Das Ausmaß der Angst, das bei der Widerstandsanalyse und der dadurch herbeigeführten Konfrontation mit bedrohlichen Wünschen und negativen Affekten mobilisiert werden sollte, kann höchst unterschiedlich sein. Für manche Patienten, die sehr unter den Manifestationen ihrer Abwehr leiden, kann die Konfrontation mit den bis dahin abgewehrten Affekten gut erträglich sein, sodass die Widerstandsanalyse unproblematisch verläuft. Bei anderen Patienten kann die Widerstandsanalyse zu einer deutlichen, aber noch erträglichen Angstentwicklung führen, die in einer tragfähigen therapeutischen Beziehung gut aufgefangen werden kann. Schließlich kann die Angstentwicklung so stark sein, dass es zu einer nachhaltigen Destabilisierung kommen kann – wenn nicht in einer Gegenbewegung ein Wiederanstieg des Widerstands einsetzt.

Das Ausmaß der entstehenden Angst hängt weitgehend davon ab, wie weit aktuelle Beziehungen durch die freiwerdenden Emotionen betroffen sind. Wenn infantile Wünsche (z. B. ödipal-inzestuöse Wünsche) ins Bewusstsein treten, so mögen sie zwar für den Moment als bedrohlich erlebt werden, sie verlieren jedoch ihren Schrecken, sobald sie klar der Vergangenheit zugeordnet werden können und deutlich wird, dass aktuelle Beziehungen davon nicht berührt sind. Mit wesentlich stärkerer Angstentwicklung ist dagegen zu rechnen, wenn z. B. aggressive Impulse in einer nahen Beziehung abgewehrt werden müssen, weil das sonst freiwerdende destruktive Potenzial diese Beziehung zerstören würde und dadurch massive Verlassenheitsängste ausgelöst würden. In ähnlicher Weise werden bei der Analyse einer idealisierenden Abwehr Angstniveau und Widerstandsphänomene geringer sein, wenn es weitere gute innere oder äußere Objekte im Leben des betroffenen Patienten gibt, jedoch umso höher, je mehr sich der Patient genau von dieser Person existenziell abhängig fühlt.

Ein *optimales Angstniveau*, oder – in anderer Formulierung – ein *optimales Widerstandsniveau* ist erforderlich, um therapeutische Veränderungen herbeizuführen (König 1995). Ein zu geringes Angstniveau bzw. zu hohes Widerstandsniveau hat zur Folge, dass die therapeutische Arbeit bezüglich des aktuell behandelten Problems erfolglos bleibt, ein zu hohes Angstniveau führt zur Destabilisierung oder zum Anstieg des Widerstands und gefährdet den Therapieerfolg ebenfalls. Ob ein optimales Angst- bzw. Widerstandsniveau erreicht ist, lässt sich am ehesten den Reaktionen des Patienten auf die Widerstandsdeutung entnehmen. Dabei können nonverbale Signale wertvolle Hinweise liefern. Patienten zeigen ein optimales Angst- bzw. Widerstandsniveau an, wenn sie nachdenklich und leicht verunsichert, aber nicht destabilisiert wirken. Das optimale Angst- bzw. Widerstandsniveau ist nicht erreicht, wenn Patienten sich durch die widerstandsanalytische Intervention emotional unbeeindruckt zeigen; es ist überschritten, wenn Zeichen manifester Angst oder Symptombildungen einsetzen.

Ein vorübergehender Anstieg des Widerstands nach einer Widerstandsdeutung spricht zunächst dafür, dass der Patient mit der Widerstandsdeutung emotional erreicht wurde. Für Ihr weiteres Vorgehen ist es entscheidend, ob Sie im Verlauf der Therapiestunde ein Absinken des Widerstandsniveaus beobachten und der Patient einen Zugang zu der als bedrohlich erlebten Affektivität findet. Nur dann sollten Sie die Widerstandsanalyse fortsetzen. Beobachten Sie keinen Rückgang des Widerstandsniveaus, sollten Sie davon ausgehen, dass die Widerstandsanalyse momentan (noch) zu ängstigend ist, und zumindest zum gegenwärtigen Zeitpunkt auf eine Fortsetzung der widerstandsanalytischen Arbeit verzichten.

In vielen Fällen wird es Ihnen möglich sein, das zu erwartende Angst- bzw. Widerstandsniveau aufgrund des Strukturniveaus und der Qualität der inneren Objektbeziehungen im Voraus abzuschätzen.

Angstmobilisation bei der Widerstandsanalyse

Eine Widerstandsanalyse kann umso konfrontativer erfolgen,
- je ausgeprägter die Behandlungsmotivation ist,
- je introspektionsfähiger der Patient ist,
- je positiver die äußeren und verinnerlichten Objektbeziehungen sind,
- je größer die Ich- bzw. Abwehrstärke ist,
- je leichter der Patient seine Symptome mit intrapsychischen oder interpersonellen Konflikten in Verbindung bringen kann,
- je besser der Zugang zur Affektivität ist. (Sifneos 1987)

Umgekehrt bedürfen bestimmte Patienten einer besonders schonenden und taktvollen Konfrontation mit Widerstandsphänomenen, da hier leicht das optimale Angst- bzw. Widerstandsniveau überschritten wird. Zu dieser Gruppe gehören
- Patienten mit Motivationsproblemen,
- weniger introspektionsfähige Patienten,
- Ich-schwache, das heißt abwehrlabile Patienten,
- Patienten mit negativen frühen Objekterfahrungen und ungünstigen verinnerlichten Objektbeziehungen,
- Patienten mit erschwertem Zugang zu Affekten sowie
- Patienten mit Schwierigkeiten, ihre Symp-

tomatik mit intrapsychischen oder interpersonellen Konflikten zu verknüpfen.

Trotz dieser allgemeinen klinischen Richtlinien werden Sie in der Praxis häufig genug das optimale Angst- bzw. Widerstandsniveau durch ein vorsichtiges, »vortastendes« Vorantreiben des widerstandskonfrontativen Prozesses anhand der Reaktionen des Patienten »entlang den Linien der Abwehr« herausfinden müssen. Die erforderliche Dosis widerstandskonfrontierender Interventionen kann dabei in Abhängigkeit von der *Stabilität der Abwehr* des Patienten variieren. Patienten mit stabiler und ich-syntoner Abwehr benötigen unter Umständen einen kräftigen und hartnäckigen widerstandsanalytischen Zugriff, der auch eine heftigere argumentative Auseinandersetzung nicht scheut. Ohne ein gewisses Maß an Angst und Verunsicherung lässt sich ein zementiertes, unter Umständen charakterologisch fixiertes Ich-syntones Abwehrmuster nicht Ich-dyston machen. Die kräftige und angstfreie Argumentation eines stabil und Ich-synton abwehrenden Patienten in Reaktion auf Ihre Intervention zeigt Ihnen an, dass das optimale Angst- bzw. Widerstandsniveau noch nicht erreicht ist und der Patient noch höhere Dosen der Widerstandskonfrontation »verträgt«, um zu der therapeutisch notwendigen Verunsicherung zu gelangen:

T: Da haben Sie sich geärgert.
P: Nein, überhaupt nicht.
T: Ich an Ihrer Stelle hätte mich geärgert.
P: (Leicht gereizt.) Ich habe mich da wirklich nicht geärgert.
T: Ich frage mich, wie es kommt, dass Sie sich nicht geärgert haben. Ich bin sicher, die meisten Menschen hätten sich in einer solchen Situation geärgert.
P: (Entschieden, leicht ärgerlich.) Worüber hätte ich mich ärgern sollen? Mag sein, dass andere sich da geärgert hätten, *ich* jedenfalls habe *mich* nicht geärgert.
T: Es war Ihnen ganz wichtig, dass *Sie* sich da *nicht* geärgert haben.
P: Richtig.
T: Damit sagen Sie, dass es im Grunde für Sie auch einen Anlass gegeben hätte, sich zu ärgern.
P: Ja, vielleicht.
T: Aber Sie wollten sich nicht ärgern.
P: Ich glaube, ich wäre vor Wut geplatzt.

Vorsicht ist geboten, wenn *Zeichen der Destabilisierung* in Form von manifester Angst oder in Form von Symptombildungen einsetzen. Sie sollten dann auf die Fortsetzung des widerstandskonfrontativen Prozesses verzichten; evtl. sollten Sie angstreduzierende sowie abwehr- und allianzstärkende Interventionen in Erwägung ziehen. Ein Anstieg des Widerstands, der ein Übermaß an Verunsicherung anzeigt, sollte ebenfalls den Verzicht auf weitere Widerstandsanalyse nahe legen, da ein Insistieren im Allgemeinen nur zusätzliche Widerstandsphänomene hervorruft oder schließlich doch zur Dekompensation des Abwehrsystems führt. Besser ist es, den widerstandsanalytischen Prozess zu einem anderen Zeitpunkt wieder aufzunehmen.

Es ist notwendig, die Art der Widerstandskonfrontationen auf die Qualität der Abwehrorganisation des Patienten abzustimmen. Entscheidend ist, wie fragil oder stabil die Abwehrorganisation des Patienten im Hinblick auf die Abwehr des aktuell behandelten Phänomens ist:

- Bei Patienten mit *fragiler Abwehr* schmerzhafter oder bedrohlicher Affekte sollten Sie eine Widerstandskonfrontation mit viel empathischem Verständnis für das Vermeidungsverhalten und für die Notwendigkeit des Schutzes vor Affekten formulieren.
- Bei einer fragilen Abwehr im Rahmen von Entwicklungspathologien müssen Sie stets mit der Wirksamkeit *negativer Übertra-*

gungen rechnen. Überträgt der Patient ein frühes verurteilendes oder herabsetzendes Objekt auf Sie, können selbst schonende und mit viel Verständnis für die Abwehrbedürfnisse formulierte Konfrontationen von ihm im Sinne einer Verurteilung oder Herabsetzung interpretiert werden. Sie sollten daher vorsichtig vorgehen und die Reaktionen des Patienten beachten: Geht der Patient angemessen mit meiner Intervention um? Oder wirkt er ängstlich, feindselig, bedroht oder verwirrt? Reagiert er mit einem erneuten Widerstandsphänomen, indem er gar nicht auf die Intervention eingeht oder von etwas anderem spricht? Im letzteren Falle sollte die Widerstandskonfrontation zunächst nicht vertieft werden. Vielfach hilft nur eine konsequente Analyse der negativen Übertragung (▸ Kap. 22) unter sorgfältiger Beachtung der Gegenübertragung (▸ Kap. 23).

- Bei Patienten mit *stabiler Abwehrstruktur* können Sie die Widerstandskonfrontation durchaus mit argumentativer Hartnäckigkeit und mit Nachdruck betreiben und die Formulierung ggf. mit einem Schuss – wohlmeinender, möglichst humorvoller – Aggressivität versetzen. Dies sollten Sie jedoch nur tun, wenn Sie sicher sind, dass der Patient die Intervention nicht als Herabsetzung und Kritik, sondern als Ausdruck Ihres energischen Engagements versteht. Bitte beachten Sie, dass Widerstandskonfrontation nichts mit der Entlastung des Therapeuten von einer aggressiv getönten Gegenübertragung zu tun hat.
- Bei Patienten mit einer *stabilen Abwehrstruktur* ist es Ihre Aufgabe, die für die Bewusstwerdung des pathogenen Konflikts analysebedürftige Abwehr im Rahmen der Widerstandsanalyse Schritt für Schritt zu lockern. Dabei sollten Sie auch vor kognitivem und argumentativem Vorgehen nicht zurückschrecken. Eine einmalige Intervention würde »verpuffen«, der Patient würde einfach darüber hinweggehen. Für manche Therapeuten, die mit einem vorwiegend empathisch-supportiven Vorgehen vertraut sind, bedarf es einiger Umgewöhnung, die aber notwendig ist, um auch Patienten mit sehr stabiler Abwehr zu erreichen.

Ein narzisstisch strukturierter Vorgesetzter beklagt sich, dass die Arbeitsleistung seiner Mitarbeiter in den letzten Wochen drastisch nachgelassen hat. Es wird deutlich, dass er durch seine arrogante Art die Mitarbeiter gegen sich aufbringt, die seitdem »Dienst nach Vorschrift« machen. Der Therapeut hat dieses maladaptive Verhalten thematisiert.

P: Es ist nicht mein Problem, wenn die anderen sich durch mich herablassend behandelt fühlen.

T: Wirklich nicht?

P: Warum sollte ich mich darum kümmern?

T: Nun, Sie erleben, dass sie ihre Arbeit dadurch schlechter machen.

P: Das stört mich nicht.

T: Das stört Sie nicht?

P: (Zögert.) Na ja, irgendwie doch. Aber es ist nicht sicher, dass es an meiner Art liegt, wenn die ihre Arbeit schlechter machen. Es liegt vielmehr an ihrer Faulheit.

T: Ich hatte Sie so verstanden, dass Sie die verminderte Arbeitsleistung erst in den letzten Wochen beobachtet haben. Und ich kann mir nicht vorstellen, dass die Leute vorher alle fleißig waren und jetzt alle faul geworden sind.

P: Kann sein, dass es das nicht ist … Aber warum soll ich mir Gedanken machen, wie die sich fühlen? Die sollen ihre Arbeit machen.

T: Ich möchte das genauer verstehen. Einerseits ist es Ihnen gleich, ob die Mitarbeiter sich herabgesetzt fühlen oder nicht, andererseits ist es Ihnen überhaupt nicht gleich, wenn deshalb die Arbeit schlechter ausgeführt wird.

P: (Plötzlich laut.) Mir ist es eben ein Gräuel, dass ich mich nach den Leuten richten soll.
Es nervt mich unglaublich.

> **T:** Es ärgert Sie – und kränkt Sie auch?
> **P:** Was heißt »kränkt«? Es nervt mich.
> **T:** Wollen wir schauen, warum es Sie so stark nervt, wenn Sie sich auf Ihre Leute einstellen sollen?

Stabilität der Abwehr ist nicht mit Rigidität zu verwechseln. Es gibt rigide Abwehrorganisationen, die nur vordergründig stabil wirken, in Wirklichkeit aber instabil sind und leicht zur Dekompensation neigen. *Stabile* Abwehrmuster sind daran zu erkennen, dass ein Patient argumentativ kräftig »dagegenhält« und keine Zeichen der Unsicherheit erkennen lässt. *Pseudostabil-rigide* Abwehrmuster sind demgegenüber daran zu erkennen, dass ein Patient unflexibel und irrational an den gleichen Argumentationsfiguren festhält, unruhig und unsicher wird und im Extremfall den Eindruck erweckt, als kämpfe er verzweifelt um den Erhalt seiner Abwehr.

Sie sollten keine Scheu vor der Konfrontation mit Widerstandsphänomenen haben, wo dies notwendig ist. Es kommt nicht selten vor, dass notwendige Widerstandskonfrontationen aus Sorge unterbleiben, man könne den Patienten kränken und über Gebühr belasten. Tatsächlich erleben Patienten Widerstandskonfrontationen im Allgemeinen als hilfreich, solange sie taktvoll vorgebracht werden und solange nicht unerkannte negative Gegenübertragungsaffekte einfließen.

Im folgenden Beispiel geht es um die Konfrontation mit einem abgewehrten Affekt als auslösende Bedingung für Kopfschmerzen bei *stabiler Abwehrlage*. Auch hier wird vom Therapeuten argumentativ gegengehalten.

> **T:** Haben Sie eine Vorstellung, wodurch Ihre Kopfschmerzen ausgelöst worden sind?
> **P:** Ich habe keine Ahnung.
> **T:** Wirklich keine Ahnung?
> **P:** Ich habe schon darüber nachgedacht, mir ist nichts eingefallen.
> **T:** Wie war es denn am Wochenende? Wie war die Beziehung zu Ihrer Frau?
> **P:** Nichts Besonderes. Es war alles harmonisch.
> **T:** Ich kann es mir nicht vorstellen, dass alles harmonisch war – nach dem, was Sie mir in der letzten Sitzung über die Beziehung zu Ihrer Frau erzählt haben.
> **P:** Ich weiß nicht, was Sie meinen.
> **T:** Nun, Sie hatten sich über die kontrollierende und beherrschende Art Ihrer Frau beklagt.
> **P:** Diesmal war da nichts ... Na ja höchstens, als sie mich angeschnauzt hat, warum ich den Mülleimer nicht heruntergebracht habe. Das war nicht so gut.
> **T:** Wie war das denn für Sie?

Anders dagegen bei *labilen Abwehrmustern*, wie in dem folgenden Beispiel:

> (Ein Patient mit einer Borderline-Persönlichkeitsstörung berichtet über Schikanen auf der Arbeitsstelle.)
> **P:** Mir war klar, die Frau hatte es auf mich abgesehen. Die wollte mich fertig machen.
> **T:** Vielleicht. Aber könnte es nicht auch damit zusammenhängen, dass Sie die Frau mit Ihrem Verhalten provoziert haben?
> **P:** (Ängstlich, feindselig.) Was wollen Sie damit sagen? Wollen Sie damit sagen, dass ich an der ganzen Sache schuld bin?
> **T:** Nein, das möchte ich nicht. Ich wollte lediglich mit Ihnen schauen, ob es auch auf Ihrer Seite Anteile gibt, die zu der Eskalation beigetragen haben können.
> **P:** Sie glauben mir nicht?

Die Reaktion dieses Patienten zeigt, dass der Therapeut für das Strukturniveau des Patienten zu konfrontativ vorgegangen ist. Der Patient hat nicht kräftig dagegen argumentiert, wie bei einer stabilen Abwehr, sondern er hat eine regressivere Form der Abwehr aktiviert, die schon paranoide Züge trägt. Durch die zweite Intervention des Therapeuten ist das Arbeitsbündnis ernsthaft in Gefahr geraten. Günstiger wäre ein solches Vorgehen:

P: Mir war klar, die Frau hatte es auf mich abgesehen. Die wollte mich fertig machen.
T: Erzählen Sie es genauer. Was war vorgefallen?
P: Ich hatte gesagt, ich würde die Akten künftig anders ordnen.
T: Halten Sie es für möglich, dass die Frau Ihre Äußerung missverstanden hat? Dass sie gedacht hat: Jetzt will er alles anders machen?
P: Kann ich mir nicht vorstellen. Die hat was gegen mich.
T: Es muss für Sie ein furchtbares Gefühl sein, wenn Sie morgens zur Arbeit kommen und davon überzeugt sind: Die hat was gegen mich.
P: Ja, ich habe schon Angst, wenn ich losfahre.
T: Wir sollten uns Gedanken machen, wie Sie mit einer so schwierigen Situation fertig werden können.

Therapeutischer Umgang mit unbewussten Widerständen

- Vorantreiben des widerstandskonfrontativen Prozesses anhand der Reaktionen des Patienten »entlang den Linien der Abwehr«
- optimales Angst- bzw. Widerstandsniveau anstreben
- Zeitpunkt der Widerstandskonfrontation auf Patientenbedürfnisse abstimmen
- Stil der Widerstandsanalyse ist abhängig von der Abwehrstruktur:
  - bei stabiler Abwehrstruktur hartnäckig, entschieden, argumentativ, evtl. humorvoll-aggressiv (cave: Ausagieren einer aggressiven Gegenübertragung!)
  - bei fragiler Abwehrstruktur vorsichtig, empathisch

20.6 Nicht deutender Umgang mit Widerstandsphänomenen

Nicht immer ist es zweckmäßig oder nötig, Widerstandsphänomene zu analysieren. Dies gilt vor allem für Patienten, bei denen eine Widerstandsanalyse zu viel Angst mobilisieren könnte. Besonders bei leichteren Widerstandsphänomenen gelingt es oft, sie zu überwinden.

Sprechen Sie dann das jeweilige Verhalten an und bitten Sie den Patienten, sein Verhalten zu ändern. Einige Beispiele:

- Wenn ein Patient häufig zu spät kommt, können Sie ihn bitten, pünktlich zu kommen.
- Wenn ein Patient häufig das Thema wechselt, können Sie ihn auffordern, bei einem Thema zu bleiben.
- Indem Sie einen Patienten, der aus Ängsten oder Schamgefühlen über ein für ihn wichtiges Thema von sich aus nicht spricht, gezielt auf diese Thematik ansprechen, geben Sie ihm gleichsam die Erlaubnis, über das zu sprechen, dessen er sich schämt.
- Wenn nötig, können Sie auch eine rationale Erläuterung hinzufügen, warum das jeweilige Verhalten für das Erreichen der Therapieziele nachteilig oder mit ihnen nicht vereinbar ist.
- Wenn z. B. Patienten viel schriftliches Material mit in die Sitzung bringen, können Sie ihnen sagen, dass der verbale Austausch therapeutisch effektiver ist.

Ob Sie Widerstandsphänomene analysieren oder den Patienten dazu anhalten sollen, sie zu überwinden, ist eine Frage der therapeutischen Zweckmäßigkeit. Bei manchen Patienten können Sie durch die Aufforderung, einen leichteren Widerstand zu überwinden, unproblematisch den therapeutischen Prozess wieder in Gang bringen, ohne viel Zeit für eine

Widerstandsanalyse aufwenden zu müssen, die für die Arbeit an den Therapiezielen verloren ginge. Bei anderen Patienten wird es nicht gelingen, den Widerstand zu überwinden, ohne die zugrunde liegenden Ängste zu verstehen. Bei wieder anderen Patienten kann es gerade sehr nützlich sein, auch ein leichteres Widerstandsphänomen in der therapeutischen Beziehung zu analysieren, weil es in anderer Form in vielen Lebensbereichen ebenso auftritt und zu Schwierigkeiten führt.

20.7 Negative therapeutische Reaktion

Als ein besonderes Widerstandsphänomen kann die sogenannte »negative therapeutische Reaktion« bezeichnet werden. Von negativer therapeutischer Reaktion sprechen wir, wenn Patienten auf Fortschritte in der Therapie paradox reagieren, wenn es nach ermutigender Erfahrung und vorübergehender Besserung wieder zu einer Verschlechterung des Zustandsbildes des Patienten kommt. Sie tritt besonders dann auf, wenn Sie mit dem Behandlungsverlauf zufrieden sind und wenn auch der Patient selbst erkennen muss, dass ein Fortschritt eingetreten ist und ihm geholfen wurde (Freud 1923). Die Gründe dafür können vielfältig sein und erfordern ein unterschiedliches therapeutisches Vorgehen (Horney 1936; Sandler et al. 2015; ▸ auch Tab. 20-1).

- Für eine negative therapeutische Reaktion kann ein »unbewusstes Schuldgefühl« oder »Strafbedürfnis« verantwortlich sein (Freud 1923). Über-Ich-Impulse verhindern die Erfüllung des Wunsches nach Besserung, da der symptomfreie Zustand die Erfüllung unbewusster Kindheitswünsche repräsentiert, deren Befriedigung als innerlich verboten erlebt wird. Für ein solchermaßen zum Ausdruck kommendes Widerstandsphänomen hat Freud den Begriff »Über-Ich-Widerstand« vorgeschlagen. Bei traumatisierten Patientinnen finden sich besonders häufig Schuldgefühle bei jeder Form der Selbstfürsorge, weil sie davon überzeugt sind, einen selbstfürsorglichen Umgang nicht zu verdienen (Wöller 2013). Oft spielen bei negativen therapeutischen Reaktionen auch intensive Bin-

Tab. 20-1 Gründe für eine negative therapeutische Reaktion und Möglichkeiten der therapeutischen Beeinflussung

Mögliche Gründe	Therapeutische Beeinflussung
unbewusste Schuldgefühle • wegen der Erfüllung »verbotener« infantiler Wünsche • wegen der Lockerung masochistischer Bindungen an frühe Bezugspersonen	Klärung und Deutung
masochistische Persönlichkeitszüge	psychoanalytisch-interaktionelles Vorgehen
übertragungsbedingt verzerrte Wahrnehmung der Intervention	Übertragungsanalyse im Hier und Jetzt
Deutungen werden als kränkend erlebt	Patient soll Deutung selbst finden
Ängste vor den Folgen einer Besserung	Klärung

dungen an ambivalent geliebte Personen der Kindheit eine wichtige Rolle, wobei die Vorstellung einer Besserung hieße, die Bindung an diese Personen zu lockern, was Schuldgefühle und Trennungsängste auslösen würde (Limentani 1981). In der negativen therapeutischen Reaktion kann sich der Patient dann der Bindung an diese Person versichern (Loewald 1972). Prüfen Sie in diesen Fällen, ob eine weitere aufdeckende und verstehende Klärung dieser Psychodynamik aussichtsreich ist.

- Masochistische Persönlichkeitszüge können ebenfalls für negative therapeutische Reaktionen verantwortlich sein, wenn Selbstwert und das Gefühl, geliebt zu werden, an Leiden gebunden ist (Freud 1924). Diese Patienten können das Gefühl, geliebt zu werden, nur dann entwickeln, wenn sie angegriffen oder misshandelt werden (Wöller 1994, 1998b). Bei ausgeprägten masochistischen Pathologien kann ein konfliktaufdeckendes Vorgehen schwierig bis unmöglich sein, da Deutungsversuche als Angriffe verstanden werden. Meist sind psychoanalytisch-interaktionelle Vorgehensweisen Erfolg versprechender (Rohde-Dachser 1986).
- Negative therapeutische Reaktionen können eine Folge der Art und Weise sein, wie Patienten Ihre Interventionen subjektiv wahrnehmen. So können Patienten Ihre Deutungen unter dem Einfluss ihrer jeweiligen Übertragungsdisposition als Ausdruck einer feindseligen, verurteilenden, beschämenden, zurückweisenden oder verachtenden Haltung Ihrerseits wahrnehmen. Dies im Sinne einer Übertragungsanalyse im Hier und Jetzt zu klären (▸ Kap. 22), kann eine höchst wichtige und lohnende Aufgabe sein.
- Negative therapeutische Reaktionen können auch einsetzen, wenn Patienten mit einem Ressentiment und einem Gefühl der Kränkung und des Neids auf Ihr Können und auf Ihre »guten« Deutungen reagieren. Durch ein Akzeptieren Ihrer Deutung würden sie sich in der Konkurrenz mit Ihnen zu sehr unterlegen fühlen, was sich negativ auf ihr Selbstwertgefühl auswirken würde. Wenn Patienten dazu neigen, mit Ihnen zu konkurrieren, und den Neid auf Ihre »guten Deutungen« nicht ertragen können, ist es besser, Deutungen klarifizierend und konfrontierend vorzubereiten und den Patienten die Deutung selbst finden zu lassen.
- Schließlich kann es vorkommen, dass Patienten sich vor den Folgen der eingetretenen Besserung fürchten. Trauen sie sich in sozialen und beruflichen Bezügen mehr zu, so besteht im Falle des Erfolges die Möglichkeit, dass sie den Neid anderer auf sich ziehen, so wie sie selbst auf die Erfolge anderer neidisch sind. Im Falle des Misserfolges würden andere so über sie herfallen, wie sie selbst unbewusst über andere herfallen möchten. Die therapeutische Arbeit besteht dann darin, die Auswirkungen einer Besserung und die daraus resultierenden Ängste sorgfältig zu untersuchen.

Weiterführende Literatur

Ermann M (2014). Widerstand. In: Mertens W, Waldvogel B (Hrsg). Handbuch psychoanalytischer Grundbegriffe. 4. Aufl. Stuttgart: Kohlhammer; 1078–83.

Mertens W (2015). Widerstandsanalyse. In: Mertens W (Hrsg). Einführung in die psychoanalytische Therapie. Bd. 3. 3. Aufl. Stuttgart: Kohlhammer.

Sandler J, Dare C, Holder A (2015). Die Grundbegriffe der psychoanalytischen Therapie. 11. Aufl. Stuttgart: Klett-Cotta.

Wöller W (2022). Blockaden des therapeutischen Prozesses und mentale Zustände des Therapeuten In: Wöller W. Psychodynamische Psychotherapie. Lehrbuch der ressourcenorientierten Praxis. Stuttgart: Schattauer; 471–563.

21 Übertragungsphänomene erkennen

Die Diagnose von Übertragungsmanifestationen

Wolfgang Wöller und Johannes Kruse

21.1 Was ist Übertragung?

Ein Patient vermittelt Ihnen das Gefühl, dass er die Therapie als hilfreich und unterstützend erlebt, während ein anderer Patient, dem gegenüber Sie sich nicht wesentlich anders verhalten haben, Ihnen heftige Vorwürfe macht und Ihnen vorhält, Sie würden ihm immer die Schuld an allem geben, Sie würden ihn nicht ernst nehmen, Sie würden ihn nur von sich abhängig machen, um ihn schließlich doch fallen zu lassen. Sie empfinden das Verhalten des zweiten Patienten als unangemessen und fragen sich, was diesen Patienten veranlasst, die therapeutische Situation derart verzerrt zu erleben.

Wir sprechen von dem Phänomen der *Übertragung*, das den Umstand beschreibt, dass jede zwischenmenschliche Beziehung und vor allem jede therapeutische Beziehung durch Gefühle, Gedanken, Erwartungen und Verhaltensweisen beherrscht sein kann, die allein aus der aktuellen interpersonellen Interaktion nicht erklärbar sind, sondern am ehesten als *Wiederholungen früher Beziehungsformen* verstehbar sind. Allgemein lässt sich sagen, dass Übertragungsphänomene durch eine erhebliche Rigidität gekennzeichnet sind, mit der Patienten die an sich vieldeutige Realität der therapeutischen Beziehung unter Gesichtspunkten der *Merkmalsähnlichkeit* mit frühen Bezugspersonen verzerrend konstruieren (Arlow 1979). Dies führt dazu, dass gefühlshafte Einstellungen und Verhaltensmuster in zahlreichen interpersonalen Situationen unbewusst *wiederholt* werden. Man kann auch sagen, eine Übertragung ist »eine spezifische Illusion, die sich in Bezug auf eine andere Person einstellt und die ohne Wissen des Subjekts in einigen ihrer Merkmale eine Wiederholung der Beziehung zu einer bedeutsamen Figur der eigenen Vergangenheit darstellt« (Sandler et al. 2015).

Kognitionspsychologisch kann das Phänomen der Übertragung als ein unbewusster Aspekt der sozialen Kognition aufgefasst werden. Es besagt, dass die Wahrnehmungen einer Person und ihre affektiven Reaktionen gegenüber sich selbst und anderen stark durch die Aktivierung von Vorstellungen signifikanter Beziehungen aus der Vergangenheit beeinflusst werden (Andersen & Baum 1994). Heute werden Übertragungsphänomene in den Neurowissenschaften weithin anerkannt, auch wenn unterschiedliche Begriffe verwendet werden, um den allgegenwärtigen Einfluss früherer Erfahrungen auf die Gegenwart zu bezeichnen. Es handelt sich um eine zum großen Teil dem prozeduralen Gedächtnis angehörende Grunderwartung, die sich auf aktuelle Beziehungen richtet (Berner 2002). Edelman (1990) spricht von »erinnerter Gegenwart«. Systemtheoretisch kann Übertragung als ein »attraktiver Systemzustand« (Gumz et al. 2008) verstanden werden.

Der von Greenson (1981/2007) eingeführte Begriff des *Unangemessenen* zur Charakterisierung von Übertragungsphänomenen als »verzerrter« Wahrnehmung der Realität im Sinne einer Verwechslung von Gegenwart und Vergangenheit ist unter dem Blickwinkel einer modernen Zwei-Personen-Psychologie nicht unproblematisch. Eine solchermaßen objektivierende Sichtweise macht die von vielfältigen Gegenübertragungseinflüssen geprägte Therapeutenperspektive zum einseitig bestimmenden Maßstab und vernachlässigt den Umstand der im interpersonellen Feld gemeinsam konstruierten Realität.

Tatsächlich ist eine systematische Unterscheidung zwischen *Übertragungsbeziehung* und *Realbeziehung* nicht möglich; jede Realbeziehung enthält Übertragungselemente, und jede Übertragung wird durch Aspekte der Realität des Therapeuten ausgelöst. Ausgehend von bestimmten realen Merkmalen der Person des Therapeuten wird ein Patient ihm weitere Merkmale zuschreiben, die ihm von frühen Bezugspersonen vertraut sind und die seine Reaktionen prägen. Andererseits wird auch der Therapeut unvermeidlich durch unbewusste Aspekte seiner Gegenübertragung (▸ Kap. 23) zur Entwicklung der Übertragung des Patienten beitragen. Wir sprechen von gemeinsamen Übertragungs-Gegenübertragungs-Inszenierungen (Binder 1998), in denen Therapeut und Patient miteinander eine reale, konflikthafte Beziehung erleben (Körner 1990).

Das Phänomen der Übertragung betrifft in besonderem Maße die therapeutische Beziehung und gibt ihr eine charakteristische Färbung. In verkürzter Form wird oft von »Übertragung« oder »Übertragungsbeziehung« gesprochen, wenn die Übertragung auf den Therapeuten gemeint ist; bei Übertragungsphänomenen auf andere Personen spricht man auch von »Außen-Übertragungsbeziehungen«. Aus Gründen der Vereinfachung werden wir uns dieser Konvention anschließen und von »Übertragung« sprechen, wenn wir die Übertragung auf den Therapeuten meinen.

21.2 Wahrnehmung von Übertragungsmanifestationen

Sie sollten an die Möglichkeit von Übertragungsmanifestationen denken,

- wenn die Reaktionen Ihres Patienten Ihnen, bezogen auf die Gegebenheiten der aktuellen therapeutischen Situation, *unangemessen, verzerrt oder unverständlich* vorkommen, wenn Ihnen seine Gefühlsreaktionen *übermäßig intensiv oder schwach* erscheinen, wenn sie in einer für den Anlass ungewöhnlichen Weise zu *fehlen* oder überhaupt *nicht zu der Situation zu passen* scheinen oder wenn seine Verhaltensweisen für Sie aus dem *Kontext des Besprochenen nicht ableitbar sind* – wenn ein Patient die Angst äußert, Sie könnten ihn für das, was er sagt, verurteilen oder verachten, besteht die Möglichkeit, dass er auf Sie eine verurteilende oder bestrafende frühe Bezugsperson »überträgt«, vor der er Angst haben musste oder von der er sich verachtet fühlte;
- wenn Ihr Patient, indem er *über dritte Personen in der Außenwelt spricht*, indirekt Gefühle, Wünsche oder Sichtweisen erwähnt, die ebenso auf Sie und die therapeutische Situation zutreffen könnten (Übertragungsanspielungen nach dem Prinzip der Verschiebung) – wenn ein Patient fortgesetzt darüber spricht, wie sehr eine dritte Person ihn verurteilt oder verachtet, und während der Therapiestunde sorgsam darauf achtet, dass er Ihnen keinen Anlass zu kritischer Bewertung gibt, ist es ebenfalls möglich, dass er in der Übertragung Sie als ein verurteilendes und verachtendes Objekt erlebt;
- wenn Ihr Patient, indem er *über sich selbst spricht*, indirekt Gefühle, Wünsche oder Sichtweisen erwähnt, die genauso auf Sie und Ihre Handhabung der therapeutischen Beziehung zutreffen könnten (Über-

tragungsanspielungen nach dem Prinzip der Identifikation) – wenn Ihr Patient fortgesetzt davon spricht, wie wenig Interesse er seinen Mitmenschen entgegenbringt, ist es möglich, dass er Sie in der Übertragung als ein Objekt erlebt, das wenig Interesse an ihm zeigt (Mertens 2011, S. 152–90).

Wir unterscheiden verschiedene Typen von Übertragungsphänomenen:

- *Positive Übertragungsphänome* nehmen wir an, wenn der Patient Ihnen, ohne Sie näher zu kennen, positive Merkmale einer guten Elternfigur zuschreibt: Fürsorglichkeit, Verlässlichkeit, die Bereitschaft, ihm zu helfen, ihn ernst zu nehmen usw. Entsprechend wird er sich vertrauensvoll auf die therapeutische Beziehung einlassen, sich öffnen und Hilfe annehmen ohne Angst vor Zurückweisung, Demütigung oder Kritik. Solche positiven Übertragungsphänomene sind für die Entwicklung eines tragfähigen Arbeitsbündnisses von großem Nutzen.
- Von *negativen Übertragungsphänomenen* sprechen wir, wenn der Patient von der Erwartung oder Überzeugung beherrscht ist, dass Sie ihn für das, was er sagt, verachten oder verurteilen, dass Sie ihn nicht ernst nehmen, dass Sie sich heimlich über ihn lustig machen, dass Sie ihn nur für eigene Zwecke missbrauchen oder ausbeuten wollen usw. Oder der Patient ist überzeugt davon, dass Sie für das, was er sagt, ohnehin kein Interesse aufbringen; dass Sie sich rächen werden, wenn er kritische Äußerungen macht; dass Sie ihn nur dann schätzen, wenn er ein bestimmtes Wohlverhalten zeigt usw. Ein Patient, der Angst hat, von Ihnen für das, was er sagt, verurteilt oder verachtet zu werden, wird es vermeiden, darüber in der Therapie zu sprechen; stattdessen wird er möglicherweise auf weniger brisante Themenbereiche ausweichen und somit ein Verhalten zeigen, das Sie als Widerstandsphänomen einzuordnen gewohnt sind.
- Aspekte einer *erotisierten* oder *sexualisierten Übertragung* können sich beispielsweise in der Überzeugung eines Patienten widerspiegeln, von Ihnen erotisch oder sexuell begehrt zu werden, oder in Verhaltensweisen, mit denen sich der Patient Ihnen als attraktiver Sexualpartner zu präsentieren versucht.

Nun ist es jeweils eine Frage der Perspektive, ob Sie die genannten Phänomene in der therapeutischen Beziehung primär als Übertragungsphänomene oder primär als Aspekte der Realbeziehung auffassen wollen (▸ Kap. 5.4). Was im Einzelfalle zweckmäßig ist, muss jeweils neu im jeweiligen Kontext und unter dem Blickwinkel der therapeutischen Nützlichkeit überlegt werden.

- So kann es im Falle eines Patienten, der nach einer ausbeuterischen therapeutischen Beziehung in Ihre Behandlung kommt, sinnvoll sein, die Sorge, er könne von Ihnen ausgebeutet werden, als eine *reale Befürchtung* zu verstehen, während es bei einem anderen Patienten nützlich sein kann, die gleiche Sorge als Ausdruck einer *Übertragung* aufzufassen, innerhalb derer Ihnen Aspekte negativer Beziehungserfahrungen aus seiner Vergangenheit zugeschrieben werden.
- Ebenso kann es im Falle eines Patienten, der Ihnen vorwirft, Sie würden ihm nicht zuhören, würden wesentliche Begebenheiten seiner Biografie verwechseln und seien ohnehin nicht an seinem Schicksal interessiert, durchaus hilfreich und notwendig sein, wenn Sie sich selbst auf der *Ebene der Realität* zugestehen, dass Sie, möglicherweise aus Ermüdung oder aus anderen Gründen, für den Patienten wichtige Sach-

verhalte nicht korrekt aufgefasst haben und dass auch eigene bewusste oder unbewusste Gegenübertragungsaspekte zu einer Verringerung Ihres Interesses beigetragen haben mögen. Darüber hinaus kann es jedoch ebenso sinnvoll sein, eine *Übertragung* von Merkmalen des desinteressierten und abwesenden Vaters zu vermuten und weitere Aspekte dieser Übertragung zu erkunden.

Allgemein lässt sich sagen, dass es umso nützlicher ist, von einer Übertragungsreaktion auszugehen, je häufiger ähnliche als ungewöhnlich empfundene Reaktionen auftreten und je stärker die Sicht des Patienten auf eine bestimmte, durch frühere Beziehungserfahrungen verstehbare Sichtweise eingeengt ist. Bei der Frage, ob Sie ein Phänomen der therapeutischen Beziehung primär als Übertragungsphänomen oder als Phänomen der Realbeziehung betrachten sollten, empfehlen wir Ihnen grundsätzlich, *beide Perspektiven* einzunehmen, um der Tatsache Rechnung zu tragen, dass wahrscheinlich Realaspekte und Übertragungsaspekte zu dem aktuellen Erleben beigetragen haben, und im Einzelfalle abzuwägen, wie hoch der Anteil der Realität und der Anteil der Übertragung sein dürften. Dabei scheint uns ein *Oszillieren zwischen beiden Perspektiven* am ehesten dazu beizutragen, eine vorschnelle Festlegung auf eine der beiden Sichtweisen zu vermeiden.

Übertragungen können sich während des therapeutischen Prozesses schnell oder allmählich ausbilden. Von ihrer Intensität her können Übertragungen mild oder heftig sein. Schnelle und heftige Übertragungsentwicklungen sprechen in der Regel für eine ich-strukturelle Störung.

Übertragungsphänomene

- lassen sich in positive, negative und erotisierte (sexualisierte) Übertragungen unterteilen
- werden meist durch Aspekte der Realbeziehung ausgelöst (»Übertragungsauslöser«)
- können besonders bei Ich-strukturellen Störungen schnell und heftig auftreten

21.3 Auswirkungen von Übertragungsmanifestationen auf die Therapie

Übertragungsphänomene können die Behandlung erleichtern oder erschweren. Die Bereitschaft eines Patienten zur Übertragung kann somit eine wertvolle Ressource sein, aber für die Behandlung auch erhebliche Probleme mit sich bringen.

- So kann eine *mild positive Übertragung*, bei der gute Erfahrungen aus der Elternbeziehung auf Sie als Therapeuten übertragen werden, den Fortgang der Behandlung sehr fördern. Auch eine gewisse Idealisierung Ihrer Person kann, wenn sie nicht mit einer übermäßigen Verzerrung der Realitätswahrnehmung verbunden ist, durchaus mit einem günstigen Behandlungsverlauf verbunden sein. Nicht günstig für den Verlauf der Therapie sind dagegen grob verzerrende, »primitive« Idealisierungen Ihrer Person, wie sie z. B. bei Borderline-Patienten vorkommen.
- *Negative Übertragungsphänomene* in Form von Misstrauen oder Ängsten vor Zurückweisung und Verurteilung, vor Trennung und vor Ausbeutung, die in den frühen Objektbeziehungen entstanden und verinnerlicht sind und durch Merkmale der aktuellen realen therapeutischen Situation ausgelöst worden sind, können die therapeutische Beziehung zu Ihnen empfindlich

stören und zu Widerstandsphänomenen führen. Sie können aber auch eine große Chance für die Therapie darstellen, da sie Ausdruck einer Tendenz des Patienten sind, diese negativen Aspekte des Erlebens in der therapeutischen Beziehung zu aktualisieren, wo sie kompetent und empathisch angenommen und einer verstehenden Bearbeitung zugeführt werden können. So gesehen können negative Übertragungen eine Belastung für die Therapie darstellen, aber bei entsprechend fachkundiger Handhabung auch eine wertvolle Ressource sein. Wenn es Ihnen gelingt, mithilfe der einsichtsfördernden Techniken der Klarifikation, Konfrontation und Deutung diese Übertragungsphänomene zu analysieren und so aufzulösen, können Sie damit nicht nur die Voraussetzung für eine optimierte Zusammenarbeit schaffen, Sie können Ihrem Patienten dadurch auch eine relevante positive Beziehungsneuerfahrung vermitteln (▶ Kap. 18).

- Ähnliches gilt für *erotisierte* oder *sexualisierte Übertragungen*. Sie können einerseits zu hartnäckigen Widerstandsphänomenen Anlass geben. Solange Patienten darauf hoffen, von ihrem Therapeuten eine Erwiderung ihrer übertragungsbedingten Liebesgefühle zu erhalten, werden sie therapeutischen Veränderungen nicht zugänglich sein. Wenn ein Patient der Überzeugung ist, den Therapeuten als Liebesobjekt zu gewinnen, wenn er sich von seiner attraktivsten Seite zeigt, wird er es naturgemäß vermeiden, die ihn bedrückenden Sorgen, Ängste und Probleme anzusprechen. Auf der anderen Seite kann sich auch die Chance ergeben, dass durch die Annahme der Liebesgefühle und das empathische Durcharbeiten des Verzichts ihrer Realisierung Fixierungen an die Liebesobjekte der Kindheit gelöst und neue Entwicklungsmöglichkeiten eröffnet werden – letzteres allerdings eher in einer analytischen Psychotherapie.

21.4 Therapeutische Haltung gegenüber Übertragungsphänomenen

Wie wir gesehen haben, wird eine einfache Unterscheidung zwischen Realbeziehung und Übertragungsbeziehung der Komplexität der therapeutischen Situation nicht gerecht. Vielmehr erleben Therapeut und Patient eine *reale konflikthafte Beziehung*, die von realen und Übertragungselementen durchdrungen ist. Wir empfehlen, eine Haltung einzunehmen, welche die Bereitschaft zu einem Oszillieren zwischen beiden Positionen und einen häufigeren Perspektivenwechsel impliziert. Dies erfordert die Fähigkeit, sich auf ein gemeinsames Übertragungs-Gegenübertragungs-Szenario (Binder 1998) einzulassen, um mit dem Patienten eine gemeinsame, vom dynamisch wirksamen Unbewussten bestimmte Szene zu gestalten (Körner 1989) und gleichzeitig eine *objektivierend-distanzierende Position* einzunehmen, aus der heraus Realbeziehung und Übertragungsbeziehung systematisch voneinander getrennt werden.

Oft wird es auch vom Patienten und seinen strukturellen Gegebenheiten abhängen, ob Sie eher zu einer Haltung des Sich-Einlassens oder zu einer eher objektivierend-distanzierenden Position neigen. So wird es Ihnen in der Arbeit mit einem Patienten mit Konfliktpathologie auf neurotischem Strukturniveau leichter möglich sein, sich auf eine gemeinsam gestaltete unbewusste Szene einzulassen, während bei der Arbeit mit Ich-strukturell gestörten Patienten, bei denen sich grobe übertragungsbedingte Verzerrungen der Realität finden, eine objektivierend-distanzierende Position hilfreicher sein kann.

21.5 Interaktioneller Teil der Übertragung

Die Übertragung kann direkte Auswirkungen auf das Erleben und Verhalten der Interaktionspartner haben. Daher sollten Sie damit rechnen, dass in der therapeutischen Situation auch Ihr konkretes Verhalten durch Übertragungen des Patienten beeinflusst und mitgestaltet wird.

Wie wir in Kapitel 19.5 schon dargestellt haben, versuchen Patienten fortgesetzt, *innere Objektbeziehungen zu aktualisieren*, indem sie unbewusst versuchen, Sie zu einer Rollenübernahme zu bewegen und Sie dahingehend zu manipulieren, dass Sie sich entsprechend der Rollenzuweisung verhalten (Sandler 1976). Dadurch werden bei Ihnen Verhaltensweisen hervorgerufen, die eine Szene komplettieren, in welcher der Patient die Rolle des Selbstanteils und Sie die Rolle des Objektanteils der inneren Objektbeziehung übernehmen, oder aber eine Szene, bei der die Rollen umgekehrt verteilt sind. Aktualisierungsdruck des Patienten und Rollenübernahme des Therapeuten gehören untrennbar zusammen.

Es ist weder möglich noch sinnvoll, sich dem Aktualisierungsdruck zu entziehen und die Rollenübernahme zu verweigern. Wichtig ist vielmehr eine Haltung der Bereitschaft, sich auf eine solche Rollenübernahme einzulassen und gleichzeitig eine distanzierende Haltung einzunehmen, die notwendig ist, um die entstandene Szene zu verstehen.

Im Zusammenhang mit der Aktualisierungstendenz der Patienten ist ihre Neigung zu sehen, in anderen Menschen – und besonders in Therapeuten – negative Emotionen »unterzubringen«. Nicht wenige Patienten induzieren, um sich von eigenen negativen Selbstanteilen – eigenen Ohnmachtgefühlen, Ängsten, Minderwertigkeitsgefühlen, Schuldgefühlen usw. – zu entlasten, in anderen Menschen unbewusst eben diese negativen Affekte. In Psychotherapien kommt dies in zunächst unerklärlichen negativen Gegenübertragungsreaktionen aufseiten des Therapeuten zum Ausdruck. König (1982) spricht hier vom »interaktionellen Anteil der Übertragung«.

Wirksam ist dabei der von Melanie Klein (1962) erstmalig beobachtete und von Ogden (1979) konzeptualisierte Abwehrmechanismus der *projektiven Identifizierung*. Gemeint ist ein Prozess, in dem ein Patient einen unerwünschten oder bedrohlichen Selbstanteil in einer anderen Person »deponiert«, wo er ihn kontrollieren kann. So wie Personen dazu neigen, zur inneren Druckentlastung spannungsreiche Selbst-Objekt-Repräsentanzen so zu modifizieren, dass Teile davon in Personen der Außenwelt verlagert, das heißt *externalisiert* werden – da es weniger belastend ist, dem Druck negativer Interaktionen von außen zu begegnen, als ihm von innen ausgesetzt zu sein –, können sie auch negative Selbstanteile externalisieren und sich mit den Objektanteilen identifizieren. Es bedarf dafür geeigneter Interaktionspartner, die dazu bereit sind, diese negativen Selbstanteile aufzunehmen.

Das »Containing« als therapeutische Haltung beruht auf diesem Prinzip, dass Patienten zeitweise ihre negativen Selbstanteile dem Therapeuten zur Aufbewahrung überlassen, um sie später in »metabolisierter«, gereinigter Form von ihm zurückzuerhalten.

Weiterführende Literatur

Freud S (1912/2006). Zur Dynamik der Übertragung. Frankfurt a. M.: Fischer Taschenbuch Verlag.

Greenson RR (1981/2007). Technik und Praxis der Psychoanalyse. 9. Aufl. Stuttgart: Klett-Cotta.

Herold R, Weiß H (2014). Übertragung. In: Mertens W, Waldvogel B (Hrsg). Handbuch psychoanalytischer Grundbegriffe. 4. Aufl. Stuttgart: Kohlhammer; 1005–20.

Krutzenbichler S (2008). Die Übertragungsliebe. Forum Psychoanal; 24: 33–45.

Mertens W (2000, 2003, 2015). Einführung in die psychoanalytische Therapie. Bd. 1–3. 3. Aufl. Stuttgart: Kohlhammer.

Scharff J (2005). Das Sexuelle in der psychoanalytischen Praxis. Psyche – Z Psychoanal; 59: 1047–60.

Thomä H, Kächele H (2006). Übertragung und Beziehung. In: Thomä H, Kächele H. Lehrbuch der psychoanalytischen Therapie. Gesamtband. Berlin, Heidelberg: Springer.

Wöller W (2013). Therapeuten als Täter oder Retter? Traumatische Übertragungen. In: Wöller W. Trauma und Persönlichkeitsstörungen. 2. Aufl. Stuttgart: Schattauer; 422–36.

Wöller W (2014). Therapeutische Beziehung und Übertragung. In: Wöller W. Bindungstrauma und Borderline-Störung. Ressourcenbasierte psychodynamische Therapie. Stuttgart: Schattauer; 92–106.

Wöller W (2022). Unbewusstes bewusst machen. In: Wöller W. Psychodynamische Psychotherapie. Lehrbuch der ressourcenorientierten Praxis. Stuttgart: Schattauer; 357–415.

22 Übertragungen analysieren oder begrenzen?

Möglichkeiten und Grenzen der Arbeit mit der Übertragung

Wolfgang Wöller und Johannes Kruse

22.1 Möglichkeiten der Übertragungsanalyse

Es besteht kein Zweifel, dass die Analyse der Übertragung, korrekt angewendet, ein äußerst wertvolles therapeutisches Instrument darstellt. Empirische Untersuchungen bei Kurzzeittherapien bestätigen grundsätzlich die Bedeutung von Übertragungsdeutungen. Der Begriff der Übertragungsdeutung wird hier in einem umfassenderen technischen Sinne verstanden und bezieht die sogenannten Vorformen der Deutung, die Klärung und die Konfrontation, mit ein. Auf der Basis älterer Studien war die Übertragungsdeutung vielleicht etwas überschwänglich und voreilig als die Interventionsform bezeichnet worden, die von allen psychodynamisch-psychotherapeutischen Maßnahmen am stärksten mit einem positiven Behandlungserfolg verbunden ist. In diesen Untersuchungen war die Prognose am besten, wenn Übertragungsdeutungen schon frühzeitig in der Behandlung eine wesentliche Rolle spielten (Malan 1976; Marziali 1984). Solchermaßen lineare Zusammenhänge werden von neueren Studien nicht mehr bestätigt. Diese deuten vielmehr darauf hin, dass die Qualität und Genauigkeit von Übertragungsdeutungen von größerer Bedeutung für den Behandlungserfolg sind als ihre Quantität (Piper et al. 1993). Die neueren Studien machen deutlich, dass bei Patienten auf höherem Strukturniveau mit einem guten Behandlungsergebnis dann gerechnet werden kann, wenn Übertragungsdeutungen maßvoll eingesetzt werden und in hohem Maße »passend« sind (Henry et al. 1994; Høglend 1993b; Piper et al. 1993).

Bei Patienten auf geringerem Strukturniveau ist hingegen Vorsicht gegenüber der Verwendung von Übertragungsdeutungen geboten. Auf der Basis älterer Untersuchungen wurde der Gebrauch von Übertragungsdeutungen bei diesen Patienten durchweg kritisch gesehen. So fanden Piper et al. (1993, 1998), dass eine höhere Dichte an Übertragungsdeutungen lediglich bei höher strukturierten Patienten günstig war; bei Patienten mit strukturellen Störungen deutete eine hohe Konzentration an Übertragungsdeutungen dagegen auf einen ungünstigen Verlauf hin. Bei Winston et al. (1994) ergab sich ein Zusammenhang zwischen den Reaktionen der Patienten auf Übertragungsdeutungen und der Qualität ihrer Objektbeziehungen. Besonders Patienten, die keine nahen Bezugspersonen hatten, reagierten auf Übertragungsdeutungen häufiger mit Verletzung, Ärger und Rückzug. Høglend (1996) fand einen ungünstigeren Behandlungsverlauf, wenn bei persönlichkeitsgestörten Patienten häufiger Übertragungsdeutungen zum Einsatz kamen. Auch wird davor gewarnt, bei schlechtem Arbeitsbündnis Übertragungsdeutungen einzusetzen, um das Bündnis wiederherzustellen (Bond et al. 1998). In einer Untersuchung zu Prädiktoren für Therapieabbrüche kamen Piper et al. (1993) zu dem Ergebnis, dass vor allem das Bestehen des Therapeuten auf Übertragungsdeutungen gegen den Widerstand des Patienten zu Therapieabbrüchen führte.

Bemerkenswert ist in diesem Zusammenhang eine neue Studie, die zu einem günstigeren Urteil über den Einsatz von Übertragungsdeutungen bei strukturell schwachen Patienten gelangt. So hatten Übertragungsdeutungen in der Untersuchung von Høglend et al. (2011) gerade auch bei Patienten mit niedrigem Niveau der Objektbeziehungen und gerade dann, wenn das therapeutische Arbeitsbündnis nicht stabil war, einen günstigen Effekt. Dieser Effekt war deutlich durch den Wirkfaktor der Einsicht vermittelt (Johansson et al. 2010). Wir können daher annehmen, dass wir bei Patienten, die den Wirkfaktor Einsicht nutzen können, und vermutlich bei einem hinreichend supportiven und auf die Beziehungsbedürfnisse strukturell gestörter Patienten abgestimmten Interventionsstil nicht auf das Instrument der Übertragungsdeutung verzichten müssen.

Wir beschränken uns bei der Darstellung der Übertragungsanalyse zunächst auf Patienten mit höherem oder mittlerem Strukturniveau. In den Abschnitten 22.8 bis 22.10 wird auf den Umgang mit Übertragungen bei strukturell gestörten Patienten eingegangen.

Was nun die Frage betrifft, wie die Übertragungsanalyse therapietechnisch durchzuführen ist, hat sich in den letzten Jahrzehnten ein beträchtlicher Wandel der Auffassungen vollzogen:

- Nach *klassischer* Auffassung, wie sie vor allem von Greenson (1981/2007) vertreten wurde, sollten Übertragungsphänomene dann klärend, konfrontierend und deutend analysiert werden, wenn sie zum Widerstand geworden sind, das heißt, wenn sie die therapeutische Arbeit beeinträchtigen.
- Nach *neuerer* Auffassung, wie sie vor allem von Gill (1982) sowie Gill & Hoffman (1982) vorgetragen wurde, kann die Übertragungsanalyse darüber hinaus dazu dienen, vielfältige Ängste, Wünsche oder Erwartungen der Patienten in der aktuellen therapeutischen Beziehung zu entfalten und zu klären, in der sie wegen der Unmittelbarkeit des Erlebens optimal bearbeitet werden können.

Wir werden zunächst (▶ Abschn. 22.2) die klassische und anschließend (▶ Abschn. 22.3–22.7) die neuere Auffassung der Übertragungsanalyse darstellen.

22.2 Die Übertragung ist zu analysieren, wenn sie zum Widerstand geworden ist

Bei einem Patienten, der fortgesetzt zu spät zur Therapie kommt, der auf Ihre Interventionen nicht eingeht, der sich unklar und verschwommen ausdrückt, der Ihnen wesentliche Informationen vorenthält, werden Sie ein *Widerstandsphänomen* vermuten, das am ehesten mit seiner Beziehung zu Ihnen und zur therapeutischen Situation in Zusammenhang stehen dürfte. Dabei können *reale Aspekte* der therapeutischen Situation ebenso eine Rolle spielen wie *Übertragungsaspekte*. Wenn im Folgenden von Übertragungsbeziehung oder von Übertragungsanalyse gesprochen wird, so soll dies in einem *umfassenden Verständnis von Übertragung* erfolgen, das neben Übertragungsaspekten immer auch deren Auslöser in der aktuellen therapeutischen Realität einbezieht.

Tatsächlich können viele Widerstandsphänomene nur vor dem Hintergrund der aktuellen Übertragungssituation in dem genannten umfassenden Sinn verstanden werden. Wenn ein Patient nicht über seine Affekte spricht, immer wieder abschweift, sich unklar ausdrückt oder über unwichtige Dinge spricht, weil er fürchtet, von Ihnen so negativ behandelt zu werden, wie er von frühen Bezugspersonen behandelt wurde, oder wenn er durch angepasstes Wohlverhalten hofft, Ihre Zuwendung zu erlangen, wenn also Ängste, Wünsche, Erwartungen usw., die aus frühen Objekterfahrungen stammen, nun auf Sie übertragen werden, verwundert es nicht, dass die Übertragung ihn an der Weiterarbeit hindert.

Es ist auch hier von großem Nutzen, sich an die Funktion von Widerstandsphänomenen zu erinnern (▸ Kap. 20.1). Wie Widerstandsphänomene allgemein dem Schutz von Beziehungen dienen, so haben auch Übertragungswiderstände für den Patienten die Funktion, die therapeutische Beziehung vor negativen Affekten und Impulsen – vor Ängsten, Scham- und Schuldgefühlen sowie vor aggressiven, libidinösen und vielen anderen »verpönten« Impulsen – zu schützen.

- Folgerichtig vermeiden Patienten es unbewusst, zur Kenntnis zu nehmen, dass sie sich vor negativen Affekten oder bedrohlichen Impulsen Ihnen gegenüber schützen – wir sprechen vom *Widerstand gegen das Bewusstwerden der Übertragung.*
- Ebenso werden sie Ihrem Versuch, sie mit ihren Übertragungsängsten und -wünschen zu konfrontieren, einen Widerstand entgegensetzen – *den Widerstand gegen die Auflösung der Übertragung* (Gill 1982).

Wenn Ihr Patient in seiner therapeutischen Arbeit durch ein Übertragungsphänomen behindert wird, sollten Sie nach klassischer Auffassung vorrangig klärend und konfrontierend auf diesen Übertragungswiderstand eingehen, um dem Patienten so die Weiterarbeit zu ermöglichen.

Bei der Frage, welche Strategien Sie im Umgang mit Übertragungsphänomenen entwickeln, können Sie sich an den folgenden Grundsätzen orientieren:

- Übertragungsphänomene mit günstigem Einfluss, vor allem *mild positive Übertragungen*, sollten Sie nicht analysieren; diese günstigen Einflüsse sollen sich nach Möglichkeit ungehindert auswirken können. Lediglich dann, wenn aus der mild positiven Übertragung eine *erotisierte Übertragung* wird oder wenn sich eine realitätsverzerrende *idealisierende Übertragung* ausbildet, ergibt sich die Notwendigkeit einer Analyse und Begrenzung dieser Phänomene. Bei länger dauernden tiefenpsychologisch fundierten Psychotherapien kann es nötig sein, auch positive Übertragungen zu analysieren, wenn durch sie regressive Abhängigkeits- sowie Versorgungswünsche gefördert oder feindselige Gefühle an ihrer Entfaltung gehindert werden.
- *Negative Übertragungsphänomene* sollten immer dann, wenn sie zu Widerstandsphänomenen führen und dadurch die Therapie behindern, analysiert und dadurch begrenzt werden. Nur in Ausnahmefällen kann unter den Bedingungen einer unaufgelösten negativen Übertragung behandelt werden.
- Gleiches gilt für *erotisierte* oder *sexualisierte Übertragungen.* Auch sie behindern meist den Therapiefortschritt im Sinne eines Widerstandes und bedürfen der Analyse und Begrenzung.

Anders als in der regressionsfördernden analytischen Psychotherapie sollen Übertragungen in der tiefenpsychologisch fundierten Psychotherapie *nicht anwachsen.* Es soll nicht zu einer regressiven Vertiefung der Übertragung kommen, und es soll sich *keine Übertragungsneurose* ausbilden.

Eine unbeabsichtigte Übertragungsneurose entsteht besonders leicht dann, wenn negative Übertragungsmanifestationen nicht erkannt und angesprochen werden und dadurch ungehindert anwachsen können.

Übertragungsneurosen können auch in Kurztherapien auftreten. Auch hier kann sich bei einem Patienten z. B. der Eindruck oder die Überzeugung einstellen, der Therapeut sei ebenso missgünstig wie die Mutter, ebenso distanziert wie der Vater. Es steht jedoch nicht die Zeit wie in der analytischen Psychotherapie zur Verfügung, um diese Übertragungen aufzulösen. Dem tiefenpsychologisch arbeitenden Therapeuten sollte daher sehr daran gelegen sein, dem Auftreten einer regressiven Übertragungsneurose entgegenzuarbeiten.

Nach überwiegender Auffassung besteht die sicherste Methode, um der Entwicklung einer Übertragungsneurose und der damit verbundenen Widerstandsphänomene entgegenzuwirken, darin, die negativen oder erotischen Übertragungsgefühle des Patienten frühzeitig zu erkennen und zu deuten, um sie zu begrenzen. Ohne Frage vermindern Sie die Wahrscheinlichkeit schwerwiegender Widerstände am besten dadurch, dass Sie negative Emotionen, Feindseligkeit, sexuelle Impulse oder intensive Abhängigkeitswünsche des Patienten, sobald sie spürbar werden, an die Oberfläche bringen, wo sie verstanden und bearbeitet werden können. Sie sollen exploriert und geklärt, gedeutet und begrenzt werden, bevor sie als Widerstand wirksam werden können.

Besonders bei Patienten mit *Ich-strukturellen Störungen* und bei *traumatisierten Patienten* ist ein deutender Umgang mit Übertragungsphänomenen nicht immer möglich oder nicht indiziert; dann ergibt sich die Notwendigkeit, negative Übertragungen aktiv zurückzuweisen, um sie zu begrenzen. Wir werden darauf noch ausführlicher eingehen (▸ Abschn. 22.7; Kap. 29; Kap. 39).

Indikation zur Übertragungsanalyse nach klassischer Auffassung

Keine Analyse der Übertragung:
- bei guter therapeutischer Arbeit
- bei mild positiver Übertragung

Übertragungsanalyse:
- wenn die Übertragung zum Widerstand wird
- bei negativer Übertragung
- bei erotisierter bzw. sexualisierter Übertragung
- bei verzerrender idealisierender Übertragung

22.3 Die Übertragungsanalyse als Beziehungsklärung im Hier und Jetzt

Nach *neuerer Auffassung*, wie sie vor allem von Gill & Hoffman (1982) vertreten wurde, ergeben sich über die genannte – unverzichtbare – Anwendung hinaus noch weitere wertvolle Möglichkeiten der Nutzung der Übertragungsanalyse. Die Übertragungsanalyse kann dazu beitragen, konflikthafte Beziehungsphänomene unterschiedlicher Art *in der therapeutischen Beziehung* zu klären.

- Mit der Übertragungsanalyse können wir unseren Patienten helfen, die in der Beziehung zu uns auftretenden und meist mit Angst, Scham- und Schuldgefühlen verbundenen Wünsche und Fantasien im Hier und Jetzt zu erleben und zu akzeptieren.
- Das Auftauchen sonst ängstigender, beschämender oder mit Schuldgefühlen verbundener Wünsche in der schützenden Atmosphäre der therapeutischen Situation ermöglicht Ihren Patienten eine sonst nicht verfügbare *Unmittelbarkeit des affektiven Erlebens*, wie sie für therapeutische Veränderungen unverzichtbar ist

(▶ Kap. 11.1), und darüber hinaus durch Ihren wohlwollenden klärenden, konfrontierenden und deutenden Umgang mit den Phänomenen die Chance einer *wirklich affektiven Einsicht* und letztlich *eine positive neue Beziehungserfahrung.*

Eine solche Auffassung impliziert, dass Sie Übertragungsphänomene nicht nur dann analysieren sollten, wenn sie im engeren Sinne als Widerstandsphänomene die Weiterarbeit behindern, sondern auch dann, wenn Affekte, Wünsche und Überzeugungen, welche die Beziehung zu Ihnen betreffen, nicht recht zur Sprache kommen können. Sie finden dies in Therapien, in denen ein Patient sehr gut an seinen Außenbeziehungen arbeitet, aber Aspekte, welche die Beziehung zu Ihnen betreffen, in auffälliger Weise ausspart. Indem sich die Einfälle des Patienten nur auf außerhalb der therapeutischen Situation liegende Probleme und Beziehungen beschränken, ist es ihm möglich, »gute« therapeutische Arbeit zu leisten und gleichzeitig die Beziehung zu Ihnen vor Ängsten, Schamgefühlen und anderen negativen oder bedrohlichen Gefühlen, Wünschen und Impulsen zu schützen.

Wenn es dem Patienten mithilfe der Übertragungsanalyse nun möglich wird, in einer Sicherheit vermittelnden Atmosphäre auch mit seinen negativen und als inakzeptabel erlebten Gefühlen, Erwartungen und Wünschen von Ihnen angenommen zu werden, kann dies nach übereinstimmender neuerer Auffassung zu den empirisch gefundenen bedeutsamen therapeutischen Effekten führen.

22.4 Die Identifikation von Übertragungsmanifestationen im Hier und Jetzt

Zur Durchführung der Übertragungsanalyse im Hier und Jetzt werden Sie im ersten Schritt versuchen, mögliche Übertragungsindikatoren zu identifizieren.

- Achten Sie auf alle Äußerungen des Patienten, die Ihnen Hinweise geben können, *wie er die aktuelle therapeutische Situation erlebt.* Registrieren Sie besonders aufmerksam Gefühle, Gedanken, Fantasien, Überzeugungen und Verhaltensweisen, die sich direkt oder indirekt auf die Beziehung zu Ihnen und auf die Therapie beziehen könnten: Ängste, Scham- oder Schuldgefühle Ihnen gegenüber, aber auch Ärger, Wut und Ohnmachtempfindungen; Überzeugungen oder Vermutungen des Patienten zu Ihrer Person und zur Behandlung; Vermutungen, was Sie zu den besprochenen Inhalten und über den Patienten denken; Fantasien, was Sie außerhalb der therapeutischen Situation tun und vieles mehr. Verhaltensweisen des Patienten Ihnen gegenüber und in der therapeutischen Situation können ebenfalls wichtige Hinweise liefern.
- Versuchen Sie nicht nur, die bewussten Affekte, Wünsche, Impulse und Erwartungen zu identifizieren, sondern fragen Sie sich, über welche Affekte, Wünsche, Impulse und Erwartungen der Patient Ihnen gegenüber *gerade nicht spricht.*
- Nicht immer äußern die Patienten ihre übertragungsbezogenen Affekte verbal. Vielfach müssen die Affekte aus dem *Verhalten* und aus *nonverbalen Signalen* erschlossen werden.
- Achten Sie auf *Übertragungsanspielungen:* Beschreibt der Patient beim Sprechen über Personen außerhalb der Therapie oder

auch über sich Affekte, Wünsche, Impulse oder Gedanken, die ebenso gut auf die Beziehung zu Ihnen zutreffen könnten? Gibt es mögliche Hinweise aus der aktuellen Beziehungssituation, die eine solche Sichtweise rechtfertigen könnten?

- Überlegen Sie bei allen *Widerstandsphänomenen*, ob diese mit der Beziehung des Patienten zu Ihnen in Zusammenhang stehen könnten. Fragen Sie sich, ob der Patient möglicherweise die Beziehung zu Ihnen vor negativen oder bedrohlichen Emotionen oder Impulsen schützen möchte.
- Bedenken Sie, dass nahezu alle Übertragungsphänomene durch Elemente der therapeutischen Realbeziehung ausgelöst worden sein können und dass es sich auch um *reale Wahrnehmungen* von Aspekten Ihres Verhaltens handeln kann, die Ihnen, gegenübertragungsbedingt, entgangen sind. Suchen Sie also nach möglichen *Übertragungsauslösern* in der aktuellen therapeutischen Realität. Denken Sie auch daran, dass der Patient Sie im Rahmen seiner Tendenz zur *Aktualisierung* zum »*Mikroagieren*« (Treurniet 1996) verleitet (▸ Kap. 18.5; Kap. 21.5), sodass Ihr Handeln dann wiederum Auslöser für Übertragungen des Patienten werden kann.

22.5 Das Annehmen der Übertragung im Hier und Jetzt

Um die Übertragungsanalyse im Hier und Jetzt zu einem wirksamen therapeutischen Mittel zu machen, ist es von allergrößter Bedeutung, dass Sie alle in der Übertragung auftretenden Ängste, Wünsche, Erwartungen und Befürchtungen des Patienten als solche *im Hier und Jetzt annehmen*. Eine Übertragungsmanifestation anzunehmen heißt, sie als real zu akzeptieren und ernst zu nehmen, da der Patient sie als real erlebt und in seiner Wahrnehmung ernst genommen werden möchte. Dies bedeutet in gewisser Weise, sich zunächst in das Übertragungs-Szenario des Patienten hineinziehen zu lassen, ohne die Übertragung zu schnell zurückzuweisen oder ins Dort und Damals zu verweisen. Im Einzelnen können Sie so vorgehen:

- Wenn Sie mit wichtigen Affekten, Gedanken und Impulsen des Patienten im Hier und Jetzt der therapeutischen Situation konfrontiert sind, greifen Sie diese auf, klarifizieren Sie sie und geben Sie dem Patienten die Sicherheit, dass alle diese Phänomene akzeptiert sind – gleichgültig, ob Sie sie primär für Realwahrnehmungen oder für übertragungsbedingte Verzerrungen halten.

> **T:** Ich habe den Eindruck, dass Sie sich in dieser Sitzung unwohl gefühlt haben. Ist das möglich?

Besonders ergiebig kann es sein, wenn Sie auf subtile Änderungen der Stimmungslage während der Therapiesitzung achten und diese vorsichtig ansprechen.

> **T:** Wie ging es Ihnen gerade? Ich hatte das Gefühl, Sie waren sich nicht sicher, ob Sie etwas sagen wollten oder nicht.
> **P:** Ja, das stimmt. Ich war mir nicht sicher, ob Sie das wirklich interessiert, was ich sage.

- Wenn Sie zu der Überzeugung gelangt sind, dass ein Widerstandsphänomen auf Übertragungseinflüsse zurückzuführen ist, wenn Sie also von einem *Übertragungswiderstand* ausgehen, können Sie ähnlich vorgehen, indem Sie zunächst versuchen, das Widerstandsphänomen anzusprechen.

> **T:** Mir fällt auf, dass Sie gar nicht über die Beziehung zu Ihrer Frau sprechen, obwohl wir beide den Eindruck hatten, dass es gut wäre, darüber zu sprechen.

- Soweit es sich um negative oder andere problematische Affekte oder Impulse Ihnen gegenüber handelt – Ärger Ihnen gegenüber, kränkende Bemerkungen, Vorwürfe, Entwertungen Ihrer Person oder der Therapie usw. –, sollten Sie sich zunächst bemühen, Ihre *Gegenübertragung* zu klären und Distanz zu Ihrem Affekt herzustellen. Vermeiden Sie es, auf die Äußerungen des Patienten so zu reagieren, als seien Sie als vorwiegend reale Person gemeint. Ziehen Sie aber auch die Möglichkeit in Betracht, dass Ihr reales Verhalten und die realen Bedingungen der therapeutischen Situation auslösend gewirkt haben können. Verhalten Sie sich also nicht so, wie Sie es im Alltagsleben tun würden, und vermeiden Sie es auf diese Weise, im Sinne der pathogenen Erwartungen des Patienten zu reagieren. Reagieren Sie also nicht mit Erläuterungen, Rechtfertigungen, Zurechtweisungen oder Beschwichtigungen. Wie im Alltagsleben zu reagieren würde heißen, entsprechend der Ihnen zugewiesenen Rolle zu handeln, statt die zugewiesene Rolle zu reflektieren. Bleiben Sie vielmehr *»in der Szene«*, indem Sie den Patienten auffordern und ermutigen, mehr über sein Erleben zu sagen.
- Bemühen Sie sich, die Übertragungen des Patienten mit Interesse zu verfolgen und gleichsam in der Schwebe zu halten, ohne sich mit seinen Wahrnehmungen komplett zu identifizieren, aber auch ohne die Zuschreibungen von sich zu weisen (Mertens 2011). Bitten Sie den Patienten, mehr darüber zu sagen, wie er die Beziehung zu Ihnen erlebt, und fordern Sie ihn auf, seine angedeuteten Gedanken und Überlegungen genauer auszuformulieren. Aus den Andeutungen lassen sich dann die in der Übertragung wirksamen negativen Überzeugungen entwickeln. Hierbei können die Patienten zu *Übertragungsfantasien* angeregt werden:

> **P:** Schade, dass die letzte Stunde ausgefallen ist.
> **T:** Was denken Sie darüber?
> **P:** Ich frage mich, was Sie in der Zeit gemacht haben.
> **T:** Sie werden eine Vermutung darüber haben.
> **P:** Keine Ahnung.
> **T:** Was denken Sie, was ich vielleicht gemacht haben könnte?
> **P:** Vielleicht hatten Sie eine andere Patientin behandelt.
> **T:** Eine andere Patientin? Was für eine Patientin hätte das gewesen sein können?
> **P:** Vielleicht war sie interessanter als ich, nicht immer so depressiv wie ich.
> **T:** Mir scheint, da kommt eine Überzeugung von Ihnen zum Ausdruck: Wenn eine interessantere Patientin als Sie auftaucht, lasse ich Sie fallen und wende mich ihr zu.
> **P:** Ja, irgendwie glaube ich das. Schließlich bin ich ziemlich uninteressant.
> **T:** Wie geht es Ihnen, wenn Sie sich vorstellen, dass ich andere Patientinnen Ihnen vorziehe?

- Formulieren Sie eine *Hypothese*, die plausibel macht, warum der Patient – auf der Basis seiner übertragungsbedingten Annahmen und Überzeugungen zu Ihrer Person – so reagiert, warum er Ängste, Scham- oder Schuldgefühle in der Beziehung zu Ihnen erleben muss, warum er feindliche Impulse Ihnen gegenüber haben kann usw.

T: Es ist mir gut verständlich, dass Sie hier mit Schamgefühlen reagieren, wenn Sie davon ausgehen müssen, dass ich Ihre Ausführungen für »dummes Zeug« halte.

- Bei *Übertragungswiderständen* können Sie die Affekte erkunden, die aufträten, wenn der Patient das Widerstandsverhalten nicht zeigte, um zu erfahren, vor welchen Affekten er sich in der aktuellen therapeutischen Situation schützen muss. Ziehen Sie andere Beobachtungen heran und äußern Sie empathisch Vermutungen darüber, welche Ängste oder anderen Affekte in der aktuellen Situation aktiv sein können, die das Widerstandsverhalten des Patienten erklären könnten.

T: Ich frage mich, wie Sie sich fühlen würden, wenn Sie hier über Ihre Frau sprächen.
T: Möglicherweise befürchten Sie, ich könnte Ihnen Vorwürfe machen, wie Sie mit Ihrer Frau umgegangen sind.

- Wenn der Patient Ihrer Hypothese zustimmen sollte, können Sie ihn bitten, die mit diesen Affekten verknüpften Fantasien über Ihre Person weiter auszuformulieren. Wenn er das ablehnt, bitten Sie ihn, weitere Überlegungen anzustellen, die sein Widerstandsverhalten erklären könnten.

T: Wenn ich Ihnen Vorwürfe mache – was könnte ich denn zu Ihnen sagen?

- Unterstützen Sie den Patienten, mögliche *Übertragungsauslöser* in der aktuellen Realität zu identifizieren. Dem Patienten soll zunehmend deutlich werden, welchen Anteil die Aspekte der realen Situation und welchen Anteil die Aspekte früherer Beziehungserfahrungen an seinem Erleben haben. Wenn Patienten die Übertragungsauslöser in der aktuellen Realität identifizieren, sollten Sie deren Wahrnehmung ausdrücklich validieren.

P: Dass Sie mich langweilig finden, ist mir in der letzten Sitzung wieder sehr deutlich geworden.
T: Wie kommen Sie darauf, dass ich Sie langweilig finde?
P: Sie haben regelrecht genervt gewirkt.
T: Was an mir hat Sie auf diese Idee gebracht?
P: Ihr Tonfall war so, dass ich dachte, Ihnen ist das alles zu viel.
T: Wenn Sie mich in der letzten Sitzung »genervt« erlebt haben, mag dies vielleicht damit zusammenhängen, dass ich ziemlich müde war.

- Vermeiden Sie es, das aktuelle Übertragungserleben des Patienten allzu schnell mit seinen genetischen Wurzeln in Verbindung zu bringen. Eine vorschnelle genetische Deutung (»Sie erleben mich jetzt so sexualfeindlich, wie Sie früher Ihre Mutter erlebt haben«) würde nicht nur den Übertragungsaffekt entaktualisieren, sondern, was noch wichtiger ist, sie würde dem Patienten vermitteln, dass seine problematischen Gefühle in der aktuellen therapeutischen Beziehung keinen Platz haben dürfen und ins Dort und Damals zu verweisen sind. Der Affekt würde zum alleinigen Problem des Patienten gemacht und aus der aktuellen therapeutischen Beziehung verbannt. Im ungünstigsten Falle könnte bei dem Patienten der Eindruck entstehen, dass seine aktuell erlebten Gefühle unbegründet, unpassend oder inakzeptabel sind.
- Achten Sie bei allen Deutungen der Übertragung auf die *Reaktionen des Patienten.* Ein deutlicher Hinweis für die Stimmigkeit Ihrer Übertragungsdeutung ist es, wenn der Patient Sie fortan als weniger bedrohlich und als hilfreicher erleben kann.

T: Sie hätten mich gerne danach gefragt, ob Sie die Sitzung heute eher beenden könnten, aber Sie haben Angst, ich könnte gekränkt sein, dass Sie unsere Arbeit nicht ernst nehmen, und mich innerlich von Ihnen abwenden. Haben Sie deshalb diesen Wunsch nicht angesprochen?

22.6 Genetische Wurzeln klären und aktuelle Parallelen aufzeigen

Erst später, wenn die Übertragung im Hier und Jetzt angenommen werden konnte, kann auch eine genetische Deutung der Übertragung erfolgen. Sie stellt eine Verbindung her zwischen einer Person der Vergangenheit und der Beziehung zum Therapeuten:

(Der Patient berichtet, wie sich sein Vater über ihn lustig gemacht hat, wenn er über seine Gefühle sprach.)
T: Vermeiden Sie es, über Ihre Gefühle mir gegenüber zu sprechen, weil Sie Angst haben, ich könnte mich darüber lustig machen, so wie es früher Ihr Vater getan hat?

Mindestens ebenso wichtig wie die Rückführung von Übertragungsmanifestationen auf ihre genetischen Wurzeln sind Hinweise auf *Parallelen im aktuellen Umfeld*. Versuchen Sie daher, die in der Beziehung zu Ihnen auftretenden Affekte, pathogenen Überzeugungen und maladaptiven Verhaltensmuster mit dem Erleben des Patienten in seinen wichtigen aktuellen Beziehungen in Verbindung zu bringen.

T: Die Überzeugung, man könnte sich über Sie lustig machen, war ja auch in der Beziehung zu Ihrem älteren Vorgesetzten deutlich geworden.

Am günstigsten ist es, wenn sich ein *gemeinsamer Modus der Objektbeziehung* in der *Übertragungsbeziehung*, in *genetischen Beziehungen* und in *aktuellen Beziehungen* herausarbeiten lässt:

T: Als ich vorhin zu Ihnen sagte: »Wie ging es Ihnen damit?«, hatte ich den Eindruck, Sie fühlten sich unwohl.
P: Ja, ein wenig.
T: Wie war Ihr Gefühl in dem Moment?
P: Ich hatte das Gefühl, Sie nehmen das doch nicht ernst, was ich sagen wollte.
T: Ich mache mich lustig über Sie?
P: Irgendwie, ja.
T: Es ist das gleiche Gefühl wie bei Ihrem Vater und bei Ihrem älteren Vorgesetzten?
P: Ja, es ist ähnlich.

Manchmal aktualisieren die Patienten von sich aus ein Übertragungsgefühl, das nur durch die Verknüpfung mit wichtigen aktuellen oder früheren Bezugspersonen verständlich wird:

P: Ich habe die ganze Zeit das Gefühl, Sie glauben mir doch nicht.
T: (Akzeptierend:) Hm. Wie kommen Sie darauf?
P: Ich weiß es nicht. Einen richtigen Grund gibt es nicht. Ich habe eben so ein Gefühl.
T: Woran erinnert Sie dieses Gefühl? Gab es wichtige Beziehungen in Ihrem Leben, in denen dieses Gefühl häufiger auftrat?
P: Bei meinem Vater hatte ich ganz oft das Gefühl.

In selteneren Fällen ist zu beobachten, dass Patienten von sich aus primär die Übertragungsbeziehung thematisieren, es dabei aber vermeiden, über eine konflikthaftere Beziehung in ihrem aktuellen Umfeld zu sprechen. In diesem Falle wird das Sprechen über die Beziehung zum Therapeuten zu Widerstandszwecken eingesetzt. Es hieße, den Widerstand zu unterstützen, wollte man mit solchen Patienten ausschließlich auf der Ebene der Übertragung arbeiten.

Übertragungsanalyse im Hier und Jetzt

- übertragungsbezogene Affekte und Überzeugungen sowie Widerstandsphänomene erkennen und herausarbeiten
- Übertragungsanspielungen aufgreifen
- Übertragung annehmen: Übertragungsaffekte und -fantasien erkunden, keine vorschnelle Zurückweisung der Zuschreibungen
- Übertragungsauslöser in der aktuellen Realität identifizieren lassen
- Übertragungen vor dem Hintergrund früherer Beziehungserfahrungen deuten
- Parallelen zum aktuellen interpersonellen Umfeld herstellen

22.7 Techniken zur Verstärkung der Übertragungsintensität

Bei der tiefenpsychologisch fundierten Psychotherapie werden Sie nur ausnahmsweise in die Lage kommen, dass Ihnen eine Verstärkung der Übertragungsintensität wünschenswert erscheint. Die Förderung von Übertragungsmanifestationen ist in der Regel der analytischen Psychotherapie und der Psychoanalyse vorbehalten. Eine Therapieform, die die Verstärkung von Übertragungsmanifestationen systematisch nutzt, ist die »Intensive Psychodynamische Kurztherapie« (Davanloo 2001; Gottwik 2009; Tröndle 2005).

Bei folgender, eher selten anzutreffender Konstellation kann sich die Notwendigkeit einer Förderung der Übertragung auch in der tiefenpsychologisch fundierten Psychotherapie ergeben:

- Es liegt – bei ansonsten überwiegend intakter Gesamtpersönlichkeit – eine *umschriebene*, vor allem *ödipal* strukturierte *Konfliktproblematik* vor, die verdrängt ist und zu der Sie wegen einer rigiden Abwehr mit ausgeprägten Formen der Verdrängung oder Verleugnung keinen anderen behandlungstechnischen Zugang finden als durch eine Wiederbelebung des unbewussten Konflikts in der therapeutischen Beziehung. Besonders bei Angstreaktionen und Konversionsstörungen kann dies der Fall sein.
- Der Patient ist ausreichend *Ich-stark*, das heißt er verfügt über eine stabile Abwehrorganisation und über intakte Ich-Funktionen.
- Die therapeutische *Arbeitsbeziehung ist gut*, und der Patient kann ausreichend zwischen Realbeziehung und Übertragungsmanifestationen unterscheiden.

Wir können Techniken, die *übertragungsfördernd* wirken, von solchen unterscheiden, die geeignet sind, Übertragungsreaktionen zu vermindern (► Tab. 22-1).

Sie können die Entwicklung von Übertragungsphänomenen fördern, indem Sie

- den Patienten zur freien Assoziation sowie zur Beschäftigung mit Träumen und Fantasien anregen;
- sich passiver und anonymer verhalten und vor allem sich mit stützenden und erklärenden Interventionen zurückhalten;
- eine gewisse Verunsicherung des Patienten in Kauf nehmen (die allerdings nicht das Arbeitsbündnis gefährden darf);
- wenig auf Aspekte der äußeren Realität eingehen und die Aufmerksamkeit auf die therapeutische Beziehung lenken;
- Anzeichen von Übertragungsmanifestationen zunächst nicht kommentieren, sondern anwachsen lassen;
- den Patienten häufiger mit unbewussten Zusammenhängen konfrontieren und diese unter Bezugnahme auf infantile Konfliktmuster deuten;
- unbewusste Aspekte der aktuellen therapeutischen Situation ansprechen und deuten;
- die Sitzungsdichte erhöhen.

Tab. 22-1 Techniken zur Förderung bzw. Verminderung von Übertragungsmanifestationen (nach Wolberg 1995, S. 695)

Förderung von Übertragungsmanifestationen	Verminderung von Übertragungsmanifestationen
Passivität und Anonymität des Therapeuten; Verringerung der Interventionsaktivität; häufiges Schweigen; kein Eingehen auf Fragen	Aktivität und Realpräsenz des Therapeuten; Verstärkung der Interventionsaktivität; kein längeres Schweigen; Eingehen auf Fragen
Beschäftigung mit der Vergangenheit	Konzentration auf die Gegenwart
»tiefe« Deutungen; Konfrontation mit unbewussten Zusammenhängen; Beschäftigung mit Träumen und Fantasien	oberflächennahe Klärungen und Deutungen; Beschäftigung mit realen Gegebenheiten
Erhöhung der Sitzungsdichte	Verringerung der Sitzungsdichte
zuwartendes Verhalten bei Anzeichen von Übertragungsmanifestationen	sofortiges Ansprechen von Anzeichen negativer oder erotisierter Übertragung und Klärung der Realität; Tolerieren mild positiver Übertragungen
kein aktives Bemühen, sich konträr zu pathogenen Beziehungserwartungen zu verhalten	aktives Bemühen, sich konträr zu pathogenen Beziehungserwartungen zu verhalten

Durch diese Maßnahmen wird sich das allgemeine *Angstniveau* erhöhen; Übertragungsängste und damit verbundene Übertragungsmuster werden aktiviert. Es sollte darauf hingewiesen werden, dass ein solches Vorgehen eine sichere Ich-strukturelle Diagnostik, eine spezifische Indikationsstellung und eine umfassende Ausbildung und Erfahrung voraussetzt.

22.8 Abwehr- und Übertragungsanalyse zur Klärung unreifer Abwehrmechanismen bei strukturellen Störungen

Patienten mit Persönlichkeitsstörungen auf niedrigem Strukturniveau neigen zu unreifen Übertragungen, die umfangreiche Auswirkungen auf die Wahrnehmung ihrer interpersonellen Realität haben und dadurch Anlass zu fortgesetzten Konflikten geben. In der Regel sind schwerwiegende Enttäuschungs- und Kränkungsreaktionen die Folge (Heigl-Evers et al. 1997). Unreife Übertragungen können sich außerordentlich erschwerend auf die therapeutische Beziehung auswirken und das Arbeitsbündnis ernsthaft gefährden. Vorrangiges Ziel bei der Behandlung von Patienten mit Persönlichkeitsstörungen auf niedrigem Strukturniveau muss es daher sein, unreife Übertragungsmanifestationen so gering wie möglich zu halten oder die Auswirkung der unreifen Übertragungen durch Techniken der Übertragungsbegrenzung oder der Übertragungsanalyse einzuschränken.

Was den Umgang mit der Abwehr betrifft, kommen bei diesen Patienten nicht nur *abwehrstärkende* Maßnahmen, sondern auch *abwehranalysierende* Vorgehensweisen zur Anwendung. Die Analyse unreifer Abwehrmechanismen ist deshalb geboten, weil primitive Abwehrmechanismen das Ich und seine Fähigkeit zur Anpassung an die Realität schwächen, indem sie zur Verzerrung der Wahrnehmung beitragen. Soweit primitive Abwehrmechanismen die therapeutische Beziehung betreffen, tragen auch sie erheblich zur Belastung des Arbeitsbündnisses bei. Letztlich führt eine erfolgreiche Analyse primitiver Abwehrmechanismen zu einer Verbesserung der Ich-Funktionen und zu stabileren und befriedigenderen zwischenmenschlichen Beziehungen sowie – bezogen auf die therapeutische Beziehung – zu einer Stärkung des Arbeitsbündnisses.

- Abwehranalyse soll sich also vorrangig auf *unreife Abwehrmechanismen* beziehen; analysiert werden sollen Abwehrmechanismen wie Spaltung, primitive Idealisierung und Entwertung, projektive Identifizierung und unreife Formen der Verleugnung.
- Die Abwehranalyse soll sich jedoch nicht primär auf *reife Abwehrmechanismen* beziehen: nicht analysiert werden sollen demnach Abwehrmechanismen wie Rationalisierung, Intellektualisierung, milde Formen der Idealisierung und Entwertung sowie reifere Formen von Verdrängung und Verleugnung.

Die Analyse primitiver Abwehrmechanismen gelingt am besten dann, wenn sie sich im Zusammenhang mit primitiven Teilobjekt-Übertragungen in der therapeutischen Beziehung darstellen lassen, weil sich im Rahmen der Übertragungsanalyse vielfältige Möglichkeiten von Klärungen ergeben. Die Übertragungsanalyse kann bei Ich-strukturell gestörten Patienten im Einzelfall von großem Nutzen sein – auch wenn vor einer ausgiebigen Anwendung von Übertragungsdeutungen zu Recht gewarnt wird (▶ Abschn. 22.1). Insbesondere negative Übertragungselemente sollen – mit der entsprechenden Vorsicht – analysiert werden, besonders, wenn sie zu Widerständen führen können. Beachten Sie dabei folgende Aspekte:

- Bei der Klärung und Analyse der negativen Übertragung ist es günstig, nicht nur die negativen Seiten herauszuarbeiten, sondern auch auf positive Aspekte der Beziehung zu achten.

> T: Obwohl Sie sagen, dass ich ein schrecklicher Therapeut bin, haben Sie damit begonnen, pünktlich zu den Stunden zu kommen (Kernberg 1993, S. 109).

- Während milde Idealisierungen unkommentiert bleiben können, sollten Sie jedoch primitive Idealisierungen analysieren, da sie die Realitätswahrnehmung des Patienten zu seinem Nachteil schwächen.

> T: Sie behandeln mich so, als ob ich nichts falsch machen könnte (Kernberg 1993, S. 109).

- Berücksichtigen Sie bei Übertragungsdeutungen immer auch die wichtigsten Konflikte in der unmittelbaren äußeren Realität des Patienten, um zu verhindern, dass der Patient sich einzig auf die therapeutische Beziehung konzentriert und seine Außenbeziehungen außer Acht lässt.
- Keinesfalls sollten Sie negative Übertragungen unkommentiert anwachsen lassen, wie dies bei Patienten mit höherem Strukturniveau sinnvoll sein kann.

22.9 Grenzen der Übertragungsanalyse als Beziehungsklärung im Hier und Jetzt

Wir sollten nicht unerwähnt lassen, dass es immer wieder auch Patienten gibt, die von Übertragungsdeutungen nur wenig profitieren, die durch die dadurch mobilisierten negativen Affekte und Impulse so geängstigt und verunsichert werden, dass einer Arbeit an *außerhalb der Übertragung* liegenden Beziehungen der Vorzug gegeben werden sollte.

- Die Konfrontation mit Übertragungsphänomenen kann bei einzelnen Patienten Angst oder andere Affekte auslösen, die zur Folge haben, dass sich der Übertragungswiderstand *nur schwer oder gar nicht auflösen lässt*. Diese Patienten können aufgrund tief liegender Ängste nicht zur Kenntnis nehmen, dass die Gefühle, die sie Ihnen gegenüber empfinden, aus einer früheren Beziehung stammen, und möchten insbesondere nicht, dass bestimmte Impulse, seien sie aggressiver oder libidinöser Art, Ihnen gegenüber manifest werden. Dies wird vor allem dann der Fall sein, wenn ein Übertragungsphänomen den Patienten vor einem *anderen, bedrohlicheren Übertragungsphänomen* schützt: Wenn sich ein Patient beispielsweise vor bedrohlichen Liebesgefühlen Ihnen gegenüber durch eine negative Übertragung schützt, kann es für ihn wichtig sein, sich ein negatives Bild von Ihnen zu bewahren. Diese Patienten weigern sich beharrlich, ihre von Ihnen als Übertragungsanspielungen aufgegriffenen Äußerungen als Ausdruck einer Übertragung zu verstehen. Dies sollten Sie respektieren. In diesen Fällen zu insistieren, würde das Arbeitsbündnis zu sehr gefährden. Die Arbeit mit der Übertragung soll eine *Hilfe* sein, sie ist in der tiefenpsychologisch fundierten Psychotherapie jedoch keine conditio sine qua non.
- Bei Patienten mit *gestörter Realitätsprüfung* kann es notwendig sein, negative Übertragungen aktiv und entschieden *zurückzuweisen* (► Kap. 28).
- Auch bei *traumatisierten Patienten* hat es sich unserer Auffassung nach nicht bewährt, die Übertragung des Gewalttäters auf den Therapeuten anzunehmen. Auch hier empfehlen wir ein aktives und entschiedenes Zurückweisen negativer Übertragungen (► Kap. 39).
- Bei manchen Patienten werden Sie akzeptieren müssen, dass aggressive Aspekte, die in der Übertragung Ihnen gelten dürften, *auf wichtige Personen des äußeren Umfeldes verschoben* werden, weil die Beziehung zu Ihnen idealisiert bleiben muss. Es würde die Entwicklung einer positiven Beziehungserfahrung gefährden, wenn sie mit negativen Übertragungsaspekten konfrontiert würden. Möglicherweise wäre manche Therapie ohne die Möglichkeit der Aggressionsverschiebung nach außen gar nicht möglich. Hier sollten Sie vor allem darauf achten, dass die Patienten sich nicht durch Formen der Aggressionsabfuhr gegenüber wichtigen Personen außerhalb der Therapie sozial schädigen (König 1993a).

In manchen Fällen ist die Bearbeitung der Beziehungen außerhalb der Therapie tatsächlich von größerer Wichtigkeit als die Bearbeitung der Übertragung. Immerhin können tiefenpsychologisch fundierte Therapien durchaus erfolgreich verlaufen, ohne dass an der Übertragung gearbeitet wird. Man muss selbstverständlich damit rechnen, dass es dem Patienten vorrangig um die genannte Person außerhalb der therapeutischen Beziehung gehen kann. Es wäre fatal, wenn alle Äußerungen zu Personen außerhalb der Therapie im Sinne der Übertragungsbeziehung verstanden würden. Balint (1970/2012) hat sehr davor gewarnt, alles, was vom Patienten eingebracht wird, in erster Linie als Übertragungserscheinung zu verstehen: Wenn der Patient nichts fühlen, denken oder erleben kann, was der Therapeut nicht sofort als Übertragungsäußerung versteht, kann eine Ungleichheit zwischen einem alles wissenden Therapeuten und einem ohnmächtig ausgelieferten Patienten entstehen, welche die Gefahr der malignen Regression mit sich bringt (Thomä & Kächele 2006).

Allgemein können wir sagen, dass sich die in diesem Kapitel dargestellte Arbeit mit der Übertragung am ehesten für Patienten eignet,

- welche die therapeutische Beziehung nicht grob verzerrt wahrnehmen;
- die hinreichend stabilisiert sind und nicht unter dem Einfluss einer schweren Symptomatik stehen.

Dieses Vorgehen eignet sich nicht

- für Patienten mit gestörter Realitätsprüfung, bei denen im Falle der Benennung negativer Affekte und Impulse Realität und Fantasie zu verschwimmen drohen;
- für Patienten mit einem starken Bedürfnis nach Idealisierung der therapeutischen Beziehung, für die durch Benennung der abgewehrten feindseligen Affekte und Impulse die »gute« therapeutische Beziehung bedroht würde.

22.10 Zum Umgang mit Übertragungsphänomenen bei eingeschränkter Mentalisierungsfähigkeit

Ich-strukturell gestörte Patienten können, besonders wenn sie unter Druck geraten und unter der Einwirkung früher Abwehrmechanismen – Verleugnung, primitive Idealisierung und Entwertung, projektive Identifizierung, Spaltung usw. – die therapeutische Beziehung sehr verzerrt wahrnehmen, indem sie z. B. schädigende, verurteilende, ausbeuterische Tendenzen bei Ihnen vermuten. Manche Patienten mobilisieren rasche und heftige negative Übertragungsreaktionen und haben gleichzeitig keinen Zweifel an der Richtigkeit ihrer Übertragungsgefühle und -überzeugungen. Sie sind sich sicher, dass der Therapeut sie fallen lassen wird, wenn sie nicht seine Auffassung teilen, oder sie glauben fest, dass sie nicht Hilfe erfahren, sondern ausgebeutet werden sollen. Ihre eingeschränkte Mentalisierungsfähigkeit (▸ Kap. 29.7) gestattet es Ihnen nicht, den Übertragungscharakter ihrer Gefühle zu erkennen. Hier empfiehlt sich folgendes Vorgehen:

- Um die Realitätsprüfung zu stärken, ist es notwendig, die grob verzerrte negative Übertragung mit Nachdruck *abzuweisen*. Stellen Sie klar, dass es nicht Ihre Absicht ist, den Patienten in irgendeiner Weise zu schädigen. Beachten Sie aber auch, dass das aktuelle Erleben der therapeutischen Beziehung nie nur aufgrund von Übertragungen zustande kommt, sondern immer auch auf realen Wahrnehmungen beruht (▸ Kap. 21). In vielen Fällen fungieren reale Elemente der therapeutischen Situation als Übertragungsauslöser. Unbedingt sollten alle Übertragungsdeutungen die Gegenwart ernst nehmen und den »realen Wahrheitskern« anerkennen (Thomä & Kächele 2006). Fragen Sie sich daher, welche Elemente der aktuellen therapeutischen Beziehung den Patienten möglicherweise zu einer solchen Sichtweise veranlasst haben könnten, und sprechen Sie diese Aspekte gezielt an.

> T: Sie haben offensichtlich den Eindruck, dass ich Sie schädigen könnte oder auch schon geschädigt habe. Es ist nicht meine Absicht, Ihnen Schaden zuzufügen, im Gegenteil, ich möchte Ihnen helfen, mehr von Ihrem Erleben und Verhalten zu verstehen, damit es Ihnen in Zukunft besser geht. Wenn etwas von dem, was ich gesagt habe, Ihnen geschadet haben sollte, würde mir das sehr leid tun, und wir müssten darüber sprechen, wie es dazu gekommen ist. An welcher Stelle hatten Sie einen solchen Eindruck?

- Überlegen Sie, welche Erwartungen der Patient möglicherweise an Sie und an die

Therapie hat und wie enttäuschend die Realität der therapeutischen Beziehung für ihn sein mag. Ein empathisches Verständnis und taktvolles Ansprechen dieser Enttäuschungsreaktion können die therapeutische Beziehung entscheidend verändern.

> **T:** Wenn man so viel Unerfreuliches in Beziehungen mit Menschen erlebt hat, wie Sie es erlebt haben, setzt man naturgemäß hohe Erwartungen in eine therapeutische Beziehung. Es muss sehr enttäuschend für Sie sein, dass ich diesen Erwartungen oft nicht gerecht werden kann.

Nicht immer kann die Realität der Interaktion befriedigend geklärt werden. Es kann vorkommen, dass der Patient Ihren Versuch, die aktuelle Realität zu klären, als Zurückweisung, Verurteilung und Nicht-ernst-Nehmen seiner Auffassung versteht. Ebenso wie bei seinen frühen Bezugspersonen hat der Patient nun auch wieder den Eindruck, dass die Gültigkeit seiner Wahrnehmung infrage gestellt werden soll. In diesen Fällen sollten Sie nicht insistieren, sondern anerkennen, dass Sie und der Patient die Realität verschieden wahrnehmen, ohne dass die Wahrnehmungen entweder des einen oder des anderen absolut falsch sein müssen. Teilen Sie dem Patienten mit, dass Sie eine andere Auffassung haben, aber diejenige des Patienten dennoch respektieren. Ein solches Vorgehen führt meist zu einer deutlichen Beruhigung des Patienten, weil er nun nicht mehr glauben muss, dass seine Wahrnehmung der Realität radikal infrage gestellt wird. Andererseits geben Sie ihm Gelegenheit, sich mit Ihrer Auffassung auseinander zu setzen, ohne befürchten zu müssen, dass sie ihm übergestülpt wird.

> **T:** Ich glaube, dass ich verstehe, wie Sie mein Verhalten sehen, und ich habe nichts dagegen einzuwenden; und doch muss ich Ihnen sagen, dass ich es anders sehe, obwohl ich Ihre Wahrnehmung ebenso anerkenne. Glauben Sie, dass Sie unsere Zusammenarbeit tolerieren können, während jeder von uns dem anderen gegenüber zugibt, dass unsere Auffassungen völlig verschieden sind? (Kernberg 1993, S. 302)

Auf keinen Fall sollten Sie *genetische Deutungen der Übertragung* (»Sie fühlen sich von mir verurteilt wie früher von Ihrer Mutter«) vornehmen, ohne dass eine ausführliche Klärung der aktuellen Beziehung erfolgt ist. Bei Patienten mit Ich-strukturellen Störungen kann die klassische Form der genetischen Übertragungsdeutung nicht nur unwirksam, sondern sogar schädlich sein. Dies ist immer dann der Fall, wenn Patienten den Als-ob-Charakter der Übertragung als solchen nicht erkennen können, sondern die Realität der therapeutischen Beziehung unmittelbar im Licht ihrer Übertragungsbereitschaft erleben: Im Fall der Übertragung einer verurteilenden Elternfigur haben diese Patienten nicht das Gefühl, der Therapeut wolle sie verurteilen, sie sind vielmehr davon überzeugt, dass der Therapeut sie verurteilt. Die Problematik einer genetischen Deutungsweise liegt darin, dass sie dem tatsächlichen Erleben des Patienten im Hier und Jetzt nicht genügend gerecht wird. Dieser Deutungstyp suggeriert, die Angst des Patienten, dass der Therapeut sich über ihn lustig machen könne, sei ungerechtfertigt. Tatsächlich hat der Patient jetzt *Angst*, und es käme einer Zurückweisung dieser tatsächlichen Gefühle gleich, wollte man sie gänzlich ins Dort und Damals verweisen. Alles andere würde dem Patienten erst recht das Gefühl geben, dass seine Wahrnehmung der aktuellen Situation als unzutreffend und ungültig infrage gestellt wird.

> **T:** Könnte es sein, dass Sie mich in dieser Situation wie früher Ihre Mutter erleben?
> **P:** Ja, und zwar deshalb, weil Sie wie meine Mutter sind! (Rohde-Dachser 1983, S. 164)

Seien Sie also äußerst zurückhaltend mit genetischen Deutungen der Übertragung. Genetische Deutungen sollten nur dann erfolgen, wenn der Patient sie gewissermaßen von sich aus anbietet oder nachdem in einem späteren Stadium der Therapie die durch Teilobjektbeziehungen geprägten früh-archaischen Übertragungen allmählich in reifere, durch Ganz-Objekt-Beziehungen charakterisierbare Übertragungsformen übergegangen sind. Dann ist es ohne Frage sinnvoll zu untersuchen, was die frühen Objekterfahrungen zu dem aktuellen Erleben beigetragen haben (Thomä & Kächele 2006).

> T: Lassen Sie uns anschauen, wie die Überzeugung, hier nicht über Ihre Gefühle sprechen zu können, zustande kommt. Was davon hängt mit der tatsächlichen Situation hier zusammen und was ist ein Relikt aus der Beziehung zum Vater, gewissermaßen ein »altes Muster«, das früher seine Gültigkeit hatte, aber heute nicht mehr gilt?

22.11 Techniken zur Verminderung von Übertragungsmanifestationen

Bei den meisten Patienten mit schwerwiegenden Einschränkungen ihrer Ich-Funktionen ist es sinnvoll, die Entstehung von Übertragungsmanifestationen nach Möglichkeit zu vermindern. Die folgenden Hinweise können Ihnen dabei behilflich sein (Wolberg 1995; ▸ Tab. 22-1):

- Zeigen Sie sich als reale Person, vermeiden Sie Passivität und Anonymität. Vermeiden Sie längeres Schweigen und gehen Sie auf Fragen des Patienten ein.
- Konzentrieren Sie sich in der Therapie auf aktuelle Beziehungen und Lebenssituationen. Vermeiden Sie eine ausgiebige Beschäftigung mit Kindheit und Vergangenheit.
- Ermutigen Sie den Patienten nicht, über Träume und Fantasien zu sprechen. Wenn Patienten von sich aus Träume und Fantasien einbringen, stellen Sie einen direkten Bezug zur aktuellen Realität her und deuten Sie die Träume »aufwärts«, indem Sie bedrohliches oder schreckenerregendes Material unter einer reiferen und progressionsorientierten Perspektive umdeuten (▸ Kap. 30.6).
- Lassen Sie den Patienten nicht frei assoziieren, sondern strukturieren Sie das Material durch Fragen und Fokussierungen.
- Prüfen Sie, ob die Sitzungsdichte möglicherweise zu hoch ist. Erwägen Sie eine Verlängerung des Zeitintervalls zwischen den Sitzungen, sofern dies möglich ist.
- Wenn ein Patient zu einer verzerrten Wahrnehmung Ihrer Person oder der therapeutischen Situation neigt, sprechen Sie diese sofort an, zumindest soweit es sich um negative oder erotisierte Übertragungsmanifestationen handelt. Klären Sie mit ihm die Realität.
- Verhalten Sie sich konträr zu pathogenen Erwartungen des Patienten. Ermöglichen Sie dem Patienten eine positive, neue Beziehungserfahrung da, wo er eine Reaktion nach dem Vorbild seiner frühen Bezugspersonen erwartet.

22.12 Der therapeutische Umgang mit der erotisierten Übertragung

Eine erotisierte Übertragung kann ein mächtiger Widerstand sein und eine erhebliche Erschwernis der Behandlung darstellen.

- Im ersten Schritt ist es notwendig, *Anzeichen einer erotisierten Übertragung zu identifizieren*. Diese wird sich je nachdem diskret oder auffälliger als Widerstand äußern: Der Patient möchte Ihnen gefallen, bringt häufig Geschenke mit, stellt sich in besonders günstigem Lichte dar, spricht über bestimmte Themenbereiche nicht mehr usw. Bereits zu diesem Zeitpunkt ist es wichtig, die Möglichkeit einer erotisierten Übertragung in Betracht zu ziehen.

- Von großer Bedeutung sind die *Klärung und Kontrolle der Gegenübertragung*. Unter dem Eindruck einer erotisierten Übertragung werden Sie sich möglicherweise geschmeichelt fühlen, häufiger aber bedrängt, ängstlich oder ärgerlich; nicht selten werden eigene erotische Wünsche geweckt. Bemühen Sie sich, alle Emotionen und Impulse möglichst bewusst und umfassend wahrzunehmen und zu reflektieren. Je besser die eigenen Gefühle reflektiert sind, desto natürlicher und selbstverständlicher können Sie mit dem Phänomen umgehen.
- Eine *empathische Identifikation* mit der Perspektive des Patienten wird Ihnen die Gefühle von Sehnsucht, Scham und Verletzlichkeit vermitteln, durch die der Patient vermutlich beherrscht wird.
- Sie sollten eine erotisierte Übertragung *ansprechen*, wenn sie die therapeutische Arbeit behindert. Bevor Sie dies tun, empfehlen wir Ihnen, nochmals zu prüfen, ob diese Form der Übertragung für das Erreichen Ihrer Therapieziele tatsächlich zu einem relevanten Widerstand geworden ist. Wenn die Therapieziele umschrieben sind, die veranschlagte Therapiedauer kurz ist und der Patient dennoch gute Fortschritte macht, kann es unter Umständen sinnvoll sein, die erotisierte Übertragung zunächst nicht anzusprechen, sondern sich ganz auf die Arbeit an den Therapiezielen zu konzentrieren. Sie erreichen dies, indem Sie Äußerungen, die auf Manifestationen erotisierter Übertragung hindeuten, gezielt ignorieren und taktvoll, aber entschieden die Aufmerksamkeit auf den Fokus der Therapie zurücklenken. Ein solches Vorgehen ist besonders dann angezeigt, wenn Patienten die Tendenz haben, Ihre Aufmerksamkeit von wichtigen Aspekten der äußeren Realität abzulenken; in diesem Falle würden Sie mit einer ausgiebigen Diskussion über erotische Übertragungsgefühle Ihrerseits ein Widerstandsphänomen unterstützen.
- Das Ansprechen der erotisierten Übertragung erfordert viel Taktgefühl. Nicht selten sprechen die Patienten von sich aus ihre Gefühle zu Ihnen an und versuchen, Sie direkt oder indirekt zu bedrängen. Wenn Sie jedoch nur indirekte Hinweise auf eine erotisierte Übertragung haben, ist es am besten, sich vorsichtig fragend an die Qualität der erotischen Gefühle anzunähern. Scheuen Sie sich nicht, erotische Liebesgefühle als solche zu benennen. Wenn ein Patient derartige Gefühle Ihnen gegenüber erlebt, wird er es vermutlich dankbar registrieren, dass Sie sie als erster benannt haben, ohne ihn zu beschämen.

T: Mir scheint, dass es Ihnen sehr am Herzen liegt, von mir wertgeschätzt und gemocht zu werden.
P: (Verlegen.) Hm … Vielleicht.
T: Als Sie mir kürzlich wieder ein Geschenk mitgebracht haben, dachte ich an die Möglichkeit, dass auch Liebesgefühle mit dabei sein könnten. Ist das möglich?
P: (Unsicher.) Kann sein.
T: Ich glaube, es ist gut für die Therapie, wenn Sie offen darüber sprechen. Möchten Sie es versuchen?

- Im Weiteren sollten Sie überlegen, ob ein *deutender Umgang* mit dem Phänomen der erotischen Übertragung möglich und sinnvoll ist. Ein deutender Umgang mit erotischen Übertragungen ist dann möglich, wenn Klarheit darüber besteht, dass die Regeln der Behandlung eine reale erotische bzw. sexuelle Beziehung ausschließen. Nur dann kann es hilfreich sein, Fantasien zuzulassen, was wäre, wenn es zu einer Liebesbeziehung zwischen Ihnen und dem Patienten käme. Reale sexuelle Kontakte mit Patienten in Psychotherapie erfüllen nach heutigem Berufsrecht einen strafrechtlichen Tatbestand.

- Manchmal gelingt es, die erotisierte Übertragung als eine Form des Widerstandes zu deuten, etwa als Abwehr gegen das Bewusstwerden andrängender feindseliger Übertragungsmanifestationen. In anderen Fällen lassen sich die in der Übertragung manifest werdenden Emotionen als Ausdruck tief verwurzelter Bedürfnisse nach uneingeschränkter Zuwendung durch eine liebende Bezugsperson verstehen.
- Wenn der Patient seine *erotischen Wünsche nicht aufgeben kann*, ist es unter Umständen notwendig, einen *Therapeutenwechsel* vorzunehmen. Nutzen Sie die Möglichkeit der Supervision, um für sich mehr Klarheit zu erzielen, ob eine Weiterführung der Behandlung durch Sie möglich ist. Es ist wichtig, auf mögliche Missverständnisse zu achten. Die Möglichkeiten von Missverständnissen sind vielfältig: Nicht selten erleben Patienten die nonverbale Kommunikation als nicht eindeutig. Den Patienten zu Assoziationen und Fantasien über eine mögliche Liebesbeziehung zu Ihnen anzuregen, kann als Hinweis gedeutet werden, dass Sie doch zu einer Liebesbeziehung bereit sind.
- Manchmal besteht die Möglichkeit, nach einer Klärung der Realität zu versuchen, die Auswirkungen der erotisierten Übertragung aktiv zu *begrenzen* und durch konsequente Fokussierung auf die aktuelle äußere Realität eine weitgehende Entaktualisierung der erotisierten Emotionalität anzustreben. Wenn Sie mit allem gebotenen Ernst immer wieder auf die Notwendigkeit der Auseinandersetzung mit der äußeren Realität hinweisen und den Patienten ermahnen, nicht wertvolle Therapiezeit durch die Fixierung auf aussichtslose Wünsche zu verschwenden, mag es im Einzelfall gelingen, die Therapie zu einem erfolgreichen Ende zu bringen.
- Entscheidend für die Frage, ob eine Fortsetzung der Behandlung möglich ist, ist die Einschätzung, ob es aufseiten des Patienten zu einer Verringerung der Übertragungsmanifestationen kommt und ob der Patient seinen Therapiezielen näher kommt oder nicht.

Weiterführende Literatur

Freud S (1911). Bemerkungen über die Übertragungsliebe. GW X. Frankfurt a. M.: S. Fischer.

Freud S (1912). Zur Dynamik der Übertragung. GW VIII. Frankfurt a. M.: S. Fischer.

Gill MM (1996). Die Übertragungsanalyse. Frankfurt a. M.: S. Fischer.

Greenson RR (1981/2007). Technik und Praxis der Psychoanalyse. 9. Aufl. Stuttgart: Klett-Cotta.

König K (1998). Übertragungsanalyse. Göttingen: Vandenhoeck & Ruprecht.

Körner J (1989). Arbeit an der Übertragung? Arbeit in der Übertragung! Forum Psychoanal; 5: 209–23.

Körner J (2014). Arbeit »in« der Übertragung. Fünfundzwanzig Jahre später. Forum Psychoanal; 30: 341–56.

Mertens W (2003). Handhabung der Übertragung. In: Mertens W (Hrsg). Einführung in die psychoanalytische Therapie. Bd. 2. 3. Aufl. Stuttgart: Kohlhammer.

Sandler AM (1997). Zur Deutung der Übertragung im Hier und Jetzt. Forum Psychoanal; 13: 211–22.

Wöller W (2013). Auf dem Weg zu einer konfliktzentrierten Psychotherapie. Abwehrdeutungen und neue Möglichkeiten der Übertragungsanalyse. In: Wöller W. Trauma und Persönlichkeitsstörung. 2. Aufl. Stuttgart: Schattauer; 507–18.

Wöller W, Kruse J (2001). Deutende Interventionstechniken bei schweren Persönlichkeitsstörungen. Psychotherapeut; 46: 326–31.

23 »Ich fühle mich wie gelähmt in der Sitzung«

Wahrnehmung und Nutzung der Gegenübertragung

Wolfgang Wöller und Johannes Kruse

23.1 Das Konzept der Gegenübertragung

Im Laufe einer therapeutischen Sitzung steigen in Ihnen, während Sie dem Patienten zuhören, zahlreiche Gefühle und körperliche Empfindungen sowie emotionsgeladene Gedankengänge, Fantasien und Impulse auf: Während Sie sich bei einem Patienten wohl fühlen, ihm gerne zuhören und sich über seine Fortschritte freuen, erleben Sie in der Behandlung eines anderen Patienten, wie Sie zunehmend angespannt, ungeduldig, verärgert, gelähmt oder traurig und enttäuscht werden. Sie empfinden eine Sitzung als quälend lang, können die Augen vor Müdigkeit kaum aufhalten, obwohl Sie die Sitzung in einem ausgeruhten Zustand begonnen haben. Oder aber Sie werden durch die Erzählungen des Patienten angeregt, sind neugierig auf das, was er weiter erzählen wird, Sie sind fasziniert von ihm, entwickeln erotische Gefühle. Es können körperliche Beschwerden auftreten: Kopfschmerzen oder Verspannungen in der Schulter-Nacken-Gegend, ein Unwohlsein und vieles andere mehr. Sie beginnen sich zu fragen, ob Sie der geeignete Therapeut für den Patienten sind, zweifeln an Ihren Fähigkeiten und entwickeln Scham- und Schuldgefühle. Oder es entsteht in Ihnen die Überzeugung, dass nur Sie den Patienten vor dem vollständigen psychischen und sozialen Zusammenbruch retten können. In Ihren Fantasien erscheint der Patient als hilfesuchendes Kind oder als mächtige und willkürliche Elternfigur. Es kann vorkommen, dass Sie ungewöhnliche Bilder vor sich sehen oder ungewohnte Impulse bei sich bemerken: Impulse, den Patienten zurechtzuweisen, zu beschützen, zu versorgen, zu verspotten, sadistisch zu quälen, sexuell zu verführen, für eigene Zwecke zu instrumentalisieren, um einige Beispiele zu nennen. Alle diese Vorgänge, deren Wahrnehmung für den therapeutischen Prozess von allergrößter Bedeutung ist, nennen wir *Gegenübertragung.*

Wir möchten an dieser Stelle darauf verzichten, die interessante Geschichte des Begriffs der Gegenübertragung nachzuzeichnen; sie spiegelt wesentliche Schritte der psychoanalytischen Theoriebildung wider (Thomä & Kächele 2006). Hervorheben möchten wir lediglich den entscheidenden Wandel des Begriffs der Gegenübertragung von der am meisten gefürchteten Störquelle des therapeutischen Prozesses hin zu einem der bedeutsamsten diagnostischen Instrumente.

> Nach wechselnden Begriffsbeschreibungen hat sich eine breite Definition von Gegenübertragung durchgesetzt. Ihr zufolge verstehen wir unter Gegenübertragung die Gesamtheit aller unserer emotionalen Reaktionen, die im Kontakt mit einem Patienten entstehen, mögen sie nun ihren Ursprung im Patienten oder in uns haben (Heimann 1950).

Der *Umgang* mit der Gegenübertragung kann je nach Situation einfacher oder schwieriger sein. Analog zur Übertragung ist eine mild positive Gegenübertragungshaltung, ein freundliches Akzeptieren, verbunden mit dem Wunsch, den Patienten verstehend zu unterstützen und anzuleiten, die beste Voraussetzung für eine erfolgreiche Therapie. Schwieriger im Umgang sind dagegen Gegenübertragungsdispositionen, die negative und feindliche Affekte und Haltungen gegenüber dem Patienten beinhalten, aber auch erotisierte und sexualisierte Gegenübertragungsgefühle.

Dass ein erfolgreicher Umgang mit der eigenen Gegenübertragung zu besseren Therapieergebnissen führt, konnte inzwischen empirisch überzeugend nachgewiesen werden (Hayes et al. 2011). Zwar stehen Forschungen zur mikroanalytischen Auswertung von Übertragungs-Gegenübertragungs-Sequenzen noch am Anfang, jedoch liegen bereits einige wegweisende Befunde vor (Kächele et al. 2013). So ließ sich z. B. zeigen, dass nicht nur feindselige, sondern auch positive Gegenübertragungsgefühle ungünstige Auswirkungen auf das therapeutische Arbeitsbündnis haben können, wenn sie z. B. dazu verleiten, Patienten zu überschätzen oder sich übermäßig für sie zu engagieren (Ligiéro & Gelso 2002; Markin et al. 2013).

Die *Quellen* der Gegenübertragung können vielfältig sein und lassen sich nicht immer sicher voneinander trennen. Besonders wichtig, aber nicht immer leicht zu klären ist die Frage, welche Anteile der eigenen Emotionalität primär als Reaktion auf das (Übertragungs-)Verhalten des Patienten zu verstehen sind und welche Anteile auf eigene ungelöste neurotische Konflikte zurückzuführen sind. Zwar lässt sich empirisch zeigen, dass das Ausmaß der negativen wie positiven Gegenübertragungsreaktionen in starkem Maße von der Pathologie der Patienten und dem Störungsgrad ihrer Persönlichkeit abhängt. Wieweit sich Therapeuten durch ihre Patienten überwältigt, kritisiert, hilflos, sexualisiert oder in anderer Hinsicht schlecht behandelt fühlen, aber auch die Intensität positiver Gefühle gegenüber ihren Patienten mit der Neigung zu Überidentifikation und Überengagement werden in hohem Maße durch den Grad ihrer strukturellen Störung bestimmt (Betan et al. 2005; Colli et al. 2014). Dennoch sollte im Einzelfall immer kritisch hinterfragt werden, warum trotz aller Pathologie eine wohlwollende professionelle Distanz und angemessene Unterstützungsbereitschaft nicht oder nur schwer möglich ist.

Vermutlich hat sich die breite Begriffsdefinition der Gegenübertragung am besten bewährt, weil alle Eingrenzungen eine Scheingenauigkeit implizieren würden, zu der wir im Allgemeinen nicht in der Lage sind. Wir müssen damit rechnen, dass Gegenübertragungsreaktionen typischerweise *eine Mischung aus Reaktionen* sind, die vom Patienten induziert wurden, und solchen, die ihren Ursprung in unserer eigenen Konflikthaftigkeit haben. Bei unserer Reaktion können entweder die vom Patienten induzierten oder die aus der eigenen Konflikthaftigkeit resultierenden Anteile stärker ausgeprägt sein. Selbsterfahrung kann hier zu größerer Klarheit beitragen.

- Gegenübertragungsgefühle oder -impulse können sich *momentan* und *punktuell* in Reaktion auf bestimmte Verhaltensweisen des Patienten ausbilden, oder es kann sich eine Gegenübertragung als *durchgängige Haltung* gegenüber dem Patienten über Stunden oder ganze Phasen einer Therapie hinweg manifestieren. Es ist möglich, dass in Ihnen nach einer Phase »gleichschwebender Aufmerksamkeit« und wohlwollender Zuwendung zum Patienten, ausgelöst durch eine bestimmte Bemerkung, plötzlich ein Bild mit einem aggressiven Inhalt aufsteigt oder Sie bestimmte Handlungsimpulse spüren, die Ihnen zuvor nicht in den Sinn gekommen waren. Es ist aber ebenso möglich, dass Sie einem Patienten gegenüber lange Phasen der Therapie hindurch ein Gefühl der Anspannung erleben, das erst allmählich einer anderen Gefühlseinstellung weicht.

- Gegenübertragungsreaktionen können sich *schnell* oder *allmählich* ausbilden, und sie können in höchst unterschiedlicher *Intensität* auftreten. Während sich bei neurotisch strukturierten Patienten Gegenübertragungsgefühle – analog zur Ausbildung von Übertragungen – allmählich ausbilden und eine eher milde Ausprägung annehmen, sprechen schnell einsetzende und intensive für eine Entwicklungspathologie und strukturelle Ich-Störung des Patienten.
- Gegenübertragung kann sich *in unterschiedlichen Abstufungen des Bewusstseinsgrades* zeigen: Bestimmte Emotionen, Bilder, Fantasien, Gedanken oder Impulse können sehr präsent sein und bewusst erlebt werden. Andere Gegenübertragungsmanifestationen sind Ihnen dagegen nicht bewusst, sondern werden abgewehrt und erscheinen an der bewussten Oberfläche in Gestalt von Deck-Emotionen, körperlichen Symptomen oder konkreten Handlungen. Wenn Sie im Verlauf einer Sitzung immer ärgerlicher werden und wenn in Ihnen aggressive oder ungewohnte Fantasien, Gedankengänge oder Impulse aufsteigen, so ist Ihnen die bewusste Wahrnehmung Ihrer Gegenübertragungsreaktion möglich. Wenn Sie aber immer gehemmter und leiser werden und es Ihnen kaum noch möglich ist, eine empathische Intervention zu formulieren, wenn ein Gefühl der Müdigkeit in kurzer Zeit immer stärker wird, wenn Sie muskuläre Verspannungen oder Kopfschmerzen entwickeln oder wenn Sie in einer ungewohnt schroffen Weise auf eine Äußerung des Patienten reagieren, so dürften dies Hinweise auf unbewusste Gegenübertragungsreaktionen sein.

Das Ziel sollte es sein, Gegenübertragungsreaktionen, gleich welcher Quelle, möglichst bewusst wahrzunehmen und sie nicht zu agieren. Sie sollten sich dabei sehr wohl von den Gefühlen, die ein Patient in Ihnen wachruft, affizieren lassen. Es geht dann aber darum, Ihrem Impuls nicht stattzugeben, sondern mit gleichbleibendem Interesse zu erforschen, was einen solchen Impuls ausgelöst haben könnte. Die Gegenübertragung nicht zu agieren kann auch heißen, dass Sie z. B. Ihren Eindruck, dem Patienten zu wenig Aufmerksamkeit oder Verständnis geschenkt zu haben, nicht dadurch besänftigen, dass Sie die Stunde verlängern. Vielmehr umfasst eine Analyse Ihrer Gegenübertragungsreaktion, dass Sie diesen Eindruck vor dem Hintergrund der Übertragungserwartungen des Patienten verstehen. Indem Sie in Ihrer Innenwelt nach Objektbildern suchen, die zu den erlebten Affekten oder Impulsen passen, werden Sie am ehesten eine Vorstellung davon erhalten, welche Objektbeziehung in der Beziehung zum Patienten aktualisiert ist.

Die Wahrnehmung der Gegenübertragung spielt in der tiefenpsychologisch fundierten Psychotherapie eine ebenso große Rolle wie in der analytischen Psychotherapie. Wir sind der Meinung, dass die Wahrnehmung der Gegenübertragung sogar noch schwieriger ist und noch mehr Aufmerksamkeit beansprucht, da von Ihnen ein höheres Maß an Aktivität erwartet wird als in der analytischen Psychotherapie. Sie haben weniger Zeit, in Ruhe Ihre Gegenübertragung zu reflektieren, was die Gefahr des Agierens erhöht.

So wichtig diese Forderung ist, so utopisch ist sie gleichzeitig. Wie wir dargestellt haben (► Kap. 18.5), versuchen Patienten fortgesetzt, ihr Gegenüber und im Besonderen ihren Therapeuten zu einer Rollenübernahme zu bewegen und ihn dazu zu bringen, die ihm zugewiesene Rolle mitzuspielen. Klüwer (1983) spricht vom *Handlungsdialog* im Agieren und

Mitagieren, König (1982) vom »*interaktionellen Anteil der Übertragung*«, wenn auf ein agierendes Handeln des Patienten ein agierendes Handeln des Therapeuten erfolgt und umgekehrt. Das unvermeidliche Mitagieren des Therapeuten kann als Auswirkung der projektiven Identifizierung des Patienten verstanden werden.

Nun entspricht das Mitagieren des Therapeuten aber dem, was der Patient unbewusst erwartet, und es ist geeignet, seine pathogenen Überzeugungen zu bestätigen (Sampson & Weiss 1983). Von daher lautet die entscheidende Aufgabe, das eigene Mitagieren im Handlungsdialog zu erkennen, sich die Gegenübertragung als die diesem Mitagieren zugrunde liegende emotionale Reaktion bewusst zu machen und, statt durch das eigene Verhalten zur Bestätigung der pathogenen Überzeugung beizutragen, aus dem nun erkannten Handlungsdialog auszusteigen (▶ Kap. 18.5).

Gegenübertragungsphänomene

- können eine Reaktion auf das (Übertragungs-) Verhalten des Patienten oder Ausdruck eigener ungelöster Konflikte sein
- können sich momentan und punktuell oder als durchgängige Haltung manifestieren
- können sich schnell oder allmählich ausbilden
- können sich in unterschiedlichen Abstufungen des Bewusstseinsgrades zeigen

23.2 Gegenübertragungsreaktionen wahrnehmen und nicht agieren

Bewusste Gegenübertragungsreaktionen können das gesamte Spektrum der Affekte und der zugehörigen Gedanken, Fantasien und Impulse umfassen. Am günstigsten ist sicherlich eine von Sympathie und Wohlwollen getragene Grundhaltung, die das Pendant zu einer mild positiven Übertragung aufseiten des Patienten darstellt. Eine solche Gegenübertragung schafft die besten Voraussetzungen für ein entspanntes und einfühlsames Intervenieren auf Ihrer Seite.

Darüber hinaus kann, je nach Übertragungsdisposition, Ihre Gegenübertragung die unterschiedlichsten Züge annehmen: Sie können einen Patienten in Ihren Gefühlen, Gedanken und Fantasien bewundern oder verachten, zum Heiligen machen oder moralisch verdammen, sexuell verführen oder sich angewidert abwenden; Sie können Angst vor ihm haben und sich seinen Angriffen schutzlos ausgeliefert fühlen; Sie können sich schuldig, unzulänglich oder minderwertig oder auch groß und mächtig fühlen. Sie können den Impuls haben, den Patienten in den Arm zu nehmen, ihn zu retten oder aber ihn zu verspotten, ihm Gewalt anzutun und ihn zu quälen. Sie können ebenso den Impuls verspüren, sich zu verteidigen, sich zu entrüsten oder sich über den Patienten zu erheben.

Natürlich kann jede bewusste Gegenübertragungsreaktion auch *unbewusste Aspekte* enthalten. So kann eine besonders verständnisvolle, friedfertige und liebevolle Reaktion auf die aggressive Ansprüchlichkeit eines Patienten ebenso als Reaktionsbildung im Dienste der Abwehr eigener feindseliger Impulse verstehbar sein.

- Versuchen Sie, das Gefühl oder die zugehörigen Gedanken, Fantasien oder Impulse so deutlich wie möglich *wahrzunehmen*. Bemühen Sie sich vor allem, den Affekt herauszuarbeiten, der im Zentrum Ihrer Gedanken, Empfindungen und Fantasien steht. Dies kann schwierig sein, wenn die Gegenübertragung sich vor allem in körperlichen Empfindungen zeigt. Wenn Sie eine intensive Müdigkeit spüren, fragen Sie sich, ob hinter dieser

Müdigkeit vielleicht ein Gefühl der Langeweile oder des Ärgers steht.

- Bemühen Sie sich, Ihren *Impuls nicht in eine Handlung umzusetzen.* Widerstehen Sie vor allem der Versuchung, Gleiches mit Gleichem zu vergelten, indem Sie auf feindseliges und provokatives Patientenverhalten Ihrerseits feindselig und provokativ reagieren. Dies kann eine erhebliche Anstrengung beinhalten, zumal Patienten durch den interaktionellen Anteil der Übertragung einen erheblichen Handlungsdruck erzeugen können. Je subtiler die »Verführungsversuche« des Patienten sind, um Sie zu einer bestimmten Rollenübernahme zu veranlassen, desto schwieriger ist es, das Manipulative an der Rollenzuweisung zu erkennen und auf ein Agieren der Handlungsimpulse zu verzichten.
- *Vermeiden* Sie es vor allem, dem Patienten *unreflektiert* Ihre Emotionen oder Ihre Befindlichkeit mitzuteilen. Wenn Gegenübertragungsgefühle mitgeteilt werden, sollte dies in genauer Kenntnis der damit verbundenen therapeutischen Zielsetzung erfolgen und zuvor in Ruhe reflektiert worden sein (▶ Kap. 23.9).
- Rechnen Sie stets damit, dass Sie unvermeidlich in gewissem Umfang in einen Handlungsdialog oder in eine »Szene« des Patienten verwickelt werden, und bemühen Sie sich gleichzeitig, die *Spannung zwischen Verwickeltwerden und Distanzierung auszuhalten.*

Wichtig ist hierbei, dass Therapeuten die Bindungsmuster ihrer Patienten verstehen müssen, um zu verhindern, dass alte Muster wiederholt werden. Um auf die Bindungsmuster der Patienten angemessen zu reagieren, sollten die Therapeuten ihre Gegenübertragungsreaktionen erkennen. Therapeuten ambivalenter Patienten fühlen sich oft überwältigt und in die Welt ihrer Patienten verwickelt, woraus eine Art Hilflosigkeit entstehen kann. Das unnahbare Auftreten vermeidend gebundener Patienten kann dem Therapeuten das Gefühl geben, zurückgewiesen und abgelehnt zu werden. Dies kann zu feindseligen Reaktionen, schlechter Befindlichkeit und negativer Gegenübertragung führen, sodass der Therapeut unbewusst versucht sein kann, den Patienten zu zwingen, seine Gefühle wahrzunehmen (Slade 1999).

Der vermutete Zusammenhang zwischen dem Bindungsmuster des Therapeuten und Gegenübertragungsreaktionen ließ sich bisher nicht bestätigen (Ligiero & Gelso 2002). Rubino et al. (2000) konnten jedoch zeigen, dass ängstliche Therapeuten weniger empathisch reagieren. Unabhängig vom eigenen Bindungsmuster reagierten die Therapeuten bei Patienten mit dem »fearful«-Bindungsmuster empathischer als bei sicher oder »dismissing« gebundenen Patienten. Zudem zeigte sich größere Empathie beim »preoccupied«- im Vergleich zum »dismissing«-Bindungsmuster. Die gleichen Unterschiede fanden sich auch für die Tiefe der Interpretationen. Des Weiteren konnte gezeigt werden, dass Therapeuten auf das ambivalente Bindungsmuster eher mit Halten des Patienten, im Sinne des Containments, und auf das vermeidende Bindungsmuster eher mit Interpretationen reagieren, um Veränderungen einen Anstoß zu geben (Hardy et al. 1999).

Es kann vorkommen, dass die Affekte so intensiv werden, dass Sie sich in Ihrer wohlwollend verstehenden Haltung gegenüber dem Patienten blockiert fühlen. Versuchen Sie dann, Zeit zu gewinnen, um Ihre Gefühle zu ordnen und eine angemessene und nicht durch das eigene Gegenübertragungsgefühl zu sehr gefärbte Intervention zu formulieren. Eine bewährte Methode besteht darin, zunächst die Äußerung des Patienten und die eigenen Gegenübertragungsgefühle zu notieren. Allein das Niederschreiben des erlebten Affekts kann schon eine gewisse Abfuhr ermöglichen. Sie können auch dem Patienten mitteilen, dass Sie zunächst noch mehr Informationen brauchen, um seine Reaktion besser zu verstehen, und ihn bitten, die zu seiner emotionalen Reaktion führenden Begebenheiten genauer zu erzählen. Wenn Sie sich gedrängt fühlen, dem Patienten mitzuteilen, welche Gefühle er aktuell in Ihnen auslöst, sollten Sie bedenken, dass die Voraussetzungen für die Akzeptanz Ihrer Intervention denkbar schlecht sind, solange Sie unter dem Eindruck eines intensiven, z. B. aggressiven Gegenübertragungsgefühls stehen. Zu groß ist die Gefahr, dass Sie eben doch Teile dieses Gegenübertragungsgefühls unreflektiert agieren und dass der Patient sich lediglich gemaßregelt oder verurteilt fühlt, die Intervention aber nicht nutzen kann. Günstiger ist es, die Intervention so lange aufzuschieben, bis Sie genügend Distanz zu Ihrem Affekt gewonnen haben. Es ist auch möglich, die Episode in der nächsten Sitzung noch einmal aufzugreifen.

Natürlich kann es vorkommen, dass Sie auf Äußerungen oder Verhaltensweisen eines Patienten sofort verbal oder handelnd reagieren müssen, etwa bei selbst- oder fremdgefährdenden Verhaltensweisen oder dann, wenn der Patient in grober Weise gegen die Behandlungsvereinbarungen verstößt. Bemühen Sie sich aber auch dann, wenn irgend möglich, nicht aus dem unreflektierten Affekt heraus zu handeln.

23.3 Distanz zum Affekt herstellen

Versuchen Sie, Distanz zu Ihrem Affekt herzustellen. Natürlich werden Sie in gewissem Umfang in Ihren Affekten immer durch die Patienten *»angesteckt«* werden: Geht es diesen schlecht, wird wahrscheinlich auch Ihre Stimmungslage sinken, verhalten sie sich aggressiv, werden auch Sie zumindest unterschwellig aggressiv reagieren. Ohne Frage ist ein gewisses Affiziertwerden durch die Affekte des Patienten auch notwendig, um zu einer optimalen Empathie zu gelangen. Es ist indessen nicht erstrebenswert, alle Stimmungslagen mit dem Patienten mitempfinden zu wollen; dies würde die Gefahr von Verwicklungen allzusehr erhöhen und wäre mit der gebotenen professionellen Distanz nicht vereinbar.

In vielen Fällen werden Sie sich kaum einer gefühlshaften Reaktion auf den Patienten entziehen können. Wenn ein Patient Kritik an Ihnen übt, Sie kränkt oder verletzt, so ist es nachvollziehbar, dass Sie zunächst vielleicht verärgert, enttäuscht oder deprimiert reagieren. Wenn ein Patient Ihnen unterschwellig zu verstehen gibt, wie wenig er sich durch Sie wahrgenommen fühlt, wie sehr er sich durch Sie vernachlässigt und emotional zurückgewiesen fühlt, so ist es verständlich, dass Sie sich fragen, was Sie versäumt haben, und mit einem Schuld- oder Versagensgefühl reagieren. Im Extremfall können Sie von schweren Selbstzweifeln befallen werden und an Ihrer fachlichen Kompetenz oder Ihrer menschlichen und moralischen Integrität zweifeln. Um Distanz zu diesen Affekten zu gewinnen, sollten Sie sich fragen, wie weit die Vorwürfe oder die Kritik des Patienten tatsächlich berechtigt sind. Eine sorgfältige Klärung dieser Fragen wird Sie wahrscheinlich zu dem Ergebnis führen, dass Sie sich diesem Patienten gegenüber nicht wesentlich anders verhalten haben als gegenüber Ihren anderen Patienten. Es mag sein, dass Sie auch einmal unaufmerksam waren; es ist richtig, dass Sie dem Patienten nicht immer eine freundliche Bestätigung gegeben haben – aufs Gesamte gesehen aber haben Sie Ihre Arbeit professionell durchgeführt, sodass Sie zu der Vermutung gelangen, dass vielmehr eine innere Objektbeziehung des Patienten aktualisiert wurde, bei der er die Rolle einer vorwurfsvollen Elternfigur übernimmt und Ihnen die Rolle des beschuldigten Kindes zuschreibt, sodass Sie die Schuldgefühle des angeklagten Kindes erleben müssen.

> **[T:]** Sollte ich auf der realen Ebene tatsächlich etwas Wichtiges versäumt haben, oder induziert der Patient bei mir ein Schuldgefühl, weil er sich mit seiner vorwurfsvollen Mutter identifiziert hat? Wenn ich mein Verhalten gegenüber diesem Patienten mit meinem Verhalten gegenüber meinen anderen Patienten vergleiche, kann ich nicht finden, dass die Vorwürfe, die der Patient mir gegenüber erhebt, gerechtfertigt sind.

Sie können aber auch zu dem Ergebnis gelangen, dass einige Aspekte dessen, was der Patient benannt hat, tatsächlich zutreffend sein mögen. Seine Wahrnehmung mag in Teilen korrekt sein, wenn auch übertrieben; zumindest könnte ein Körnchen Wahrheit enthalten sein. Ihr reales Verhalten gegenüber dem Patienten wies vielleicht einige Besonderheiten auf, durch die es sich von Ihrem Verhalten gegenüber anderen Patienten unterschied, was die Klagen des Patienten zumindest in Teilen verständlich machen kann. Möglicherweise haben Sie auch mehrfach schroff und uneinfühlsam auf Äußerungen des Patienten reagiert, oder Sie haben auch nicht erkannt, wie schlecht es dem Patienten mit Ihrer Intervention ging. Vermitteln Sie dem Patienten Ihr ehrliches Interesse, mit ihm darüber sprechen zu wollen, und erkennen Sie seine reale Wahrnehmung an. *Wenn Sie tatsächlich einen Fehler gemacht haben, gestehen Sie ihn freimütig ein*, entschuldigen Sie sich dafür, aber hüten Sie sich auch vor übermäßigen Schuldeingeständnissen oder Rechtfertigungen. Wenn der Patient das Gefühl entwickelt hat, dass der Realitätsgehalt seiner Wahrnehmung anerkannt ist, wird es ihm auch leichter möglich sein, die Übertragungsanteile seiner Wahrnehmung davon zu differenzieren.

In beiden Fällen sollte Distanz zu Ihrem Affekt hergestellt werden. Wenn es Ihnen nicht gelingt, die notwendige Distanz zum Affekt zu erreichen, z. B. wenn Schuld- oder Versagensgefühle, Wut oder Enttäuschung über den Patienten anhalten und Ihr reales Befinden nachhaltig beeinträchtigen, sollten Sie sich die Frage stellen, ob Ihr intensiver Affekt auf einen eigenen ungelösten Konflikt zurückgeht. Stellen Sie sich die Frage, ob Sie diese Art des Reagierens aus anderen Lebensbereichen kennen, und fragen Sie sich, welche Äußerung des Patienten wahrscheinlich der Auslöser für Ihre Reaktion war. Fragen Sie sich auch, welche *eigene Übertragung auf den Patienten* möglicherweise aktiviert wurde. Supervision und Selbsterfahrung können hier entscheidend weiterführen.

> (Eine Therapeutin erlebt sich weiterhin gegenüber der Patientin als unzulänglich und steht unter dem Eindruck eines Schuld- und Versagensgefühls, der Annahme, nicht genug für sie getan zu haben und ihr nicht gerecht werden zu können, obwohl ihr keine nennenswerten behandlungstechnischen Fehler aufgefallen sind.)
> **[T:]** Hat die Patientin möglicherweise Züge, die mich an eine frühe Bezugsperson erinnern, auf die ich ebenfalls mit Gefühlen des Unzulänglichseins und mit Schuldgefühlen reagiert habe? Kenne ich eine solche Reaktionsweise vielleicht aus anderen Lebensbezügen?
> **[T:]** Handelt es sich bei meiner Reaktion möglicherweise um eine für mich typische Reaktionsweise, die immer dann auftritt, wenn eine Person sich auf die Art und Weise X verhält oder wenn über die Thematik Y gesprochen wird?

23.4 Analyse der Gegenübertragung

Um Ihre Gegenübertragung zu diagnostischen Zwecken optimal nutzen zu können, sollten Sie sich bemühen, alle Gedanken, Fantasien und Impulse auf ihre *subjektive Bedeutung* und auf ihren *affektiven Gehalt* hin zu analysieren. An einigen Beispielen soll dies verdeutlicht werden:

Wenn Sie beinahe vergessen hätten, die Sitzung wahrzunehmen, sollten Sie sich z. B. fragen, ob es für Sie Gründe gibt, zu dem Patienten stärker auf Distanz zu gehen. Hat die Thematik der letzten Sitzung Sie unangenehm berührt? Ist der Patient Ihnen zu nahe gekommen? Hat er Sie gekränkt? Ist es Ihnen unangenehm einzugestehen, dass er Sie gekränkt hat?

- Wenn es Ihnen nur schwer gelingt zuzuhören, wenn Ihre Gedanken immer wieder abschweifen oder wenn Sie sich vor Müdigkeit kaum wach halten können, fragen Sie sich z. B., ob Sie sich über einen Aspekt dessen, was der Patient gesagt hat, so geärgert haben, dass Sie »abschalten« und sich vor eigenen aggressiven Reaktionen schützen müssen.
- Wenn Sie bemerken, wie Sie von sich aus das Stundenende hinausschieben, fragen Sie sich z. B., ob Sie Sorge haben, der Patient könnte ein pünktliches Stundenende als hartherziges Wegschicken erleben. Trauen Sie es ihm vielleicht nicht zu, dass er mit einem pünktlichen Stundenende zurechtkommt, ähnlich wie seine Mutter ihm Autonomieschritte nicht zugetraut hatte?
- Wenn Sie Mühe haben, das vereinbarte Ausfallhonorar einzufordern, das der Patient nicht bezahlt hat, fragen Sie sich z. B., ob Sie glauben, der Patient wäre durch Ihre Anfrage so verletzt, dass er die Therapie abbricht – ähnlich wie seine Eltern nicht in der Lage waren, ihm in der Erziehung sinnvolle Grenzen zu setzen aus Angst, seine Liebe zu verlieren?
- Fragen Sie sich, was genau Sie an dem Verhalten des Patienten aufregt, ärgert oder deprimiert. Sind Sie vielleicht so deprimiert, weil der Patient einen Erwartungsdruck auf Sie ausübt, dem Sie nicht entsprechen können?
- Selbst bei Patienten, die Ihnen besonders sympathisch sind, die Sie sehr mögen, ist es sinnvoll, wenn Sie sich gelegentlich fragen (s. auch König 1993b):

> [T:] Welche Funktion hat es für den Patienten, wenn er mich dazu bringt, ihn so liebenswert, so sympathisch zu finden? Welche Konsequenz hat die Tatsache, dass ich ihn so sympathisch finde, für meinen therapeutischen Umgang mit ihm? Hält er mich dadurch möglicherweise davon ab, ihn zu konfrontieren, wo es nötig ist?

Um Ihre Gegenübertragungsreaktion als Ausdruck einer *aktualisierten inneren Objektbeziehung* des Patienten verstehen zu können, kann es hilfreich sein, wenn Sie versuchen, Ihre Empfindungen, Gedanken und Impulse in Gestalt einer affektbestimmten Objektbeziehungsfantasie zu konzeptualisieren. Diese sollte folgende Struktur haben: Ich fühle mich so, als würde der Patient mich auf die Art und Weise X behandeln. Oder: Ich spüre den Impuls, den Patienten auf die Art und Weise Y zu behandeln. Konkret könnte dies wie in den folgenden Beispielen aussehen:

> [T:] Ich spüre den Impuls, die Patientin so zu beschützen, wie eine Mutter ihr Kind beschützt.
>
> [T:] Ich fühle mich gegenüber dem klagenden und anklammernden Verhalten der Patientin »genervt«, wie ein Ehemann, der das andauernde Klagen seiner Frau nicht ertragen kann, und spüre den Impuls, sie nicht ernst zu nehmen.

[T:] Ich fühle mich von der Patientin, die all meine Interventionen ignoriert, nicht wahrgenommen, ähnlich wie ein Kind, das sich von seinen Eltern nicht wahrgenommen fühlt.
[T:] Ich fühle mich angesichts der Vorwürfe des Patienten ängstlich und hilflos wie ein kleines Kind, das von einer mächtigen Elternfigur angeklagt wird.
[T:] Ich spüre den Impuls, die Äußerungen der Patientin nicht ernst zu nehmen und mich darüber lustig zu machen wie ein Vater, der über die Versuche seiner Tochter, erwachsen zu wirken, spottet.

Therapeutischer Umgang mit der Gegenübertragung

- Gefühle, Gedanken, Fantasien und Impulse gegenüber dem Patienten möglichst deutlich wahrnehmen
- Impulse nicht in Handlung umsetzen
- Gegenübertragung nicht unreflektiert dem Patienten mitteilen
- Distanz zum eigenen Affekt herstellen
- Gegenübertragungsreaktion auf ihre subjektive Bedeutung hin analysieren
- Gegenübertragungsreaktion in Gestalt einer affektbestimmten Objektbeziehungsfantasie konzeptualisieren

23.5 Komplementäre und konkordante Identifikation in der Gegenübertragung

Versuchen Sie nun unter Zuhilfenahme Ihrer Kenntnisse der frühen Beziehungserfahrungen des Patienten, eine *Hypothese* zu entwickeln, welche *innere Objektbeziehung des Patienten* aktuell wiederbelebt worden ist. Sie werden bemerken, dass Sie in Ihrer Objektbeziehungsfantasie keineswegs immer die Position des (Eltern-)Objekts, sondern oft auch die des (Kind-)Selbst einnehmen – wie umgekehrt auch der Patient sowohl die Position des (Kind-)Selbst als auch die des (Eltern-)Objekts einnehmen kann.

- Wenn Sie in Ihrer Gegenübertragungsfantasie affektiv auf den Patienten so reagieren und so mit ihm umgehen, wie ein früherer oder aktueller Beziehungspartner wahrscheinlich auf den Patienten reagiert hat oder mit ihm umgegangen ist, so sprechen wir mit Racker (1978) von einer *komplementären Identifikation* in der Gegenübertragung. Eine komplementäre Identifikation liegt z. B. vor, wenn Sie über das Verhalten des Patienten verärgert oder enttäuscht sind, ihn verurteilen oder strafen möchten, ähnlich wie die Eltern des Patienten z. B. über seine ausbleibenden Schulerfolge verärgert und enttäuscht waren und ihn deshalb verurteilten und straften. Eine komplementäre Identifikation liegt ebenso vor, wenn Sie angesichts des klagenden und anklammernden Verhaltens einer Patientin den Impuls spüren, sie nicht ernst zu nehmen, ähnlich wie der Ehemann der Patientin sie nicht ernst nimmt, wenn sie sich in dieser Weise verhält.
- Wenn Sie dagegen in Ihrer Gegenübertragungsfantasie affektiv auf den Patienten so reagieren, wie der Patient wahrscheinlich auf wichtige frühe oder aktuelle Beziehungspartner reagiert hat oder reagiert, so sprechen wir von einer *konkordanten Identifikation* in der Gegenübertragung. Eine konkordante Identifikation liegt z. B. dann vor, wenn Sie das Gefühl der Einsamkeit, das der Patient empfindet, so wie er nachempfinden können. Eine konkordante Identifikation kann auch dann vorliegen, wenn Sie sich von dem Patienten, der Ihre Interventionen ignoriert, ebenso nicht wahrgenommen fühlen, wie sich der Patient von seinen Eltern nicht wahrgenommen fühlte.

Beide Gegenübertragungspositionen liefern wichtige Informationen über die innere und äußere Objektwelt des Patienten.

- Aus der Position der *komplementären Identifikation* können Sie sich, *interpersonell* gesehen, gut in die Position des Interaktionspartners des Patienten hineindenken. Die komplementäre Identifikation zeigt Ihnen, mit welchen Emotionen wahrscheinlich die aktuellen Beziehungspartner auf den Patienten reagieren und welche Impulse sie vermutlich spüren oder handelnd umsetzen. Wenn in Ihrer Gegenübertragung der Impuls aktiviert wurde, dem Patienten Vorwürfe zu machen, so ist es wahrscheinlich, dass auch aktuelle Beziehungspartner ihm vorwurfsvoll begegnen. *Intrapsychisch* gesehen können Sie die Objektrepräsentanz einer inneren Objektbeziehung gut studieren: So wie Sie in Ihrer Fantasie mit dem Patienten umgehen, so sind vermutlich frühe Objekte mit ihm umgegangen und so geht der Patient – nach Introjektion dieser Beziehungserfahrung – mit sich selbst um: Wenn Sie den Impuls spüren, ihn zu kritisieren und zu entwerten, so ist es wahrscheinlich, dass der Patient von seinen frühen Bezugspersonen kritisiert und entwertet wurde und dass er nun mit sich übermäßig selbstkritisch umgeht und sich selbst entwertet.
- Aus der Position der *konkordanten Identifikation* können Sie sich gut ausmalen, wie sich der Patient in der Beziehung zu seinen wichtigsten aktuellen Interaktionspartnern fühlt. Da Sie in dieser Position gut die Gefühle des Patienten nachempfinden können, ist sie die ideale Voraussetzung für eine adäquate Empathie. Darüber hinaus kann die konkordante Identifikation es Ihnen ermöglichen, viele seiner sonst unverständlichen Verhaltensweisen zu verstehen. Wenn Sie sich ohnmächtig und hilflos fühlen, weil der Patient all Ihre Interventionen entwertet, können Sie mit hoher Wahrscheinlichkeit annehmen, dass er sich oft ohnmächtig und hilflos in der Beziehung zu seinen wichtigsten Bezugspersonen fühlt. *Intrapsychisch* gesehen, können Sie so die Selbstrepräsentanz einer inneren Objektbeziehung gut studieren: So wie Sie in Ihrer Fantasie auf den Patienten reagieren, so ging es dem Patienten höchstwahrscheinlich in der Beziehung zu seinen wichtigen Bezugspersonen, und so geht es ihm nach Introjektion dieser Beziehungserfahrung vermutlich in vielen wichtigen Beziehungen. Wenn Sie sich von einem Patienten, der Ihre Interventionen ignoriert, nicht wahrgenommen fühlen, so können Sie mit einiger Wahrscheinlichkeit davon ausgehen, dass auch er sich in zahlreichen wichtigen Beziehungen nicht wahrgenommen fühlt.

Wie gelangen Sie nun von der komplementären Position zur konkordanten Identifikation? Dies kann schwierig sein. Für den therapeutischen Prozess ist die *Reflexion der komplementären Identifikation* in der Gegenübertragung jedoch von außerordentlich großer Bedeutung. Die Präsenz negativer Emotionen in der Gegenübertragung kann Ihre therapeutische Arbeit sehr erschweren. Wenn Sie sich im Laufe der Sitzungen depressiv, gelähmt, enttäuscht, unsicher, schuldig, entwertet oder beschämt fühlen, wenn Sie sich vom Patienten abgewiesen, ignoriert, allein gelassen fühlen, wenn Sie an Ihrer Kompetenz oder gar moralischen Integrität zweifeln, ist es schwer, Zuversicht und Hoffnung auszustrahlen und mit dem Patienten an konkreten zukunftsorientierten Problemlösungen zu arbeiten. Denken Sie dann an die Möglichkeit, dass der Patient mithilfe des Vorgangs der projektiven Identifikation (Ogden 1979) einen unerwünschten oder bedrohlichen Selbstanteil in Ihnen untergebracht (»deponiert«) hat, wo er ihn kontrollieren kann, um ihn später in »metabolisierter« Form reintrojizieren zu können (▶ Kap. 18.7). Es kann erleichternd sein, wenn Sie diese negativen Gefühle als vom Patienten induziert und als Auswirkung von in Ihnen untergebrachten Selbstanteilen des Patienten verstehen können. Im Allgemeinen wird sich durch eine solche Klärung Ihr Interventionsstil ändern, er wird freier, klarer und ressourcenorientierter werden, und Sie werden sich in der therapeutischen Arbeit wohler fühlen.

Die Wahrnehmung der in der *konkordanten Identifikation* spürbaren negativen Emotionen kann, wenn Sie die notwendige Distanz zu diesen hergestellt haben, Ihr empathisches Verständnis für den Patienten sehr verbessern. Sie sind nun nicht mehr nur auf die – möglicherweise affektentleerten – verbalen Schilderungen des Patienten angewiesen, um sich vorstellen zu können, mit welchen Gefühlen er in der Beziehung zu wichtigen Bezugspersonen zu tun hatte oder hat. Sie haben sie nun am eigenen Leibe – quälend, schmerzlich – erlebt. Meistens ändert sich dann Ihr Interventionsstil im Sinne größerer Empathie, wenn Sie entdecken, dass die negativen Gefühle, denen Sie bisher ohne Distanz ausgesetzt waren, in erster Linie in Sie verlagerte Gefühle des Patienten sind.

Komplementäre und konkordante Identifikation in der Gegenübertragung

Komplementäre Identifikation
Ich reagiere auf den Patienten so,
- wie frühe Bezugspersonen auf ihn reagiert haben
- wie aktuelle Beziehungspartner auf ihn reagieren

Konkordante Identifikation
Ich reagiere auf den Patienten so,
- wie er auf frühe Bezugspersonen reagiert hat
- wie er auf aktuelle Beziehungspartner reagiert

23.6 Unbewusstes Agieren der Gegenübertragung

Bisher haben wir nur vom Umgang mit bewussten oder bewusst gewordenen Gegenübertragungsmanifestationen gesprochen. Der größte Teil Ihrer Gegenübertragungsreaktionen bleibt Ihnen jedoch unbewusst; nichtsdestoweniger sind gerade die unbewussten Aspekte der Gegenübertragung für den Verlauf einer Behandlung von großer Bedeutung, weil sie typischerweise *agiert* werden. Das ist unvermeidlich; gleichwohl sollte es Ihr Ziel sein, sich einen möglichst großen Teil Ihrer *unbewussten Gegenübertragungsphänomene bewusst zu machen*, um das Agieren der Gegenübertragung zu begrenzen. Machen Sie sich klar, dass nicht nur Ihre Gegenübertragung eine Reaktion auf die Übertragungen des Patienten sein kann, sondern dass Ihre Gegenübertragung, sofern sie unbewusst agiert wird, die Übertragungen des Patienten beeinflusst und fördert (Racker 1978).

Auch wenn die unbewussten Anteile Ihrer Gegenübertragung naturgemäß Ihrer Wahrnehmung nicht zugänglich sind, gibt es doch eine Vielzahl von *Indikatoren*, die den Verdacht rechtfertigen, dass eine unbewusste Gegenübertragungsreaktion in Ihren Handlungen zum Ausdruck kommt – Indikatoren auf der Verhaltensebene, die Sie bei sich registrieren und um deren Verständnis Sie sich bemühen können. Allgemein gesprochen sind Indikatoren für ein unbewusstes Agieren einer Gegenübertragung alle Verhaltensweisen, die in irgendeiner Weise von Ihrer üblichen Art, die Behandlung bei einem vergleichbaren Patienten zu führen, abweichen. Dies kann eine Fülle formaler und inhaltlicher Aspekte betreffen. Wenden wir uns zunächst den *formalen Auffälligkeiten* zu, die Ihre Aufmerksamkeit verdienen und den Verdacht auf eine unbewusste Gegenübertragungsmanifestation lenken können:

- Sie sprechen deutlich mehr als in anderen Therapien.
- Sie kommen häufiger zu spät in die Sitzung.
- Sie lassen es zu, dass der Patient sein Ausfallhonorar nicht bezahlt.
- Sie überziehen die Sitzungen häufig.
- Sie ändern die Rahmenbedingungen der Therapie ohne triftigen Grund.
- Sie sprechen den Patienten mit falschem Namen an.
- Sie sprechen mit dem Patienten über Ihr privates Erleben.
- Sie gestatten es dem Patienten, die Grenzen zu Ihrem Privatleben zu überschreiten.
- Sie setzen sich auf der realen Ebene übermäßig für den Patienten ein.
- Sie übernehmen zu viel Verantwortung für den Patienten.
- Sie bemerken, dass Sie sich oder den Patienten beschuldigen, verurteilen oder entwerten.
- Sie sind über die Therapiesitzung hinaus von intensiven Emotionen, z. B. Wut, Ärger, Ohnmachtgefühlen dem Patienten gegenüber beansprucht.

Ein Agieren der Gegenübertragung kann aber auch wesentlich subtiler verlaufen. Den folgenden Beispielen ist ein Aspekt des Ungewöhnlichen in der therapeutischen Haltung gegenüber dem Patienten gemeinsam:

- Sie intervenieren konfrontativer, als Sie es bei anderen Patienten tun, oder Sie vermeiden konfrontative Interventionen, die notwendig wären, um den therapeutischen Prozess voranzubringen.
- Sie neigen dazu, den Patienten zu überschätzen, und verlangen von ihm Reifungsschritte, zu denen er aufgrund seiner strukturellen Defizite nicht in der Lage ist. Oder aber sie unterschätzen seine Entwicklungsmöglichkeiten und versäumen es, von ihm einen aktiven Beitrag zum Erreichen der Therapieziele zu verlangen.
- Sie deuten tief unbewusste Aspekte, obwohl sie mit vergleichbaren anderen Patienten oberflächennäher arbeiten würden.
- Sie geben eine Deutung zu einem Zeitpunkt, an dem der Patient noch nicht bereit ist, sie zu akzeptieren, und versäumen es, die Reaktion des Patienten auf Ihre Intervention zu beachten, was Sie sonst zu tun pflegen. Oder aber Sie zögern unverhältnismäßig lange, bis Sie eine an sich fällige Deutung geben.
- Sie bemerken nicht, dass Ihre Interventionen versteckte vorwurfsvolle oder feindselige Elemente enthalten, obwohl Sie wissen, dass subtile pejorative Kommunikationen seitens des Therapeuten die Therapieergebnisse nachhaltig ungünstig beeinflussen können (Strupp & Binder 1993).
- Sie versäumen es, ein offen destruktives Verhalten des Patienten zu begrenzen, obwohl Sie wissen, dass dadurch die Ziele der Behandlung gefährdet sind. Oder aber Sie gehen reglementierend mit dem Patienten um, obwohl ein akzeptierendes Verstehen seiner Problematik weiterführen würde.
- Sie tolerieren ein offensichtliches und kontraproduktives Vermeidungsverhalten oder ein Ausweichen des Patienten vor der Auseinandersetzung mit der sozialen Realität.
- Sie unterbrechen den Patienten häufig, obwohl er Ihr anteilnehmendes Zuhören bräuchte. Oder aber Sie lassen ihn über

lange Zeit monologisieren, obwohl die Sitzung dadurch unproduktiv verläuft.

- Sie identifizieren sich übermäßig mit dem Patienten, übernehmen seine Sichtweise völlig, ohne dass Ihnen alternative Sichtweisen zur Verfügung stehen.
- Sie lassen sich von dem Patienten zu ungewöhnlichen (z. B. »heroischen«) Aktivitäten bewegen oder für bestimmte Zwecke »einspannen«, weil Sie glauben, ihn nur so »retten« oder vor schlimmen Entwicklungen bewahren zu können. Oder aber Sie nehmen eine übermäßig distanzierte Position ein, die einen empathischen Zugang nicht gestattet.
- Sie sind so stark mit der Defizitperspektive des Patienten identifiziert, dass Sie mit ihm gleichsam in seiner persönlichen Misere versinken (Fürstenau 1994). Oder Sie forcieren einen ressourcenorientierten Zugang, obwohl der Patient zu verstehen gibt, dass er sich zuallererst mit seinen Problemen angenommen fühlen möchte.
- Sie ertragen mit einer ans Masochistische grenzenden Aufopferung und Leidensbereitschaft, dass der Patient Sie entwertet und anklagt, Ihre Autorität und Kompetenz infrage stellt und Ihnen vorschreiben möchte, was Sie zu tun haben, sodass völlig aus dem Blickfeld gerät, weshalb der Patient in die Behandlung gekommen ist, was er erreichen möchte, was er zu seiner Gesundung beitragen kann und welche Therapieziele vereinbart wurden.

23.7 Objektivierende Einstellung gegenüber Patienten

Eine besondere Form, in subtiler Weise Gegenübertragungsaffekte zu agieren, soll etwas ausführlicher behandelt werden: *Objektivierende Redeweisen über Patienten* können auch Indikatoren für ein unbewusstes Agieren einer tendenziell negativen Gegenübertragungshaltung sein:

> [T:] Der Patient ist im Widerstand.
> [T:] Die Patientin agiert.
> [T:] Der Patient will sich nicht einlassen.
> [T:] Die Patientin hatte einen kastrierenden Blick.
> [T:] Der Patient will sich nicht mit seinen Aggressionen auseinandersetzen.
> [T:] Der Patient will nur versorgt werden.
> [T:] Der Patient ist unmotiviert.

Aus der Art der Äußerungen geht hervor, dass dem Patienten eine *willentliche Absicht* unterstellt wird, die Ziele der Therapie zu unterminieren, während es unterbleibt, die Perspektive des Patienten nachzuvollziehen. Diese oft gewohnheitsmäßige Art, über Patienten in latent entwertenden Worten zu sprechen, behindert jedoch unserer Überzeugung nach einen empathischverstehenden und ressourcenorientierten Zugang zum Patienten. Es konnte empirisch gezeigt werden, dass Therapeuten, die *über ihre Patienten* in einem eher kalten, übermäßig professionellen und dominanten Tonfall sprachen, auch im *Kontakt mit den Patienten* eher kalt, unehrlich und übermäßig professionell waren (Blank et al. 1986). Es sollte uns daher nicht ganz gleichgültig sein, wie in Seminaren oder Supervisionen über Patienten gesprochen wird. Objektivierende und als solche in der Regel entwertende Äußerungen über Patienten mögen zur momentanen Affektentlastung manchmal nicht zu vermeiden sein – immerhin ist es besser, negativ über einen Patienten zu sprechen als die negativen Affekte in der Beziehung zu ihm zu agieren –, eine Reflexion der darin zum Ausdruck kommenden Gegenübertragung erscheint uns jedoch in jedem Falle unverzichtbar zu sein. Es ist eine lohnende Aufgabe, häufig gebrauchten objektivierenden Formeln entsprechende patientenzentrierte Formulierungen an die Seite zu stellen (▶ Tab. 23-1).

Tab. 23-1 Objektivierende und patientenzentrierte Formulierungen

Objektivierende Formulierungen	Patientenzentrierte Formulierungen
Der Patient ist im Widerstand.	Mir ist es bisher nicht gelungen, die Ängste des Patienten zu verstehen, die ihn hindern, sich mit seinen Gefühlen auseinander zu setzen.
Die Patientin agiert.	Ich habe noch nicht verstanden, was die Patientin mir mitteilen möchte.
Der Patient will sich nicht einlassen.	Etwas scheint dem Patienten Angst zu machen, das es ihm unmöglich macht, sich einzulassen.
Die Patientin hatte einen kastrierenden Blick.	Die Patientin scheint sich unwohl und unsicher zu fühlen, weshalb sie mich und andere mit ihrem Blick entwerten muss.
Der Patient will sich nicht mit seinen Aggressionen auseinandersetzen.	Aggressive Regungen machen dem Patienten noch viel Angst.
Die Patientin will nur versorgt werden.	Es ist mir bisher nicht gelungen, Selbstvertrauen und Eigeninitiative der Patientin so zu stärken, dass sie nicht auf regressiv-abhängige Verhaltensweisen zurückgreifen muss.
Der Patient ist unmotiviert.	Es ist mir bisher noch nicht gelungen, bei dem Patienten eine Veränderungsmotivation zu wecken.

23.8 Gegenübertragungswiderstand und die Auflösung von Gegenübertragungsverstrickungen

Gegenübertragungsgefühle oder -impulse bleiben typischerweise dann unbewusst, wenn sie für uns unangenehm oder bedrohlich sind und auf die eine oder andere Art Unlust hervorrufen. Entsprechend wehren wir uns gegen die Bewusstmachung dieser Emotionen oder Impulse. Es ist für uns nicht akzeptabel, dass wir Impulse haben könnten, unsere Patienten aggressiv zur Rede zu stellen, sadistisch zu quälen oder emotional zu missbrauchen, und wir können es uns nicht gut eingestehen, dass wir von unseren Patienten geliebt, bewundert oder versorgt werden wollen oder enttäuscht oder gekränkt sind, wenn sie es nicht tun. Ähnlich dem Übertragungswiderstand des Patienten, der ein Widerstand gegen das Bewusstwerden möglicher inakzeptabler Wünsche in der Übertragung ist, kennen wir einen *Gegenübertragungswiderstand*, den wir als unseren Widerstand gegen das Bewusstwerden inakzeptabler, bedrohlicher und unlustvoller Emotionen und Impulse gegenüber dem Patienten in der Gegenübertragung verstehen.

Gegenübertragungswiderstände können bisweilen sehr hartnäckig sein. Oft äußert sich ein Gegenübertragungswiderstand darin, dass gute Gründe und Rationalisierungen für ein vom Üblichen abweichendes Verhalten gesucht und gefunden werden. Unvermeidlich werden Gegenübertragungswiderstände mannigfacher Art auch Ihr therapeutisches Handeln beeinflussen. Rechnen Sie daher damit, dass auch Sie, wenn Sie unter dem Einfluss eines Gegenübertragungswiderstandes stehen, zahlreiche Erklärungen finden werden, warum Ihr vom Üblichen abweichendes Verhalten therapeutisch notwendig ist: Dieser Patient ist so bedürftig, dass er Ihre aufopfernde Haltung braucht; jener ist so kränkbar, dass er keine Konfrontationen verträgt; wieder ein anderer ist so wenig kooperativ, dass er hart konfrontiert werden muss, um nur einige Beispiele zu nennen.

Was können Sie tun, um sich aus Gegenübertragungsverstrickungen zu befreien und zu einer konkordanten Identifizierung zu gelangen?

- Hören Sie mehr zu, sprechen und deuten Sie weniger. Versuchen Sie nicht, dem Patienten unbedingt etwas erklären oder beweisen zu wollen. Beschreiben oder paraphrasieren Sie vielmehr die Äußerungen des Patienten, um Zeit zu gewinnen, bis Sie die zugrunde liegende Übertragungs-Gegenübertragungs-Dynamik besser verstanden haben.
- Fragen Sie sich, ob Sie erheblich von der üblichen Behandlungstechnik abgewichen sind. Zweifellos ist es erforderlich, sich auf jeden Patienten individuell einzustellen, und nicht selten sind Modifikationen der Behandlungstechnik notwendig. Diese Tatsache wird es Ihnen schwer machen, im Einzelfall zu beurteilen, ob ein Abweichen von der üblichen Behandlungstechnik einem rationalen Verständnis folgt oder ob sich darin eher unbewusste Anteile Ihrer Gegenübertragung manifestieren. Können Sie das Für und Wider dieser Maßnahme in Ruhe gegeneinander abwägen, oder sind Sie der Meinung, dass dies und nur dies das einzig Richtige für den Patienten ist?
- Überlegen Sie, wie weit Sie sich über Ihre Gegenübertragungsgefühle und -impulse gegenüber dem Patienten im Klaren sind. Stellen Sie Distanz zum begleitenden Affekt her.
- Bemühen Sie sich, eine Außenperspektive einzunehmen, und fragen Sie sich:

> **[T:]** Wie würde sich mir die Szene zwischen dem Patienten und mir darstellen, wenn ich ein Außenstehender wäre?
> **[T:]** Würden andere Therapeuten mir ebenfalls zu einem Vorgehen raten, wie ich es gewählt habe, oder wären sie überwiegend anderer Meinung?

- Sprechen Sie mit Kollegen über diese Fragen oder nehmen Sie Supervision in Anspruch.
- Versuchen Sie, die aktuelle Situation einschließlich der therapeutischen Situation mit den Augen des Patienten zu sehen, um zu einer konkordanten Identifizierung zu gelangen.

> **[T:]** Was würde ich jetzt wohl empfinden, wenn ich in der Haut des Patienten steckte?

- Nicht selten entstehen ungünstige Gegenübertragungsgefühle, weil der Therapeut die Erwartungen an den Erfolg der Therapie zu hoch angesetzt hatte. Typische Gegenübertragungsgefühle können sein: Enttäuschung, Versagensgefühle, Ärger auf den Patienten, der sich nicht im erwarteten Maße verändert. Fragen Sie sich, ob es bei Ihnen Impulse gibt, es dem Patienten persönlich übel zu nehmen, dass er keine Behandlungsfortschritte macht, und stellen Sie Distanz zu diesen Impulsen her.

> [T:] Ich habe mir so viel Mühe mit diesem Patienten gegeben, habe so viel für ihn getan. Ich bin enttäuscht über ihn, dass er sich nun wieder eine schwere Schnittverletzung zugefügt hat. Warum tut er mir das an?

- Reflektieren Sie kritisch, ob Sie Ihre Erwartungen an die Behandlung auch ausreichend an die Schwere der Störung angepasst haben. Fragen Sie sich, ob Sie möglicherweise zu hohe Erwartungen an den Patienten gerichtet haben. Aus der empirischen Psychotherapieforschung ist hinreichend bekannt, dass eine zunehmende Schwere der Psychopathologie den Erfolg durch Psychotherapie einschränkt (Luborsky et al. 1988). Es kann sehr nützlich sein, sich über das Erreichbare bei einem Patienten klarer zu werden. Fragen Sie sich auch, ob die Ziele, die Sie verfolgen, wirklich diejenigen des Patienten sind, oder ob Sie mehr Ihre eigenen Erwartungen reflektieren. Wenn die eigenen Erwartungen an die Entwicklungsmöglichkeiten des Patienten höher sind, als es aufgrund seiner strukturellen Begrenzungen gerechtfertigt ist, sollte geprüft werden, ob eine eigene Übertragung auf den Patienten die überhöhten Erwartungen an ihn begründen könnte.

> [T:] Der Patient hat Ähnlichkeiten mit meinem Sohn. Ich hätte mir gewünscht, mein Sohn wäre im Beruf erfolgreicher geworden. Möglicherweise soll der Patient jetzt das erreichen, was ich mir für meinen Sohn gewünscht hätte.

- Versuchen Sie, aus projektiven Identifizierungen resultierende Gegenübertragungsaffekte zu erkennen. So kann ein Patient Ihnen die Rolle eines überfordernden und enttäuscht reagierenden Elternteils zuschreiben, um sich selbst ein wenig von dem überwältigenden Gefühl der Überforderung und Enttäuschung zu entlasten.

> [T:] Ich fühle mich jetzt ebenso enttäuscht über den Patienten, wie die Eltern des Patienten vermutlich über ihn enttäuscht waren, als er wieder Drogen genommen hatte. Wahrscheinlich ist der Patient selbst völlig enttäuscht von sich, weil er wieder zum Mittel der Selbstverletzung greifen musste, um seine unerträglichen Affekte zu bewältigen. Das Gefühl der Enttäuschung war so stark, dass er es an mich weitergeben musste.

- Bemühen Sie sich, durch Selbsterfahrung eigene Übertragungsbereitschaften zu erkennen. Versuchen Sie, die eigenen negativen Introjektanteile zu identifizieren, zu deren Externalisierung Sie im Dienste der inneren Druckentlastung neigen. So können Sie die Wahrscheinlichkeit verringern, dass Sie die Aspekte, die Sie an sich selbst verurteilen, bei Patienten bekämpfen. Denn dies würde dazu führen, dass Sie das negative Introjekt des Patienten noch verstärken (Tress & Henry 1993).

Gegenübertragungsanalyse kann Ihnen neben allen therapeutischen Effekten noch einen nicht zu unterschätzenden psychohygienischen Vorteil bringen. Sie kann Ihnen helfen, therapeutische Sitzungen weniger gequält und mit mehr Freude zu erleben. Sie kann Ihnen die Arbeit erleichtern, die häufig genug darin besteht, negative Affekte wahrzunehmen und auszuhalten. Bedenken Sie, dass Sie Ihre Kompetenzen dann am besten entfalten und Ihre eigenen Ressourcen im Interesse des Patienten am besten nutzen können, wenn es Ihnen gut geht und wenn Sie sich nicht übermäßig durch bedrückende Gefühlslagen eingeschränkt erleben müssen.

Sollte es Ihnen trotz aller Hinweise immer wieder schwerfallen, Gegenübertragungsaffekte oder -impulse zu kontrollieren, sind weitergehende Reflexionen zum eigenen aktuellen Lebenskontext und intensivere Maßnahmen zur persönlichen Psychohygiene zu bedenken. Achtsamkeitsbasierte Meditationen können ein möglicher Weg sein. In einer neueren Studie konnte gezeigt werden, dass sich eine achtsame Haltung aufseiten des Therapeuten positiv auf den Umgang mit der Gegenübertragung auswirkt (Fatter & Hayes 2013).

Identifikation von Gegenübertragungswiderständen

- Identifikation der eigenen Affekte gegenüber dem Patienten
- Reflexion des eigenen Verhaltens gegenüber dem Patienten: vom Üblichen abweichendes eigenes Verhalten?
- Reflexion der Einstellung gegenüber dem Patienten: objektivierende Einstellung gegenüber dem Patienten?
- Reflexion der Erwartungen an den Patienten: zu hohe Erwartungen an den Patienten?
- Außenperspektive einnehmen
- eigene Übertragungsbereitschaften reflektieren
- Supervision in Anspruch nehmen

23.9 Wie weit sollte man die Gegenübertragung mitteilen?

Gegenübertragungsgefühle sollten Sie normalerweise Ihren Patienten *nicht mitteilen*, sondern für sich reflektieren. Vermeiden Sie auf alle Fälle ein unreflektiertes und unbeabsichtigtes Mitteilen negativer Gegenübertragungsgefühle. Den Impuls, dem Patienten unbedingt sagen zu müssen, wie Sie sich fühlen, werden Sie typischerweise dann verspüren, wenn Sie unter starkem Affektdruck stehen. Hier ist höchste Vorsicht geboten, denn es ist nicht zulässig, Gegenübertragungsgefühle nur um der eigenen Affektentlastung willen mitzuteilen. Eine Mitteilung der eigenen Emotionalität sollte nur in *Ausnahmefällen* und *mit klar reflektierter therapeutischer Zielsetzung* erfolgen.

- Im Rahmen eines strukturbezogenen therapeutischen Vorgehens (▶ Kap. 29) können Sie »selektiv-authentisch« die eigene Emotionalität mit dem Ziel verbalisieren, dem Patienten ein Verständnis dafür zu vermitteln, welche Emotionen er mit seinem Verhalten bei Interaktionspartnern auslöst.
- Für einen Patienten mit emotional distanzierten oder wenig authentischen frühen Bezugspersonen kann es eine positive Beziehungserfahrung bedeuten, wenn Sie ihn Ihre authentischen Gefühle spüren lassen, selbst dann, wenn sie negativ sind.

Wenn Sie sich gedrängt fühlen, Ihre Gegenübertragungsgefühle dem Patienten mitzuteilen, sollten Sie sich die folgende (selbst)kritische Frage stellen:

> [T:] Wenn ich mein jetziges Gefühl dem Patienten mitteile – helfe ich ihm dadurch wirklich weiter, oder dient dies eher meiner eigenen Entlastung?

Weniger problematisch, wenn auch nicht immer ganz unproblematisch ist es, dem Patienten positive Gegenübertragungsgefühle mitzuteilen. Im Allgemeinen wird es hilfreich sein, eigene Affekte der Anteilnahme authentisch zu äußern, oder, besonders bei Patienten mit narzisstischer Störung, ehrliche Bewunderung zum Ausdruck zu bringen. Wenn Sie jedoch den starken Drang haben, dem Patienten etwas Positives zu sagen, dann sollten Sie dies im Hinblick auf Ihre therapeutische Zielsetzung reflektieren. Wenn es Ihnen darum geht, die Ressourcen des Patienten zu aktivieren, seine Motivation zu steigern und sein

Selbstwertgefühl zu stärken, kann es eine sinnvolle Maßnahme sein. Wenn Sie jedoch einem Patienten mit Konfliktpathologie die Möglichkeit geben wollen, auch negative Übertragungsanteile zu entwickeln und Ärger oder Enttäuschung Ihnen gegenüber zum Ausdruck zu bringen, kann ein solches Vorgehen eher hinderlich sein.

Im Übrigen sollten Sie sich der Tatsache bewusst sein, dass Sie Ihren Patienten ohnehin auf nonverbalem Wege zahlreiche positive wie negative Gegenübertragungsgefühle unreflektiert mitteilen. Sie können Ihrem Patienten durch Mimik und Gestik, durch Stimmlage oder Wortwahl vermitteln, ob Sie sich durch seine Äußerungen gekränkt gefühlt haben, ob Sie sich über ihn geärgert haben, ob Sie ein Schuldgefühl empfunden haben und vieles mehr. Sie können den Patienten durch Mimik und Gestik auch wissen lassen, wie undankbar er ist, wie wenig Rücksicht er auf Ihre Bedürfnisse nimmt usw.

Weiterführende Literatur

Ermann M (1987). Behandlungskrisen und die Widerstände des Psychoanalytikers. Bemerkungen zum Gegenübertragungswiderstand. Forum Psychoanal; 2: 100–11.

Ermann M (2014). Gegenübertragung. In: Mertens W, Waldvogel B (Hrsg). Handbuch psychoanalytischer Grundbegriffe. 4. Aufl. Stuttgart: Kohlhammer; 294–9.

König K (1993). Gegenübertragungsanalyse. Göttingen: Vandenhoeck & Ruprecht.

Körner J (1990). Übertragung und Gegenübertragung, eine Einheit im Widerspruch. Forum Psychoanal; 6: 87–104.

Lohmer M (2011). Übertragung und Gegenübertragung. Psychotherapeut; 56: 98–104.

Ogden TH (1988). Die projektive Identifikation. Forum Psychoanal 1988; 4: 1–21.

Racker H (2002). Übertragung und Gegenübertragung. 6. Aufl. München: Reinhardt.

Sandler J (1976). Gegenübertragung und Rollenübernahme. Psyche; 30: 297–305.

Thomä H, Kächele H (2006). Lehrbuch der psychoanalytischen Therapie. Gesamtband. Berlin, Heidelberg: Springer.

Wöller W (2013). Ohnmächtig und ausgeliefert. Gegenübertragung bei traumatisierten Patienten. In: Wöller W. Trauma und Persönlichkeitsstörungen. 2. Aufl. Stuttgart: Schattauer; 437–53.

Wöller W (2014). Gegenübertragung und Therapeuten-Selbstfürsorge. In: Wöller W. Bindungstrauma und Borderline-Störung. Stuttgart: Schattauer; 107–26.

Wöller W (2022). Blockade des therapeutischen Prozesses und mentale Zustände des Therapeuten. In: Wöller W. Psychodynamische Psychotherapie. Lehrbuch der ressourcenorientierten Praxis. Stuttgart: Schattauer; 471–563.

24 Entwicklung – Abstimmung – Regulation

Tiefenpsychologisch fundierte Psychotherapie im rhythmisch-dynamischen Handlungsdialog

Sabine Trautmann-Voigt und Bernd Voigt

24.1 »Handlung« als Erweiterung der therapeutischen Beziehungsdimension

Neben dem »Prinzip Deutung« wird seit Längerem das »Prinzip Beziehung« als ein – wenn nicht *der* – wichtigste Wirkfaktor für Psychotherapie angenommen (Cremerius 1984). Was in der tiefenpsychologisch fundierten Psychotherapie wirkt, scheint nicht nur die Einsicht in psychodynamische Zusammenhänge zu sein und auch nicht die rein kognitive Bewusstmachung des Unbewussten, sondern »dass wir mit dem Deuten und der Übertragung im Sinne des beschriebenen Deutungsprozesses etwas in der Beziehung *tun*« (Ermann 1993/1996, S. 65). Wenn wir etwas in der Beziehung *tun*, also unser Sprechen als ein *Handeln* auffassen, dann sind wir schnell bei Lorenzers (1995/2000) ursprünglicher Konzeption des »Szenischen Verstehens« innerhalb der therapeutischen Beziehung.

Szenisches Verstehen bedeutet für Lorenzer, dass das therapeutische Sich-hinein-Versetzen in den Patienten eine in der Gegenwart wieder belebte Rekonstruktion unbewusster szenischer Handlungsentwürfe umfasst: In diesen szenischen Entwürfen suche der Therapeut den »zweiten Sinnzusammenhang«, das, was sich jenseits der verbalen Assoziation im Dialog einstelle – so die ursprüngliche Idee.

In der Regel kommt es, wie inzwischen weitgehend anerkannt, zu irgendeiner Art von *»mitagierender Antwort des Therapeuten« in der Beziehungsarbeit*, die dem Therapeuten früher oder später zu Bewusstsein komme. Klüver bezeichnete diesen Vorgang seiner Zeit als »Handlungsdialog« (Klüwer 1983, 1995) und konzipierte damit eine veränderte Vorstellung über das bis dahin streng untersagte »Handeln« in der Psychoanalyse. Sandler (1976) sprach eher von der therapeutischen Beziehung als von einer »Bereitschaft zur Rollenübernahme«. Inzwischen haben sich Bezeichnungen wie »Enactment« (Jacobs 1986) und »Inszenierung« (Streeck 2000) eingebürgert.

Unsere Auffassung von Beziehungsarbeit in der Tiefenpsychologie geht noch ein Stück weiter. Es geht nicht nur um fantasierte oder rekonstruierte Beziehungsszenen, *über* die verhandelt wird oder die der Therapeut »erkennt« oder zur Deutung anbietet, sondern in direkter Weiterführung der grundlegenden Aussagen von Lorenzer geht es um das tatsächlich *im Austausch* zwischen Patient und Therapeut *wahrnehmbare Wechselspiel von Fantasie, Assoziation und Theorie* im Wort *und* um *Ausdrucks- und um sichtbare* Bewegungshandlungen in der therapeutischen Beziehung (Voigt 1997, S. 122). Wir sprechen in Anlehnung an Siegels (1999b) Konzeption von *leiblichen Übertragungs- und Gegenübertragungsszenen*, die sich in der therapeutischen Beziehung als komplexe Handlungsdialoge auf der Ebene des verbalen Sprachaustausches, auf der Ebene des Bedeutungsaustausches und auf der Ebene körpersprachlicher Ausdruckshandlungen vollziehen.

Dabei geht dieses wahrlich nicht neue Konzept von *Beziehung als eines leiblichen Dialoges* auf die Idee zurück, dass der Mensch immer in ein komplexes Beziehungsgeschehen eingebunden ist, das als »*Zwischen-Leiblichkeit*« im Sinne einer Kerndimension menschlichen Erlebens und Verhaltens (z. B. Merleau-Ponty 1945/1976) aufgefasst wird (vgl. Kap. 41).

Uns leitet grundsätzlich ein psychodynamisches bzw. tiefenpsychologisches Behandlungsverständnis, das verschiedene Spielräume hinsichtlich Fokussierung, Beziehungsregulierung und den Umgang mit dem Unbewussten hinsichtlich Strukturniveau und Konflikterleben offen lässt (Ermann 2008; Rudolf 2013).

Als Konsequenz aus der Rezeption der neueren Säuglings- und Hirnforschung hat sich Folgendes ergeben: Bei Psychotherapie-Patienten, unabhängig von Diagnose, Persönlichkeitsstruktur und zugrunde liegender Konfliktdynamik, geht es um

- *annähernde Rekonstruktionen von multimodal gespeicherten Interaktionserfahrungen*, die zufriedene Beziehungen im Laufe des Lebens verhindert bzw. zu einem inadäquaten Konfliktbewältigungsverhalten geführt haben;
- *Eröffnung neuer Spielräume zur selbstständigen Umstrukturierung* eben dieser verinnerlichten Interaktionserfahrungen (Trautmann-Voigt & Voigt 2001, 2007, 2012).

Königswege ins Unbewusste finden sich erfahrungsgemäß nicht allein durch Worte, vielmehr eröffnen sich neue Spielräume zu denken, zu fühlen und zu verarbeiten oft durch *multimodalen Austausch* in bewegten und gleichermaßen bewegenden *Handlungsdialogen* (Trautmann-Voigt & Voigt 2012; Voigt 1996).

Unsere Definition von »Handlungsdialog« für tiefenpsychologisch fundierte Psychotherapie lautet: *Handlungsdialoge* sind an *Kontakte* und leibhaftige *Bezogenheit* zwischen mindestens zwei Menschen in *gemeinsam erlebter Gegenwart* gebunden. Handlungsdialoge umfassen *gleichzeitige Empfindungen, Wahrnehmungen und spontane Einordnungen* in das je vorhandene Selbstkonzept über *Sehen, Hören, Riechen, Schmecken, Tasten, körpereigene Spannungsempfindungen*, Positionen oder ihre Veränderungen im *Umraum* sowie den je spezifischen *zeitlichen Verlauf* eines Kontakts.

Zentral ist in der Konzeption des *rhythmisch-dynamischen Handlungsdialoges* in der Psychotherapie (Siegel et al. 1999) ein *alle Sinneskanäle umfassendes Verständnis von Affektabstimmung* im therapeutischen Setting und ein ganzheitlicher, leiblich vermittelter Zugang zum Patienten. Neue Möglichkeiten zur Affektregulation ergeben sich nämlich häufig genug durch *spontanen multimodalen Austausch* im therapeutischen Kontext, der mehrere Wahrnehmungsebenen zugleich berührt und erst im Nachhinein in seiner Bedeutung eingeordnet werden kann (Trautmann-Voigt & Voigt 2009).

> Eine 60-jährige Patientin, die aufgrund einer schweren Trauerreaktion nach dem plötzlichen Tod ihres Partners zu mir (S. Trautmann-Voigt) gekommen war, brachte unaufgefordert in einer der ersten Stunden ein klassisches Musikstück mit, um mir die Tiefe ihrer Trauer näher zu bringen. Sie berichtete darüber, wie starr und kalt sie sich beim Anhören dieses Stückes fühle. Es erinnere sie an ihren verstorbenen Partner, der es oft gehört habe. Sie müsse es abends immer wieder auflegen, erlebe dann aber eine quälende Leere und könne nicht weinen.
> Wir hörten die Kassette zusammen an. Mir fiel auf, wie die Patientin nach den ersten paar Takten gewissermaßen im Sessel einfror, Mimik und Gestik erstarben. Jeder sichtbare Affektausdruck verschwand. Ich konnte mich dem

Sog ihrer Erstarrung in meiner Gegenübertragung kaum entziehen, obwohl die Musik in mir eher besänftigende und beruhigende Schwingungen auslöste. Ich versuchte, die Harmonien auf mich wirken zu lassen und begann mich bewusst körperlich zu entspannen, schloss kurz die Augen und nahm einen inneren Kontakt zu der Musik auf, um sie ganz auf mich wirken zu lassen.
Als ich wieder zu der Patientin hinschaute, sah ich, wie sie sich in ihrer Sitzhaltung entspannt hatte und still vor sich hin weinte. Ihre Erstarrung war aufgebrochen! Wodurch?
Sie berichtete mir nach einer langen Phase gemeinsam geteilter Zeit, in der die Musik weiter spielte, von ihrer Erleichterung, als sie gesehen hatte, dass ich die Musik in mich aufnehmen konnte wie einst ihr Partner, der am liebsten mit geschlossenen Augen in klassische Musik eingetaucht war ...
Diese Patientin hatte sich durch unser gemeinsames Anhören der Lieblingsmusik ihres Partners und mein dazu passendes Mitschwingen in der Übertragung auf das »verlorene Objekt« beziehen und so einen lösenden Trauerprozess einleiten können.
Warum bewirken spontan entstehende multimodale Abstimmungen in außerverbalen Handlungsdialogen, die offensichtlich tief versteckte Ebenen eines gemeinsamen Unbewussten berühren, affektive Veränderungen, deren Bedeutungen sich zunächst einem kognitiven Zugriff entziehen?

Zum einen hat uns die Entdeckung der Spiegelneurone auf die Wichtigkeit körpersprachlicher, das heißt affekt-motorischer Präsenz gestoßen (Gallese 2005), zum anderen weisen zahlreiche Publikationen aus der Körperpsychotherapie auf die unbestritten heilsame Wirkung von Interventionen hin, die prozedurales Erleben aktiv in den therapeutischen Handlungsdialog einbeziehen (Marlock & Weiss 2006). Die Ergebnisse der empirischen Säuglingsforschung sowie der Neurowissenschaften helfen uns bei der Beantwortung dieser Frage weiter.

24.2 Einiges Wissenswertes über das Menschenbild in der modernen Tiefenpsychologie nach der Rezeption der neueren Säuglingsforschung

Die Implikationen für das Menschenbild in modernen psychodynamisch orientierten Verfahren und damit auch Konzepte über das Selbsterleben, die Selbstwahrnehmung, den Umweltbezug und die Selbstregulationsfähigkeit haben sich durch die Erkenntnisse der neueren Säuglingsforschung grundlegend verändert (s. Tab. 24-1).

Auf der Basis von empirisch erhobenen Annahmen über einen stets ganzheitlich und über *mehrere Sinneskanäle gleichzeitig empfindenden* und sich *ausdrückenden* Säugling, der von Anfang an zwischen sehen, hören, tasten, riechen und schmecken beliebig hin- und herschalten kann (= »multimodale Wahrnehmungsfähigkeit«), der zudem interaktiv bezogen und eigeninitiativ im Kontakt ist, geht moderne Tiefenpsychologie davon aus, dass auch Erwachsene, demzufolge auch unsere Patienten, über alle Fähigkeiten des »kompetenten Säuglings« (Dornes 2001) verfügen: Menschen – unabhängig von Konflikt, Struktur und Dynamik ihrer Persönlichkeit – hören, sehen, spüren und handeln immer gleichzeitig als komplexe Wesen mit Geist, Herz und Hand.

So sind wir auch als Therapeuten mit unseren Patienten ständig in *Handlungskontexten multimodal vernetzt* und »sinnlich« aufeinander bezogen: Wir benutzen gleichzeitig unsere auditiven, visuellen, taktilen, kinästhetischen und haptischen Sinneswerkzeuge und sind gar nicht in der Lage, den einen oder anderen Kanal aktiv auszuschalten. – Wir können höchstens Gespürtes oder Gehörtes oder Gesehenes aus unserem kognitiven Bewusstsein ausblenden, weil wir unsere Wahrneh-

Tab. 24-1 Veränderung der Sicht auf den Mensch in der Tiefenpsychologie seit der Rezeption der neueren Säuglingsforschung

Das Baby ist bezüglich verschiedener Aspekte in seinem/r	In traditionellen Entwicklungstheorien (v. a. Freud; Mahler 1978/2008)	In der modernen Säuglingsforschung (v. a. Lichtenberg 1991; Stern 1992/2016)
Aktivitätsgrad	passiv, undifferenziert, sucht Spannungsabfuhr	rhythmisch-dynamisch, in Bewegung, will Welt »formen« und handelnd etwas bewirken
Selbsterleben	undifferenziert bis zur Entwicklung der psychischen »Getrenntheit«	stets ganzheitlich empfindend als »Selbst in Beziehungen« mit sensiblen Entstehungsphasen für Selbsterleben
Funktionsweise	halluzinierend, fantasierend, triebgesteuert	interaktiv bezogen, »kompetent«, motivationsgesteuert
Selbstentwicklung	in 4 Individuationsstufen bis zum »getrennten« Säugling abhängig	in einem interpersonalen Prozess in 4 sich überlappenden Phasen aktiv auf andere bezogen
Umweltbezug	abhängig, hilflos	in Paarbeziehung, die nach Homöostase strebt
Ausstattung und Wahrnehmung	»oral« bzw. vereinnahmend; »anal« bzw. eliminierend; »phallisch« bzw. konkurrierend	multimodal: sehend, hörend, riechend, schmeckend, tastend, kinästhetisch spürend (Stern)
Selbst	eine Struktur mit Instanzen bzw. Repräsentanzen	regulatives Organisationsprinzip der Entwicklung von »self with others« (Lichtenberg)

mung beispielsweise auf das »*Was*« einer verbalen Aussage fokussieren.

Die neuere Säuglingsforschung konfrontiert uns in ungewohnter Weise mit dem »*Wie*« komplex vernetzter menschlicher Eindrucks- und Ausdruckseinheiten, die eben außerhalb der gesprochenen Sprache, häufig parallel zum gesprochenen Wort, über *rhythmisch-dynamisch strukturierte Handlungsdialoge* ablaufen (Fonagy et al. 2004, 2015; Trautmann-Voigt & Moll 2011).

24.3 Handlungsdialoge und das Phänomen von Übertragung und Gegenübertragung

Das Übertragungs-Gegenübertragungs-Geschehen fassen wir wie das Studium einer Landkarte auf. Auf dieser sind eine oder mehrere Beziehungskonstellationen mit affektiven, motivationalen und multimodalen Implikationen verzeichnet. Wir treten dazu als Therapeuten in Beziehung (Lichtenberg 1997; Stern 1998a, 2010).

Zunächst haben wir als Partner in einem

komplexen Handlungsgeschehen beim *affektiven* Umgang mit Übertragung und Gegenübertragung folgende Fragen:

- Welche *affektiven Implikationen* lassen sich aufgrund der bekannten biografischen Informationen erschließen?
- Was stellt sich uns im *sichtbaren Ausdrucksverhalten* dar?
- Welche *Motivationen* werden *in uns aktiviert*?
- Welche *Erwartungen bezüglich einer Bedürfnisregulation* tauchen von Seiten des Patienten auf?
- Auf welche Erwartungen würden wir *spontan antworten*?
- Gibt es *Alternativen*, um aus dem momentanen Affektzustand herauszukommen?

Eine Mischung aus Empfindungen, Gefühlen und Informationen führt dann entweder

- zu einer verbalen Intervention bzw. Deutung,
- zu einer außerverbalen willkürlichen Reaktion,
- zu einer außerverbalen unwillkürlichen Reaktion oder
- zu einer Mischung aus verbaler und außerverbaler Reaktion bzw. Deutung.

Dann haben wir aber auch als Partner in einem komplexen Handlungsgeschehen beim zusätzlichen Einbezug *rhythmisch-dynamischer* Aspekte im Handlungsdialog folgende Fragen:

- Wie sieht die zeitliche Kontur unseres Dialoges aus? Entsteht eine allmählich sich entwickelnde sprachliche und körpersprachliche Darstellung des Bewusstseinsinhalts oder wirken Sprache, Gestik, Haltung und Mimik zerfahren und abrupt?
- Wie sieht die Intensitätskontur unseres Dialoges aus? Entsteht im Körper des Patienten eine höhere Körperspannung, z. B. durch eine Erstarrung der Haltung, oder erschlafft die Muskulatur, was häufig die Anmutung von Desinteresse oder Apathie entstehen lässt?
- Wie sieht die Gestalt unseres Dialoges aus? Nähern sich Gestik, Haltung und begleitende Bewegungen zwischen Therapeut und Patient einander an, oder verstärkt sich die Distanz zwischen Therapeut und Patient, rein räumlich betrachtet?

Aus der leiblichen Perspektive der Übertragungs- und Gegenübertragungsszene steht das »*Wie*« der therapeutischen *Passung*, der *Empathie* und der *wohlwollenden Zustimmung* zum Affektausdruck des Patienten im Vordergrund. Die körpersprachliche Präsenz des Therapeuten ähnelt dabei der Art von Aufmerksamkeit, die man automatisch im rhythmisch-dynamischen Zusammenspiel zwischen einer liebevollen Mutter und ihrem Säugling beobachten kann (Trautmann-Voigt & Voigt 1998, S. 43–72; Voigt et al. 2002, S. 27–45).

> Joey, etwa 1½ Jahre alt, sucht sein Plüschkaninchen. »In einem weichen Crescendo (Dynamik) öffnet sich sein Gesicht immer weiter. Seine Augen werden größer, der Mund öffnet sich zu einem strahlenden Lächeln (Gestalt), um ihr (der Mutter) zu zeigen, was er gefunden hat und – was viel wichtiger für ihn ist – was er dabei empfindet. Nachdem sie sein Gesicht gesehen hat, kehren seine Züge in einem weichen Diminuendo (Dynamik) wieder zu ihrem normalen Ausdruck zurück. Darauf sagt sie ›Jaaaaa!‹, wobei sie die Tonhöhe erst ansteigen und dann wieder abschwellen lässt (Rhythmus und Dynamik). Joey scheint mit ihrer Antwort zufrieden zu sein und spielt für sich weiter« (Stern 1993/2011, S. 108) (Anmerkungen in Klammern von S. Trautmann-Voigt & B. Voigt).

Dieses anschauliche Beispiel für einen rhythmisch-dynamisch strukturierten multimodalen Austausch und daran geknüpfte affektive

Komponenten in einem freudigen Handlungsdialog auf der Ebene der Körpersprache gibt Daniel Stern im »Tagebuch eines Babys«. Man könnte sagen, es handelt sich dabei um eine frühe leibliche Handlungskontur, die eine Basis für spätere »Übertragungs-Gegenübertragungs-Szenen« bilden könnte mit folgenden amodalen Implikationen:

- Spiegelung: Der/die andere passt sich an meinen Rhythmus an *(rhythmische Passung als Spiegelung).*
- Psychische Intimität durch den evozierten Gefährten: Der/die andere erfasst meinen gegenwärtigen Aufmerksamkeitsfokus *(Empathie bezüglich des aktivierten Aufmerksamkeitsstatus als psychische Intimität).*
- Transmodale Affektabstimmung: Der/die andere akzeptiert meinen Explorationsdrang, meine Neugier und mein Interesse an der Welt und gibt mir ein wohlwollendes Feedback *(wohlwollende Zustimmung zur eigenen Funktionslust durch passende Nähe-Distanz-Regulation als transmodale Affektabstimmung)* (ausführlich in Trautmann-Voigt & Voigt 2012, S. 117–131).

Wir fassen zusammen:

- Handlungsdialoge spielen sich in *Zeiteinheiten* ab (mit einem Beginn und einem Ende, schnell oder langsam, metrisch oder ametrisch u. v. a. m.). Sie weisen ein *beschreibbares rhythmisch aufeinander abgestimmtes Passungsmuster* auf.
- Handlungsdialoge weisen verschiedene *Intensitätskonturen* auf (mit Spannungs- und Entspannungsphasen, mit anschwellender oder fallender Dynamik, unter Einsatz von Körperkraft oder ohne u. v. a. m.). Sie weisen ein *beschreibbares Muster eines gemeinsam geteilten Aufmerksamkeitsfokus* auf.
- Handlungsdialoge haben eine *Gestalt* im Raum (z. B. umarmen als »eine Person mit einer runden Armbewegung umschließen« oder sich entfernen mit dem Oberkörper als Ausdruck von Distanzierungswünschen). Sie weisen ein *beschreibbares Muster der passenden Nähe-Distanz-Regulation* auf.

Ein Instrument zur Erfassung dieser physikalisch determinierenden Merkmale von affektmotorischen Handlungsdialogen bietet die therapeutische Bewegungsanalyse (Shahar-Levy 2012, S. 157–181).

Warum bewirken spontane und passende Handlungsantworten beim Gegenüber angenehme Affekte, Ruhe oder entspanntes Spielen?

Es scheint so zu sein, dass über das Wiederbeleben multimodal gespeicherter *positiv konnotierter* Beziehungserfahrungen in rhythmisch-dynamischen Handlungsdialogen in der Therapie, bei denen es sich um *vital erlebte physikalisch ähnliche Prozesse in Zeit, Gestalt und Intensität* zum Ur-Erlebnis handelt, emotional blockierte Beziehungsschemata und die dazu gehörenden Affekte reaktiviert werden können. Daraufhin kann sich im offenen Beziehungsspielraum zwischen Patient und Therapeut eine emotionale Neuorientierung vollziehen.

In unserem Beispiel mit der Patientin, deren Trauerprozess blockiert war, führte die Bereitschaft der Therapeutin, sich *ganzheitlich* auf ihr Angebot einzulassen und die damit einhergehende spontane Änderung ihrer Sitzhaltung (Gestalt) beim gemeinsamen Anhören der Musik (rhythmisch-dynamische Intensitätskontur) zu einer Reaktivierung der Beziehungswünsche der Patientin in der Übertragung, die abrupt durch den Tod des Partners abgebrochen worden waren. Ein multimodal vermitteltes »Wiedererleben« in der Übertragung führte bei dieser Patientin zur Reintegration der emotionalen Abspaltung ihrer Trauerreaktion. Die Trauer konnte im Nachhinein, also nach dem unmittelbaren Erleben, verbal durchgearbeitet werden.

Einige Anleitungen für die Praxis:

- Achten Sie genau auf den *gestischen und mimischen Ausdruck* ihrer Patienten und *interpretieren* Sie die visuell erschließbaren Informationen auf der Basis ihres Wissens um den zugrunde liegenden Konflikt;
- Differenzieren Sie die *Wahrnehmung ihrer eigenen Gegenübertragungen* als körperliche Reaktionsbereitschaften auf Bewegungen, Haltungen und gestisch-mimische Veränderungen bei Ihren Patienten;
- Reflektieren Sie zunächst für sich selbst, sodann mit ihrem Patienten gemeinsam, *Ihre spontan ausgeführten Bewegungsantworten*, die sich willkürlich *oder* unwillkürlich im Kontakt mit Ihren Patienten ereignet haben; welche Bedeutung erlangen diese möglicherweise für Ihren Patienten?
- Nehmen Sie, auch wenn Ihnen dies zunächst ungewohnt erscheint, *»multimodal vermittelten Kontakt«* mit Ihren Patienten auf, z. B. über gemeinsames Anhören von für ihre Patienten bedeutungsvoller Musik;
- Scheuen Sie sich nicht, z. B. auch *symbolische Darstellungen* eines Affektes in einem Bild, einer Skizze oder einer Bewegung *anzuregen*. Häufig sind – ohne dass Sie dies ahnen können – andere Kanäle, als der verbale, für das Selbsterleben im therapeutischen Handlungsdialog bei Ihren Patienten offen!

24.4 Zur Phänomenologie des Bewusstseins

Aspekte mehrmodaler Aufmerksamkeit aus der Sicht der Hirnphysiologie bezogen auf das Konzept des rhythmisch-dynamischen Handlungsdialogs

> *»Der Mensch soll wissen, dass seine Freuden und Vergnügen, sein Lachen und sein Glück, doch auch sein Kummer, Sorgen, Trauer und Schmerz seinem Gehirn und nur seinem Gehirn entspringen, weshalb ich behaupte, dass das Gehirn der Dolmetscher des Bewusstseins ist.«*
>
> *(Hippokrates, 440 v. Chr.)*

Wie kommt therapeutisch bedeutungsvolle Kommunikation im Bewusstsein des Patienten zustande? Um diese Frage zu beantworten, muss man sich klar machen, wie nach neueren hirnphysiologischen Erkenntnissen das *Bewusstsein* funktioniert.

Antonio Damasio, der wohl zurzeit prominenteste Hirnforscher in den USA, ist davon überzeugt, dass *alle mentalen Prozesse auf den Abbildungen sensorischer und motorischer Impulse, also letztlich des Körpers, im Gehirn beruhen*. Diese Ansammlungen neuronaler Muster bilden nach seiner Überzeugung Reaktionen auf Ereignisse ab, die Emotionen und Gefühle hervorrufen: »Freude, Traurigkeit und andere Gefühle sind im Wesentlichen Vorstellungen vom Körper und seinen Bestrebungen, einen Zustand optimalen Überlebens zu erreichen« (Damasio 2005, S. 164).

Hirnphysiologen stellten fest, dass es verschiedene Erscheinungsformen des Bewusstseins gibt. Diese entstehen durch vielfältige *Vernetzungen zwischen kortikalen und subkortikalen Gehirnzentren*, z. B. als autobiografisches Selbstbewusstsein, als Körperbewusstsein, als Realitätsbewusstsein, als Identitätsbewusstsein, als räumliches Bewusstsein usw. Nicht immer sind alle Erscheinungsformen aktiviert und dem wachen Bewusstsein zugänglich. Bewusst sind immer nur die Vorgänge, die im assoziativen Kortex ablaufen. Der assoziative Kortex ist für symbolisch-analytische Leistungen, ein bestimmtes Areal darin für die Verbalisierung in verständlicher Weise, zuständig.

Therapeutisch bedeutungsvolle Kommunikation hat mit *Verdichtungen des Erlebens* zu tun, die in *mehreren Hirnregionen*, kortikalen wie subkortikalen, *gleichzeitig* wirken.

Interessant für unsere Fragestellung ist nun, dass das Gehirn bei jeder emotionalen, sensorischen, kognitiven oder motorischen Anforderung feststellt, ob es bereits fertige »verdichtete« Lösungen gibt, also ob im Sinne einer Anforderung von außen bereits fertige neuronale Netzwerke bereitstehen. Wenn ja, so werden lediglich die alten Netzwerke aktiviert. Dann kann die gestellte Aufgabe ohne größere Aufmerksamkeit gelöst werden, und deren Bewältigung dringt nicht besonders stark in das wache Bewusstsein bzw. die wache Aufmerksamkeit ein. Beispiele hierfür sind Schwimmen oder Auto fahren, jedenfalls dann, wenn ein Freischwimmer-Zeugnis bzw. ein Führerschein vorliegen. Hier handelt es sich nicht um aktuell verdichtetes Erleben, sondern um automatisierte Aktionspläne im Sinne von komplexen, aber eingefahrenen motorisch-sensorisch-kognitiven Leistungen des Gehirns, die relativ stereotyp ablaufen (Damasio 2004).

Das Gehirn ist eine intelligente Leistung der Biologie. Automatisierungen lassen den Körper mit seiner Gestik, Haltung, Mimik und in Bewegung gut funktionieren: Notwendige Handlungsmuster können mit dem Ziel der Komplexitätsreduktion aufwandsarm erledigt werden.

Die zwar immer gefühlsgeladene, aber eben dem Bewusstsein nicht ständig zugängliche Gestik oder Mimik, gehört als sensomotorisches Äquivalent zu einem Affekt, der gerade deshalb nicht der aktiven Aufmerksamkeit zur Verfügung steht, weil er entweder, wie beim Autofahren, zurzeit relativ unwichtig ist oder möglicherweise für das wache Bewusstsein zu schmerzhaft ist. Das Gehirn »weiß« nämlich, dass »Zustände der Freude … eine optimale Koordination und einen reibungslosen Ablauf der Lebensvorgänge (bezeichnen). Sie dienen nicht nur dem Überleben, sondern auch dem Überleben in Wohlbefinden« (Damasio 2005, S. 162). Positive Gefühle dienen der Selbsterhaltung! Negative Gefühle hingegen, z. B. die Trauer, verringern die Kraft und die Freiheit zu handeln. Die Fixierung des Organismus in negativen Gefühlen würde auf lange Sicht dazu führen, dass er nicht überleben könnte.

Die Funktion der meist unwillkürlichen Mitbewegungen, der »verräterischen Körpersprache, die nicht lügt«, wie der Volksmund weiß, ist also eigentlich, biologisch betrachtet, äußerst sinnvoll: Dieses unbewusste sensomotorische Gefühlsäquivalent als sichtbarer Teil des Affekts wird als Körperausdruck externalisiert und auch vom Gegenüber wahrgenommen mit dem ganz klaren Ziel, dass der andere darauf in bestimmter Weise handelnd eingehen soll.

In der Tierwelt lässt sich dieses Phänomen, dies sei am Beispiel des Furchtaffekts kurz umrissen, besonders gut beobachten: Hunde, die sich unterwerfen – und zwar meist instinktiv in »realistischer« Einschätzung ihrer eigenen Körperstärke –, weil sie befürchten, von einem stärkeren Artgenossen gebissen zu werden, legen sich auf den Rücken und strecken ihrem Gegner ihre verletzliche Kehle hin. Gesunde dominante Tiere lassen daraufhin von ihrem Opfer ab, denn sie haben nicht wirklich ein Interesse daran, einen Artgenossen komplett auszuschalten.

Sollten etwa motorisch unwillkürlich vermittelte Ausdrucksformen wie eine Erstarrungsreaktion und sichtbare Verarmung aktiver Handlungsfähigkeit bei einem Menschen, der von Angst, Furcht oder Traurigkeit überwältigt ist, ähnliche Auslösereize enthalten? Ist »Mit-Leid« eine angeborene, evolutionär verankerte körperliche Form der Schonung eines »traurigen« Artgenossen? Ist unser Gehirn evolutionär noch immer so »instinktiv« ausgestattet, dass wir auf die motorisch ausgesandten Signale – automatisch – mit regulativen Handlungen im Sinne der Erhaltung unserer eigenen Art reagieren?

Jedenfalls gehen körperlich ausgestrahlte Signale sofort über die subkortikalen Zentren – und dies auch in jeder therapeutischen Situation – als *körperliche Gegenübertragungsreaktionen* ins wache (oder weniger wache) Bewusstsein des Therapeuten ein (Siegel 1999b). Dieser wiederum kann sehr wohl den emotional abgespaltenen Anteil des gesamten Aktionsplanes, z. B. den Traueraffekt, empfinden und, *wenn er seine Gegenübertragung trainiert hat*, emotional für sich benennen.

Er wird immer folgendermaßen reagieren:

- auf der subkortikalen Ebene – bestenfalls anders als der Patient, leiblich *aufnehmend und auf dieser Ebene Abgespaltenes spiegelnd;*
- auf der kortikalen Ebene – bestenfalls anders als der Patient, in einen Gesamtzusammenhang *einordnend.*

Das Fallbeispiel auf Seite 274f. zeigt diese doppelte Reaktion: Die Erstarrung der Patientin löste eine körperliche »Entspannungsreaktion« bei der Therapeutin und bei der Patientin einen zunächst körperlich empfundenen (Er-)Lösungseffekt aus. Daraus entwickelte sich eine tiefenpsychologische Bearbeitungsmöglichkeit der prolongierten Trauerreaktion.

Übrigens kannte bereits Sigmund Freud solche begleitenden »körperlichen Veränderungen« bei Patienten, die die Wahrnehmung des Therapeuten beeinflussen, als er 1890 schrieb: »... fast alle seelischen Zustände eines Menschen äußern sich in den Spannungen oder Erschlaffungen seiner Gesichtsmuskeln, in der Einstellung seiner Augen, der Inanspruchnahme seines Stimmapparates und in der Haltung seiner Glieder, vor allem der Hände. Diese begleitenden körperlichen Veränderungen bringen dem Betreffenden meist keinen Nutzen, sie sind im Gegenteil oft seinen Absichten im Wege, wenn er seine Seelenvorgänge verheimlichen will, aber sie dienen dem anderen als verlässliches Zeichen, aus denen man auf die seelischen Vorgänge schließen kann und denen man mehr vertraut, als den etwa gleichzeitigen absichtlichen Äußerungen in Worten.« (Freud 1890, S. 20)

Aufmerksamkeitsfokussierungen auf die »schwätzenden Fingerspitzen«, das heißt auf immer mitaktivierte neuronale Netzwerke der subkortikalen Zentren, also *auf sensorische und motorische, nichtbewusste Aktivitäten des Gehirns*, stören automatisch-stereotyp ablaufende *Muster* – auch die immer gleich parallel dazu ablaufenden *affektiv verkoppelten kommunikativen Handlungsmuster.*

24.5 Die Bedeutung der Ergebnisse der Hirnforschung für die tiefenpsychologische Praxis

Interessant ist, inwiefern Affekte, z. B. der *Traueraffekt*, aus hirnphysiologischer Perspektive mit der *Einschränkung der Handlungsfähigkeit* zusammenhängen und wie diese reaktiviert werden kann: Kartierungen im Gehirn, die im weiteren oder engeren Sinne »Traurigkeit« darstellen, sind mit Zuständen von funktionalem Ungleichgewicht verbunden. Mühelosigkeit und Leichtigkeit der Funktionen im Handeln sind eingeschränkt. Die Kraft und die Freude sowie die Aufmerksamkeit für das eigene funktionale Gleichgewicht werden verringert.

Die *Aufmerksamkeit* gilt aber als prominentester Teil von *erhöhtem Bewusstsein*, gleich welcher Sorte. Aufmerksamkeit oder ein Zustand wachen Bewusstseins auf die subkortikalen Zentren ist notwendig, wenn Menschen etwas Neues aufnehmen wollen. Auch bei erhöhter Aufmerksamkeit sind zwar immer Vorgänge der weiterhin unbewusst arbeitenden primären und sekundären sensorischen und motorischen Kortexareale ständig wirksam, denn diese werden *niemals ganz* bewusst (Deneke 2013; Kandel et al. 2012): Aber eine *gezielte Aufmerksamkeitsfokussierung auf die sogenannten »unteren Hirnareale«* erhöht die Wahrscheinlichkeit, dass stereotyp ablaufende Denk-, Wahrnehmungs- und Handlungsmuster, die ohne erhöhte Aufmerksamkeit wie das Autofahren oder affektiv blockierende Handlungsmuster ablaufen, unterbrochen werden können.

Psychotherapie müsste also so wirken, wie manche Systemtheoretiker (z. B. Ludewig 2015) vorschlagen. Das ist so zu verstehen, als müsse man jemanden, der seit 30 Jahren an ein automatisches Getriebe eines Kleinwagens gewöhnt ist, dazu anregen, auf ein mehrgängiges Getriebe eines Großraumlasters umzuschalten. Abgesehen vom Umgang mit den veränderten Ausmaßen der Karosserie werden neue motorische Fertigkeiten vor allem zur Bedienung der Schaltung benötigt. Es ist einsichtig, dass der Fahrlehrer, im Sinne dieser Analogiebildung der Therapeut, *strukturierende, aktivierende und explorationsfördernde Aufgaben* zu stellen hätte, damit solch eine komplexe Umstrukturierung erfolgreich bewältigt werden kann.

Nur bei *gezielter Anregung* motorischer und sensorischer Zentren wird das Gehirn auch neue emotionale Leistungen vollbringen können: Neuronale Netzwerke können sich dann, und nur dann(!), umknüpfen, und neue Netzwerkverbindungen können dann entstehen. Die Plastizität des Gehirns ist lebenslang vorhanden, wiewohl es sensible Phasen gibt – doch dies ist ein anderes Thema (Markowitsch & Welzer 2005).

Es geht mit anderen Worten bei bedeutungsvollem Erleben um »Verdichtungserlebnisse« im Sinne von gleichzeitiger Stimulation mehrerer Hirnareale, praktisch ausgedrückt, um ein »Durchschreiten mehrerer Erlebensräume« mit dem Patienten gemeinsam.

Wir möchten Ihnen folgende Anleitungen für die Praxis geben:

- Fokussieren Sie auf *nicht automatisierte Erlebniszustände*: Bieten Sie »Überraschendes« an!
- Stellen Sie Ihren Patienten Aufgaben, die deren Aufmerksamkeit in der Weise fokussieren, dass ihr Selbstempfinden für das *eigene Sensorium* und die unbewussten, multimodal verkoppelten, *körperlichen Reaktionsbereitschaften* aktiviert werden.
- Helfen Sie *Umstrukturierungsleistungen* im Gehirn Ihrer Patienten anzuregen, indem Sie ansprechende *Experimente anregen*, sodass am besten mehrere Hirnareale gleichzeitig aktiviert werden. Nur

dann stellt das Gehirn nämlich *keine* fertigen Lösungen in Form bereits fertig strukturierter Aktionspläne zur Verfügung!

- Berühren Sie den Patienten *möglichst ganzheitlich*, das heißt *gleichzeitig*
  - den frühen Erlebensraum der multimodalen Empfindungskodierungen, also sensomotorische Aspekte;
  - den Erlebensraum von Imaginationen und Symbolen, also bildhaftes Erleben;
  - den Erlebensraum der Verbalisierung und Reflektion, also kognitives Einordnen von Affekten.

24.6 Therapeutische Haltung im rhythmisch-dynamischen Handlungsdialog

Durch die besondere Berücksichtigung der *multimodalen Kodierungen* bzw. der *verschiedenen Erlebensräume im Gehirn* verändert sich das traditionelle Beziehungsangebot an den Patienten grundsätzlich. Therapie im rhythmisch-dynamischen Handlungsdialog findet vielleicht das eine oder andere Mal sogar als gemeinsames Bewegen im Therapieraum statt.

Dies ist sogar als bewusstes »Agieren« in der Stunde zu verstehen (Siegel 1998). Wir glauben, dass es so etwas wie »Abstinenz« oder »Neutralität« nicht wirklich gibt. *Jedes* Beziehungsangebot ist ein aktives – ganz im Sinne von Watzlawicks Axiom, dass man »nicht nicht kommunizieren kann«: Auch der schweigende Psychoanalytiker hinter der Couch macht ja durch sein Nichtreden ein Beziehungsangebot, nämlich indem er aktive Anregungen bzw. multimodale Experimente, die außerhalb der Horizontalen sind, ausklammert. Auch dieses Beziehungsangebot kann natürlich Wichtiges im Patienten anregen: Auf-sich-selbst-zurückgeworfen-Sein mit der Möglichkeit zur vertieften, zeitlich als gedehnt erlebten Selbstreflexion.

Unsere Erfahrung zeigt nun, dass Menschen, die wenig positiv anregende oder sogar extrem verstörende Beziehungserfahrungen in ihrem Leben gemacht haben, ein aktiveres und alle Erlebensräume bzw. Körpersinne einbeziehendes Therapeutenverhalten als hilfreicher erleben. Wir legen deshalb besonders großen Wert darauf, dass unsere Patienten die *Art und Weise einer erlebten Konfliktspannung (in ihren Erlebniskonturen von Zeit, Raum und Gestalt)* besser verstehen, weil es ja gerade diese Modalitäten sind, die sie immer wieder reproduzieren und die mit den konkreten Inhalten von Interaktionsangeboten in neuen Situationen meist nichts zu tun haben.

An dieser Stelle kommen wir häufig mit Deutungen und Symbolisierungen nicht weiter, wohl aber mit der Hinwendung zur direkten Erlebnisebene mit ihren konkreten Raum-, Zeit- und Intensitätskonturen und mit dem direkten Mitschwingen im sensomotorisch vermittelten Ausdrucksverhaltens, weil hier erlebnisnäher exploriert werden kann.

In folgendem Fallbeispiel wird eine die Aufmerksamkeit fokussierende, multimodal orientierte Intervention im Rahmen einer tiefenpsychologischen Psychotherapie beschrieben.

> Ein Ehepaar kommt gemeinsam in eine Stunde zu mir. Die Frau, Opernsängerin, ist wegen psychosomatischer Beschwerden, vor allem wegen rezidivierender Halsentzündungen, bei mir in Einzeltherapie (B. Voigt). Der seiner Frau gegenübersitzende Ehemann klagt über ihre Entfremdung im Laufe der letzten zehn Ehejahre. Währenddessen beugt er sich vor und legt seine Hand auf den Unterarm seiner Frau. Sie zuckt, während er spricht, mehrfach die Achseln, lässt sich seine Berührung aber gefallen. Sie schaut auf die gegenüberliegende Wand, bewegt sich nicht mehr auf ihrem Platz. Fast unmerklich senkt sich allerdings ihr Kopf auf die Brust.

Weder ihr assoziatives Bewusstsein noch ihre Aufmerksamkeit oder ihre sensorische Wahrnehmung scheinen auf ihren Mann gerichtet zu sein. Sie wirkt in meiner Gegenübertragung gleichzeitig traurig und entfernt, teils nach innen gewandt, teils merkwürdig kühl nach außen gerichtet.
Ich bitte beide Partner an dieser Stelle ihre Aufmerksamkeit auf ihren körperlichen Kontaktbereich zu richten. Den Mann bitte ich, seine Aktion zu intensivieren. Er hat gar nicht registriert, dass er seine Frau angefasst hat. Ohne zu sprechen, solle er die ganze Stärke seiner momentan spürbaren Gefühle einmal auf seine Hände übertragen. Ebenso rege ich seine Frau an, einmal nur mit ihren Händen zu beantworten, wie sie die nächsten Momente empfinde.
Er beginnt nun zu meinem Erstaunen zu zerren und den Arm seiner Frau zu schütteln. Er zieht mehrfach kräftig an ihrem Handgelenk und ist dabei ganz nach vorn auf die Stuhlkante gerutscht. Er klatscht ihr sogar aufmunternd auf den Handrücken. Sie wird im Muskeltonus zusehends härter, zieht sich deutlich sichtbar mit ihrem Oberkörper und Kopf von ihm zurück. Der Kopf knickt sogar nach vorne ab, als ob der Hals eingeschnürt würde. Sie schließt dann die Augen und beginnt laut aufzuschluchzen. Der Ehemann lässt sofort irritiert von ihr ab, setzt sich eng neben sie und nimmt sie tröstend in den Arm. Er versteht überhaupt nicht, was passiert ist.

Was ist passiert? Die Patientin hat sich an eine multimodal gespeicherte Szene erinnert: Sie sieht sich als etwa elfjähriges Kind im Zimmer der kranken und bettlägerigen Großmutter sitzen. Sie muss dieser aus der Zeitung vorlesen. Dabei hält die Großmutter immer ihre Hand. Die Patientin versucht, ihre Hand wegzuziehen. Doch die Großmutter hält wie mit »eisernen Klauen fest« und fordert von der Enkelin, sie solle lauter lesen. Das Mädchen hört draußen andere Familienmitglieder leise vorbeigehen, ist nicht bei der Sache, möchte raus und spielen gehen. So geht es monatelang jeden Nachmittag. Endlich muss sie diesen Dienst nicht mehr tun, als sie eine Halsentzündung entwickelt und dann lange Zeit vorgibt, dass sie nur noch flüstern könne, weil sie sonst immer Halsschmerzen bekomme.

Durch die kurzfristige Aktivierung und Fokussierung auf die subkortikalen und sensorischen Hirnzentren – festhalten bzw. »zerren« an den Händen – ist bei dieser Patientin ein Bild aus der Vergangenheit aufgetaucht: Die aktuelle Aktion mit ihrem Mann zeigt ihr, woraus ihre automatisierten Aktionspläne in dieser Beziehung, sich nämlich zurückzuziehen ohne benennen zu können, was sie stört, entstanden sein könnten: aus dem Wunsch nämlich, sich aus den »Klauen« der Großmutter zu entziehen, der aber nur über einen Umweg, die Entwicklung von Halsschmerzen, erfüllt wird. Meine begrenzte sensorisch bzw. kinästhetisch fokussierende Interventionsanregung und das anschließende Gespräch verdeutlichten der Patientin auf kognitiver, emotionaler und sensorischer Ebene erstens für heutige Kommunikationssituationen unfruchtbare Rückzugstendenzen; zweitens die Bedeutung des ehemals nützlichen sekundären Krankheitsgewinns der Halsentzündungen.

24.7 Interventionsentwicklung im rhythmisch-dynamischen Handlungsdialog

Vor diesem Hintergrund (Fallbeispiel auf S. 283 f.) geben wir Ihnen nun folgende praktische Tipps zur Interventionsentwicklung im rhythmisch-dynamischen Handlungsdialog für Ihre Praxis:

- Beobachten Sie mit erhöhter eigener Aufmerksamkeit *bewusst eingesetzte Bewegungen*, sich spontan veränderndes Ausdrucksverhalten bzw. unbewusste Mitbewegungen Ihrer Patienten.
- Eruieren Sie im Fluss des therapeutischen

Geschehens mögliche *Bedeutungen von Schattenbewegungen* durch erhöhte Aufmerksamkeit auf Ihre körperliche Gegenübertragungsbereitschaft.

- *Entwickeln Sie eine verbale Intervention,* um die Aufmerksamkeit Ihrer Patienten auf Ihnen auffällig erscheinende körperliche Ausdrucksphänomene zu richten.

> **T:** Bitte richten Sie einmal kurz Ihre Aufmerksamkeit auf Ihren Unterarm. Wie nehmen Sie die Berührung durch Ihren Mann in diesem Augenblick war?
> **T:** Sind Sie sich bewusst, welchen Gefühlsausdruck Ihr Mann Ihnen gerade mit seinen Händen vermittelt?

- Lassen Sie Zeit für eine *Empfindungserfahrung.*

> **T:** Könnten Sie sich vorstellen, etwa eine Minute lang Ihre Aufmerksamkeit einmal nur auf Ihren gemeinsamen Kontaktbereich, Ihre Hände bzw. Ihren Unterarm, zu richten?

- Geben Sie ggf. Hilfen, indem Sie *zur Maximierung (Intensitätssteigerung) von Gestik oder Haltung anregen.*

> **T:** Bitte versuchen Sie, die Art und Weise Ihres Gefühls nur durch die Art und Weise Ihres Kontakts mit den Händen auszudrücken.

- Lassen Sie die außerverbal sich entfaltende, mit Affekten aufgeladene *szenische Explorationskontur* in Ruhe *ausklingen,* und regen Sie dann zur Verbalisierung der Körpersensationen an.

> **T:** Nehmen Sie sich für diese Erfahrung so viel Zeit, wie Sie benötigen. Wir werden danach über Ihr Erleben reden.

24.8 Zusammenfassung

In der Psychotherapie im rhythmisch-dynamischen Handlungsdialog werden automatisierte Aktionspläne, die sensorisch und motorisch angestoßen werden, bedeutungsvoll. Sie werden, wie hier gezeigt, durch Maximierung (Intensitätssteigerung) z. B. von sichtbarer Gestik oder Mimik oder Haltung, die in Interaktionsepisoden imponiert, fokussierend reaktiviert (ausführlich in Trautmann-Voigt & Voigt 2012, Kap. 7). Es entstehen außerverbal affektiv aufgeladene szenische Explorationskonturen, die auf parallel zum wachen Bewusstsein immer vorhandene sensorische und motorische Bewusstseinsebenen gerichtet sind und häufig nicht bewusste Affekte und Erinnerungen evozieren. So kann der Umgang mit dem spontanen Körperausdruck, der ein expressiver Akt ist, die verbale tiefenpsychologische Psychotherapie erweitern.

- Mit Psychotherapie im rhythmisch-dynamischen Handlungsdialog wird ein ganzheitlicher Versuch unternommen, multimodal *gespeicherte Interaktionserfahrungen,* die aktuell inadäquate Konfliktlösungsstrategien befördert haben, *auf allen Ebenen erlebbar und bewusst zu machen.*
- Durch Psychotherapie im Handlungsdialog eröffnen sich *neue kreative Spielräume* zur therapeutischen *Anregung selbstständiger Umstrukturierungen* eben dieser verinnerlichten Interaktionserfahrungen bei Patienten.

Handlungsdialog umfasst

- Erfassung von Modellszenen in ihren vitalen Konturen (hinsichtlich rhythmisch-dynamischer Strukturen) innerhalb therapeutischer Interaktionskontexte
- Erweiterung des Gegenübertragungskonzepts durch Analyse außerverbal strukturierter, multimodaler Empfindungskodierungen
- Einbezug von Handlung, Bewegung, Musik und szenischer Darstellung in das therapeutische Beziehungsgeschehen
- aktivierende Exploration des prozeduralen Unbewussten durch motorisch und sensorisch aktivierende Interventionen in leiblichen Ü/GÜ-Szenen

Weiterführende Literatur

Damasio A (2005). Der Spinoza-Effekt. Wie Gefühle unser Leben bestimmen. Berlin: List.

Dornes M (2001). Der kompetente Säugling. Die präverbale Entwicklung des Menschen. Frankfurt a. M.: S. Fischer.

Lichtenberg JD, Lachmann F, Fosshage J (2000). Das Selbst und die motivationalen Systeme. Zu einer Theorie psychoanalytischer Technik. Frankfurt a. M.: Brandes & Apsel.

Markowitsch HJ, Welzer H (2005). Das autobiographische Gedächtnis. Hirnorganische Grundlagen und biosoziale Entwicklung. Stuttgart: Klett-Cotta.

Siegel EV (1997). Tanztherapie. Seelische und körperliche Entwicklung im Spiegel der Bewegung. 4. Aufl. Stuttgart: Klett-Cotta.

Stern DN (2010). Der Gegenwartsmoment. Veränderungsprozesse in Psychoanalyse, Psychotherapie und Alltag. 3. Aufl. Frankfurt a. M.: Brandes & Apsel.

Stern DN (2011). Tagebuch eines Babys. Was ein Kind sieht, fühlt, und denkt. München, Zürich: Piper Boulevard.

Trautmann-Voigt S, Voigt B (Hrsg) (2007). Körper und Kunst in der Psychotraumatologie. Methodenintegrative Therapie. Stuttgart: Schattauer.

Trautmann-Voigt S, Voigt B (Hrsg) (2009). Affektregulation und Sinnfindung in der Psychotherapie. Gießen: Psychosozial.

Trautmann-Voigt S, Voigt B (2020). Grammatik der Körpersprache. Ein integratives Lehr- und Arbeitsbuch zum Embodiment. 3. Aufl. Stuttgart: Schattauer.

25 Mühsames Umlernen

Durcharbeiten

Wolfgang Wöller und Johannes Kruse

25.1 Die Bedeutung des Durcharbeitens

Die psychotherapeutischen Erfahrungen zeigen, dass Patienten nicht ohne Hilfe die in der Therapie gewonnenen Einsichten so umsetzen können, dass sich ihr Erleben und Verhalten im Alltagsleben unmittelbar ändern. Es ist die Ausnahme, wenn ein Patient durch einige wenige emotional getragene Einsichten zu einer grundlegend veränderten Sichtweise seiner Probleme und damit zu einem geänderten Verhalten gelangt. Und es ist ebenso selten, dass Patienten durch eine positive Beziehungserfahrung in der Therapie gleich zu einer andersartigen Sicht von sich und anderen Menschen gelangen. Vielmehr sollten Sie davon ausgehen, dass neu gewonnene Einsichten oder Erfahrungen zunächst einmal verblassen oder in Vergessenheit geraten und dass alte und gewohnte Denk- und Erlebensmuster sich wieder durchsetzen, wenn es nicht in einem anhaltenden Prozess zur Festigung der neuen Muster kommt. Um dies zu erreichen, ist ein Prozess des *Durcharbeitens* notwendig, der es den Patienten ermöglicht, von der emotionalen Einsicht oder von der neuartigen Beziehungserfahrung zu realen Veränderungen ihres Lebens zu gelangen. Zwischen beiden Polen liegt ein langer und oft mühsamer Weg; er ist in der Regel umso länger und auch umso mühsamer, je schwerer die seelische Erkrankung des Patienten ist.

Unter Durcharbeiten verstand Freud (1914a) die gemeinsame Arbeit von Patient und Therapeut, die zur Überwindung von Widerständen gegenüber Veränderung erforderlich ist. Durcharbeiten sei eine »beschwerliche Aufgabe« für den Patienten und eine »Geduldsprobe« für den Therapeuten. Das eigentlich Mühsame am Durcharbeiten ist das Aufspüren der Verzweigungen eines pathogenen Konflikts in den verschiedenen Lebensbereichen des Patienten und das Nachvollziehen des bereits Verstandenen in neuen Verbindungen und anderen Erlebniszusammenhängen (Fromm-Reichmann 1959). Durcharbeiten hat das Ziel, Einsichten und Erfahrungen im konkreten Verhalten des Patienten in seiner Alltagswelt wirksam werden zu lassen. Durcharbeiten heißt, über weite Strecken Klärungen, Konfrontationen und Deutungen geduldig in unterschiedlichsten Varianten so lange zu *wiederholen*, bis der Patient diese Vorgänge selbstständig durchführen kann; es heißt, Deutungen zu erweitern, zu vertiefen und zu verfeinern (Greenson 1965). Es bedeutet aber auch, die aus den wiederholt durchgearbeiteten Einsichten resultierenden Verhaltensmuster einzuüben.

Der Prozess des Durcharbeitens wird in seiner Bedeutung oft unterschätzt, wie umgekehrt die Vermittlung von Einsichten nicht selten überschätzt wird. Die Forderung nach geduldigem Durcharbeiten erscheint besonders plausibel, wenn man sich klar macht, dass in neurobiologischer Perspektive neue Einsichten als Lernvorgänge zu verstehen sind, deren Inhalte in neuronalen Netzwerken der einzelnen Gedächtnissysteme abgespeichert sind. Das Prinzip der Plastizität des Gehirns besagt, dass es der wiederholten Aktivierung bestimmter neuronaler Muster bedarf, damit sich die neu gewonnenen Lernerfahrungen in hirnstrukturellen Veränderungen und neuronalem Wachstums niederschlagen können (Roth 2001).

Eine Psychotherapie ohne Durcharbeitung der wesentlichen Einsichten und Erfahrungen wird ohne nennenswerte Wirkung bleiben. Dies gilt umso mehr, wenn Patienten sich leicht und mühelos von Einsicht zu Einsicht bewegen, ohne dass ein mühsamer und von Widerständen begleiteter Prozess des Durcharbeitens erkennbar ist. Seien Sie auch dann skeptisch, wenn Patienten Ihnen versichern, wie hilfreich die Einsichten für sie sind, und ziehen Sie ein Widerstandsphänomen in Betracht, das sich gerade in der Produktion von *Einsichten ohne lebenspraktische Konsequenzen* manifestiert.

Umgekehrt sollten Sie es wertschätzen, wenn Patienten im Anschluss an eine Deutung skeptisch fragen, was ihnen die gewonnene Einsicht bei der Bewältigung ihrer Probleme oder Symptome nützen solle, und ungläubig darauf hinweisen, dass sie nun zwar etwas wissen oder verstanden haben, aber sich nicht vorstellen könnten, wie dadurch ihr Leben besser verlaufen könne. Manchmal bringen solche Äußerungen tiefenpsychologisch arbeitende Therapeuten in Verlegenheit, gehen diese doch davon aus, dass nach psychodynamischer Auffassung Einsicht und Beziehungserfahrung dem Patienten weitergeholfen haben müssten. Statt dies als Widerstand gegen ein einsichtsorientiertes Therapieverfahren oder als Wunsch nach schneller, magischer Problemlösung zu verstehen, sollten Sie dem Patienten erläutern, dass ihm der – gegenüber der Einsichtsgewinnung noch wichtigere – Prozess des Durcharbeitens noch bevorsteht. Bitten Sie ihn also, noch etwas Geduld zu haben, um nach dem ersten Schritt, der in der klaren Erarbeitung der Problemlage oder des Konflikts besteht, die weiteren Schritte zu gehen, die in der Anwendung der Erkenntnisse und Erfahrungen im Alltag bestehen.

25.2 Wiederholte Deutungs- und Widerstandsarbeit

Es ist dem Wirken von *Gewohnheits-* ebenso wie von *Widerstandsphänomenen* zuzuschreiben, wenn Patienten neu gewonnene Einsichten nicht auf ähnlich strukturierte Situationen anwenden können oder wollen, sondern an ihren hergebrachten Situationsdeutungen und Überzeugungen festhalten, z. B. weiterhin relevante Affekte nicht wahrnehmen oder maladaptive Verhaltensweisen pflegen. Diese Tatsache hat eine große Bedeutung für das Durcharbeiten.

Zunächst sollten Sie sich bemühen, in Ihrer *Gegenübertragung* auftretende Gefühle des Ärgers und der Ungeduld, aber auch Gefühle der Enttäuschung und Entmutigung bewusst wahrzunehmen, die daraus resultieren, dass der Patient immer wieder in die gleichen Muster des Erlebens, Denkens und Handelns verfällt.

Verstehen Sie gemeinsam mit dem Patienten, was ihn an alten Erlebens- und Verhaltensmustern festhalten lässt. Im Allgemeinen spielt der *Sicherheit gebende Effekt des Altvertrauten* die größte Rolle bei der Bewahrung der alten Muster. Oft verlangen Loyalitäten und Verpflichtungen gegenüber primären Bezugspersonen ein Festhalten an diesen Mustern. Gestehen Sie dem Patienten Probleme bei der Umstellung vom Alten zum Neuen zu. Zeigen Sie Verständnis für die Schwierigkeit, neue Denk- und Verhaltensmuster den alten entgegenzusetzen, und würdigen Sie die Anstrengungen, die der Patient in dieser Hinsicht unternimmt.

Durcharbeiten umfasst eine stetige *Widerstandsarbeit* (▸ Kap. 20). Explorieren Sie, welche Ängste oder welche anderen Affekte es verhindern, dass Einsichten zu Veränderungen führen. Anerkennen Sie, wie schwierig und konflikthaft es sein kann, neue Erkenntnisse und Erfahrungen zu assimilieren. Patienten können aus unterschiedlichen Gründen nicht in der Lage sein, momentan neue Vorstellungen und Wahrnehmungserfahrungen konfliktfrei in ihre bestehende Struktur zu integrieren. Durch Deutungen können bislang miteinander verbundene Vorstellungen auseinandergerissen werden und bisher unverbundene Vorstellungen verknüpft werden. Beide Vorgänge können Angst und Verunsicherung schaffen und Patienten veranlassen, derart verunsichernde Interventionen abzulehnen, was dann als Widerstand in Erscheinung tritt. Ermutigen Sie die Patienten, sich auch mit verunsichernden Interventionen auseinander zu setzen, und machen Sie deutlich, dass Sie ihnen bei der assimilierenden Integrationsarbeit behilflich sein werden (Thomä & Kächele 2006).

Ein beträchtlicher, wenn nicht sogar der größte Teil des Durcharbeitens spielt sich *außerhalb der Therapiestunden* ab. Patienten sollten genügend Zeit für den Prozess des Durcharbeitens haben. Allein aus diesem Grund ist es nicht sinnvoll, die Stundenfrequenz allzu sehr zu verdichten. Unter anderem dadurch lässt sich der oft beträchtliche Erfolg länger dauernder niederfrequenter Behandlungen verstehen.

25.3 Aktive Mitarbeit einfordern

Häufig ist es notwendig, den Patienten an die Notwendigkeit einer aktiven Mitarbeit zu erinnern. Dies gilt vor allem für Patienten, die dazu neigen, passive Versorgungswünsche und Heilungserwartungen an Sie heranzutragen. Wichtiger als die aktive Mitarbeit in allgemeiner Form einzufordern ist eine therapeutische Haltung, die deutlich macht, wie wichtig der Beitrag des Patienten ist. Fragen Sie den Patienten häufiger, was er in der letzten Zeit getan hat oder in der nächsten Zeit zu tun gedenkt, um seinen Therapiezielen näher zu kommen.

> T: Was können Sie tun, um nicht am nächsten Wochenende wieder in ein depressives Loch zu fallen?

Auch empfehlen wir Ihnen, sich in Abständen nach realen Verhaltensweisen zu erkundigen, ganz besonders dann, wenn Patienten wenig auf reale Lebensumstände eingehen.

> T: Lassen Sie uns auf die letzte Woche zurückblicken. In welchen Situationen war es Ihnen möglich, bereits das neue Verhaltensmuster einzusetzen, und in welchen Situationen war es noch nötig, auf das alte Verhaltensmuster zurückzugreifen? Wie waren die jeweiligen Situationen beschaffen?

Auch wenn wir von unseren Patienten in der tiefenpsychologisch fundierten Psychotherapie nicht im engeren Sinne »Hausaufgaben« erwarten, kann es doch sinnvoll sein, sie dazu anzuhalten,

- während der Intervalle zwischen den Therapiestunden auf bestimmte Affektzustände und Interaktionsmuster zu achten,
- Auslösebedingungen für Stimmungsschwankungen zu identifizieren und
- sich bestimmten belastenden Bedingungen auszusetzen.

Auch eine Rückbesinnung auf die Therapieziele kann dazu beitragen, die aktive Mitarbeit des Patienten zu stärken. Bitten Sie den Patienten häufiger, zu bilanzieren, welche Ziele er schon erreicht hat und welche er noch erreichen möchte, an welchen der ursprünglichen Ziele er festhalten und welche er ändern möchte.

> T: Bitte überlegen Sie genau: Womit sind Sie inzwischen zufrieden, und was macht Sie noch unzufrieden? Was möchten Sie ändern?

Sie können die Patienten immer wieder auffordern, sich selbst Fragen zu stellen, Klärungsprozesse selbst in die Wege zu leiten und aktiv Problemlösungen herbeizuführen.

> P: Ich bin völlig ratlos. Bitte sagen Sie mir, was ich tun soll.
> T: Sie stehen jetzt vor einer schwierigen Aufgabe. Ich bin sicher, dass Sie sie meistern werden. Haben Sie eine Idee, wie Sie vorgehen müssten, um bei diesem Problem weiterzukommen?

Patienten können unter Anleitung lernen, sich selbst um die Identifikation von Auslösebedingungen für ihre Symptomatik zu bemühen und auf ihre emotionale Reaktion zu achten.

> (Die Patientin eröffnet die Sitzung, indem sie über ihre Symptome spricht.)
> T: Was können Sie tun, um Ihre Symptome besser zu verstehen?

25.4 Exposition gegenüber problematischen Situationen

Um reale Veränderungen zu erreichen, sollten Sie von Ihrem Patienten verlangen, dass er sich mit den Problem erzeugenden Situationen konfrontiert. Freud hatte die Patienten ermutigt, sich dem auszusetzen, was sie fürchteten. Dies bedeutet praktisch, dass ein Patient mit einer Angstsymptomatik sich mit den angstauslösenden Situationen konfrontieren muss (Fromm-Reichmann 1959). Es bedeutet weiterhin, dass ein Patient mit einer pathogenen Aggressionshemmung nicht alle Beziehungen vermeiden soll, in denen seine Problematik manifest werden könnte, oder dass eine Borderline-Patientin mit der Unfähigkeit, das Alleinsein zu ertragen, Gelegenheiten suchen sollte, um das Alleinsein zu üben. Es ist nicht realistisch, darauf zu vertrauen, dass Ängste oder andere beeinträchtigende Affekte allein durch das Darüber-Reden wirkungsvoll zu beeinflussen sind.

Betrachten Sie es daher als *bewusstes Widerstandsphänomen* (▶ Kap. 20), wenn Patienten in der Therapiesitzung zu wichtigen Erkenntnissen gelangen, aber in der sozialen Realität ein Vermeidungsverhalten zeigen. Je schwerer ein Patient gestört ist, desto eher ist er gefährdet, in einer Psychotherapie »maligne« zu regredieren, Heilung allein in der therapeutischen Beziehung zu suchen und den Kontakt mit der äußeren sozialen Realität zu verlieren. Lenken Sie daher immer die Aufmerksamkeit auf die Anforderungen der Lebensbewältigung und der äußeren Realität, auf die Rollen und Positionen des Patienten in Beruf, Partnerschaft und Familie. Besonders dann, wenn sich eine Problematik gut in der therapeutischen Beziehung bearbeiten lässt, sollten Sie immer auch die Auswirkungen auf die äußere Realität beachten.

Wenn Sie also ein derartiges Vermeidungsverhalten feststellen, sollten Sie es unverzüglich ansprechen. Klären Sie die Gründe, die den Patienten zu dem Vermeidungsverhalten veranlassen. Vermutlich werden Sie auf weitere Ängste und Schwierigkeiten stoßen, die nacheinander und kleinschrittig besprochen und durchgearbeitet werden müssen. Möglicherweise war dem Patienten der Schritt zu groß, den Sie von ihm in Unkenntnis des Ausmaßes seiner Ängste erwartet hatten. Vielleicht fehlen ihm auch bestimmte Fertigkeiten, die er aufgrund seines bisherigen Vermeidungsverhaltens nicht beherrscht.

Gelegentlich werden Sie mit Patienten zu

tun haben, die sich trotz mehrfacher Aufforderung nicht zu einer Exposition gegenüber den Problem erzeugenden Bedingungen entschließen können. In diesem Falle sollten Sie die *Behandlungsmotivation* überprüfen und dem Patienten signalisieren, dass Ihre Bereitschaft zur Weiterbehandlung auch von seiner Mitarbeit abhängt. Eine solchermaßen herbeigeführte Aussprache kann der Behandlung eine neue Wende geben und neue Perspektiven auf die Problemlage des Patienten eröffnen.

25.5 Problematische Situationen und »Rückfälle« in alte Verhaltensmuster antizipieren

Patienten werden auch nach abgeschlossener Therapie mit Situationen und konflikthaften Objekterfahrungen konfrontiert sein, die potenziell geeignet sind, die bekannte Symptomatik oder zumindest schwer erträgliche Affekte auszulösen. Die Patienten sollten sich deshalb darauf vorbereiten, indem sie mögliche negative Reaktionen ihrer Interaktionspartner und den eigenen Umgang damit antizipieren lernen. Dies versetzt die Patienten in die Lage, schwierige Situationen aktiv zu handhaben, statt ihnen passiv ausgeliefert zu sein. Patienten können angeregt werden, diejenigen *konflikthaften Beziehungssituationen*, die mit großer Wahrscheinlichkeit zu einem intensiven affektiven Erleben führen werden, möglichst lebendig auszufantasieren.

> T: Nach allem, was wir über die Situation an Ihrem Arbeitsplatz herausgefunden haben, ist es sehr wahrscheinlich, dass auch demnächst wieder Situationen auftreten können, die Ihr Selbstwertgefühl bedrohen. Wie möchten Sie damit umgehen?

Sogenannte »Rückfälle« in alte Verhaltensmuster sind häufig. Zum einen sind die neuen, modifizierten Konfliktlösungen noch nicht hinreichend internalisiert, zum anderen setzen die aktuellen Bezugspersonen vielfach den neu erworbenen Verhaltensweisen Widerstand entgegen. Dies kann dazu führen, dass alte Verhaltensmuster, z. B. die alten negativen Überzeugungen, wieder mehr an Einfluss gewinnen. Mögliche »Rückfälle« in alte Verhaltensmuster sollten Sie daher geduldig durcharbeiten. Im Prozess des Durcharbeitens sollten Sie

- die alten maladaptiven Verhaltensmuster klarifizieren,
- die zugrunde liegende negative Überzeugung rekapitulieren,
- die Schwierigkeiten bei der Umsetzung des neuen Verhaltensmusters erörtern und
- die Patienten anleiten, mit den entstehenden Schwierigkeiten (z. B. mit der Ablehnung durch Bezugspersonen) umzugehen.

In der *Gegenübertragung* stellen sich im Zusammenhang mit den »Rückfällen« der Patienten meist Gefühle von Ärger, Enttäuschung und manchmal auch Selbstzweifel ein.

> [T:] Warum musste sie nur wieder in dieses unvernünftige Verhalten verfallen? Ich bin enttäuscht von ihr. War vielleicht meine Therapie nicht gut genug?

Bemühen Sie sich, Ihre Gegenübertragungsreaktionen wahrzunehmen und gegenüber der Tatsache eines »Rückfalls« in alte Verhaltensmuster eine möglichst neutrale Haltung einzunehmen. Sie können dann ohne kritische oder vorwurfsvolle Haltung die Entstehensgeschichte des »Rückfalls« explorieren.

(Eine Patientin, die sich stets gefügt hatte, nur für die Bedürfnisse anderer da gewesen war, hat in der Therapie ein neues Selbstbewusstsein erlangt, Autonomieschritte gemacht und begonnen, mehr für sich zu sorgen. Die aktuellen Bezugspersonen beginnen, befremdet zu reagieren, ihr Vorwürfe zu machen.)
T: Sie haben sich erneut untergeordnet und Ihre eigenen Interessen und Bedürfnisse gegenüber den Interessen der anderen zurückgestellt, wie früher. Es scheint, als seien Sie in Ihr altes Muster zurückgefallen.
P: Ja, leider.
T: Nun, ich hatte Ihnen ja gesagt, dass Sie mit »Rückfällen« rechnen mussten. Lassen Sie uns schauen, wie es dazu gekommen ist.
P: Ich dachte, ich kann nicht immer nur an mich denken.
T: Haben Sie denn wirklich immer nur an sich gedacht?
P: Eigentlich nicht. Trotzdem war das Gefühl wieder so da.
T: Die alte Überzeugung: Wenn ich nicht für die anderen da bin, bin ich nichts wert?
P: Im Grunde, ja. Eigentlich denke ich ja gar nicht mehr so.
T: Aber jetzt hat sich diese Überzeugung wieder durchgesetzt. Was denken Sie, hat dazu geführt?
P: Ich hatte das Gefühl, die mögen mich nicht mehr.
T: Ist es nicht verständlich, dass Ihre Mutter und Ihre Schwester nicht so begeistert sind, wenn Sie Ihre Interessen durchsetzen? Schließlich sind sie es nicht gewohnt. Das spüren Sie dann als Ablehnung.
P: Ist eigentlich verständlich.
T: Wie könnten Sie mit der Reaktion Ihrer Mutter und Ihrer Schwester fertig werden?
P: Das ist ziemlich schwer.
T: Sie werden eine Weile ihren Unmut ertragen müssen. Trauen Sie sich das zu?
P: Ich glaube, ja. Sie werden sich an meine neue Art des Umgangs zu gewöhnen haben.

Besonders gegen Ende der Behandlung sollten Sie den Patienten anleiten, die Möglichkeit von »Rückfällen« in alte Verhaltensmuster zu antizipieren. Auch hier hilft Ihnen eine gelassene und möglichst bewertungsneutrale Haltung. »Rückfälle« sind keine Katastrophen, andererseits aber auch keine Naturgesetzlichkeit. Einstellungen wie »Es darf unter keinen Umständen zum ›Rückfall‹ kommen« oder »Ein ›Rückfall‹ wird mit Sicherheit eintreten« sind eher hinderlich. Bei der ersteren Einstellung würde durch die katastrophisierende Haltung die Bewältigungsfähigkeit gemindert, wenn es tatsächlich zum »Rückfall« käme; die letztere Einstellung könnte zu einer sich selbst erfüllenden Prophezeiung werden. Günstiger ist es, wenn Sie davon ausgehen, dass »Rückfälle« unter bestimmten Bedingungen eintreten können. Lassen Sie die Patienten diese Bedingungen konkret ausfantasieren und stärken Sie damit gleichzeitig ihre Antizipationsfähigkeit.

T: Wie müsste die Situation beschaffen sein, die dazu führt, dass Sie wieder in Ihr altes Muster verfallen?

Sie sollten vielleicht auch hervorheben, dass »Rückfälle« nicht schicksalhaft hereinbrechen, sondern das Ergebnis einer *Wahl des Patienten* darstellen. Unter ganz bestimmten Umständen entscheiden sich Patienten für ein Verhalten nach dem alten Muster, wenn sie die für das neue Verhalten erforderliche Kraftanstrengung nicht aufzubringen vermögen oder wenn die Reaktionen der Umgebung auf das neue Verhalten ungewöhnlich schwer zu ertragen sind.

T: Es mag Situationen geben, in denen sich die neuen Verhaltensmuster nur schwer realisieren lassen. Sie werden dann möglicherweise in alte Muster zurückfallen, aber Sie müssen es nicht. Sie könnten sich Gedanken machen, wie Sie ein neues Muster auch unter erschwerten Bedingungen realisieren können.

Ein Patient sagte dazu einmal: »Man muss mehrere hundert Male die konkrete Erfahrung machen, dass man doch nicht abgelehnt wird, dann erst beginnt man, es zu glauben.«

Durcharbeiten umfasst

- wiederholte Deutung und Widerstandsarbeit
- ggf. Einfordern der aktiven Mitarbeit des Patienten
- Exposition gegenüber problematischen Situationen
- Antizipation von »Rückfällen« in alte Verhaltensmuster

25.6 Einbeziehen von Partnern und anderen Angehörigen

Partner und andere Angehörige von Patienten kennen zu lernen kann wichtig sein, um grob verzerrende Schilderungen des Patienten erkennen zu können. Darüber hinaus kann die Zusammenarbeit der Partner bzw. der Angehörigen für die Therapie von größter Bedeutung sein. Dies gilt natürlich nur, wenn der Partner bzw. die Angehörigen vom Patienten als überwiegend hilfreiche Bezugspersonen erlebt werden. Die Dinge liegen anders, wenn ein Patient z. B. erwägt, sich von seinem Partner zu trennen oder wenn aversive Impulse ihm gegenüber dominieren. Im Folgenden sprechen wir vereinfachend von »Angehörigen«. Genauer müsste es heißen »primär als hilfreich erlebte Partner oder Angehörige«.

Empfehlungen im Kontakt mit Angehörigen

- Teilen Sie Angehörigen nie vertrauliches Material des Patienten mit.
- Sprechen Sie mit Angehörigen nur im Beisein des Patienten. Mit Angehörigen allein zu sprechen, sollte die Ausnahme sein und setzt das ausdrückliche Einverständnis des Patienten voraus.
- Erläutern Sie den Angehörigen das Konzept Ihrer Therapie. Sie sollen den Eindruck bekommen, dass etwas Nachvollziehbares und nichts Geheimnisvolles oder Mystisches mit dem Patienten geschieht.
- Die Angehörigen sollen sicher sein, dass ihnen nicht die Schuld an der Erkrankung des Patienten gegeben wird. Vermitteln Sie ihnen, dass Sie auch ihre Bedürfnisse sehen und wahrnehmen, dass auch sie unter den Problemen und Symptomen des Patienten leiden.

Gemeinsame Gespräche mit den Angehörigen eröffnen Ihnen folgende Möglichkeiten:

- Sie können den Angehörigen störende und schwierige Verhaltensweisen des Patienten als Folgen seiner Psychodynamik erläutern. Es kann die Zusammenarbeit der Angehörigen fördern, wenn Sie ihnen einige nachvollziehbare psychodynamische Zusammenhänge erläutern, aber stets nur dann, wenn der anwesende Patient zuvor sein Einverständnis dazu gegeben hat.
- Wenn im Laufe der Therapie bis dahin abgewehrte aggressive Impulse mobilisiert werden, kann es wichtig sein, die Kooperation der Angehörigen zu erreichen. Bitten Sie sie, mögliche feindselige Reaktionen des Patienten zu tolerieren und als Ausdruck seiner Gesundung zu werten. Die Angehörigen werden diese Reaktionen umso eher tolerieren, je besser sie darauf vorbereitet sind. Würdigen Sie ihren Beitrag zum Gelingen der Therapie.
- Sie können bei Angehörigen um Verständnis für Ihren Patienten werben. Dies kann in den Augen Ihres Patienten einen Ausgleich darstellen für seine Befürchtung, Sie könnten zu viel Verständnis für die Bedürfnisse der Angehörigen entwickeln. Achten Sie sorgfältig auf mögliche Eifersuchtsreaktionen der Angehörigen (v. a. des Partners) und explorieren Sie entspre-

chende Ängste. Stellen Sie im Zweifelsfall klar, dass in allererster Linie Ihr Patient und nicht sein Partner oder seine Angehörigen Ihre volle Aufmerksamkeit und Solidarität beanspruchen können.

- Sie können den Angehörigen des Patienten Zuversicht vermitteln, dass vermutlich auch sie von der Therapie des Patienten profitieren werden. Seien Sie aber aufmerksam hinsichtlich möglicher neu entstehender Probleme für das Beziehungsgefüge im Gefolge einer Gesundung Ihres Patienten. Die Angehörigen haben sich oft schon auf eine unveränderte Rollenverteilung als Folge der krankheitsbedingten Hilflosigkeit und Abhängigkeit des Patienten eingestellt. Eine symptomatische Besserung des Patienten kann eine Bedrohung für das familiäre Gleichgewicht darstellen. Die Angehörigen können mit Verunsicherung reagieren, wenn der Patient nicht mehr das vertraute Verhalten zeigt. Zeigen Sie Verständnis für die Schwierigkeiten der Angehörigen, erläutern Sie, dass solche Schwierigkeiten bei Therapien vorkommen und vermitteln Sie ihnen die Zuversicht, dass Sie auf diese Probleme besonders achten werden.
- Ziehen Sie immer auch die Möglichkeit einer sich später anschließenden Paar- oder Familientherapie in Betracht. In manchen Fällen werden Sie den Angehörigen ebenfalls eine Psychotherapie empfehlen.
- Es ist gut, einige typische Widerstände zu kennen, die Angehörige gegenüber der Therapie Ihres Patienten haben können. Sie sollten als Ausdruck spezifischer Ängste verstanden werden, z. B. der Angst, die Therapie könne dazu führen, dass der Patient sich schließlich von seinem Partner oder von der Familie trennt. Diese Ängste sollten Sie möglichst gezielt ansprechen.

25.7 Rückmeldungen zum Behandlungsfortschritt einholen

Keinesfalls sollten Sie es versäumen, Ihre Patienten in Abständen zu befragen, wie sie mit dem Behandlungsfortschritt zufrieden sind. Sicherlich werden uns viele Patienten spontan mitteilen, was sich gebessert hat. Wir müssen aber damit rechnen, dass Patienten, die keine Besserung feststellen können, dies nicht in jedem Falle kommunizieren, sei es aus übertragungsbedingten Ängsten vor Ablehnung oder um uns nicht zu enttäuschen oder zu verletzen.

Untersuchungen zeigen, dass Therapeuten sich leicht verschätzen und ausbleibende Therapiefortschritte oder gar Verschlechterungen unter der Therapie oft nicht bemerken (Walfish et al. 2012). Andererseits lässt sich zeigen, dass sich die Wirksamkeit von Psychotherapien verbessern und das Risiko von Verschlechterungen verringern lässt, wenn systemisch Patientenrückmeldungen in die Therapie einbezogen werden (Duncan et al. 2010). Die Rückmeldungen eröffnen viele Chancen: Brüche der therapeutischen Allianz können so aufgedeckt, Missverständnisse geklärt oder neue Prioritäten und Therapieziele festgelegt werden. Dabei spielt es nach unserer Auffassung eine geringere Rolle, ob die Rückmeldungen über Fragebögen oder mündliche Befragungen eingeholt werden – entscheidend ist, ob die Patienten überhaupt die Möglichkeit haben, Rückmeldungen zu geben.

Der systematische Einbezug von Patientenrückmeldungen reflektiert unsere therapeutische Haltung in doppelter Weise: Zum einen macht sie deutlich, dass wir uns, um in unserer Therapie erfolgreich zu sein, mehr an den Zielen und Bedürfnissen unserer Patienten als an unseren Vorstellungen von gelingender Therapie zu orientieren haben. So betrachtet, sollten wir auch kritische Rückmeldungen nicht als persönlichen Angriff, sondern als willkommene Hinweise verstehen, wie es anders weitergehen könnte. Zum anderen kommt in der Bereitschaft, Rückmeldungen der Patienten einzuholen, unser psychodynamisches Grundverständnis zum Ausdruck, das uns Bescheidenheit lehrt und uns daran erinnert, dass wir, um mit Freud (1917b) zu sprechen, nicht immer »Herr im eigenen Hause« sind, d.h. dass nicht nur unsere Patienten, sondern auch wir immer in gewissem Umfang unter dem Einfluss unbewusster Motive und Erwartungen stehen, die unsere Wahrnehmung auf unsere Patienten trüben. Anzuerkennen, dass unsere Patienten ein wertvolles Korrektiv für unser Unbewusstes sein dürfen, ist dabei Ausdruck psychodynamisch-professioneller Souveränität (Wöller 2016a).

Weiterführende Literatur

Freud S (1914). Erinnern, Wiederholen und Durcharbeiten. GW X. Frankfurt/M.: S. Fischer.

Greenson RR (1981/2007). Technik und Praxis der Psychoanalyse. 9. Aufl. Stuttgart: Klett-Cotta.

Mertens W (2015). Durcharbeiten. In: Mertens W. Einführung in die psychoanalytische Therapie. Bd. 3. 3. Aufl. Stuttgart: Kohlhammer.

Sandler J, Dare C, Holder A (2015). Die Grundbegriffe der psychoanalytischen Therapie. Überarbeitet und erweitert von Joseph Sandler und Anna Ursula Dreher. 11. Aufl. Stuttgart: Klett-Cotta.

Wöller W (2016). Der ausreichend gute Therapeut. Psychotherapeut; 61: 105–9.

26 Was sonst noch vorkommt …

Besondere Situationen in der Therapie

Wolfgang Wöller und Johannes Kruse

26.1 Einführung

Im Folgenden wollen wir in loser Reihenfolge einige *problematische Situationen* erörtern, die in Therapien immer wieder vorkommen. Alle diese Situationen müssen

- im jeweiligen Kontext,
- unter Berücksichtigung der persönlichkeitsstrukturellen Gegebenheiten und
- vor dem Hintergrund der aktuellen Übertragungs- und Gegenübertragungsdynamik

verstanden und eingeordnet werden. Aus diesem Grunde lassen sich keine allgemeingültigen Regeln für den Umgang mit den hier beschriebenen Problemen formulieren. Dennoch wollen wir einige Hinweise geben, die Ihnen die Bewältigung dieser Situationen erleichtern können, wenn Sie die jeweiligen situativen und strukturellen Gegebenheiten und die Besonderheiten der jeweils aktiven Übertragungs-Gegenübertragungs-Konstellation berücksichtigen.

26.2 Direkte Fragen des Patienten

Auf direkte Fragen eines Patienten sind wir bereits bei der Herstellung und Aufrechterhaltung des therapeutischen Arbeitsbündnisses kurz eingegangen (► Kap. 10.13). Wir haben ausgeführt, dass Sie in der tiefenpsychologisch fundierten Psychotherapie auf direkte Fragen eines Patienten immer eingehen sollten, auch wenn Sie sie nicht in jedem Falle beantworten sollen. Wenn Sie auf eine direkte Frage nicht eingehen, rufen Sie im Allgemeinen wegen der starken Abweichung von der Alltagskommunikation zu viel Verunsicherung hervor, die den Therapieprozess behindern könnte. Eine Ausnahmesituation mag vielleicht gegeben sein, wenn Sie, z. B. im Rahmen einer Kurztherapie, bei einem höher strukturierten Patienten mit einer Konfliktpathologie vor Beginn der Therapie vereinbart haben, dass Sie im Laufe der Therapie einige Fragen nicht beantworten werden, sondern stattdessen schweigen und seine Assoziationen abwarten werden. In keinem Fall empfiehlt sich ein solches Vorgehen aber bei Patienten mit Ich-strukturellen Störungen.

Bemühen Sie sich stets, eine Hypothese zu entwickeln, warum der Patient diese Fragen gestellt hat. Besteht tatsächlich ein Informationsdefizit? Hat der Patient ein Bedürfnis nach mehr Orientierung in der Therapie? Oder kommt in dieser Frage ein Widerstandsphänomen zum Ausdruck? Welche Sorge oder Angst realen oder übertragungsbedingten Ursprungs könnte in dieser Frage zum Ausdruck kommen?

Wenn Sie den Eindruck haben, dass durch eine Antwort auf die Frage die Orientierung des Patienten und seine Mitarbeit in der Therapie gefördert werden können, sollte er eine korrekte Auskunft erhalten. In vielen anderen Fällen, besonders dann, wenn Patienten Fragen zu Ihrem persönlichen Leben stellen oder von Ihnen persönliche Stellungnahmen zu eigenen Einstellungen, Verhaltensweisen oder Wünschen erbitten, sollten Sie jeweils überlegen, ob eine inhaltliche Antwort auf die Frage dem Patienten bei dem Erreichen seiner Therapieziele tatsächlich weiterhilft oder ob nicht die Klärung des Hintergrunds der Frage, nämlich die möglichen Ängste oder Sorgen, die darin zum Ausdruck kommen, wichtiger ist als die Beantwortung der Frage selbst. Eine Intervention könnte dann so lauten:

> **T:** Ich werde Ihnen die Frage beantworten. Zunächst aber möchte ich Sie bitten, nachzudenken, warum Ihnen die Beantwortung dieser Frage so wichtig ist.

Bei *höher strukturierten Patienten* mit Konfliktpathologie ist es eher hinderlich, wenn sie zu viele Kenntnisse von Ihnen als realer Person haben. Sie begrenzen damit unnötig die Entwicklung weiterführender und zum Verständnis der Psychodynamik wichtiger *Fantasien*. Im Allgemeinen können Sie davon ausgehen, dass diese Patienten nicht in erster Linie die Antwort auf ihre Frage suchen, sondern vielmehr ein neues Thema einführen und behandelt wissen möchten und dies nur auf dem Wege der direkten Frage kommunizieren können. Wenn Sie diesen Eindruck haben, sollten Sie die Antwort mit dem Hinweis darauf ablehnen, dass eine Antwort die Therapie eher behindern würde, und den Patienten stattdessen zu Fantasien anregen:

> **P:** Was machen Sie am Wochenende?
> **T:** Was denken Sie, was ich am Wochenende machen könnte?
> **P:** Ich weiß es nicht.
> **T:** Vielleicht haben Sie ja eine Vorstellung, was ich tun werde?

Besonders dann, wenn höher strukturierte Patienten Sie nach eigenen Einstellungen, Verhaltensweisen oder Wünschen fragen, ist es meist viel vorteilhafter, wenn Sie, statt direkt auf die Frage zu antworten, mit einer Gegenfrage antworten, da sich so Übertragungsfantasien gut zur Darstellung bringen lassen.

> **P:** Wie stehen Sie zur Frage der Abtreibung?
> **T:** Was vermuten Sie, was ich dazu denke?
> **P:** Ich vermute, Sie sind strikt dagegen und würden alle Menschen verurteilen, die das anders sehen.
> **T:** Sodass ich auch Sie verurteile, wenn Sie etwas anderes denken?
> **P:** Ja.

Für Patienten mit *Ich-strukturellen Störungen* kann es dagegen hilfreich sein, wenn Sie ihnen einige nicht zu persönliche Auskünfte zu Ihrer eigenen Person geben, um ihnen Orientierung zu geben und um sich als *reale Person* erkennbar zu machen. Auf diese Weise können Sie zur Stärkung der Realitätsprüfung der Patienten beitragen und regressive Allmachtsfantasien begrenzen. Wenn Sie in Urlaub fahren, können Sie beispielsweise einem Patienten mit Borderline-Persönlichkeitsstörung (▶ Kap. 27.3) mitteilen, wo Sie sich aufhalten werden, damit er Sie gedanklich auf einer Landkarte lokalisieren kann.

Bitten Patienten mit Ich-strukturellen Störungen Sie um eine Auskunft zu eigenen Einstellungen, Verhaltensweisen oder Wünschen, kann es, je nach Zielsetzung, auch einmal hilfreich sein, wenn sie eine direkte und authentische Antwort erhalten.

> **P:** Glauben Sie, es war falsch, dass ich in dieser Situation nicht meine Meinung gesagt und stattdessen geschwiegen habe?
> **T:** Meiner Meinung nach wäre es vielleicht besser gewesen, Sie hätten in vorsichtiger Form darauf hingewiesen, dass man es auch anders sehen kann.
> Oder:
> **T:** Ich fand das ganz in Ordnung so. Alles andere wäre unklug gewesen.

Jedoch besteht auch bei dieser Patientengruppe die Möglichkeit, die Beantwortung einer Frage abzulehnen. Empfinden Sie eine Frage als zu persönlich, sollten Sie dem Patienten aufrichtig mitteilen, dass und warum Sie sie nicht beantworten möchten. Eine ehrliche Begründung reduziert mögliche Übertragungsfantasien, etwa diejenige, dass Sie die Antwort verweigern, weil Sie den Patienten für unwert und der Antwort für nicht würdig halten.

> T: Ich sage Ihnen ganz offen: Ich möchte auf diese Frage nicht antworten, weil sie mir zu persönlich ist. Bitte haben Sie dafür Verständnis. Ich glaube auch nicht, dass es Ihnen bei der Lösung Ihrer Probleme entscheidend weiterhilft, wenn wir allzu viel über meine Person sprechen. Mich beschäftigt vielmehr die Frage, welche Sorge oder Befürchtung in dieser Frage zum Ausdruck kommt.

26.3 Der Patient bringt wichtiges Material am Ende der Sitzung ein

Es gibt Patienten, die kurz vor dem Ende der Sitzung ein neues Thema beginnen und damit affektiv beladenes Material einbringen, sodass es schwierig werden kann, die Stunde pünktlich zu beenden.

In einigen Fällen ist es zwingend notwendig, sich mit dieser neuen Thematik zu beschäftigen, etwa bei erstmalig geäußerten Suizidfantasien (▸ Kap. 35.4). In allen anderen Fällen verweisen Sie die Patienten taktvoll auf die nächste Sitzung. Meist haben die Patienten Angst vor einer vertieften Auseinandersetzung mit dem Material; gleichwohl ist es ihnen wichtig, dieses Material zunächst einmal vorzustellen. Es ist nicht zweckmäßig, aus diesem Grunde das Stundenende erheblich hinauszuschieben.

> T: Ich glaube, das ist ein wichtiges Thema. Leider reicht heute die Zeit nicht mehr aus. Wir wollen uns beim nächsten Mal damit beschäftigen.

Wenn sich ein solches Verhalten häuft und nicht gemeinsam mit dem Patienten in seiner psychodynamischen Bedeutung verstanden werden kann, besteht ein bewährtes Vorgehen darin, diese Patienten zehn Minuten vor Schluss auf die noch zur Verfügung stehende Zeit aufmerksam zu machen, damit sie sich darauf einstellen können. Manche Patienten schätzen es, wenn Sie eine Uhr im Blickfeld haben.

26.4 Nottermine

Einige Patienten drängen auf sofortige Nottermine. Den Impuls, sofort einen Nottermin anzubieten, sollten Sie jedoch jeweils reflektieren. Zweifellos macht drohende Suizidalität selbstverständlich einen sofortigen Nottermin erforderlich. In anderen Fällen sollten Sie bedenken, dass die Realisierung sofortiger Hilfe dem Patienten die Möglichkeit nehmen kann, auf eigene Bewältigungsressourcen zurückzugreifen. Andererseits kann der alleinige Verweis auf die eigenen Bewältigungsressourcen (»Sie werden es schon schaffen!«) den Patienten unerträglichen Gefühlen des Alleingelassenseins aussetzen.

Ein zweckmäßiges Vorgehen besteht darin, den telefonisch nach einem Nottermin nachfragenden Patienten zunächst zur Nutzung seiner eigenen Ressourcen zu ermutigen und für den Fall des Scheiterns den Nottermin anzubieten. Weiterhin können Sie einen Telefontermin einige Zeit später vereinbaren, in dem der Patient berichten soll, ob seine Bewältigungsbemühungen erfolgreich waren oder nicht.

Das Bewusstsein, dass fremde Hilfe grundsätzlich verfügbar ist, ermöglicht es vielen Patienten, ihre eigenen Ressourcen zu nutzen, während eine sofortige Inanspruchnahme von Hilfe das Vertrauen in die eigene Bewältigungskapazität verringern kann.

26.5 Behandlungstechnische Fehler

Unweigerlich werden Sie in der Therapie behandlungstechnische Fehler machen oder bisweilen Ihre Gegenübertragung agieren. In all diesen Fällen sollten Sie sich nicht scheuen, Ihren Patienten gegenüber einen Fehler einzugestehen, ihn zu korrigieren, ggf. sich auch zu entschuldigen. Dies hat in der Regel keine ungünstigen Auswirkungen auf das therapeutische Arbeitsbündnis; meist fördert es das Arbeitsbündnis sogar, weil der Patient erleichtert ist, nicht sich selbst die Schuld für die daraus resultierenden Probleme in der therapeutischen Beziehung geben zu müssen.

Andererseits sollten Sie sich nicht entschuldigen, um Ihren Patienten zu beruhigen, wenn er Ihnen Vorhaltungen macht, ohne dass Sie davon überzeugt sind, einen Fehler gemacht zu haben. Sie sollten sich auch dann nicht entschuldigen, wenn Sie unter dem Einfluss eines Schuldgefühls stehen, das keine Basis in einer fehlerhaften Handlung hat. Im letztgenannten Fall ist es wichtiger, mithilfe einer Gegenübertragungsanalyse Distanz zum eigenen Schuldgefühl zu gewinnen (▸ Kap. 23).

26.6 Träume

Das Berichten von Träumen wird in der tiefenpsychologisch fundierten Psychotherapie nicht eigens gefördert. Wenn Patienten Träume von sich aus einbringen, können diese nach den Regeln der Traumanalyse behandelt werden, sofern erkennbar ist, dass ihre Bearbeitung dem Erreichen der Therapieziele dient.

Bei Patienten mit Konfliktpathologien kann es sinnvoll sein, Träume zu analysieren, um aktuelle Konflikte zur Bearbeitung zu bringen. Wir betrachten zumindest in der tiefenpsychologisch fundierten Psychotherapie die Traumdeutung heute nicht mehr als die »via regia« zum Unbewussten (Freud 1900), sondern als einen Weg unter anderen, um uns unbewussten Konflikten anzunähern.

Zur *Technik der Traumdeutung* möchten wir auf umfassendere Darstellungen verweisen (Ermann 2005; Freud 1900; Mertens 2015; Thomä & Kächele 2006). Die am weitesten verbreitete Vorgehensweise lässt sich wie folgt zusammenfassen:

- Fordern Sie den Patienten auf, zu den einzelnen Elementen des manifesten Traumes seine Einfälle zu sammeln.
- Achten Sie besonders auf Einfälle, die mit Ereignissen des letzten Tages oder mit Begebenheiten der letzten Therapiesitzung im Zusammenhang stehen, und versuchen Sie daraus Hinweise auf das aktuelle Konfliktgeschehen sowohl in der Übertragungsbeziehung als auch in den Außenbeziehungen zu erhalten. Besondere Bedeutung kommt dabei dem Abwehrmechanismus der *Verschiebung* zu. Wenn in einem Traum verschiedene Personen auftreten, hat es sich bewährt, diese auch als unterschiedliche Selbstanteile aufzufassen, die miteinander in Konflikt stehen.
- Klarifizieren Sie die Affekte und arbeiten Sie wie gewohnt mithilfe der Abwehr-, Widerstands- und Übertragungsanalyse (▸ Kap. 19; Kap. 20; Kap. 23) das aktuelle Konfliktgeschehen heraus. Beachten Sie dabei den allgemeinen Grundsatz der Deutungstechnik, dass jede Deutung eine Hypothese ist, die zu bestätigen oder zurückzuweisen Sache des Patienten ist.

Achten Sie auch darauf, dass das Erzählen zahlreicher Träume nicht in den Dienst eines Widerstands gestellt wird, indem Patienten die Stunden mit Träumen und den entsprechenden Einfällen füllen, ohne sich den drängenden Problemen Ihrer äußeren Realität zu stellen. Wenn Sie diesen Eindruck haben, sollten Sie die Beschäftigung mit Träumen aktiv begrenzen. Auch möchten wir Ihnen nicht empfehlen, sich lange Zeit mit der Arbeit an Träumen aufzuhalten, wenn sich das aktuelle Konfliktgeschehen nicht zügig aufgrund der Einfälle des Patienten erschließen lässt. Wahrscheinlich ist dann der im Traum dargestellte Konflikt zu tief verdrängt, und eine Arbeit an oberflächennäheren Konflikten wäre Erfolg versprechender. Die Arbeit mit Träumen sollte nie Selbstzweck, sondern Teil der Bearbeitung aktueller Konflikte sein.

Bei Patienten mit Ich-strukturellen Störungen sollte die Traumdeutung die Ausnahme bleiben. Vor allem kann es hier nicht darum gehen, Abwehranalyse im klassischen Sinne zu betreiben und unbewusste Konflikte an die Oberfläche zu bringen. Manchmal werden jedoch bereits durch den manifesten Trauminhalt Ängste oder andere Affekte deutlich, welche die aktuellen Beziehungen oder die aktuelle therapeutische Situation betreffen. Dann kann es nützlich sein, diese Ängste oder andere Affekte im Hier und Jetzt anzusprechen und zu klären.

Wenn Patienten mit Ich-strukturellen Störungen dagegen Träume mit archaischem oder bedrohlichem Material berichten, durch das viel Angst ausgelöst wird, sollten Sie von der Beschäftigung mit diesen Träumen absehen und die Aufmerksamkeit auf realitätsnähere Aspekte lenken. In manchen Fällen besteht auch die Möglichkeit, durch eine »Aufwärts-Deutung« (Langs 1973) die durch das archaische Traummaterial ausgelöste Regression zu begrenzen.

(Zu einem Patienten, der vom Koitus mit seiner Mutter geträumt hat:)
T: Der Traum zeigt auch, wie sehr Sie Ihre Mutter lieben (s. auch Boyer 1976).

26.7 Geschenke

Der Umgang mit Geschenken kann nur individuell betrachtet werden. Für die Entscheidung, ob Sie ein Geschenk annehmen oder zurückweisen, sollten Sie nach Möglichkeit verstanden haben, welche Funktion und Bedeutung das Geschenk für den Patienten hat. Die meisten Patienten möchten durch die Geste des Schenkens Ihnen gegenüber ihre Zuneigung und Dankbarkeit zum Ausdruck bringen, und sie würden es als persönliche Ablehnung erleben, wenn ihr Geschenk zurückgewiesen würde. Dies gilt in besonderem Maße für Patienten mit Persönlichkeitsstörungen auf niedrigem Strukturniveau.

Zu problematisieren ist es allerdings, wenn Sie von Patienten wiederholte oder unangemessen große Geschenke erhalten. Denken Sie auch daran, dass Patienten mit der Überreichung eines Geschenks versuchen können, Sie angesichts andrängender negativer Übertragungsfantasien zu beschwichtigen, was als Übertragungswiderstand aufzufassen wäre. Wenn Sie durch ein Geschenk überrascht werden und sich nicht sicher sind, ob Sie es annehmen möchten oder nicht, sollten Sie sich vor allen Dingen Zeit nehmen, um diese Frage zu klären.

T: Bitte haben Sie Verständnis dafür, dass ich im Moment noch nicht weiß, ob ich Ihr Geschenk annehmen kann oder nicht. Ich verstehe schon, dass es für Sie im Moment ein Bedürfnis ist, mir ein Geschenk zu machen. Wie Sie wissen, ist es aber manchmal für den Fortgang einer Psychotherapie besser, wenn Geschenke nicht angenommen werden. Aus diesem Grund möchte ich zunächst mit Ihnen genauer verstehen, was die Geste des Schenkens für Sie bedeutet und welche Gedanken und Fantasien mit dem Geschenk für Sie verbunden sind.

26.8 Wann kommen Modifikationen der Sitzungsfrequenz in Betracht?

In der Regel wird die Sitzungsfrequenz vor Beginn der Behandlung für die gesamte Dauer der Therapie festgelegt. Unter bestimmten Umständen kann erwogen werden, die Sitzungsfrequenz vorübergehend zu verändern.

Gründe für eine vorübergehende *Erhöhung* der Sitzungsfrequenz können sich ergeben

- beim Auftreten intensiver Angst und Depression,
- bei allgemeiner Destabilisierung,
- bei einer deutlichen Verstärkung von Symptomen,
- bei intensivem Widerstand,
- wenn im Interesse der Therapieziele eine Förderung von Übertragungsreaktionen wünschenswert ist.

Umgekehrt kann erwogen werden, die Sitzungsfrequenz vorübergehend zu senken,

- wenn die Gefahr der Abhängigkeit droht,
- wenn Übertragungsreaktionen sehr zunehmen.

Schließlich kann es zum Ende der Behandlung sinnvoll sein, die Intervalle zwischen den Therapiesitzungen zu verlängern, um den Ablösungsprozess zu erleichtern (► Kap. 42).

26.9 Stationäre und teilstationäre Behandlung

Eine stationäre oder teilstationäre psychotherapeutische Behandlung kann notwendig werden, wenn das ambulante Versorgungsangebot zum Erreichen der Therapieziele nicht ausreicht oder wenn die Therapieziele mit ihrer Hilfe leichter erreichbar sind.

Eine *stationäre* psychotherapeutische – evtl. auch psychiatrische – Behandlung kann unter folgenden Bedingungen erforderlich sein (Häfner et al. 1999):

- bei akuten Dekompensationen und Krisensituationen, insbesondere bei krisenhafter Steigerung von Angst- und Depressionszuständen, bei Suizidgefahr oder andersartiger Zuspitzung der Symptomatik
- wenn es notwendig ist, den Patienten von einem pathogenen Milieu fernzuhalten
- bei Patienten, bei denen zu bestimmten Zeitpunkten der Therapie die Gefahr selbstdestruktiver Tendenzen besteht, insbesondere bei Patienten mit Borderline-Persönlichkeitsstörung oder anderen schweren Persönlichkeitsstörungen oder bei Patienten mit Suchterkrankungen
- bei Patienten, bei denen vorübergehend eine intensive körperliche Mitbehandlung notwendig ist, vor allem bei Patienten mit Anorexie, Bulimie, Asthma bronchiale oder ulzerierenden Magen-Darm-Erkrankungen.

Eine *teilstationäre* Behandlung, bei der die Patienten in ihrem sozialen Umfeld verbleiben, ihren sozialen Verpflichtungen nicht gänzlich enthoben sind und nicht so umfassend versorgt werden wie in der stationären Psychotherapie, kann dagegen bei folgenden Patienten von Vorteil sein (Henneberg-Mönch 1986; Hölzer et al. 2018; Küchenhoff 1998; Kruse et al. 2000):

- Patienten mit Borderline- oder narzisstischen Persönlichkeitsstörungen, die in ihrer Nähe- und Distanzregulierung erheblich beeinträchtigt sind
- Patienten, die im stationären Setting zur malignen Regression neigen
- Patienten, deren soziale Kontakte gefährdet sind
- Patienten, deren soziale und berufliche Wiedereingliederung im Vordergrund steht
- Patienten mit chronifizierten Symptomen und Charakterneurosen zur intensiven Einleitung einer längerfristigen Psychotherapie
- bei sozialer Indikation, z. B. wenn Kinder zu versorgen sind

Während der Patient in der Klinik ist, sollten Sie die ambulante Behandlung nicht fortsetzen und auch nur in Ausnahmefällen Telefonkontakte mit ihm pflegen, um nicht unnötige regressive Tendenzen zu fördern.

Weiterführende Literatur

Ermann M (2005). Träume und Träumen. Stuttgart: Kohlhammer.

Häfner S, Lieberz K, Wöller W (1999). Leitlinien für die Indikation in der stationären Psychotherapie. Gruppenpsychother Gruppendyn; 35: 338–56.

Hölzer M, Wöller W, Berberich G (2018). Stationäre Psychotherapie. Stuttgart: Schattauer.

Janta B, Unruh B, Walz-Pawlita S (Hrsg). Der Traum. Gießen: Psychosozial.

Kruse J, Wöller W, Ott J, Schmitz N (2000). Differentielle Indikationsstellung zur teilstationären Psychotherapie. In: Tress W, Wöller W, Horn E (Hrsg). Psychotherapeutische Medizin im Krankenhaus. State of the Art. Frankfurt a. M.: VAS.

Küchenhoff J (1998). Teilstationäre Psychotherapie. Stuttgart: Schattauer.

Mertens W (2015). Traumanalyse. In: Mertens W. Einführung in die psychoanalytische Therapie. Bd. 3. 3. Aufl. Stuttgart: Kohlhammer.

Tress W, Wöller W, Horn E (Hrsg) (2000). Psychotherapeutische Medizin im Krankenhaus – State of the Art. Frankfurt a. M.: VAS.

Wiegand MH, von Spreti F, Förstl H (2006). Schlaf & Traum. Neurobiologie, Psychologie, Therapie. Stuttgart: Schattauer.

Zeeck A, Scheidt C, Hartmann A, Wirsching M (2003). Stationäre oder teilstationäre Psychotherapie? Psychotherapeut; 48: 420–5.

V. Spezielle psychotherapeutische Techniken bei Patienten mit Strukturpathologien

Wolfgang Wöller, Jürgen Bernard, Johannes Kruse und Christian Albus

27 Strukturelle Störungen: schwere Persönlichkeitsstörungen und andere Strukturpathologien

Therapieplanung bei geringem strukturellem Integrationsniveau

27.1 Was verstehen wir unter einer strukturellen Störung?

Unter »Struktur« wollen wir in Anlehnung an Rudolf (2014) die Verfügbarkeit psychischer Funktionen verstehen, die für die Organisation des Selbst und seine Beziehungen zu den inneren und äußeren Objekten erforderlich sind. Entsprechend sollen unter »strukturellen Störungen« oder »Strukturpathologien« solche Störungsbilder verstanden werden, die mit einer unzureichenden Verfügbarkeit dieser Funktionen der Selbstregulation einhergehen.

Zahlreiche andere Bezeichnungen werden verwendet, um diese Strukturpathologie zu beschreiben. Oft wird von einer *»Entwicklungspathologie«* – im Gegensatz zu Konfliktpathologie – gesprochen. Auch findet sich der Begriff der *»unreifen Persönlichkeitsorganisation«*. Nicht zu empfehlen ist der noch immer gelegentlich verwendete, aber unscharfe Begriff der *»frühen Störung«*. Die OPD-2 (Arbeitskreis OPD 2014) spricht von einem »geringen strukturellen Integrationsniveau«.[5]

Eine strukturelle Störung ist keine umschriebene klinische Einheit. Sie verweist vielmehr auf unterschiedliche spezifische Defizite der Selbstregulation. Strukturelle Störungen können bei unterschiedlichen klinischen Bildern vorkommen. Am häufigsten finden sie sich bei schweren Persönlichkeitsstörungen, bei Suchterkrankungen, bei somatoformen Störungen oder psychosomatischen Erkrankungen und bei Essstörungen. Aber auch depressive Erkrankungen oder Angsterkrankungen können mit strukturellen Störungen verbunden sein. Die deskriptive Diagnose gestattet in der Regel keine Rückschlüsse auf das strukturelle Niveau.

Die defizitäre Strukturbildung manifestiert sich in defizitär ausgebildeten Ich-Funktionen, einer unreifen Abwehrorganisation und ebenso unreif gestalteten Objektbeziehungen (Rudolf 2013; Wöller 2013).

- Auf der Ebene der Ich-Funktionen handelt es sich vorrangig um Störungen der Emotionsregulierung, der Mentalisierung und der Ich-Integration (▶ Abschn. 27.3). Im Einzelnen können die Ich-Funktionseinschränkungen auch Störungen der Impulskontrolle, der Selbstwertregulierung, der Selbst-Objekt-Differenzierung und der Fähigkeit zur Objektkonstanz umfassen.
- Auf der Ebene der Abwehrorganisation dominieren unreife Abwehrmechanismen wie Projektion, Introjektion, projektive Identifizierung, primitive Idealisierung, Entwertung, Spaltung und Dissoziation. Sie können ihre Aufgabe, angesichts ver-

---

5 Diese Verwendung des Strukturbegriffs ist zu unterscheiden von dem neurosenpsychologischen Strukturbegriff, der – ohne Rücksicht auf die Verfügbarkeit von Ich-Funktionen und Objektbeziehungen – eine Aussage über die dominierende Abwehrorganisation macht, wie z. B. zwanghafte, depressive, hysterische usw. Persönlichkeitsstruktur (König 1981).

nachlässigender und traumatisierender Beziehungserfahrungen die Bindung an die primären Bezugspersonen und die Kohärenz des Selbst zu sichern, nur um den Preis einer erheblichen Verzerrung der Realitätswahrnehmung erfüllen.
- Auf der Ebene der äußeren Objektbeziehungen finden wir Beziehungsformen, die überwiegend oder ausschließlich auf dem Niveau der Selbstregulation organisiert sind. Wir sprechen dann von bedürfnisbefriedigenden Teilobjektbeziehungen im Gegensatz zur ganzheitlichen reiferen Objektbeziehungen höher strukturierter Personen.

Betrachten wir die verinnerlichten Objektbeziehungen oder »inneren Objekte«, die als Niederschlag realer Objekterfahrungen zu unseren inneren normgebenden Instanzen oder Introjekten geworden sind, so spiegeln diese die ursprünglich negativen Beziehungserfahrungen wider: Ähnlich verbietend, verurteilend, missachtend oder vernichtend wie einst durch die frühen realen Objekte wird das Ich nun durch diese inneren Objekte betrachtet und behandelt.

Die *Strukturachse der OPD-2* (Arbeitskreis OPD 2014) unterscheidet vier Strukturdimensionen, auf denen die Einschränkung strukturell verankerter Fähigkeiten eingeschätzt werden kann (▶ Tab. 27-1).
- Die *kognitiven Fähigkeiten* umfassen die *Selbstwahrnehmung* mit der Fähigkeit, sich ein Bild des eigenen Selbst zu machen und die eigenen Affekte differenziert wahrzunehmen, und die *Objektwahrnehmung* mit der Fähigkeit, ein realistisches und ganzheitliches Bild von anderen entwerfen zu können. Zur Objektwahrneh-

Tab. 27-1 Strukturachse der OPD-2

1.	Kognitive Fähigkeit
1.1	Selbstwahrnehmung: Selbstreflexion, Affektdifferenzierung, Identität
1.2	Objektwahrnehmung: Selbst-Objekt-Differenzierung, ganzheitliche Objektwahrnehmung, realistische Objektwahrnehmung
2.	Steuerungsfähigkeit
2.1	Selbstregulierung: Impulssteuerung, Affekttoleranz, Selbstwertregulierung
2.2	Regulierung des Objektbezugs: Beziehungen schützen, Interessenausgleich
3.	Emotionale Fähigkeit
3.1	Kommunikation nach innen: Affekte erleben, Fantasien nutzen, Körperselbst
3.2	Kommunikation nach außen: Kontaktaufnahme, Affektmitteilung, Empathie
4.	Fähigkeit zur Bindung
4.1	Innere Objekte: Internalisierung, Introjekte, variable Bindungen
4.2	Äußere Objekte: Bindungsfähigkeit, Hilfe annehmen, Bindung lösen

mung gehört auch die Selbst-Objekt-Differenzierung, das heißt die Fähigkeit, eigene Gedanken, Bedürfnisse und Impulse von denen anderer unterscheiden zu können.

- Die *Steuerungsfähigkeit* umfasst die *Selbstregulierung* mit der Fähigkeit, Impulse zu steuern und Affekte zu regulieren, und die *Regulierung des Objektbezugs* mit der Fähigkeit, in Beziehungen die eigenen Interessen zu wahren und diejenigen anderer angemessen zu berücksichtigen, der Fähigkeit, die Reaktionen anderer zu antizipieren und der Fähigkeit, den Selbstwert zu regulieren.
- Die *emotionale Fähigkeit* beinhaltet zum einen die *Kommunikation nach innen* mit der Fähigkeit, eigene Affekte zu generieren und zu erleben, eigene Fantasien zu entwerfen und zu nutzen und der Fähigkeit zur eigenen Körperwahrnehmung. Die emotionale Fähigkeit beinhaltet zum anderen die Fähigkeit der *Kommunikation nach außen* mit der Möglichkeit der zwischenmenschlich-emotionalen Kontaktaufnahme, der Fähigkeit, eigene Affekte zum Ausdruck zu bringen und der Fähigkeit, Empathie zu erleben.
- Die *Fähigkeit zur Bindung* kann sich auf innere und auf äußere Objekte beziehen. Bezogen auf *innere Objekte* umfasst sie die Fähigkeit zur Internalisierung sowie die Fähigkeit, positive objektbezogene Affekte aufbauen und erhalten zu können. Das Vorhandensein positiver Introjekte – für sich sorgen, sich beruhigen, sich trösten, helfen, schützen, für sich eintreten zu können – und die Fähigkeit zu variablen und triangulären Bindungen sind ebenso Ausdruck der Bindung an innere Objekte. Auf *äußere Objekte* bezogen umfasst sie die Fähigkeiten, sich emotional an andere binden zu können, Hilfe annehmen zu können und die Fähigkeit, sich aus Bindungen lösen und Abschied nehmen zu können.

Wenn nun als Folge der Sozialisationsdefizite die für die Alltagsbewältigung wichtigen Ich-Funktionen der Affektsteuerung, der Impulskontrolle, der Antizipationsfähigkeit und der Objektkonstanz nur unzureichend zur Verfügung stehen, kann dies fatale Auswirkungen auf die Gestaltung der zwischenmenschlichen Beziehungen haben. Die durch unreife Abwehrmechanismen bedingten Wahrnehmungsverzerrungen und die primitiven Übertragungsmuster sind Anlass zu schwerwiegenden interpersonellen Konflikten und permanenten Misserfolgserlebnissen, die das Selbstwertgefühl noch weiter beeinträchtigen. Selbstschädigende Verhaltensmuster bleiben oft als einzige Möglichkeit, um zumindest die schwersten emotionale Dekompensationen zu verhindern.

Bei der emotional instabilen Persönlichkeitsstörung und bei einem Teil der anderen schweren Persönlichkeitsstörungen wirken sich diese Defizite unmittelbar auf die Alltagsfunktionalität aus. Die Ich-Funktion der Emotionsregulierung kann so geschwächt sein, dass unkontrollierbare Wechsel der Stimmungslage das klinische Bild prägen. Die Präsenz primitiver Abwehrmechanismen kann zu einer derartig verzerrten Wahrnehmung der Realität führen, dass eine Alltagsbewältigung schwierig wird. Auf der Ebene der äußeren Objektbeziehungen werden Beziehungen daran scheitern, dass Bezugspersonen ausschließlich zu Zwecken der Selbstregulierung instrumentalisiert werden. Die archaisch strengen inneren Objekte verhindern schließlich eine selbstfürsorgliche Haltung.

Bei anderen Persönlichkeitsstörungen, beispielsweise der narzisstischen oder der abhängigen Persönlichkeitsstörung, kann die Alltagsfunktionalität erhalten bleiben, solange Personen verfügbar sind, die für die Selbstregulation instrumentalisiert werden können: z. B. spiegelnde oder zur Selbstausbeutung bereite Personen bei narzisstisch gestörten Persönlichkeiten, oder Personen, die Steuerung und Verantwortung übernehmen bei der abhängigen Persönlichkeitsstörung. Auch bei Suchterkrankungen und somatoformen Störungen kann die Alltagsfunktionalität bis zu einem gewissen Grade gesichert sein, allerdings um den – hohen – Preis der Symptombildung.

Von strukturellen Störungen sprechen wir nur bei unzureichend entwickelten und dauerhaft eingeschränkten Funktionen. Unter starker Konfliktbelastung können Ich-Funktionen auch bei reifer organisierten Persönlichkeiten *temporär außer Kraft gesetzt sein*. Bei starkem unbewusstem Konfliktdruck sind z. B. die Ich-Funktionen der Affekttoleranz und der Affektwahrnehmung vorübergehend eingeschränkt, sodass eine affektive Überflutung in einer körperlichen Symptomatik psychosomatisch abgewehrt werden muss. Ebenso können unter starkem Konfliktdruck vorübergehend unreife, z. B. projektive Abwehrmechanismen, zunehmen. Schließlich werden durch den Regressionsdruck des unbewussten Konflikts auch die Objektbeziehungen vorübergehend eher unter dem Aspekt der Selbstregulation wahrgenommen und gestaltet.

Pathogenetisch verstehen wir die Entwicklung von strukturellen Störungen als *Bindungs- und Beziehungstraumatisierungen* oder *Entwicklungstraumatisierungen*. Emotionale Vernachlässigung, unzuverlässige Bindungsbeziehungen, abrupte Beziehungsabbrüche und unzureichender elterlicher Schutz während der ersten Lebensjahre sind Charakteristika eines beziehungstraumatischen Umfelds. Dies gilt ungeachtet der Tatsache ihrer multifaktoriellen Pathogenese, bei der genetische Faktoren ebenso eine Rolle spielen wie Umweltfaktoren und protektive Faktoren (Egle et al. 1997).

Entwicklungspsychologische und neurobiologische Befunde der letzten Jahre konnten eindrucksvoll zeigen, dass derartige Entwicklungstraumatisierungen zu funktionellen Veränderungen der Hirnregionen führen, die für die Regulation der Emotionalität und anderer wichtiger Steuerungsfunktionen zentral sind.

Vor allem scheinen frühe Traumatisierungen die Entwicklung der präfrontalen Regionen zu beeinträchtigen, deren Aufgabe die Verarbeitung sozioemotionaler und bindungsrelevanter Informationen ist (Schore 1994, 2007; Siegel 1999a). Diese biologischen Vorgänge entsprechen objektbeziehungstheoretischen Vorstellungen, dass es bei unzureichender Verfügbarkeit beruhigender und fürsorglicher Bezugspersonen nicht zur Internalisierung beruhigender und selbstfürsorglicher Beziehungsmuster und zur Ausbildung beruhigender und fürsorglicher innerer Objekte kommen kann. Treten zu den Bindungs- und Beziehungstraumatisierungen noch reale Traumatisierungen in Form körperlicher Misshandlungen oder sexueller Übergriffe hinzu, können diese ihre destruktive Wirkung in besonderem Maße entfalten. Bei geschwächten Ich-Funktionen und ohne ein haltendes Umfeld gelingt eine Verarbeitung der meist intrafamiliären traumatischen Erfahrungen oft nicht.

Die verminderte präfrontale Aktivität hat zur Folge, dass basale emotionale Zentren, vor allem die Amygdala, von den präfrontalen Zentren eine unzureichende inhibitorische Modulation erfahren und so eine ungesteuerte Aktivität im Sinne von Bedrohungsmeldungen entfalten. Viele Reaktionen traumatisierter Patienten lassen sich mithilfe des Modells der verminderten Top-Down-Regulation basaler emotionaler Strukturen als Ausdruck eines inadäquaten Bedrohungserlebens verstehen. Vor dem Hintergrund ihrer traumatischen Beziehungserfahrungen und unter der Einwirkung einer geschwächten präfrontalen Modulation kommt es leicht zu einer verzerrten Wahrnehmung des Bedrohungsgehaltes einer Situation. Besonders wenn auch die ebenfalls präfrontal vermittelte Funktion der Mentalisierung geschwächt ist, werden Stimuli der aktuellen Situation, die zwar potenziell bedrohlich sein könnten, sich aber bei angemessener kurzer Reflexion als nicht bedrohlich herausstellen würden, im Sinne einer akuten Bedrohung interpretiert.

27.2 Was sind »schwere Persönlichkeitsstörungen«?

Auch wenn strukturelle Störungen bei verschiedenen Störungsbildern vorkommen können – Suchterkrankungen, psychosomatischen Störungen, Essstörungen usw. – wollen wir die therapeutischen Besonderheiten und Interventionstechniken an dieser Stelle am Beispiel der schweren Persönlichkeitsstörungen darstellen.

Was sind nun »schwere Persönlichkeitsstörungen«? Unter dem Begriff der »schweren Persönlichkeitsstörung« wird nicht, dem üblichen Sprachgebrauch folgend, eine besonders schwere Ausprägung des Störungsbildes einer Persönlichkeitsstörung verstanden. Vielmehr hat sich dieser Begriff unter dem Einfluss Kernbergs (1988) – gewissermaßen als *Jargon* – eingebürgert, um Patienten mit einer Persönlichkeitsstörung zu beschreiben, die eine *Strukturpathologie* oder eine *strukturelle Störung* aufweisen.

Der Begriff »Persönlichkeitsstörung« ist zunächst ein deskriptiver Begriff. Nach der ICD-10 (WHO 2000) sind Persönlichkeitsstörungen »tief verwurzelte, anhaltende Verhaltensmuster, die sich in starren Reaktionen auf unterschiedliche persönliche und soziale Lebenslagen zeigen«. Persönlichkeitsgestörte Menschen zeigen deutliche von der Mehrheit der Bevölkerung abweichende Muster im Wahrnehmen, Denken, Fühlen und in den Beziehungen zu anderen, die stabil sind und sich auf vielfältige Bereiche des Verhaltens und der psychologischen Funktionen beziehen. Sie gehen in der Regel mit persönlichem Leidensdruck und gestörter sozialer Funktionsfähigkeit einher. Die ICD-10 listet acht verschiedene spezifische Persönlichkeitsstörungen (F60.0 bis F60.7) und zwei Restkategorien (F60.8 und F60.9) auf. Die deskriptive Diagnose einer Persönlichkeitsstörung sagt jedoch noch nichts über das strukturelle Integrationsniveau aus. Sie besagt nur, dass schwerwiegende Probleme und Störungen der zwischenmenschlichen Interaktion bestehen, die sich in maladaptiven Mustern des Denkens, Fühlens und der Beziehungsgestaltung äußern. Zwar weisen Patienten mit einer Borderline-Persönlichkeitsstörung, einer paranoiden, schizoiden oder dissozialen Persönlichkeitsstörung durchweg ein unreifes Organisationsniveau auf. Patienten mit anderen Persönlichkeitsstörungen – wie beispielsweise Patienten mit einer ängstlich-vermeidenden oder einer anankastischen Persönlichkeitsstörung – können jedoch auch auf neurotischem Strukturniveau organisiert sein. Für die Therapieplanung sind sowohl eine deskriptive wie auch eine strukturelle Diagnostik notwendig.

Wie verwirrend die begriffliche Vielfalt sein kann, zeigt sich auch daran, dass Kernberg (1996b) den Begriff der *»Borderline-Persönlichkeitsorganisation«* verwendet hat, um Patienten mit einer strukturellen Störung zu beschreiben. Dieser strukturelle Begriff der »Borderline-Persönlichkeitsorganisation« ist nicht mit der deskriptiven Kategorie der »Borderline-Persönlichkeitsstörung« (emotional instabile Persönlichkeitsstörung) (▶ Abschn. 27.3) zu verwechseln. Zwar findet sich bei Patienten mit einer »Borderline-Persönlichkeitsstörung« immer eine »Borderline-Persönlichkeitsorganisation«, das heißt ein

Tab. 27-2 Persönlichkeitsstörungen auf unterschiedlichem Strukturniveau – synonyme Begriffe

Persönlichkeitsstörung auf unreifem Strukturniveau	Persönlichkeitsstörung auf reifem Strukturniveau
= Persönlichkeitsstörung mit struktureller Störung = Persönlichkeitsstörung mit Strukturpathologie = Persönlichkeitsstörung mit Entwicklungspathologie = Persönlichkeitsstörung mit »Borderline-Persönlichkeits-Organisation« = schwere Persönlichkeitsstörung	= Persönlichkeitsstörung auf neurotischem Strukturniveau = Persönlichkeitsstörung mit Konfliktpathologie = Persönlichkeitsstörung mit »neurotischer Persönlichkeitsorganisation«

geringes strukturelles Organisationsniveau; eine solche Persönlichkeitsorganisation kann jedoch auch bei anderen Persönlichkeitsstörungen vorliegen. Hingegen findet sich – um in dieser Begrifflichkeit zu bleiben – bei Patienten mit einer ängstlich-vermeidenden so gut wie immer und bei Patienten mit einer anankastischen Persönlichkeitsstörung meist eine »neurotische Persönlichkeitsorganisation«.

Tabelle 27-2 gibt einen Überblick über die synonyme Verwendung der wichtigsten strukturellen Begriffe in diesem Zusammenhang.

27.3 Klinische und psychodynamische Aspekte von Patienten mit emotional instabiler (Borderline-) Persönlichkeitsstörung

Die emotional instabile Persönlichkeitsstörung (Borderline-Persönlichkeitsstörung) ist die klinisch wichtigste Persönlichkeitsstörung. Patienten mit einer Borderline-Persönlichkeitsstörung zeichnen sich auf der Symptomebene vor allem durch eine ausgeprägte *emotionale Instabilität* und durch eine Vielzahl seelischer und körperlicher Symptome unterschiedlicher Art aus *(Polysymptomatik)*. Hinzu kommen meist schwerwiegende Probleme der interpersonellen Beziehungsregulation und die Neigung zu selbstschädigenden Verhaltensmustern (Dulz et al. 2011; Kernberg 2011; Wöller 2014).

In den letzten Jahren wurde auf die hohe Prävalenz realer Traumatisierungen in der Anamnese von Patienten mit einer Borderline-Persönlichkeitsstörung hingewiesen. Empirische Untersuchungen zeigen übereinstimmend, dass sich bei bis zu drei Viertel aller Patienten mit dieser Diagnose körperliche oder sexuelle Traumatisierungen in der Kindheit nachweisen lassen (Zanarini et al. 2002). Darüber hinaus finden sich in der Kindheit nahezu aller Patienten mit einer Borderline-Persönlichkeitsstörung umfassende Bindungs- und Beziehungstraumatisierungen mit inkonsistentem oder vernachlässigendem elterlichem Verhalten, andauernden Entwertungen oder Überforderungen, Situationen des Alleinseins und der fehlenden Geborgenheit und einer Vielzahl von Trennungen oder Verlusten. Da die Kernsymptomatik der Borderline-Persönlichkeitsstörung – emotionale Instabilität mit der Neigung zu plötzlich auftretenden affektiven Dysregulationen in Form von Wutausbrüchen und depressiven Einbrüchen –, in vieler Hinsicht mit der Symptomatik nach schweren und lang anhaltenden Traumatisierungen identisch ist, wurde verschiedentlich vorgeschlagen, die Borderline-Pathologie als eine Traumafolgestörung zu konzeptualisieren (Sack et al. 2011). In letzter Zeit mehren sich Hinweise auf neurobiologische Funktionsdefizite im limbischen System dieser Patienten, die eine weitere Erklärung für die Störungen der emotionalen Reagibilität liefern könnten (Herpertz 2011). Für die Therapieplanung ist die immer wieder beschriebene hohe Komorbidität zwischen der Borderline-Persönlichkeitsstörung und der Posttraumatischen Belastungsstörung bedeutsam (Sack et al. 2013).

Wie bei allen schweren Persönlichkeitsstörungen liegen bei der Borderline-Persönlichkeitsstörung Defizite im Bereich der Ich-Funktionen, der Abwehrorganisation und der – äußeren und verinnerlichten – *Objektbeziehungen* vor.

Bei den *Ich-strukturellen Defiziten* handelt es sich vor allem um Probleme der *Emotionsregulierung*, der *Mentalisierung* und der *Ich-Integration*.

- Im Vordergrund stehen Störungen der Emotionsregulierung mit Problemen der Affekttoleranz und Affektkontrolle. Borderline-Patienten werden typischerweise von Ängsten, Wut oder anderen Affekten überflutet. Oft können die Emotionen nicht differenziert erfasst werden; es werden stattdessen Zustände diffuser unerträglicher Spannung berichtet, die kaum in Worte zu fassen sind. Diese Affektzustände werden typischerweise ausgelöst, wenn in Alltagssituationen traumatische Erinnerungen aktualisiert (»getriggert«) werden, ohne dass die Betreffenden sich dessen bewusst sind. Die affektiven Zustände (»states«) können abrupt wechseln und zu raschen und unvorhersagbaren Wechseln der Stimmungslage führen. Ebenso kommt es vor, dass die Patienten auf üblicherweise emotionsauslösende Reize nicht reagieren, um später von Emotionen überflutet zu werden. Wegen unerträglicher affektiver Dysregulationen kommt es nicht selten zu selbstdestruktivem Verhalten in Form von Selbstverletzung, bulimischem Essverhalten oder Substanzmissbrauch. Auch ist die Fähigkeit zur Impulssteuerung vielfach eingeschränkt.
- Typischerweise ist auch die Fähigkeit der Mentalisierung gestört. Unter Mentalisierung verstehen wir die Fähigkeit, eigene und fremde psychische Zustände zu reflektieren, sich selbst und wichtige Bezugspersonen als durch Bedürfnisse und Wünsche motiviert und durch Erwartungen und Überzeugungen beeinflusst wahrzunehmen, die Fähigkeit sich in andere Menschen empathisch hineinzuversetzen und unterschiedliche Perspektiven einzunehmen (Fonagy et al. 2004). Bei gestörter Fähigkeit zur Mentalisierung neigen Personen vor allem unter Stress dazu, auf Äußerungen und Verhaltensweisen ihrer Interaktionspartner unmittelbar mit Handeln zu reagieren, ohne zuvor deren Motivationen und Hintergründe zu reflektieren. Diese Tendenz findet sich besonders ausgeprägt bei Patienten mit Borderline-Persönlichkeitsstörung: Vor dem Hintergrund ihrer traumatischen Beziehungserfahrungen neigen sie dazu, potenziell vieldeutige Reaktionsmuster von Interaktionspartnern quasi reflexhaft auf sich selbst zu beziehen und im Sinne einer Schädigungsabsicht zu interpretieren.
- Schließlich ist die Fähigkeit zur Ich-Integration oft eingeschränkt. Dadurch können widersprüchliche Aspekte der Persönlichkeit – Emotionen, Impulse, Wünsche, Kognitionen – unintegriert nebeneinander bestehen oder wechselnd aktualisiert werden. Betroffene Personen empfinden und verhalten sich in unterschiedlichen Situationen so andersartig, dass der Eindruck entsteht, es handele sich um unterschiedliche Personen. Sie selbst erleben sich im

Zeitverlauf oft als inkonstant und leiden unter den nicht beeinflussbaren Wechseln ihrer Zustände, oder sie sind sich dieser Widersprüchlichkeit nicht bewusst und verstehen nicht, dass ihr Verhalten von außen betrachtet schwer nachvollziehbar erscheint (Kernberg 2011; Wurmser 1993). Für dieses Phänomen finden sich unterschiedliche Begriffe: Identitätsstörung, Identitätsdiffusion, »Ego-State-Disorder«.

Die *Abwehrorganisation* zeichnet sich in der Regel durch eine Dominanz unreifer Abwehrmechanismen aus. Im Zentrum der unreifen Abwehrorganisation steht der Abwehrmechanismus der *Spaltung*. Ferner finden sich die Abwehrmechanismen der *primitiven Idealisierung*, der *Entwertung*, der *Verleugnung* und der *projektiven Identifizierung*. Nicht das alleinige Vorkommen bestimmter Abwehrphänomene, sondern ihr Ausmaß, ihre Dominanz und ihre Radikalität begründen die der Borderline-Persönlichkeitsstörung eigene Strukturschwäche. Folge der primitiven Abwehrvorgänge ist eine zum Teil grob verzerrte Wahrnehmung der interpersonellen Beziehungen. Als Folge der unreifen Abwehrorganisation werden *Konflikte eher interpersonell als intrapsychisch* erlebt. Auch leiden Patienten mit einer Borderline-Persönlichkeitsstörung wegen des Mangels an reiferen Abwehrmechanismen oft unter vielfältigen komorbiden Symptomen, die sorgfältig diagnostiziert werden müssen. Dies betrifft vor allem depressive Symptome, Substanzmissbrauch, dissoziative Symptome und die Symptomatik einer Posttraumatischen Belastungsstörung.

Auf der Ebene der *Objektbeziehungen* neigen die Patienten zu instabilen, von intensiven Liebes- und Hassgefühlen geprägten interpersonellen Beziehungsmustern. Vielfach sind die Beziehungsstörungen eine direkte Folge der Störungen der Emotionsregulierung, der Mentalisierung und der Ich-Integration. Meist sind sie jedoch ebenso Ausdruck *traumatischer Bindungsmuster*, die als innere Arbeitsmodelle von Bindung (Bowlby 1969) in frühester Kindheit angelegt, tief verwurzelt sind und der Bewältigung basaler Beziehungsängste dienen (Wöller 2013). Das *Leben von Borderline-Patienten* ist ein Lavieren zwischen Skylla und Charybdis – der Angst vor Trennung und *Objektverlust* auf der einen Seite und der Angst vor Vereinnahmung durch das Objekt und *Selbstverlust* auf der anderen Seite.

Darüber hinaus sind die Beziehungsstörungen Folge und Ausdruck der *destruktiven Normen und Werte*, die aus der Verinnerlichung früher traumatischer Beziehungserfahrungen stammen. Diese *»verinnerlichten Objektbeziehungen« (»inneren Objekte«, »Introjekte«)* sind durch Internalisierungsprozesse entstanden und können als *Niederschlag der realen frühen »Objekterfahrungen«* (Beziehungserfahrungen) im »Über-Ich« verstanden werden. Entsprechend ist das *Über-Ich* bei Borderline-Patienten typischerweise autodestruktiv und selbstverachtend; es kann sich im Sinne der Selbstverurteilung gegen die eigene Person richten oder aber durch Projektion und Externalisierung abgewehrt werden. Oder es ist widersprüchlich und wenig integriert, wenn widersprüchliche Normvorstellungen – als Niederschlag widersprüchlicher Beziehungserfahrungen – nebeneinander Gültigkeit haben.

27.4 Die Therapieplanung bei schweren Persönlichkeitsstörungen

Die Therapieplanung sollte den Grad der aktuellen Stabilität bzw. Instabilität, die Breite der Komorbidität und die bereits vorhandene Ressourcenausstattung der Patienten berücksichtigen (Rudolf 2013; Wöller 2008, 2010, 2013):

- In Abhängigkeit vom Grad der klinischen Instabilität stehen zu Beginn stabilisierende Interventionen im Vordergrund. Oft sind die Patienten emotional derart dysreguliert und instabil, dass Sie zur Verbesserung der Emotionsregulierung und der sozialen Anpassung zunächst Hilfs-Ich-Funktionen im Sinne der externen Emotionsregulierung zur Verfügung stellen müssen. Sobald wie möglich sollten Sie mit der Nachentwicklung der defizitären Ich-Funktionen beginnen, vor allem der Fähigkeit zu autonomer Emotionsregulierung und zur Mentalisierung.
- Besonders häufig finden wir bei schweren Persönlichkeitsstörungen als Komorbidität depressive Symptome, eine Posttraumatische Belastungsstörung, dissoziative Störungen, Essstörungen, somatoforme Beschwerden oder Substanzmissbrauch. Entsprechend sollten Sie störungsspezifische Elemente in den Behandlungsplan einfügen (▸ Kap. 35–39). Besonders wenn die Symptomatik einer Posttraumatischen Belastungsstörung oder dissoziative Symptome vorhanden sind, empfehlen wir nachdrücklich den Einbezug traumatherapeutischer Stabilisierungstechniken (▸ Kap. 39).
- Die Aktivierung der Ressourcen des Patienten ist gerade bei schweren Persönlichkeitsstörungen von zentraler Bedeutung, um ungünstige regressive Prozesse zu steuern (▸ Kap. 16).
- Eine Arbeit an unbewussten Konflikten oder an Traumatisierungen kann erst erfolgen, wenn eine hinreichende Stabilität im Sinne von Alltagsfunktionalität erreicht ist.
- Ob beim Vorliegen psychischer Traumatisierungen eine Bearbeitung relevanter Traumatisierungen möglich und sinnvoll ist, muss im Einzelfall abgewogen werden. Therapieformen zur Behandlung von Persönlichkeitsstörungen, die auf eine Traumabearbeitung grundsätzlich verzichten, können oft das Wiedererleben des Traumas in der Gegenwart in Bildern, Gefühlen und Verhaltensweisen und die Tendenz zu Traumawiederholung und Retraumatisierung nicht wirkungsvoll verhindern. Andererseits ist eine Bearbeitung vor allem früher Traumaerinnerungen nicht in jedem Falle möglich und sinnvoll, oft jedoch die Bearbeitung von Traumatisierungen der jüngeren Vergangenheit (▸ Kap. 39).
- In der letzten Phase nähert sich die Behandlung immer mehr derjenigen höher strukturierter Patienten an. In der Regel liegen den negativen Selbstbildern und maladaptiven interpersonellen Beziehungsmustern der Patienten eine Vielzahl bewusster und unbewusster Konflikte zugrunde, die von Autonomie-Abhängigkeitskonflikten bis zu intrasystemischen Über-Ich-Konflikten durch widersprüchliche verinnerlichte Normen reichen (▸ Kap. 13). Eine Veränderung der negativen Selbstbilder und der maladaptiven Verhaltensweisen erfordert daher ein Vorgehen im Rahmen einer konfliktzentrierten Psychotherapie. Nachdem durch die vorausgegangenen Phasen Verbesserungen im Bereich der autonomen Emotionsregulierung und der Mentalisierung erreicht wurden und ggf. abgespaltene traumatische Erinnerungsfetzen mit hoher Stressbelastung zu »normalen« Erinnerungen transformiert worden sind, kann sich die Therapie in der letzten Phase der Arbeit an bewussten und unbewussten Konflikten zuwenden, ohne dass dies zu einer Überschwemmung mit traumatischem oder konflikthaftem Material führt. Auch kann ein vertieftes psychodynamisches Verständnis der generalisierten negativen Überzeugungen und der pathogenen

verinnerlichten Normen und überhöhten Ideale erworben werden. Soweit es sich um bewusstseinsnahe Konflikte handelt, sollten Sie diese empathisch klarifizieren, um dann Lösungsmöglichkeiten zu erarbeiten (▸ Kap. 19). Wenn es sich um unbewusste Konflikte handelt, folgen Sie der Abwehranalyse mit den Schritten Klarifikation, Konfrontation und Deutung (▸ Kap. 19), nötigenfalls mithilfe widerstands- oder übertragungsbezogener Interventionen (▸ Kap. 20 & 22).

Die in Tabelle 27-3 dargestellte Phaseneinteilung kann Ihnen als grobe idealtypische Gliederung des therapeutischen Prozesses dienen (Wöller 2010, 2013). Sie macht deutlich, dass in der Hierarchie der therapeutischen Interventionen die Herstellung von Stabilität und die Arbeit an den strukturellen Defiziten immer der aufdeckenden Arbeit an unbewussten Konflikten vorausgehen müssen. Das gleiche gilt für die Durcharbeitung von Traumatisierungen mithilfe traumabearbeitender Verfahren.

Im Einzelnen soll die Arbeit flexibel an die jeweiligen klinischen Anforderungen angepasst werden. Die Phasen können in Abhängigkeit von der Schwere der Entwicklungstraumatisierungen und der aktuellen Destabilisierung auch längere Zeit in Anspruch nehmen. Dies gilt vor allem, wenn die Breite der komorbiden Symptomatik umfassende störungsspezifische Maßnahmen zur Symptomkontrolle verlangt und ein unruhiges interpersonelles Umfeld die erreichte Stabilisierung immer wieder infrage stellt. Andererseits können wir gerade bei persönlichkeitsgestörten Patienten an vielfältige Ressourcen anknüpfen, deren Aktivierung wertvolle therapeutische Behandlungskontingente sparen kann.

Weiterführende Literatur

Arbeitskreis OPD (2023). OPD-3. Operationale Psychoanalytische Diagnostik. Das Manual für Diagnostik und Therapieplanung. Bern: Huber.

Bateman AW, Fonagy P (2014). Psychotherapie der Borderline-Persönlichkeitsstörung. Ein mentalisierungsgestütztes Behandlungskonzept. 2. Aufl. Gießen: Psychosozial.

Dulz B, Herpertz SC, Kernberg OF, Sachsse U (Hrsg) (2011). Handbuch der Borderline-Störungen. 2. Aufl. Stuttgart: Schattauer.

Kernberg OF (1996b). Ein psychoanalytisches Modell der Klassifizierung von Persönlichkeitsstörungen. Psychotherapeut; 41: 288–96.

Kernberg OF (2011). Borderline-Störungen und pathologischer Narzissmus. 15. Aufl. Frankfurt a. M.: Suhrkamp.

Rohde-Dachser C (2004). Das Borderline-Syndrom. 7. Aufl. Bern: Huber.

Rudolf R (2013). Strukturbezogene Psychotherapie. 3. Aufl. Stuttgart: Schattauer.

Sack M, Sachsse U, Overkamp B, Dulz B (2013). Traumafolgestörungen bei Patienten mit Borderline-Persönlichkeitsstörung. Nervenarzt; 5: 608–14.

Tab. 27-3 Phasen des Therapiekonzepts zur Behandlung bindungs- und beziehungstraumatisierter Patientinnen und Patienten mit Persönlichkeitsstörungen (Wöller 2013)

- Sicherheit, Halt und die Stärkung der Bewältigungskompetenz
- Emotionsregulierung und Selbstfürsorge
- Mentalisierung und die Entwicklung stabiler Repräsentanzen
- schonende Traumabearbeitung
- Konfliktbearbeitung und die Arbeit an maladaptiven Beziehungsmustern

Streeck U (2007). Psychotherapie komplexer Persönlichkeitsstörungen. Grundlagen der psychoanalytisch-interaktionellen Methode. Stuttgart: Klett-Cotta.

Wöller W (2008). Psychotherapeutische Konzepte zur Behandlung von Persönlichkeitsstörungen bei chronischen Kindheitstraumatisierungen. Fortschr Neurologie Psychiatrie; 76: 530–8.

Wöller W (2010). Therapiekonzeption für traumatisierte Patienten mit schweren Persönlichkeitsstörungen. Psychotherapeut; 10: 6–11.

Wöller W (2013). Trauma und Persönlichkeitsstörungen. 2. Aufl. Stuttgart: Schattauer.

Wöller W (2014). Bindungstrauma und Borderline-Störung. Ressourcenbasierte Psychodynamische Psychotherapie (RPT). Stuttgart: Schattauer.

Wöller W (2022). Modifikation von Prozeduren und der Aufbau von Ich-Funktionen. In: Wöller W. Psychodynamische Psychotherapie. Lehrbuch der ressourcenorientierten Praxis. Stuttgart: Schattauer; 416–440.

Wöller W, Lampe A, Mattheß H, Schellong J, Leichsenring F, Kruse J (2020) Psychodynamische Therapie der komplexen posttraumatischen Belastungsstörung. Ein Manual zur Behandlung nach Kindheitstrauma. Stuttgart: Schattauer.

Yeomans F, Clarkin JF, Kernberg OF (2017) Übertragungsfokussierte Psychotherapie für Borderline-Patienten. Das TFP-Praxismanual. 2. Aufl. Stuttgart: Schattauer.

28 Stabilisieren

Techniken der Stabilisierung und der Abwehrstärkung bei schweren Persönlichkeitsstörungen

28.1 Stabilisierende Interventionen

Stabilisierend zu intervenieren bedeutet, einem in seinen Ich-Funktionen geschwächten Patienten zeitweise bestimmte Ich-Funktionen zur Verfügung zu stellen, damit er seinen Alltag wieder bewältigen kann. Unter Stabilität verstehen wir demnach Alltagsfunktionalität.

- Stabilisierende Interventionen werden am häufigsten bei akuten emotionalen Dysregulationen vor dem Hintergrund einer strukturellen Störung notwendig. Dies ist z. B. der Fall, wenn bei persönlichkeitsgestörten Patienten mit labiler Emotionsregulierung und geschwächter Mentalisierungsfunktion bis dahin kompensatorisch wirksame Einflüsse wegfallen und die unreife Abwehrorganisation nicht mehr in der Lage ist, das Ich vor der Überflutung durch ängstigende, schmerzhafte oder in anderer Weise unerträgliche Affekte zu schützen.
- Auch bei Patienten mit Konfliktpathologien können in akuten Krisen und unter schweren Belastungen stabilisierende Interventionen erforderlich werden. Während Patienten mit Konfliktpathologien im Allgemeinen über effektive Ich-Funktionen, eine stabile Abwehr und eine insgesamt adäquate Realitätsanpassung verfügen, können Patienten in akuten Krisen und unter schweren Belastungen in ihren Ich-Funktionen so eingeschränkt sein, dass sie von depressiven Stimmungseinbrüchen oder schweren Angstzuständen überflutet werden. Sie sind dann mit einem konfliktbearbeitenden Vorgehen nicht mehr erreichbar und müssen vorübergehend in ihren Ich-Funktionen gestützt werden.

Stabilität im Sinne von Alltagsfunktionalität ist die Voraussetzung für eine aufdeckende, das heißt abwehranalytische Arbeit an unbewussten Konflikten (▸ Kap. 17) wie für ein traumabearbeitendes Vorgehen bei posttraumatischen Störungsbildern (▸ Kap. 39).

Die Entscheidung für ein stabilisierendes Vorgehen hat Konsequenzen für den therapeutischen Stil und für den Umgang mit der Abwehr. Stabilisierendes Vorgehen ist

- direktiv und
- abwehrstärkend.

Ein *direktives Vorgehen* bedeutet, dass es bei einem stabilisierenden Vorgehen nicht darum gehen kann, zu verstärkter Materialproduktion oder gar zu freiem Assoziieren anzuregen, sondern dass durch kurze, beruhigende oder anleitende Interventionen die Realitätsanpassung verbessert wird.

Unter einem *abwehrstärkenden Vorgehen* meinen wir die Stärkung reifer Abwehrmechanismen.

- Im Allgemeinen betrachten wir *reifere Abwehrmechanismen* unter den Bedingungen drohender Affektüberflutung eher als adaptiv. Verdrängung, Rationalisierung, Intellektualisieren und Reaktionsbildungen können, soweit sie ein gewisses Maß nicht überschreiten, entscheidend zur Kontrolle von Zuständen der Affektüberflutung beitragen. Aus diesem Grund sollten sie, wenn das Aufrechterhalten der Affektkontrolle Vorrang hat, gestärkt werden.

- Dagegen wirken sich *unreife Abwehrmechanismen* – primitive Idealisierung, Spaltung und projektive Identifizierung ebenso wie die bei traumatisierten Patienten häufigen dissoziativen Abwehrmechanismen – so verzerrend auf die Wahrnehmung und Gestaltung von Beziehungen aus, dass Sie allenfalls vorübergehend toleriert werden können, wenn eine Affektkontrolle ohne ihre Mitwirkung nicht erreicht werden kann.

Stärken Sie im Rahmen der Stabilisierung reife Abwehrmechanismen und Bewältigungsstrategien. Vermeiden Sie grundsätzlich alle Interventionen, die gesunde Anteile der Abwehr des Patienten schwächen könnten. Schonen Sie daher alle reifen Abwehrmechanismen wie Verdrängung, Reaktionsbildung, Rationalisierung, Intellektualisierung.

Erst wenn die Patienten hinreichend stabil sind, kommt die Analyse unreifer Abwehrmechanismen durch klärende, konfrontierende und deutende Arbeit in Betracht (▸ Kap. 19.7).

Die Behandlungstechniken genuin psychodynamischen Ursprungs erweisen sich für die Zwecke der Stabilisierung oft als unzureichend, sodass wir gerne auf Elemente anderer Schulrichtungen zurückgreifen, die sich als zweckmäßig und effektiv erwiesen haben. Hier denken wir vor allem an kognitiv-behaviorale und hypnotherapeutische Interventionen. Wir werden einige dieser Behandlungstechniken nun darstellen.

Bezüglich pharmakotherapeutischer Möglichkeiten der Stabilisierung sei auf entsprechende Lehrbücher der Psychopharmakotherapie verwiesen. Spezifischere Hinweise zu Borderline-Störungen finden sich z. B. bei Lieb & Stoffers (2011).

28.2 Sicherheit und Kontrolle

Wichtigster Grundsatz in der Behandlung von Patienten mit schweren Persönlichkeitsstörungen ist es, ein basales Gefühl von Sicherheit und Kontrolle zu vermitteln. Angesichts der traumatischen Erfahrungen fühlen sich die Patienten in Beziehungen leicht bedroht und ohnmächtig ausgeliefert. Die vielfach beschriebene »Borderline-Wut« ist eher der Ausdruck ohnmächtiger Kränkungswut als die Folge einer konstitutionellen Aggressionsneigung.

Versuchen wir, ausgehend von den Ausführungen in Kapitel 27.1, uns die Situation eines akut dysregulierten Patienten mit einer schweren Persönlichkeitsstörung unter Zuhilfenahme einer neurobiologischen Modellvorstellung zu vergegenwärtigen. Wenn wir berücksichtigen, dass die präfrontalen Funktionen durch die Bindungs- und Beziehungstraumatisierungen nachhaltig geschädigt wurden, dann sind auch die modulierenden inhibitorischen Einflüsse des präfrontalen Kortex auf die limbische Struktur der Amygdala – der »Gefahren-Meldezentrale« des Gehirns – geschwächt. Die ungebremste Amygdala-Aktivität führt dazu, dass vermehrt Gefahrensignale ausgesendet werden, ohne dass diese unmittelbar durch kontextualisierende kortikale Einflüsse relativiert werden können. Es entsteht eine Atmosphäre der Bedrohung. Wenn zusätzlich die Mentalisierungsfunktion des Patienten – seine Fähigkeit, eigene und fremde mentale Zustände zu reflektieren und unterschiedliche Perspektiven einzunehmen – eingeschränkt ist, wird er vor dem Hintergrund seiner negativen Beziehungserfahrungen prinzipiell mehrdeutige

Interaktionen reflexhaft und einlinig im Sinne einer Schädigungsabsicht seines Interaktionspartners deuten, was sein Bedrohungserleben zusätzlich verstärkt. Das Bedrohungserleben aktiviert die unreife Abwehrorganisation und ruft zahleiche dysfunktionale und selbstschädigende Verhaltensweisen auf den Plan.

Um diesem Bedrohungserleben und den daraus resultierenden dysfunktionalen Verhaltensmustern entgegenzuwirken, bedürfen die Patienten in allererster Linie der Beruhigung mit den Beziehungsqualitäten Sicherheit und Kontrolle. Information, Aufklärung und Transparenz sind gut geeignet, das Sicherheitsgefühl zu erhöhen. Das Gefühl der Unterlegenheit und des Ausgeliefertseins können wir am ehesten durch eine möglichst gleichwertige Beziehungsgestaltung ausgleichen. Etwas schematisiert sollte unser Beziehungsangebot in der Phase der Stabilisierung dem Grundsatz eines maximalen Kontrasts zur traumatischen Situation folgen (▸ Tab. 28-1). Strukturierende Maßnahmen sind notwendig, um die Patienten, uns und die Therapie vor ihrer Destruktivität zu schützen (Wöller 2013, 2014).

- Die Vermittlung einer Sicherheit gebenden Beziehungserfahrung beginnt bei der körperlichen und sozialen Sicherheit. Bedrohungen für die physische Gesundheit durch körperliche Erkrankungen oder schwere psychiatrische Erkrankungen haben absolute Priorität. Soziale Sicherheit beinhaltet die Abwesenheit von äußeren Bedrohungen und die Sicherstellung der notwendigsten Lebensbedingungen. Hier können sehr konkrete Hilfen notwendig sein, die die Mitwirkung eines Sozialarbeiters erfordern können.
- Achten Sie darauf, dass die Patienten sich in der therapeutischen Situation sicher und wohl fühlen. Besonders bei schwer traumatisierten Patienten stellt sich ein Sicherheitsgefühl in der therapeutischen Situation oft nur schwer ein. Bei einigen Patienten können wir das Sicherheitsgefühl verbessern, indem wir die Tür des Behandlungsraums zuschließen, damit niemand überraschend den Raum betreten kann, oder einen Vorhang zuziehen, damit niemand hineinschauen kann. Manche Patienten fühlen sich wohler, wenn sie die Zimmertür im Blick haben, manche, wenn der Sitzabstand zwischen uns und ihnen etwas erhöht wird. Im stationären Bereich sollten Sie den persönlichen Nahbereich

Tab. 28-1 Maximaler Kontrast zur traumatischen Situation

Traumatische Situation	Therapeutische Situation
Bedrohung, Unsicherheit	Sicherheit
Kontrollverlust	Kontrolle
Missachtung basaler Bedürfnisse	Respektieren basaler Bedürfnisse
Unterlegenheit	gleichwertige Beziehungsgestaltung
Verwirrung, Intransparenz	Aufklärung, Transparenz
Gefühl, »verrückt« zu sein	Entpathologisierung
Gefühl des Alleingelassenseins	reale Präsenz

respektieren und z. B. nicht unangemeldet das Zimmer des Patienten betreten. Was im Einzelnen notwendig ist, um das persönliche Sicherheitsgefühl zu erhöhen, können Sie am besten durch Befragen der Patienten selbst erfahren. Fragen Sie daher Ihre Patienten häufig, ob sie sich sicher und wohl fühlen und explorieren Sie, was ihnen fehlt, um sich etwas sicherer oder wohler zu fühlen. Denken Sie daran, dass traumatisierte Patienten Bedürfnisse und Wünsche oft nicht spontan mitteilen können, da sie übertragungsbedingt fürchten, deswegen verurteilt oder zurückgewiesen zu werden.

> T: Können wir noch etwas tun, damit Sie sich hier sicherer fühlen?

- Misstrauen und Ängste vor der therapeutischen Beziehung sollten Sie validieren (▸ Kap. 10). Oft hilft es den Patienten, wenn Sie auch übertriebenes Misstrauen als Maßnahme der Vorsicht vor dem Hintergrund des Vertrauensmissbrauchs durch die frühen Bezugspersonen wertschätzen.

> T: Da Sie mich noch nicht so lange kennen, kann ich Ihr Misstrauen verstehen, besonders wenn ich bedenke, wie sehr Ihr Vertrauen missbraucht worden ist.

- Vermitteln Sie den Patienten, dass sie zu jedem Zeitpunkt die Kontrolle über den therapeutischen Prozess haben und dass in der Therapie nichts ohne ihr ausdrückliches Einverständnis geschehen wird. Indem Sie einer traumatisierten Patientin das Gefühl geben, die Kontrolle über die therapeutische Situation behalten zu dürfen, können Sie ihr Sicherheitsgefühl entscheidend stärken. Sie soll auf keinen Fall das Gefühl haben, einem intransparenten unkontrollierbaren Geschehen ausgeliefert zu sein! Gerade bei traumatisierten Patienten können wir nicht damit rechnen, dass sie uns ein fehlendes Einverständnis offen mitteilen. Fragen Sie häufiger nach, um sicher zu stellen, dass die Patienten mit Ihrem therapeutischen Vorgehen einverstanden sind. Wir schlagen daher vor – zumindest in den ersten Phasen der Therapie – für jeden therapeutischen Schritt einen Vorschlag zu unterbreiten und das Einverständnis der Patienten einzuholen.

> T: Ist es okay für Sie, wenn ich …

28.3 Beruhigen und Entlasten

Wenn Patienten sehr unter dem Eindruck intensiver Affekte, z. B. Ängste, aber auch Scham- oder Schuldgefühle, stehen, ist es notwendig, sie zu beruhigen. Beruhigen ist zu unterscheiden von Bagatellisieren. Es kommt nicht selten vor, dass beruhigende Äußerungen eines Therapeuten vom Patienten so verstanden werden, als würde dieser das Ausmaß der Beunruhigung oder Verängstigung des Patienten nicht genügend wahrnehmen oder ihm gar bedeuten, er »stelle sich nur an« oder »mache aus einer Mücke einen Elefanten« – was dann als Zurückweisung erlebt wird. Aus diesem Grund sollten Sie einerseits den Affekt der Angst, der Scham oder der Schuld annehmen und das damit verbundene Leiden würdigen, andererseits aber auch deutlich machen, dass Sie in der aktuellen Situation keinen Anlass zu so ausgeprägten Angst-, Schuld- oder Schamgefühlen sehen können.

> T: Mir wird deutlich, welches Erleben Sie dazu bringt, in solchem Maße Schuldgefühle zu entwickeln und wie sehr Sie unter den Schuldgefühlen leiden. Gleichzeitig möchte ich Ihnen sagen, dass ich die Schuldgefühle in diesem Maße nicht für gerechtfertigt halte, denn …

- Besonders dann, wenn Patienten Sorge haben, »verrückt« oder unheilbar krank zu sein, kann es beruhigend wirken, wenn Sie nicht so sehr das Pathologische, sondern vielmehr das grundsätzlich Normale am Erleben und Verhalten hervorheben, von dem das aktuelle Erleben des Patienten lediglich graduell abweicht.

> T: An sich ist es ganz normal, dass Sie sich Sorgen machen. Wir sollten uns aber fragen, warum Ihre Sorgen ein so starkes Ausmaß angenommen haben, dass Sie völlig verängstigt sind.
> T: Ich glaube, so ziemlich jeder wäre in dieser Situation ärgerlich. Ihr Ärger war jedoch besonders stark ausgeprägt. Sie waren total wütend.

- In der akuten Situation können Sie einen Patienten weiterhin mit einer gezielten Ablenkung beruhigen, indem Sie beispielsweise auf ein anderes Thema zu sprechen kommen. Lenken Sie die Aufmerksamkeit vor allem von Emotionen sowie von den Stimuli weg, die das ursprüngliche Gefühl hervorgerufen haben. Thematisieren Sie Bereiche, über die sich rational gut sprechen lässt.
- Sprechen Sie *klar* und *direktiv* mit dem Patienten. Vermeiden Sie auf alle Fälle die Technik der freien Assoziation (»Was fällt Ihnen dazu ein?«), dies würde die Regression eher fördern.
- Arbeiten Sie *kognitiv* und *rational*. Versuchen Sie, dem Patienten beruhigende Erklärungen zu liefern. Versichern Sie ihm vor allem, dass seine Ängste kein Hinweis auf Verrücktheit oder auf eine Psychose sind. Heben Sie das Normale an seinem Reagieren hervor.
- Erwägen Sie zusätzlich den Einsatz sedierender Psychopharmaka.

Beruhigen

- Affekt nicht bagatellisieren, sondern ernst nehmen und annehmen
- eigene Einschätzung deutlich machen
- nicht das Pathologische, sondern das Normale hervorheben
- gezielt ablenken, auf anderes Thema zu sprechen kommen
- Aufmerksamkeit von Emotionen weglenken
- kognitiver arbeiten
- beruhigende Erklärungen liefern
- sedierende Psychopharmaka einsetzen

28.4 Belastendes Material »wegpacken«

Wenn Patienten durch traumatisches Material überflutet oder sich durch negative Bilder oder Gedanken belastet fühlen, kann die imaginative Technik des »Wegpackens«, auch »Container-Technik« oder »Tresor-Technik« genannt, eine große Hilfe sein, um Distanz zu den negativen Emotionen herzustellen.

Bitten Sie Ihre Patienten, sich einen verschließbaren Behälter, eine abschließbare Kiste oder einen imaginären Tresor vorzustellen und das schreckenerregende oder belastende Material – intrusive Bilder, Gedanken, Ängste, Sorgen u. a. – in diesen Container zu packen. Der Container wird dann gut verschlossen. Das darin niedergelegte Material kann später nach eingetretener Stabilisierung wieder entnommen und bearbeitet werden, es kann aber auch dauerhaft weggeschlossen bleiben.

> T: Bitte stellen Sie sich einen Behälter vor, der gut verschließbar ist. Das kann eine Kiste oder ein Schrank sein oder auch ein Tresor. Stellen Sie sich nun vor, wie Sie Ihre Sorgen (das schlechte Gefühl, das erschreckende Bild usw.) in diesen Behälter packen. Nun stellen Sie sich noch vor, wie Sie den Behälter gut verschließen und wegstellen.

Den meisten Patienten gelingt es problemlos, die negativen Gedanken, Gefühle oder Körperempfindungen in den Container zu packen. Manchmal kann es hilfreich sein, sich ein negatives Bild als Papierabzug einer Fotografie oder einen negativen Gedanken als gesprochenen Satz vorzustellen, der auf eine Audiokassette aufgenommen wurde. Diese Gegenstände lassen sich dann gut wegpacken.

Weitere Distanzierungstechniken finden Sie in Kapitel 39.

28.5 Ressourcenaktivierendes Vorgehen und die Begrenzung hilflos-regressiven Verhaltens

Auch wenn in Krisensituationen ein direktes therapeutisches Vorgehen notwendig ist, sollten wir nicht versäumen, von Beginn an die Bewältigungsressourcen der Patienten zu stärken (▶ Kap. 16). Wir sehen darin die beste Möglichkeit, der Gefahr der *Entwicklung einer malignen Regression* wirkungsvoll zu begegnen. So explorieren wir stets die bisherigen Bewältigungsstrategien.

> **T:** Was hat Ihnen bisher am besten geholfen, wenn Sie in einer ähnlichen Situation waren?

Die aus der systemischen Therapie stammende Frage nach den »positiven Ausnahmen« kann ebenfalls die Bewältigungsressourcen stärken:

> **T:** Sie haben mir Bedingungen genannt, die dazu beitrugen, dass es Ihnen besonders schlecht ging. Gab es auch Momente, in denen es Ihnen ein wenig besser ging? Welche Momente waren das?

Manchmal ist es auch notwendig, ein *hilflos-regressives Patientenverhalten zu begrenzen*. Sie tun dies am besten mit einer Kombination aus Verständnis, rationalem Erklären und Entschiedenheit:

> (Eine Patientin äußert massiv Wünsche nach passiver Versorgung und Trost.)
> **T:** Ich kann verstehen, dass Sie in dieser belastenden Situation Trost brauchen und sich einfach nur versorgen lassen möchten. Trotzdem werden Sie verstehen, dass es nicht gut ist, wenn Sie sich hier ganz abhängig und hilflos machen. Schließlich kann ich ja nicht die gesamte Zeit bei Ihnen sein. Wir sollten daher nach Wegen suchen, wie Sie sich selbst ein wenig trösten und sich etwas Gutes tun können.

Eine andere Art des Vorgehens besteht darin, die Generalisierung des Hilflosigkeitsempfindens zu begrenzen und die konkreten Schwierigkeiten genau herauszuarbeiten:

> **P:** Ich kann nicht mehr. Helfen Sie mir! Ich weiß nicht, wie es weitergehen soll.
> **T:** Sie sagen, Sie können nicht mehr. Bitte sagen Sie mir: Was genau können Sie nicht mehr?
> **P:** Ich weiß überhaupt nicht, was ich jetzt noch machen soll.
> **T:** Bitte hören Sie mir genau zu. Wir müssen jetzt herausfinden, was jetzt zu tun ist, was Sie selbst tun können und was nicht. Bei dem, was Sie nicht können, werden wir genau prüfen, worin die Schwierigkeit besteht.

Sie können einen hilflos regredierten Patienten strukturieren, indem Sie ihm Wahlmöglichkeiten einräumen und auf diese Weise seine Handlungs- und Entscheidungsfähigkeit stärken. Es ist möglich, eine Anzahl von Problembereichen aufzuzählen und den Patienten zu bitten, die Rangfolge ihrer Wichtigkeit und die Reihenfolge ihrer Bearbeitung zu bestimmen.

> **T:** Wir haben ja jetzt drei Themen: Thema eins ist …, Thema zwei … und Thema drei … Worüber möchten Sie jetzt als Erstes sprechen? Worüber als Zweites und worüber als Drittes? Ich werde mir die Reihenfolge notieren.

Auch das Mittel der Suggestion ist oft hilfreich, besonders dann, wenn dem Patienten die Entscheidung zwischen zwei Aktivitäten überlassen wird, die beide eine bestimmte verloren geglaubte Kompetenz voraussetzen:

> T: Was möchten Sie heute Abend lieber machen, X oder Y?
> T: Wäre es besser, X zu tun oder Y in Angriff zu nehmen?

Auf diese Weise ist es auch möglich, den Tagesablauf zu strukturieren:

> T: Was werden Sie heute Nachmittag machen? Was heute Abend? Bitte denken Sie jetzt nach und sagen Sie mir, was Sie heute Abend machen. Mit wem werden Sie zusammen sein?

28.6 Schutz vor Grenzüberschreitungen, Aggression und Destruktivität

Halt geben bedeutet auch, die Patienten und uns vor ihren grenzüberschreitenden und destruktiven Verhaltensweisen zu schützen. Selbstdestruktives Agieren oder ein Agieren, das die Therapie zerstört, stellt ein schwerwiegendes Widerstandsphänomen dar, das die Ziele der Behandlung ernsthaft gefährden kann.

- Schwerwiegendes Agieren, z. B. ein fortgesetztes selbstschädigendes Verhalten, sollten Sie unbedingt *benennen* und ggf. auch *deuten*, weil sonst der Erfolg der Behandlung infrage steht.
- *Begrenzen* Sie selbstdestruktives Verhalten oder schweres Agieren *aktiv*. Vermitteln Sie dem Patienten mit aller Entschiedenheit, dass Sie nicht bereit sind, derartige gegen die Ziele der Therapie gerichtete Verhaltensweisen zu tolerieren. Erwägen Sie notfalls den Abbruch der Behandlung oder eine Klinikeinweisung, wenn sich der Patient nicht an die Vereinbarungen halten kann. Am besten ist es, wenn die Konsequenzen selbstdestruktiven Verhaltens oder schweren Agierens klar in einem *Behandlungsvertrag* geregelt sind.

> T: Ich werde unter keinen Umständen dulden, dass Sie sich weiterhin so tiefe Schnittwunden zufügen. Ich erwarte, dass Sie dieses Verhalten unterlassen. Wenn Sie das Gefühl haben, den Drang, sich zu verletzen, nicht mehr steuern zu können, erwarte ich von Ihnen, dass Sie eine Notfallambulanz oder eine Klinik aufsuchen und sich helfen lassen. Nur unter dieser Bedingung führe ich bei Ihnen die Behandlung durch. Sie müssen damit rechnen, dass ich die Therapie beende, wenn Sie dieses Verhalten nicht aufgeben.

- Ähnlich ist bei *suizidalem Verhalten* zu verfahren. Fordern Sie von Ihrem Patienten mit aller Deutlichkeit, dass er über Suizidimpulse in der Therapie spricht und sie nicht in die Tat umsetzt. *Therapieverträge* können helfen, selbst- oder fremdschädigende Verhaltensweisen einzugrenzen. Therapieverträge können festlegen, wofür wir und wofür der Patient die *Verantwortung* trägt. Es sollte sehr klar festgelegt sein, was der Patient unternimmt, wenn er selbstschädigende oder suizidale Impulse nicht mehr steuern kann. Er kann z. B. eine Klinik aufsuchen. Bei Essstörungen kann ein Minimalgewicht festgelegt werden. Vor allem sollte klar sein, dass Gewalt, in welcher Form auch immer, keine Option ist, die sich mit der Therapie verträgt. Es hat sich bewährt, mit Borderline-Patienten in einem Behandlungsvertrag zu vereinbaren, dass Suizidversuche während einer Psychotherapie als Vertragsbruch angesehen werden, der die Weiterbehandlung ausschließt (Kernberg 1993).

> **T:** Wenn bei Ihnen während der Therapie Selbstmordimpulse auftreten, erwarte ich von Ihnen, dass Sie in der Sitzung darüber sprechen. Wenn Sie das Gefühl haben, dass Sie die Selbstmordimpulse nicht kontrollieren können, sollten Sie unbedingt eine Klinik aufsuchen, um sofortige Hilfe zu erhalten. Wenn es dennoch zu einem Suizidversuch kommt, werde ich alles tun, damit Sie gut versorgt und sicher untergebracht sind. Ich werde jedoch die Therapie nicht fortsetzen. Können wir uns darauf verständigen?

Es kann Situationen geben, in denen Borderline-Patienten ein *erpresserisches Verhalten* zeigen, um damit bei ihrem Gegenüber bestimmte Reaktionen hervorzurufen. Suiziddrohungen oder Drohungen, sich zu verletzen oder zu schädigen, können erpresserisch eingesetzt werden. Möglicherweise haben die Patienten in ihrer Kindheit und Jugend gelernt, dass Erpressung die einzige Möglichkeit ist, um etwas zu erreichen oder durchzusetzen. Oft merken die Patienten selbst nicht, dass ihr Verhalten erpresserische Züge trägt.

- Zunächst sollten Sie bemüht sein, Ihre Gegenübertragungsreaktion auf das problematische Verhalten zu kontrollieren, z. B. Ihre Gefühle des Ärgers, der Ohnmacht oder den Impuls, den Patienten schroff zurückzuweisen, zum Gegenangriff überzugehen oder ihm Vorwürfe zu machen.
- Bemühen Sie sich, empathisch zu verstehen, dass der Patient vermutlich ein wichtiges Anliegen hat, das er nicht anders zum Ausdruck bringen kann als mithilfe des erpresserischen Verhaltens und dass er wahrscheinlich nicht merkt, wie erpresserisch er sich verhält.
- Sagen Sie dem Patienten, dass ihm sein Anliegen offenbar so wichtig ist, dass er es unbedingt durchsetzen möchte, und teilen Sie ihm gleichzeitig selektiv authentisch Ihr Gefühl mit, das Sie in Reaktion auf sein Verhalten spüren.
- Versuchen Sie zu klären, welcher Wunsch oder welches dringende Bedürfnis hinter dem steht, was der Patient durch sein Verhalten zum Ausdruck bringen will. Manchmal ist es der Wunsch, Sie mögen erkennen, wie schlecht es ihm im Moment geht und wie sehr er Sie braucht.
- Überlegen Sie mit dem Patienten, welcher Teil seines Wunsches realisiert werden kann und welcher nicht, und erarbeiten Sie mit ihm andere Lösungsmöglichkeiten.

Gelegentlich kommt es vor, dass Patienten in unangemessener Weise feindselig und entwertend reagieren. Meist hat sich der Patient selbst angegriffen, bedroht, gekränkt oder ohnmächtig gemacht gefühlt und versucht mit seinem aggressiven Verhalten, die wahrgenommene Bedrohung des Selbstwertgefühls und die entstandenen Ohnmachtgefühle abzuwehren. Bemühen Sie sich, in solchen Situationen ruhig zu bleiben und das aggressive Verhalten zu verstehen. Geben Sie dem Patienten so viel Kontrolle wie möglich über die Situation, soweit es der Rahmen der Therapie zulässt. Auch ein Raumwechsel oder eine kurze Pause in der Sitzung kann Beruhigung bringen.

Vermeiden Sie es, sich zu rechtfertigen. Manchmal ist es günstig, die eigene emotionale Reaktion mitzuteilen.

> **T:** (zu einem laut schreienden Patienten): Ich bekomme Angst, wenn Sie mich so laut anschreien.

Geben Sie dem Patienten zu verstehen, dass Sie sein Verhalten als grundsätzlich nachvollziehbar betrachten und betonen Sie, dass Sie ihm gegenüber nicht feindlich gesinnt sind.

> **P:** Ich finde es verachtend und demütigend, dass Sie mich hier haben warten lassen.
> **T:** Es tut mir leid, dass Sie warten mussten.

> **P:** Das ändert nichts daran, dass es verachtend und demütigend ist, wie Sie sich mir gegenüber verhalten.
> **T:** Ich kann nachvollziehen, dass Sie sich so gefühlt haben müssen, möchte Ihnen aber versichern, dass es nicht meine Absicht war, Sie verachtend und demütigend zu behandeln. Wie hätten Sie sich meine Reaktion anders gewünscht?

Manchmal kann es nützlich sein, Parallelen zu anderen Situationen zu ziehen, die zu einer ähnlichen Wutreaktion geführt haben, um so eine Distanzierung vom aktuellen Affekt zu erreichen.

> **T:** War es damals, als ..., nicht so ähnlich wie jetzt? Hätten Sie da nicht ähnlich ärgerlich reagiert?

28.7 Umgang mit Übertragungen in der Stabilisierungsphase

Negative Übertragungen, aber auch primitive Idealisierungen können das Arbeitsbündnis sehr erschweren. Tun Sie daher alles, um Übertragungsphänomene zu reduzieren (▸ Kap. 22.11).

- Seien Sie real präsent, aktiv, ressourcenorientiert, gegenwartsbezogen. Vermeiden Sie freies Assoziieren oder auch die Beschäftigung mit Fantasien oder Träumen. Vermeiden Sie alles, was die ohnehin schon ausgeprägte Regressionsneigung der Patienten noch verstärken könnte.
- Lassen Sie zumindest in den frühen Phasen der Therapie keine unstrukturierten Situationen entstehen, die zu Überflutung durch traumatische Affekte führen können. Strukturieren Sie vielmehr die Sitzungen durch Fragen und Erläuterungen. Lassen Sie keine längeren Schweigepausen entstehen, sondern unterbrechen Sie sie etwa durch eine Zusammenfassung oder eine Frage. Schweigendes Therapeutenverhalten ist bei einem persönlichkeitsgestörten Patienten nur dann sinnvoll, wenn er zu erkennen gibt, dass es ihm gut tut.
- Bevorzugen Sie eine klare und feste Haltung. Übermäßige Näheangebote wirken auf die Patienten oft verunsichernd und bedrohlich. Das Gleiche gilt für abrupte Distanzierungen.
- Klären Sie Probleme der therapeutischen Beziehung im Hier und Jetzt. Negative Übertragungen, aber auch primitive Idealisierungen sollten zügig entweder gedeutet oder aktiv zurückgewiesen werden.

28.8 Gegenübertragung

Der *Wahrnehmung der Gegenübertragung* kommt bei Patienten mit Persönlichkeitsstörungen auf niedrigem Strukturniveau eine ganz besondere Bedeutung zu. Je ausgeprägter die strukturelle Störung ist, desto eher neigen Therapeuten dazu, negative Gefühle ihren Patienten gegenüber zu erleben (Betan et al. 2005). Die Gefahr des Agierens der Gegenübertragung, die bei frühgestörten Patienten wegen ihrer ausgeprägten Neigung zu Übertragungsverzerrungen an sich schon größer ist als bei Patienten mit neurotischer Störung, wird durch das aktivere therapeutische Vorgehen noch erhöht. Bei einigen Patienten mit schwerer Persönlichkeitsstörung und mit sehr problematischem interpersonellem Verhalten kann es Ihnen zudem schwerfallen, zu einer konkordanten Identifizierung in der Gegenübertragung (▸ Kap. 23.5) zu gelangen, weil es Ihnen nicht gelingt, den Patienten zumindest ein wenig zu »mögen«. Es kann dann hilfreich sein, ein *Mitgefühl* für die schwierige Lage zu entwickeln, in der sich der Patient als Folge seiner Defizite befindet. Oft werden Sie angesichts der heftigen von den Patienten hervorgerufenen Gegenübertragungsreaktionen die Fähigkeit zum Mitgefühl nur zurückgewinnen, wenn Sie sich aktiv und kognitiv seine Misere in Erinnerung rufen.

Patienten mit schweren Persönlichkeitsstörungen neigen zu heftigen, schnell auftretenden und plötzlich wechselnden Übertragungsreaktionen. Wenn Sie sich für die Behandlung eines Patienten mit einer schweren Persönlichkeitsstörung entscheiden, müssen Sie damit rechnen, dass Sie als Person von dem Patienten als Folge seiner Übertragungsdisposition grob verzerrt wahrgenommen werden. Die Patienten können Sie entweder als ausschließlich gut oder als kalt, feindselig, manipulativ, sadistisch usw. wahrnehmen. Dabei werden archaische, das heißt wenig voneinander differenzierte Selbst- und Objektimagines auf Ihre Person übertragen, sowohl Aspekte von Selbstrepräsentanzen wie auch Aspekte von Objektrepräsentanzen. Als Ausdruck seiner unzureichenden Selbst-Objekt-Differenzierung wird die Wahrnehmung Ihrer Person projektiv stark von der jeweiligen Selbstrepräsentanz des Patienten gefärbt, wie umgekehrt seine Selbstrepräsentanzen introjektiv durch die Objektrepräsentanzen gefärbt werden. Diese Übertragungsdispositionen können stark fluktuieren, das heißt, die Wahrnehmung Ihrer Person kann unter Umständen noch in der gleichen Therapiestunde von der idealisierten in die dämonisierte Position überwechseln.

Entsprechend polar kann Ihre Gegenübertragungsreaktion ausfallen. So kann es leicht vorkommen, dass Sie entweder eine starke konkordante Identifikation mit einer ausgeprägten Empathiebereitschaft und nahezu ausschließlich positiven Gefühlen oder eine starke komplementäre Identifikation mit heftiger Ablehnung und negativen Emotionen entwickeln (▶ Kap. 23.5). Der jeweils andere Teil der Gegenübertragung wird dann abgespalten. Die Gegenübertragungsreaktionen sollten unbedingt reflektiert werden, denn weder ein übermäßig konkordantes Mitschwingen noch eine feindselig-ablehnende Haltung ist der Therapie förderlich. Krause (2012) konnte Befunde vorlegen, die darauf hindeuten, dass die konkordante »Gleichschaltung« des Therapeuten offenbar mit einem schlechteren Behandlungsergebnis verbunden ist, während Therapeuten, die sich dieser Synchronisierungstendenz entziehen können, den Patienten die Möglichkeit eröffnen, bislang abgewehrte Objektbeziehungen in die Übertragungs-Gegenübertragungsbeziehung einzubringen, was den therapeutischen Prozess stärker in Gang bringen kann.

Die *Wahrnehmung der Gegenübertragung* ist daher gerade bei Patienten mit schweren Persönlichkeitsstörungen von allergrößter Bedeutung, da sie einen erheblichen Interaktions- und Handlungsdruck erzeugen können.

- Bemühen Sie sich zuallererst um *emotionale Distanz* und vermeiden Sie es, Gegenübertragungsimpulse unmittelbar zu agieren, auch dann, wenn Sie sich unter starkem Handlungsdruck fühlen. Bewahren Sie auch bei schwerem Agieren und manipulativem Patientenverhalten einen kühlen Kopf und handeln Sie überlegt.
- Lassen Sie sich *nicht* unter dem Druck von Patienten oder aus Angst vor möglichen feindseligen Reaktionen *zu Handlungen hinreißen*, die Sie für nicht therapeutisch halten.

> **T:** Ich sehe, dass Sie anderer Meinung sind als ich, was den Umgang mit diesem Problem angeht. Ich bitte Sie um Verständnis, dass ich nicht eine Maßnahme ergreifen kann, die ich für falsch und schädlich halte.

- Lassen Sie sich insbesondere *nicht erpressen*, wenn Patienten mit selbstzerstörerischen Handlungen drohen (»Wenn Sie mir

nicht eine weitere Therapiesitzung einräumen, bringe ich mich um«).
- Teilen Sie vor allem dem Patienten nicht Ihre emotionalen Reaktionen mit, um sich zu entlasten. Eine *Mitteilung eigener Gefühle* sollte nur nach sorgfältiger Abwägung und mit klarer Zielsetzung, z. B. mit dem Ziel einer verbesserten Selbst-Objekt-Differenzierung, *selektiv* und *authentisch* erfolgen (▶ Kap. 29.6).
- Widerstehen Sie der Versuchung, den Patienten dadurch *retten* zu wollen, dass Sie ihm omnipräsent zur Verfügung stehen, sich selbst überfordern und manipulativem Agieren Tür und Tor öffnen. Besser ist es, wenn Sie Ihre Grenzen gut kennen und im Bedarfsfall, etwa bei drohender Suizidalität, die Hilfe einer Klinik in Anspruch nehmen.

Wir sollten nicht vergessen, dass die schnell auftretenden heftigen Übertragungsreaktionen immer auch eine Reaktion auf das Erleben der Therapiesituation sein können. Übertragungsreaktionen werden umso heftiger ausfallen, wenn sich der Patient in der Therapie bedroht, in die Ecke gedrängt oder durch ein ihnen unverständliches Therapeutenverhalten verunsichert fühlt. Nicht selten sind heftige negative Übertragungsreaktionen und Behandlungsabbrüche iatrogene Artefakte und Folge einer unangemessenen Behandlungstechnik. Viele Schwierigkeiten in der Therapie mit persönlichkeitsgestörten Patienten sind vermeidbar, wenn die genannten Grundsätze beachtet werden.

28.9 Stationäre oder teilstationäre Behandlung

Sicherlich wird sich bei der Behandlung von Patienten mit schweren Persönlichkeitsstörungen früher oder später die Frage stellen, ob nicht eine stationäre oder teilstationäre Behandlung die bessere Alternative zur ambulanten Therapie ist. Die allgemeinen Kriterien für eine stationäre oder teilstationäre psychotherapeutische Behandlung, die in Kapitel 26.9 aufgeführt sind, gelten auch für Patienten mit schweren Persönlichkeitsstörungen. Darüber hinaus kann eine stationäre oder teilstationäre Behandlung unter folgenden Voraussetzungen sinnvoll sein:

- Wenn in einer ambulanten Psychotherapie wegen der Intensität negativer Übertragungen ein Arbeitsbündnis nicht aufrechterhalten werden kann, bietet eine stationäre oder teilstationäre Psychotherapie mit ihrem multimodalen Setting die Möglichkeit der temporären Übertragungsaufspaltung, wobei auf einen Teil des Behandlungsteams die idealisierten »nur guten« und auf den anderen Teil des Teams die dämonisierten »nur bösen« Aspekte der Objektrepräsentanz projiziert werden können.

Weiterhin kommt sie in Betracht
- bei Patienten mit geringer Motivation zur Veränderung, geringer Fähigkeit zur Kooperation bei der Behandlung, unkontrollierbarer, generalisierter Impulsivität und minimaler Introspektionsfähigkeit;
- bei Patienten mit ambulant nicht kontrollierbarem sekundärem Krankheitsgewinn;
- bei Patienten mit der Neigung zu negativen therapeutischen Reaktionen (▶ Kap. 20.7) bei intensiven ambulanten Behandlungen und
- bei Patienten, die keine Verantwortung für die Kontrolle von Drogenmissbrauch, Alkoholismus und selbstschädigenden Verhaltensweisen übernehmen können (Kernberg 2011).

Stabilisieren

- Sicherheit und Kontrolle
- beruhigen und entlasten
- belastendes Material wegpacken
- hilflos-regressives Verhalten begrenzen
- Schutz vor Grenzüberschreitungen, Aggression und Destruktivität
- Handlungs- und Entscheidungsfähigkeit durch Wahlmöglichkeiten stärken

Therapeutische Haltung bei Patienten mit schweren Persönlichkeitsstörungen

- reale Präsenz zeigen, aktiv und gegenwartsbezogen intervenieren
- klare und feste Haltung, keine übermäßigen Näheangebote
- Gegenübertragung sorgfältig registrieren
- Behandlungsvertrag abschließen
- Probleme der therapeutischen Beziehung im Hier und Jetzt klären
- pharmakotherapeutische Mitbehandlung in Betracht ziehen
- Möglichkeiten traumaspezifischer Stabilisierung erwägen
- reife Abwehrmechanismen und Bewältigungsstrategien stärken
- bei ausreichender Stabilisierung unreife Abwehrmechanismen analysieren
- selbstdestruktives Verhalten und schweres Agieren aktiv begrenzen
- Umgang mit Suizidalität und autodestruktivem Verhalten vertraglich regeln
- Indikation zu stationärer oder teilstationärer Behandlung klären

Weiterführende Literatur

Lieb K, Stoffers J (2011). Borderline-Persönlichkeitsstörung. Störungsspezifische Pharmakotherapie. Neurotransmitter; http://www.root.webdestination.de/kunden/01extern/bdn_redaktion_ssl_neu/upload/nt1111_65_66_fb_cme_bps_fragebogen.pdf (Zugriffsdatum: 23.09.2023).

Lohmer M (2013). Borderline-Therapie. 3. Aufl. Stuttgart: Schattauer.

Rudolf G (2013). Strukturbezogene Psychotherapie. 3. Aufl. Stuttgart: Schattauer.

Wöller W (2013). Trauma und Persönlichkeitsstörungen. 2. Aufl. Stuttgart: Schattauer.

Wöller W (2014). Bindungstrauma und Borderline-Störung. Ressourcenbasierte Psychodynamische Psychotherapie (RPT). Stuttgart: Schattauer.

Yeomans F, Clarkin JF, Kernberg OF (2017). Übertragungsfokussierte Psychotherapie für Borderline-Patienten. Das TFP-Praxismanual. Stuttgart: Schattauer.

Wöller W (2022). Modifikation von Prozeduren und der Aufbau von Ich-Funktionen. In: Wöller W. Psychodynamische Psychotherapie. Lehrbuch der ressourcenorientierten Praxis. Stuttgart: Schattauer; 416–440.

29 Ich-Funktionen aufbauen

Strukturbildende psychotherapeutische Techniken

29.1 Grundlinien strukturbezogener Arbeit

Legen wir das in Kapitel 27.4 vorgestellte Schema zur Behandlung schwerer Persönlichkeitsstörungen und anderer Störungen auf niedrigem Strukturniveau zugrunde, so folgt auf die initiale Phase der Stabilisierung die wichtige Arbeit der Nachentwicklung defizitärer Ich-Funktionen. Nun geht es nicht mehr darum, »Hilfs-Ich«-Funktionen zur Verfügung zu stellen, sondern darum, defizitäre Ich-Funktionen neu aufzubauen und zur Nachreifung zu bringen.

- Wenn Patienten als Folge der Instabilität ihrer primitiven Abwehrorganisation fortgesetzt von ihren archaischen Impulsen und Affekten überschwemmt werden und darauf mit selbstverletzendem Verhalten und anderen autodestruktiven Verhaltensweisen reagieren, sollten Sie sie anleiten, *Auslöser zu identifizieren* und bessere Möglichkeiten der *Emotionsregulierung* zu erlernen. Vor allem sollen sie mehr Distanz zu ihrem emotionalen Erleben herstellen und negative Emotionen besser und schneller zugunsten positiver Emotionen regulieren können.
- Wenn Patienten unter quälenden undifferenzierten Affektzuständen leiden, bei denen sich traumatische Affekte der Vergangenheit – Ohnmacht, Hilflosigkeit, Angst, Verzweiflung, Gefühle des Alleingelassenseins sowie Scham- und Schuldgefühle – mit dem Erleben gegenwärtiger Situationen vermischen, erarbeiten Sie mit ihnen Möglichkeiten, *Vergangenheits- und Gegenwartsaspekte voneinander zu trennen.*
- Wenn Patienten zu einer differenzierten Affektwahrnehmung nicht genügend fähig sind, sondern »wie aus heiterem Himmel« ausschließlich auf der Symptomebene auf bedrohliche Reize reagieren, z. B. durch funktionelle psychosomatische Symptome oder durch das unvermittelte Auftreten von Suizidgedanken, sollten Sie ihre Fähigkeit zur Affektwahrnehmung stärken.
- Wenn Patienten unfähig sind, für sich zu sorgen, sich zu *schützen* und sich gegenüber schädigenden Einflüssen *abzugrenzen*, verdient die Stärkung dieser Fähigkeiten Ihre besondere Beachtung.
- Wenn Patienten immer wieder dazu neigen, prinzipiell mehrdeutige Situationen vorschnell und eindimensional im Sinne einer bestimmten persönlichen Bedrohung zu interpretieren, steht die Arbeit an der Förderung der *Mentalisierungsfunktion* im Vordergrund.

Eine solche strukturbildende Arbeit kann durchaus im Rahmen der – im Vergleich zur analytischen Psychotherapie – *begrenzteren Zielsetzung* der tiefenpsychologisch fundierten Psychotherapie erfolgen. Die Verbesserung der Emotionsregulierung oder die Stärkung der Affektwahrnehmung kann sehr wohl ein lohnendes und im Rahmen des begrenzten Stundenkontingentes auch erreichbares Therapieziel sein. Statt eines konfliktbezogenen Fokus wäre dann ein *Strukturfokus* zu formulieren. Beispiele für derartige Therapiezielformulierungen finden Sie in Kapitel 9. Eine Orientierung an den Strukturkriterien der OPD-2 (Arbeitskreis OPD 2014) kann dabei zusätzlich hilfreich sein.

Die Arbeit an den Ich-Funktionen folgt einer bedeutsamen Traditionslinie innerhalb der Entwicklung der psychodynamischen Behandlungstechnik. Sie wurde auf der Basis der psychoanalytischen Ich-Psychologie (Anna Freud 1936/2012; Hartmann 1960) sowie der Objektbeziehungstheorie (Jacobson 1978; Kernberg 1992; Winnicott 1974/2006) vor allem von Heigl-Evers & Heigl (1983) sowie von Streeck & Leichsenring (2015) im Rahmen der *»psychoanalytisch-interaktionellen Psychotherapie«* beschrieben und in den letzten Jahren durch Rudolf (2013) als *»strukturbezogene Psychotherapie«* neu systematisiert (▸ Kap. 2.2). Die wesentlichen Prinzipien der »strukturbezogenen Psychotherapie« sind:

- eine basale *Akzeptanz* mit der Bereitschaft, den Patienten mit allem Erleben anzunehmen, verbunden mit einer aktiv stützenden und bestätigenden Haltung;
- *Interaktionszentriertheit*, die weniger die unbewussten Übertragungsbereitschaften untersucht als vielmehr die faktische und beobachtbare Interaktion zwischen Patient und Therapeut;
- *Mustererkennung*, mit dem Ziel, problematische Erlebens- und Verhaltensmuster wohlwollend konfrontierend herauszuarbeiten;
- ein *psychodynamisches Konfliktverständnis*, was bedeutet, dass mit den Patienten nicht nur stützend und übend gearbeitet werden soll, sondern dass die Strukturthemen im Kontext psychischer Konflikte bearbeitet werden;
- *Verantwortungsübernahme*, die den Patienten darin unterstützt, die Verantwortung für seine Lebenssituation zu übernehmen;
- die Suche nach *Bewältigungsmöglichkeiten* für die defizitär ausgebildeten Funktionen;
- das Bemühen um die *Alltagsstrukturierung*.

Diese strukturbildende Arbeit ist gebunden an ein psychodynamisches Verständnis der strukturellen Defizite als Niederschlag früher ungünstiger Beziehungserfahrungen. Sie ist eingebettet in eine umfassende psychodynamische Behandlungsstrategie, die die Bedeutung einer positiven und hilfreichen Beziehungserfahrung respektiert und auch klärende und deutende Interventionen umfasst (Fürstenau 1977). Wenn sich Ich-Funktionen z. B. unter dem Einfluss übermäßig strenger Über-Ich-Normen unerreichbarer hoher Ich-Ideal-Forderungen nicht genügend entwickeln konnten, ist es notwendig, zugrunde liegende negative Überzeugungen zu identifizieren und vor dem Hintergrund ihrer frühen Genese zu analysieren (▸ Kap. 15). Wenn Patienten Ihre Interventionen unter dem Einfluss negativer Übertragungen verzerrt wahrnehmen, kann es vorrangig sein, diese zu klären oder zu deuten, um den Weg für die Arbeit an den Ich-Funktionen frei zu machen (▸ Kap. 22).

Für die strukturbildende Arbeit ist eine therapeutische Haltung erforderlich, bei der Sie dem Patienten *als reale Person*, das heißt *nicht neutral*, sondern wohlwollend anteilnehmend, authentisch und anleitend zur Verfügung stehen. Damit soll eine neue positive und korrigierende Beziehungserfahrung vermittelt werden, die verinnerlicht werden und auf diese Weise strukturbildend wirksam werden kann (▸ Kap. 18). Es kann nicht das Ziel der Therapie sein, die versäumten positiven Beziehungserfahrungen, deren früheres Scheitern für die aktuellen regulatorischen Defizite verantwortlich ist, auf der realen Ebene nachzuholen. Die positive Beziehungserfahrung besteht vielmehr in der wohlmeinenden Anleitung zur Nachentwicklung der regulatorischen Funktionen und in der Ressourcenaktivierung.

- Bei dieser Aufgabe ist es – im Gegensatz zur Arbeit bei Patienten mit höher strukturierter Abwehr und Konfliktpathologie – wünschenswert, dass Sie urteilen und bewerten, Stellung beziehen, Vorschläge machen, Empfehlungen geben und Ratschläge erteilen. Die affektive Färbung Ihrer Interventionen sollte freundlich sein. Es soll dem Patienten deutlich werden, dass Sie ihn achten und ihm helfen möchten. Manchmal kann diese Haltung derjenigen einer wohlwollenden Elternfigur gleichen, die ihren Kindern Kenntnisse der Lebensbewältigung auf den Weg gibt, manchmal eher derjenigen eines Beraters oder Coachs, der mit stärkerer emotionaler Distanz Anleitung zur Selbsthilfe bei sich wiederholenden Problemstellungen gibt.
- Heigl-Evers & Ott (2002) hatten dem »Prinzip Deutung«, das eher bei Konfliktpathologien zum Einsatz kommt, das »Prinzip Antwort« gegenübergestellt. Das »Prinzip Antwort« realisieren Sie, indem Sie dem Patienten die vermuteten oder wahrscheinlichen Gefühlsantworten alltäglicher Interaktionspartner und auch Ihre eigene Gefühlsreaktion selektiv und authentisch mitteilen. Selektiv insofern, als Sie dem Patienten nicht die gesamte Breite ihrer emotionalen Reaktionen mitteilen, sondern nur diejenigen Aspekte Ihrer Gegenübertragung, deren Kenntnis für ihn hilfreich sein können. Insofern dürfen Ihre Interventionen also durchaus Ihren authentischen Affekt in einer für den Patienten verträglichen Form zum Ausdruck bringen. Der Patient soll Gelegenheit haben, Ihre Befindlichkeit wahrzunehmen, wenn Sie sich z. B. über ein für Ihr Empfinden inadäquates Verhalten geärgert haben. Dies kann ihm zu einem Verständnis für seine oft unerklärlichen Schwierigkeiten im Zusammenleben mit seinen Mitmenschen verhelfen und seine Fähigkeit zur Selbst-Objekt-Differenzierung stärken. Voraussetzung für ein solches Vorgehen ist allerdings, dass Ihre Entscheidung, einen Teil ihrer Gegenübertragung mitzuteilen, nicht ausschließlich ihrer persönlichen Druckentlastung dienen darf (▸ Kap. 23.9). Selbstverständlich verlassen Sie nicht Ihre therapeutische Rolle und ebenso selbstverständlich wahren Sie die therapeutische Abstinenz (▸ Kap. 10.13).
- Unter neurobiologischer Perspektive ist es wichtig, sich klar zu machen, dass es sich bei der Nachentwicklung von Ich-Funktionen um Lernvorgänge handelt, die sich in hirnstrukturellen Veränderungen im Sinne des neuronalen Wachstums niederschlagen (Roth 2001). Die – im Vergleich zu den ersten Lebensjahren – zwar deutlich geringere, aber dennoch vorhandene Plastizität des erwachsenen Gehirns setzt eine vielfach wiederholte Aktivierung der neuronalen Strukturen voraus, bis sich neue Lernerfahrungen hirnstrukturell verfestigen können. Therapiepraktisch entspricht dem ein stetiges Wiederholen und Durcharbeiten (▸ Kap. 25). Sie müssen also von Ihren Patienten die Bereitschaft zu fortgesetztem Training und Übungen erwarten.
- Auch wenn es nötig ist, mit größtmöglicher diagnostischer Klarheit die Defizite der Ich-Funktionen zu identifizieren, bedeutet dies nicht, dass Ihre Grundhaltung bei dieser Arbeit defizitorientiert sein sollte. Vielmehr geht es darum, alle vorhandenen Ressourcen zu aktivieren, um herauszufinden, wann die Ressource einmal in Ansätzen verfügbar war: Wann immer Sie ein Defizit identifiziert haben,

explorieren Sie sorgfältig, wann und wie es Ihren Patienten in der Vergangenheit möglich war, mit diesem Defizit umzugehen und welche Strategien sie bereits mehr oder weniger erfolgreich eingesetzt haben.

Therapeutische Haltung bei strukturbezogenem Intervenieren

- Anleitungen geben
- selektiv-authentisch eigene Gefühlsreaktionen zur Verfügung stellen
- positive Beziehungserfahrung durch »Hilfe zur Selbsthilfe« ermöglichen
- kein regressives Nachholen versäumter Beziehungsbedürfnisse
- präzise Identifikation spezifischer Ich-Funktionsdefizite bei ressourcenorientierter Grundhaltung
- zum Üben und Trainieren ermutigen

29.2 Emotionskontrolle verbessern

Bei einem Patienten, der nicht in der Lage ist, die im Alltagsleben entstehenden Affekte zu tolerieren und sich selbst zu beruhigen, besteht ein Ich-Funktionsdefizit der Emotionskontrolle, zu dessen Bewältigung er in der Regel auf selbstschädigende Verhaltensweisen zurückgreift. Erarbeiten Sie mit ihm Techniken, mit deren Hilfe er lernen kann, seine Affekte auf andere Weise zu regulieren, sich selbst zu beruhigen und seine Affekttoleranz allmählich zu steigern.

Die meisten Patienten kennen bereits Strategien und Techniken zur Regulierung ihrer Befindlichkeit, sie sind ihnen im Zustand der aktuellen Dekompensation jedoch nicht mehr verfügbar. Explorieren Sie daher zunächst alle Bewältigungsstrategien, die bereits einmal in der Vergangenheit geholfen haben, um eine schlechte Befindlichkeit zu verbessern.

> T: Bitte überlegen Sie genau, was Sie getan haben, als es Ihnen schlecht ging, um Ihre Stimmung zu verbessern. Was hat geholfen, was nicht?

Ermutigen Sie die Patienten, die bereits erprobten Strategien erneut anzuwenden. Erläutern Sie, dass der Zugriff zu grundsätzlich wirksamen Strategien in Zuständen der Dekompensation leicht verloren geht.

> T: Wenn es einem schlecht geht, erinnert man sich meist nicht an die Techniken, die helfen könnten, aus der schlechten Verfassung herauszufinden.

Zusätzlich können Sie Vorschläge unterbreiten, deren Brauchbarkeit sie prüfen können. Die möglichen Handlungen, die geeignet sind, von beunruhigendem Erleben abzulenken, sind zahlreich. Techniken, um unangenehme Ereignisse und Gefühle zu ertragen, finden sich dezidiert und ausführlich beschrieben im Trainingsmanual zur Dialektisch-Behavioralen Therapie der Borderline-Persönlichkeitsstörung von Linehan (1996, S. 96 ff.). Einige Verfahren zur Bewältigung aktueller Krisen sollen hier exemplarisch angeführt werden.

- Patienten können sich durch *Aktivitäten* ablenken.

> T: Beschäftigen Sie sich mit Übungen, Hobbys, Aufräumen, Bügeln, Sport treiben usw., um sich von dem Unangenehmen abzulenken.

- Hilfreich kann es auch sein, andere Menschen zu *unterstützen.*

> T: Unterstützen Sie andere, bieten Sie ihre Hilfe an.

- Die *Konzentration auf Körperempfindungen* kann ebenfalls zur Verringerung negativer Emotionen beitragen.

> **T:** Nehmen Sie einen Eiswürfel in die Hand, hören Sie laut Musik, pressen Sie einen Gummiball zusammen usw.

- Ebenso können sich Patienten mithilfe ihrer *fünf Sinne* beruhigen, z. B. durch Riechen oder Fühlen.

> **T:** Benutzen Sie Ihr Lieblingsparfüm, riechen Sie an Blumen usw.

- Ein bewährter Bewältigungsmechanismus in Krisen ist die *Sinngebung*.

> **T:** Jede Schwierigkeit bringt auch immer Erkenntnis und Wachstum mit sich. Denken Sie an die positiven Aspekte der schmerzlichen Situation und prägen Sie sich diese gut ein.

- *An das Pro und Kontra denken* hat sich ebenfalls bewährt.

> **T:** Denken Sie an die positiven Folgen, wenn Sie diesen Stress aushalten. Fantasieren Sie, wie es sein wird, wenn Sie Ihre Ziele erreicht haben.
> **T:** Denken Sie an die negativen Folgen, wenn Sie den Stress nicht aushalten. Erinnern Sie sich an die Konsequenzen in der Vergangenheit. Schreiben Sie beides auf.

- Weiterhin können *stabilisierende Imaginationen*, die die Patienten erlernen und einüben können, äußerst wertvoll und hilfreich sein (▶ Kap. 28.4). Hier ist vor allem die »Container-Technik« zu erwähnen, die wir schon im Rahmen der Stabilisierung erwähnt haben. Weitere imaginative Übungen sind im Kapitel über die Behandlung von Opfern traumatischer Gewalt aufgeführt (▶ Kap. 39.5).
- *Zwischen negativem Affekt und positiver Ressourcenvorstellung pendeln.* Entwickeln Sie mit dem Patienten eine positive Ressourcenvorstellung, die die Erinnerung an eine positive Erfahrung – eine Kompetenzerfahrung oder eine positive Beziehungserfahrung – enthält. Halten Sie den Patienten an, sich für einen kurzen Moment in den negativen Affektzustand zu versetzen, um dann in die Gegenwart zurückzukehren und eine vorher erarbeitete Ressourcenvorstellung zu aktivieren.

> **T:** Denken Sie an das positive Ereignis, über das wir vorhin gesprochen haben. Versuchen Sie, es sich möglichst lebendig vorzustellen.
> **P:** Ich habe es vor Augen.
> **T:** Nun gehen Sie für einen kurzen Moment, etwa drei Sekunden, in den negativen Gefühlszustand. Wenn ich drei – zwei – eins – null zähle, verlassen Sie dieses Gefühl und kehren in die Situation hier zurück.
> **P:** Gut.
> **T:** Gehen Sie jetzt in das negative Gefühl. (…) drei – zwei – eins – null.
> **P:** Ich bin wieder da.
> **T:** Nun stellen Sie sich das positive Ereignis lebendig vor.
> **P:** Ich sehe es vor mir.
> **T:** Nun wiederholen wir das gleiche, dieses Mal bleiben Sie etwa fünf (oder zehn) Sekunden im negativen Gefühl.

29.3 Impulskontrolle verbessern

Patienten mit Störungen der Impulssteuerung – Patienten, die zu Wutausbrüchen, zu Fressanfällen, zu selbstverletzenden Handlungen, zu selbstinduziertem Erbrechen, zu Substanzmissbrauch usw. neigen – bedürfen der Anleitung, um zu einer besseren Kontrolle ihrer Impulse zu gelangen. Oft ist es zunächst notwendig, mit strukturierenden Maßnahmen wie Geboten und Verboten für eine Begrenzung der Impulshandlungen zu sorgen.

Klären Sie mit dem Patienten die auslösenden Bedingungen für das Auftreten der Impulshandlungen und explorieren Sie auch, unter welchen situativen Bedingungen die Impulshandlungen typischerweise *nicht* auftreten (»Ausnahmen«). Helfen Sie ihm, die Affekte zu klarifizieren, die wahrscheinlich auftreten würden, wenn er die Impulshandlung nicht ausführt.

Aktivieren Sie die Ressourcen des Patienten, die ihn befähigen, dem Drang zu widerstehen, die Impulshandlung auszuführen und ermutigen Sie ihn, die problematischen Gefühle auszuhalten.

Fragen Sie ihn, wann und unter welchen Bedingungen er in der Lage war, sich dem Drang zur Ausführung der Impulshandlung zu widersetzen, und bitten Sie ihn, eine lebendige Ressourcenvorstellung zu entwickeln, deren Aktivierung ihn künftig befähigen kann, die Impulshandlung nicht auszuführen.

> T: Bitte erinnern Sie sich an die Zeiten, als es Ihnen gelang, den Impuls zu trinken (zu schlagen, sich zu schneiden, zu fressen usw.) zu kontrollieren. Was war zu diesen Zeiten anders, und wie haben Sie es geschafft, diesen Impuls nicht in Handlung umzusetzen?
> T: Versuchen Sie ein positives inneres Bild zu finden, das Ihnen hilft, in kritischen Situationen die Impulshandlung nicht auszuführen.

29.4 Affektdifferenzierung fördern

Neben der Unterstützung beim Aushalten negativer Emotionen umfasst die strukturbildende Arbeit auch die Aufgabe der *Affektdifferenzierung*. Affekte werden besonders von traumatisierten Patienten vielfach undifferenziert und leibnah erlebt, und es fehlt ihnen die Möglichkeit, ihre Emotionen zu benennen und zum Ausdruck zu bringen. Im Extremfall sind die »alexithymen« Patienten lediglich in der Lage anzugeben, ob sie sich gut oder schlecht, angespannt oder entspannt fühlen (Marty 1976). Stattdessen reagieren sie auf der somatischen Ebene oder auf der Verhaltensebene.

Die Arbeit der Affektklarifizierung wurde bereits ausführlich beschrieben (▸ Kap. 12.2). Bedenken Sie, dass es bei Patienten mit alexithymen Zügen oft nicht ausreicht, sie nach ihren Emotionen zu befragen. Vielmehr kann es notwendig sein, verschiedene mögliche Affekte zu benennen und den Patienten in einem gemeinsamen Klärungsprozess zu helfen, den jeweils passenden Affekt auszuwählen.

Andere Patienten mit Traumafolgestörungen werden von undifferenzierten Affektzuständen überflutet, bei denen das affektive *Erleben der Gegenwart von traumatischen Affekten der Vergangenheit durchmischt wird.* Hier ist es besonders wichtig zu erkennen, inwieweit das affektive Erleben der Gegenwart durch Aspekte mitbestimmt wird, die der traumatischen Vergangenheit angehören. Die Patienten können lernen, ein Gefühl dafür zu entwickeln, welcher Anteil des aktuellen Erlebens der Vergangenheit und welcher der Gegenwart zuzuordnen ist. *Das »Wegpacken« des Vergangenheitsanteils* kann dann eine deutliche Entlastung bringen. Zur Differenzierung undifferenzierter traumatischer Affektzustände hat sich die folgende imaginative Technik bewährt:

- Bitten Sie den Patienten, in der Vorstellung den Anteil des Gefühls, der der Gegenwart zugeordnet werden kann, von demjenigen Anteil zu trennen, der in die Vergangenheit gehört.
- Fordern Sie den Patienten dann auf, die Prozentanteile des Gesamtgefühls zu benennen, die nach ihrem Empfinden der Vergangenheit bzw. der Gegenwart zuzu-

ordnen sind (z. B. 80 % der Vergangenheit und 20 % der Gegenwart).
- Anschließend wird der der Vergangenheit zuzuordnende Teil – z. B. mithilfe der Container-Technik (▶ Kap. 28.4) – »weggepackt«. Der verbleibende Gegenwartsanteil wird in der Regel als gut handhabbar erlebt und kann weiter bearbeitet werden (Allen 2001).

29.5 Affektive Ausdrucksfähigkeit differenzieren

Auch das affektive Ausdrucksverhalten kann unter dem Aspekt der Ich-Funktionsdefizite gesehen werden. Vielen Patienten ist es nicht bewusst, wie sie durch ihr nonverbales Verhalten auf andere Menschen wirken. Dadurch ist es ihnen unmöglich, ihr Verhalten angemessen zu steuern. Für diese Patienten kann es eine große Hilfe sein, wenn Sie sie darauf aufmerksam machen, welche Emotionen oder Handlungsimpulse sie durch ihr nonverbales Ausdrucksverhalten bei Ihnen auslösen. Bevor Sie den Patienten ihre Außenwirkung verdeutlichen, sollten Sie ihnen zuvor Ihre Absicht erläutern.

> **T:** Ich möchte Ihnen einmal sagen, wie Sie auf mich wirken, nicht um Sie zu kränken, sondern um Ihnen ein Gefühl dafür zu geben, wie Sie wahrscheinlich auf Ihre Mitmenschen wirken, denn das kann für Sie ja sehr wichtig sein.

Zur Verdeutlichung könnten Sie auch die Körperhaltung des Patienten imitieren, wenn Sie klar machen können, dass Sie sich nicht über ihn lustig machen oder ihn in anderer Hinsicht herabsetzen wollen.

> **T:** Ich möchte Ihnen mal vormachen, wie Sie mir jetzt gerade gegenübersitzen, und werde dabei ganz bewusst etwas übertreiben, um es deutlich werden zu lassen.
>
> (Der Therapeut ahmt die Haltung des Patienten nach und kommentiert dann:)
>
> **T:** Sie wirken auf mich angespannt, in sich vergraben, ich möchte fast sagen, verbittert und verbiestert. (Sachsse 1998, S. 216)

29.6 Realitätsprüfung und Selbst-Objekt-Differenzierung stärken

Wieder andere Patienten sind in ihrer *Realitätsprüfung* beeinträchtigt. Bei ihnen kommt es darauf an, immer wieder die Unterschiede zwischen *Fantasie und Realität*, zwischen *Wunsch und Wirklichkeit* herauszuarbeiten, um die Realitätsprüfung zu stärken. Zunächst werden Sie diese Differenzierung vornehmen, später den Patienten bitten zu versuchen, die Differenzierung selbst vorzunehmen, indem er sich ganz auf diese – vermutlich ungewohnte – Aufgabe konzentriert.

> **T:** Versuchen Sie, für sich selbst klar auseinander zu halten, was an dem, was Sie schildern, vermutlich objektive Realität ist und wo Ihre Wünsche anfangen. Ich helfe Ihnen dabei.
>
> **T:** Versuchen Sie zu sortieren, was von den geschilderten Bedingungen tatsächlich so vorgekommen ist und welcher Anteil auf Ihre Vermutung oder Fantasie zurückzuführen ist.

Von grundlegender Bedeutung ist bei Patienten mit schweren Persönlichkeitsstörungen die Förderung ihrer *Selbst-Objekt-Differenzierung*, das heißt die Stärkung ihrer Fähigkeit, andere Menschen als abgegrenzte Objekte mit eigenen und andersartigen Sichtweisen, Wünschen und Bedürfnissen zu sehen und zu akzeptieren. Eine geschwächte Fähigkeit der Selbst-Objekt-Differenzierung liegt dann vor, wenn Patienten ihre eigenen Wünsche und Bedürfnisse nur schlecht von denjenigen ihrer Interaktionspartner unterscheiden können. Sie gehen dann unreflektiert davon aus, dass ihre Interaktionspartner ähnliche Wünsche und Bedürfnisse haben wie sie selbst und fühlen sich mit ihnen in Übereinstimmung, obwohl deren Bedürfnisse andersartig sind.

In vielen Fällen lassen sich die Störungen der Selbst-Objekt-Differenzierung gut als Abwehrvorgänge zum Schutz vor traumatisch bedingter psychischer Desintegration verstehen. Unter traumatischen Bedingungen kann es im Interesse des Selbstschutzes sinnvoll sein, unter Einsatz von Projektion und projektiver Identifizierung eine fantasierte symbiotische Verschmelzung mit einer wichtigen Bezugsperson herzustellen. Der Patient geht dann selbstverständlich davon aus, dass der Andere ebenso erlebt, fühlt und denkt wie er selbst. Diese ursprüngliche Schutzmaßnahme wird allerdings später zu einer schwerwiegenden Belastung für alle wichtigen zwischenmenschlichen Beziehungen, weil sie mit einer grob verzerrten Wahrnehmung interpersoneller Interaktionen verbunden ist.

Die Arbeit an der Selbst-Objekt-Differenzierung bedeutet daher zunächst das Aufgeben der schützenden Illusion, dass die Wünsche und Bedürfnisse des anderen mit den eigenen identisch sind. Dies kann mit einer beträchtlichen Kränkung und Verunsicherung verbunden sein, da das Vertrauen in die eigene Wahrnehmung erschüttert wird. Eine Neuorientierung erfordert ein umfangreiches Neulernen. Die Patienten müssen zur Kenntnis nehmen und akzeptieren, dass andere Menschen in bestimmten Situationen anders erleben, denken und fühlen als sie selbst.

Zur Stärkung der Fähigkeit der Selbst-Objekt-Differenzierung ist es notwendig, dass Sie sich den Patienten als reale Person mit Ihren Wahrnehmungen und Einschätzungen zur Verfügung stellen und ihnen »selektiv authentisch« mitteilen, wie Sie – in Abgrenzung zu ihnen – die Dinge sehen oder wie Sie in einer bestimmten Situation fühlen und empfinden. Nur so können Sie den Patienten ihre Wirkung auf andere Menschen verdeutlichen.

(Zu einer Patientin, die beim Versuch des Therapeuten, die Sitzung zu beenden, noch weiter reden wollte und offensichtlich seine mehrfachen Signale in dieser Richtung nicht bemerkte:)

T: Ich merke jetzt, dass ich etwas ungeduldig werde, weil Sie gar nicht zu bemerken scheinen, dass ich das Gespräch jetzt beenden möchte (Reister & Heigl 1998, S. 162).

Damit die Intervention effektiv wird, sollten Sie folgendes beachten:

- Da es grundsätzlich kränkend und verunsichernd ist, wenn eigenes Erleben und Verhalten infrage gestellt wird, sollten Sie besonders taktvoll vorgehen. Nicht selten scheuen Therapeuten davor zurück, Patienten auf unangenehme Aspekte ihrer Erscheinung, ihres Auftretens oder ihrer persönlichen Ausstrahlung anzusprechen, weil sie fürchten, ihnen dadurch zu nahe zu treten und sie zu kränken. Dies gilt für auffällige Aspekte in Hinblick auf Kleidung, Körperhaltung, mögliche Körpergerüche und vieles andere. Sie werden höchstwahrscheinlich die Erfahrung machen, dass Patienten diese Art der Rückmeldungen mit großer Dankbarkeit und als Ausdruck der Fürsorge aufnehmen, wenn Sie einfühlsam vorgehen und ihnen deutlich machen können, dass es Ihnen nicht um Herabsetzung oder Kritik, sondern um eine reale Hilfestellung geht. So gibt es wohl kaum einen Aspekt am Verhalten eines Patienten, der nicht in taktvoller Weise angesprochen werden könnte und auch sollte, wenn dem Patienten aus diesem Verhalten reale Interaktionsprobleme erwachsen. Wenn Sie zweifeln, ob Sie ein auffälliges Verhalten ansprechen sollen oder nicht, versuchen Sie sich in die Lage des Patienten zu versetzen und fragen Sie sich, ob Sie selbst darauf angesprochen werden wollten oder nicht. Bei allein lebenden Patienten sollten Sie bedenken, dass diese vermutlich von niemandem auf ihre unbemerkten Auffälligkeiten hingewiesen werden, wenn Sie es nicht tun.

- Der Patient darf nicht den Eindruck haben, Sie wollten seine Sichtweise oder sein Erleben entwerten und seine Wahrnehmung für ungültig erklären. Dies hat er bestimmt viele Male erlebt, und dagegen wird er sich wehren. Daher sollten Sie stets zunächst seine Sichtweise als eine mögliche Sicht validieren und dieser Ihre oder die vermutete oder wahrscheinliche Sicht alltäglicher Interaktionspartner entgegensetzen.

> **T:** Ich habe nun verstanden, wie Sie diese Situation erleben. Ich kann nachvollziehen, dass es Ihnen damit nicht gut geht. Da diese Situationen ja häufiger auftreten, würde ich gerne vorschlagen, Ihnen mitzuteilen, wie es mir damit geht, was meinen Sie?
> **P:** Na?
> **T:** Ich selbst erlebe im Augenblick …

- Der Patient sollte nicht den Eindruck entwickeln, er solle in seiner ganzen Person infrage gestellt werden. Es muss deutlich werden, dass es Ihnen um ein bestimmtes Erleben oder Verhalten geht und nicht um den Patienten in seiner ganzen Person. Entsprechend sollten Sie die Intervention durch erläuternde, evtl. auch durch stützende und selbstwertstärkende Äußerungen flankieren.

> **T:** Nach Ihrer Reaktion kam mir der Gedanke, dass Sie meinen, ich wollte Ihre Person als Ganzes kritisieren und Ihr gesamtes Erleben infrage stellen. Das ist aber gar nicht so, im Gegenteil … Wenn es für Sie in Ordnung ist, sage ich noch einmal genau, was ich meine.
> **P:** Ja bitte.
> **T:** Ich denke, …

- Der Patient darf auch nicht den Eindruck bekommen, Sie wollten ihm einfach Ihre Sichtweise oder Ihr Erleben überstülpen. Auch dies wird er immer wieder erlebt haben. Machen Sie ihm deutlich, dass er nicht einfach Ihre Sichtweise übernehmen soll, also nicht einfach fühlen soll, wie Sie fühlen, sondern dass es Ihre Absicht ist, seine Sichtweisen zu erweitern. Natürlich ist Ihre Sichtweise subjektiv, der Patient soll aber davon ausgehen können, dass sie mit einiger Wahrscheinlichkeit doch diejenige der meisten seiner möglichen Interaktionspartner repräsentiert. Benennen Sie daher zunächst, was Sie an seinem Erleben oder seiner Sichtweise für defizitär halten.

> **T:** Was Ihnen da gestern widerfahren ist, scheint Sie gefühlsmäßig gar nicht sonderlich berührt zu haben. Jedenfalls sprechen Sie heute davon sachlich, nüchtern und ohne für mich spürbare innere Beteiligung. Ich muss sagen, mich wundert das. (Sachsse 1998, S. 222)

Im zweiten Schritt werden Sie in Identifikation mit dem Patienten Ihr eigenes Erleben an Stelle des Patienten hinzufügen:

> **T:** Wenn ich mich in Ihre Situation hineinversetze – ich wäre da wohl wütend (traurig, enttäuscht, verärgert) gewesen. War etwas davon doch auch in Ihrem Erleben – oder haben Sie wirklich gar nichts gespürt?

29.7 Die Fähigkeit zur Mentalisierung verbessern

Die Ich-Funktion der Mentalisierung ist die Fähigkeit, mit eigenen und fremden mentalen Zuständen reflektierend umzugehen, ohne direkt Handeln zu müssen. Es ist die Fähigkeit, sich selbst und wichtige Bezugspersonen als durch Bedürfnisse und Wünsche motiviert und durch Erwartungen und Überzeugungen beeinflusst wahrzunehmen sowie die Fähigkeit, Hypothesen über mentale Zustände oder Motive anderer Personen zu bilden. Dazu gehört die Fähigkeit, unterschiedliche Perspektiven einzunehmen und sich empathisch in andere Menschen hineinzuversetzen. Es geht jedoch nicht um eine abstrakte Fähigkeit, gemeint ist vielmehr die Fähigkeit, sich emotional einzulassen und sich gleichzeitig selbst zu beobachten.

Fonagy et al. (2015) haben die grundlegende Bedeutung der Mentalisierung für das psychische Funktionieren erkannt und ihre klinische Bedeutung für das Verständnis vor allem schwerer Persönlichkeitsstörungen auf der Basis der modernen entwicklungspsychologischen Forschung konzeptualisiert (Bateman & Fonagy 2008). Das Konzept von Fonagy et al. (2015) verküpft die psychoanalytischen Ideen der »Symbolisierung« oder »Symbolbildung« (Segal 1957) mit Befunden der Bindungsforschung und der Theory-of-Mind-Forschung (Premack & Woodruff 1978). Zentrale Annahme des Konzepts ist, dass sich die Mentalisierungsfunktion in einer sicheren Bindungsbeziehung entwickelt: Erst durch die »markierte« und kontingente Spiegelung der kindlichen mentalen Zustände durch eine Bezugsperson kann ein heranwachsendes Kind ein Bewusstsein seiner emotionalen Zustände erlangen (Fonagy et al. 2015).

- Menschen mit guter Mentalisierungsfähigkeit sind reflektiert, sie haben Interesse an anderen Menschen und interessieren sich für deren Gefühle, Wünsche, Motive und Einstellungen. Sie interessieren sich für die Beweggründe und Absichten anderer Menschen, nicht nur für das Ergebnis ihrer Handlungen. Sie haben eine gute zwischenmenschliche Beobachtungsgabe und können gut unterschiedliche Perspektiven einnehmen, Fantasien nutzen und »mit der Realität spielen« (Fonagy & Target 2007). Sie sind offen für Neues und haben eine selbstkritische und flexible Haltung. Sie fühlen sich nicht im Besitz absoluter Wahrheiten, sondern vermitteln den Eindruck interessierten Fragens und Nichtwissens.
- Menschen mit geringer Mentalisierungsfähigkeit zeigen hingegen wenig Bereitschaft, reflektierend mit sich und anderen Menschen umzugehen. Ihre Fähigkeit zur Einnahme unterschiedlicher Perspektiven ist gering. Stattdessen beziehen sie mehrdeutige Situationen oft auf sich und unterstellen anderen eine nicht gerechtfertigte Schädigungsabsicht. Sie neigen dazu, ihre eigene Beteiligung an den immer wieder auftretenden zwischenmenschlichen Auseinandersetzungen und Schwierigkeiten zu leugnen. Stattdessen müssen sich »die Anderen« oder »die Verhältnisse« ändern. Oft haben sie eine allzu klare bis dogmatische Vorstellung, was richtig und falsch ist, und sie glauben genau zu wissen, warum sich etwas so und nicht anders verhält. Manchmal leugnen sie auch unbestreitbare objektive Realitäten oder sie führen bizarre Erklärungen für Sachverhalte an, deren Gründe in Beziehungen zu suchen sind, und schreiben die Ursache physikalischen oder abstrakten Mächten zu: Die Schuld liegt beim Wetter, bei der Umwelt oder bei den Genen. Entsprechend sind die zwischenmenschlichen Beziehungen voll von Missverständnissen und Unstimmigkeiten.
- Die Fähigkeit zur Mentalisierung hängt schon im Normalbereich mit der Güte der emotionalen Regulation zusammen. Auch wir werden schlechter mentalisieren, wenn es uns nicht gut geht. Nicht wenige Patienten können eine gute Mentalisierungsfähigkeit entfalten, wenn es nicht um sie selbst geht. Sind sie selbst jedoch betroffen, versagt die Mentalisierungsfunktion. Mentalisierung ist demnach, genauer ge-

sagt, die Fähigkeit, über Affekte nachzudenken, während man in dem betreffenden Affektzustand ist. Entsprechend ist die Mentalisierungsfähigkeit am stärksten eingeschränkt, wenn die Emotionen wie bei der Borderline-Persönlichkeitsstörung stark dysreguliert sind.

Verschiedene Autoren haben das Konzept erweitert und für unterschiedliche psychische Störungsbereiche nutzbar gemacht (Bolm 2015; Schultz-Venrath 2013; Taubner et al. 2016). Aus der Vielzahl der mentalisierungsfördernden Intervention seien die Folgenden herausgegriffen:

- Fördern Sie, wo immer möglich, die Bereitschaft Ihrer Patienten, über eigene und fremde Beweggründe, Absichten, Erwartungen und Befürchtungen nachzudenken.

> **T:** Was meinen Sie, warum hat er das wohl gesagt?
> **P:** Nun, ich denke, er wollte mir zeigen, wer hier der Überlegene ist.
> **T:** Meinen Sie, es könnte für ihn noch andere Beweggründe gegeben haben als der, den Sie gerade nannten?
> **P:** Hm, ... vielleicht fühlte er sich auch verunsichert.

- Halten Sie die Patienten an, eigene psychische Vorgänge zu beobachten und Schlüsse daraus zu ziehen, indem Sie sie durch gezielte Fragen zur Wahrnehmung dieser Vorgänge und zu den entsprechenden Gedankengängen hinleiten.

> **T:** Welche Gefühle haben Sie gespürt, als die Situation X eintrat, welche Gedanken gingen durch Ihren Kopf, und welche Impulse stiegen in Ihnen auf?

- Ähnlich bedeutsam ist die Stärkung der Fähigkeit zur *Antizipation* eigener und fremder Reaktionen und Verhaltensweisen.

> **T:** Was meinen Sie, wie wird A. auf Ihr Verhalten reagieren?
> **T:** Was glauben Sie, wie würden Sie reagieren, wenn X eintritt?

- Regen Sie sie zu *Überlegungen und Fantasien* an. Eröffnen Sie den *Möglichkeitsraum* und lassen Sie die Patienten »mit der Realität spielen«:

> **T:** Nehmen wir einmal an, sie hätte sich anders entschieden. Was könnte sie dazu bewogen haben? Wie wäre das für Sie gewesen? Wie hätten Sie darauf reagiert?

- Widerstehen Sie der Versuchung, in *mentalisierungsfernes Agieren* zu verfallen, wenn Sie unter dem Eindruck problematischen Patientenverhaltens in ihrer Gegenübertragung unter Affektdruck geraten. Hüten Sie sich vor allem, »unmentalisierte Wahrheiten« zu verkünden und fördern Sie gerade in solchen Situation durch ein vorsichtig-fragendes Äußern von Vermutungen die gemeinsame Anstrengung des Mentalisierens.

> **T:** Ich will Ihnen meine Vermutung sagen, was bei Ihrem Verhalten eine Rolle gespielt haben kann und bin neugierig, wie Sie es sehen. Ich vermute, Sie haben sich u. a. deshalb so verhalten, weil Sie dachten, dass ... Ist das möglich?

- Spüren Sie *»Brüche der Mentalisierungsfunktion«* auf, Momente im Gespräch, in denen an die Stelle einer bis dahin guten Mentalisierungsfunktion eine unreflektierte Feindseligkeit, eine verwirrende Beziehungsschwierigkeit oder ein Beharren auf nicht nachvollziehbaren Positionen einsetzt. In der Regel bilden bestimmte Affekte den Ausgangspunkt für das Nachlassen der Mentalisierungsfunktion. Bateman & Fonagy (2008) empfehlen die Sequenz »Stop – Rewind – Explore«, um die in der aktuellen therapeutischen Situation liegenden Bedingungen eines konkreten Mentalisierungsversagens aufzuklären – eine Technik, die der »Übertragungsanalyse im Hier und Jetzt« (▶ Kap. 22) ähnlich ist.

> T: Lassen Sie uns ein wenig zurückgehen zu dem Moment in der Stunde, als wir begonnen haben, aneinander vorbeizureden. Was war da? Können Sie sich noch erinnern, wie es Ihnen in diesem Moment ging? Was haben Sie gedacht?

- Die *Aufklärung von Missverständnissen* ist eine hervorragende Gelegenheit, das Mentalisieren zu üben.

> T: Lassen Sie uns genau verstehen, wie es zu dem Missverständnis gekommen ist. Was meinen Sie, wie ist das, was Sie sagen wollten, von A. verstanden worden und wie ging es ihm wahrscheinlich damit?

- Versuchen Sie auch zu verstehen, warum der Patient in seiner Fähigkeit zur Selbstreflexion geschwächt ist. Sind Anlagefaktoren für diese Defizite verantwortlich, ist es mangelnde Lernerfahrung oder besteht z. B. eine *Übertragungsdisposition*, die es ihm geraten erscheinen lässt, in der Beziehung zu Ihnen lieber nichts zu wissen, nicht genau hinzuschauen und sich nicht über eigene Emotionen und Impulse klar zu werden? Später können Sie Ihren Patienten auffordern, nach dem Vorbild Ihrer Exploration eine Selbstexploration zu versuchen, indem er sich selbst die Fragen stellt, die ihm beim Verständnis seiner aktuellen psychischen Situation weiterhelfen können. Sie bleiben gewissermaßen im Hintergrund, um ihm zur Verfügung zu stehen, wenn während seiner Selbstexploration Schwierigkeiten auftreten.

> T: Sie stehen wieder vor einer schwierigen und rätselhaften Situation, die Sie verstehen möchten. Wie können Sie vorgehen, um mehr Klarheit zu gewinnen?

29.8 Sich entspannen lernen

Auch die Fähigkeit, sich entspannen zu können, kann als Ich-Funktion aufgefasst werden, die sich zu fördern lohnt.

Entspannungsverfahren wie das *Autogene Training* (Schultz 1973, 2016) oder die *Progressive Muskelrelaxation* (Jacobson 2017) haben sich bei einem breiten Spektrum von Störungsbildern als außerordentlich wirksam erwiesen und dadurch eine große Bedeutung erlangt. Sie können als psychotherapeutische Verfahren mit gesichertem Wirkungsnachweis gelten und sind darüber hinaus leicht zu erlernen. Auch wenn sie an dieser Stelle des Buches dargestellt werden, sei betont, dass sie keineswegs nur bei Patienten mit Ich-strukturellen Defiziten zur Anwendung kommen können, sondern bei höher strukturierten Patienten ebenso mit großem Gewinn eingesetzt werden können.

Ohne hier auf die zahlreichen Erklärungsansätze zur Wirkungsweise von Entspannungsverfahren eingehen zu können, sei allgemein gesagt, dass die heilsamen Effekte von Entspannungsverfahren über eine kognitive Kontrolle über primär autonome physiologische Abläufe und mentale Vorgänge erzielt werden, etwa eine verbesserte Kontrolle über autonom ablaufende physiologische Aktivitäten wie Atmung oder Pulsfrequenz. Zu den Hauptindikationsgebieten zählen, von einigen Ausnahmen abgesehen, alle psychischen Störungen, im Besonderen aber die Angsterkrankungen und eine Vielzahl psychovegetativer Symptome.

Das *Autogene Training* ist ein übendes Verfahren, mit dessen Hilfe durch gezielte, formelhafte Selbstsuggestion eine konzentrative Selbstentspannung und damit ein hypnotischer Ruhezustand hervorgerufen werden können. Es verfolgt das Ziel, mit genau vorgeschriebenen Übungen eine gesundheitsfördernde Umschaltung des gesamten Organismus zu erreichen. Das Besondere an diesem Verfahren liegt in der Möglichkeit, sonst »automatisch« verlaufende Funktionen selbsttätig und übend umzustellen. Im Einzelnen besteht das Autogene Training aus physiotropen (»Unterstufe«) und meditativen (»Oberstufe«) Übungen. Bezüglich der »Oberstufe« sei auf entsprechende Spezialliteratur verwiesen. Zusätzlich können formelhafte Vorsatzbildungen eingeflochten werden.

Die Indikation für das Autogene Training kann bei einer Vielzahl von Störungsbildern gestellt werden. Vor allem psychosomatische Patienten scheinen davon zu profitieren. Eine Kontraindikation liegt bei Störungsbildern vor, bei denen die Realitätsprüfung geschwächt und die Ich-Grenzen verschwommen sind, namentlich bei Psychosen und schweren Borderline-Zuständen.

Das Grundprinzip der Übungen des Autogenen Trainings lässt sich folgendermaßen beschreiben (Krapf & Krapf 2004):

- Der Patient sollte eine entspannte Haltung im Sitzen oder im Liegen einnehmen.
- Der Patient wiederholt bestimmte formelhafte Selbstinstruktionen, die für die einzelnen Übungen – Schwere-Übung, Wärme-Übungen, Organübungen usw. – gleichartig aufgebaut sind, in einem bestimmten monotonen Rhythmus (z. B. sechsmal »Mein rechter Arm ist ganz schwer«, einmal »Ich bin ganz ruhig« usw.).
- Er wird aufgefordert, sich diese Formeln bildhaft vorzustellen (z. B. das Bild des bleiern schweren Arms).
- Dadurch tritt zunächst in einer Extremität ein Gefühl von Schwere ein als Ausdruck der Muskelentspannung, ein Gefühl von Wärme als Ausdruck der Gefäßerweiterung usw.
- Das Gefühl der Schwere bzw. der Wärme breitet sich dann auf andere Extremitäten und schließlich auf den gesamten Körper aus.
- Der Patient kann dann eine bestimmte, ihm ins Belieben gestellte Zeitdauer in dem Entspannungszustand verweilen.
- Danach erfolgt die Rücknahme des Entspannungszustands und die Neueinstellung auf das gewünschte Aktivitätsniveau ebenfalls mithilfe einer formelhaften Selbstinstruktion (z. B. »Tief einatmen, Augen auf«).

Die Standardübungen der »Unterstufe« bestehen aus sechs Übungen, die in Tabelle 29-1 aufgeführt sind. Es ist jedoch nicht zwingend notwendig, dass Patienten alle sechs Übungen beherrschen. Gute Erfolge wurden schon beobachtet, wenn nur die Schwere- und die Wärme-Übung gut beherrscht werden.

Das gründliche Erlernen des Autogenen Trainings dauert recht lange. Rechnen Sie damit, dass es bei regelmäßigem Üben sechs bis zehn Monate dauern kann, bis die Übungen sicher beherrscht werden.

Es sollte noch auf die wertvolle Möglichkeit hingewiesen werden, formelhafte Vorsatzbildungen einzufügen, die zu Einstellungs- und Verhaltensänderungen führen können. Wenn die Grundübungen beherrscht werden, können Patienten Formeln positiven Inhalts jeglicher Art in das Autogene Training aufnehmen. Unzweckmäßig sind lediglich Formeln, die Negationen enthalten (z. B. »Ich werde mir keine Sorgen machen«).

Tab. 29-1 Die Standardübungen der »Unterstufe« des Autogenen Trainings

Übung		Formelhafte Selbstinstruktion	Ziel
1	Schwere-Übung	»Mein rechter Arm ist ganz schwer.« »Arme und Beine sind ganz schwer.«	muskuläre Entspannung
2	Wärme-Übung	»Mein rechter Arm ist ganz warm.« »Arme und Beine sind strömend warm.«	periphere Gefäßerweiterung
3	Herz-Übung	»Mein Herz schlägt ruhig und gleichmäßig.«	Herabsetzung der Herzfrequenz
4	Atem-Übung	»Meine Atmung ist gleichmäßig und tief.« »Es atmet mich ruhig und gleichmäßig.«	Vertiefung und Beruhigung der Atmung
5	»Sonnengeflecht«-Übung (Bauch-Übung)	»Mein Sonnengeflecht ist strömend warm.« »Mein Bauch ist angenehm warm.«	Gefäßerweiterung
6	Stirnkühle-Übung	»Meine Stirn ist angenehm kühl.«	Vasokonstriktion im Bereich der Stirn (»kühler Kopf«)

> Ich fühle mich frei.
> Ich akzeptiere mich wie ich bin.
> Ich arbeite konzentriert und in Ruhe.
> Ich freue mich auf diesen Tag.

Ein anderes bewährtes Entspannungsverfahren ist die *Progressive Muskelrelaxation* nach Jacobson (2017). Bei dieser Selbstentspannungstechnik wird durch den willkürlichen Wechsel von Anspannung und Entspannung bestimmter Muskelgruppen eine Entspannungsreaktion herbeigeführt. Im Einzelnen wird die Progressive Muskelrelaxation folgendermaßen durchgeführt (Ohm 1992):

- Der Patient soll eine bequeme Haltung im Liegen oder im Sitzen einnehmen.
- Verschiedene Muskelgruppen werden nacheinander für die Dauer von fünf bis zehn Sekunden angespannt (der Patient soll ein deutliches Spannungsgefühl wahrnehmen, sich aber nicht verkrampfen):
- die Unterarmmuskulatur durch Ballen und Loslassen der Faust
- die Oberarmmuskulatur durch Anspannen und Loslassen des Trizeps
- die Schultermuskulatur durch Hochziehen und Loslassen der Schulter
- die Nackenmuskulatur, indem der Kopf angespannt nach hinten gedrückt und wieder losgelassen wird
- die Gesichtsmuskulatur durch Zusammenkneifen der Augen und Aufeinanderbeißen der Zähne
- ferner die Bauchmuskulatur, die Rückenmuskulatur, die Gesäßmuskulatur usw.
- Nach der Anspannungsphase einer Muskelgruppe soll jeweils die Spannung für etwa 30 Sekunden gelöst werden.
- Der Patient wird angehalten, auf die mit dem Wechsel von Anspannung und Entspannung verbundene Gefühlsreaktion zu achten.

- Zum Abschluss wird die Übung, ähnlich wie beim Autogenen Training, »zurückgenommen«, indem die Arme mehrfach kräftig gebeugt, die Atmung vertieft und der Körper gestreckt wird.

Der für das Autogene Training so wichtige hypnoide Versenkungszustand steht bei der Progressiven Muskelrelaxation weniger im Vordergrund. Dies kann für Patienten Vorteile haben, die bei Versenkungszuständen Ängste vor Kontrollverlust entwickeln, insbesondere für traumatisierte Patienten (▶ Kap. 39). Auch haben Patienten bei der Progressiven Muskelrelaxation – stärker als beim Autogenen Training – durch die wechselnd herbeigeführte Anspannung und Entspannung der Muskulatur das Gefühl, aktiv etwas tun zu können, wodurch die Entwicklung ihrer Autonomie gefördert wird. Die Indikationen und Kontraindikationen für die Progressive Muskelrelaxation entsprechen denen beim Autogenen Training.

Aspekte strukturbildender Psychotherapie

- Emotionskontrolle verbessern
- Impulskontrolle verbessern
- Affektdifferenzierung fördern
- affektive Ausdrucksfähigkeit ausdifferenzieren
- Realitätsprüfung und Selbst-Objekt-Differenzierung stärken
- Mentalisierungsfähigkeit verbessern

29.9 Orientierung auf das Hier und Jetzt: Achtsamkeit

Techniken der Achtsamkeit sind für Patienten eine weitere wichtige Möglichkeit, sich von intensiven negativen Affektüberflutungen, Intrusionen und quälenden Gedanken zu distanzieren und diese selbstregulativ zu bewältigen. Achtsamkeit ist deshalb so wichtig, weil sie dem Patienten ein Gefühl von Selbstregulation und Kontrolle geben kann, das dem zentralen traumatischen Erleben von Ausgeliefertsein und Hilflosigkeit entgegensteht.

- Beginnen Sie damit, dem Patienten psychoedukativ die Grundgedanken des Konzepts nahezubringen. Achtsamkeit ist eine bestimmte Form der Aufmerksamkeit, die sich absichtsvoll und nicht wertend auf den gegenwärtigen Moment bezieht. Sie ermöglicht eine Position der distanzierten Beobachtung gegenüber den momentanen Erfahrungen. Das aktuelle Erleben kann so beobachtet werden, ohne den Druck daran etwas verändern zu müssen.
- Betonen Sie dem Patienten gegenüber, dass Achtsamkeit ein Übungsweg ist. Um die oben genannten Effekte zu erzielen, ist tägliches Üben von Achtsamkeit etwa bei der Ausübung von Routineaktivitäten unbedingt notwendig. Erst in einem späteren Schritt soll versucht werden, schwierige Alltagssituationen durch Achtsamkeit zu bewältigen. Mit steigender Sicherheit kann dann auf Achtsamkeit zur Selbstregulation problematischer Affekte zurückgegriffen werden.
- Beginnen können Sie das Achtsamkeitstraining z. B. mit folgender Übung:

> **T:** Bitte wenden Sie sich Ihrer gegenwärtigen Erfahrung zu, den Gedanken (evtl. benennen), den Gefühlen und Empfindungen (auch unangenehmen), die Sie jetzt gerade wahrnehmen. … Jetzt lenken Sie ihre Aufmerksamkeit auf den Atem und bleiben einige Atemzüge dabei. Dehnen Sie ihre Aufmerksamkeit aus auf den gesamten Körper, nutzen Sie den Atem als Anker. Öffnen Sie sich allem, was im Augenblick da ist.

- Lassen Sie nach jeder Anweisung mindestens zehn Sekunden Zeit.
- Besprechen Sie die Erfahrungen, die der Patient mit jeder Übung macht.
- Motivieren Sie ihn, Übungen abzubrechen, falls er sich mit ihnen sehr unwohl fühlt. Stärken Sie so seine Kontrollfunktionen.
- Nehmen Sie das Lerntempo des Patienten auf.
- Zu Anfang sind einfache Wahrnehmungsübungen sinnvoll, z. B. das achtsame Betrachten einer Rosine (Kabat-Zinn 2013). Diese Übungen sind für Patienten mit Problemen der Selbstwahrnehmung einfacher zu bewältigen als z. B. die Atembeobachtung.

Stellen Sie weiteres Übungsmaterial zur Verfügung, das Sie u. a. in den Büchern von Kabat-Zinn (2013) oder Anderssen-Reuster (2011) finden.

Weiterführende Literatur

Anderssen-Reuster U (2011). Achtsamkeit in Psychotherapie und Psychosomatik: Haltung und Methode. 2. Aufl. Stuttgart: Schattauer.

Arbeitskreis OPD (Hrsg) (2023). OPD-3 – Operationalisierte Psychodynamische Diagnostik. Das Manual für Diagnostik und Therapieplanung. Bern: Huber.

Bateman AW, Fonagy P (2008). Psychotherapie der Borderline-Persönlichkeitsstörung. Ein mentalisierungsgestütztes Behandlungskonzept. Gießen: Psychosozial.

Bolm T (2015). Mentalisierungsbasierte Therapie. München: Reinhardt.

Jacobson E (2017). Entspannung als Therapie. Progressive Relaxation in Theorie und Praxis. 7. Aufl. (Nachdruck). Stuttgart: Klett-Cotta.

Kabat-Zinn J (2013). Achtsamkeit für Anfänger Freiburg: Arbor.

Olschewski A (2011). Progressive Muskelentspannung. Stress abbauen mit klassischen und neuen Übungen nach Jacobsen. Stuttgart: TRIAS.

Rudolf G (2013). Strukturbezogene Psychotherapie. 3. Aufl. Stuttgart: Schattauer.

Schultz JH (2016). Autogenes Training. Das Original-Übungsheft. Die Anleitung vom Begründer der Selbstentspannung. 26. Aufl. Stuttgart: TRIAS.

Schultz-Venrath U (2013). Lehrbuch Mentalisieren. Psychotherapien wirksam gestalten. Stuttgart: Klett-Cotta.

Schwarz A, Schwarz A (2017). Autogenes Training. Mehr Gelassenheit und Energie. München: BLV Buchverlag.

Streeck U (2007). Psychotherapie komplexer Persönlichkeitsstörungen. Grundlagen der psychoanalytisch-interaktionellen Methode. Stuttgart: Klett-Cotta.

Streeck U, Leichsenring F (2009). Handbuch psychoanalytisch-interaktionelle Therapie. Behandlung von Patienten mit strukturellen Störungen und schweren Persönlichkeitsstörungen. Göttingen: Vandenhoeck & Ruprecht.

Taubner S, Brockmann J, Kirsch H (2016). Praxis des Mentalisierens. Stuttgart: Klett-Cotta.

Wöller W (2013). Trauma und Persönlichkeitsstörungen. Ressourcenbasierte Psychodynamische Psychotherapie (RPT). Stuttgart: Schattauer.

Wöller W (2014). Bindungstrauma und Borderline-Störung. Ressourcenbasierte Psychodynamische Psychotherapie (RPT). Stuttgart: Schattauer.

Wöller W (2022). Modifikation von Prozeduren und der Aufbau von Ich-Funktionen. In: Wöller W. Psychodynamische Psychotherapie. Lehrbuch der ressourcenorientierten Praxis. Stuttgart: Schattauer; 416–440.

30 Supportives Arbeiten

Grundzüge supportiver Psychotherapie

30.1 Einführung

Supportive Psychotherapie bedeutet *Ich-stützende* Therapie. Supportives Arbeiten ist immer dann notwendig, wenn weder eine konfliktaufdeckende noch eine strukturbildende psychotherapeutische Arbeit möglich ist. Ziele supportiver Psychotherapie sind

- die Symptombesserung,
- die Stärkung von Ich-Funktionen,
- die Anhebung des Niveaus der Realitätsanpassung und
- die Verbesserung des Selbstwertgefühls.

Während wir diese Ziele bei einem konfliktaufdeckenden Vorgehen über die Einsicht in unbewusste Konflikte und bei einem strukturbildenden Vorgehen über die Entwicklung und Nachreifung von Ich-Funktionen zu erreichen versuchen, streben wir im Falle der supportiven Therapie die Ziele durch gezielte Ich-Stützung an (Rockland 1989). Zwar erhalten die meisten unserer Patienten eine Behandlung, die konfliktaufdeckende, strukturbildende und supportive Elemente in unterschiedlichen Mischungsverhältnissen enthält; von supportiver Psychotherapie im engeren Sinne sprechen wir jedoch dann, wenn bei einer Behandlungsform die Ich-stützenden Aspekte ganz im Vordergrund stehen.

Enge Berührungspunkte bestehen zwischen supportiven und strukturbildenden Ansätzen insofern, als auch bei einem strukturbildenden Vorgehen eine temporäre Übernahme von *Hilfs-Ich-Funktionen* durch den Therapeuten im Sinne einer supportiven Maßnahme notwendig sein kann. Strukturbildende Psychotherapie geht jedoch darüber hinaus: Sie versucht zu erreichen, dass die defizitäre Ich-Funktion den Patienten wieder oder neu zur Verfügung steht.

Supportive Behandlungsansätze haben bei einer Vielzahl psychiatrischer und psychosomatischer Patienten eine große praktische Bedeutung. Zu Unrecht wurden die supportiven Psychotherapieverfahren bisher in den Ausbildungscurricula vernachlässigt. In den Psychotherapie-Richtlinien ist für die supportive Psychotherapie als eine Sonderform tiefenpsychologisch fundierter Psychotherapie die »Niederfrequente Therapie in einer längerfristigen Halt gewährenden therapeutischen Beziehung« vorgesehen. Bei dieser Behandlungsform kann die Sitzungsfrequenz bis auf eine Sitzung im Monat reduziert und die Gesamtsitzungszahl durch Halbierung der Sitzungsdauer auf 25 Minuten verdoppelt werden. Solche Rahmenbedingungen können gut für die supportive Therapie genutzt werden.

30.2 Indikation für supportive Psychotherapie

In Anlehnung an Kernberg (1988) möchten wir Ihnen empfehlen, die Indikation für ein im engeren Sinne supportives psychotherapeutisches Vorgehen im Ausschlussverfahren zu stellen. Zunächst sollten Sie klären, ob eine konfliktaufdeckende oder eine strukturbildende Vorgehensweise in Betracht kommt. Wenn all diese Vorgehensweisen nicht möglich sind, sollten Sie supportiv behandeln.

Wir unterscheiden die folgenden *Indikationsbereiche* für supportive Psychotherapie (Kernberg 1988; Rockland 1989; Winston et al. 2004):

- Patienten mit *unsicherer Psychotherapie-Motivation*, besonders Patienten, die in die Therapie »geschickt« oder unter dem Druck anderer einer Psychotherapie zugeführt werden
- Patienten mit *geringer Introspektionsfähigkeit*, besonders Patienten mit somatoformen Störungsbildern, die eine gering ausgeprägte Psychogenese-Einsicht haben, und die sogenannten »alexithymen« Patienten, die keinen oder kaum Zugang zu emotionalem Erleben haben (▶ Kap. 37; Kap. 38)
- Patienten in *akuten Krisen*, bei denen aktuell eine Stabilisierung, aber keine Psychotherapie im engeren Sinne angestrebt wird
- Patienten, die einen erheblichen *sekundären Krankheitsgewinn* aus ihrer Störung ziehen
- Patienten mit einer so schwerwiegenden *Desorganisation der äußeren Lebensumstände*, dass Interventionen zu deren Veränderung notwendig sind
- Patienten, die dringend eine Umgebungsintervention benötigen, weil sonst *schädigende Entwicklungen* in ihrem Leben einsetzen würden

Eine *relative Indikation* für ein supportives Vorgehen sehen wir bei Patienten mit andauernden und schweren Defekten ihrer Ich-Struktur und ausgeprägten Ich-Funktionsdefiziten, einer primitiven Abwehrorganisation und geschwächten Objektbeziehungen, die durch konfliktaufdeckendes oder psychoanalytisch-interaktionelles Vorgehen entweder *nicht erreichbar* sind oder unter ihrer Einwirkung *destabilisiert* würden. Dazu zählen insbesondere auch

- Patienten mit Persönlichkeitsstörungen, bei denen Psychotherapien mit strukturveränderndem Anspruch versucht und gescheitert sind,
- psychotische Patienten,
- Patienten mit schwerer Borderline-Pathologie sowie mit anderen schweren Persönlichkeitsstörungen, insbesondere Patienten mit narzisstischer Persönlichkeitsstörung und ausgeprägten antisozialen Zügen,
- Patienten mit Störungen der Affektregulation, insbesondere solche, die eine geringe Angsttoleranz haben und durch Trennungsängste überflutet werden.

In einigen Fällen kann eine supportive Psychotherapie, zumindest im ambulanten Setting, *kontraindiziert* sein (Kernberg 1988). Dies ist der Fall

- bei chronischem Lügen,
- bei einer Vorgeschichte negativer therapeutischer Reaktionen mit gewalttätigem fremd- oder selbstdestruktivem Verhalten,
- bei schwerem masochistischem Agieren,
- wenn die äußeren Lebensumstände so chaotisch sind, dass ein realistisches Behandlungsarrangement ausgeschlossen ist.

Indikation zur supportiven Psychotherapie

- Patienten mit unsicherer Psychotherapie-Motivation
- Patienten mit geringer Introspektionsfähigkeit
- Patienten in akuten Krisen
- Patienten mit erheblichem sekundärem Krankheitsgewinn
- Patienten mit schwerer Desorganisation ihrer äußeren Lebensumstände
- Patienten, bei denen nur durch eine Umgebungsintervention schädigende Entwicklungen abzuwenden sind
- Ich-strukturell gestörte Patienten, die durch andere Interventionsformen nicht erreichbar oder überfordert sind

30.3 Direkte und indirekte Ich-Stützung

Die Ich-Stützung in der supportiven Psychotherapie kann direkt oder indirekt erfolgen (Rockland 1989).

Bei der *direkten Ich-Stützung* arbeiten Sie an den Ich-Funktionen des Patienten und leiten ihn an, seine Stärken und Ressourcen zu nutzen. Direkte Ich-stützende Elemente haben wir bereits in den Kapiteln über stabilisierende und abwehrstärkende (▶ Kap. 28) sowie ressourcenstärkende Techniken (▶ Kap. 16) behandelt. Einige weitere Ich-stützende Maßnahmen wurden auch unter den Techniken zur Herstellung und Aufrechterhaltung eines therapeutischen Arbeitsbündnisses aufgeführt (▶ Kap. 10).

Zusammenfassend und rekapitulierend wollen wir exemplarisch einige *direkte* Ich-stützende Maßnahmen erwähnen (▶ Tab. 30-1).

- Stärkung der Realitätsprüfung
- direkte Anleitung bei Problemen mit der Impulskontrolle
- Strukturierung und Hilfen bei der Verbesserung der Denkprozesse
- Hilfen bei der Antizipation problematischer Situationen und bei der Identifikation symptomauslösender Situationen
- direkte Reduktion des Angstniveaus durch die Anwendung angstreduzierender Techniken (▶ Kap. 28; Kap. 36) und durch begleitende Pharmakotherapie
- Nutzung der Stärken des Patienten
- direkte Stützung des Selbstwertgefühls durch Ermutigung und Hervorhebung der Stärken des Patienten

Bei der indirekten Ich-Stützung reduzieren Sie die Belastungen, die der Patient vonseiten seiner Triebintensität, seiner Gewissensnormen und der äußeren Realität erfährt (▶ Tab. 30-1).

- Druck vonseiten der äußeren Realität können Sie durch *Umgebungsveränderungen* reduzieren, z. B. durch Veränderung der Wohnsituation oder durch Hospitalisierung.
- Druck vonseiten eines übermäßig strengen und fordernden *Über-Ich* kann umfassende *Entlastungen* von Schuld- und Schamgefühlen notwendig machen.
- Druck vonseiten der Triebintensität auf das Ich kann es erforderlich machen, die Triebintensität *pharmakotherapeutisch* zu vermindern. In anderen Fällen können Sie in Erwägung ziehen, dem Patienten eine *relative Gratifikation* zu gewähren, indem

Tab. 30-1 Direkte und indirekte Ich-Stützung

Direkte Ich-Stützung	Indirekte Ich-Stützung
• Stärkung der Realitätsprüfung • Anleitung bei der Impulskontrolle • Strukturierung der Denkprozesse • Hilfen bei der Antizipation problematischer Situationen • Hilfen bei der Identifikation symptomauslösender Situationen • Reduktion des Angstniveaus • Nutzung der Stärken des Patienten • Stützung des Selbstwertgefühls	• Umgebungsveränderungen • Entlastung von Schuld- und Schamgefühlen • pharmakotherapeutische Reduktion der Triebintensität • relative Gratifikation von Abhängigkeits- und Versorgungswünschen

Sie z. B. Abhängigkeits- und Versorgungswünsche bei akut depressiven oder psychosomatisch kranken Patienten teilweise und zeitlich begrenzt befriedigen.

30.4 Sitzungsfrequenz und Zielvereinbarung

In der supportiven Psychotherapie haben Sie die Möglichkeit, die Sitzungsfrequenz weitgehend den individuellen Bedürfnissen des Patienten anzupassen. Entsprechend können Sie die Sitzungsdichte variieren von mehreren Sitzungen wöchentlich bis zu einer Sitzung pro Woche oder alle zwei Wochen, vielleicht sogar einer Sitzung in vier Wochen. Bei einem Patienten, dessen Behandlungsmotivation auf dem Wunsch beruht, Hilfe bei einem dringenden aktuellen Problem zu erhalten, kann eine Sitzung pro Woche zu wenig sein. Ein anderer Patient, der schon lange Zeit in Behandlung ist, kann eine Sitzung im Monat als ausreichend empfinden.

Auch bei einer supportiven Psychotherapie sollten Sie zu Beginn eine *Therapieziel-Vereinbarung* treffen. Sicherlich werden die anzustrebenden Ziele bescheidener ausfallen müssen als bei anderen Formen der Psychotherapie. Das Erreichen eines bescheidenen Ziels kann für den Patienten dagegen von großem Wert sein. Es kann für ihn viel bedeuten, wenn er, auch ohne nennenswerte Konfliktlösung, mit bestimmten Symptomen oder Lebensproblemen besser zurechtkommt oder wenn er bestimmte äußere Ressourcen besser nutzen kann als zuvor. Legen Sie daher mindestens einen Bereich fest, an dem Sie gemeinsam mit dem Patienten arbeiten möchten. Unter Beachtung der motivationalen und strukturellen Möglichkeiten und Begrenzungen des Patienten werden Sie für sich den *Fokus* der Behandlung formulieren.

30.5 Therapeutische Arbeitsbeziehung und Gesprächsführung

Die Herstellung und Aufrechterhaltung einer tragfähigen Arbeitsbeziehung ist von herausragender Bedeutung, gerade wenn es sich um weniger motivierte oder kaum introspektionsfähige Patienten handelt.

- Seien Sie für den Patienten *als reale Person präsent* und geben Sie sich nicht anonym und unpersönlich, sondern freundlich und natürlich. Legen Sie Wert darauf, dass der Patient sich wohl fühlt. Vermitteln Sie dem Patienten eine wohlwollende väterlich-mütterliche Haltung, ohne dabei auf die professionelle Distanz zu verzichten. Nicht günstig sind eine allzu freundschaftliche oder eine verbrüdernde Haltung, ebenso wenig eine allzu familiäre Atmosphäre.
- Orientieren Sie sich in der Art der Gesprächstechnik noch mehr als bei anderen Formen der tiefenpsychologisch fundierten Psychotherapie an den *aktuellen Bedürfnissen* des Patienten. Registrieren Sie sorgfältig alle nonverbalen Signale, um zu erkennen, welche Ihrer Intervention der Patient als stützend erlebt. Einige Patienten werden am meisten davon profitieren, wenn Sie ihnen ruhig zuhören und gelegentlich bestätigende Signale geben. Andere erwarten von Ihnen eine Gesprächsführung, die weitgehend dem Rhythmus des Alltagsdialogs angeglichen ist, was eine aktivere Interventionstechnik impliziert.
- Vermeiden Sie jeden stärkeren *Spannungsanstieg* in der Beziehung zu Ihrem Patienten. Vermeiden Sie es, den Patienten mit potenziell angstauslösenden unbewussten Inhalten zu konfrontieren. Versuchen Sie nicht, auf problematische Persönlichkeitsaspekte zu fokussieren, wenn der Patient nicht klar zu verstehen gibt, dass er ihre

Bearbeitung wünscht. Wenn Sie bemerken, dass der Patient unzufrieden oder angespannt wirkt, sprechen Sie es freundlich an.

- Wenn Sie mit Verhaltensweisen des Patienten *nicht einverstanden* sind, sagen Sie ihm deutlich und klar, was Sie von ihm erwarten. Es ist nicht hilfreich, die eigene Erwartung zu verklausulieren oder umständlich zu äußern.
- Den Standpunkt der technischen Neutralität (▸ Kap. 17.5) müssen Sie in der supportiven Psychotherapie verlassen. Sie kommen nicht umhin, sich im Interesse des Patienten mit einer psychischen Instanz gegen eine andere zu verbünden. Es kann notwendig sein, ihn entweder zur Durchsetzung von Wünschen oder Triebansprüchen gegen äußere Widerstände oder eigene Normen zu ermutigen oder, umgekehrt, das Agieren bestimmter Wünsche zu begrenzen, Normen zu verstärken oder abzuschwächen oder auch einmal den Standpunkt von Personen der Außenwelt einzunehmen.

30.6 Interventionen im Rahmen supportiver Psychotherapie

Ihnen steht eine breite Palette an Interventionsmöglichkeiten zur Verfügung. Die wichtigsten wollen wir hier nennen:

- *Klärungen* und *vorsichtige Konfrontationen* sind die wichtigsten Interventionen in der supportiven Psychotherapie. Deutungen treten in den Hintergrund.
- Weit mehr als in anderen Formen tiefenpsychologisch fundierter Psychotherapie können Sie mit direkten *Ratschlägen* und *Empfehlungen* arbeiten. Einer sich selbst überlassenen Patientin mit aggressiven Durchbrüchen gegen die Familie kann z. B. geraten werden, sich immer vor dem problematischen Abendessen eine Stunde Zeit für sich persönlich zu reservieren. In dieser Zeit soll sie möglichst das Haus verlassen und etwas unternehmen, was ihr Spaß macht (Bellak & Small 1972).
- Gelegentlich können *umgebungsverändernde* Interventionen notwendig werden, vor allem dann, wenn chaotische familiäre Verhältnisse eine Besserung ernstlich infrage stellen. Bevor Sie einen Sozialarbeiter oder einen sozialpsychiatrischen Dienst einschalten, prüfen Sie jedoch sorgfältig, ob der Eingriff in die Autonomie des Patienten wirklich notwendig ist oder ob der Patient unter Ihrer Anleitung einzelne Schritte möglicherweise doch selbstständig ausführen kann. Die Hinzuziehung einer weiteren Person kann unentbehrlich sein, wenn Patienten zu chronischem Lügen oder Verheimlichen neigen.
- Oft ist eine pharmakotherapeutische Mitbehandlung sinnvoll.
- Teilweise werden Sie auch auf *Grenzsetzungen* und *Verbote* zurückgreifen müssen.
- Es kann manchmal hilfreich sein, *Beispiele aus dem eigenen Erfahrungshintergrund* einzuflechten. Die Regel der Abstinenz gilt selbstverständlich in einem wohlverstandenen Sinne auch in der supportiven Psychotherapie.
- Auch wenn Klärungen und vorsichtige Konfrontationen häufiger zum Einsatz kommen, sind *Deutungen* als Interventionsstrategie im Rahmen der supportiven Psychotherapie nicht grundsätzlich abzulehnen. Sie können Deutungen supportiv nutzbringend einsetzen, wenn Sie z. B. im Sinne einer »Aufwärtsdeutung« selektiv schreckenerregendes und primitives Material bewusst ignorieren, um die Aufmerksamkeit auf höherstrukturierte Aspekte zu lenken (▸ Kap. 16.7).

- Nutzen Sie *stabilisierende, ressourcenstärkende und abwehrstärkende Interventionen*. Diese wurden in den Kapiteln 16 und 28 ausführlich dargestellt. Ermutigen Sie den Patienten häufig. Heben Sie seine Stärken hervor und nutzen Sie die Technik der beiläufigen Selbstwertstärkung (▸ Kap. 16.3).
- Vermeiden Sie alle potenziell *regressionsfördernden Elemente*. Auf die Technik der freien Assoziation sollten Sie ganz verzichten; ebenso sollten Sie den Patienten nicht auffordern, seinen Fantasien oder Träumen nachzugehen. Sprechen Sie mit dem Patienten vorrangig über Aspekte der *aktuellen Beziehungen*. Die Beschäftigung mit der Vergangenheit sollte die Ausnahme sein.

30.7 Entlasten und neue Normen anbieten

Bei Patienten mit schweren Schuld- oder Schamgefühlen kann es sinnvoll sein, die strengen Normen des Patienten durch permissivere zu ersetzen (König 1993a).

Eine Möglichkeit besteht darin, dem Patienten zu vermitteln, es sei »erlaubt«, sich gegenüber Arbeitskollegen oder der Ehefrau mehr durchzusetzen; man »dürfe« auch an sich selbst denken, statt sich nur für andere aufzuopfern; es sei »normal«, auch feindselige Gedanken zu haben usw.

> (Zu einer Patientin mit depressiver Reaktion, die sich Vorwürfe machte, weil sie nach einer Herzattacke ihres Mannes an andere Männer dachte):
> T: Es ist natürlich, wenn Gedanken an andere Männer in Ihnen aufkommen (…) Da würden wohl die meisten Frauen, wenn sie in Ihrer Lage wären, genauso wie Sie auch an andere Männer denken (Bellak & Small 1972).

Manchmal kann es überzeugend wirken, wenn Sie ein kurzes Beispiel aus dem eigenen Erleben geben.

> T: Ich habe auch gelegentlich den Gedanken, andere Menschen auf den Mond schießen zu wollen. Aber ich sage mir dann: Gedanken sind noch keine Taten.

Viele Patienten sind dankbar für eine solche Entlastung. Nicht alle Patienten sind bereit, sich die Normen und Wertvorstellungen des Therapeuten zu eigen zu machen, selbst wenn sie entlastend sind. Es ist, als spräche das strenge Über-Ich zu ihnen mit den Worten: Lass dich nicht verführen, lass dich nicht unbegründet beruhigen! Diesen Patienten bringt es keine Entlastung, wenn Sie ihnen eine Über-Ich-Lockerung nahe bringen wollen. Äußern Sie stattdessen lieber Ihre empathische Anteilnahme, wie schwer es sein muss, unter dem Druck so starker Normen stehen zu müssen. Möglicherweise trägt dies dazu bei, die Normen ein wenig Ich-dystoner zu machen.

30.8 Umgang mit Widerstandsphänomenen

Widerstandsphänome definieren sich auch in der supportiven Psychotherapie über die Therapieziele: Widerstandsphänome sind insbesondere Verhaltensweisen, die einer Stabilisierung und einer verbesserten Realitätsanpassung im Wege stehen. Wenn Patienten sich beispielsweise mithilfe bestimmter Substanzen in affektlabile Zustände versetzen, wenn sie es vermeiden, die ihnen vermittelten Stabilisierungstechniken (▸ Kap. 28) anzuwenden, wenn sie trotz ausreichender Klärung Situationen herbeiführen oder Personen aufsuchen, die zu ihrer Destabilisierung beitragen, so sind dies bewusste Widerstandsphänomene, die angesprochen werden müssen. Unter Umständen sollten Sie die Einhaltung der Vereinbarungen aktiv einfordern. Gleiches gilt für unbewusste Widerstandsformen, wenn Patienten z. B. über Aspekte der Vergangenheit sprechen und die Beschäftigung mit drängenden Problemen der Gegenwart vermeiden.

Andererseits kann es notwendig sein, Abwehrphänomene zu tolerieren, die bei einem anderen therapeutischen Vorgehen als Widerstandsphänomene zu bewerten und zu analysieren wären, die aber unter der Zielsetzung der Stabilisierung als adaptiv anzusehen sind, z. B. wenn ein Patient an einer somatischen Krankheitstheorie seiner psychogenen Beschwerden festhält, wenn er bestimmte Projektionen nicht zurücknimmt usw.

30.9 Positive Übertragungsbeziehung herstellen

Bei der supportiven Psychotherapie sollten Sie stets darauf achten, dass eine positive Übertragungsbeziehung hergestellt wird und erhalten bleibt. Geeignet ist eine Übertragungsbeziehung, bei der der Patient Sie als gute Mutter oder als guten Vater erlebt. Gleichwohl müssen Sie damit rechnen, dass sich negative Übertragungselemente störend auf die therapeutische Arbeitsbeziehung auswirken.

- Achten Sie schon in der Formulierung Ihrer Interventionen darauf, dass diese nicht zum Anlass für negative Übertragungsentwicklungen werden. Ungünstig sind unklare oder übermäßig konfrontative Äußerungen.
- Wenn negative Übertragungselemente, insbesondere übertragungsbezogene Ängste, erkennbar werden, sprechen Sie diese Übertragungsängste auf der Ebene der Realität im Hier und Jetzt an und äußern Sie Verständnis für diese Ängste. Deuten Sie nicht die Übertragung und formulieren Sie insbesondere keine genetischen Übertragungsdeutungen. Wenn Patienten hartnäckig an übertragungsbedingt verzerrten Wahrnehmungen Ihrer Person festhalten, weisen Sie die negative Übertragung freundlich, aber entschieden zurück, indem Sie die Realität der therapeutischen Beziehung klarstellen.

> **T:** Ich kann nachvollziehen, dass Sie sich Sorgen machen, ich könnte Sie übervorteilen und täuschen. Immerhin haben Sie Derartiges schon häufig erlebt. Mir ist es aber wichtig, Ihnen zu sagen, dass dies nicht meine Absicht ist, sondern dass ich Ihnen helfen möchte, einige Aspekte Ihrer gegenwärtigen Lebenssituation besser zu bewältigen.

- Bemühen Sie sich, eine realistische therapeutische Beziehung aufrechtzuerhalten. Wenn Patienten dazu neigen, Sie in unrealistischer Weise zu idealisieren und Ihnen gegenüber unrealistische Erwartungen erkennen lassen, weisen Sie sie taktvoll auf die Gefahren einer solchen Idealisierung hin, vor allem auf die negativen Auswirkungen, die Idealisierungen für die Entwicklung ihrer Autonomie haben können.

30.10 Gegenübertragung

Die Kontrolle der Gegenübertragung kann mitunter sehr anstrengend sein. Häufig auftretende Gegenübertragungsphänomene sind Ungeduld und Ärger über die allzu langsamen Therapiefortschritte sowie Enttäuschung über die begrenzten Entwicklungsmöglichkeiten des Patienten. Es erfordert tatsächlich eine beträchtliche Disziplin, sich stets der bescheidenen Therapieziele der supportiven Psychotherapie zu erinnern und die – von außen betrachtet – geringen Erfolge wertzuschätzen. Tatsächlich kann es aber ein großer Erfolg sein, wenn ein chronisch suizidaler Patient durch eine ambulante Therapie eine Zeit lang ohne stationären Schutz leben kann, wenn ein Patient mit einer somatoformen Schmerzstörung weniger unter Schmerzen leidet oder wenn eine primär zur Behandlung nicht motivierte, auf Druck ihrer Angehörigen in die Behandlung geschickte Patientin noch immer zu den Therapiesitzungen erscheint.

Supportive Psychotherapie – therapeutische Grundsätze

- bescheidene Therapieziele vereinbaren
- variable Sitzungsfrequenz ermöglichen
- Interventionen:
  - Klärungen und vorsichtige Konfrontationen, kaum Deutungen
  - Ratschläge, Empfehlungen
  - falls erforderlich, Grenzsetzungen vornehmen und Verbote aussprechen
  - keine Konfrontation mit angstauslösenden unbewussten Inhalten
- entlasten und neue Normen anbieten
- adaptive Abwehrformen stärken
- therapeutische Haltung:
  - wohlwollende väterlich-mütterliche Realpräsenz
  - positive Übertragungsbeziehung aufrechterhalten
  - negative Übertragungen nicht annehmen, sondern zurückweisen
- pharmakotherapeutische Mitbehandlung erwägen
- regressionsfördernde Elemente vermeiden

Weiterführende Literatur

Kernberg OF (1988). Stützende Psychotherapie. In: Kernberg OF (Hrsg). Schwere Persönlichkeitsstörungen. Stuttgart: Klett-Cotta.

Rockland LH (1989). Supportive Therapy: A Psychodynamic Approach. New York: Basic Books.

Schonauer K, Kersting A (2003). Supportive Psychotherapie und ärztliche Gesprächsführung. In: Möller HJ, Laux G, Kapfhammer HP (Hrsg). Psychiatrie und Psychotherapie. 2. Aufl. Berlin, Heidelberg: Springer.

Spieß H, Freyberger HJ, Rössler W (2007). Let's talk about … Supportive Psychotherapie! Psychiatr Praxis; 34: 213–4.

Wöller W, Kruse J, Alberti L (1996). Was ist supportive Psychotherapie? Nervenarzt; 67: 249–52.

VI. Besondere Patientengruppen

Wolfgang Wöller und Johannes Kruse

Vorbemerkung

In den folgenden Kapiteln (▶ Kap. 31–34) wollen wir uns mit Patienten beschäftigen, die üblicherweise besondere Anforderungen an den Umgang mit der Gegenübertragung stellen. Es soll dabei nicht um Patienten einer bestimmten Diagnosegruppe gehen. Vielmehr möchten wir typische Gegenübertragungsmanifestationen erörtern, die bei Patienten unterschiedlicher Diagnosegruppen den empathischen Zugang erschweren und die therapeutische Arbeit behindern können. Unter diesem Gesichtspunkt haben wir vier Patientengruppen ausgewählt und möchten darstellen, wie Sie von der Wahrnehmung der Gegenübertragung zu einem Verständnis der spezifischen Abwehrbedürfnisse und der dominierenden Übertragungsängste und schließlich – auf der Basis dieses Verständnisses – zu einer Konzeptualisierung angemessener Interventionen gelangen können.

31 »Sie sind der Fachmann«

Hilflos-abhängige Patienten

31.1 Die Gegenübertragung bei hilflos-abhängigen Patienten

Patienten mit hilflos-abhängigen Persönlichkeitszügen können die Behandlung durch ihre Neigung zu einer regressiven Versorgungshaltung erheblich erschweren. Passiv-abhängige Persönlichkeitszüge können bei Patienten mit *dependenter Persönlichkeitsstörung* vorkommen, aber auch bei *depressiven Störungen* oder *Angsterkrankungen*, so gut wie immer vor dem Hintergrund schwerer Beziehungstraumatisierungen in der Kindheit (Allen & Lauterbach 2007; Bornstein 2005; Wöller 2013). Wegen ihres regressionsbegrenzenden und zeitbegrenzten Ansatzes kann die tiefenpsychologisch fundierte Therapie für hilflos-abhängige Persönlichkeiten Vorteile gegenüber einer psychoanalytischen Langzeittherapie bieten.

Hilflos-abhängige Patienten können sich Ihnen zunächst als »gute« Patienten präsentieren. Sie befolgen die Regeln der Behandlung Ihren Erwartungen entsprechend; sie stellen das Material so dar, dass Sie optimal intervenieren können; sie erbitten einen Rat und sind dankbar, wenn sie ihn erhalten; sie loben die Behandlung und versichern Ihnen, wie sehr Sie ihnen geholfen haben. Kurz, sie machen es Ihnen leicht, passen sich Ihren Bedürfnissen an und geben Ihnen das Gefühl, dass Sie eine gute Therapeutin oder ein guter Therapeut sind, verständnisvoll, empathisch und kompetent, und Sie beginnen, sich in der Rolle dessen, der Bescheid weiß, der führt und »heilt«, wohl zu fühlen. Möglicherweise bemerken Sie nicht sofort, dass Sie mehr als üblich direktiv werden, erklären und anleiten, Empfehlungen und Ratschläge geben und überprotektiv für den Patienten zu denken und zu sorgen beginnen.

In der Regel wird es nicht lange dauern, bis sich, als typische Gegenübertragungsreaktion, Ärger auf den Patienten einstellt wegen seiner anklammernden Haltung und wegen seiner konstanten Weigerung, eine Aufgabe selbstverantwortlich in die Hand zu nehmen. Manche Patienten machen Sie zusätzlich dadurch hilflos, dass sie Ratschläge und Empfehlungen einfordern und anschließend Ihre Empfehlungen als undurchführbar entwerten und zurückweisen.

Auf Ihrer Seite kann der Impuls auftreten, den Patienten ärgerlich aufzufordern, nun endlich einmal selbstständig zu werden. In anderen Fällen kann der Ärger sich auf die Tatsache richten, dass der Patient weiterhin in einer für ihn schädlichen engen Beziehung lebt, und der Impuls kann entstehen, ihn dazu zu bewegen, sich aus dieser Beziehung zu lösen. Oder Sie können den Impuls verspüren, vorwurfsvoll zu reagieren, weil Sie nun schon mit so vielen Ratschlägen versucht haben, dem Patienten gerecht zu werden, und er nur mit weiteren Gesuchen nach Rat und Hilfe reagiert. Nicht selten kommt es vor, dass Therapeuten durch die anklammernde Beziehungsform hilflos-abhängiger Patienten so in Bedrängnis geraten, dass sie abrupt und forciert Distanz schaffen oder gar die Therapie beenden.

Bemühen Sie sich, den entstehenden Ärger und die Impulse, forciert Distanz zum Patienten herzustellen, deutlich wahrzunehmen und zu kontrollieren. Lassen Sie auch aggressive Fantasien zu, die darin bestehen können, den Patienten zu entfernen, wegzuschicken oder abzuschütteln. Lassen Sie die Fantasien zu, um sie nicht subtil agieren zu müssen.

31.2 Die hilflose Abhängigkeit verstehen und begrenzen

Im Rahmen der tiefenpsychologisch fundierten Psychotherapie ist es von großer Bedeutung, die hilflose Abhängigkeit in der therapeutischen Beziehung *verstehend anzunehmen* und gleichzeitig zu *begrenzen*.

- Die Abhängigkeitswünsche des Patienten in gewissem Umfang annehmen heißt vor allem, die *Ängste vor dem Allein-gelassen-Werden* ernst zu nehmen und sein Bedürfnis nach einer schützenden Beziehung zu einer starken Person zu respektieren.

> T: Möglicherweise würden Sie sich allein gelassen und verloren fühlen, wenn da nicht jemand wäre, der Ihnen hilft.

- Die Neigung, sich den Wünschen des Therapeuten anzupassen, kann auf der Überzeugung der Patienten beruhen, nicht mehr gemocht und geliebt zu werden, wenn sie sich kompetent und mit Selbstvertrauen präsentieren würden.

> T: Vermutlich sind Sie gefühlsmäßig davon überzeugt, dass ich es nicht ertragen könnte, wenn Sie kompetent und selbstsicher aufträten.

- Die Neigung, sich an auf den ersten Blick als stark imponierende, aber letztlich gewaltsame oder missbrauchende Partner zu binden, lässt sich oft als ein Weg verstehen, um mit dem eigenen Gefühl von Schwäche umzugehen und das schlechte Selbstwertgefühl zu verbessern. Oft lassen sich Identifikationen mit elterlichen Vorbildern erarbeiten. Für einen Patienten kann es hilfreich sein, zu erkennen, wie er dependente Verhaltensmuster seiner Eltern übernommen hat.
- Sie begrenzen die hilflose Abhängigkeit und stärken die Selbstverantwortlichkeit dadurch, dass Sie die Wünsche des Patienten nach konkreten Ratschlägen taktvoll frustrieren und gezielt seine Selbstverantwortlichkeit stärken.
- Bei Patienten mit kindheitstraumatischen Erfahrungen kann das Erleben von Hilflosigkeit in Alltagssituationen Ausdruck einer Generalisierung der realen Hilflosigkeit in der traumatischen Situation sein. Sich hilflos geben kann auch als Schutz vor weiterer Traumatisierung verstanden werden: Wenn Eigenständigkeit unter Strafe steht, kann es überlebensnotwendig sein, sich passiv und hilflos zu geben.

31.3 Eigenverantwortlichkeit stärken

Versuchen Sie, einen geduldigen, aber stetigen Einfluss in Richtung auf mehr Verantwortlichkeit auszuüben. Die neue Beziehungserfahrung, die ein hilflos-abhängiger Patient machen und introjizieren sollte, lautet: Man traut mir zu, eigene Entscheidungen zu treffen, und ich muss mich nicht völlig allein gelassen und ungeliebt fühlen, wenn ich kompetent und selbstständig werde.

- Aktivieren Sie regelmäßig neben den Ängsten vor dem Allein-gelassen-Werden auch die spürbaren Autonomiewünsche.

> T: Ich bin davon überzeugt, dass es in Ihnen auch den Wunsch gibt, selbstständig und nicht so stark auf eine schutzgebende Person angewiesen zu sein.

- Vermeiden Sie nach Möglichkeit direkte Ratschläge und Empfehlungen.
- Zur Stärkung der Eigenverantwortlichkeit können Sie die Fragen des Patienten, was er tun solle und wie es weitergehen könne, an ihn zurückgeben und ihn ermutigen, selbst zu einer Lösung zu gelangen.

> **P:** Was soll ich in dieser Situation machen?
> **T:** Was könnten Sie tun?
> **P:** Ich weiß es nicht.
> **T:** Versuchen Sie einfach zu überlegen. Ich bin sicher, dass Sie zu einer Lösung kommen werden.

- Geben Sie sich glaubwürdig inkompetent hinsichtlich der Frage, was für den Patienten im Augenblick das Beste wäre, und vermitteln Sie ihm ernsthaft, dass letztlich er selbst am ehesten dazu in der Lage ist, eine Antwort zu finden. Ermutigen Sie ihn und versichern Sie ihm, dass Sie ihn dabei nicht alleinlassen, sondern ihn auf dem Weg zur Lösung des Problems begleiten und unterstützen werden.

> **P:** Was soll ich tun?
> **T:** Was könnten Sie tun?
> **P:** Ich weiß es nicht. Sagen Sie es mir.
> **T:** Ich weiß es ebenfalls nicht.
> **P:** Sie müssen es wissen, schließlich sind Sie der Therapeut, nicht ich.
> **T:** Ich weiß es dennoch nicht. Bitte verstehen Sie, dass ich nicht annähernd so gut wie Sie das Für und Wider in dieser Frage beurteilen kann. Andererseits werde ich Ihnen helfen, wenn Sie beginnen, eine Lösung zu suchen. Wollen Sie es versuchen?
> **P:** (Zögert.) Ich kann mir nicht vorstellen, dass ich die Lösung finde, aber ich will es versuchen.

- Manchmal kann es auch ausreichen, auf eine konkrete Frage des Patienten zu schweigen und ihm so die Gelegenheit zu geben, selbst zu einer Antwort zu finden.

> **P:** Sollte ich ihn anrufen oder lieber abwarten, ob er sich meldet?
> **T:** (schweigt)
> **P:** Ich glaube, es ist besser, ich rufe an.

- Stärken Sie gleichzeitig das Selbstwertgefühl des Patienten durch selbstwerterhöhende Bestätigungen (▶ Kap. 16.4) und durch eine konsequente Ressourcenorientierung Ihrer Interventionen (▶ Kap. 16).
- Nutzen Sie im weiteren Verlauf der Behandlung immer wieder die Möglichkeit, den Patienten auf seine Eigenverantwortung hinzuweisen, indem Sie progressionsorientierte Fragen stellen:

> **T:** Was können Sie tun, damit es Ihnen besser geht?
> **T:** Was haben Sie in der letzten Woche getan, damit es Ihnen besser geht?

31.4 Problemlösungsfähigkeit verbessern

Bei Entwicklungspathologien mit Ich-strukturellen Defiziten benötigen Patienten oft zusätzliche Unterstützung und konkrete *Anleitungen*, wie sie mit bestimmten Situationen selbst umgehen können, sowie die Vermittlung von *Techniken zur direkten Problemlösung* und *Symptombewältigung*.

- Verschaffen Sie sich einen Überblick, welche Ich-Funktionen defizitär ausgebildet sind, und beginnen Sie ein gezieltes Training der Ich-Funktionen (▶ Kap. 29).
- Stärken Sie insbesondere die Frustrations- und Angsttoleranz der Patienten und leiten Sie sie an, Schwierigkeiten zu antizipieren und die Kontrolle über Symptome zu verbessern.
- Ermutigen Sie die Patienten, sich durch das Auftreten von Symptomen nicht da-

von abhalten zu lassen, an der Lösung ihrer Probleme zu arbeiten.
- Tagebuchaufzeichnungen können nützlich sein. Ein tägliches Einschätzen der Problematik und der Problemlösungen kann Patienten die Sicherheit vermitteln, dass sie selbst etwas für die Problemlösung tun können, und ihr Gefühl für ihre Selbstkontrolle stärken (▸ Kap. 16.2).

31.5 Das Ende der Therapie

Bei hilflos-abhängigen Patienten ist es wegen der zentralen Rolle, die Verluste und Grenzen für sie spielen, wichtig, dem Ende der Therapie besondere Beachtung zu schenken.
- Das Ende der Therapie sollte daher frühzeitig angesprochen werden. Dies ist weitaus besser, als am Ende der Therapie wegen einer drohenden Dekompensation gezwungen zu sein, noch einige Sitzungen »anzuhängen«.
- Wenn absehbar ist, dass das Ende der Therapie den Patienten vor unüberwindliche Schwierigkeiten stellen wird, kann eine weitere Möglichkeit darin bestehen, besonders gegen Ende der Therapie die Intervalle zwischen den Therapiesitzungen immer weiter zu verlängern, etwa bis auf eine Sitzung im Monat.

Wenn Sie den Eindruck haben, dass eine Fortsetzung der Behandlung über das vereinbarte Therapieende hinaus wichtig wäre, erwägen Sie auch einen *intervalltherapeutischen Ansatz*, wobei der Patient in den therapiefreien Intervallen gezwungen ist, die anstehenden Probleme ohne therapeutische Hilfe zu lösen. Sollte dies auf unüberwindliche Schwierigkeiten stoßen und die Gefahr einer erneuten Dekompensation bestehen, könnten Sie die Möglichkeit anbieten, einen Nottermin in Anspruch zu nehmen. Die Therapiedauer offen zu lassen ist nicht zweckmäßig, da dann eine Situation entstehen kann, in welcher der Patient keine Fortschritte machen darf, weil er im Falle einer Besserung damit »bestraft« wird, ohne Therapeuten auskommen zu müssen, während ausbleibende Fortschritte ihn mit der weiteren Präsenz seines Therapeuten »belohnen«.

Therapeutischer Umgang mit hilflos-abhängigen Patienten

- Gegenübertragung kontrollieren
- hilflose Abhängigkeit verstehen und begrenzen
- Eigenverantwortlichkeit stärken
- selbstwerterhöhende Bestätigungen einsetzen
- progressionsorientierte Fragen stellen
- Problemlösungsfähigkeit verbessern
- Therapieende frühzeitig ansprechen

Weiterführende Literatur

Bornstein RF (2005). The Dependent Patient: A Practitioner's Guide. Washington, DC: American Psychological Association.

Magnavita JJ (1997). Restructuring Personality Disorder. Short-Term Dynamic Approach. New York, London: The Guilford Press.

Sachse R, Breil J, Sachse M, Fasbender (2013). Klärungsorientierte Psychotherapie der dependenten Persönlichkeitsstörung. Göttingen: Hogrefe.

32 »Wie konnten Sie mir das nur antun!«

Vorwurfsvoll-aggressive Patienten

32.1 Vorwurfsvoll-aggressives Patientenverhalten

Patienten, die in der Therapie zu einem aggressiven Umgangsstil neigen oder Vorwürfe erheben, können die therapeutische Beziehung auf eine harte Probe stellen. Selbstverständlich ist es notwendig, dass Patienten ihren Therapeuten gegenüber auch aggressive Gefühle erleben und äußern dürfen. Die Behandlung kann jedoch durch ein fortgesetzt aggressives und vorwurfsvolles Patientenverhalten blockiert werden, sodass es faktisch zum Stillstand im therapeutischen Prozess kommt. Manche Patienten äußern sich offen feindselig und aggressiv, andere subtiler, indem sie auf jede Ihrer Äußerungen mit Ablehnung und Gereiztheit reagieren. Sie werden praktisch handlungsunfähig, da jede Ihrer Interventionen vom Patienten als unzutreffend bezeichnet wird und Ihnen einzig die Möglichkeit bleibt, den Ausführungen des Patienten zuzuhören, ohne darüber hinaus im therapeutischen Sinne tätig werden zu können.

In der *Gegenübertragung* stellen sich gewöhnlich Gefühle des Ärgers ein, gelegentlich finden sich auch Schuldgefühle oder der Gedanke, etwas versäumt zu haben, dem Patienten nicht gerecht geworden zu sein. Es können Impulse spürbar werden, sich zu rechtfertigen, dem Patienten gekränkt Vorwürfe zu machen (»Alles was ich mache, ist falsch. Ich frage mich, ob Sie eigentlich möchten, dass die Therapie Ihnen hilft«) oder ihm zu vermitteln, »dass er bleiben kann, wo der Pfeffer wächst«. Bemühen Sie sich, diese Gegenübertragungsaffekte und -impulse wahrzunehmen und nicht zu agieren. Es würde dem Patienten wenig helfen, wenn Sie Ihrerseits mit einem Vorwurf reagierten. Wichtiger ist es, die interaktionelle Botschaft zu verstehen, die der Patient in der vorwurfsvollen Haltung verbirgt (► Kap. 22).

32.2 Akzeptieren und Klären der Gefühle von Unzufriedenheit und Verärgerung

Gleichgültig, für wie berechtigt Sie das Gefühl des Patienten halten und wie Sie sich sein Zustandekommen erklären, empfiehlt es sich in jedem Falle, zunächst den *Affekt aufzugreifen* und zu *spiegeln*. Dies führt im Allgemeinen schon zu einer Beruhigung, da Sie dem Patienten zu verstehen geben, dass Sie seine aktuelle Befindlichkeit wahrnehmen und bereit sind, sich mit ihr auseinander zu setzen.

> T: Etwas macht Sie sehr ärgerlich.
> T: Sie waren sehr enttäuscht von meiner Reaktion.

Im nächsten Schritt sollten Sie klären, was der *Grund* der Verärgerung, Unzufriedenheit oder Enttäuschung ist.

- Vielleicht benennt der Patient tatsächliche Versäumnisse Ihrerseits. Wenn Sie den Eindruck haben, dass dies der Fall sein könnte, räumen Sie diese Möglichkeit ein. Vermeiden Sie aber umfangreiche Rechtfertigungen.
- Wenn Sie ein Versäumnis eingeräumt

haben und dennoch den Eindruck haben, dass der negative Affekt weiterhin unverhältnismäßig stark ist, können Sie das Unverhältnismäßige benennen.

> **T:** Ich verstehe gut, dass es Sie geärgert hat, dass ich versäumt habe, zu (...). Dennoch habe ich den Eindruck, dass Ihre Verärgerung sehr stark ist und durch mein Versäumnis nicht ausreichend erklärt ist. Ist das möglich?

- Denken Sie an die Möglichkeit, dass der Patient es als einen Therapiefortschritt erleben kann, Ihnen gegenüber auch einmal aggressiv sein zu dürfen. Es kann durchaus vorkommen, dass ein Patient, der seinen Therapeuten fortgesetzt kritisiert, dennoch ein positives Grundgefühl in der Beziehung zu ihm haben kann.

Ein Patient, der fortgesetzt schwere und hasserfüllte Vorwürfe gegen seinen Therapeuten erhob, war völlig erstaunt, als der Therapeut ihm sagte, er habe den Eindruck, der Patient würde ihn hassen. Der Patient hatte seinen Wutausbruch als Ausdruck seiner Offenheit und seines Vertrauens angesehen. Er hatte angenommen, der Therapeut wüsste von seinen liebevollen Gefühlen ihm gegenüber.

32.3 Vorwurfsvolle Interaktion vor dem Hintergrund der Übertragung verstehen

Eine *empathische Identifikation* mit dem Erleben eines vorwurfsvoll-aggressiven Patienten kann Ihnen meist eine andere Sichtweise eröffnen. Es kann dann deutlich werden, dass ein Patient Ihre Interventionen tatsächlich ablehnen muss, weil er sie unter der Einwirkung einer negativen Übertragung als gegen sich gerichtet erlebt (▶ Kap. 21). Möglicherweise erlebt er Ihre Interventionen vor dem Hintergrund seiner frühen Objekterfahrungen als Vorwürfe, vielleicht auch als Ausdruck von Unverständnis und Desinteresse. Ein Patient könnte unter dem Einfluss einer solchen Übertragung folgendermaßen denken:

> **[P:]** Was er (der Therapeut) eben zu mir sagte, zeigt einmal mehr, dass er sich im Grunde nicht für mich interessiert. Er gibt sich nicht die Mühe, mich wirklich zu verstehen. Er macht seinen Job, aber im Grunde bin ich ihm egal. Aber ich gebe nicht auf. Ich spreche weiter in der Hoffnung, dass ich doch noch irgendwann sein Interesse erhalte.

So betrachtet, ist es folgerichtig, wenn er Ihre Interventionen zurückweist oder ignoriert. Es kann den therapeutischen Prozess wieder in Gang bringen, wenn eine solche Übertragung kommunizierbar wird (▶ Kap. 22). Versuchen Sie daher, diese Übertragung »auf den Tisch zu bringen«.

> **T:** Als ich vorhin ... zu Ihnen sagte, haben Sie lediglich gesagt »das hat nichts damit zu tun« und sind nicht weiter darauf eingegangen. Wie ging es Ihnen mit dem, was ich gesagt habe? Hatten Sie vielleicht den Eindruck, dass ich Sie nicht richtig verstanden habe?
> **P:** Ja, irgendwie sind Sie auch nicht auf das eingegangen, was ich gesagt habe.
> **T:** Wie haben Sie sich da gefühlt?
> **P:** Ich dachte, Sie wollen mich nicht verstehen.
> **T:** Wie kommen Sie darauf?
> **P:** Immer, wenn ich etwas gesagt habe, haben Sie mit etwas anderem angefangen. Da habe ich mir gedacht: Was ich hier sage, ist doch ziemlich egal. Wahrscheinlich bin ich auch nicht so interessant.
> **T:** Es kann tatsächlich sein, dass ich nicht richtig verstanden habe, was Sie sagen wollten und was im Moment Ihr Bedürfnis war. Aber ich möchte Ihnen sagen, dass es mir nicht egal ist, was Sie hier äußern.

P: Das ist jetzt sehr erleichternd für mich, denn ich hatte wirklich gedacht, dass ich Ihnen völlig egal bin.
T: Wollen wir herausfinden, wie es kommt, dass Sie dachten, Sie seien mir völlig egal?

Vorwurfsvoll-aggressive Interaktionen können zur Gewohnheit, ja zum Ritual werden. In diesen Fällen sollten Sie sich fragen, welche Funktion die fortgesetzten Vorwürfe erfüllen. Möglicherweise dient die sadistische Objektbeziehung der Abwehr intensiver anderer, z. B. liebevoller Gefühle oder Bindungswünsche Ihnen gegenüber. Sie könnten den Patienten fragen, was wäre, wenn er mit der Beziehung zu Ihnen zufrieden wäre, und die entsprechenden Übertragungsängste explorieren.

32.4 Aggressives Agieren begrenzen

Nicht immer gelingt es, ein aggressiv-vorwurfsvolles Patientenverhalten verstehend aufzulösen. Patienten werden sich vor allem dann einem Verstehen widersetzen, wenn eine sadistisch lustvolle Komponente unübersehbar ist. In diesen Fällen sollten Sie ein aggressives Ausagieren aktiv einschränken. Es ist günstig, auf die eigene Begrenztheit angesichts des die Therapie unterlaufenden Patientenverhaltens zu verweisen, den Patienten auf seine Mitverantwortung am therapeutischen Prozess hinzuweisen und ihn direkt zur Mithilfe bei der Lösung der entstandenen Schwierigkeiten aufzufordern.

T: Wenn Sie so aggressiv mit mir umgehen, kann ich keine gute Arbeit leisten. Wie sollen wir damit umgehen? (mod. nach Kernberg 1993, S. 35)

Ein ähnlicher Umgang kann für sogenannte »Koryphäenkiller« angebracht sein. Wenn Sie den Eindruck haben, dass Patienten Ihnen vor allen Dingen beweisen wollen, dass die Therapie ihnen nicht helfen wird, können Sie, statt den Patienten vom Gegenteil überzeugen zu wollen, in die »inferiore Position« (Watzlawick et al. 1969/2011) gehen und so den Machtkampf beenden.

T: Ich denke, es wird Ihnen ein Leichtes sein, mir zu beweisen, dass die Therapie nicht hilft. Ich selbst sehe im Moment auch wenig Möglichkeiten, wie die Therapie Ihnen helfen könnte. Aber vielleicht haben Sie ja eine Vorstellung, wie eine wirksame Hilfe für Sie realisiert werden könnte?

Verhalten bei vorwurfsvoll-aggressivem Patientenverhalten

- Akzeptieren und Klären der Gefühle von Unzufriedenheit und Verärgerung
- Gegenübertragung wahrnehmen und nicht agieren
- Vorwurfsvolle Interaktion vor dem Hintergrund der Übertragung verstehen
- funktionale Bedeutung vorwurfsvoll-aggressiven Verhaltens erfassen
- ggf. Versäumnisse einräumen
- aggressives Agieren begrenzen
- auf eigene Begrenztheit und auf Mitverantwortung des Patienten hinweisen

33 »Ich hätte da etwas mehr erwartet«

Entwertende und idealisierende Patienten

33.1 Die Gegenübertragung bei narzisstisch gestörten Patienten

Entwertende und idealisierende Tendenzen aufseiten der Patienten können den therapeutischen Prozess erheblich erschweren. Wir finden diese Tendenzen bei Patienten mit Störungen der Selbstwertregulierung.

Entwertende Tendenzen finden ihre extremste Ausformung bei Patienten mit narzisstischer Persönlichkeitsstörung (Kernberg 1988, 2011; Kernberg & Hartmann 2009). Narzisstische Persönlichkeitszüge können jedoch bei zahlreichen anderen Störungen vorliegen, ohne dass die deskriptiven diagnostischen Kriterien einer narzisstischen Persönlichkeitsstörung vorliegen müssen.

- Entwertende Tendenzen narzisstisch gestörter Patienten können aufseiten des Therapeuten zu erheblichen Affekten des Ärgers und der Wut, aber auch zu depressivem Rückzug führen sowie zu dem Erleben, als Therapeut klein, unfähig und unempathisch zu sein.
- Narzisstisch gestörte Patienten können bei Ihnen ebenso Gefühle der Bewunderung hervorrufen wie Verachtung und Langeweile. Es können Impulse auftreten, den Patienten wegen seiner zur Schau gestellten Großartigkeit zu bewundern oder ihn wegen seiner Großtuerei zu verspotten. Der Wunsch kann aufkommen, den Patienten wegen seiner Anspruchshaltung und Arroganz zu maßregeln oder aber ihm zu zeigen, welch »kleines Licht« und wie unbedeutend er im Vergleich zu seinen grandiosen Visionen von sich selbst ist. Die manchmal grotesk hohen Über-Ich-Forderungen oder Ich-Ideal-Ansprüche können in der Gegenübertragung Unverständnis oder Impulse des Nicht-ernst-Nehmens und der Kritik auslösen (»Wenn Sie sich nicht endlich von Ihren überzogenen Ansprüchen lösen, werden Sie nie ein zufriedenstellendes Leben führen können«).
- Es können sich bei Ihnen jedoch auch Gefühle der Kleinheit, der Scham und des Versagens vor eigenen Über-Ich-Forderungen und Ich-Ideal-Ansprüchen einstellen. Sie können in schwerwiegende Zweifel geraten, ob Sie als Therapeut oder Therapeutin dem Patienten überhaupt gerecht werden können, und im Extremfall an Ihrer fachlichen Eignung zweifeln.

Idealisierende Tendenzen können, wenn sie nicht zu stark ausgeprägt sind, dazu führen, dass sich bei Ihnen der Gedanke einstellt, ein besonders guter Therapeut oder eine besonders einfühlsame und warmherzige Therapeutin zu sein. Im Extremfall entsteht der Eindruck, ein grandioser Therapeut oder eine einzigartig begnadete Therapeutin zu sein. Es können Rettungsimpulse aufkommen sowie der Wunsch, dem Patienten eine »ganz besondere« Therapie zukommen zu lassen, eine Therapie, die niemand außer Ihnen ihm zuteilwerden lassen kann.

33.2 Die Gegenübertragung wahrnehmen

Die Wahrnehmung der Gegenübertragung ist bei entwertenden und idealisierenden Patienten von herausragender Bedeutung. Bei *entwertenden Patienten* besteht wegen der Tendenz zu komplementären Gegenübertragungsreaktionen (▶ Kap. 23.5) immer die Gefahr, dass Sie die hinter der Maske von Arroganz und Unnahbarkeit verborgene Not nicht erkennen. Bei *idealisierenden Patienten* besteht die Gefahr, eigene Größenideen und Rettungsimpulse zu agieren.

- Bemühen Sie sich daher bei narzisstisch gestörten Patienten in besonderem Maße, Ihre Gegenübertragungsaffekte deutlich wahrzunehmen.
- Versuchen Sie, Distanz zum eigenen Gegenübertragungsgeschehen herzustellen. Wenn Sie sich über die arrogante oder ansprüchliche Art des Patienten ärgern, wenn Sie sich klein und inkompetent fühlen, aber auch, wenn Sie sich großartig und mächtig fühlen, fragen Sie sich zunächst, wie weit es sich um vom Patienten induzierte Gefühle handeln kann.
- Bemühen Sie sich, mit entwertenden Patienten nicht aus dem Affekt des Ärgers heraus ungehalten oder maßregelnd umzugehen. Achten Sie besonders auf subtile Auswirkungen Ihrer Gegenübertragung, etwa die Tendenz, in Interventionen kleinmachende oder entwertende Aspekte unterzubringen oder die Interventionen so zu formulieren, dass Ihre Verärgerung oder andere feindselige Impulse spürbar werden. Sicherlich kann es gelegentlich auch notwendig sein, überspannte Ansprüchlichkeiten auf der realen Ebene zu begrenzen.
- Lassen Sie sich andererseits nicht zu leicht verunsichern, wenn sich Gefühle der Unzulänglichkeit und Selbstzweifel bei Ihnen ausbreiten. Wenn Sie bei sich ein tiefes Gefühl der Enttäuschung über Ihre therapeutische Leistung oder ein Gefühl des Nichtgenügens gegenüber Ihren Ansprüchen und Idealen als Therapeut spüren, dann sollten Sie prüfen, wie weit dieses Gefühl spezifisch bei diesem Patienten aufgetreten ist. Wahrscheinlich werden Sie zu der Überzeugung gelangen, dass Sie ein solches Gefühl bei anderen Patienten nicht in dem Maße kennen, und werden dieses Gefühl als eine spezifisch durch diesen Patienten induzierte Gegenübertragungsreaktion identifizieren können. Es wird Ihnen dann leichter werden, ein empathisches Verständnis für den Patienten zu entwickeln, der ständig mit dem Scheitern vor den eigenen Normen und Idealen konfrontiert ist (▶ Kap. 23.5).
- Seien Sie besonders vorsichtig, wenn Sie bei sich die Tendenz spüren, die Behandlung Ihres Patienten als etwas absolut Einzigartiges und anderen Behandlungen Unvergleichbares anzusehen. Widerstehen Sie Rettungsimpulsen, deren Ausagieren sich ungünstig auf die Behandlung auszuwirken pflegt.

Gleichgültig, ob Sie eher entwertet oder bewundert werden, immer werden Sie sich in der Behandlung narzisstisch gestörter Patienten mit dem Umstand abfinden müssen, dass Sie nicht als eigenständige Person, sondern vielmehr als Erweiterung des Selbst des Patienten wahrgenommen werden. Es kann sehr anstrengend sein, eine solche »Satellitenexistenz« führen zu müssen. Sie müssen damit rechnen, dass Ihr legitimes Grundbedürfnis, aus der beruflichen Arbeit Bestätigung zu ziehen und dadurch in gewissem Maße das eigene Selbstwertgefühl zu regulieren, nicht ausreichend befriedigt werden kann. Besonders bei narzisstisch gestörten Patienten, die zu einem entwertenden Umgang mit Ihnen neigen, kann Ihre Belastbarkeit auf eine harte Probe gestellt werden. Dies gilt umso mehr, als diese Patienten dazu neigen, reale Schwächen und Kränkbarkeiten von Therapeuten zielsicher zu entdecken und den Finger gerade in diese Wunden zu legen. Bevor Sie narzisstisch gestörte Patienten mit stärkeren Entwertungstendenzen in Behandlung nehmen, sollten Sie prüfen, ob Ihre derzeitigen Lebensumstände es Ihnen gestatten, eine solche Anstrengung auf sich zu nehmen. Überlasten Sie sich auch nicht dadurch, dass Sie allzu viele narzisstisch gestörte Patienten gleichzeitig in Behandlung nehmen.

33.3 Verständnis der spezifischen Abwehrbedürfnisse und empathisches Annehmen der narzisstischen Verletzung

Versuchen Sie, sich bei narzisstisch gestörten Patienten empathisch in die *Notwendigkeit der Abwehr von Minderwertigkeitsgefühlen, Selbstzweifeln und Schamaffekten* einzufühlen, um so deren arrogante und entwertende Fassade, aber auch die Idealisierungsneigung annehmen zu können. Oft ist es möglich, diese Abwehrmuster als einen für das alltägliche Funktionieren notwendigen Versuch zu verstehen, nicht fortgesetzt mit dem Erleben von Winzigkeit, Bedeutungslosigkeit und Ohnmacht konfrontiert zu sein. Sie werden dann die beziehungsabweisende Haltung, aber auch die Suche nach einem idealen Objekt als *Schutzmaßnahmen* akzeptieren können, die eingesetzt werden, um nicht den antizipierten Verletzungen und Kränkungen durch Mitmenschen ausgesetzt zu sein. Machen Sie sich klar, dass es sinnvoll ist, sich im Alltagsleben vor Kleinheitsgefühlen, Schamaffekten und Verletzungen zu schützen. Das Bedürfnis, in seiner Einzigartigkeit gesehen und bewundert zu werden, lässt sich dann gut vor dem Hintergrund der Angst verstehen, ungesehen in der Masse der Menschen unterzugehen. Machen Sie sich klar, wie anstrengend das Leben eines narzisstisch gestörten Menschen sein muss, der verzweifelt nach Beachtet- und Bewundertwerden ringt und sich permanent anstrengt, etwas Besonderes darzustellen.

Um die *Entwertungen des Patienten* Ihnen gegenüber besser einordnen zu können, sollten Sie sich klarmachen, dass er sich höchstwahrscheinlich in der therapeutischen Beziehung äußerst minderwertig und klein fühlt. Vergegenwärtigen Sie sich, wie beschämend es für den Patienten sein muss, mit seinem Leben nicht selbstständig fertig geworden und auf fremde Hilfe angewiesen zu sein. So wie der Patient sich selbst dafür verachtet, wird er annehmen, dass Sie ihn dafür verachten. So wie er sich in frühen Beziehungen nicht beachtet und geachtet gefühlt hat, wird er in der Beziehung zu Ihnen in stetiger Angst leben, von Ihnen nicht ausreichend beachtet und geachtet zu werden. Der Neid auf Ihre Kompetenz, Ihre Stellung oder auch Ihre Beziehungsfähigkeit wird ihn zwingen, vieles von dem, was Sie ihm anbieten, zu zerstören oder zurückzuweisen.

Versuchen Sie bei *idealisierenden Patienten*, sich empathisch in deren Notwendigkeit einzufühlen, ein ideales Objekt zur Verfügung zu haben, das umfassende Versorgung und narzisstische Spiegelung gewährt. Verstehen Sie, dass eine tiefe Verunsicherung einträte, wenn die Idealisierung vorschnell zusammenbräche. Bedenken Sie auch, dass Idealisierungen im Dienste der Abwehr stehen können, um destruktive Impulse von einer wichtigen Beziehung fern zu halten.

Wenn Ihnen eine solche Sichtweise gelingt, wird es Ihnen leichter möglich sein, die für narzisstisch gestörte Patienten typischen Gegenübertragungsgefühle zu ertragen und zu den mittels projektiver Identifizierung induzierten Gefühlen von Minderwertigkeit und Insuffizienz einerseits und Größe und Einzigartigkeit andererseits Distanz herzustellen.

Versuchen Sie sich in das Erleben der Scham, der Kränkung, der Demütigung und des Verletztseins einzufühlen. Dabei kann es schwierig sein, den Affekt des Gekränktseins herauszuarbeiten, weil für narzisstisch gestörte Patienten das Eingeständnis des Gekränktseins schon selbst kränkend sein kann. Zudem hat Gekränktsein im allgemeinen Sprachgebrauch oft eine abwertende oder verurteilende Konnotation: »Herr A. ist bei jeder Kleinigkeit gekränkt.« Oder: »Jetzt zieht er sich schon wieder gekränkt zurück!« Eine solche abwertende oder verurteilende Verstehensmöglichkeit wird von den diesbezüglich hochsensiblen narzisstisch gestörten Patienten sofort aufgegriffen, was sie zur Zurückweisung dieses Affekts veranlasst:

> **P:** Er hat nicht einmal zu mir hingeschaut.
> **T:** Das hat Sie gekränkt.
> **P:** Gekränkt? Mich lässt das kalt. Ich weiß: Der ist so ein Ignorant.

Leichteren Zugang finden narzisstisch Gestörte zu dem Gefühl des Verletztseins. Tatsächlich entspricht es dem Grundgefühl dieser Patienten, dass fehlender Respekt und fehlende Wertschätzung für das Selbst Verletzungen darstellen.

> **P:** Er hat nicht einmal zu mir hingeschaut.
> **T:** ... sodass Sie das Gefühl hatten: »Der nimmt mich gar nicht wahr.«
> **P:** Ja.
> **T:** Es ist verletzend, wenn man nicht wahrgenommen wird.
> **P:** Ja.

Manchmal kann auch das Erleben des Verletztseins mit dem eigenen Ideal von Stärke und Unverletzlichkeit nicht in Einklang zu bringen sein, sodass es seinerseits abgewehrt werden muss.

> **T:** Es ist verletzend, wenn man nicht wahrgenommen wird.
> **P:** Das kann mich nicht verletzen.
> **T:** Sie lassen ein solches Gefühl gar nicht an sich herankommen.
> **P:** Genau! Der kann mich gar nicht treffen.
> **T:** Eine Schutzmaßnahme, die Sie sich erworben haben und die sich bewährt hat?
> **P:** Ja, vielleicht.

Wenn die Gegenübertragung hinreichend geklärt ist, werden Sie sich auch in die Notwendigkeit einer kompensatorischen Abwehr einfühlen können. Dies gilt vor allem für den narzisstischen Rückzug.

> **T:** Wenn man wiederholt erlebt hat, wie man nicht respektiert wird, wie man nicht geachtet wird, dann schottet man sich ab, dann »pfeift« man auf die anderen, dann sagt man sich: Was können die mir schon anhaben? Für Sie ist es ein notwendiger Schutz vor der Verletzung durch andere.

Bei Patienten mit stärkerer kompensatorischer Größen-Abwehr kann es notwendig sein, diese Abwehr nicht anzutasten, um den emotionalen Kontakt zu diesen Patienten nicht zu verlieren. Eine Abwehr des Kränkungsgefühls wegen mangelnden Respekts kann sich als Ärger (»Genervtsein«) ausdrücken, den ein »großer und bedeutender« Mensch angesichts der Respektlosigkeit eines »unbedeutenden« Menschen verspürt. So formulieren narzisstisch gestörte Patienten oft Ärger oder Überdruss, wenn es um Enttäuschung oder Kränkung geht. Es wäre zu kränkend, das Gefühl des Gekränktseins einzuräumen, oder es käme dem Eingeständnis zu großer Objektabhängigkeit gleich, wollten diese Patienten das Gefühl der Enttäuschung benennen. Hier gilt es, das Gefühl des »Genervtseins« anzunehmen, im Wissen darum, dass Gefühle von Enttäuschung und Kränkung gemeint sind, aber noch abgewehrt werden müssen.

> **P:** Es nervt mich, wenn man mich wegen jeder Kleinigkeit anspricht.
> **T:** Es ärgert Sie regelrecht, wenn man Sie nicht respektiert.

Ebenso kann es notwendig sein, eine Idealisierung nicht sofort zu bekämpfen oder zurückzuweisen, sondern eine Weile zu tolerieren, bis das Selbstwertgefühl soweit stabilisiert ist, dass die Idealisierung schrittweise zurückgenommen werden kann.

33.4 Die Arbeit am Selbstwertgefühl und an den hohen Ansprüchen

Die Arbeit am Selbstwertgefühl und an den hohen Ansprüchen steht im Zentrum der tiefenpsychologisch fundierten Psychotherapie bei narzisstisch gestörten Patienten.

- Im Sinne einer positiven Beziehungserfahrung sollten Sie einem narzisstisch gestörten Patienten ganz besonders das Gefühl vermitteln, dass er von Ihnen gesehen, wertgeschätzt und geachtet wird. Sie sollten ihm einen Teil der *Spiegelung* zuteilwerden lassen, die er in seinen frühen Objektbeziehungen vermissen musste. Dazu können Sie in einer angemessenen Form Bewunderung für Aspekte aussprechen, die Ihre ehrliche Bewunderung finden. Sie sollten aber davon absehen, Äußerungen der Bewunderung zu machen, wenn Sie die Bewunderung nicht empfinden können. Suchen Sie daher nach Aspekten, die Sie am Patienten schätzenswert finden.
- Eine positive Beziehungserfahrung können Sie auch dadurch vermitteln, dass Sie sich anteilnehmend beeindruckt zeigen von den extrem hohen Ansprüchen, die der Patient an sich stellt, oder wenn Sie sich angerührt zeigen von der Härte seiner Alles-oder-Nichts-Positionen. Ein wichtiger Teil der therapeutischen Arbeit besteht darin, die Patienten angesichts ihrer strengen Über-Ich-Forderungen und unerreichbaren Ich-Ideal-Ansprüche zu entlasten. Bestätigen Sie Patienten, die den Anspruch haben, perfekt zu sein oder die ihnen gestellten Aufgaben auf Anhieb, »mit links« und ohne Anstrengung zu erledigen, immer wieder, wie mühsam und wie anstrengend es sein kann, sich den täglichen Aufgaben zu stellen.

> **T:** Es muss für Sie unglaublich anstrengend sein, immer perfekt sein zu müssen.
> **T:** Es ist sehr mühsam, sich um alle Einzelheiten zu kümmern.
> **T:** Es ist so anstrengend, den Vorlesungen zuzuhören, wenn man den Stoff eigentlich für unwichtig hält.

Manchmal können Sie an eigenen Beispielen verdeutlichen, wie auch Sie nicht alle Aufgaben spielerisch erledigen, sondern sich ebenso vielen Mühen und Anstrengungen unterziehen müssen.

- Akzeptieren Sie die hohen Ansprüche als einen Weg der Selbstwertregulierung und bekämpfen Sie sie nicht (»Sie müssten von Ihren hohen Ansprüchen ablassen.«).

> **T:** Sie selbst wissen, wie hoch die Ansprüche sind, die Sie an sich selbst haben, aber Sie können nicht von ihnen Abstand nehmen, weil Sie sich sonst unwert fühlen würden.
> **T:** Sie können sich nur wertschätzen, wenn Sie etwas Besonderes oder besser als andere sind. Ansonsten hätten Sie das Gefühl, gar nicht wahrgenommen zu werden.

- Die Arbeit am Selbstwertgefühl erfordert weiterhin eine *Identifikation der Situationen*, die typischerweise ein Absinken des

Selbstwertgefühls hervorrufen. Für manche narzisstisch gestörte Patienten ist es neu zu erfahren, dass bei allen Menschen das Selbstwertgefühl der Regulation von außen bedarf. Aufgrund ihres Autarkie-Ideals können sie der Auffassung sein, ein stabiles Selbstwertgefühl müsse immer »von innen heraus« entstehen. Vermitteln Sie diesen Patienten, dass es »normal« ist, auch auf Selbstwertbestätigung von außen angewiesen zu sein. Es kann viel gewonnen sein, wenn ein narzisstisch gestörter Patient seine Angewiesenheit auf äußere Selbstwertstabilisatoren erkennt und zu neuen Fähigkeiten gelangt, wie er für sich äußere Quellen der Bestätigung finden kann.

> **T:** Alle Menschen benötigen auch die äußere Bestätigung. Wie ist es bei Ihnen? Welche Erlebnisse sind geeignet, Ihr Selbstwertgefühl zu verbessern, welche können leicht dazu führen, das Selbstwertgefühl zu verringern?

- Explorieren Sie *negative Überzeugungen*, die Selbstwert und Akzeptanz der eigenen Person an besondere Bedingungen knüpfen (▶ Kap. 15).

> **P:** Ich kann mich nicht akzeptieren, wenn ich nicht etwas ganz Besonderes und Außergewöhnliches bin.
> **P:** Wenn ich nicht perfekt modisch angezogen bin, bin ich in meinen Augen ein Nichts.
> **P:** Wenn ich einen Sachverhalt nicht auf Anhieb verstehe, halte ich mich für völlig unfähig.

- Helfen Sie den Patienten, Distanz zu ihren negativen Überzeugungen herzustellen, indem Sie sie anregen, sich selbst von einer *Außenposition* her zu betrachten.

> **T:** Wenn Sie sich vorstellen, Sie würden auf sich wie auf eine andere Person schauen und sich selbst und Ihre Ansprüche, die Sie an sich haben, von außen betrachten – wie würden Sie sich und Ihre Ansprüche beurteilen?

Seien Sie zurückhaltend mit Übertragungsdeutungen im Hier und Jetzt, die die narzisstische Pathologie zum Gegenstand haben. Meist erleben diese Patienten es als aufdringlich und ängstigend, wenn Sie die therapeutische Beziehung sehr direkt ansprechen. Hilfreicher ist oft eine unaufdringliche Präsenz und das Angebot, als »guter Freund« oder »gute Freundin« dem Patienten in einer selbstobjektalen, tröstenden und selbstwertaufbauenden Funktion zur Verfügung zu stehen (Mertens 1997).

Therapeutisches Vorgehen bei entwertenden und idealisierenden Patienten

- Gegenübertragungsreaktionen wahrnehmen und nicht agieren
- entwertende und idealisierende Tendenzen als Abwehrformen gegen Gefühle von Scham und Unwert verstehen
- empathisches Einfühlen in das Erleben von Scham, Kränkung und Demütigung
- Gefühl von Wertschätzung und Achtung vermitteln
- strenge Über-Ich-Normen und hohe Ich-Ideal-Forderungen nicht bekämpfen, sondern als Wege zur Selbstregulierung verstehen und entlastend intervenieren

Weiterführende Literatur

Hartmann HP (2018). Narzissmus und narzisstische Persönlichkeitsstörung. Göttingen: Vandenhoeck & Ruprecht.

Kernberg OF (2011). Borderline-Störungen und pathologischer Narzissmus. 15. Aufl. Frankfurt a. M.: Suhrkamp.

Kernberg OF, Hartmann HP (Hrsg) (2010). Narzissmus. Grundlagen – Störungsbilder – Therapie. Sonderausgabe. Stuttgart: Schattauer.

Peichl J (2015). Narzisstische Verletzungen der Seele heilen. Stuttgart: Klett-Cotta.

Sachse R (2002). Histrionische und Narzisstische Persönlichkeitsstörungen. Göttingen: Hogrefe.

34 »Die anderen haben da ein Problem«

Verleugnende und projizierende Patienten

34.1 Konfliktverleugnende Patienten

Patienten, die in hohem Maße zur Verleugnung interpersoneller Konflikte neigen, präsentieren ihr Material aus Abwehrgründen oft so, dass Ihnen ein Verstehen schwer fällt. Es kann mitunter sehr frustrierend, aber auch notwendig sein, einen solchen Zustand des Nichtverstehens über einen längeren Zeitraum zu ertragen. Die Verleugnungen können gerade die zentralen konflikthaften Aspekte betreffen. Die Patienten betonen dann besonders, wie problem- und konfliktfrei gerade diese Lebensbereiche sind.

> (Ein Patient mit wiederkehrenden Asthma-Anfällen)
> **P:** Nach meiner Ehe brauchen Sie gar nicht zu fragen, da ist alles in Ordnung.

Im ersten Schritt sollten Sie sorgfältig Ihre *Gegenübertragung* wahrnehmen. Patienten, welche die Problemheftigkeit gerade dieses Lebensbereiches leugnen, in dem der zentrale Konflikt vermutet wird, lösen nicht selten Ärger und Hilflosigkeit aufseiten des Therapeuten aus (»Warum gibt er nicht zu, dass er Probleme mit seiner Ehe hat? Es kann doch nicht sein, dass in seiner Ehe alles in Ordnung ist. Wie soll ich ihm helfen, wenn er seine Probleme derart verleugnet?«). Oder sie lassen den Impuls entstehen, diese Abwehr aggressiv zu unterminieren (»Sie möchten nicht über Ihre Ehe sprechen, weil Sie Angst haben, es könnte da Probleme geben«).

Eine empathische *Identifikation* kann bei diesen Patienten entscheidend zum Verständnis ihrer Tendenz zum Verdrängen und Verleugnen beitragen. Im Falle eines Patienten, der einen offensichtlichen Konflikt in seiner Partnerschaft hartnäckig leugnet, könnte z. B. vermutet werden, dass er die Aktivierung feindseliger Impulse gegenüber seiner Partnerin fürchtet. Möglicherweise befürchtet er auch, Sie könnten in einer für ihn schädlichen Weise mit diesem Thema umgehen. Oder er erwartet – übertragungsbedingt – Vorwürfe oder Zurechtweisungen von Ihrer Seite. Oder er fürchtet gar, Sie könnten ihn zu einer Trennung von seiner Ehefrau drängen. Ein die Abwehr nicht infrage stellendes Ansprechen dieser Problematik könnte so erfolgen:

> **T:** Sie machen sich Sorgen, ich könnte ein Problem in ihrer Ehe entdecken, wo Sie keines sehen.
> **P:** Ja, die Psychologen denken immer gleich: Da stimmt die Ehe nicht.
> **T:** Ich denke, es ist für Sie ganz wichtig, mir zu sagen, dass Ihre Frau zu Ihnen steht und dass Ihre Ehe in Ordnung ist.
> **P:** Ja. Ich finde es ganz schlimm, wenn überall Probleme in der Ehe gesehen werden, und kurz darauf sind die Ehen kaputt.
> **T:** Das möchten Sie auf keinen Fall.
> **P:** Auf keinen Fall.
> **T:** Ich nehme an, Sie tun viel, damit Ihre Ehe erhalten bleibt?
> **P:** Ja, manchmal stecke ich auch einiges weg, aber das finde ich in Ordnung.
> **T:** An was denken Sie da?

In dem angeführten Beispiel ist der Patient bereit, über die Beziehung zu seiner Frau zu sprechen, nachdem er sich davon überzeugt hat, dass der Therapeut seinen übertragungsbedingten Vorstellungen nicht entspricht. Der Patient thematisiert dann indirekt die Abwehr seiner Trennungsängste, die vom Therapeuten akzeptiert, aber nicht unterminiert wird. Der Kunstgriff des Therapeuten, den Patienten auf seinen aktiven Beitrag zum Erhalt der Ehe anzusprechen, erspart diesem, sich mit seinen Trennungsängsten auseinander zu setzen, wozu er im Moment noch nicht bereit ist. Dies wiederum eröffnet dem Patienten die Möglichkeit, über seine Schwierigkeiten in der Ehe zu sprechen.

Nicht immer ist ein solches Vorgehen möglich. In keinem Falle sollte man insistieren; dies würde die Abwehr nur verstärken oder, was schlimmer wäre, zum Zusammenbruch bringen. Günstiger ist es, diese Abwehr *akzeptierend anzunehmen* und zunächst an anderen Problem- oder Konfliktbereichen zu arbeiten. Im Allgemeinen wird der Patient im weiteren Verlauf von sich aus auf den zentralen Konfliktbereich zu sprechen kommen.

> **T:** Ich denke, es ist für Sie ganz wichtig, dass Ihre Frau zu Ihnen steht. Gab es in der letzten Zeit schwierige Situationen, in denen Sie die Unterstützung Ihrer Frau dringend gebraucht haben?

Therapeutisches Vorgehen bei konfliktverleugnenden Patienten

- Gegenübertragungsreaktionen wahrnehmen und nicht agieren
- empathisches Verständnis für die Abwehrnotwendigkeit entwickeln
- Abwehr akzeptierend annehmen
- übertragungsbedingte Ängste und Vorstellungen aufgreifen

34.2 Projektion eigener Anteile am Konfliktgeschehen auf Interaktionspartner

Zahlreiche Patienten, nicht nur Patienten mit einer Persönlichkeitsstörung, verleugnen nicht die Existenz interpersoneller Konflikte an sich, jedoch *ihre eigenen Anteile* am Zustandekommen dieser Konflikte. Sie sehen den Splitter im Auge des anderen, aber nicht den Balken im eigenen Auge. Diese Patienten berichten, wie Interaktionspartner immer wieder zu unverständlichen oder feindseligen Reaktionen neigen, die sie nicht mit dem eigenen Verhalten erklären können. Die Patienten sehen sich als *Opfer* der aggressiven Verhaltensweisen der Interaktionspartner und projizieren die eigene Aggressivität vollständig auf sie.

In der Gegenübertragung entsteht leicht Ärger über die fehlende Bereitschaft dieser Patienten, eigene Anteile zu sehen, sowie der Impuls, sie vorwurfsvoll darauf hinzuweisen. Neben einer solchen komplementären Gegenübertragungsreaktion erleben Sie vielleicht in konkordanter Identifikation mit dem Erleben der Patienten Gefühle der Ohnmacht und Hilflosigkeit angesichts ihrer Unfähigkeit, eigene Anteile zu sehen.

Aufgrund Ihrer komplementären Gegenübertragungsreaktion können Sie sich gut in den Ärger der Interaktionspartner hineinversetzen. In ähnlicher Weise, wie die Patienten Sie ärgerlich machen, werden sie höchstwahrscheinlich auch die Interaktionspartner ärgerlich machen. Vieles von dem, was die Patienten am Verhalten der Interaktionspartner beklagen, wird als Reaktion auf die Verhaltensweisen der Patienten verständlich. Es muss Ihre wichtigste Aufgabe sein, diese komplementäre Gegenübertragung nicht zu agieren; das heißt nicht, so zu reagieren wie die bisherigen Interaktionspartner, also ärgerlich, und die Patienten nicht vorwurfsvoll auf ihre Anteile am Interaktionsgeschehen hinzuweisen.

Um den projizierenden und verleugnenden Patienten eine neue Beziehungserfahrung zu ermöglichen, die ihnen gleichzeitig neue Entwicklungschancen gibt, ist eine komplementäre Identifikation nicht ausreichend. Eine allein darauf basierende Vorgehensweise wäre schon deshalb zum Scheitern verurteilt, weil sie die Perspektive der Patienten nicht genügend berücksichtigt. In der Regel sind Patienten erst dann bereit, sich die eigenen Anteile an der interpersonellen Sequenz anzuschauen, wenn sie sich in ihrer emotionalen Reaktion auf die – zunächst unverständlichen – Verhaltensweisen der Interaktionspartner verstanden fühlen. Weiterhin müssen Sie mit der Möglichkeit rechnen, dass die Patienten das, was Sie ihnen zu ihren eigenen Anteilen kommentieren wollen, unter dem Einfluss ihres Übertragungserlebens doch wieder so verstehen, als wollten Sie ihnen Vorwürfe machen und ihnen die Schuld an den entstandenen Schwierigkeiten geben.

Die therapeutische Arbeit sollte also mit einer empathischen Einfühlung, einer *konkordanten Identifikation* mit dem Erleben des Patienten beginnen. Eine solche konkordante Identifikation mit dem Erleben des Patienten verschafft Ihnen die Möglichkeit, sich in die Position dessen hineinzuversetzen, der in unverständlicher Weise attackiert, gedemütigt oder verletzt wird. Vieles von dem problematischen Verhalten des Patienten wird sich so als eine Reaktion auf das Verhalten der Interaktionspartner verstehen lassen, als eine Form der gelingenden oder scheiternden Bewältigung, mit deren Hilfe er sich gegen deren Angriffe wehrt oder sich vor ihnen schützt. Sie sollten also dieses Erleben verstehend nachvollziehen, indem Sie den Patienten zunächst bitten, die Verhaltensweisen der Interaktionspartner und seine eigene Reaktion darauf so deutlich wie möglich zu beschreiben, und sich bemühen, den Affekt des Patienten verstehend anzunehmen.

> T: Sie fühlen sich von den anderen attackiert, gedemütigt und verletzt, ohne zu wissen, warum die anderen dies tun. Wenn Sie sich zur Wehr setzen und Ihre Rechte geltend machen, erfahren Sie noch mehr Angriffe und Verletzungen. Als Folge davon haben Sie sich ganz zurückgezogen und konnten nicht mehr arbeiten. Ich kann mir vorstellen, wie ohnmächtig Sie sich da gefühlt haben müssen.

Durch das Annehmen des Affektes verringert sich meist schon der Druck des Patienten, sich über den Interaktionspartner beklagen zu müssen. Wir können den Patienten im nächsten Schritt auffordern, die Verhaltensweisen des Interaktionspartners genau zu beobachten und herauszufinden, was er im Einzelnen als besonders problematisch an ihm erlebt. Die Aufgabe, zu beobachten und das Problematische exakt herauszuarbeiten, kann zu einer weiteren Distanzierung vom Affekt beitragen. Manchmal lassen sich auch Gemeinsamkeiten mit anderen Situationen entdecken, in denen Interaktionspartner sich ähnlich verhalten haben. Hier ergeben sich erste Möglichkeiten, um die Verhaltensweisen des Patienten *Ich-dyston* zu machen. Versuchen Sie, diese *Regelmäßigkeit* herauszuarbeiten, aber hüten Sie sich auch weiterhin, dem Patienten vorschnell seine eigenen Anteile am Zustandekommen interpersoneller Schwierigkeiten zu »deuten« oder zu »erklären«, dies würde eher den Widerstand erhöhen, weil der Patient sich vor dem fantasierten Vorwurf schützen muss, er sei an allem schuld. Nach dem Grundsatz »slower is faster« ist viel gewonnen, wenn der Patient zunächst die Regelmäßigkeit erkennen sowie den dadurch entstehenden Schaden mit affektiver Beteiligung betrachten kann.

> **T:** Schildern Sie mir genau, wie A sich verhalten hat und wie Sie darauf reagiert haben. Ist das so ähnlich wie bei B? Versuchen wir, das Gemeinsame herauszuarbeiten.

Oft ist die neue Beziehungserfahrung, dass eine wichtige Person einmal nicht mit Vorwürfen und Schuldzuweisungen reagiert und nicht die Sichtweise der Interaktionspartner für wichtiger hält als sein Erleben, schon die entscheidende Voraussetzung dafür, dass der Patient sich eigenen Anteilen zuwenden kann.

Erst in diesem Stadium können Sie die Neugier des Patienten wecken, mehr über das Zustandekommen der Verhaltensweisen der anderen zu erfahren. Er muss erleben können, dass es seine eigene Entscheidung ist, genau hinzuschauen, und dass eine Beschäftigung mit der Thematik seinen eigenen Interessen dient, nicht denjenigen der Interaktionspartner.

> **T:** Sie haben diese Reaktion inzwischen bei X, bei Y und bei Z erlebt. Wie fühlen Sie sich damit?
> **P:** Ich bin darüber verzweifelt und ratlos. Ich kann es nicht verstehen.
> **T:** Kein Wunder, dass Sie verzweifelt sind. Sie fühlen sich angegriffen und schikaniert und verstehen nicht, warum man das mit Ihnen macht.
> **P:** So ist es.
> **T:** Möchten Sie herausfinden, ob es eine gemeinsame Entstehungsursache gibt?
> **P:** Mir ist es ein Rätsel, warum die so reagieren.
> **T:** Möchten Sie beginnen, näher hinzuschauen?
> **P:** Ich will es versuchen.
> **T:** Was hatte sich zugetragen, bevor X so reagierte?

Sie können sich nun der Frage annähern, warum der Interaktionspartner auf genau diese Weise reagiert. Das mag an Gründen liegen, die mit dem Patienten nichts zu tun haben, es kann aber auch eine Reaktion auf das vorausgehende Verhalten des Patienten sein. Beide Möglichkeiten sollte der Patient in Betracht ziehen. In der Therapie ist dann zu fragen, ob der Patient jetzt bereit ist, auch das eigene vorausgehende maladaptive Verhalten anzuschauen.

Aufgrund der Kenntnis der frühen Objektbeziehungen eines Patienten werden Sie möglicherweise wissen, dass dieser Patient tatsächlich einmal Opfer von Attacken, Demütigungen und Verletzungen gewesen ist. Unter Nutzung der eigenen konkordanten und komplementären Gegenübertragungsreaktionen sind Sie zudem in der Lage, die für das Verständnis der Problematik relevante innere *Objektbeziehung des Patienten* und deren *Aktualisierung in der Gegenwart* zu konstruieren. In unserem Falle lautet das Grundmuster der inneren Objektbeziehung: Ein willkürliches Objekt attackiert, demütigt, verletzt ein ohnmächtiges und hilfloses Selbst; das Selbst versucht sich zunächst gegen die Vorwürfe zu wehren, ringt darum, verstanden zu werden und zieht sich schließlich resigniert zurück.

Sie können nun versuchen, dem Patienten nahe zu bringen, wie dieses Beziehungsmuster, das einmal real war, in ihm fortwirkt und seine Wahrnehmung aller Beziehungen in der Weise prägt, dass Äußerungen von Interaktionspartnern typischerweise in erster Linie als Ausdruck ihres Impulses zu attackieren, zu demütigen und zu verletzen verstanden werden, während alternative Interpretationsmöglichkeiten in den Hintergrund treten. Vor einem solchen Verstehenshintergrund können ihm nun seine eigenen Erlebens- und Verhaltensreaktionen verständlich werden.

> **T:** Hätte man das, was A dazu gesagt hat, vielleicht auch anders verstehen können? Etwa in diesem Sinne: (...) Entscheidend ist, dass Sie es so verstanden haben, dass er sie verletzten wollte. Halten Sie es für möglich, dass Sie die

Äußerungen von A ausschließlich unter der Einwirkung eines solchen Verstehensmusters wahrgenommen haben?

Im letzten Schritt soll der Patient dahin gelangen, auch die *Verhaltensweisen der Interaktionspartner als Reaktionen auf sein Verhalten* nachzuvollziehen, und zum Verständnis der gesamten Interaktionssequenz kommen. Oft ist es notwendig, sich das Verhalten der Interaktionspartner genau schildern zu lassen und herauszuarbeiten, wie der Patient das Verhalten gedeutet hat. Dies gewinnt besondere Bedeutung, wenn Patienten primär den vermuteten Affekt oder die vermuteten Motive eines Interaktionspartners beschreiben und weniger seine Handlung.

T: Wie hat Ihr Arbeitskollege reagiert?
P: Er hat mich verächtlich behandelt. Ich bin sicher, er verachtet mich.
T: Was hat er gesagt?
P: Nichts. Er hat mich keines Blickes gewürdigt.
T: Das heißt, er hat nicht zu Ihnen hingeschaut.
P: Ja.
T: Sie haben das für sich so gedeutet, dass er Sie verachtet. Ist es auch möglich, dass er aus anderen Gründen nicht zu Ihnen hingeschaut hat?
P: Vielleicht. Für mich war klar: Er verachtet mich.

Manchmal ist bei Patienten die übertragungsbedingte Überzeugung, dass ihnen letztlich doch die Schuld an allem gegeben wird, so stark, dass sie sich ihren eigenen Anteilen nicht zuwenden können. Hier sollten Sie zunächst die Übertragung klarifizieren und dem Patienten in aller Deutlichkeit klar machen, dass Sie ihm keine Vorwürfe machen wollen.

T: Ich glaube, Sie haben jetzt auch den Eindruck, dass ich Ihnen Vorwürfe machen will. Ich möchte Ihnen deutlich sagen, dass ich Ihnen keine Vorwürfe machen möchte.

Therapeutisches Vorgehen bei projektiver Verarbeitung der eigenen Anteile am Konfliktgeschehen

- Gegenübertragung wahrnehmen und nicht agieren
- keine vorschnelle Benennung der Anteile des Patienten am Konfliktgeschehen
- empathische Identifikation mit der Opferperspektive des Patienten
- Konfliktszene als Aktualisierung einer inneren Objektbeziehung verstehen
- die durch die Reaktion der Interaktionspartner ausgelösten Affekte annehmen
- Gemeinsamkeiten und Regelmäßigkeiten von Reaktionen der Interaktionspartner herausarbeiten
- Motivation und Neugier wecken, eigene Anteile am Konfliktgeschehen anzuschauen
- anleiten, die Reaktionsweisen der Interaktionspartner nachzuvollziehen
- ein Verständnis vermitteln, wie frühe Beziehungsmuster die Wahrnehmung aktueller Beziehungen prägen

34.3 Verleugnung von Gefahren

Nicht selten setzen Patienten eine Verleugnungsabwehr ein, um sich in höchst maladaptiver Weise mit bestimmten negativen Affekten nicht zu konfrontieren. Diese Verleugnung kann dazu führen, dass Patienten trotz wiederholt schlechter Erfahrungen immer wieder in Situationen geraten, in denen sie ausgebeutet, misshandelt oder in anderer Weise schwerwiegend geschädigt werden. Solche Verhaltensweisen, die mit dem Begriff »Wiederholungszwang« weder adäquat beschrieben noch zufriedenstellend erklärt werden, finden sich typischerweise bei Opfern physischer oder sexueller Traumatisierung (Wöller 2013; Wöller & Kruse 1998). Es genügt im Allgemeinen nicht, lediglich den Aspekt der Traumawiederholung und deren genetische Wurzeln herauszuarbeiten. Vielmehr sollten Sie diese Patienten mit ihrer Verleugnungsabwehr sehr konsequent konfrontieren.

Manchmal gelingt es, im Rückblick diejenigen Situationen zu rekonstruieren, die dazu geführt haben, dass eine Verleugnung der realen Gefahr eingesetzt hat, und die Funktion der Verleugnungsabwehr zu verstehen.

> (Eine in der Kindheit sexuell traumatisierte Patientin ging nachts um drei Uhr allein durch die Straßen ihres Stadtviertels.)
> **T:** Wir haben erst vor Kurzem darüber gesprochen, wie gefährlich es ist, um diese Zeit allein in Ihrem Stadtviertel über die Straße zu gehen. Sie wissen genau, was passieren kann. Wie kommt es, dass Sie es doch wieder getan haben?
> **P:** Ich habe mir keine Gedanken darüber gemacht.
> **T:** Was ging Ihnen durch den Kopf, als Sie losgingen?
> **P:** Ich habe mich für einen Moment erinnert, dass wir darüber gesprochen hatten.
> **T:** Und dann?
> **P:** Dann habe ich mir gedacht: Quatsch, was soll denn schon passieren?
> **T:** Ich glaube, es ist wichtig, dass Sie diese Reaktion von sich gut kennenlernen: den Moment, in dem Sie alle Bedenken beiseiteschieben. Was wäre gewesen, wenn Sie die Bedenken ernst genommen hätten und nicht losgegangen wären?
> **P:** Ich hätte das Alleinsein nicht ausgehalten.

Die Antizipation gefährlicher Situationen ist besonders wichtig, wenn Patienten dazu neigen, sich einzureden, dass bestimmte Situationen nicht mehr auftreten werden, »weil sie nicht mehr auftreten dürfen«.

> **P:** Ich bin sicher, eine solche Situation wird nicht wieder vorkommen.
> **T:** Was gibt Ihnen diese Sicherheit? Ich bin sicher, dass eine solche Situation wieder vorkommen wird. Wie werden Sie sich verhalten?

Wenn Patienten sich als Folge ihrer Verleugnungsabwehr in erheblichem Maße selbst schädigen, müssen Sie damit rechnen, dass das Erreichen der Therapieziele ernsthaft gefährdet ist. In diesen Fällen sollten Sie Ihre Konfrontations- bzw. Deutungsarbeit ganz auf diese Verleugnung richten, indem Sie dem Patienten immer wieder bewusst machen, wie er sich durch seine Verleugnungsabwehr schädigt. Sie sollten ihm mit Geduld und Entschiedenheit klar machen, dass Sie seine Verleugnung und die daraus resultierende Gefährdung nicht dulden werden und im Extremfall die Fortsetzung der Behandlung davon abhängig machen, ob er seine eigene Verleugnungstendenz zu bearbeiten und aufzugeben bereit ist oder nicht.

VII. Störungsspezifische Aspekte

Vorbemerkung

Zu Beginn des Buches (▶ Kap. 5.6) haben wir darauf hingewiesen, wie wichtig es ist, über eine allgemeine Behandlungskompetenz hinaus auch spezifische Kenntnisse zu bestimmten Störungsbildern zu erwerben, um erfolgreich tiefenpsychologisch fundiert arbeiten zu können. Wir haben aus diesem Grunde einige häufig vorkommende Störungsbilder bzw. Typen von Störungsbildern ausgewählt, um in den folgenden Kapiteln (▶ Kap. 35–39) entsprechende *störungsbezogene Informationen* darzustellen. Das störungsspezifische Detailwissen zu den hier nicht behandelten Krankheitsbildern können Sie den Lehrbüchern der Psychotherapeutischen Medizin (Ermann 2016; Rudolf & Henningsen 2013; Herzog et al. 2016; Senf & Broda 2013), den Darstellungen der Psychosomatik, z. B. von v. Uexküll (Köhle et al. 2016) und von Fritzsche & Wirsching (2005), sowie speziellen Monografien, z. B. zu Essstörungen (Herzog et al. 2003; Reich & Cierpka 2010), Zwangsstörungen (Ambühl 2005) oder Suchterkrankungen (Bilitza 2009; Kunzke 2008; Lüdecke et al. 2010) entnehmen.

Auf einen wichtigen Sachverhalt möchten wir noch aufmerksam machen. Bei keinem der im Folgenden beschriebenen Störungsbilder lässt die Symptomatik allein Rückschlüsse auf das Strukturniveau oder die Reife der Ich-Funktionen des betroffenen Patienten zu. Depressive Symptome, Angsterkrankungen, somatoforme Störungen, Psychosomatosen oder posttraumatische Störungsbilder – sie alle können mit einem reiferen ebenso wie mit einem unreiferen Strukturniveau verknüpft sein und dadurch verschiedenartige Therapieansätze erfordern. So wichtig die störungsspezifische Perspektive ist – in keinem Fall ersetzt sie die für die Behandlungsplanung und die Bestimmung der Interventionstechnik unerlässliche Einschätzung des Strukturniveaus und der Ich-Funktionen.

35 »Es hat alles keinen Sinn mehr«

Depressive und suizidale Patienten

Johannes Kruse und Wolfgang Wöller

35.1 Klinische und psychodynamische Aspekte depressiver Störungen

In der ICD-Klassifikation wird das klinische Bild depressiver Zustände deskriptiv durch eine herabgesetzte Stimmungslage und durch Antriebslosigkeit, ferner durch Rückzugverhalten, negative Gedanken, psychomotorische Hemmung, Appetitlosigkeit, Schlafstörungen sowie eine Vielzahl körperlicher Beschwerden und Funktionsstörungen gekennzeichnet. Die Gedankenwelt depressiver Patienten ist voller Minderwertigkeitsgefühle, Selbstzweifel, Gewissensbisse, Schuld- und Schamgefühle bis hin zu Selbstmordgedanken. Die Suizidalität gilt als eines der wichtigsten Symptome und sollte bei jeder Depression mitbedacht werden.

Depressive Störungen werden in der ICD-10 hinsichtlich der Schwere eingeteilt in *leicht, mittelgradig* oder *schwer.* Sie können als *akute Episode* oder als *lang anhaltende Zustandsbilder* (Dysthymia) in Erscheinung treten. Während die Realitätsprüfung bei den meisten Formen der Depression erhalten ist, kann sie bei den schwersten Formen der Depression, den *psychotischen Depressionen,* bis zu wahnhaften Verkennungen der Realität als Schuld-, Kleinheits-, Verarmungs- oder Versündigungswahn gestört sein. Psychotische Depressionen zeichnen sich durch eine besonders hohe Suizidgefährdung aus.

Patienten mit depressiven Störungen können im depressionsfreien Intervall psychisch weitgehend gesund sein, unter *neurotischen Konflikten* leiden oder das Bild einer *Persönlichkeitsstörung* präsentieren. Depressive Störungen können bei *unterschiedlich schwerer Charakterpathologie* vorkommen, angefangen von depressiven Persönlichkeiten auf höherem Niveau bis zu depressiv-masochistischen Charakterstörungen auf Borderline-Niveau. Depressive Zustände bei *narzisstischen* und *Borderline-Störungen* haben eine charakteristische Färbung mit dominierenden Gefühlen der Leere und Langeweile.

Wir wollen und können hier nicht auf die umfangreiche Literatur zu biologischen Faktoren eingehen, die im Rahmen eines multifaktoriellen Geschehens zur Entstehung depressiver Störungen beitragen, angefangen von älteren Theorien zu Neurotransmitter-Dysregulationen mit prä- und postsynaptischen Rezeptorveränderungen und ausgeprägten Störungen der zirkadianen Rhythmik bis hin zu den neueren Befunden, die eine linksseitig ausgeprägte Aktivitätsminderung von präfrontalem Kortex und Zingularkortex bei Überaktivität der Amygdala und Unteraktivität des Hippocampus (Fitzgerald et al. 2008; Hamilton et al. 2012) beschreiben. Mittels bildgebender Verfahren konnten positive Effekte unterschiedlicher Psychotherapieverfahren auf die präfrontale Aktivitätsminderung nachgewiesen werden (Buchheim et al. 2012; Kennedy et al. 2007).

Wenn wir im Folgenden auf psychodynamische Aspekte der Depression eingehen, sollten wir uns der begrenzten Reichweite psychoanalytischer Depressionstheorien bewusst bleiben. Nicht alle depressiven Phänomene sind durch eine Bearbeitung auf einer symbolhaften Ebene verstehbar zu machen – man denke nur an die vegetativen und neuropsychologischen Störungen sowie die ausgeprägten Hemmungsphänomene bei schweren Depressionen (Böker 2003). Andererseits ist die subjektive Erlebensseite der depressiven Störungen mit ihren vorherrschenden Emotionen, den depressionstypischen Abwehrformen und den sie bedingenden aktuellen und lebensgeschichtlichen Konflikten einem psychodynamischen Verständnis sehr wohl zugänglich.

Ältere psychoanalytische Depressionstheorien hatten die Verarbeitung des Verlustes des Liebesobjektes in den Vordergrund gestellt. Freud (1917a) hatte in seiner Schrift »Trauer und Melancholie« gezeigt, dass der in der depressiven Symptomatik gebundene Affekt dem unbewussten Hass auf die verlorene ambivalent geliebte Bezugsperson entspringt, der gegen die eigene Person gewendet wird. Abraham (1912) brachte die Schuldgefühle der Melancholie mit Hass- und Racheimpulsen gegenüber dem Liebesobjekt in Verbindung. Später trat die Selbstwertproblematik stärker in den Vordergrund. Auf die für depressive Patienten typischen Selbstwertkonflikte zwischen einem überhöhten Ich-Ideal und einem entwerteten Selbstbild hatte vor allem Jacobson (1977) hingewiesen.

Im Zentrum der Psychodynamik depressiver Patienten steht nach Rudolf (2003) der *depressive Grundkonflikt*, der als eine Disposition für die depressive Erkrankung angesehen werden kann. Die zentrale frühkindliche Beziehungserfahrung des depressiv-strukturierten Patienten ist die mangelnde Verfügbarkeit eines verlässlichen Gegenübers, der die interaktionellen Bedürfnisse des Kleinkindes feinfühlig beantwortet. Diese Erfahrungen des Verlassenwerdens und des Verlusts sind für den Patienten emotional unerträglich und mobilisieren den Wunsch, geliebt, versorgt und wertgeschätzt zu werden bei gleichzeitiger Überzeugung, dass die eigenen Wünsche und Bedürfnisse enttäuscht werden. Die Patienten sind einerseits bemüht, das Objekt zurückzugewinnen, es zu idealisieren und alles zu vermeiden, was die Beziehung gefährden kann. Andererseits werden sie ständig in ihren Wünschen enttäuscht, da die erwachsenen Beziehungspartner sich nicht so bedürfnisbefriedigend verhalten. Der *Hass auf das versagende Objekt* kann wegen der gleichzeitig bestehenden Versorgungs- und Abhängigkeitswünsche nicht erlebt und geäußert werden. Auf der Beziehungsebene herrscht somit der Wunsch nach einer nur guten, harmonischen Beziehung vor, wobei sich der andere verfügbar und bedürfnisbefriedigend verhalten soll. Dieser Wunsch kann so drängend werden, dass sich auch die Selbst-Objekt-Grenzen auflösen. Erfüllt der Beziehungspartner die regressiven Wünsche nicht, so resultiert eine schmerzliche Frustrationsspannung. Diese Kränkung geht mit Enttäuschungswut einher, die jedoch nicht gegen das idealisierte Objekt, sondern gegen das Selbst gerichtet wird. Auf der Konfliktebene überwiegen daher Konflikte zwischen Autonomie versus Abhängigkeit, Autarkie versus Versorgung und Selbstwertkonflikte. Strukturell leiden die Patienten unter Schwierigkeiten im Bereich der Selbst-Objekt-Differenzierung, der ganzheitlichen Objektwahrnehmung, der Selbstwertregulation, der Affektsteuerung und der Affektdifferenzierung.

Der depressive Grundkonflikt kann von den Patienten in sehr unterschiedlicher Form bewältigt werden. *Offen abhängige Patienten* zeigen ihre Beziehungswünsche in einem ängstlich-anklammernden, unterwürfigen Verhalten. Vorwürfe und Enttäuschung gegenüber den versagenden Bezugspersonen äußern sie in einer fordernden und anklagenden Form (»depending and demanding«). Auslösend für die depressive Symptomatik ist bei diesen Patienten der drohende oder reale Verlust des Objekts. Häufig findet sich ein altruistischer Modus der Konfliktverarbeitung. Diese Patienten sind bemüht, ihre Beziehungen in einer selbstgenügsamen und aufopfernden Haltung, der *altruistischen Abtretung*, zu sichern. Die Enttäuschung über das Objekt verkehren sie in Selbstvorwürfe. Die Orientierung an strengen Gewissensnormen und hohen Ich-Ideal-Anforderungen, die Überidentifikation mit den Bedürfnissen anderer, eine hohe Leistungsbereitschaft und ein auffallendes Fehlen von Aggression in zwischenmenschlichen Beziehungen sollen die Anerkennung und Wertschätzung anderer sichern. Fallen diese äußeren Stabilisatoren des Selbstwertgefühls weg und öffnet sich die Schere zwischen Über-Ich-Anforderungen und realer Einlösung dieser Ansprüche zu weit, droht die manifeste depressive Symptomatik. Der depressive Grundkonflikt lässt sich auch durch narzisstische Bemühungen kompensieren. Die Patienten sind dann bemüht, sich durch überzogene Leistungsanstrengungen und narzisstische Selbstüberhöhung unabhängig von der Anerkennung und Zuneigung des Objekts zu machen. Kommen jedoch immer mehr Aufgaben hinzu, sinken im Alter die körperlichen Kräfte und die körperliche Attraktivität oder erklimmen neue Arbeitskollegen am Arbeitsplatz die Aufstiegspositionen usw., so geraten diese Patienten in eine depressive Krise. Weitere Formen der Verarbeitung der depressiven Grundthematik sind der schizoide Rückzug mit Affektvermeidung und sozialem Rückzug sowie der regressive Bewältigungsstil, in dem eine heile Welt, z. B. in der Sucht, gesucht wird, da die reale Welt nicht ertragen werden kann (Rudolf & Henningsen 2013).

Auf dem Boden des depressiven Grundkonfliktes entwickelt sich eine depressive Symptomatik, wenn die Bewältigungsbemühungen sich verbrauchen wie z. B. beim Nachlassen der Kräfte bei der altruistischen Selbstaufopferung oder wenn sich die äußere Lebenssituation verändert und diese die Aufrechterhaltung des Bewältigungsmusters erschwert wie z. B. beim Auszug der Kinder aus dem Elternhaus.

In einigen Fällen lässt sich die depressive Reaktion als *pathologische Trauerverarbeitung* auffassen. Phänomenologisch unterscheidet sich ein normaler Trauervorgang von einer Depression nicht so sehr durch die akute Symptomatik, sondern vor allem dadurch, dass im Falle der Trauer die verlorene Person im Zentrum der Gedankenwelt steht, während der Depressive vorwiegend mit sich und seiner Selbstwert- und Schuldthematik beschäftigt ist. Der Trauernde trauert um das, was er verloren hat; der Depressive hängt dem nach, was er nicht bekommen hat (Will et al. 1998). Für eine pathologische Trauerverarbeitung spricht es beispielsweise, wenn Patienten nach dem Tode eines nahen Angehörigen keine oder kaum eine emotionale Reaktion zeigen, nicht zur Beerdigung gehen und später nicht das Grab besuchen.

35.2 Die Behandlung des Patienten in der akuten depressiven Phase

Die Akutphase schwerer depressiver Störungen erfordert meist eine *Kombination aus antidepressiver Pharmakotherapie und begleitender supportiver Psychotherapie*. Am günstigsten ist es, wenn beide Behandlungsformen in einer Hand liegen.

- In dieser Phase ist Ihre empathische Präsenz und Verfügbarkeit von allergrößter Bedeutung. Der verbale Austausch tritt in den Hintergrund; es ist nicht so wichtig, worüber gesprochen wird, sondern dass und wie gesprochen wird.
- Die Termine dürfen kürzer sein; lange

Termine können einen depressiven Patienten quälen und überfordern.

- Vermeiden Sie alles, was den Patienten belasten könnte, und führen Sie alles an, was ihn entlasten und beruhigen könnte. Über-Ich-Entlastung und Selbstwertstärkung haben Vorrang vor allen anderen Maßnahmen. Bei Patienten, die dazu neigen, sich selbst die Schuld an dem Geschehen zu geben, kann ein medizinisches Krankheitsverständnis entlastend wirken. Psychodynamische Arbeit an intrapsychischen oder interpersonellen Konflikten stellt in dieser Phase für den Patienten im Allgemeinen eine Überforderung dar und ist allenfalls bei leichteren Depressionen angezeigt. Zu groß ist in dieser Phase die Gefahr, dass Deutungen als Schuldzuweisungen empfunden werden.
- Informieren Sie auch die Angehörigen des Patienten über die Notwendigkeit, ihn zu entlasten und ihn nicht durch Forderungen, sich »zusammenzureißen«, weiter zu belasten.
- Bemühen Sie sich, Hoffnung zu wecken, ohne dem Patienten das Gefühl zu geben, Sie wollten sein Leiden bagatellisieren oder plattem Optimismus das Wort reden. Versichern Sie ihm, dass Sie schon zahlreiche depressive Patienten mit vergleichbarem klinischem Bild und zufriedenstellendem Behandlungsverlauf gesehen haben. Äußern Sie Verständnis, wenn der Patient Ihnen nur schwer Glauben schenken kann, da er als Folge seiner depressiven Verfassung zu einer solchen Zuversicht nicht in der Lage ist, aber bitten Sie ihn doch, Ihre Worte zur Kenntnis zu nehmen und sich ihrer gelegentlich zu erinnern.

Behandlung akut schwer depressiv erkrankter Patienten

- empathische Präsenz und Verfügbarkeit gewährleisten
- kurze Termine
- entlasten und beruhigen
- Information der Angehörigen
- Hoffnung wecken, ohne das Leiden zu bagatellisieren
- antidepressive Pharmakotherapie

Es ist hier nicht der Ort, die Frage der *Indikation für eine antidepressive Pharmakotherapie* zu diskutieren. Allgemein lässt sich sagen, dass heute bei leichten depressiven Episoden nicht mehr der Einsatz antidepressiver Pharmaka empfohlen wird. Hält die Symptomatik jedoch an, kann eine Pharmakotherapie unter kritischer Abwägung des Nutzen-Risiko-Verhältnisses in Betracht gezogen werden (AWMF, S3-Leitlinie Unipolare Depression 2015). In jedem Falle sollten Sie berücksichtigen, ob besondere Präferenzen oder Abneigungen gegenüber einer medikamentösen Behandlung bestehen. Einerseits können Medikamente in ihrer symbolisch-objektalen Funktion als Ressource genutzt werden. Andererseits kann sich aber die Verordnung einer antidepressiven Therapie bei bestehender Abneigung gegen eine solche Medikation ungünstig auf die therapeutische Beziehung auswirken. Letzteres gilt auch für mittelgradige Depressionen, bei denen eine antidepressive Medikation empfohlen wird.

35.3 Die Behandlung des Patienten nach Abklingen der Akutphase

Zentraler Ansatzpunkt der tiefenpsychologisch fundierten Psychotherapie ist die Bearbeitung des depressiven Grundkonfliktes. Es geht um die spezifische dysfunktionale Psychodynamik des interpersonalen Verhaltens, um die Schwierigkeit der Affektwahrnehmung und -mitteilung, um die mangelnde Frustrationstoleranz, um die verzerrten Objektwahrnehmungen und um die fehlende Selbstbehauptung.

Folgende therapeutische Aufgaben und Entwicklungsschritte des Patienten lassen sich in der Behandlung des depressiv-strukturierten Patienten im Einzelnen unterscheiden (Rudolf 2003):

- Der Patient ist in der Therapie auf das Abwehrende zu fokussieren. So soll der Patient seine emotionale Daueranspannung sowie seine fehlende emotionale und kommunikative Entlastungsmöglichkeit wahrnehmen lernen und seine Selbstüberforderung erspüren.
- Der Patient soll die abgewehrten Gefühle und Beziehungswünsche spüren und differenzieren lernen: Unterstützen Sie den Patienten bei der Wahrnehmung und Differenzierung der Trauer, der Enttäuschung, des Ärgers und der Racheimpulse, bei der Wahrnehmung der Beziehungswünsche sowie bei dem Bemühen, Emotionen mitzuteilen, statt wortlos verstanden zu werden. Regen sie den Patienten an, für sich zu sorgen, etwas von sich zu halten, sich abzugrenzen und Hilfe zu suchen.
- Helfen Sie dem Patienten, schmerzliche biografische Erfahrungen zuzulassen, um Verluste und Einschränkungen abzutrauern. Der Patient soll die Erfahrung machen, dass er dafür Anteilnahme erhalten kann. Ziel ist es, sich mit seiner Biografie auszusöhnen, um nicht die Schuld bei sich oder den frühen Objekten ständig suchen zu müssen.
- Bestätigen Sie die bevorzugten Bewältigungsbemühungen wie z. B. den Altruismus, den narzisstischen Rückzug in ihren funktionalen Aspekten. Gehen Sie aber auch auf die dysfunktionalen Aspekte ein und problematisieren Sie diese.

> T: Durch Ihr großes Engagement haben Sie vielen Menschen helfen können. Leider haben diese Sie in letzter Zeit häufig enttäuscht. Ich frage mich, ob es bei diesem großen Einsatz noch ausreichend Zeiten gibt, in denen Sie sich erholen können?

- Der Patient soll die sichere Überzeugung gewinnen, dass es wichtige andere Menschen gibt, an die man sich notfalls wenden kann, sowie dass aus dem zwischenmenschlichen Rückhalt keine Unfreiheit erwachsen muss, sondern man sich auch aus diesen Beziehungen verabschieden kann, wenn es die Umstände erfordern. Auch soll er erarbeiten, wie er zentrale Beziehungen schützen kann, auch wenn aggressive Konflikte die Beziehung belasten.
- Schließlich ist es Aufgabe im therapeutischen Prozess, die Selbstakzeptanz, das Selbstvertrauen, die Selbstverantwortung und die Selbstbestimmung des Patienten zu stärken.

In der Behandlung depressiv-strukturierter Patienten hat sich folgende *therapeutische Grundhaltung* als hilfreich erwiesen (Will et al. 1998):

- Seien Sie *aktiv, zugewandt und interessiert* an den Mitteilungen des Patienten. Zeigen Sie Ihr Interesse an der Weiterentwicklung des Patienten und an der gemeinsamen Zielsetzung. Ein zurückhaltendes Therapeutenverhalten kann für depressive Patienten sehr belastend sein.
- Unterstützen Sie den Patienten als Hilfs-Ich bei der *Wahrnehmung und Differenzierung der Affekte*, leiten Sie ihn zur Affekttoleranz an und unterstützen Sie ihn beim Ertragen der nicht erfüllten Sehnsüchte. Vermitteln Sie dem Patienten, dass Sie ver-

stehen, wie anstrengend es für ihn sein muss, sein Leben tagtäglich in einer nicht stillbaren Sehnsucht nach Selbstachtung und im unermüdlichen Kampf gegen innere und äußere Objektverluste zu leben.
- Helfen Sie dem depressiven Patienten, sich selbst ernst zu nehmen und *sein Leiden als eine ernsthafte Erkrankung zu akzeptieren.* Obwohl depressive Patienten fortgesetzt klagen, können sie meist ihr Leid selbst am wenigsten akzeptieren. Versichern Sie Ihrem Patienten, dass Sie das Ausmaß seines Leidens erahnen und ermutigen Sie ihn, seinerseits Verständnis für sein Leiden zu entwickeln. Wenn Sie den Eindruck haben, dass Ihr Patient sein eigenes Leiden verharmlost, sollten Sie dies gezielt ansprechen. Übernehmen Sie somit auch die Rolle des Hilfs-Über-Ich, welches sich gegen die Selbstvorwürfe und die Selbstentwertung stellt.
- Depressive Patienten weisen initial häufig eine große Ambivalenz gegenüber der Therapie auf. Einerseits leiden Sie unter Schuldgefühlen, so viel Aufmerksamkeit eines anderen Menschen zu beanspruchen, andererseits fürchten sie, entsprechend ihren verinnerlichten Beziehungen, enttäuscht, kritisiert oder beschämt zu werden. Unterstützen Sie den Patienten, die Ambivalenz und die damit verbundenen Sorgen anzusprechen, und rücken Sie zunächst die funktionale Seite der Symptomatik und der Abwehr in den Vordergrund.

> T: Es könnte ja auch sein, dass es für Sie eine hilfreiche Seite hat, dass Sie sich zurückziehen und Ihrem Partner Ihre Enttäuschung nicht zeigen. Sie können so die Beziehung zu ihm schützen. Er bedeutet Ihnen ja sehr viel.

- Achten Sie bei allen Interventionen darauf, dass der Patient sie *nicht als Kritik oder Vorwurf* empfindet, um den Über-Ich-Druck und die Schuld- oder Schamgefühle nicht noch zu erhöhen. Wenn Sie im Zweifel darüber sind, heben Sie deutlich hervor, dass er die Intervention nicht im Sinne einer Kritik oder eines Vorwurfs verstehen möge.

Auf folgende Besonderheiten ist dabei in der psychodynamischen Behandlung depressiv-strukturierter Patienten zu achten (Will et al. 1998):
- Versuchen Sie, die *auslösenden Situationen* für depressive Einbrüche zu erkunden. Die Identifikation von Auslösebedingungen kann im Falle pathologischer Trauerreaktionen einfach, sie kann als Folge der konfliktverleugnenden Abwehr vieler depressiver Patienten oft aber auch sehr schwierig sein. Manchmal sind die auslösenden Bedingungen erst nach dem Abklingen der depressiven Episode erkennbar. Dies wird verständlich, wenn man sich klar macht, dass der Patient deshalb mit einer depressiven Verstimmung auf eine Enttäuschung oder Kränkung reagieren musste, weil er eine für ihn wichtige Beziehung nur so vor der eigenen Aggression schützen konnte.
- Oft werden Sie sich zunächst damit begnügen müssen, dem Patienten ein gewisses *intellektuelles Verständnis* für die Dynamik der Depression zu vermitteln: dass aus Ressentiments Schuldgefühle entstehen können und dass das Gefühl des Alleingelassenseins wegen der Abhängigkeit von anderen Menschen Schamgefühle erzeugt, die wiederum das Selbstwertgefühl verringern.
- Unterstützen Sie den Patienten, die aktuellen interpersonellen Probleme zu identifizieren und zu verstehen, die einen Einfluss auf die Entwicklung der depressiven Symptomatik haben. Helfen Sie dem Pa-

tienten, seine eigenen Gedanken und Gefühle in diesen Beziehungen wahrzunehmen und zu differenzieren und lassen Sie ihn Hypothesen über die potenziellen Gedanken und Gefühle des Partners entwickeln.

- Eine *Entlastung von Schuld- oder Schamgefühlen* wegen feindseliger Impulse oder zerstörerischer Fantasien wird immer wieder nötig sein. Die Milderung der überhöhten Über-Ich-Forderungen und Ich-Ideal-Ansprüche nimmt ebenso wie die Arbeit am Selbstwertgefühl meist längere Zeit der Behandlung in Anspruch.
- Bearbeiten Sie die häufigen *negativen Überzeugungen* depressiver Patienten (▶ Kap. 15), vor allem die Verknüpfungen von fantasierten Verlusten und dem Erleben von Selbstwert.

> P: Wenn ich meinen Mann verliere, bin ich nichts mehr wert.
> T: Wie kommen Sie darauf, dass Sie nichts mehr wert sind, wenn Sie Ihren Mann verlieren?

- Stellen Sie *Idealisierungen* nicht zu früh infrage und sprechen Sie die abgewehrte Aggressivität depressiver Patienten nicht zu früh an. Erst allmählich wird dem Patienten deutlich werden, dass der depressive Rückzug für ihn die einzige Möglichkeit ist, sich vor dem unerträglichen Ambivalenzkonflikt gegenüber einem Liebesobjekt zu schützen. Allmählich erst wird er die Erfahrung machen können, dass er auch die Beziehung zu seiner wichtigsten Bezugsperson mit aggressiven Regungen belasten darf, ohne schwere Schuldgefühle oder einen Beziehungsabbruch befürchten zu müssen.
- Manchmal ist es nützlich, *aggressive Inhalte* stellvertretend für den Patienten zu formulieren. Indem Sie eine aggressive Formulierung aussprechen, braucht der Patient nicht selbst die Verantwortung dafür zu übernehmen. Indem Sie so eine aggressive Äußerung für erlaubt erklären, stellen Sie sich zugleich dem Patienten als ein Modell zur Verfügung. Der Patient kann sich probeweise damit identifizieren.

> T: »Ich glaube, Sie wünschten sich von Herzen, dass dieser Scheißkerl nicht am Leben wäre!« (Bellak & Small 1972, S. 191)

- Bezüglich der nie ausbleibenden Wünsche depressiver Patienten nach *direkten Ratschlägen und Empfehlungen* sollten Sie einen *Mittelweg* gehen, indem Sie einerseits diese Wünsche nicht zu sehr frustrieren, da depressive Patienten dann leicht fürchten, »gar nichts mehr zu bekommen«, und ihnen andererseits auch nicht zu sehr nachgeben, weil sonst regressiv-hilflose Tendenzen über Gebühr gefördert würden.
- Geben Sie dem Patienten eine Rückmeldung über seine therapeutischen Fortschritte und validieren Sie diese sehr aktiv.
- Achten Sie sorgfältig auf Anzeichen der *negativen Übertragung* und sprechen Sie diese zügig im Hier und Jetzt an, sodass es zur Klärung der aktuellen Beziehungsrealität kommen kann.

> T: Vermutlich dachten Sie, dass ich Sie extra habe warten lassen, um Ihnen meine Überlegenheit und Macht zu demonstrieren?

- Bei *pathologischen Trauerreaktionen* sollten Sie versuchen, einen Trauerprozess einzuleiten, indem Sie auf Ereignisse und Gefühle vor, während und nach dem Tod der wichtigen Bezugsperson fokussieren.
- In Ihrer *Gegenübertragung* können bei depressiven Patienten Gefühle von Gequältsein, Hilflosigkeit, Enttäuschung, Ärger und Wut aufkommen. Meist kommt es vor allem auf ein verstehendes Aushalten die-

ser Gefühle an, das empathische Nähe mit selbstreflexiver Abstandnahme verbindet (Lang 1990). Manchmal ist es einfacher, die depressive Atmosphäre auszuhalten, wenn Sie versuchen, die latente Feindseligkeit zu spüren. Bemühen Sie sich, sich zwar empathisch in den Patienten einzufühlen, aber auch innerlich eine Distanz zu wahren. Es nützt dem Patienten wenig, wenn auch sein Therapeut »in das schwarze Loch« hineingezogen wird.

- *Ältere Menschen* leiden oft unter einer chronischen Unterstimulation und der Erfahrung, für uninteressant gehalten zu werden. Bitten Sie daher ältere Patienten, Ihnen ausgiebig aus ihrem Leben zu erzählen, und fragen Sie nach Details. Die Erfahrung, dass der Therapeut als ein Mensch, den sie achten, daran interessiert ist, ihnen zuzuhören und dass er etwas über sie wissen möchte, möglicherweise sogar noch etwas von ihren Erfahrungen lernen möchte, kann dazu führen, dass diese Patienten beginnen, ihr Leben neu zu bewerten, neue Perspektiven einzunehmen und vieles, was ihnen bisher uninteressant schien, für wichtig und interessant zu halten. Entscheidend ist es dabei, sich nicht zu sehr mit dem alten Patienten und seiner Angst vor dem Scheitern, Älterwerden und Sterben zu identifizieren, sondern sich an Beispielen älterer Menschen zu orientieren, denen eine befriedigende Sinngebung des Lebens im Alter gelungen ist (Basch 1992).

Behandlungstechnik bei depressiven Patienten

- aktive, zugewandte, interessierte Haltung
- auslösende Situationen erkunden
- interpersonelle Probleme fokussieren
- Entlastung von Schuld- und Schamgefühlen
- negative Überzeugungen bearbeiten
- bei Interventionen beachten, dass diese nicht als Vorwurf verstanden werden
- Idealisierungen nicht zu früh infrage stellen
- negative Übertragungen zügig im Hier und Jetzt klären
- Gegenübertragung sorgfältig registrieren

35.4 Suizidalität

Suizidalität ist ein wichtiges Symptom depressiver Störungen und kommt weitaus häufiger vor, als allgemein angenommen wird. Rechnen Sie daher grundsätzlich bei jedem depressiven Patienten mit suizidalen Impulsen. Bei der Behandlung depressiver Patienten sollten Sie routinemäßig nach Suizidfantasien oder -impulsen fragen.

Hinsichtlich ihrer Psychodynamik können Suizidideen nach Kind (2005)

- im Dienste eines Verschmelzungswunsches stehen,
- im Dienste der Abwehr übergroßer Nähewünsche stehen,
- als manipulative Suizidalität eine der letzten Möglichkeiten des Patienten sein, die vermisste emotionale Resonanz im Gegenüber zu erzwingen,
- als resignative Suizidalität die Resignation darüber ausdrücken, dass der Versuch, die Resonanz des Gegenübers zu gewinnen, gescheitert ist.

Kind (2005) unterscheidet drei Interaktionstypen suizidaler Patienten, die zu charakteristischen Gegenübertragungskonstellationen führen:

- Suizidale Patienten vom *interaktionsreichen Typus* neigen dazu, Sie manipulativ zu affektiven Reaktionen und Handlungsimpulsen zu bringen. In Ihrer Gegenübertragung erleben Sie in der Position des manipulierten Objekts heftige Affekte der

Angst um den Patienten, aber auch Wut und Ohnmacht angesichts des manipulativen Agierens. Sie können intensive Impulse spüren, den Patienten zu retten oder ihn durch Einsperren zu bestrafen.
- Suizidale Patienten vom *interaktionsarmen Typus* haben Sie als ein mögliches hilfreiches Objekt schon aufgegeben. Dadurch entsteht eine beträchtliche Gefährdung, denn die Patienten treten mit Ihnen nicht aktiv in Interaktion, was leicht dazu führen kann, dass die Suizidalität dieser Patienten übersehen wird. In der Position des aufgegebenen Objekts erleben Sie in Ihrer Gegenübertragungsposition wenig Affekte, insbesondere auch kaum Angst oder Sorge um den Patienten, ebenso keine Handlungsimpulse.
- Bei suizidalen Patienten vom *pseudostabilen Typus* ist die Gefährdung am größten. Sie zeigen eine große Gelassenheit, manchmal sogar Heiterkeit angesichts des bevorstehenden Todes (»Ruhe nach dem Sturm«). Sie als Objekt sind entwertet, von Ihnen erwartet der Patient nichts mehr. Zurückgezogen auf sein Größen-Selbst idealisiert der Patient den Tod.

Wenn Sie eine Suizidgefährdung wahrnehmen, empfehlen wir Ihnen, folgendermaßen vorzugehen:
- *Nehmen Sie grundsätzlich jede Suizidäußerung ernst.* Selbst wenn Sie der Auffassung sind, dass die Suiziddrohung manipulativ eingesetzt wird, sollten Sie mit der Möglichkeit rechnen, dass der Patient den Suizidversuch durchführt, um seiner Intention Nachdruck zu verleihen.
- Besteht nur der geringste Verdacht auf Suizidalität – und bei depressiven Störungen sollte er immer bestehen –, fragen Sie den Patienten anteilnehmend, ob er in der letzten Zeit Gedanken hatte, nicht mehr leben zu wollen. Die immer wieder zu beobachtende Scheu, einen Patienten trotz bestehender Verdachtsmomente nach Suizidgedanken zu fragen, aus Sorge, man könne ihn gerade dadurch in den Suizidversuch treiben, ist sachlich unberechtigt und tendenziell gefährlich.
- Bestätigt der Patient, Suizidideen gehabt zu haben, fragen Sie weiter, ob die Gedanken weiterhin bestehen, wie *konkret* und welcher Art sie sind, an welche Suizidmethoden der Patient gedacht hat. Explorieren Sie, ob *konkrete Suizidabsichten und -pläne* bestehen. Je konkreter die Suizidideen oder -pläne, desto stärker ist die Gefahr. Fragen Sie auch, ob sich die Suizidideen ungewollt aufdrängen, und betrachten Sie dies als ein besonderes Alarmzeichen.
- Sprechen Sie ausführlich und konkret über alle *Ideen und Fantasien.* Im Allgemeinen mindert das konkrete Sprechen über die destruktiven Gedanken und Pläne schon die Bereitschaft zur Umsetzung, da der Patient die für ihn wichtige Erfahrung macht, in seiner Not ernst genommen zu werden.
- Wahren Sie die Grundsätze von *Respekt und Akzeptanz* auch angesichts drohender Suizidalität. Fühlen Sie sich empathisch in die Not des Patienten ein, zeigen Sie Verständnis für seine subjektiv als ausweglos empfundene Situation und für seine aktuelle emotionale Verfassung, die ihm das Leben derzeit nicht lebenswert erscheinen lässt, aber machen Sie deutlich, dass Sie diese Auffassung nicht teilen und dass Sie entschlossen sind, eine Suizidhandlung nicht zuzulassen.
- Beurteilen Sie die aktuelle *Steuerungsfähigkeit* und Absprachefähigkeit des Patienten. Ist der Patient in der Lage, Suizidimpulse zu kontrollieren, oder besteht die Gefahr, dass er sich ihrer nicht erwehren kann? Ist er zu einer konkreten Absprache fähig? Berücksichtigen Sie dabei seine

aktuelle psychopathologische Situation. Bei einer psychotischen Grunderkrankung sind Steuerungsfähigkeit und Absprachefähigkeit meist erheblich eingeschränkt.

- Beurteilen Sie, ob der Patient mit Ihnen in einem guten *Rapport* ist. Seien Sie aufmerksam, wenn der Patient sich zurückzieht, den Kontakt verliert, wenn sich in Ihrer Gegenübertragung ein Gefühl von Leere und Distanz ausbreitet, so als ob der Patient Ihnen »entgleitet«. Seien Sie auch alarmiert, wenn der Patient Ihren Fragen ausweicht.
- Fehlende Steuerungs- und Absprachefähigkeit sowie fehlender emotionaler Rapport sind *absolute Indikationen* für eine sofortige stationäre Unterbringung, im Allgemeinen auf einer geschlossenen psychiatrischen Station notfalls auch gegen den Willen des Patienten mithilfe der Unterbringungsgesetze. Handeln Sie ruhig, aber entschlossen. Lassen Sie den Patienten wissen, dass Sie ihn nicht »loswerden« oder »abschieben« möchten und dass es Ihnen nicht darum geht, seine Autonomie zu untergraben, sondern dass er Ihnen als Mensch so wertvoll und sein Leben so schützenswert ist, dass Sie seinen Freitod nicht hinzunehmen bereit sind.
- Wenn Steuerungs- und Absprachefähigkeit sowie ein adäquater emotionaler Rapport gegeben sind und Angehörige als Schutzpersonen verfügbar sind, können Sie möglicherweise auf die stationäre Unterbringung verzichten. Klären Sie, ob der Patient bereit und in der Lage ist, Hilfsangebote wahrzunehmen, wenn die Suizidgedanken zunehmen sollten oder wenn er sich seiner Steuerungsfähigkeit nicht mehr sicher ist.
- *Lassen Sie einen suizidgefährdeten Patienten nie allein.* Sorgen Sie dafür, dass der Patient in zuverlässiger Weise durch Angehörige betreut wird.
- Es kann sinnvoll sein, dem Patienten für den Notfall Ihre private *Telefonnummer* zu nennen. Im Allgemeinen missbrauchen Patienten dieses Angebot nicht. Falls es doch zu häufigeren Telefonanrufen kommt, sollten Sie dies mit dem Patienten besprechen und mit ihm nach anderen Lösungen suchen. Besprechen Sie auch, was zu tun ist, wenn Sie nicht erreichbar sind.
- Lassen Sie sich allerdings auch nicht verführen, für den Patienten zu einem *idealen Objekt* zu werden, das uneingeschränkt und grenzenlos verfügbar ist. Über kurz oder lang werden die Grenzen Ihrer Verfügbarkeit dem Patienten doch spürbar werden, worauf er dann seine massive Enttäuschungswut gegen sich selbst richtet.
- Prüfen Sie sorgfältig Ihre *Gegenübertragung*. Je nach dem Interaktionstypus der Suizidalität kann Ihre Emotionalität ärgerlich, resignativ, überängstlich oder bagatellisierend sein. Seien Sie besonders vorsichtig, wenn Sie dazu neigen, »souverän« Gedanken an Suizidalität wegzuwischen.

Therapeutisches Vorgehen bei Suizidalität

- jede Suizidankündigung ernst nehmen
- Suizidfantasien, ggf. konkrete Suizidabsichten ausführlich explorieren
- Steuerungs- und Absprachefähigkeit sowie emotionalen Rapport beurteilen
- Gegenübertragungsreaktionen wahrnehmen
- Notwendigkeit einer sofortigen Klinikeinweisung prüfen
- Haltung: empathisches Verständnis für die subjektiv empfundene Ausweglosigkeit bei gleichzeitiger Entschlossenheit, eine Selbsttötung nicht zuzulassen

Sofortige Klinikeinweisung bei Suizidalität

- bei eingeschränkter Steuerungsfähigkeit
- bei verminderter Absprachefähigkeit
- bei unzureichendem emotionalem Rapport
- bei Fehlen von Schutzpersonen
- bei Unfähigkeit, Schutzpersonen um Hilfe zu bitten

35.5 Der Umgang mit chronischer Suizidalität

Bei Patienten mit chronischer Suizidalität können Selbstmordgedanken defensive Funktionen erfüllen, eine Art letzter Fluchtmöglichkeit darstellen, wenn das Leben unerträglich wird. Es kommt dann darauf an, die Suizidalität einerseits ernst zu nehmen und andererseits nicht in einer Überreaktion unnötig Alarm zu schlagen, sondern die Botschaft in der aktuellen Beziehung zu verstehen.

Wenn Sie Patienten in Behandlung nehmen, die entweder chronisch suizidal sind oder bei denen im Verlaufe der Therapie mit Suizidalität zu rechnen ist, empfiehlt es sich, vor Beginn der Behandlung in einem *Kontrakt* genau festzulegen, wie der Patient sich zu verhalten hat, wenn er glaubt, seine Suizidgedanken nicht mehr kontrollieren zu können. Machen Sie deutlich, dass Sie auf der Einhaltung dieser Absprache unbedingt bestehen müssen und dass andernfalls eine Behandlung bei Ihnen nicht möglich ist.

T: Es ist für die Durchführung dieser Behandlung absolut notwendig, dass Sie sich an diese Vereinbarung halten. Ich erwarte von Ihnen, dass Sie über Selbstmordimpulse in der Behandlung sprechen oder, wenn sie außerhalb der Therapiestunden auftreten, sofortige Hilfe aufsuchen. Wenn Sie sich nicht an die Absprache halten und es doch zu einem Suizidversuch kommt, werde ich alles für Sie tun, damit Sie geschützt in einer Klinik untergebracht sind, aber ich werde die Behandlung nicht fortsetzen.

Chronisch suizidale Patienten erfordern einen besonders sorgfältigen Umgang mit der Gegenübertragung. Es kann anstrengend und zermürbend sein, wenn das Fortschreiten der Behandlung immer wieder durch Suizidgedanken erschwert wird. Achten Sie vor allem auf Ihre Gegenübertragung, wenn Sie beginnen, sich von dem Patienten innerlich zu entfernen. Verleugnen Sie eigene Gefühle des Überdrusses bei einem als quälend erlebten Patienten nicht, sondern gestatten Sie sich auch feindselige oder abwertende Gedanken und Wünsche gegenüber dem Patienten, z. B. den Wunsch, der Patient wäre besser tot. Oft gelingt Ihnen die empathische Identifikation dadurch besser, und ein verlorener emotionaler Kontakt kann sich so leichter wieder herstellen lassen.

Wenn der Patient über Suizidabsichten spricht, hören Sie respektvoll zu und anerkennen Sie die realen Schwierigkeiten und die subjektiv empfundene Ausweglosigkeit. Zögern Sie nicht, immer wieder die Ernsthaftigkeit und Konkretheit der Suizidabsichten sowie die Steuerungsfähigkeit und die Absprachefähigkeit des Patienten zu explorieren. Dies wird vom Patienten im Allgemeinen als ein Ernstnehmen seiner Lage und eine Würdigung seiner Schwierigkeiten erlebt. Dann wird es meist auch möglich sein, die Funktion und den Stellenwert der Suizidäußerungen in der aktuellen therapeutischen Beziehung zu verstehen.

Es kann unter Umständen notwendig werden, sich innerlich von dem Druck zu befreien, einen chronisch suizidalen Patienten um jeden Preis von einem Suizidversuch abhalten zu müssen. Abgesehen davon, dass dies ohnehin nicht möglich wäre, würden Sie dadurch Ihre Möglichkeit zur Reflexion der aktuellen Beziehungsrealität unnötig einschränken. Vorzuziehen ist eine Haltung, die dem Patienten grundsätzlich auch das Recht einräumt, aus dem Leben zu scheiden, ihm aber gleichzeitig das Angebot macht, seine Wünsche und Ängste in der therapeutischen Beziehung zu erleben und zu reflektieren. Nicht wenige Patienten können sich auf den Vorschlag einlassen, eine geplante Suizidhandlung zunächst aufzuschieben, um sie zuvor gründlich zu reflektieren.

Weiterführende Literatur

Grabenstedt Y, Völkl G, Banck G, Will H (2008). Depression. Psychodynamik und Therapie. Psychoanalytische Krankheitslehre. Stuttgart: Kohlhammer.

Henseler H (2000). Narzisstische Krisen. Zur Psychodynamik des Selbstmords. 4. Aufl. Wiesbaden: Westdeutscher Verlag.

Kind J (2005). Suizidal. Die Psychoökonomie einer Suche. 4. Aufl. Göttingen: Vandenhoeck & Ruprecht.

Leichsenring F, Schauenburg H (2014). Empirically supported methods of short-term psychodynamic therapy in depression – towards an evidence-based unified protocol. J Affect Disord; 169: 128–43.

Mentzos S (2011). Depression und Manie. Psychodynamik und Therapie affektiver Störungen. 5. Aufl. Göttingen: Vandenhoeck & Ruprecht.

Reimer C (2007). Psychotherapeutischer Umgang mit suizidalen Patienten. In: Reimer C, Eckert J, Hautzinger M, Wilke E (Hrsg). Psychotherapie. Ein Lehrbuch für Ärzte und Psychologen. 3. Aufl. Berlin, Heidelberg: Springer.

Rudolf G (2003). Störungsmodelle und Interventionsstrategien in der psychodynamischen Depressionsbehandlung. Z Psychosom Med Psychother; 49: 363–76.

Rudolf G, Henningsen P (2013). Psychotherapeutische Medizin und Psychosomatik. Klinische Psychologie und Psychiatrie. Ein einführendes Lehrbuch auf psychodynamischer Grundlage. 7. Aufl. Stuttgart: Thieme.

S3-Leitlinie/Nationale VersorgungsLeitlinie »Unipolare Depression, Version 5 (2015). www.versorgungsleitlinien.de/themen/depression/pdf/s3_nvl_depression_lang.pdf (Zugriffsdatum: 24.07.2017).

Schauenburg H, Hofmann B (2007). Psychotherapie der Depression. Lindauer Psychotherapie-Module. Krankheitsmodelle und Therapiepraxis, störungsspezifisch und schulenübergreifend. 2. Aufl. Stuttgart: Thieme.

Schauenburg H, Köllner V (2013). Psychotherapie im Dialog – Depression. Stuttgart: Thieme (Taschenbuch).

36 Angst und Panik

Patienten mit Angsterkrankungen

Wolfgang Wöller, Jürgen Bernard und Johannes Kruse[6]

36.1 Phänomenologische und psychodynamische Aspekte der Angsterkrankungen

Der psychotherapeutische Umgang mit Angsterkrankungen erfordert neben einer differenzierten Betrachtungsweise des vorliegenden Störungsbildes einige wichtige Modifikationen der Behandlungstechnik. Deskriptiv unterscheiden wir Phobien, Panikstörungen und generalisierte Angsterkrankungen.

- Bei *Phobien* ist die Angst an bestimmte Vorstellungen gebunden. Den Patienten sind die angstauslösenden Situationen oder Orte bekannt, denen sie ausweichen können. Angst tritt nur dann auf, wenn die Patienten sich diesen Situationen aussetzen oder diese Orte aufsuchen, nicht aber, wenn sie diese vermeiden.
- *Panikzustände* sind dagegen durch Angstanfälle charakterisiert, die gleichsam über die Patienten hineinbrechen. Die Patienten erleben während dieser Anfälle Gefühle einer drohenden Katastrophe und des völligen Kontrollverlusts, sie fühlen sich dem Geschehen hilflos und ohnmächtig ausgeliefert. Oft findet sich eine überwältigende Angst vor einem plötzlichen Tod oder auch die Angst, den Verstand zu verlieren. Körperliche Symptome können Angstäquivalente darstellen: Pulsbeschleunigung, Zittern, Übelkeit, Schweißausbrüche, motorische Unruhe, vertiefte und beschleunigte Atmung oder auch Durchfälle. Am stärksten beeindruckt das intensive Gefühl völliger Hilflosigkeit und das verzweifelte Appellieren um Hilfe. Panikattacken können in alltäglichen Situationen auftreten, wobei ein Anlass auf den ersten Blick oft nicht erkennbar ist. Sie können das Leben des Patienten sehr beeinträchtigen und zu schwerwiegenden beruflichen und sozialen Einschränkungen führen. Die Angst vor der Angst wird dann zum lebensbeherrschenden Thema. Depressive Störungen und Substanzabhängigkeit sind häufige Komplikationen der Störung. Wenn Patienten es vermeiden, bestimmte Orte oder Situationen aufzusuchen, weil sie glauben, dass dadurch Panikanfälle ausgelöst werden, kann eine Panikstörung sekundär mit einer Agoraphobie verbunden sein.
- Besteht ein anhaltender und gegenstandsloser (»frei flottierender«), wenngleich in seiner Intensität schwankender Angstzustand, so sprechen wir von einer *generalisierten Angststörung.* Patienten mit generalisierter Angsterkrankung sind ebenso wie Patienten mit Panikstörungen oft abhängig, ängstlich und wenig selbstbewusst. Es besteht eine ausgeprägte Überempfindlichkeit gegenüber Trennungssituationen. Auslösende Situationen können diese Gefühle des Verlassenwerdens aktivieren.

---

6 Wir danken Herrn Prof. Dr. Markus Bassler für die Durchsicht dieses Kapitels.

Für ein psychodynamisches Verständnis der Angsterkrankungen wurden verschiedene theoretische Modelle entwickelt. Als praktisch besonders bewährte Modelle möchten wir das Konfliktmodell und das Strukturschwächemodell der pathologischen Angst (Hoffmann & Bassler 1992) vorstellen.

- Das *Konfliktmodell* der Angst hat einen hohen Erklärungswert für phobische Störungen. Es basiert im Wesentlichen auf Freuds zweiter Angsttheorie (1926), in der er das Phänomen der Angst mit verbotenen Triebregungen in Verbindung bringt. Verpönte und gefürchtete infantile Wünsche und Impulse aggressiver oder libidinöser Art, die ins Unbewusste verdrängt worden sind, werden in einer angstauslösenden Situation reaktiviert und drängen ins Bewusstsein. Es entsteht Signalangst (Freud 1926), deren Funktion es ist, Abwehrmechanismen zu mobilisieren, um traumatisches Erleben und damit einen lähmenden Angstanfall zu verhindern. Der Inhalt einer unbewussten Fantasie, die sich auf die inneren verbotenen Wünsche und Gefahren bezieht, ist verdrängt; stattdessen werden die Gefahren stellvertretend in der Außenwelt erlebt. Das nach außen verschobene Symbol für die Quelle der Angst kann nun vermieden werden.
- Das *Strukturschwächemodell* eignet sich hingegen gut zur Erklärung von Panikstörungen und generalisierten Angsterkrankungen. Strukturen von Ich und Selbst sind als Folge konstitutioneller Faktoren und lebensgeschichtlicher früher traumatischer Erfahrungen defizitär ausgebildet, sodass auch kleinere innere und äußere Krisen und Belastungen des täglichen Lebens nicht mehr gebunden und bewältigt werden und die Kohärenz des Selbst in Gefahr ist. Panikzustände sind Ausdruck einer Überwältigung durch Reizüberflutung von außen oder – durch Triebbedürfnisse – von innen. Die dominierende Angst ist eine Verlustangst: die Angst vor dem Verlust der Objektrepräsentanz. Konflikte zentrieren sich um die Thematik von Autonomie und Abhängigkeit. Zu ihrer Bewältigung suchen sich die Patienten schützende Objekte, die sogenannten »steuernden Objekte« (König 1981), in deren Gegenwart die Ängste gemildert werden. Dies können Personen oder Sicherheit vermittelnde Gegenstände (z. B. Kind, Hund, Beruhigungstablette, in der heutigen Zeit zunehmend ein Handy) sein.

Beide Modelle ergänzen einander. In der Psychodynamik der Agoraphobie, die oft eine Panikstörung begleitet, berühren sich die Modelle.

36.2 Die Behandlung von Angsterkrankungen in der Übersicht

Wie in Kapitel 4.2 dargestellt, liegen inzwischen mehrere randomisierte, kontrollierte Studien vor, die die Wirksamkeit psychodynamischer Therapie bei Angsterkrankungen belegen. Dies gilt für die Panikstörung (Beutel et al. 2013; Milrod et al. 2007) ebenso wie für die soziale Phobie (Knijnik et al. 2004; Leichsenring et al. 2013b) und die Generalisierte Angststörung (Leichsenring et al. 2009). Die hohe limbische und geringe frontale Aktivierung von Patienten mit Panikstörungen änderte sich nach psychodynamischer ebenso wie nach kognitiv-behavioraler Therapie zugunsten einer frontolimbischen Normalisierung (Beutel et al. 2010b; Porto et al. 2009). In einer naturalistischen Studie einer psychodynamischen Therapie von Patienten mit Panikstörung konnte gezeigt werden, dass relevante Aspekte der psychodynamischen Theoriekonzeption, insbesondere Veränderungen in den Objektbeziehungen, sich in symptomatischen Besserungen niederschlugen (Katzenstein et al. 2009). Manuale zur psychodynamischen Behandlung von Angsterkrankungen liegen vor von Leichsenring & Salzer (2014), Milrod (1997), Wiborg & Dahl (1996) und in deutscher Sprache von Hoffmann (2016) und Subic-Wrana et al. (2012).

Für die psychotherapeutische Beeinflussung von Angsterkrankungen ist die *strukturdiagnostische Einordnung* von entscheidender Bedeutung, insbesondere die Beurteilung der Reife der Abwehrmechanismen und der Verfügbarkeit intakter Ich-Funktionen sowie der Fähigkeit zur Objektbindung der Angst.

- Bei *phobischen Störungen* mit reifen Abwehrmechanismen, im Wesentlichen intakten Ich-Funktionen und einer ausgeprägten Fähigkeit zur Objektbindung der Angst bietet sich, wenn nicht ein verhaltenstherapeutisches Verfahren bevorzugt wird (z. B. systematische Desensibilisierung), ein *konfliktzentriertes deutend-konfrontatives Vorgehen* an.
- Bei *Panikstörungen* und *generalisierten Angsterkrankungen* stehen zunächst *pharmakologische, stabilisierende, die Ich-Funktionen und die Abwehr stärkende Techniken* im Vordergrund. Erst in späteren Phasen der Behandlung kommen konfliktaufdeckende Techniken zum Einsatz. Trotz der unbestrittenen Erfolge kognitiv-behavioraler Ansätze in der Behandlung dieser Angststörungen sind psychodynamische Verfahren keineswegs obsolet, denn 15 bis 25 % der Patienten mit Panikstörungen zeigen unter verhaltenstherapeutischen oder kognitiv-behavioralen Therapieformen keine nennenswerte Symptombesserung, sodass tiefenpsychologische Zugänge in jedem Fall versucht werden sollten. In Einzelfällen mit traumatischer Symptomauslösung kann auch eine Indikation für den Einsatz traumatherapeutischer Verfahren bestehen.
- Die *Agoraphobie* nimmt unter den Phobien eine Sonderstellung ein, da sie häufig zusammen mit Panikstörungen und generalisierten Angsterkrankungen auftritt. Das geringere Strukturniveau, die unreiferen Abwehrmechanismen und die deutlicheren Einschränkungen der Ich-Funktionen verbieten in der Regel ein rein konfliktzentriertes Vorgehen wie bei den meisten anderen Phobien und fordern ein stärker *stabilisierendes und Ich-stützendes Vorgehen* wie bei den Panikstörungen und generalisierten Angsterkrankungen. Auch hier können in Einzelfällen mit traumatischer Symptomauslösung traumatherapeutische Verfahren zum Einsatz kommen.

Eine typische Folge der Angstsymptome ist das *Vermeidungsverhalten*. Für alle Angsterkrankungen gilt, dass die Neigung zu Vermeidungsverhalten begrenzt werden muss und dass die Exposition gegenüber den angstauslösenden Situationen ein wichtiger Bestandteil der Therapie ist.

36.3 Hilfen im akuten Angstanfall

In akuten Angstanfällen ist es notwendig, die Patienten zu beruhigen. Sprechen Sie mit ruhiger, sicherer und freundlicher Stimme. Bemühen Sie sich sehr, nicht selbst beunruhigt zu wirken. Sagen Sie dem Patienten, dass Sie verstehen, in welch unangenehmem Zustand er sich aktuell befindet. Vermitteln Sie ihm, dass er ernst genommen wird und dass sein Angstanfall nicht als Bagatelle abgetan wird. Stärken Sie gleichzeitig die Realitätsprüfung und machen Sie deutlich, dass es keinen Anlass zur Beunruhigung gibt. Positiv-suggestive Maßnahmen können nützlich sein. So können Sie z. B. auch symbolisch den Puls fühlen, um suggestiv festzustellen, dass er bereits ruhiger und regelmäßiger geworden ist.

> T: Was Sie jetzt bei sich bemerken, ist ein Angstanfall. Ihr Herz schlägt schneller, die Atmung fällt Ihnen schwer. Ich kann verstehen, dass Sie das sehr beunruhigt. Sie haben jetzt das Gefühl, Sie befänden sich in größter Gefahr. Ich möchte Ihnen sagen, dass Sie ganz beruhigt sein können. Hier in meinem Zimmer sind Sie sicher, und Ihr Herz ist körperlich gesund. Ihnen wird nichts passieren. Ich bleibe bei Ihnen, bis der Anfall vorüber ist. Ich bemerke schon jetzt, dass Ihr Herz ruhiger und regelmäßiger schlägt …

Während der phobische Patient den angstauslösenden Situationen oder Orten ausweichen kann, werden Patienten mit Panikattacken oder mit generalisierter Angsterkrankung von Ihnen in der ersten Phase der Behandlung vor allem Hilfen bei der Bewältigung ihrer Angstzustände erwarten. Zunächst sollte immer auch an eine angstlösende Psychopharmakotherapie gedacht werden.

36.4 Bewältigungsorientierte und Ich-stärkende Maßnahmen

Neben der psychopharmakologischen Behandlung sind bei Patienten mit Panikstörungen und bei generalisierten Angsterkrankungen bewältigungsorientierte und Ich-stärkende psychotherapeutische Maßnahmen angezeigt. Lediglich bei phobischen Störungen bei klarer Konfliktproblematik ohne nennenswerte ich-strukturelle Defizite werden diese Maßnahmen, soweit die Störungen tiefenpsychologisch fundiert behandelt werden, weitgehend verzichtbar sein.

- Wählen Sie einen supportiven und abwehrstärkenden Interventionsstil (▸ Kap. 28). Vermitteln Sie Zuversicht und Optimismus. Bevorzugen Sie klarifizierende Interventionen und seien Sie zurückhaltend mit Deutungen unbewusster Aspekte.
- Weisen Sie den Patienten auf seine Bewältigungsressourcen und Stärken hin, besonders auf das, was er trotz seiner Angstzustände noch leisten kann, sowie auf die Tatsache, dass er in vielen Lebensbereichen offensichtlich gut zurechtgekommen und keinesfalls hilflos gewesen ist. Immerhin ist er ja bei der letzten Panikattacke in der Lage gewesen, sich Hilfe zu holen; insofern war er dem Geschehen nicht völlig hilflos und ohnmächtig ausgeliefert.
- Erarbeiten Sie mit dem Patienten Bewältigungsstrategien für künftige angstauslösende Situationen. Er soll sie anwenden, sobald er spürt, dass die Angst wieder aufkommt. Der Patient soll selbst Erfahrungen sammeln, um auszuprobieren, welche Strategien ihm helfen. Eine wichtige Rolle spielen *Ablenkungstechniken* (▸ Kap. 29.2). Manche Patienten gehen z. B. einer bestimmten Tätigkeit nach, andere hören eine bestimmte Musik.
- Vermitteln Sie dem Patienten *Entspannungstechniken* (▸ Kap. 29.8).
- Für alle Angsterkrankungen gilt, dass *Vermeidungsverhalten* die Angstreaktionen verstärkt und dem Patienten die Möglichkeit erfolgreicher Erfahrungen nimmt. Achten Sie also schon frühzeitig in der Therapie darauf, dass der Patient, soweit er Ich-stark genug ist, fortan angstauslösende Situationen nicht vermeidet, sondern sich ihnen exponiert. Schon Freud (1919) hatte darauf hingewiesen, dass die konfliktrelevanten Fantasien einer Phobie nur dann zugänglich werden, wenn man den Patienten aktiv auffordert, sich aktiv der ängstigenden Situation zu stellen.
- Achten Sie darauf, dass der Patient seine *Eigenverantwortung nicht zu sehr an Sie abgibt*. Vermeiden Sie daher eine übertriebene Fürsorglichkeit. Vermitteln Sie dem Patienten so viel an aktiver Unterstützung, wie er benötigt, um sich selbst mit seiner

Angst auseinander zu setzen (Bassler & Leidig 2005).

- Achten Sie von Beginn darauf, auch die *Rolle des Partners oder der nächsten Bezugsperson* zu berücksichtigen. Ein Partner kann unbewusst ein Interesse daran haben, dass der Patient seine abhängige Rolle beibehält und einen Gewinn daraus ziehen, sich fürsorglich um ihn zu kümmern, ohne seine Autonomie-Wünsche fürchten zu müssen. Erwägen Sie daher frühzeitig, den Partner oder die Bezugsperson in die Behandlung einzubinden.

Bewältigungsorientierte und Ich-stärkende Maßnahmen bei Patienten mit Angsterkrankungen

- supportiver und abwehrstärkender Interventionsstil
- auf Stärken und Ressourcen hinweisen
- Bewältigungsstrategien, z. B. Ablenkungstechniken, erarbeiten
- Entspannungstechniken vermitteln
- Eigenverantwortung fördern

36.5 Konfliktaufdeckendes Vorgehen

Während bei Patienten mit ausgeprägter Ich-Schwäche vor allem stabilisierende und bewältigungsorientierte Interventionen zur Anwendung kommen, möglicherweise unterstützt durch verhaltenstherapeutische Elemente, kann bei Patienten mit ausreichender Ich-Stärke ein psychodynamisch-konfliktaufdeckendes Vorgehen Erfolg versprechend sein (Bellak 1992):

- Von großer Bedeutung ist die *Identifikation der angstauslösenden Situationen.* Typischerweise kennen Patienten die auslösenden Bedingungen ihrer Panikzustände zunächst nicht. Angesichts der hohen Verleugnungsbereitschaft von Angstpatienten ist es nicht ungewöhnlich, dass sie zunächst der Überzeugung sind, die Panikattacke sei »aus heiterem Himmel« hereingebrochen. Bitten Sie den Patienten, die Umstände vor dem Ausbruch der Panikattacke oder der akuten Verschlechterung seiner Angststörung genau zu schildern, und explorieren Sie die Charakteristika der interpersonellen Interaktionen. Es muss deutlich werden, welche Beziehungskonstellation mit welchen Wünschen und Ängsten den Hintergrund für die Panikattacke gebildet hat.
- Versuchen Sie zu erfassen, ob im Vorfeld der Panikattacke ein relevanter *Affekt* spürbar war, der im weiteren Verlauf in Angst überging. Benennen Sie diesen Affekt; oft handelt es sich um Verlassenheitsängste und -wut, Enttäuschungs- oder Kränkungswut, aber auch andere, meist aggressive Affekte. Versuchen Sie, mit dem Patienten zu rekonstruieren, wann der Affekt in Angst übergegangen ist. Fordern Sie den Patienten auf, sich die angstauslösende Situation mit den begleitenden Affekten so genau wie möglich vorzustellen. Es genügt nicht, abstrakt über Affekte zu sprechen, an deren Stelle möglicherweise Panikattacken getreten sein könnten. Der Patient soll nach Möglichkeit sowohl den ursprünglichen Affekt als auch die daraus sich entwickelnde Angst im Hier und Jetzt der therapeutischen Situation spüren können. Geben Sie ihm die Möglichkeit einer kathartischen Äußerung der Affekte und erlauben Sie ihm, die Angst in der schützenden Atmosphäre der therapeutischen Beziehung aushalten zu können.
- Bemühen Sie sich, das *assoziative Umfeld der Angstentstehung* und mögliche Verknüpfungen mit unbewussten Vorstellungen zu erarbeiten. Oft erinnern die aktuell

auslösenden Bedingungen über assoziative Ketten an andere, meist frühere Situationen, die mit konflikthaften Wünschen oder Ängsten in Verbindung stehen. Alltagsaspekte können die konflikthaften Wünsche oder Ängste symbolisieren.
- Bilden Sie eine Hypothese, welche dynamisch wirksame Angst hinter der erlebten Angst des Patienten stehen könnte. Bemühen Sie sich zu verstehen, den Durchbruch welcher (Trieb-)Impulse und welchen Kontrollverlust der Patient vermutlich fürchten muss und welche unbewussten Fantasien die Angst unterhalten könnten. Grundsätzlich kommen Konflikte aus verschiedenen Stufen der psychosexuellen Entwicklung in Betracht: Die Angst, von aller Hilfe abgeschnitten zu sein, kann mit der Erinnerung an den frühen Tod der Mutter verknüpft sein. Hinter der Angst umzufallen kann die Angst vor einer Versuchung stehen. Die Angst vor einem Einbruch kann Vergewaltigungsängste wachrufen oder mit Erinnerungen an Gewalterfahrungen verbunden sein.
- Leiten Sie den Patienten an, die aktuelle angstauslösende Situation über assoziative Ketten mit Angsterlebnissen, traumatischen Erfahrungen und Konflikten aus Kindheit und Jugend in Beziehung zu setzen. Erarbeiten Sie mit ihm die Rolle der lebensgeschichtlich früheren konflikthaften Wünsche und Ängste bei der Konstitution der aktuell auslösenden Situation. Indem Sie dem Patienten den Zusammenhang zwischen der Panikattacke, den auslösenden Faktoren und ihren Vorläufern in der Lebensgeschichte aufzeigen, geben Sie ihm über das Verstehen ein größeres Gefühl der Kontrolle.
- Konfrontieren Sie den Patienten mit den oft umfangreichen Verleugnungen und Verdrängungen im Zusammenhang mit den angstauslösenden Situationen und leiten Sie ihn zu einer genaueren Affektwahrnehmung an.
- Gelegentlich können die durch Deutung der Psychodynamik gewonnenen Einsichten im Rahmen der Selbstberuhigung bei Panikattacken Anwendung finden. Sie können dem Patienten empfehlen, er solle sich intensiv die Kindheitsszene vorstellen, die als Prototyp der jetzigen auslösenden Situation gedeutet wurde, und sich den Affekt vergegenwärtigen, der bisher durch die Angst abgewehrt wurde. Nicht selten hat dies einen angstmindernden Effekt.

Konfliktorientiertes Vorgehen bei Angststörungen

- angstauslösende Situationen identifizieren
- Affekte im Vorfeld der Panikattacke herausarbeiten
- assoziatives Umfeld der Angstauslösung und Verknüpfungen mit unbewussten Vorstellungen erarbeiten
- Hypothese zur dynamisch wirksamen »Angst hinter der Angst« bilden
- aktuelle angstauslösende Situation mit früheren traumatischen Erfahrungen und Konflikten in Beziehung setzen
- mit Verdrängungen und Verleugnungen konfrontieren

36.6 Psychoedukative Maßnahmen

In der psychodynamischen Behandlung von Angsterkrankungen können nach unserer Auffassung auch *verhaltenstherapeutische* Elemente einen wichtigen Platz haben. Die Wichtigkeit psychoedukativer Maßnahmen wurde vor allem in verhaltenstherapeutischen Konzepten der Behandlung von Panikstörung und generalisierter Angsterkrankung betont (Margraf & Schneider 2014). Hintergrund ist zum einen die psychoedukative Ausrichtung der Verhaltenstherapie, die den Patienten zum Fachmann seiner Störung machen will, zum anderen die empirisch gesicherte Erkenntnis, dass allein die Informationen über Angst und Angsterkrankungen die subjektiven Kontrollüberzeugungen verbessern und damit zu einer erheblichen Reduktion der Angstsymptomatik führen können.

Zentral ist es daher, dem Patienten *Informationen* zur Verfügung zu stellen, die er im Rahmen seiner Möglichkeiten nutzen kann. Genaue, dem intellektuellen Niveau des Patienten angepasste Informationen über Angst und Angsterkrankungen bilden die Grundlage für die systematische Erarbeitung der spezifischen Angstproblematik des Einzelnen. Dieses geschieht in folgenden Schritten:

- Informieren Sie den Patienten im Gespräch über Angst und Angsterkrankungen oder stellen Sie ihm entsprechende Literatur oder Handouts zur Verfügung.
- Ermutigen Sie dann den Patienten, in eigenen Worten sein Erleben und die gegebenen Informationen in Zusammenhang zu bringen. Ermutigen Sie ihn ausdrücklich zu Zweifeln und Fragen, um den Prozess der inneren Auseinandersetzung mit der Thematik zu fördern. Zweifel und Widerspruchsermöglichung sind ein zentrales Merkmal des Therapieprozesses, dienen dabei auch der Sicherstellung der sozialen Autonomie beider Interaktionsteilnehmer.
- Versuchen Sie, durch gezielte Fragen den Prozess des »geleiteten Entdeckens« und damit der Selbstexploration anzuregen. Sie können so das Verständnis für gegebene Informationen überprüfen und eine echte Auseinandersetzung fördern.

> T: Könnten Sie die Informationen noch einmal in Ihren Worten wiederholen?
> T: Decken sich die gegebenen Informationen mit Ihren Erfahrungen, oder haben Sie etwas anders erlebt?

Als inhaltliche Grundlage des oben beschriebenen Prozesses eignet sich hervorragend das *»Drei-Komponenten-Modell der Angst«* nach Margraf & Schneider (2014) mit der Vermittlung des Teufelskreises der Angst. Aufgrund eigener Erfahrungen des Patienten werden die Komponenten

- physiologische Symptome,
- kognitive Symptome und
- verhaltensmäßige Symptome

differenziert und durch den »Teufelskreis der Angst« in Verbindung gesetzt, dies anhand einer für den Patienten typischen Angstsituation.

- Zuerst sollten Sie die *körperlichen Symptome* hinsichtlich ihrer Ausprägung und Stärke erfragen. Dafür können auch Symptomlisten benutzt werden.
- Anschließend werden die während des Angstanfalls vorhandenen *Gedanken und Vorstellungsbilder* eruiert und genau nach katastrophenspezifischen Inhalten konkretisiert.
- Im nächsten Schritt können Sie die *Verbindung* der möglichst konkreten Gedanken oder Vorstellungsbilder mit spezifischen Körpersymptomen erarbeiten. Ziel ist es, dem Patienten zu zeigen, dass die Kognitionen und Bilder Interpretationen der körperlichen Symptome sind.
- Zuletzt werden dann die *Auslöser* dieser spezifischen Angstsituation exploriert, im Teufelskreis der Angst zusammengeführt und in Bezug zum sichtbaren Verhalten gesetzt. Hilfreich sind dabei *Angsttagebücher*, in denen der Patient seine erlebten Anfälle festhält und beschreibt.

Weiterführende Literatur

Bassler M, Leidig S (2005). Psychotherapie der Angsterkrankungen. Stuttgart: Thieme.

Benecke C, Staats H (2012). Psychoanalyse der Angststörungen. Modelle und Therapien. Stuttgart: Kohlhammer.

Ermann M (2023). Angst und Angststörungen. Psychoanalytische Konzepte. 3. Aufl. Stuttgart: Kohlhammer.

Dengler W, Selbmann HK (Hrsg) (2000). Leitlinien zur Diagnostik und Therapie von Angsterkrankungen. Ergebnis einer Konsensuskonferenz. Darmstadt: Steinkopff.

Herzog W, Kruse J, Wöller W (2016). Psychosomatik. Erkennen – Erklären – Behandeln. Stuttgart: Thieme.

Hoffmann SO (2016). Psychodynamische Therapie von Angststörungen. Einführung und Manual für die kurz- und mittelfristige Therapie. 2. Aufl. Stuttgart: Schattauer.

Kapfhammer HP (2008). Zur Psychotherapie und Pharmakotherapie der Angststörungen. Neuropsychiatrie; 22: 51–70.

Kapfhammer HP (2011). Angststörungen. In: Möller HJ, Laux G, Kapfhammer HP (Hrsg). Psychiatrie, Psychosomatik, Psychotherapie. Bd. 1: Allgemeine Psychiatrie; Bd. 2: Spezielle Psychiatrie. Berlin, Heidelberg: Springer.

Leichsenring F, Salzer S (2014). Generalisierte Angststörung. Psychodynamische Therapie. Göttingen: Hogrefe.

Subic-Wrana C, Milrod B, Beutel ME (2012). Panikfokussierte Psychodynamische Psychotherapie. Göttingen: Hogrefe.

Wiltink J, Haselbacher A, Salzer S, Beutel ME, Leichsenring F (2015). Soziale Phobie. Psychodynamische Therapie. Göttingen: Psychodynamische Therapie.

37 »Hätte ich die Beschwerden nicht, wäre alles gut«

Patienten mit somatoformen Störungen

Christian Albus, Johannes Kruse und Wolfgang Wöller

37.1 Einführung

Patienten mit somatoformen Störungen leiden an körperlichen Symptomen, die durch organische Ursachen nicht oder nur teilweise erklärbar sind. Diese Patienten sind besonders in der Praxis des Allgemeinarztes oder Internisten außerordentlich häufig; nach verschiedenen Untersuchungen sind ca. 20 bis 50 % aller Patienten dieser Gruppe zuzuordnen. Durch häufig unzureichende Betreuung speziell dieser Patientengruppe entstehen neben persönlichem Leid auch erhebliche Kosten wegen fehlindizierter Diagnostik, inadäquater Therapie, monatelanger Arbeitsunfähigkeitszeiten und vorzeitiger Berentungen.

Bevor diese Patienten in Ihre psychotherapeutische Praxis gelangen, haben sie in der Regel mehrere Arztkontakte hinter sich. Beim Hausarzt kommt es meist zu mehr oder weniger ausführlicher organbezogener Diagnostik. Gelegentlich finden sich besonders bei extensiver Suche zwar auffällige Befunde; deren Art und Ausprägung erklärt jedoch nicht das Ausmaß der wahrgenommenen Beschwerden. Sind entweder keine pathologischen Organbefunde darstellbar oder waren die therapeutischen Bemühungen des Hausarztes vergeblich, werden die Patienten mit der Mitteilung konfrontiert, dass die Beschwerden psychosomatischen Ursprungs seien und dass eine fachpsychotherapeutische Weiterbehandlung erforderlich sei.

Auf diese Mitteilung reagieren Patienten mit somatoformen Störungen höchst unterschiedlich. Ein kleiner Teil wird diese Mitteilung problemlos akzeptieren. Diese Patienten fühlen sich in ihrer Vermutung bestätigt, dass psychische Faktoren wesentlich zur Entstehung ihrer Symptome beigetragen haben, und sind letztlich dankbar, dass nun auch der seelische Hintergrund ihrer Symptomatik ernst genommen wird. Wenn diese Patienten in Ihre Therapie kommen, werden Sie keine besonderen behandlungstechnischen Probleme zu erwarten haben. Das tiefenpsychologisch fundierte psychotherapeutische Vorgehen unterscheidet sich nicht grundsätzlich von demjenigen bei Patienten mit im Vordergrund stehender psychischer Symptomatik. Der Fokus in der Behandlung dieser Patienten liegt auf der Herausarbeitung der interpersonellen Problematik, der Differenzierung der beteiligten Affekte sowie der Verknüpfung der interpersonellen Problematik und der affektiven Reaktion mit der körperlichen Symptomatik. Gleichzeitig sollte das Symptommanagement des Patienten u. a. mit Entspannungsverfahren unterstützt werden. In der Therapie sollten Sie die körperliche Symptomatik aber im Auge behalten. Bei zu rascher Psychologisierung bearbeiten Therapeut und Patient die psychische und interpersonelle Problematik, vergessen aber den Bezug zu den körperlichen Symptomen, die dann persistieren, da sie nicht in die Therapie eingebunden werden. Daher sollten Sie auch mit diesen Patienten ein psychosomatisches Erklärungsmodell erarbeiten, um mit den Patienten ein inneres Bild zu entwerfen, wie Affekte und körperliche Reaktion zusammenhängen können. Unter Berücksichtigung der Scham- und Angstgefühle des Patienten können Sie dann langsam Verbindungen zwischen negativen Affekten, die aus einer unmittelbaren, aktuellen Beziehungserfahrung stammen, und dem Auftreten bzw. der Verstärkung von körperlichen Beschwerden bearbeiten.

Anders liegen die Dinge bei dem größeren Teil der Patienten mit somatoformen Störungen, denen eine *Einsicht in Zusammenhänge zwischen körperlicher Symptomatik und psychosozialen Faktoren fehlt* und von denen Hinweise der Hausärzte, eine psychotherapeutische Behandlung zu beginnen, meist nicht oder nur widerstrebend angenommen werden. Dies führt meist zum Aufsuchen eines neuen Arztes, bei dem dann der Zyklus von vorn beginnt. Häufig erreichen diese Patienten erst nach Jahren das psychotherapeutische Versorgungssystem, wo sie sich letztlich nicht gut aufgehoben fühlen, da sie nicht erkennen können, wie gerade ein Psychotherapeut ihnen helfen könnte.

Diese Besonderheiten erklären, warum Patienten mit somatoformen Störungen in der psychotherapeutischen Praxis oft ungünstige Gegenübertragungsreaktionen auslösen. Sie werden meist als unmotiviert erlebt, ihre fehlende Psychogenese-Einsicht wird als Erschwernis empfunden, und die Behandler fühlen sich durch ihre endlosen Symptomschilderungen gelangweilt oder sogar gequält. Wenn es jedoch gelingt, den spezifischen Anforderungen dieser Patientengruppe angemessen zu begegnen, sind viele dieser Patienten für eine tiefenpsychologisch fundierte Psychotherapie gut geeignet. Dieses Kapitel versucht, für diese Patientengruppe typische Behandlungsprobleme besonders der Anfangsphase und deren Handhabung exemplarisch zu verdeutlichen.

37.2 Beziehungsaufbau geht vor Deuten

Entsprechend der fehlenden Einsicht in die Psychogenese ihrer Erkrankung fühlen sich die Patienten in der Regel vom Hausarzt »geschickt«. Sie fühlen sich dadurch gekränkt und sind skeptisch, fühlen sich »abgeschoben«, fürchten Gesichtsverlust und negative Stigmatisierung (»Ich bin doch nicht verrückt«). Die Einstellung, bei diesen Patienten Krankheitseinsicht und Behandlungsmotivation vorauszusetzen, ist ungeeignet und führt nur zu schnellem Kontaktabbruch. Gleiches gilt für ein abwartendes, zu wenig strukturierendes Vorgehen in der Anfangsphase.

Dieses Muster entspricht im Kern einer tiefen Furcht, sich anderen vertrauensvoll zu überlassen, und ist eine frühe Manifestation negativer Übertragung. Von zentraler Bedeutung ist daher an diesem Punkt, den Therapiebeginn überhaupt möglich werden zu lassen. Hierzu sollten Sie sich dem Patienten aktiv, versorgend und »antwortend« zuwenden und besonders frühe Deutungen unterlassen, die zu einer weiteren narzisstischen Destabilisierung führen können. Der Patient sollte die Möglichkeit bekommen, Sie entgegen seiner Erwartung als hilfreiches, zunächst sogar stützendes, versorgendes und steuerndes Objekt zu erleben. Die Enttäuschung über die Vorbehandler kann sogar aktiv thematisiert werden, selbstverständlich ohne sie als Grundannahme zu bestärken.

> **P:** Keiner kann mir helfen. Alle Ärzte haben mich nur weggeschickt. Jetzt schickt mich Dr. X zu Ihnen. Ich weiß gar nicht, was ich hier soll.
> **T:** Es tut mir sehr leid, dass Sie noch keine Hilfe gefunden haben. Ich kann mir vorstellen, dass das sehr enttäuschend für Sie war. Ich möchte Ihnen deshalb zunächst erklären, was die Ziele unseres Gespräches sind: Dr. X schickt Sie zu mir, weil er offenbar der Meinung ist,

dass er nur gemeinsam mit einem Psychotherapeuten etwas für Ihre Gesundheit tun kann. Wir können heute beginnen zu klären, wie ich Ihnen am besten helfen kann.

Nach dieser Eröffnung sollten sie zunächst *aktiv und differenziert die Symptomatik des Patienten erfragen*, die naturgemäß vorwiegend körperliche Beschwerden umfassen wird. Dies entspricht nicht nur dem subjektiven Erleben der Patienten, sondern ist darüber hinaus die einzige Form, in der sie von ihrem Leid berichten können. Entsprechend ist besonders anfangs eine Ermunterung zur genauen Schilderung der Haupt- und Nebensymptome sinnvoll.

T: Was führt Sie denn zu mir?
P: Ich habe so Bauchschmerzen.
T: Könnten Sie mir das bitte genauer beschreiben?

Die genaue Schilderung der Haupt- und Nebensymptome ist aus mehreren Gründen wichtig: Erstens fördert sie beim Patienten das Gefühl, dass Sie sich für ihn interessieren, zweitens gibt es ihnen die Möglichkeit, ansonsten verschlossene Patienten zum Sprechen zu bringen, Einblicke in ihre subjektive Welt, Affektivität und ihr Bindungsverhalten zu bekommen. Und drittens ist eine genaue Erfassung von Art, Dauer und Intensität der Beschwerden auch für die genaue Klassifikation der Erkrankung, z. B. Abgrenzung einer »somatoformen autonomen Funktionsstörung« (ICD-10: F45.30–45.39) von einer »Somatisierungsstörung« (ICD-10: F45.0) unverzichtbar.

Sie sollten sich keinesfalls zu schnellen Deutungen in Richtung eines abgewehrten innerseelischen oder interpersonellen Konflikts hinreißen lassen; dies kann beim Patienten zu paranoiden Reaktionen, Rückzug und Beziehungsabbruch führen. Bedenken Sie, dass viele dieser Patienten die Erfahrung gemacht haben, dass andere Menschen die Beschwerden als nicht glaubhaft abqualifizierten oder sie als Simulanten betrachteten. Diese Delegitimierungserfahrungen sind sehr kränkend und spiegeln die zentrale Beziehungsstörung des Patienten wider, der sich nicht verständlich machen kann und nicht verstanden wird. Zentrale Botschaft sollte daher sein, dass Sie die Symptome ernst nehmen und den Leidensdruck anerkennen; dies sogar wörtlich zu betonen, kann die Befürchtung vieler Patienten, dass Psychotherapeuten die Beschwerden für »eingebildet« halten, sehr wirksam entkräften und so zum Aufbau einer tragfähigen therapeutischen Beziehung beitragen.

37.3 Therapieziele und Behandlungsfoki realistisch definieren

Patienten mit somatoformen Störungen wenden sich an den Arzt oder Therapeuten häufig mit großen Erwartungen. »Sie sind meine letzte Hoffnung« lautet die mehr oder weniger ausgesprochene Erwartung des Patienten, die in den Vorbehandlungen regelmäßig enttäuscht wurde. Es erweist sich als hilfreich, initial die Therapieziele gemeinsam mit dem Patienten explizit und realistisch zu definieren und die idealisierenden Erwartungen des Patienten zu begrenzen, um dem Zirkel aus Idealisierung und Enttäuschung zu entgehen. Hilfreich ist es, wenn auch der Therapeut die impliziten Behandlungsziele realistisch wählt, um den Patienten nicht zu überfordern. So schützt sich auch der Therapeut vor zu großer Enttäuschung über die erreichten Ergebnisse einer Therapie. Als Ziele in der Therapie bei Patienten mit somatoformen Störungen können gelten:

- Reduktion der körperlichen Beschwerden und körperbezogenen Ängste

- Verbesserung des Symptommanagements und der Selbstfürsorge
- Reduktion selbstschädigender diagnostischer und therapeutischer Maßnahmen
- Entwicklung eines psychosomatischen Krankheitsverständnisses und Klärung des Entstehungskontextes der Beschwerden
- Verbesserung der Affektwahrnehmung, -differenzierung und -steuerung und somit der Mentalisierungsfähigkeiten
- Differenzierung der Körperwahrnehmung
- Umlenkung der Fokussierung der Patienten von den körperlichen Beschwerden auf andere Lebensbereiche
- Klärung der interpersonellen und intrapsychischen Konfliktproblematik

Sie sollten die Therapieziele je nach der Fähigkeit des Patienten wählen, Affekte und interpersonelle Aspekte wahrzunehmen und zu differenzieren. Dabei entscheidet der Patient mit seinen Reaktionen auf die entsprechenden Interventionen darüber, ob, wann und wie weit interpersonelle oder intrapsychische Konflikte bearbeitet werden können (Kruse 2008).

37.4 Arbeit an der subjektiven Krankheitstheorie

Ihre nächsten Schritte sollten die *Psychogenese-Einsicht* und *Behandlungsmotivation* fördern. Hierzu ist entscheidend, durch aktives Fragen die subjektive Krankheitstheorie der Patienten zu fokussieren.

> **T:** Haben Sie eine Vermutung, woher Ihre Beschwerden kommen?
> **T:** Ich vermute, Sie haben sich schon Gedanken darüber gemacht, woher Ihre Beschwerden kommen. Bitte erzählen Sie mir davon.

Meist werden Organschäden genannt, die durch »äußere« Faktoren, z. B. »das Wetter«, »Bakterien«, »Umweltgifte«, bedingt sind. Bisweilen muten diese Theorien fast paranoid oder magisch an. Häufig wird auch vermutet, dass der verantwortliche Organschaden nur noch nicht gefunden wurde. Dieser Gedanke taucht besonders bei mehrfach untersuchten Patienten auf; schließlich hatte doch jeder neue Arzt wieder einen Grund, am Ergebnis des Vorgängers zu zweifeln. Diese hypochondrische Dimension im Krankheitserleben der Patienten kann sehr ausgeprägt sein; falls sie gegenüber dem reinen Symptomerleben ganz im Vordergrund steht, sollte die Diagnose einer »Hypochondrischen Störung« (ICD-10: F45.2) erwogen werden.

Was auch immer vom Patienten präsentiert wird, es ist für die Entwicklung der Behandlungsmotivation unumgänglich, sich damit auseinander zu setzen. Auch subjektive Theorien, die Ihnen vollständig unsinnig erscheinen, sollten Sie auf keinen Fall brüsk zurückweisen, sondern den Patienten zu einer weitergehenden Erläuterung ermuntern.

> **P:** Ich glaube, das kommt alles vom Elektrosmog.
> **T:** Aha, wie kommen Sie darauf?
> **P:** Das hat angefangen, als meine Frau sich das Handy gekauft hat.

Hierbei ist beachtenswert, dass die subjektive Krankheitstheorie – vergleichbar der Symptomschilderung – keineswegs beliebig ist. Nicht selten schimmern hier weitere Eckpunkte der Psychodynamik, z. B. in Gestalt der an der Konfliktpathologie beteiligten Personen durch. Aber auch hier gilt: *Nie vorschnell deuten!* Stattdessen sollte behutsam begonnen werden, die Grenzen des Konzepts auszuloten und damit den Übergang zu einer psychosomatischen Krankheitstheorie vorzubereiten. Hierzu kann es sinnvoll sein, zunächst über den Einsatz edukativer Elemente die allgemeine Verstehbarkeit der Symptome zu verbessern.

> **T:** Wie erklären Sie sich den Mechanismus, wie der Elektrosmog Durchfall erzeugen kann?
> **P:** Das weiß ich doch nicht! Ich bin doch kein Arzt!
> **T:** Haben Sie denn eine Vorstellung, wie Durchfall überhaupt entstehen kann?
> **P:** Nicht so genau, durch Bakterien und Viren oder so. Oder die Reizung durch den Strom?
> **T:** Ja, Bakterien und Viren können eine Rolle spielen, aber die Zusammenhänge sind ziemlich kompliziert, und es gibt noch viele weitere Faktoren, die einen Einfluss haben. Ich möchte Ihnen deshalb erklären, wie der Darm funktioniert …

Bei diesem Vorgehen sind medizinische Grundkenntnisse von Nutzen; eine zu differenzierte Schilderung ist jedoch eher hinderlich. Nützlich sind Beispiele, die Patienten aus ihren Alltagserfahrungen nachvollziehen können (z. B. Erröten bei Scham, Herzklopfen bei Angst, Zittern bei Wut). Die Kernaussage sollte sein, dass die Funktion aller Organe sowohl durch körperliche als auch durch seelische Faktoren oder Kombinationen aus beidem gestört sein kann. Auch ein Querverweis auf die Beobachtung, dass die Körperwahrnehmung in Abhängigkeit von der Stimmung sehr unterschiedlich sein kann, ist hilfreich, um den Patienten das Phänomen der *somatosensorischen Amplifizierung* zu erklären (z. B. Verstärkung der Zahnschmerzen bei großer Angst vor dem Zahnarzt).

Dies leitet über zum nächsten Schritt, den die Patienten ohne gute Vorbereitung in der Regel heftig abwehren: Die *Verknüpfung ihrer Symptome mit einem* (inneren oder äußeren) *belastenden Lebensereignis*. Dazu sollten sie zunächst als Teil der gemeinsamen Wirklichkeit benennen, dass der Patient ja ausführlich durchuntersucht wurde, ohne dass sich (ausreichende) Hinweise für eine rein körperliche Erkrankung ergaben. Dieser Punkt ist besonders kritisch, da viele Patienten trotzdem hartnäckig an einer somatischen Krankheitstheorie festhalten. Hier ist es sinnlos, sich zu streiten; besser ist es, einen Kompromiss anzustreben, der ein »Sowohl-als-auch« beinhaltet, um die Arbeitsbeziehung zu erhalten.

> **P:** Aber da muss doch irgendwas sein!
> **T:** Ja, Sie haben recht: Es gibt auch einen Grund, weswegen Sie derart krank sind. Ich verstehe auch Ihre Bedenken. Es ist sicher schwer sich vorzustellen, dass man auch ohne ausgeprägte Schäden an Organen so leiden kann. Aber wir haben ja besprochen, dass Ihre Beschwerden auch durch psychische Faktoren mitbedingt sein können. Und deshalb ist es sinnvoll, dass wir gemeinsam danach forschen. Ist denn in der Zeit, in der Sie die Symptome bekamen, irgendetwas Besonderes in Ihrem Leben passiert?

Auch wenn jetzt nichts genannt wird, ist dieser Punkt doch ein guter Übergang zur Erörterung der aktuellen Lebenssituation und der Vorgeschichte, worauf die Patienten zu einem früheren Zeitpunkt meist aufgrund fehlender Einsicht in die Psychogenese ihrer Symptome skeptisch und abweisend reagieren.

Im Kern geht es darum, eine *»gemeinsame Sprache«* zu finden. Dies erleben Patienten als äußerst entlastend, und es ist gleichzeitig Voraussetzung für die Entwicklung einer tragfähigen Behandlungsmotivation. Generell gilt jedoch, dass die meisten Patienten mit somatoformen Symptomen weit mehr als die üblichen probatorischen Sitzungen brauchen, um sich von ihrer primär somatischen Krankheitstheorie zu trennen. Die Bewältigung dieser kritischen Motivationsphase, die vor Ihnen liegt, bevor Sie mit der »eigentlichen« Therapie beginnen können, ist bei der Behandlung dieser Patienten immer wieder eine große Herausforderung. Anders als bei vielen anderen Patienten ist hier das Entwickeln der Motivation ein erstes Therapieziel. Biofeedback, Entspannungsmethoden und Körpertherapie können in dieser Behandlungsphase hilfreich sein, um psychosomatische Zusammenhänge für den Patienten erlebbar werden zu lassen. Sie machen die Modulation körperlicher Beschwerden durch psychische Einflüsse nachvollziehbar, mindern die Ohnmachtsgefühle und stärken Gefühle der Selbstwirksamkeit.

37.5 Umgang mit Symptomen

Die intensive Schilderung körperlicher Symptome ist die »Eintrittskarte« für den Kontakt zum Hausarzt, und sie bleibt es häufig auch in der psychotherapeutischen Beziehung. Psychosoziale Belastungen jeder Art, auch innerhalb der therapeutischen Beziehung, können zu einer deutlichen Zunahme oder einem Wiederauftreten körperlicher Beschwerden und deren Schilderung führen. Dies gilt es auszuhalten, ist doch die Funktion dieses Interaktionsmusters die eines immer wieder neu aufgelegten Tests der Belastbarkeit des Therapeuten und seiner Bereitschaft, sich interessiert dem Leid seines Patienten zuzuwenden.

Bei ausreichender Vorbereitung des Patienten, das heißt Verankerung der Bereitschaft, körperliche Symptome als psychosomatisch einzustufen, können derartige Sequenzen ein gutes Material zur Förderung der Introspektion im Hinblick auf zugrunde liegende psychosoziale Auslöser und die begleitenden, abgewehrten Affekte sein.

P: Mir geht es seit gestern wieder so schlecht. Ich habe so Bauchschmerzen, ich werde noch verrückt!
T: Haben Sie eine Vermutung, warum Ihr vegetatives Nervensystem so durcheinander ist?
P: Keine Ahnung; vielleicht das Wetter?
T: Könnte es sein, dass Sie sich über irgendetwas aufgeregt haben?
P: Wüsste nicht worüber.
T: Erzählen Sie doch mal, was gestern so los war.
P: Tja, ... meine Mutter musste ins Krankenhaus.
T: Was haben Sie empfunden, als Sie es gehört haben?
P: Nichts Besonderes.

Diese Sequenz zeigt, dass *negative Affekte* (Angst, Ärger, Verachtung usw.), die aus Ihrer Sicht adäquat gewesen wären, von diesen Patienten typischerweise weder erlebt noch ausgedrückt werden und stattdessen in Gestalt eines Symptoms präsentiert werden. Diese »Alexithymie« ist eine wichtige, wenn auch unspezifische Dimension im klinischen Bild somatoformer Störungen und kann eine wichtige Funktion als zentraler Ausgangspunkt für den weiteren psychotherapeutischen Prozess haben. Behandlungstechnisch sollten Sie, ausgehend von ihrer Gegenübertragung, aktiv *»passende« Affekte anbieten* und dann zur vertieften Selbstexploration anregen (▶ Kap. 12).

T: Ich könnte mir vorstellen, dass Sie das beunruhigt hat.
P: Tja, ein bisschen vielleicht.
T: Schildern Sie Ihr Gefühl doch etwas genauer.

Dieses Vorgehen ist für viele Patienten mit einer deutlichen Steigerung des affektiven Erlebens verknüpft, die aber auch Angst auslösen kann. Daher ist es wichtig, die angesprochenen Affekte empathisch zu spiegeln, wertzuschätzen und zu klarifizieren.

P: Ich habe mir schon Sorgen gemacht.
T: Ich kann verstehen, dass Sie solche Gefühle entwickeln. (Gefühl empathisch spiegeln) oder:

> **T:** Das ist etwas, dass ich von vielen Menschen höre, wenn die Mutter ins Krankenhaus eingewiesen wird. (Gefühle wertschätzen und validieren) oder:
> **T:** Können Sie es mir genauer erklären? Ich habe noch keine Vorstellung, ob Sie ängstlich, verzweifelt oder besorgt waren oder ob ein anderes Gefühl im Vordergrund stand. (Gefühle benennen und konkrete Affekte klarifizieren).

Nicht selten kommt es zur Manifestation der Symptomatik in der Stunde selbst. Dies eröffnet Ihnen die Chance, die auslösenden Bedingungen gewissermaßen »vor Ort« zu bearbeiten.

> **P:** Jetzt habe ich auch wieder so Bauchschmerzen.
> **T:** Und was haben Sie jetzt für ein Gefühl?
> **P:** Es tut weh hier.
> **T:** Ja, das sind die Bauchschmerzen. Die zeigen, dass Sie in innerlichem Aufruhr sind. Aber welches Gefühl steht denn dahinter?

Diese Arbeit ist häufig außerordentlich mühsam. Erreichte Erfolge scheinen nicht selten nach einer Woche, nach dem Urlaub oder bei psychosozialen Belastungen vergessen, und der Patient wirkt so alexithym wie zu Beginn der Behandlung. Sie müssen sich darauf einstellen, dass diese regressiven Bewegungen immer wieder auftreten können. Bei manchen Patienten ist eine Verminderung der Häufigkeit und Schwere derartiger Episoden auch das einzig realisierbare Therapieziel.

Die Fixierung auf die körperliche Symptomatik sollte bei diesen Patienten nicht als Widerstand interpretiert und entsprechend bearbeitet werden, sondern als strukturelle Problematik des Patienten, körperlich-emotionale Aspekte zu interpretieren und zu integrieren. Die Patienten berichten über das, was sie bewegt, in einer Form, die sie beherrschen. Die Erzählungen des Patienten mit somatoformen Störungen ranken sich um die Klagen über die körperliche Symptomatik und die Interaktionen mit Ärzten. Als Therapeut können Sie diese Schilderungen aufgreifen und anhand dieser Themen sowohl am Symptommanagement aber auch an der Affektwahrnehmung arbeiten, indem Sie die emotionalen Reaktionen des Patienten auf die Beschwerden thematisieren.

> **P:** Ich hatte wieder solche Bauchschmerzen.
> **T:** Wie haben Sie sich gefühlt?
> **P:** Ich hatte gehofft, dass die Bauchschmerzen nicht mehr so intensiv wiederkommen.
> **T:** Waren Sie enttäuscht?
> **P:** Enttäuscht? Ja, ich glaube schon, ich hatte mir große Hoffnung gemacht.
> **T:** Ich kann gut nachvollziehen, dass Sie enttäuscht waren.

Leiten Sie ihre Patienten an, ein Symptomtagebuch zu führen. Es ermöglicht dem Patienten, den Kontext der Beschwerdeentstehung zu klären und Körperwahrnehmung, Gefühl, Gedanken und Handlung voneinander zu differenzieren sowie die Zusammenhänge zu entdecken. Auch ist es hilfreich, die Patienten zu einem aktiveren Lebensstil und zu positiven körperbezogenen Eigenaktivitäten anzuhalten. Wandern, Walken, Joggen etc. führen zum Abbau des Schon- und Vermeidungsverhaltens. Positive emotionale Erfahrungen mit dem eigenen Körper werden gesammelt und können in der Therapie anschließend angesprochen und klarifiziert werden.

Selbstverständlich sollte bei der Analyse von Symptomen auch an die Möglichkeit einer *Übertragungsreaktion* gedacht werden. Das direkte Ansprechen negativer Übertragungsgefühle kann jedoch erhebliche Ängste auslösen und sollte deshalb gut vorbereitet sein (▶ Kap. 21; Kap. 22). Unbedingte Voraussetzungen für eine erfolgreiche Bearbeitung dieses Phänomens sind bei diesen Patienten die ausreichende Verankerung einer psychischen Krankheitstheorie und erste Schritte in

Richtung einer verbesserten Affektwahrnehmung.

Ausgehend von der Identifizierung des zugrunde liegenden Affekts folgt dann die Bearbeitung der *symptomauslösenden und symptomunterhaltenden psychosozialen Bedingungen* und *der lebensgeschichtlichen Belastungen* nach den allgemeinen Prinzipien der tiefenpsychologisch fundierten Psychotherapie, wie sie in den vorangehenden Kapiteln dargelegt sind.

37.6 Psychische Komorbidität beachten

Patienten mit zusätzlichen Angst- oder Zwangsstörungen, Suchterkrankungen, Persönlichkeits- oder Essstörungen erfordern in der Regel einen speziellen Zuschnitt der Therapie. Die Beurteilung psychischer Komorbidität ist deshalb ein wichtiger Bereich der Diagnostik und Therapieplanung. Da die entsprechenden Symptome häufig nicht spontan mitgeteilt werden, sollten sie aktiv zu einem geeigneten Zeitpunkt während des Erstgesprächs erfragt werden. Hierbei muss beachtet werden, dass direkte Fragen nach psychischen Symptomen sehr schnell zu einer deutlichen Erhöhung des Widerstands führen können. Bewährt hat sich deshalb das folgende indirekte Vorgehen:

> **T:** Sie haben mir ja jetzt eine ganze Reihe von ernsten Beschwerden geschildert. Ich könnte mir vorstellen, dass Sie dadurch auch seelisch ziemlich mitgenommen sind.
> **P:** Ja, manchmal denke ich schon, ob das alles noch einen Sinn hat.
> **T:** Könnten Sie mir das bitte noch mehr beschreiben?

Ausgehend von den spontan geschilderten Symptomen kann man dann, ähnlich wie bei den körperlichen Symptomen, eine »Landkarte« der psychischen Beschwerden erfassen. Allerdings muss stets damit gerechnet werden, dass die Patienten das wahre Ausmaß ihrer Beschwerden erst nach Stunden mitteilen, wenn Ängste oder paranoide Tendenzen gemindert sind und die subjektive Krankheitstheorie nicht mehr so organisch fixiert ist.

Unter klinischen Gesichtspunkten ist besonders eine begleitende depressive Symptomatik sehr häufig, steht jedoch im Gegensatz zu einer affektiven Störung nicht im Zentrum des Beschwerdeerlebens. Wenn die depressive Symptomatik sehr ausgeprägt ist, kann es allerdings im Einzelfall schwierig sein, die Erkrankung von einer »depressiven Episode mit somatischen Symptomen« (ICD-10: F32.01, F32.11) zu unterscheiden. Behandlungstechnisch kann es bei ausgeprägten depressiven Symptomen sinnvoll sein, zusätzlich zur tiefenpsychologisch fundierten Psychotherapie eine ergänzende antidepressive Medikation zu verschreiben (▶ Kap. 35.2). Diese sollten Sie jedoch mit den Patienten gut vorbesprechen; das Medikament ist nicht »für den Magen«, sondern dient der Behandlung von psychischen Symptomen wie z. B. Schlafstörungen, Nervosität oder Antriebsmangel.

Dabei muss beachtet werden, dass Patienten mit somatoformen Störungen überdurchschnittlich häufig unerwünschte Wirkungen (»Nebenwirkungen«) antidepressiver Medikation wie Verdauungsstörungen, Agitation, Mundtrockenheit, Tagesmüdigkeit etc. erleben, was einer weiteren Enttäuschung am medizinisch-therapeutischen System entspricht. Mögliche unerwünschte Wirkungen sollten deshalb im Vorfeld einfühlsam diskutiert und die Behandlung im Sinne einer »partizipativen Entscheidungsfindung« konsentiert werden.

37.7 Das »therapeutische Dreieck« pflegen

Patienten mit somatoformen Störungen haben häufig eine ausgesprochen maladaptive Inanspruchnahme des medizinischen Systems. »Doctor Hopping« und eine entsprechende Anhäufung fehlindizierter Diagnostik und Therapie sind typische Merkmale dieser Patientengruppe. Kommt es dabei z. B. im Rahmen »explorativer« oder »therapeutischer« operativer Eingriffe zu Komplikationen, kann dies zu einer kaum noch bearbeitbaren Mischung des primären Störungsbildes mit sekundären, durch iatrogene Schädigung ausgelösten Faktoren kommen. Eine wesentliche Aufgabe der Psychotherapie ist deshalb, die Patienten vor solchen Verläufen zu schützen. Hierzu ist es unverzichtbar, dass Sie sich entgegen den Gepflogenheiten bei »normalen« Psychotherapiepatienten auch um die Inanspruchnahme des organmedizinischen Systems kümmern und einen engen *Kontakt mit dem Hausarzt* des Patienten pflegen.

Besonders in der Anfangsphase der Therapie ist es wichtig zu wissen, dass die meisten Patienten nicht sofort damit aufhören, einen oder verschiedene Ärzte wegen ihrer Beschwerden aufzusuchen. Dies ist einerseits Ausdruck der typischen Ambivalenz der Patienten, andererseits zusätzlich mit dem Risiko behaftet, dass gegenüber der Psychotherapie skeptische Ärzte aktiv den Widerstand im Patienten beträchtlich erhöhen können. Zunächst sollte deshalb mit dem Patienten geklärt werden, wer der hauptsächlich behandelnde Arzt ist, um mit diesem ein »therapeutisches Dreieck« abzustimmen. Dies muss selbstverständlich mit dem Patienten vorbesprochen werden.

T: Wer ist denn Ihr Hausarzt?
P: Der Dr. A.
T: Sind Sie damit einverstanden, dass ich mit Ihrem Hausarzt Kontakt aufnehme? Ich finde es wichtig, dass Dr. A und ich Ihre Behandlung miteinander besprechen.

Das Gespräch mit dem Hausarzt sollte gut vorbereitet sein. Meist ist der Hausarzt einem erheblich höheren Druck und Spaltungstendenzen vonseiten des Patienten ausgesetzt, ohne dass er diesen (z. B. durch eine Ausbildung in psychosomatischer Grundversorgung oder den Besuch einer Balint-Gruppe) etwas entgegensetzen könnte. Es dürfte deshalb in der Regel Ihre Aufgabe ein, dem Hausarzt ein Konzept für die weitere Betreuung des Patienten vorzuschlagen. Folgendes Vorgehen hat sich für die primärärztliche Versorgung bewährt:

- Vereinbarung regelmäßiger, z. B. vierwöchentlicher, kurzer Wiedervorstellungstermine unabhängig von der Intensität der Beschwerden. Dies dient der Stabilisierung der Arzt-Patient-Beziehung.
- Der Hausarzt sollte anstreben, einziger ärztlicher Behandler zu sein. Es sollten keine Krankschreibungen, Überweisungen oder Krankenhauseinweisungen erfolgen, sofern sie nicht streng indiziert sind. Die eigenständige Inanspruchnahme anderer Ärzte durch den Patienten sollte problematisiert werden.
- Jede weitere Diagnostik in Bezug auf das somatoforme Symptom sollte strikt vermieden werden, auch wenn der Patient dies fordert. Dies dient der Vermeidung einer weiteren iatrogenen Chronifizierung. Neue Symptome bedürfen selbstverständlich einer einmaligen, gründlichen Diagnostik.
- Es sollte stets betont werden, dass die Psychotherapie das angemessene Verfahren zur Behandlung des Gesundheitsproblems ist. Schildert der Patient Unzufriedenheit mit der Psychotherapie, sollte er vom

Hausarzt ermutigt werden, dies in der Therapie selbst zu besprechen.
- Eine Medikation sollte nur bei spezifischer Indikation zur Linderung psychischer Symptome in Absprache mit dem Psychotherapeuten erfolgen.
- Regelmäßige Kontaktaufnahmen zwischen Arzt und Psychotherapeut sind sinnvoll.

Bei der gemeinsamen Betreuung dieser Patienten besteht prinzipiell ein hohes Risiko, dass – je nach Persönlichkeitsorganisation des betreffenden Patienten – intensive Spaltungstendenzen (▶ Kap. 27.3) zu wechselseitiger Entwertung führen. Dem muss durch kontinuierliche Reflexion und Kommunikation aktiv entgegengewirkt werden. Dem Patienten selbst sollte Ihr regelmäßiger Kontakt mit dem Hausarzt bekannt sein, und es sollte klar sein, dass Informationen, die den Behandlungsrahmen betreffen – allerdings nur diese – zu seinem Wohl ausgetauscht werden.

Aus psychotherapeutischer Sicht ist es im Falle fortgesetzter, hoher und unabgesprochener Inanspruchnahme des medizinischen Systems wesentlich, dessen Bedeutung für die therapeutische Beziehung zu verstehen. Die Kenntnis derartigen Verhaltens erschließt sich häufig jedoch nur indirekt.

P: Ah, ich hab wieder so Rückenschmerzen. Und das Calcium vertrage ich auch nicht.
T: Mir war nicht klar, dass Sie Calcium einnehmen?
P: Ach, doch, das hat mit Dr. Y verschrieben.
T: Dr. Y? Den kenne ich gar nicht. Wann waren Sie denn bei ihm?
P: Vor drei Wochen das erste Mal. Ich hatte wieder so starke Schmerzen. Dann hat er mich geröntgt. Ich habe ziemlichen Knochenschwund. Er hat mir eine Spritze gegeben und das Calcium verschrieben. Und jetzt kriege ich auch noch Massagen.
T: Wieso sind Sie eigentlich direkt ohne Absprache zu Dr. Y gegangen?
P: Was hätte ich denn machen sollen, Dr. X war doch in Urlaub! Und Sie auch.
T: Sie haben ja schon seit vielen Jahren Rückenschmerzen, und wir haben an vielen Beispielen besprochen, dass Sie Ihren Rücken stärker spüren, wenn Sie sich unsicher sind, ob Sie eine Situation allein meistern können. Könnte es sein, dass Sie sich allein gelassen gefühlt haben und auch etwas ärgerlich auf mich waren deswegen?

Speziell dieses Vorgehen ermöglicht – vergleichbar der Situation, wenn Symptome während der Therapiestunde auftreten – ein vertieftes Erleben der krankheitsauslösenden Bedingungen und deren Abwehr durch maladaptives Krankheitsverhalten. Wie bereits erwähnt, erfordert die mangelnde Toleranz dieser Patienten gegenüber dem Bewusstwerden negativer Affekte jedoch eine besonders behutsame Arbeit an der Affektdifferenzierung und -wahrnehmung. Die zu frühe Benennung negativer Affekte in der therapeutischen Beziehung selbst kann intensive Ängste auslösen und den Fortgang der Therapie gefährden.

37.8 Grenzen ambulanter Psychotherapie

Ambulante Psychotherapie kann für Patienten mit somatoformen Störungen sehr wertvoll sein, hat jedoch ihre Grenzen. Sowohl vor Beginn einer ambulanten Therapie als auch in deren Verlauf gilt es, bestimmte Warnsignale für schwere bzw. potenziell gefährliche Verläufe (»yellow flags« bzw. »red flags«) zu erkennen und initial bzw. im Verlauf eine stationäre oder teilstationäre Therapie in Erwägung zu ziehen (Hausteiner-Wiehle et al. 2012).

Die folgenden Charakteristika sprechen für schwere Verläufe (»yellow flags«):

- polysymptomatischer Verlauf mit häufigen bzw. anhaltenden Beschwerden
- sehr starke gesundheitsbezogene Ängste, katastrophisierendes Denken
- sozialer Rückzug, ausgeprägtes Schon- und Vermeidungsverhalten, Arbeitsunfähigkeit >4 Wochen
- ausgeprägte psychische Komorbidität

Warnsignale für potenziell gefährliche Verläufe (»red flags«) sind:

- schwerste Beschwerden
- besonders schwere psychische Komorbidität
- ernstes selbstschädigendes Verhalten bzw. ernste iatrogene Schädigung
- Suizidalität

Neben den bekannten, allgemeinen Risikofaktoren für Suizidalität (z. B. schwere Depressivität, Konkretheit der Suizidvorstellungen, vorangegangene Suizidversuche etc.) existieren die folgenden spezifischen Risikofaktoren für Suizidalität bei somatoformen Störungen (Hausteiner-Wiehle et al. 2012):

- hohe Schmerzintensität, lange Schmerzdauer
- bestimmte Art der Schmerzen (Bauchschmerzen, Ganzkörperschmerzen)
- Katastrophisieren der Schmerzen
- schwere Einschlafstörungen

Speziell bei diesen Konstellationen müssen eine etwaige Suizidalität regelmäßig erfasst und bei Bedarf spezielle Techniken der Suizidprävention eingesetzt werden (▶ Kap. 35.4).

Therapeutisches Vorgehen bei Patienten mit somatoformen Störungen ohne Psychogenese-Einsicht

- aktiv und differenziert die Symptomatik des Patienten erfragen
- Beschwerden ernst nehmen und validieren
- Chancen und Grenzen ambulanter Psychotherapie anhand der »yellow« und »red flags« sorgfältig reflektieren
- therapeutische Arbeitsbeziehung aufbauen
- aktive, sorgende und wertschätzende Haltung des Therapeuten
- idealisierte Erwartungen relativieren
- subjektive Krankheitstheorie eruieren und Toleranz für fehlendes psychosomatisches Krankheitsverständnis zeigen
- Aufbau eines psychosomatischen Symptomverständnisses
- Behandlungsmotivation fördern
- keine vorschnellen Deutungen vermeintlich abgewehrter Konflikte geben
- Affektwahrnehmung und -differenzierung anregen
- Symptommanagement unterstützen
- Entspannungsverfahren vermitteln
- Patienten anleiten, ein Symptomtagebuch zu führen
- symptomauslösende und symptomunterhaltende psychosoziale Bedingungen und lebensgeschichtliche Belastungen identifizieren
- psychische Komorbidität, besonders depressive Begleitsymptomatik und Suizidalität, beachten
- Kontakt mit dem Hausarzt pflegen

Weiterführende Literatur

Albus C (2014). Funktionelle Herzbeschwerden. In: Herrmann-Lingen C, Albus C, Titscher G (Hrsg). Psychokardiologie. Ein Praxisleitfaden für Ärzte und Psychologen. 2. Aufl. Köln: Deutscher Ärzte-Verlag; 133–47.

Albus C, Herrmann-Lingen C (2007). Funktionelle Störungen in der Kardiologie. Psychosom Konsiliarpsychiatr; 1: 120–4.

Arbeitskreis PISO (Hrsg) (2011). Somatoforme Störungen. Psychodynamisch-interpersonelle Therapie (PISO). Göttingen: Hogrefe.

Egle UT, Zentgraf B (2020). Psychosomatische Schmerztherapie. Grundlagen, Diagnostik, Therapie und Begutachtung. 3. Aufl. Stuttgart: Kohlhammer.

Herzog W, Kruse J, Wöller W (2022). Psychosomatik.

Verstehen – Erklären – Behandeln. 2. Aufl. Stuttgart: Thieme.

Köhle K, Herzog W, Joraschky P, Kruse J, Langewitz W, Söllner W (Hrsg) (2017). Psychosomatische Medizin. 8. Aufl. München: Elsevier.

Kruse J (2008). Der Körper als Botschafter. Konzepte der psychodynamischen Psychotherapie. In: Psychotherapie im Dialog; 9: 217–22.

Nickel R, Egle UT (1999). Therapie somatoformer Schmerzstörungen. Manual zur psychodynamisch-interaktionellen Gruppentherapie. Stuttgart: Schattauer.

38 Die körperliche Seite nicht vernachlässigen

Patienten mit somatischen und »psychosomatischen« Erkrankungen

Christian Albus, Wolfgang Wöller und Johannes Kruse

38.1 Einführung

Eine weitere Gruppe von Störungsbildern, die einer besonderen Beachtung bedürfen, sind »*Psychosomatosen*«, das heißt körperliche Erkrankungen, bei deren Auslösung und Aufrechterhaltung psychische Faktoren eine wichtige Rolle spielen. Im Gegensatz zu den somatoformen Störungen findet sich hier regelhaft ein *organpathologisches Korrelat* der geklagten Beschwerden, und es besteht die Notwendigkeit einer somatomedizinischen Behandlung, die durch psychotherapeutische Maßnahmen zu ergänzen ist.

Wachsende Erkenntnisse über die *multifaktorielle Genese* von Asthma bronchiale, Ulcus ventriculi et duodeni, Colitis ulcerosa, »essenzieller« arterieller Hypertonie, rheumatoider Arthritis, Neurodermitis und Hyperthyreose haben das einseitige Psychogenese-Konzept der »holy seven« (Alexander 1985) in den Hintergrund treten lassen. Dennoch ist unstrittig, dass in Genese und Verlauf dieser »psychosomatischen« Erkrankungen psychosoziale Faktoren eine große Bedeutung haben. Dies gilt jedoch weniger für früher als spezifisch angesehene Persönlichkeitsprofile und Konflikte als für bestimmte allgemeine Muster der Affektregulation (z. B. »Alexithymie«), der Krankheitsbewältigung und für die Bedeutung belastender Lebensereignisse. Daneben finden sich auch bei diesen Erkrankungen alle Formen der Neurosen- und Persönlichkeitspathologien, entweder reaktiv auf die Grunderkrankung oder als zufällige, wenn auch bedeutsame Komorbidität.

In diesem Sinne kann heutzutage das Verständniskonzept einer Vielzahl somatischer Erkrankungen in Richtung einer biopsychosozialen Perspektive erweitert werden. Dies gilt insbesondere für die koronare Herzkrankheit (KHK), den Diabetes mellitus, Morbus Crohn, für Krebserkrankungen und AIDS. Für all diese Erkrankungen gilt, dass die Integration psychotherapeutischer Techniken in die Patientenversorgung vor allem bei gleichzeitig psychisch Erkrankten oder bei Patienten mit maladaptivem Krankheitsverhalten Sinn macht. Allerdings erfordert dies die Beachtung einiger Besonderheiten, auf die im Folgenden eingegangen wird.

Ähnliches, wie wir es schon bei der Besprechung der somatoformen Störungsbilder (► Kap. 37) ausgeführt haben, gilt auch für die tiefenpsychologisch fundierte Behandlung von somatischen und psychosomatischen Erkrankungen: Hinsichtlich ihrer Psychogenese-Einsicht und ihrer subjektiven Krankheitstheorie unterscheiden sich diese Patienten untereinander ebenso wie hinsichtlich ihrer Behandlungsmotivation, des Strukturniveaus ihrer Abwehrorganisation und der Verfügbarkeit ihrer Ich-Funktionen, woraus sich unterschiedliche Konsequenzen für die Behandlungsplanung ergeben. Wie im vorausgegangenen Kapitel werden wir uns auch hier besonders denjenigen Patienten zuwenden, die sich durch fehlende Psychogenese-Einsicht auszeichnen und zu einer Psychotherapie primär nicht motiviert sind.

38.2 Gestaltung der Beziehungsaufnahme

Liegt keine Komorbidität mit einer psychischen Erkrankung vor, welche die Behandlungsmotivation über einen eigenständigen Leidensdruck begründet, sind Patienten mit körperlichen Erkrankungen in der Regel primär nicht zur Aufnahme einer Psychotherapie bereit, im Gegenteil: Werden z.B. Koronarpatienten mit einem unmodifizierten tiefenpsychologischen Behandlungsangebot konfrontiert, reagieren sie meist verständnislos und abweisend, da selbst Persönlichkeitsfaktoren, die eine erhöhte Morbidität der koronaren Herzkrankheit erwarten lassen (z.B. inadäquate Ärgerverarbeitung), weitgehend Ich-synton sind.

Einsicht in die Relevanz psychosozialer Faktoren sowie Behandlungsmotivation dürfen also nicht vorausgesetzt, sondern müssen sorgfältig erarbeitet werden. Dies gilt umso mehr bei Patienten mit chronisch maladaptivem Krankheitsverhalten, z.B. medikamentöser Non-Adhärenz oder verzögerter Inanspruchnahme des medizinischen Versorgungssystems. Schon die Kontaktaufnahme mit diesen Patienten ist ausgesprochen schwierig, da sie – wenn überhaupt – erst nach einer längeren Phase des Drängens durch den Hausarzt einen Psychotherapeuten aufsuchen. Im Kontakt überwiegt vor allem anfangs meist Skepsis, zum Teil auch latent oder offen aversives Verhalten. Dieses Muster ist sehr häufig nicht nur durch Ängste vor negativer Stigmatisierung begründet (»Ich bin doch nicht verrückt«), sondern bereits Teil der charakteristischen maladaptiven Krankheitsbewältigung.

Dies auszuhalten und die unter Umständen rasch einsetzende negative Gegenübertragung für ein sinnvolles Handeln zu nutzen, stellt hohe Anforderungen an den Therapeuten. Es ist hilfreich sich vorzustellen, dass diese Patienten gar nicht anders können, in erster Linie durch die Krankheit gekränkt sind und deshalb besonders auf eine *wohlwollende und aktive Beziehungsaufnahme* durch den Therapeuten angewiesen sind. Dieses Vorgehen ist durchaus demjenigen bei somatoformen Störungen vergleichbar (► Kap. 37).

In unserem folgenden Beispiel wird ein Patient mit Diabetes mellitus vom Hausarzt zum Psychotherapeuten geschickt, weil er sich offensichtlich nicht an die Therapieempfehlungen hält und häufig sehr gereizt wirkt.

> **T:** Was führt Sie denn zu mir?
> **P:** Der Dr. X meint, er kommt nicht mehr klar mit mir, und deshalb muss ich zum Psychologen.
> **T:** Was hat er denn gemeint damit: Er kommt nicht mehr klar?
> **P:** Weiß ich doch nicht! Ich bin doch nicht bekloppt oder was. Der Zucker ist schlecht, ja.
> **T:** Dann möchte ich Ihnen vorab erklären, was die Ziele unseres Gespräches sind: Wir können in den nächsten 50 Minuten miteinander überlegen, ob und in welcher Form ich Ihnen bei der Bewältigung des Diabetes helfen kann. Alles Weitere sehen wir dann. Ist das o.k.?
> **P:** Na gut.
> **T:** Seit wann haben Sie denn Zucker?
> **P:** Seit 15 Jahren.
> **T:** Oh, das ist eine lange Zeit. Wie geht es Ihnen denn damit?

Dieses Vorgehen kann wesentlich dazu beitragen, dass Sie vom Patienten nicht als bedrohlich, nicht als »Verfolger« oder »Kontrolleur« erlebt werden, sondern als Mensch, der bereit ist, sich vorurteilsfrei auch seine Not und seine »Sünden« im Umgang mit der körperlichen Erkrankung anzuhören. Dazu kann hilfreich sein, sich auch für die körperlichen Beschwerden und Alltagsbelastungen in der Bewältigung der Erkrankung (z.B. häufiges Blutzuckermessen bei Diabetes mellitus Typ 1) zu interessieren. Es ist für die Anfangsphase derartiger Behandlungen äußerst wichtig, dass Sie möglichst ausschließlich als *gutes Objekt* betrachtet werden, ansonsten ist die Chance gering, dass eine tragfähige Arbeitsbeziehung zustande kommt.

38.3 Fokussieren der Krankheitsbewältigung (Coping)

Probleme der emotionalen Krankheitsbewältigung sind meist als erster Fokus gut geeignet, da sie auch von ansonsten eher skeptischen Patienten bereitwillig berichtet werden. Wesentlich ist allerdings, dass den Patienten die Chance gegeben wird, ihr »Gesicht zu wahren«, das heißt sie müssen die Gewissheit haben, dass ihre Klagen ohne die befürchtete Vorwurfshaltung (»Sie müssen sich zusammenreißen«) angenommen werden. Dies bedeutet auch, dass nicht vorschnell maladaptive Eigenanteile fokussiert werden; die Krankheit muss zunächst noch »schuld sein« dürfen.

In unserem nächsten Beispiel wird ein Patient mit koronarer Herzkrankheit vom Hausarzt geschickt, weil er wegen körperlich nicht erklärbarer Schwächegefühle arbeitsunfähig ist.

> T: Wie ging es Ihnen denn seelisch, als Sie von der Krankheit erfuhren?
> P: Wie soll es mir gegangen sein? Es ging so.
> T: Ich könnte mir vorstellen, und so kenne ich es auch von anderen Patienten, dass man nach so einer Diagnose erst mal ziemlich geschockt sein kann.
> P: Tja, das ist wohl wahr.
> T: Was haben Sie denn empfunden? Erzählen Sie doch mal genauer.

Die Möglichkeit, sich im Gesprächskontakt angstfrei emotional zu entlasten, stellt für viele Patienten eine neue Erfahrung dar. Nach den spontan geschilderten Beschwerden ist es immer sinnvoll, gezielt das Vorhandensein weiterer relevanter Symptome zu erfragen, da wesentliche Störungen von den Patienten entweder nicht als zugehörig erlebt (z. B. Schlafstörungen, Gewichtsverlust bei Depression) oder, meist aus Scham, verschwiegen werden (z. B. Potenz- bzw. Libidostörungen oder Essstörungen bei Diabetes mellitus, Suchtphänomene). Vom Ausmaß dieser Symptome ist letztlich auch abhängig, ob Sie eine nach ICD-10 codierbare Komorbidität beschreiben können.

Differenzialdiagnostisch sind depressive bzw. depressiv-ängstliche Reaktionen besonders häufig. In seltenen Fällen kann auch die Diagnose einer Posttraumatischen Belastungsstörung gerechtfertigt sein. Bei langjährigen, häufig schon in der frühen Kindheit einsetzenden Erkrankungen (z. B. Diabetes mellitus Typ 1 oder Neurodermitis) können starke Probleme der Krankheitsbewältigung vor allem bei emotional instabilen Persönlichkeitsstörungen vom Borderline-Typus beobachtet werden.

Besonders bei chronischen und potenziell lebensbedrohlichen Erkrankungen muss damit gerechnet werden, dass die Krankheitsbewältigung durch ausgeprägte Verleugnungsvorgänge bestimmt wird. Unter psychotherapeutischen Gesichtspunkten ist der flexible Umgang mit den Abwehrmechanismen Verleugnung und Bagatellisierung eine wesentliche Voraussetzung für den Zugang zu diesen Patienten. Sie sollten davon ausgehen, dass eine ausreichende Verleugnung erforderlich ist, um eine Überflutung des Ich mit Ängsten zu verhindern. Ein zu intrusives Vorgehen ohne ausreichenden Halt in der therapeutischen Beziehung ist deshalb kontraproduktiv. Indikator für ein hohes Verleugnungsniveau können z. B. Gegenübertragungsgefühle sein, wobei die intensive Betroffenheit des Therapeuten mit (scheinbarem) Gleichmut des Patienten kontrastiert. Hier können Sie zwar behutsam depressive Affekte zur Vertiefung der Selbstwahrnehmung und Induktion der Trauerarbeit anbieten, sollten jedoch auf keinen Fall insistieren, falls der Patient dies nicht aufgreift. Stattdessen ist es sinnvoller, *lösungsorientiert* nach den Bewältigungsformen zu fragen.

> **T:** Sie haben mir berichtet, dass Sie vor einem Vierteljahr einen Herzinfarkt hatten. Wie geht es Ihnen denn heute damit?
> **P:** Gut, keine Probleme, alles wie vorher.
> **T:** Ich könnte mir vorstellen, dass Sie besonders anfangs ziemlich geschockt waren?
> **P:** Ach was, kleiner Betriebsunfall.
> **T:** Wie haben Sie das hingekriegt, dass Sie sich heute so wohl fühlen?

Das lösungsorientierte Vorgehen gibt den Patienten die Möglichkeit, eher von ihren Leistungen in der Krankheitsbewältigung zu berichten, und beugt einer weiteren emotionalen Destabilisierung vor. Von hier aus lassen sich dann meist unproblematisch die charakteristischen Facetten des Coping herausarbeiten. Eher kognitive Ebenen sind die subjektive Krankheitstheorie, das Überwiegen externaler oder internaler Kontrollüberzeugungen und das erkrankungsbezogene Wissen. Folgende Fragen sind geeignet, die Patienten zu einer Schilderung anzuregen.

> **T:** Haben Sie eine Vorstellung, wie es zu Ihrer Krankheit gekommen ist?
> **T:** Was glauben Sie, worin Ihre Erkrankung besteht?
> **T:** Wie erleben Sie das: Haben Sie den Verlauf der Erkrankung eher selbst in der Hand oder nicht?
> **T:** Wie behandeln Sie sich denn?

Besonders um die erste, zweite und vierte Frage aus Therapeutensicht ausreichend einschätzen zu können, sind medizinische Kenntnisse erforderlich, die bei bestimmten Gruppen, z. B. Menschen mit Diabetes mellitus, das Basiswissen überschreiten sollten. Im Übrigen stärkt es das Arbeitsbündnis, wenn Sie zeigen können, dass Sie auch etwas von der Erkrankung verstehen.

Ob beim Patienten eher günstiges oder ungünstiges Coping-Verhalten dominiert, kann mit einigen weiteren gezielten Fragen exploriert werden.

> **Fragen nach »active coping«:**
> **T:** Glauben Sie, dass Sie durch aktive Mitarbeit etwas Gutes für Ihre Gesundheit tun können?
> **T:** Haben Sie in der letzten Zeit nach mehr Informationen über Ihre Erkrankung gesucht?
>
> **Fragen nach der Fähigkeit zu Ablenkung und Selbstaufbau:**
> **T:** Wann haben Sie das letzte Mal irgendetwas Schönes unternommen?
> **T:** Kennen Sie den Gedanken, dass Sie sich damit trösten, dass es anderen noch schlechter geht als Ihnen?
>
> **Fragen nach Resignation und Selbstbeschuldigung:**
> **T:** Kennen Sie den Gedanken, dass alles doch keinen Sinn mehr hat?
> **T:** Haben Sie schon mal gedacht, dass Sie es eigentlich nicht besser verdient haben?

Falls das Coping auf eines dieser charakteristischen Muster eingeengt ist, kann eine Flexibilisierung des Erlebens und Verhaltens auch einen sinnvollen Fokus für die weitere Psychotherapie bilden.

38.4 Klären der sozialen Unterstützung

Es gehört mit zu den am besten gesicherten Befunden in der Coping-Forschung, dass die Fähigkeit zu einer guten Krankheitsbewältigung auch vom Ausmaß der sozialen Unterstützung abhängig ist. Zum Verständnis ist allerdings wichtig, dass es dabei nicht um die reine Verfügbarkeit sozialer Unterstützung geht, sondern um deren *subjektiv wahrgenommene Güte*. Diese erschließt sich dem Psychotherapeuten z. B. durch aktives Fragen:

> **T:** Wer gehört denn alles zum Haushalt?
> **P:** Meine Frau und mein Sohn.
> **T:** Können Sie mit Ihrer Frau über die Erkrankung sprechen?
> **P:** Ja, schon.
> **T:** Sind Sie zufrieden damit?
> **P:** (zögert) Ach, meine Frau sagt immer, ich soll mich nicht so anstellen.
> **T:** Können Sie mir so eine Situation mal genauer schildern?

Die Kehrseite einer »guten« sozialen Unterstützung kann sein, dass von einer gesteigerten Aufmerksamkeit und Zuwendung der Angehörigen ein erheblicher *sekundärer Krankheitsgewinn* ausgehen kann; vor allem dann, wenn die Beziehung vorher instabil war.

> **T:** Sind Sie denn zufrieden mit der Unterstützung durch Ihre Frau?
> **P:** Ja sehr, meine Frau trägt mich auf Händen.
> **T:** Hat sich Ihre Beziehung durch die Erkrankung verändert?
> **P:** Oh ja, vorher hat sie oft gemeckert.
> **T:** Was war denn los mit Ihnen beiden?

Deshalb gilt, dass eine sinnvolle Einschätzung der Güte der wahrgenommenen sozialen Unterstützung nur vor dem Hintergrund eines erweiterten Verständnisses der Persönlichkeit des Patienten und seiner möglicherweise prämorbiden Beziehungen möglich ist. Störungen der Selbst- und Beziehungsregulation sind in aller Regel auch mit einer verminderten sozialen Unterstützung verknüpft. Diese zu bearbeiten ist damit eine der zentralen Fokusbildungen in der Psychotherapie (auch) körperlich Kranker.

38.5 Aufdecken krankheitsfördernder Erlebens- und Verhaltensweisen

Dieser Bereich berührt den Kern des psychosomatischen Krankheitskonzepts, da hier die ganze Vielfalt begünstigender psychosozialer Aspekte in Genese und Verlauf der körperlichen Erkrankung fokussiert werden sollte. Gleichzeitig ist er im Vergleich zum Thema Krankheitsbewältigung weit schwieriger zu handhaben, da hier häufig starke Widerstände auf Patientenseite auftauchen. Vordergründig wird meist die Bestätigung der Ahnung, selbst schuld zu sein, befürchtet. Im Kern geht es jedoch darum, eine tiefer gehende Beschämung durch das Gewahrwerden der negativen Bedeutung häufig primär Ich-syntoner Erlebens- und Verhaltensweisen zu verhindern. Auf die Vielzahl der infrage kommenden Besonderheiten vor allem der Affekt- und Beziehungsregulation bei den einzelnen körperlichen Erkrankungen kann an dieser Stelle nicht weiter eingegangen werden, dazu wird auf die einschlägige Literatur verwiesen (z. B. zur KHK: Albus & Köhle 2017; Albus & Hermann-Lingen 2017; Albus 2011; Herrmann-Lingen et al. 2014; Ladwig et al. 2013).

Für das therapeutische Vorgehen ist wichtig, dass Sie sich strikt bemühen, besonders in der Anfangsphase der Therapie eine Beschämung des Patienten durch ein zu aufdeckendes Vorgehen zu vermeiden. Sinnvoller ist ein *problemorientiertes Vorgehen*, das, ausgehend vom aktuellen Kenntnisstand des Patienten, auch edukative Elemente mit einbeziehen kann.

Das folgende Beispiel handelt von einem Patienten mit koronarer Herzkrankheit, der dem Hausarzt auffallend »gestresst« vorkommt.

T: Haben Sie eine Vorstellung, wie Stress dem Herzen schaden kann?
P: Nee, ich glaube eigentlich auch nicht, dass das überhaupt so wichtig ist. Ich war schon immer so ein unruhiger Typ.
T: Man kann diese Frage auch gar nicht pauschal beantworten. Aber die Forschung hat in den letzten Jahren einiges dazu herausgefunden. Ich erzähle Ihnen jetzt etwas davon, und wir können überlegen, ob vielleicht das eine oder andere für Sie von Nutzen sein könnte.

Wird die prinzipielle Möglichkeit der Bedeutung psychosomatischer Faktoren für den Krankheitsverlauf anerkannt, geht es im Nachfolgenden darum, eine Annäherung an *Probleme der Selbst- und Beziehungsregulation* zu erreichen, die neben den vielfältigen psychophysiologischen Auswirkungen häufig auch mit *Störungen des Gesundheitsverhaltens* (z. B. schädlicher Nikotin- und Alkoholkonsum bzw. Abhängigkeit) verknüpft sind. Ein günstiger Ausgangspunkt hierfür kann die Fokussierung von belastenden Lebensereignissen, Beziehungsproblemen oder Alltagsärger sein.

(Eine Patientin mit Colitis ulcerosa hat bereits den dritten Schub in einem Jahr und ist seit zwei Monaten krankgeschrieben. Ihr Hausarzt vermutet psychische Faktoren.)
T: Haben Sie eine Vermutung, was den häufigen Ausbruch Ihrer Erkrankung begünstigt hat?
P: Keine Ahnung, vielleicht Stress?
T: Aha, haben Sie eine Vorstellung, wie das funktioniert?
P: Ich glaube, dann spinnt doch das Immunsystem.
T: Ja, das ist möglich. Könnten Sie mir genauer erklären, was Sie mit Stress meinen?
P: Na ja, ich hatte viel Ärger auf der Arbeit.
T: Worüber haben Sie sich denn geärgert?
P: Ich habe eine Kollegin, die hackt die ganze Zeit auf mir herum.
T: Wie sind Sie denn damit umgegangen?
P: Wieso ich? Was kann ich denn dafür?
T: Na ja, ich kann Ihren Ärger schon nachvollziehen, aber ich frage mich, ob wir einen Weg finden könnten, wie Sie den Konflikt mit der Kollegin entschärfen. Dann würde sich das Gefühl von Stress vermindern und Sie würden vielleicht auch gesundheitlich stabiler. Was haben Sie denn empfunden, als die Kollegin Sie angriff?

Ausgehend von der möglichst konkreten Schilderung belastender Situationen gelingt es bei tragfähiger therapeutischer Beziehung dann meistens, auf innerseelische Konflikte oder strukturelle Defizite zu kommen.

38.6 Eingehen auf maladaptives Krankheitsverhalten

Chronisch maladaptives Krankheitsverhalten wie Non-Adhärenz gegenüber ärztlichen Empfehlungen (z. B. fehlende oder übermäßige Medikamenteneinnahme, anhaltender Tabakkonsum, Fehlernährung) oder verzögerte oder massiv gesteigerte Inanspruchnahme medizinischer Hilfe ist ein gravierendes Problem bei körperlichen Erkrankungen und kann die Prognose erheblich verschlechtern. Heutzutage geht man davon aus, dass z. B. der sogenannte »brittle diabetes« (Diabetes mellitus mit extrem schlechter Blutzuckereinstellung) oder »therapierefraktäres« Asthma bronchiale vor allem durch chronisch maladaptives Krankheitsverhalten bedingt sind. So neigen Patienten mit koronarer Herzkrankheit oder Herzinfarkt (Albus & Köhle 2017; Albus & Hermann-Lingen 2017; Albus 2011; Herrmann-Lingen et al. 2014; Ladwig et al. 2013) oder auch Patienten mit Asthma bronchiale (Wöller 1998a) dazu, die Inanspruchnahme ärztlicher, insbesondere auch notärztlicher Hilfe dramatisch und bis zur massiven Selbstgefährdung zu verzögern. Häufig wissen die Patienten durchaus um die Schädlichkeit ihres Verhaltens, sehen sich aber außer Stande, es zu ändern. Nicht selten erfüllt das maladaptive Krankheitsverhalten auch die Kriterien einer psychischen Komorbidität (z.B. psychogene Essstörungen bei Diabetes mellitus, Nikotinabhängigkeit) bzw. es ist eingebettet in generelle Probleme der Impulsregulierung wie bei Borderline-Persönlichkeitsstörungen.

So bedeutsam die therapeutische Bearbeitung dieser maladaptiven Muster ist, so schwer gestaltet sich häufig deren Fokussierung. Befürchtet werden Vorwürfe, Beschämung und Dominanz des Therapeuten. Psychodynamisch hat der Widerstand, in der Psychotherapie über das maladaptive Krankheitsverhalten zu sprechen, häufig den gleichen Hintergrund wie das Verhalten selbst, z.B. ungelöste Abhängigkeits- und Selbstwertprobleme. Die Annäherung an die Thematik sollte entsprechend vorsichtig geschehen und dem Patienten stets die Möglichkeit lassen, sein »Gesicht zu wahren«. Zudem empfiehlt es sich, diesen Bereich nicht im ersten Kontakt, sondern erst nach Aufbau einer tragfähigen therapeutischen Beziehung anzuschneiden. Dennoch müssen Sie sich darauf einstellen, dass es unter Umständen lange dauern kann, bis maladaptive Muster Thema werden können.

T: Sie haben mir ja berichtet, dass Sie in den letzten Monaten mehrere schwere Asthma-Anfälle gehabt haben. Wie sind Sie denn jeweils damit umgegangen?
P: Tja, als es nicht mehr ging, hat meine Frau den Notarzt gerufen, und der hat mich direkt auf die Intensivstation gebracht.
T: Haben Sie vorher selbst versucht, sich zu helfen?
P: Ach, erst war es ja gar nicht so schlimm, aber dann ging nichts mehr. Da hab ich dann das Spray benutzt.
T: So spät?
P: Ich dachte, es geht schon von selbst vorbei.
T: Aber später hat das Spray nicht mehr geholfen. Wie erklären Sie sich, dass Sie so lang gezögert haben?
P: Als es losging, habe ich gedacht: Ich will nicht in die Klinik!
T: Waren Sie so erschrocken über den Gedanken, eventuell in die Klinik zu müssen, dass Sie gewissermaßen vergessen hatten zu sprayen?
P: Ja, irgendwie so was.
T: Dabei könnte ich mir vorstellen, dass Sie im Grunde ein Interesse daran haben, eine Klinikaufnahme zu verhindern. Wir können miteinander untersuchen, wieso Ihnen das bis jetzt nicht besser gelungen ist.

Prinzipiell ist der Bereich chronisch maladaptiven Krankheitsverhaltens eng mit den emotionalen und kognitiven Ebenen der Krankheitsbewältigung verknüpft, auf die in den vorherigen Abschnitten näher eingegangen wurde. Auch ein Mangel an emotional tragfähiger sozialer Unterstützung kann das Auftreten maladaptiver Muster begünstigen. Die Klärung der individuellen Hintergründe ist dann Gegenstand des weiteren Durcharbeitens (▶ Kap. 25).

38.7 Die körperliche Seite nicht vergessen

Leider wird die körperliche Seite im Verlauf psychotherapeutischer Behandlungen häufig vernachlässigt. Dabei ist es Ihre Aufgabe, sorgfältig darauf zu achten, dass es nicht zu einer gemeinsamen Verleugnung der Bedrohung durch die körperliche Krankheit kommt. Dies kann schnell passieren, wenn Sie, erfreut über das reichhaltige anderweitige Material des Patienten, die somatischen Anforderungen, Symptome bzw. Indikatoren für den Krankheitsverlauf aus den Augen verlieren. Deshalb sollten Sie stets reflektieren, ob die körperliche Seite der Erkrankung angemessen repräsentiert ist. Falls dem nicht so ist, sind direkte Fragen indiziert. Maladaptives Verhalten sollte dann gleichermaßen nachdrücklich benannt wie verständnisvoll auf seine Bedeutung hin untersucht werden.

> **T:** Sie haben schon eine Weile nichts mehr von Ihren Blutzuckerwerten berichtet.
> **P:** Au ja, die sind auch beschissen.
> **T:** Wann waren Sie denn das letzte Mal beim Diabetologen?
> **P:** Ist lange her.
> **T:** Wie lange denn?
> **P:** Weiß gar nicht genau, ein Dreivierteljahr vielleicht.
> **T:** Ich frage mich, weshalb Sie sich derart selbst vernachlässigen.

Hierbei sollte stets bedacht werden, dass ein derartiges Verhalten des Patienten auch ein Agieren sein kann, das heißt dass dadurch Konflikte in der therapeutischen Beziehung abgewehrt werden. Die starke Neigung hierzu ist insbesondere bei Patienten mit Borderline-Persönlichkeitsstörungen zu beobachten.

Weitergehende therapeutische Hinweise zur Begrenzung des Agierens finden Sie im Kapitel 28.

38.8 Die Kooperation mit dem Hausarzt pflegen

Bei den nachfolgenden Empfehlungen gehen wir davon aus, dass Sie Ihre Patienten nicht gleichzeitig psychotherapeutisch und allgemeinärztlich betreuen. Wir möchten dies auch nicht empfehlen, da hierdurch die Gefahr einer zu starken Vermischung der Behandlungsinhalte gegeben ist, wodurch die psychotherapeutische Arbeit behindert wird.

Patienten mit körperlichen Erkrankungen sind selbstverständlich auch auf eine medizinische Behandlung angewiesen. Die psychotherapeutische Behandlung bedarf deshalb zur Sicherung des Erfolges einer guten Kooperation mit dem Hausarzt. Dies gilt besonders bei Patienten mit niedrigem Strukturniveau, da ansonsten kaum bearbeitbare Spaltungstendenzen und Agieren auftreten können. Die Notwendigkeit, mit dem Hausarzt Informationen auszutauschen, muss selbstverständlich mit den Patienten vorbesprochen werden; prinzipiell ist sogar deren ausdrückliches Einverständnis erforderlich, da die Schweigepflicht auch zwischen Angehörigen von Heilberufen gilt.

Für einen guten Therapieverlauf ist es wichtig, den Hausarzt als Verbündeten zu gewinnen. Dies wird erleichtert durch eine nachvollziehbare Schilderung der Therapieziele und Angaben darüber, wie der Hausarzt dabei helfen kann, diese zu erreichen. Meist verlangt die gleichzeitige Behandlung unserer Patienten vom Hausarzt nämlich Kenntnisse in der Psychosomatischen Grundversorgung, die jedoch nur bei einer Minderzahl vorausgesetzt werden kann. Nicht selten finden sich sogar erhebliche Vorurteile, die in Verbindung mit dem Widerstand der Patienten eine erfolgreiche Psychotherapie verhindern.

Es hat sich deshalb bewährt, prinzipiell bei Beginn einer Psychotherapie das weitere Vorgehen mit dem Hausarzt abzustimmen. Zur Eingrenzung maladaptiven Krankheitsverhaltens können Sie dem Hausarzt empfehlen, regelmäßige, den medizinischen Erfordernissen angemessene Wiedervorstellungstermine zu vereinbaren. Hier sollte die Position eines »Sowohl-als-auch«, eines gleichrangigen Nebeneinanders von somatischer und psychotherapeutischer Behandlung betont werden. Dem Drängen ängstlicher Patienten nach Mehrfachuntersuchungen muss genauso widerstanden werden wie dem die ärztliche Behandlung vermeidenden Verhalten von pseudoautonomen Patienten. Psychosoziale Probleme sollten vom Hausarzt aufgegriffen, zu deren Bearbeitung aber an die Psychotherapie verwiesen werden. Besonders die Möglichkeit, dass Patienten im Verlauf häufig unzufrieden mit dem Psychotherapeuten sind, muss vorbesprochen werden, dies mit dem Hinweis, dass der Hausarzt stets dazu ermutigen sollte, die Unzufriedenheit in der Therapie selbst zu klären.

38.9 Auf Patientenschulungen und Rehabilitationsangebote hinweisen

Für eine Reihe internistischer Erkrankungen (v. a. Diabetes mellitus, Asthma bronchiale, koronare Herzkrankheit) stellt das medizinische Versorgungssystem neuerdings zunehmend Beratungskonzepte bereit, deren Ziele mit denen einer Psychotherapie gut vereinbar sind und die, zum richtigen Zeitpunkt eingesetzt, die Krankheitsbewältigung effektiv fördern können. Diese *Patientenschulungen* sind meist gut ausgearbeitete Programme zur Wissensvermittlung und sollen die selbstständige Bewältigung der Erkrankungen fördern (Albus & Köhle 2017; Kulzer et al. 2013). Falls sich im Laufe Ihrer Exploration herausstellt, dass deutliche Wissensdefizite bestehen, sollten Sie ihren Patienten zum Besuch einer derartigen Schulung ermuntern bzw. dies mit dem Hausarzt besprechen.

Bei Patienten mit koronarer Herzkrankheit oder chronischen Schmerzen hat sich ein primär multimodales Vorgehen bewährt, welches psychotherapeutische Verfahren einschließt, die sich an den speziellen Anforderungen dieser Patienten orientieren. Für detaillierte Informationen hierzu wird auf die weiterführende Literatur verwiesen (z. B. Albus & Köhle 2017; Egle & Zentgraf 2012).

Therapeutisches Vorgehen bei Patienten mit somatischen und psychosomatischen Erkrankungen ohne Psychogenese-Einsicht

- wohlwollende und aktive Beziehungsaufnahme
- Möglichkeit zur angstfreien Entlastung anbieten
- Probleme der emotionalen Krankheitsbewältigung ansprechen
- Güte der wahrgenommenen sozialen Unterstützung einschätzen
- nicht vorschnell maladaptive Eigenanteile fokussieren
- Beschämung durch übermäßig aufdeckendes Vorgehen vermeiden
- problemorientiertes Vorgehen
- an Probleme der Selbst- und Beziehungsregulation mit Störungen des Gesundheitsverhaltens annähern
- ungelöste Abhängigkeits- und Selbstwertprobleme als Ursache für chronisch maladaptives Krankheitsverhalten erkennen
- die körperliche Seite nicht vernachlässigen
- Kooperation mit dem Hausarzt pflegen
- auf Patientenschulungen und weitergehende Rehabilitationsangebote hinweisen

38.10 Besonderheiten im Umgang mit onkologischen Patienten

Die psychotherapeutische Behandlung von onkologischen Patienten erfordert einige besondere Modifikationen. Im Gegensatz zu Asthma bronchiale oder koronarer Herzkrankheit, bei denen psychische Faktoren die Entstehung und den Verlauf der Erkrankung beeinflussen, ist eine psychosomatische Interaktion bei Krebserkrankungen nicht nachgewiesen. Aufgabe der psychotherapeutisch-psychoonkologischen Betreuung ist es somit nicht, einen aktiven Beitrag zur Heilung der Krebserkrankung zu leisten. Die Betreuung verfolgt das Ziel, die aktuellen Belastungssituationen der Patienten zu erfassen, den Patienten in einer Lebenskrise zu unterstützen, die Ressourcen des Patienten zu aktivieren, um zu einer Verbesserung der Lebensqualität des Patienten beizutragen. Insbesondere onkologischen Patienten mit depressiven Symptomen, Angststörungen und Posttraumatischen Belastungsstörungen sowie Patienten mit somatopsychischen Folgen (Schmerzen, Übelkeit, Fatigue), selbstschädigendem Krankheitsverhalten oder Patienten mit Psychotherapiewunsch sollte eine Psychotherapie angeboten werden.

Als Ausdruck der verzweifelten Suche nach Sicherheit, Kontrolle und Orientierung suchen aber onkologische Patienten oftmals die psychotherapeutische Praxis auf, um durch eine Psychotherapie von der Erkrankung geheilt zu werden bzw. sich vor einem Rezidiv zu schützen. Diese Patienten haben ein psychosomatisches Krankheitsverständnis, obwohl die psychosomatische Interaktion nicht nachweisbar ist und idealisieren die Möglichkeiten der Psychotherapie. Setzen Sie sich aber nicht unter Druck, den Patienten zu heilen oder ihn zu einer optimalen Bewältigung zu führen. Betrachten Sie die Idealisierung des Patienten als Ausdruck seiner Angstabwehr, sprechen Sie die Idealisierung an und suchen Sie individuell mit dem Patienten nach Wegen, die Krise zu meistern.

> **P:** Ich komme zu Ihnen, weil ich den Konflikt mit meiner Mutter bearbeiten möchte. Ich habe Angst, dass dieser Konflikt meine Abwehrkräfte schwächt und ich dadurch ein Rezidiv bekomme.
> **T:** Ich kann es verstehen, dass Sie den Konflikt mit Ihrer Mutter bearbeiten wollen, um Ihre Belastungen zu senken. Lassen Sie uns daran arbeiten. Ich möchte Ihnen aber vorher Folgendes erklären. Die Frage, ob dieser Konflikt Ihre Krebserkrankung beeinflusst hat oder beeinflussen wird, lässt sich zurzeit nicht sicher beantworten. Viele wissenschaftliche Untersuchungen sprechen eher dagegen. Ich würde Ihnen vorschlagen, dass wir die körperliche und die psychische Ebene trennen. Wir können an diesem Konflikt arbeiten und ich gehe davon aus, dass dieses für Sie hilfreich und entlastend ist. Ob sich die Psychotherapie auf die Krebserkrankung und ihren Verlauf auswirkt, kann ich Ihnen jedoch nicht sagen. Wenn die Erkrankung nicht beeinflusst wird, haben wir an Ihrem seelischen Wohlbefinden gearbeitet, wenn sie sich auswirkt – umso besser. In beiden Fällen profitieren Sie.

Die psychoonkologische Psychotherapie erfordert ein flexibles Setting. Sie müssen sehr aktiv die Beziehung aufnehmen und Termine zur Krisenintervention kurzfristig zur Verfügung stellen. Insbesondere in der palliativen Versorgung und Sterbebegleitung ist es notwendig als ambulanter Therapeut die Patienten auch beim stationären Aufenthalt zu betreuen.

Der Kooperation mit den onkologisch tätigen Ärzten kommt eine besondere Bedeutung in der Betreuung von Krebspatienten zu. Die somatischen Behandler werden als lösungssichere, medizinische Experten gefragt, die den Patienten durch ihre medizinischen Kenntnisse Sicherheit vermitteln, aber auch als empathische Begleiter, die die subjektive Welt des Patienten berücksichtigen und den Patienten in seinen emotionalen Reaktionen begleiten. Oftmals ist man in der psychoonkologischen Betreuung jedoch gefordert einzuspringen und den Patienten bei der Informationssuche und Entscheidungsfindung zu unterstützen.

Eine Vielzahl von strukturierten Angeboten (Informationsveranstaltungen, Autogenes Training, Progressive Muskelrelaxation nach Jacobsen, Sport) sowie halbstrukturierte Angebote (Imaginationsübungen, Simonton-Gruppen, Kunst-, Musik- und Tanztherapie, Gruppen für Angehörige) lassen sich zur Stärkung der Krankheitsbewältigung und zur Reduktion der Ängste beinahe bei jedem onkologischen Patienten einsetzen. Bei den spezifischen psychotherapeutischen Angeboten überwiegt die Krisenintervention, insbesondere zum Zeitpunkt der adjuvanten Therapie und bei der Beendigung der adjuvanten Therapie. Eine Langzeittherapie ergibt sich, wenn die onkologische Erkrankung eine Konfliktdynamik aktualisiert und die Patienten sich nun unter dem Eindruck der Erkrankung entschließen, diese zu bearbeiten. Verläuft die Erkrankung progredient, so ergibt sich häufig die Indikation für eine Langzeitbetreuung, die in eine Sterbebegleitung übergehen kann.

Neben den allgemeinen psychotherapeutischen Techniken insbesondere der Ressourcenaktivierung, der Krisenbewältigung und der supportiven Therapie, ergeben sich bei onkologischen Patienten folgende Besonderheiten:

- Die subjektive Krankheitstheorie des Patienten prägt das Krankheitserleben, aber auch die Heilungstheorie des Patienten. Obwohl es keinen Anhalt für einen psychosomatischen Einfluss auf die Entstehung der Krebserkrankung gibt, geben sich viele Patienten selbst die Schuld an der Erkrankung. In ihrer subjektiven Krankheitstheorie spielen eigene Fehler, biografische Erlebnisse, interpersonelle Konflikte neben genetischen Faktoren, Umweltgiften usw. eine große Rolle. Erlebt eine Patientin z. B. das Mobbing am Arbeitsplatz als Ursache für ihren Brustkrebs, so ist die Wiederaufnahme der Arbeitstätigkeit häufig verbunden mit der Angst, durch dieses Spannungsfeld ein Rezidiv zu entwickeln. Die Kenntnis dieser subjektiven Krankheitstheorie ist daher zwingend notwendig, um die innere Verarbeitung der Krebserkrankung zu verstehen und korrigierend intervenieren zu können, insbesondere wenn diese subjektive Krankheitstheorie mit zahlreichen Schuld- und Schamgefühlen verbunden sind. Sie entlasten den Patienten, indem sie ihn über die fehlenden Zusammenhänge informieren und an den Schuld- und Schamgefühlen psychotherapeutisch arbeiten.
- Das innere Bild über die Krebserkrankung des Patienten wird geprägt durch die Vorerfahrung, die der Patient mit Krebserkrankung im Verlaufe seiner Biografie gemacht hat. Ein rasch progredienter Verlauf oder ein schmerzvolles Sterben, das der Patient bei Familienangehörigen miterlebt hat, prägen die Zukunftserwartung des Patienten. Eine klare Trennung der eigenen Erkrankung von den im Lebenslauf beobachteten Krankheitsverläufen kann für den Patienten entängstigend und hilfreich sein.
- Der Ressourcenaktivierung kommt bei der Arbeit mit onkologischen Patienten eine bedeutende Rolle zu. Die Frage, was den Patienten in der aktuellen Situation helfen könnte oder was sie dazu beitragen können, dass die Erkrankung einen günstigen Verlauf nimmt, suggeriert diesen Patienten, dass sie nicht passiv-hilflos der Erkrankung ausgeliefert sind, sondern aktiv an ihrem Wohlbefinden mitarbeiten können. Dabei können Imaginationsübungen, ressourcenorientiertes EMDR, aber auch kreative Therapieverfahren wie Musiktherapie und Gestaltungstherapie hilfreich sein.
- Nicht nur die Verarbeitung der Erkrankung, sondern auch die körperlichen und psychischen Belastungen der Therapie sind zu beachten.
- Die Familie des Patienten ist in der Regel eine große Ressource, um die psychische Belastung angesichts der onkologischen Erkrankung zu bewältigen. Daher sollte sie möglichst in die Therapie mit integriert werden. Gleichzeitig ist zu bedenken, dass

auch die Familienangehörigen maximal belastet sind und oftmals Hilfe und Unterstützung benötigen.

Psychotherapeutisches Arbeiten mit onkologischen Patienten konfrontiert nicht nur den Patienten, sondern auch den Therapeuten immer wieder mit der eigenen Sterblichkeit. Die Arbeit kann auch im Therapeuten Ängste vor der Auseinandersetzung mit dem eigenen Tod mobilisieren, die in der Therapie sich darin äußern, dass das Thema Sterben und Tod ausgeklammert oder sehr sachlich behandelt wird. Das Durcharbeiten dieser Ängste und eine offene Kommunikation über das Sterben und den Tod unterstützen nicht nur den Patienten, sondern können auch den Therapeuten in seinem Leben bereichern.

Weiterführende Literatur

Albus C (2011). Psychosoziale Aspekte in Entstehung und Verlauf der Koronaren Herzkrankheit. Psychotherapie im Dialog; 12: 13–8.

Herrmann-Lingen C, Albus C, Titscher G (2014). Psychokardiologie. Ein Praxisleitfaden für Ärzte und Psychologen. 2. Aufl. Köln: Deutscher Ärzte-Verlag.

Herzog W, Kruse J, Wöller W (2022). Psychosomatik. Verstehen – Erklären – Behandeln. 2. Aufl. Stuttgart: Thieme.

Köhle K, Herzog W, Joraschky P, Kruse J, Langewitz W, Söllner W (Hrsg) (2017). Psychosomatische Medizin. 8. Aufl. München: Elsevier.

Kulzer B, Albus C, Herpertz S, Kruse J, Lange K, Lederbogen F, Petrak F (2013). Psychosoziales und Diabetes (Teil 1). S2-Leitlinie Psychosoziales und Diabetes – Langfassung. Diabetologie; www.deutsche-diabetes-gesellschaft.de/fileadmin/Redakteur/Leitlinien/Evidenzbasierte_Leitlinien/DuS-246_Leitlinie_Teil1_Psychosoziales_und_Diabetes.pdf (Zugriffsdatum: 07. 10. 2017).

Kulzer B, Albus C, Herpertz S, Kruse J, Lange K, Lederbogen F, Petrak F (2013). Psychosoziales und Diabetes (Teil 2). S2-Leitlinie Psychosoziales und Diabetes – Langfassung. Diabetologie; und www.deutsche-diabetes-gesellschaft.de/fileadmin/Redakteur/Leitlinien/Evidenzbasierte_Leitlinien/DuS-249_Leitlinie_Teil2_Psychosoziales_und_Diabetes.pdf (Zugriffsdatum: 07. 10. 2017).

Ladwig KH. Lederbogen F, Albus C, Angermann C, Borggrefe M, Fischer D, Fritzsche K, Haass M, Jordan J, Jünger J, Kindermann I, Köllner V, Kuhn B, Scherer M, Seyfarth M, Völler H, Waller C, Herrmann-Lingen C (2013). Positionspapier zur Bedeutung von psychosozialen Faktoren in der Kardiologie. Update 2013. Kardiologe; 7: 7–27.

Tress W, Kruse J, Ott J (Hrsg) (2004). Psychosomatische Grundversorgung. 3. Aufl. Stuttgart: Schattauer.

Wöller W (1998). Maladaptives Krankheitsverhalten bei Asthma bronchiale. Zentrales Beziehungsmuster als Determinante von Risikokrankheitsverhalten. Göttingen: Vandenhoeck & Ruprecht.

39 Opfer traumatischer Gewalt

Patientinnen[7] mit posttraumatischen Störungsbildern

Luise Reddemann, Wolfgang Wöller und Johannes Kruse

39.1 Symptomatik von Opfern traumatischer Gewalt

Erst in den letzten Jahrzehnten wurde der Einfluss von Traumatisierungen auf eine Vielzahl psychischer Störungen in seinem vollen Umfang zur Kenntnis genommen. Viel mehr als apersonale Traumatisierungen (etwa durch Naturkatastrophen) sind es die *personalen Traumatisierungen* – wie bei Folter, Kriegseinwirkungen und *körperlicher* und *sexualisierter Gewalt* –, die meist schwerwiegende psychische Beeinträchtigungen bei den Opfern nach sich ziehen.

Wir unterscheiden *Typ-I-Traumen*, die überwiegend einmalig, plötzlich und überraschend einsetzen, und *Typ-II-Traumen*, die über einen längeren Zeitraum kumulativ einwirken. Zu den Typ-I-Traumen gehören z. B. Naturkatastrophen, Verkehrsunfälle oder auch – als personale Traumatisierungen – gewaltsame und räuberische Überfälle sowie die Vergewaltigung im Erwachsenenalter. Zu den Typ-II-Traumen zählen dagegen die langjährigen personalen Traumatisierungen im personalen Nahbereich durch Misshandlung und sexualisierte Gewalt ebenso wie Traumatisierungen durch Kriegseinwirkungen, Gefangenschaft und Folter. Wir sprechen hier auch von komplexen Traumatisierungen. Nicht selten finden wir bei Patientinnen mit Typ-I-Trauma komplexe Traumatisierungen in der Vorgeschichte.

Wir möchten einige therapietechnische Grundsätze bei traumatisierten Patientinnen darstellen. Dabei soll die Problematik von Patientinnen mit den Folgen körperlicher und sexualisierter Gewalt in Kindheit und Jugend im Vordergrund stehen. Erst in zweiter Linie werden wir auf Traumatisierungen im Erwachsenenalter eingehen.

Die Symptomatik von Patientinnen mit körperlichen und sexualisierten Traumatisierungen kann höchst vielgestaltig sein (Herman 1992; Hirsch 2013; Reddemann & Wöller 2017; Wöller & Kruse 2016):

- Am häufigsten sind umfassende Störungen der *Affektregulation* mit chronischer, medikamentös kaum beeinflussbarer Depressivität oder mit rasch wechselnder Stimmungslage, Zuständen diffuser Angst und Anspannung. Als Folge des Erlebens umfassender Demütigung, Entsubjektivierung und Instrumentalisierung kommt es zu einer schwerwiegenden Störung des Selbstwertgefühls, und – als Ergebnis von Introjektionsvorgängen und aktiver Implantation durch die Täter – zu quälenden Schuldgefühlen.
- Von besonderer Bedeutung sind *dissoziative Symptome*, vor allem psychogene Amnesien und Depersonalisationsphänomene. Nach heutiger Auffassung kommt dem Mechanismus der Dissoziation in der ursprünglichen traumatischen Situation eine protektive Funktion im Sinne einer psychologischen Fluchtmöglichkeit zu,

---

7 In diesem Kapitel haben wir uns wegen des Überwiegens betroffener Patientinnen für die weibliche Form entschieden.

um die Affekte von Angst, Wut und Schmerz zu bewältigen; im späteren Leben wirkt er sich jedoch maladaptiv aus, indem er die Kontinuität des Erlebens bedroht und die kognitive Leistungsfähigkeit vermindert (Nijenhuis et al. 2007).

- Typischerweise kommt es zur *Wiederbelebung traumatischer Affekte im täglichen Leben*, wobei äußere Stimuli assoziativ die ursprünglichen traumatogenen Affekte, insbesondere Gefühle der Verlassenheit und Hilflosigkeit, wachrufen (»triggern«) können.
- Viele Traumatisierte leiden – oft zusätzlich zu anderen Symptomen – unter dem syndromalen Störungsbild der *Posttraumatischen Belastungsstörung* (PTBS), das durch sich aufdrängende, belastende Gedanken und Erinnerungen an das Trauma, durch Übererregungssymptome (Schlafstörungen, Schreckhaftigkeit, vermehrte Reizbarkeit, Affektintoleranz, Konzentrationsstörungen), Vermeidungsverhalten (Vermeidung traumaassoziierter Stimuli) und durch emotionale Taubheit (allgemeiner Rückzug, Interesseverlust, innere Teilnahmslosigkeit) charakterisiert ist.
- Selbstverletzende Verhaltensweisen können ebenso wie bulimische Fress- und Brechattacken die Funktion haben, unerträgliche Affektzustände und Zustände der Depersonalisierung zu lindern. Die Pathologie der Borderline-Persönlichkeitsstörung (▸ Kap. 27.3) kann größtenteils als posttraumatisches Störungsbild aufgefasst werden; aber auch bei anderen Persönlichkeitsstörungen können traumatische Faktoren eine wichtige Rolle spielen.
- Bei vielen somatoformen Störungen, insbesondere den somatoformen Schmerzstörungen, finden wir eine traumatische Vorgeschichte wie bei anderen klinischen Bildern, die als »Konversionssymptome« bezeichnet werden.

39.2 Allgemeine Prinzipien der Arbeit mit traumatisierten Patientinnen

Selbstverständlich prägt die Symptomatik das therapeutische Vorgehen, und es macht einen großen Unterschied, ob wir es mit einer depressiven, einer dissoziativen oder einer somatoformen Symptomatik, einer Borderline-Persönlichkeitsstörung oder einer Posttraumatischen Belastungsstörung (PTBS) zu tun haben. Auch hat sich das therapeutische Vorgehen am Strukturniveau der Abwehrorganisation und am Status der Ich-Funktionen zu orientieren. Es können jedoch auch grundsätzliche Überlegungen angestellt werden, die für traumatisierte Patientinnen gelten.

Eine Psychotherapie für Patientinnen, bei denen Traumatisierungen im Vordergrund stehen, erfordert unserer Überzeugung nach andere Vorgehensweisen als sie zur Behandlung von Patientinnen mit Konfliktpathologien oder auch mit Ich-strukturellen Störungen beschrieben wurden. Die bei höher strukturierten Konfliktpathologien angewandten Techniken scheiden in der Regel schon deshalb aus, weil ein sogenanntes Normal-Ich nicht vorausgesetzt werden kann, wenn ein Trauma reaktiviert ist. Aber auch die alleinige Anwendung z.B. der strukturbezogenen Technik zur Bearbeitung von Entwicklungspathologien und strukturellen Ich-Störungen (▸ Kap. 29) wird im Allgemeinen traumatisierten Patientinnen nicht gerecht.

Tiefenpsychologisch fundierte Behandlungsansätze wie oben beschrieben können indessen möglicherweise in einem späteren Stadium der Therapie zur Anwendung kommen, um die für diese Patientengruppe typischen Konflikte zu bearbeiten und ihre defizitären Ich-Funktionen zu stärken. Dies sollte jedoch erst geschehen, nachdem durch traumaspezifische tiefenpsychologische Techniken die Voraussetzungen für ihre Anwendung geschaffen sind. Erst dann kann traumaspezifische tiefenpsychologische Psychotherapie in eine allgemeine tiefenpsychologisch fundierte Psychotherapie überführt werden. In ähnlicher Weise, wie bei depressiven Patientinnen oder bei Patientinnen mit Angsterkrankungen oft erst mit medikamentösen Maßnahmen die Voraussetzungen für die tiefenpsychologisch fundierte Arbeit geschaffen werden müssen, sind wir auch bei traumatisierten Patientinnen auf spezifische Verfahren angewiesen, welche die Voraussetzung für eine konfliktzentrierte Psychotherapie schaffen. Wir möchten darüber hinaus darauf hinweisen, dass Menschen mit Traumafolgestörungen nicht selten vor einer gezielten Arbeit an Konfliktthemen erst einmal Handwerkszeug im Umgang mit Konflikten ganz allgemein benötigen.

Im Folgenden wollen wir über Behandlungsansätze berichten, wie sie seit über 20 Jahren erprobt und empfohlen werden (Reddemann 2016, 2017; Reddemann & Wöller 2015, 2017). Sie lassen sich durch folgende Merkmale charakterisieren:

- Im Gegensatz zu allen sonstigen tiefenpsychologisch fundierten Verfahren möchten wir ein Vorgehen mit dem Ziel, die Pathologie in der therapeutischen Beziehung zu entfalten, bei traumatisierten Patientinnen *nicht* empfehlen. Vielmehr sollen die traumatischen Erfahrungen so eingegrenzt werden, dass die traumabedingten Beziehungsstörungen gerade möglichst nicht in die therapeutische Beziehung eindringen und zu einer übertragungsbedingten Verzerrung der Wahrnehmung des Therapeuten führen. Zwar wird bei dem üblichen tiefenpsychologisch fundierten Vorgehen die Entwicklung einer Übertragungsneurose nicht gefördert, aber es werden Übertragungsmanifestationen gerne aufgegriffen, um wichtige Probleme der Patientin in der Beziehung zum Therapeuten zu demonstrieren, zu bearbeiten und aufzulösen. Dieses Vorgehen hat sich unserer Auffassung nach selten bewährt, um bei traumatisierten Patientinnen eine Auflösung traumatogener Inhalte zu erreichen. Zwar ist es auch bei einer Therapie, die sich in erster Linie um die Aufarbeitung von Traumatisierungen kümmert, wichtig, die Beziehung zu bearbeiten, wenn sie zum Widerstand wird (▶ Kap. 22.2), und die Möglichkeiten des haltenden Beziehungsangebots (▶ Kap. 18.7) werden ebenfalls genutzt, es gibt aber auch bedeutende Unterschiede: Heute empfehlen wir ausgehend vom »Ego-State-Modell« (Federn 1952/1978), dass zwei erwachsene Personen – Therapeutin *und* Patientin – sich gemeinsam um Verständnis und Hilfe für verletzte traumatisierte kindliche Anteile (bzw. einen jüngeren Erwachsenen) bemühen. Auf diese Weise kann die sonst zu erwartende Entwicklung eines Übertragungswiderstandes weitgehend umgangen werden. Wenn sich dennoch Anzeichen einer negativen Übertragung ausbilden, sollte diese aktiv geklärt werden, indem übertragungsbedingte Wahrnehmungsverzerrungen schnell angesprochen und korrigiert werden (▶ Kap. 22.9).
- Neben der Arbeit an der therapeutischen Beziehung, wie oben dargestellt, akzentuieren wir die *Förderung von Selbstheilungskräften* und nutzen ressourcenaktivierende Techniken, wobei wir ganz bewusst Wissensbestände und therapeutische Techniken anderer Therapieschulen einbeziehen. Einen zentralen Aspekt der Arbeit mit traumatisierten Patientinnen sehen wir darin, ihnen nach dem Erleben von Hilflosigkeit und Überflutung durch traumatische Affekte zu helfen, die Selbstkontrolle bzw. Selbstwirksamkeit wieder

zu erlangen. Dies bedeutet, dass wir die therapeutische Beziehung nutzen, um mit ihrer Hilfe eine neue Erfahrung erlebbar zu machen: Da ist ein Mensch, der mir etwas zutraut und: Ich bin mehr als meine Probleme.

- Hier kommt der Vorstellungskraft eine besondere Bedeutung zu. Mit ihrer Hilfe kann es gelingen, den grauenhaften Bildern der traumatischen Erfahrung kontrollierte, nur gute Imaginationen entgegenzusetzen und eine gute innere Welt zu erschaffen (Reddemann 2016). Viele Patientinnen haben von einer solchen Möglichkeit bereits in der Kindheit Gebrauch gemacht. Auch wenn auf die Induktion einer Trance im engeren Sinne verzichtet wird, nutzen wir doch gezielt die heilenden Kräfte der Imagination sowie die Erfahrung, dass Rituale und veränderte Bewusstseinszustände schon immer mit Erfolg in der Heilkunde zu therapeutischen Zwecken eingesetzt wurden. Im Rahmen dieser Arbeit kommt es darauf an, positive innere Bilder und Vorstellungen zu schaffen und wiederzuentdecken, die nicht von den Traumatisierungen infiziert und vergiftet sind. Dabei greifen wir in erster Linie auf positive Lebenserfahrungen unserer Patientinnen zurück (»Freudebiografie« und »Freudetagebuch«) sowie auf Verfahren, die teilweise aus der aktiven Imagination nach C. G. Jung, dem Katathymen Bilderleben, aber auch aus den Techniken der Hypnotherapie und des Neurolinguistischen Programmierens (NLP) bekannt sind.
- Anders als in der allgemeinen tiefenpsychologisch fundierten Psychotherapie, bei der unreife Abwehrmechanismen in der Regel aufgelöst werden, nutzen wir in der Therapie mit traumatisierten Patientinnen gezielt die Abwehrformen der *Dissoziation*, der *Spaltung*, der *Verleugnung* und der *Externalisierung*. Unter der Einwirkung traumatischen Erlebens entwickeln nahezu alle traumatisierten Patientinnen die Fähigkeit zur *Dissoziation*; für viele Patientinnen war es überlebensnotwendig, sich durch den aktiven Einsatz der Dissoziation von dem traumatischen Erleben zu distanzieren. Wir greifen dieses Bedürfnis insoweit auf, als wir Patientinnen Möglichkeiten zur Distanzierung vorschlagen, die aber bewusst genutzt werden, nicht unbewusst, wie das Dissoziieren. Den Abwehrmechanismus der *Spaltung* nutzen wir, um den »nur guten« inneren Bereich von dem »nur schlechten« Bereich der Traumatisierung abzutrennen. Der aktive Einsatz der *Verleugnung* soll traumatisches Material vom Bewusstsein fern halten. *Externalisierung* schafft die Möglichkeit, bedrohliche Selbstanteile in die Außenwelt zu verlagern, um so besser mit ihnen umgehen zu können. Streng begrifflich betrachtet, handelt es sich bei diesen Vorgängen natürlich nicht um Abwehrvorgänge, sondern um Bewältigungsmechanismen, also um traumakompensatorische Schemata (Fischer 2000).

Grundsätze der tiefenpsychologisch fundierten Behandlung posttraumatischer Störungen

- keine Entfaltung der Pathologie in der therapeutischen Beziehung
- Förderung von Selbstheilungskräften durch ressourcenaktivierende und mitgefühlsorientierte Herangehensweisen
- Nutzung von Techniken verschiedener Therapieschulen
- besondere Bedeutung imaginativer Techniken
- Nutzung der Abwehrmechanismen der Dissoziation, der Spaltung, der Verleugnung und der Externalisierung

Tiefenpsychologisch fundierte Traumatherapie lässt sich in drei Phasen einteilen (Flatten et al. 2013; ▶ auch Abb. 39-1).

- Wir beginnen mit der Phase der *Stabilisierung*, die für *alle* traumatisierten Patientinnen für kürzere oder lange Zeit indiziert ist. Stabilisierende Maßnahmen werden allerdings in allen Phasen der Arbeit immer wieder eine wichtige Rolle spielen.
- Es folgt die Phase der *Traumaexposition* oder der eigentlichen Trauma-Erinnerungsarbeit, in der die Patientinnen erneut mit ihren traumatischen Erinnerungen konfrontiert werden, um sie integrieren zu können. Die Anwendung von traumakonfrontierenden Techniken ist an strikte Voraussetzungen gebunden, damit sie nicht zur Retraumatisierung wird. Insbesondere die in Kapitel 39.8 beschriebenen Bedingungen müssen gegeben sein, damit Traumaarbeit im engeren Sinne stattfinden kann.
- In der Phase der *Reintegration* muss es darum gehen, die für traumatisierte Patientinnen typischen Konflikte und Ich-Funktionsdefizite zu bearbeiten. Hier können die Techniken der allgemeinen tiefenpsychologisch fundierten Psychotherapie zum Einsatz kommen, je nach Abwehrstruktur und Ich-Funktionsniveau in einer eher konfliktaufdeckenden oder interaktionellen Variante, eventuell auch Techniken der Verhaltenstherapie, um spezifische Symptom- oder Verhaltensmuster zu behandeln. Patientinnen, bei denen aufgrund unzureichender Stabilisierung oder anhaltendem Täterkontakt keine Erinnerungsarbeit durchgeführt werden kann, bedürfen weiterer Stabilisierung und supportiver Behandlungsstrategien, oft auch der medikamentösen Therapie.

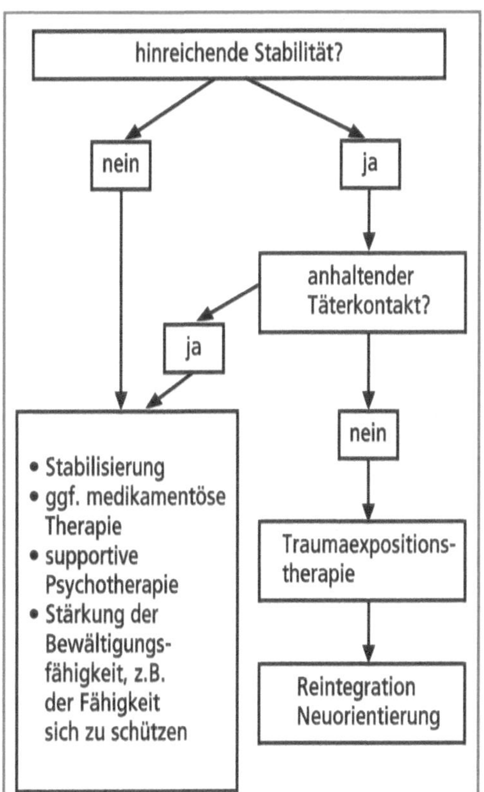

Abb. 39-1 Phasen und Indikationskriterien der tiefenpsychologisch fundierten Behandlung posttraumatischer Störungen

39.3 Stabilisierung (Ich-Stärkung) in der Behandlung posttraumatischer Störungen

Der traumaspezifischen Stabilisierung wird im Folgenden breiterer Raum gegeben als der eigentlichen Traumaarbeit, da letztere wegen ihrer besonderen Risiken und Kontraindikationen in die Hände des traumaspezifisch ausgebildeten Psychotherapeuten gehört. Die Techniken der traumaspezifischen Stabilisierung sind dagegen praktisch ohne Einschränkung durch jeden Psychotherapeuten mit Gewinn anzuwenden. Unerwünschte Effekte sind hier sehr selten. Ganz wesentlich ist, dass die Patientinnen lernen, sich selbst zu stabilisieren und zu beruhigen. Im Einzelnen geht es dabei um folgende Schritte:

- Die Entwicklung einer stabilen *therapeutischen Arbeitsbeziehung* ist von besonderer Bedeutung und die entscheidende Voraussetzung für das weitere Vorgehen. Sie erfolgt nach den in Kapitel 10 dargestellten Grundsätzen.
- Häufig ist eine *pharmakotherapeutische Behandlung* der im Vordergrund stehenden Zielsymptome notwendig. Prägen depressive Symptome das klinische Bild, können antidepressive Substanzen sehr hilfreich sein, bei innerer Unruhe niederpotente Neuroleptika, bei starken Stimmungsschwankungen gelegentlich auch Stimmungsstabilisatoren (Carbamazepin, Valproat, Lithium). Auf die besondere Suchtgefährdung traumatisierter Patientinnen sollte besonders bei der Verordnung von Tranquilizern aus der Gruppe der Benzodiazepine geachtet werden.
- *Aufklärung und Information* sind bei traumatisierten Patientinnen sehr wichtig. Viele traumatisierte Patientinnen geben sich die Schuld oder Mitschuld an der Traumatisierung, werfen sich vor, durch ihr Verhalten dazu beigetragen zu haben, dass das, was geschehen ist, geschehen konnte. Patientinnen, die sich zum Vorwurf machen, »mitgemacht« zu haben und somit allzu leicht bereit sind, die Verantwortung auf sich zu nehmen, sollten Sie darauf hinweisen, dass ein Kind nicht die Möglichkeit hat, sich angemessen zu schützen. Kenntnisse über die allen Menschen innewohnenden Schutzmechanismen während einer traumatischen Situation sowie die normale und pathologische Verarbeitung von Traumen sind von großem Nutzen zur Entlastung der Patientinnen.
- Für die meisten Patientinnen ist ein Vorgehen sinnvoll, das wir *Stressmanagement* nennen und bei dem das Wort Entspannung noch nicht einmal Verwendung findet. Denn dieses Wort suggeriert allzu leicht Kontrollverlust. Die im Folgenden dargestellten imaginativen Verfahren leiten wir heute mit einer *Aufmerksamkeitsübung* ein, bei der lediglich der Kontakt des Körpers mit dem Boden oder mit dem Stuhl achtsam registriert wird. Die Aufmerksamkeitsfokussierung führt zu einer mehr oder weniger starken Entspannung. Beachten Sie daher bei allen Entspannungsübungen, dass Zustände der Entspannung bei traumatisierten Patientinnen auch Ängste auslösen können, vor allem Ängste vor dem Ausgeliefertsein und Ängste, durch traumatisches Material überflutet zu werden. Es ist daher besonders wichtig, dass die Patientinnen während der gesamten Behandlung das Gefühl behalten, sich selbst und das therapeutische Geschehen kontrollieren zu können. Vermitteln Sie also Ihren Patientinnen, dass sie zu jedem Zeitpunkt die Kontrolle über das Geschehen wahren sollen.
- *Imaginative Übungen* können entscheidend dazu beitragen, die Fähigkeit zur Selbstberuhigung und Imagination sowie Selbststabilisierung zu verbessern. Ihnen ist der folgende Abschnitt gewidmet.

39.4 Die Nutzung der Imagination und von imaginativen Übungen zur Stabilisierung

Das wichtigste Prinzip der imaginativen Arbeit besteht nicht darin, den Patientinnen Imaginationsübungen anzubieten, ja womöglich aufzudrängen, sondern zunächst durch sorgfältiges ressourcenorientiertes Erheben der Biografie mit allen Fähigkeiten und Stärken bereits die Fähigkeit zur Imagination herauszuarbeiten bzw. die Möglichkeiten der

Vorstellungskraft bewusst zu machen, denn tatsächlich ist Erinnern nur mithilfe der Imagination bzw. der Vorstellungskraft möglich. Patientinnen müssen das Imaginieren also nicht lernen und für viele ist es hilfreicher, wir schauen nach (Erinnerungs-)Bildern, in denen die Selbstheilungskräfte wie Freudefähigkeit, (Über-)Lebenswille erkennbar sind. Daraus können dann passgenau auch Übungen entwickelt werden oder die vorgeschlagenen Übungen entsprechend den Bedürfnissen der Patientinnen ausformuliert werden.

Für viele Patientinnen ist es günstiger, wir unterhalten uns mit ihnen über aufscheinende Bilder und entwickeln gemeinsam eine Geschichte, statt dass wir regelrecht Übungen anleiten. Übung ist daher nach unserer heutigen (2018) Sicht eher in Anführungszeichen zu denken.

Zunächst sollen zwei imaginative Übungen ausführlicher dargestellt werden, die sich bei der Arbeit mit traumatisierten Patientinnen sehr bewährt haben:

Bei der Übung des *Sicheren Ortes* werden die Patientinnen gebeten, sich einen sicheren, schützenden Ort vorzustellen, den sie entweder real kennen oder mithilfe ihrer Fantasie imaginieren. Es handelt sich um eine Übung, die an Bewältigungsmechanismen traumatisierter Patientinnen anknüpft. Viele traumatisierte Patientinnen haben sich während der Zeit ihrer Traumatisierung tatsächlich an einen ihnen sicher erscheinenden Ort begeben – in den Wald oder ein entlegenes Gebäude –, um der Bedrohung durch körperliche oder sexualisierte Gewalt zu entgehen, oder sie haben sich einen solchen Ort in der Fantasie geschaffen. Wir verwenden heute gerne eine Modifikation dieser Übung, die wir »Geborgener Ort« nennen, dabei fokussieren wir auf Erinnerungen und Vorstellungen von Geborgenheit.

Viele Patientinnen können also spontan einen solchen Ort nennen, andere bedürfen dabei einiger Anregungen. Es ist nicht wichtig, wo der Ort sich befindet – er kann auch auf einem fremden Planeten oder in einer Märchenwelt gelegen sein –, entscheidend ist, dass er *absolut sicher und schützend* ist und *nur Wohlbefinden und gute Gefühle* und eben Geborgenheitserfahrung vermittelt. Die Patientinnen sollen mit allen Sinnen spüren, ob der Ort diesen Ansprüchen genügt: Sie sollen spüren, ob er angenehm temperiert ist, hören, ob es nicht zu laut und nicht zu still ist, sehen, ob es nicht zu hell oder zu dunkel ist usw. Wenn eine dieser Qualitäten unzureichend vorhanden ist, sollte der Ort so lange umgestaltet werden, bis das Gefühl von Sicherheit, Schutz und Wohlbefinden vollkommen ist. Manche Patientinnen teilen Ihnen gerne mit, was für einen Ort sie sich ausgewählt haben und wie sie ihn ausgestaltet haben, andere möchten dies nicht. Es ist nicht notwendig, dass Sie den Ort kennen.

In der ersten Zeit sollten die Patientinnen sich regelmäßig darin üben, sich mit dem Sicheren Ort zu beschäftigen. Es besteht weiterhin die Möglichkeit, das Bild des Sicheren Ortes zu »ankern« (Grinder & Bandler 1994). So kann er jedes Mal aktiviert werden, wenn es der Patientin nicht gut geht, wenn sie sich ängstlich, verspannt oder sonstwie unwohl fühlt. Der Sichere Ort wird dann jederzeit in der Therapie in Erinnerung gerufen, wenn die Patientin sich in einer kritischen Phase befindet:

> T: Wann immer es Ihnen gut tut, kann sich Ihr Körper so viel entspannen, wie er möchte, und Sie können dieses oder ein ähnliches Bild wieder aufsuchen.

Bei der Übung der *Inneren Helfer* wird die Patientin aufgefordert, in der Fantasie nach einem guten und hilfreichen Wesen zu suchen (Simonton 1992). Auch dies ist eine Übung, die sich die Erfahrungen vieler Patientinnen zu Nutze macht.

Oft hatten Patientinnen in ihrer Kindheit gute Tiere, Schutzengel, eine gute Fee oder ein hilfreiches Fabelwesen. Bitten Sie Ihre Patientin, nach möglichen Inneren Helfern zu suchen. Diese Wesen sollten so deutlich und so lebendig wie möglich ausfantasiert werden. Sie müssen *eindeutig gut* sein, müssen zu jeder Zeit Schutz, Hilfe, Rat und Trost spenden können, wenn die Patientin sie ruft. Es sollte sich nach Möglichkeit nicht um reale menschliche Wesen handeln, da keine menschliche Beziehung frei von Ambivalenz ist. Auch wenn eine Person, z. B. die Mutter, idealisiert als vollkommen gut wahrgenommen wird, sollte das Bild der Mutter nicht als Innerer Helfer verwendet werden, da zu erwarten ist, dass sich die Idealisierung im Laufe der weiteren Behandlung auflöst und das Bild seine schützende Wirkung verliert. Es kann aber ein Helfer für die guten Eigenschaften der Mutter oder eine »ideale Mutter« imaginiert werden. Ermutigen Sie Ihre Patientinnen, immer dann, wenn sie sich schutzbedürftig und hilflos fühlen, die Inneren Helfer um Rat zu fragen und um Hilfe zu bitten.

39.5 Weitere Imaginationen zur Stabilisierung und Ressourcenstärkung

Es gibt verschiedene andere Bilder, mit deren Hilfe ressourcenreiche Zustände reaktiviert werden können und mit denen eine weitgehende Affektregulation und Beruhigung erreicht werden kann. Einige davon sollen hier genannt werden:

- Laden Sie Ihre Patientinnen ein, sich an sogenannte *ressourcenreiche Zustände* in ihrem Leben zu erinnern, das heißt an Momente in ihrem Leben, in denen sie sich besonders kraftvoll und im Vollbesitz ihrer Ressourcen gefühlt haben.
- Bei der *Baum-Übung* werden die Patientinnen gebeten, eine gute innere Landschaft aufzusuchen, zu einem Baum Kontakt herzustellen, und die Wurzeln, den Stamm und die Äste zu spüren, um so aus ihm und der Natur seelische Nahrung und Kraft zu gewinnen.

Die folgenden Übungen eignen sich gut bei schweren affektiven Dysregulationen:

- Bei der *Licht-Übung* laden Sie Ihre Patientinnen ein, ihre Affekte und Missempfindungen körperlich zu spüren und ihnen einen Ort sowie eine eigene Gestalt mit Form und Farbe im eigenen Körper zuzuweisen. Beispielsweise kann ein bestimmter seelischer Schmerz als ein dicker schwarzer Klumpen in der Bauchgegend materialisiert werden. Anschließend soll die Patientin den ganzen Körper und vor allem die imaginäre, der Missempfindung zugeordnete Gestalt mit einem als heilsam empfundenen Licht durchfluten. Auf diese Weise können unangenehme Affektzustände gebessert werden.
- Bei der *Spiralen-Übung* soll die Patientin dem bedrohlichen Affekt oder der quälenden Missempfindung die Gestalt einer Spirale geben, die sich im Uhrzeigersinn dreht. Bitten Sie dann die Patientin, die Drehrichtung der Spirale so zu ändern, dass sie sich fortan im Gegenuhrzeigersinn dreht. Dies führt im Allgemeinen zu einer deutlichen Beruhigung.

Die folgenden Übungen dienen vor allem der Distanzierung von überflutenden negativen Affekten:

- Eine sehr nützliche imaginative Übung ist die Container-Technik oder die Übung des *Inneren Tresors*. Immer wenn traumatisches oder schreckenerregendes Material die Patientin zu überfluten droht, bitten Sie sie, diese Bilder und Vorstellungen in einen imaginären Tresor oder Safe einzu-

schließen, wo sie so lange aufbewahrt werden, bis eine ausreichende Stabilisierung ihre Bearbeitung erlaubt. Bei dieser Übung sollen Abwehrvorgänge der Verleugnung oder Verdrängung gezielt unterstützt werden (▸ Kap. 28.4). Kausal wirksam ist die Arbeit mit verletzten inneren Anteilen (s. u.).
- Bei traumatisierten Patientinnen kann es hilfreich sein, auf das der Patientin bereits bekannte Bewältigungsmuster der *aktiv herbeigeführten Distanzierung* zurückzugreifen, das sie in traumatischen Situationen vor unerträglichen Gefühlen geschützt hat. Eine bewährte Strategie besteht darin, sich aus der Szene herauszufantasieren und sich das aktuelle Geschehen aus der Distanz anzuschauen. Häufig berichten traumatisierte Patientinnen, wie sie sich während des Erleidens sexualisierter Gewalt vorgestellt haben, sie verließen ihren Körper, schwebten hinauf zur Zimmerdecke und sähen sich das Geschehen aus einer distanzierten Position an. Dieser Bewältigungsmechanismus kann wiederbelebt oder auch neu aktiviert werden. Wenn also Angst oder Schmerz angesichts andrängender Traumaerinnerungen zu intensiv werden, können Sie Ihre Patientinnen anregen, sich vorzustellen, dass sie ihren Körper verlassen, um sich die Situation von außen anzuschauen oder in anderer Weise die Wahrnehmung zu verfremden. Neuerdings finden wir es hilfreich, die Patientin einzuladen, sich ihre Fähigkeit zum Beobachten, über die jeder Mensch verfügt, bewusst zu machen und diese zur Distanzierung zu nutzen.

Die folgende Übung eignet sich sowohl zur Vorbereitung der Traumaexposition (▸ Kap. 39.8) und hat nach unserer Kenntnis auch ein hohes Beruhigungspotenzial:

- Bei der *Arbeit mit verletzten kindlichen Anteilen* werden die Patientinnen gebeten, sich das Bild des kleinen Kindes vorzustellen, das sie selbst waren. Diese Arbeit nach dem »Ego-State-Modell« ermöglicht einerseits eine Distanzierung, zum anderen aber auch eine Intensivierung des Erlebens kindlicher Erfahrungen. Zunächst sollten die Patientinnen wenn möglich Zugang zu ressourcenvollen kindlichen »states« bekommen, die kompetent und lebenszugewandt waren. Später sollen sie sich auch den verletzten und verzweifelten »states« zuwenden, um ihnen Trost und Geborgenheit zu geben. Manchmal kann es notwendig sein, die Patientinnen zu lehren, wie eine liebevolle erwachsene Person mit einem Kind umgehen sollte. Auch nach erfolgter Traumaexposition sollte die erwachsene Patientin das verletzte Kind trösten. Kann sie dies nicht, kann sie das Innere Helfer tun lassen.

Nicht alles ist für alle Patientinnen hilfreich. Deshalb sollten Sie Verschiedenes erkunden und anbieten, damit die Patientinnen das für sie Geeignete auswählen können, um zu innerem Trost und Stabilität zu gelangen.

Elemente der Stabilisierung traumatisierter Patientinnen

- Herstellung einer haltgebenden therapeutischen Arbeitsbeziehung
- pharmakotherapeutische Symptomreduktion
- Aufklärung und Information
- Selbstmanagement-Techniken
- Imaginationen:
  - ressourcenreiche Zustände
  - Sicherer Ort
  - Innere Helfer
  - Baum-Übung
  - Licht-Übung
  - Spirale

– Versorgung kindlicher »ego states«
– aktive Distanzierung
– Innerer Tresor

39.6 Flashback-Management und Dissoziationsstopp

Wenn Patientinnen sich in einem quälenden dissoziativen Zustand befinden, einen »Film« traumatischen Inhalts schauen, kann es therapeutisch geboten sein, ihnen zu helfen sich aus diesem Zustand zu befreien, damit sie sich wieder in die Realität reorientieren.

- Versuchen Sie zunächst, den dissoziativen Zustand zu unterbrechen, indem Sie die Patientin energisch ansprechen und sie auf die *Realität im Hier und Jetzt orientieren.* Dazu kann es nötig sein, die Patientin laut anzusprechen.

> T: (Laut) Frau A., sind Sie noch da? – Schauen Sie sich um: Hier sind Sie sicher.

- Bitten Sie die Patientin, sich im Zimmer umzuschauen und fünf Gegenstände zu benennen, die sie sehen können.
- Sie können der Patientin einen Eiswürfel oder einen Igelball in die Hand geben, um die Aufmerksamkeit auf den Sinnesreiz zu lenken. Es kann auch helfen, Düfte mit starker Reizwirkung einzuatmen.

Ist die Patientin noch ansprechbar, empfehlen wir das folgende Vorgehen:

- Die *Bildschirmtechnik* eignet sich zur Distanzierung vom dissoziativen Erleben. Bei dieser Technik fordern wir die Patientin auf, den »Film« von der traumatischen Szene, den sie vor ihrem inneren Auge ablaufen sieht, auf einen imaginierten Bildschirm zu projizieren und anzuschauen. Mithilfe einer imaginären Fernbedienung kann die Patientin Bildgröße, Farbintensität und zugleich ihre affektive Erregung herunterregulieren, bis sie den Film blass und klein sieht und zu seinem Inhalt eine genügende affektive Distanz erreicht hat. Über eine Stopp-Taste kann der Film nach Bedarf auch angehalten werden. Bewährt hat sich auch die Empfehlung, den inneren Film zurücklaufen zu lassen.
- Es kann auch sinnvoll sein, nach dem »Ego-State-Modell« vorzugehen und zu fragen: Kennen Sie mich, ich bin Dr. X und die Y (Name der Erwachsenen) ist hier bei mir in Behandlung. Bei dieser Intervention gehen wir davon aus, dass die Erwachsene vorübergehend gar nicht mehr »da« ist, sondern ein anderer Teil, der uns nicht kennt, im Vordergrund ist. (Das bedeutet noch lange nicht, dass die Patientin an einer dissoziativen Identitätsstörung leidet!)

39.7 Schutz vor weiterer Traumatisierung

Von größter Wichtigkeit ist es, anhaltende Traumatisierungen zu beenden. Dies kann wegen der Tendenz zur *Reviktimisierung* vieler Traumatisierter, das heißt ihrer Neigung, traumatisierende Beziehungsmuster zu wiederholen und erneut gewaltsame Beziehungen einzugehen, schwierig sein (Wöller 1998b; Wöller & Kruse 1998).

- Vor allem bei Patientinnen, bei denen eine traumaaufdeckende Behandlung nicht in Betracht kommt, insbesondere bei Patientinnen, die noch Kontakte zu Tätern pflegen, sollten Sie daran denken, mit ihnen zu erarbeiten, wie sie sich vor erneuten Übergriffen schützen können. Die Verleugnung realer Gefahren kann dabei eine große Rolle spielen (▸ Kap. 34.3).
- Eine wesentliche Aufgabe bei der Behandlung reviktimisierungsgefährdeter Patien-

tinnen besteht darin, die Tendenz zur *Verleugnung von Gefahren* ernst zu nehmen, die Antizipationsfähigkeit zu stärken und mit ihnen Warnsignale, die eine drohende Retraumatisierung anzeigen können, zu identifizieren. Dissoziierende Patientinnen reagieren im Allgemeinen entlastet, wenn Therapeuten, statt eine vorwurfsvolle Gegenübertragung zu agieren, anerkennen, dass sie aufgrund der zustandsabhängigen Speicherung der traumatischen Erinnerungen die möglichen Warnsignale tatsächlich nicht wahrnehmen konnten.

- Beachten Sie die große Bedeutung von *Verlassenheitsängsten*. Die durch das Wiedererleben traumatischer Affekte im Alltag reaktivierten Verlassenheitsängste führen dazu, dass Traumaopfer sich an Personen binden, die ihnen Nähe und Geborgenheit anzubieten scheinen; in diesem Fall können sogar gewaltsame Handlungen toleriert werden. In vielen Fällen wird Leiden bewusst in Kauf genommen, da nur so das Erleben von Nähe, Geborgenheit und Heimat möglich ist. Verschiedentlich ist auf den Aspekt hingewiesen worden, dass das Sicherheitsgefühl auf das Bekannte, das Vertraute angewiesen ist, auch wenn dieses Gewalt, Chaos und Betrug bedeutet. Reviktimisierungen geschehen oft in einem Umfeld, in dem die Gewaltbereitschaft schon angelegt ist. Gerade ein solches Umfeld vermittelt ein Gefühl der Nähe zum Elternhaus und erfüllt das Bedürfnis, auch in einer gewaltsamen Umgebung Vertrautes, Bekanntes wiederzufinden. In einer missbräuchlichen Beziehung kann Nähe nur in Verbindung mit Gewalterfahrung erlebt worden sein. Schmerz und Leiden werden dann besonders gesucht, wenn sie über eine Assoziation mit »Mutter« oder »Vater« oder über das Erleben des Bekannten und Vertrauten indirekt ein Gefühl von Geborgenheit, Sicherheit und Heimat vermitteln (Gerisch 1996).
- Oft wird es notwendig sein, die Patientinnen zu bitten, sich bewusster zu werden, dass sie mit manchen Verhaltensweisen die Wahrscheinlichkeit einer Retraumatisierung erhöhen, z. B. durch sexuell aufreizende Kleidung oder durch den Aufenthalt in riskanten Straßenvierteln. Bitte beachten Sie dabei, dass diese Hinweise leicht als Vorwurf oder Schuldzuweisung verstanden werden können. Nicht gering ist die Gefahr, dass die Patientin Ihre Intervention als erneuten Versuch versteht, ihr die Schuld an der Traumatisierung zu geben. Im Übrigen kann es hilfreich sein, der Patientin zu versichern, dass dies selbst dann, wenn sie sich so verhält, keine Rechtfertigung für die Täter darstellt.

39.8 Traumaexposition (Erinnerungsarbeit)

Traumaarbeit im engeren Sinne hat das Ziel, die traumatischen Erfahrungen wieder erlebbar werden zu lassen, um sie so in die Gesamtpersönlichkeit *integrieren* zu können (Reddemann 2017; Reddemann & Wöller 2017). Sie umfasst eine *wohl dosierte Konfrontation* mit den traumatischen Szenen, eine Phase des Sich-Tröstens auf der Basis eigener Ressourcen und eine anschließende *Distanzierung*, ein »Hinter-sich-Lassen« des traumatischen Erlebens.

Traumaaufdeckende Arbeit ist an die folgenden Voraussetzungen gebunden:

- Es muss eine *hinreichende Stabilität* erreicht sein. Vor allem sollte keine akut psychiatrisch behandlungsbedürftige Psychopathologie das klinische Bild beherrschen, insbesondere keine schweren depressiven Störungsbilder und keine

generalisierten Angstzustände. Psychotische Zustandsbilder stellen eine absolute Kontraindikation dar.
- Die Therapeutin oder der Therapeut muss *ausreichende traumaspezifische Kenntnisse* erworben und genügend Erfahrungen mit der Traumaexposition gesammelt haben, um mit möglichen Komplikationen umgehen zu können. Andernfalls sollte die Traumaexposition unter engmaschiger Supervision eines in Traumaarbeit erfahrenen Kollegen durchgeführt werden.
- Es darf *kein wie auch immer gearteter Täterkontakt* bestehen. Anhaltender Täterkontakt ist eine absolute Kontraindikation für traumaaufdeckende Verfahren. Patientinnen, die weiterhin Kontakt zu einem früher traumatisierenden Elternteil pflegen – wenn etwa neben der traumatisierenden keine weitere wichtige Beziehung vorhanden ist oder wenn beispielsweise der sexuell gewalttätige Vater trotz allem emotional noch eher präsent war als die emotional nicht verfügbare Mutter – eignen sich nicht für aufdeckende Traumaarbeit. Unreflektiert durchgeführte Traumaexpositionen können bei anhaltendem Täterkontakt zu schwerwiegenden Irritationen und Verschlechterungen führen. Von anhaltendem Täterkontakt müssen wir auch dann sprechen, wenn z. B. eine Frau zwar keinen Kontakt mehr zum sexuell gewalttätigen Vater hat, aber in einer anderen gewalttätigen Beziehung lebt, sodass auch in diesem Falle eine Traumaexposition nicht in Betracht kommt.
- Als eine relative Kontraindikation für traumaaufdeckendes Vorgehen möchten wir *schwere dissoziative Zustände* nennen. Hier besteht als Folge der neu auftauchenden traumatischen Erinnerungen die Gefahr einer schweren psychischen Dekompensation bis hin zur Suizidalität. Traumaarbeit mit dissoziativen Patientinnen gehört in die Hand sehr erfahrener Traumatherapeuten.

Jede Traumabearbeitung bedarf der intensiven Phase der Vorbereitung, während der die Patientinnen die Fähigkeit erlernen, sich selbst zu beruhigen und zu stabilisieren. Die Patientinnen sollten in der Lage sein, sich angesichts der wiederbelebten traumatischen Affekte kognitiv oder imaginativ selbst zu stabilisieren und Trost spenden zu können. Dies ist deshalb unverzichtbar, weil auch damit gerechnet werden muss, dass es während der Traumaexposition statt zu der angestrebten therapeutischen Integration zu einer Retraumatisierung kommen kann. Praktisch bedeutet dies, dass Stabilisierung sehr gut beherrscht werden muss, vor allem die Beruhigung verletzter »states«, z. B. mittels der Imagination Sicherer Orte oder von Inneren Helfern.

Der Prozess der eigentlichen Traumaarbeit sollte in *mehrere Schritte* unterteilt werden, damit der Patientin nicht zu viel an schmerzhaftem Erleben zugemutet wird. Es empfehlen sich Traumasitzungen mit ausreichenden Intervallen, die der Stabilisierung dienen. Es ist oft günstig, für die eigentliche Traumaarbeit einen längeren Termin, etwa eine Doppelsitzung, bereitzustellen, damit die Szene in Ruhe durchgearbeitet werden kann und die Emotionen allmählich abklingen können. Von besonderer Bedeutung ist auch hier, dass die Patientin die Kontrolle darüber behält, wie viel, wie schnell und wie intensiv sie das traumatische Material bearbeiten will.

Patientinnen sollten möglichst nicht mit Freunden oder Bekannten über traumatische Erfahrungen sprechen. Schließlich ist es wichtig hervorzuheben, dass jede »Erinnerungsarbeit« das ausdrückliche Einverständnis der Patientin erfordert. Sie sollte darauf hingewiesen werden, dass sie mit Erinnerungen konfrontiert sein kann, die zu einer Neueinschätzung wesentlicher Lebensbereiche zwingt. Über das gesamte Vorgehen sollte die Patientin genau informiert worden sein. Überhaupt ist es wichtig, dass die Patientinnen die vollständige Kontrolle über den gesamten Ablauf der Traumasitzung behalten.

Als Einleitung der eigentlichen Traumaarbeit beginnen wir damit, positive innere Bilder erneut zu verankern. Für die Erinnerungsarbeit kommen verschiedene *Traumaexpositionstechniken* in Betracht, von denen die wichtigsten hier aufgeführt werden sollen: die *Bildschirmtechnik*, das Verfahren des »*Eye Movement Desensitization and Reprocessing*« *(EMDR)* und die *Beobachtertechnik*.

- Bei der *Bildschirmtechnik*, die wir bereits bei der Technik des Flashback-Managements erwähnt haben, betrachten Patientin und Therapeut, nebeneinander sitzend, eine traumatische Szene auf einem imaginierten Bildschirm »wie einen alten Film«. Die Betrachtung geschieht distanziert mit wenig Affekt. Über alle Personen wird in der dritten Person gesprochen: der Vater, das Kind usw. Mithilfe der ebenfalls schon erwähnten imaginären Fernbedienung kann die Patientin Bildgröße und Farbintensität und damit ihre affektive Erregung regulieren. In mehrfachen Durchgängen können die Szenen immer genauer betrachtet werden und verlieren durch diese Versachlichung zunehmend an Unmittelbarkeit, Schrecken und Unberechenbarkeit.
- Das Verfahren des *Eye Movement Desensitization and Reprocessing* (EMDR) (Hofmann 2014; Shapiro 2012) geht von der Tatsache einer beeinträchtigten Informationsverarbeitung bei traumatischen Erfahrungen aus und nutzt horizontale Augenbewegungen oder andere seitenalternierende Reize, um Verarbeitungsprozesse »eingefrorener« Erinnerungen zu induzieren. Das Vorgehen umfasst folgende Schritte: Zunächst wird ein prägnantes Bild einer traumatischen Szene eingestellt, anschließend werden die mit dieser Szene verknüpften Affekte, Körpersensationen und Kognitionen identifiziert. Die Patientinnen werden dann aufgefordert, den Handbewegungen des Therapeuten, der in mehreren Durchgängen Sets von 20 bis 30 horizontalen Augenbewegungen appliziert, zu folgen. Währenddessen können die Patientinnen, zum Teil in schneller Abfolge, traumatische Szenen, zum Teil auch unter heftigen Abreaktionen, wiedererinnern. Nach jedem Durchgang wird der affektive Belastungsgrad der wahrgenommenen Erinnerungsbilder und der Gültigkeitsgrad der pathogenen Kognitionen registriert. Die Wirksamkeit des EMDR konnte in zahlreichen gut kontrollierten Studien nachgewiesen werden (Hofmann 2014). In der Hand gut ausgebildeter Therapeuten gilt es als potente Methode, um – vor allem bei Patienten mit stabiler Abwehrstrukur – in kurzer Zeit hoch stressbelastete traumatische Erinnerungen zu verarbeiten. Bei Patientinnen mit instabiler Abwehrstruktur und relevanten Defiziten ihrer Ich-Funktionen besteht jedoch die Gefahr einer schädlichen Affektüberflutung. Aus diesem Grund wurden zahlreiche Modifikationen des Standardprotokolls entwickelt, bei denen der Anteil ressourcenaktivierender Elemente erhöht und die Traumaexposition besonders vorsichtig und fraktioniert durchgeführt wird (Wöller 2003, 2013, 2014). Da die Kenntnis dieser Modikationen unerlässlich ist, um auch strukturschwache Patienten mit EMDR behandeln zu können, sollte die Methode nur von erfahrenen EMDR-Therapeuten durchgeführt werden.
- Die *Beobachtertechnik* (Reddemann 2017) kann hingegen auch ohne größere Modifikationen bei Patientinnen mit instabiler

Abwehrstruktur eingesetzt werden. Bei der Beobachtertechnik werden zunächst Anfang und Ende der zu bearbeitenden Szene festgelegt. Das traumatisierte Ich und mögliche andere Ichs werden an den sicheren Ort gebracht. Es wird geprüft, ob Innere Helfer verfügbar sind und ob die Patientin die Tresor-Übung beherrscht. Frühzeitig wird geprüft, ob die Patientin nach der Traumakonfrontation gut für sich sorgen kann. Es wird dann geklärt, ob ein »Innerer Beobachter« installiert ist. Ähnlich wie beim EMDR wird der subjektive Belastungsgrad und die mit der Szene verbundene negative Kognition sowie die entsprechende positive Kognition erfragt. Auch der Körpertest wird wie beim EMDR durchgeführt. Es ist möglich, dass das traumatisierte Ich »von weitem« das Geschehene beobachtet, oder aber das erwachsene Ich tut dies. Immer ist es notwendig, sich zu vergewissern, ob alle Ichs in Sicherheit sind. Es werden dann Handlungen, Kognitionen, Emotionen und Körperempfindungen *aus der Beobachterperspektive* kleinschrittig genau erfasst. Immer wieder ist daran zu erinnern, dass die Patientin in Sicherheit ist. Die Beobachtertechnik ermöglicht den Patientinnen eine Durcharbeitung traumatischer Szenen aus einer distanzierten Position heraus ohne allzu großes erneutes Durchleben des Leidens. Sie können die Erfahrung machen, dass sie alte Belastungen sehr genau wahrnehmen können, ohne daran zu zerbrechen.

Gleich welche Traumaexpositionstechnik angewandt wurde – immer sollte im Anschluss an die Erinnerungsarbeit noch ausreichend Zeit zur Verfügung stehen, um den wiedererlebten Schmerz abklingen zu lassen, Zeit, während der die erwachsene Patientin den verletzten und misshandelten inneren Teil tröstet. Keine traumabearbeitende Sitzung sollte beendet werden, ohne dass das verletzte Kind getröstet wurde. Noch nicht durchgearbeitetes traumatisches Material kann am Ende einer Sitzung in den *Inneren Tresor* (► Kap. 28.4) gelegt und verschlossen werden, damit nichttraumatische Erinnerungen in den Alltag hineinwirken.

Traumaexposition (Erinnerungsarbeit)

- einleitend Selbstberuhigung und positive innere Bilder (Sicherer Ort, Innere Helfer) reaktivieren
- Traumabearbeitung in einzelne Schritte unterteilen, Intervalle zur Stabilisierung einplanen
- Techniken:
  - Bildschirmtechnik
  - EMDR
  - Beobachtertechnik
- Patientin tröstet das verletzte Kind
- Patientin muss die Kontrolle über den Prozess behalten

39.9 Phase der Reintegration (allgemeine Psychotherapie)

Die Therapietechnik in dieser Phase ist nicht mehr grundsätzlich an der posttraumatischen Störung orientiert, sondern folgt den Richtlinien der allgemeinen tiefenpsychologisch fundierten Psychotherapie. In dieser Phase geht es vor allem um die Verbesserung der aktuellen interpersonellen Beziehungen, um die Stärkung des Selbstwertgefühls und um eine Entwicklung defizitärer Ich-Funktionen, wie z. B. das Wahrnehmen von Affekten in differenzierter Weise und den Umgang damit, da mit Affekten ja häufig ausschließlich mittels Dissoziation umgegangen wurde.

- Besondere Beachtung sollten Sie der *Fähigkeit der Abgrenzung* von den Wünschen und Erwartungen anderer und der Stärkung der Wahrung eigener Interessen widmen. Erarbeiten Sie mit den Patientinnen, wie sie sich vor ausbeuterischen Beziehungen schützen können, und unterstützen Sie sie, nicht ausbeuterische Beziehungen aufzunehmen. Das Autonomieverbot Traumatisierter, ihre Unfähigkeit zur Abgrenzung in nahen Beziehungen, haben ihre Wurzeln in dem Erleben, dass jede Selbstständigkeitsregung vom Täter verhindert und bestraft wurde, was zu Verlassenheit und Einsamkeit führte. Für eine chronisch traumatisierte Person ist jede unabhängige Handlung im Kern ein Aufstand gegen den Missbraucher, der mit dem Risiko der Bestrafung verbunden war bzw. ist – umso mehr, je stärker es zur Introjektion der Gewaltbeziehung gekommen ist und je stärker das Opfer die Wertewelt des Täters in sich aufgenommen hat. Die Überzeugung, den emotionalen Wünschen eines Partners unbedingt entsprechen zu müssen, macht es der Patientin unvorstellbar, sich zu wehren oder abzugrenzen, und führt dazu, dass Gewalt als Preis einer Beziehung schicksalhaft hingenommen wird. Hierzu gehört die oben erwähnte, erhöhte und differenzierte Aufmerksamkeit für affektives Erleben.

- *Entlasten* Sie die Patientinnen aktiv von *Schuldgefühlen*, die teils introjiziert, teils durch die Gewalttäter implantiert wurden. Stellen Sie immer wieder die Verantwortlichkeiten klar, wenn Traumaopfer dazu neigen, die Schuld für die Traumatisierung auf sich zu nehmen. Aber versuchen Sie nicht, den Patientinnen die Schuldgefühle auszureden. Oft ist es notwendig, das Schuldgefühl als ein real existierendes Gefühl anzunehmen und gleichwohl zur Frage der Schuld Stellung zu beziehen.
- Nicht wenige Opfer von Gewalt haben ihrerseits ebenfalls Gewalt ausgeübt (z. B. an jüngeren Geschwistern). Seien Sie äußerst *vorsichtig*, die Patientinnen mit eigenen Täteranteilen zu konfrontieren, solange die passiv erlittene Traumatisierung nicht hinreichend empathisch angenommen ist. Denken Sie daran, dass jedes Opfer einen Anspruch hat, zuallererst als Opfer anerkannt zu werden. Erst in späteren Phasen der Therapie können und sollen auch Aspekte eigener Schuld durchgearbeitet werden.

Achten Sie besonders darauf, mit dem sexualisierenden Verhalten von Opfern sexualisierter Gewalt nicht vorwurfsvoll umzugehen. Sexualisierung kann der Abwehr von Verlassenheitsängsten dienen. Oft liegt dem sexualisierenden Verhalten missbrauchter Personen auch die Unfähigkeit zugrunde, Kontakt zu anderen Menschen ohne sexuelle Konnotation aufzunehmen. Sie wissen tatsächlich oft nicht, wie nichtsexuelle Beziehungspartner ausgewählt werden, da Sexualität oft die einzig erlernte Möglichkeit ist, um Liebesbedürfnisse zu befriedigen.

Erst nach einer das reale kognitive Defizit anerkennenden Entlastung wird im Allgemeinen die Bereitschaft entstehen, die tatsächlichen Defizite auszugleichen. Andererseits entspricht es unserer Erfahrung, dass Patientinnen, die ihre Traumatisierungen erfolgreich durcharbeiten konnten, nicht mehr zu sexualisierendem Verhalten neigen.

39.10 Der Umgang mit Übertragungsphänomenen

Bei Traumaopfern ist mit z. T. heftigen Übertragungsphänomenen zu rechnen. Übertragungen können idealisierend sein, aber Sie müssen stets auch mit der Möglichkeit rechnen, dass die Patientinnen auf Sie Aspekte des Gewalttäters übertragen.

- Wir bezweifeln, dass es von Vorteil ist, die traumabedingten Phänomene in der Übertragung zu behandeln. Während z. B. die Interaktionsprobleme von Patientinnen mit neurotischer Störung oder mit Persönlichkeitsstörung vorteilhaft mithilfe der therapeutischen Beziehung demonstriert und in der Übertragung bearbeitet werden können, drohen bei traumatisierten Patientinnen hierbei ungünstige regressive Prozesse, deren Handhabung schwierig werden kann. Klassische Übertragungsanalyse mit deutender Arbeit am Übertragungswiderstand kann die ohnehin quälenden Schuldgefühle und das Bild von sich als einem »Bösen« noch verstärken. Es besteht die Gefahr, dass Patientinnen Übertragungsdeutungen als intrusiv erleben, sodass in solchen Fällen einer »Dort-und-damals-Perspektive« gegenüber einem Fokus im »Hier und Jetzt« der Vorzug gegeben werden sollte.
- Denken Sie wegen der ausgeprägten Verlassenheitsängste traumatisierter Patientinnen an die Möglichkeit, dass sich eine intensive *Abhängigkeitsbeziehung* zu Ihnen entwickeln kann. Schon aus diesem Grund sind ressourcenstärkende und auf die Selbstheilungskräfte der Patientinnen setzende Strategien günstiger als enge therapeutische Bindungen. Beachten Sie, dass in einer engen therapeutischen Beziehung die Unfähigkeit, sich abzugrenzen und zu wehren, besonders stark aktualisiert werden kann. Die Patientinnen können die therapeutische Situation so erleben, dass sie die übertragungsbedingt als Angriffe oder Übergriffe wahrgenommenen Interventionen hinnehmen müssen, ohne sich wehren zu können. In besonders problematischen Fällen werden sie sich entschließen, »alles über sich ergehen zu lassen« – eine für das Arbeitsbündnis äußerst kritische Entwicklung, die von den behandelnden Therapeutinnen oft nicht bemerkt wird.
- Ziehen Sie in Betracht, dass jede Intervention prinzipiell traumatisch interpretiert werden kann. Achten Sie daher gezielt darauf, ob Ihre Interventionen von den Patientinnen als intrusiv erlebt werden. Es genügt nicht, feststehende Grundregeln zu beachten, etwa diejenige, dass längeres Schweigen zu vermeiden sei, weil dadurch Gefühle von Verlassensein ausgelöst werden können, da ebenso Ihre Aktivität überstimulierend und intrusiv und insofern retraumatisierend erlebt werden kann. Versuchen Sie mithilfe auslöserorientierter Interventionen herauszuarbeiten, wie die Patientin Ihre vorangegangenen Interventionen verarbeitet hat, ob sie Sie als intrusiv oder vernachlässigend, als verführerisch oder zurückweisend verstanden hat (Kahl-Popp 1996). Und fragen Sie immer wieder nach, ob die Patientin und ihre inneren Anteile sich mit Ihnen wohl fühlen.

Beim Auftreten von *Übertragungsmanifestationen*, bei denen *Täteraspekte* auf Sie übertragen werden, empfehlen wir Ihnen folgendes Vorgehen:

- Greifen Sie alle Übertragungsverzerrungen sofort auf, vor allem Äußerungen von Patientinnen, in denen sie zu erkennen geben, dass sie bei Ihnen ausbeuterische, schädigende oder andere bösartige Tendenzen wahrnehmen.
- Bedenken Sie zunächst, dass es adaptiv sein kann, misstrauisch gegenüber einem Therapeuten zu sein, wenn keine Kriterien verfügbar sind, wem Vertrauen zu schenken ist und wem nicht. Patientinnen, die nur zögernd ein Arbeitsbündnis eingehen, schützen sich zunächst selbst vor der Gefahr einer Retraumatisierung durch einen als potenziell traumatisierend wahrge-

nommenen Therapeuten. Sehr hilfreich kann es auch sein, zu klären: »Wer in Ihnen empfindet mir gegenüber so? Sind Sie das, der erwachsene Mensch oder ist es ein verletzter Teil in Ihnen?« Das »Ego-State-Konzept« ist in solchen Situationen besonders hilfreich, da es ermöglicht, die Arbeitsbeziehung aufrecht zu erhalten und doch auch den Gefühlen der Patientin und vor allem ihren Bedürfnissen Rechnung zu tragen.

- Kontrollieren Sie Ihre Gegenübertragung. Affekte des Ärgers, der Wut, der Enttäuschung, Schuldgefühle, Rechtfertigungs- oder Rettungsimpulse und viele weitere Faktoren können Ihnen den Blick auf die therapeutischen Notwendigkeiten erschweren. Auch in solchen Fällen hilft es oft weiter, sich und ggf. die Patientin zu fragen, ob es in ihr Teile gibt, die empfinden wie wir selbst, um diese Anteil zu verstehen.
- Nehmen Sie die in der Übertragungsmanifestation zum Ausdruck kommende Besorgnis der Patientin ernst und klären Sie, ob es Auslösebedingungen im Hier und Jetzt gibt, die eine solche Interpretation nahe legen.
- Korrigieren Sie jedoch mit aller Entschiedenheit die Wahrnehmungsverzerrung und weisen Sie die negative Übertragung aktiv zurück. Verweisen Sie auf die gemeinsame Aufgabe, aber grenzen Sie sich strikt ab von Versuchen der Patientinnen, Sie in unbewusster Täteridentifikation zum Opfer sadistischer Attacken zu machen.

> (Zu einer Patientin, die fürchtet, durch die Therapie ausgebeutet zu werden.)
> **T:** Ich verstehe, dass Sie verunsichert und aufgrund Ihrer Erfahrungen skeptisch sind. Ich möchte Ihnen aber versichern, dass es nicht meine Absicht ist, Sie auszubeuten oder Sie in anderer Weise zu schädigen. Meine Aufgabe ist es, gemeinsam mit Ihnen die Verletzungen der Vergangenheit aufzuarbeiten.

39.11 Die Behandlung posttraumatischer Störungsbilder bei Typ-I-Traumen

Als unmittelbare Reaktion auf akute Traumatisierungen (Typ-I-Traumen), z. B. nach Verkehrsunfällen, Naturkatastrophen, Überfällen oder Vergewaltigungen, finden wir häufig die Symptomatik einer akuten Belastungsreaktion. Diese kann ein vielgestaltiges Bild aufweisen. Es kann zu starker innerer Unruhe, Getriebenheit, zu ängstlichen, depressiven oder inadäquat aggressiven Reaktionen kommen. Körperliche Symptome wie Herzrasen, Schwitzen, Schmerzsymptome und andere funktionelle körperliche Beschwerden können im Vordergrund stehen. Weiterhin können die Patientinnen eine peritraumatische Dissoziation mit Desorientiertheit und dem Gefühl des »Betäubtseins« entwickeln. Schließlich können auch Intrusionen (Flashbacks) im Rahmen einer akuten Belastungsreaktion auftreten. Die Störung klingt meist nach wenigen Stunden, spätestens nach wenigen Tagen ab, wobei für die Episode eine teilweise oder vollständige Amnesie bestehen kann. Bei einem Teil der Fälle kann sich jedoch die Symptomatik einer chronischen Posttraumatischen Belastungsstörung (PTBS) mit den Symptomen Intrusionen (Flashbacks), Betäubung, Vermeidungsverhalten und Übererregung entwickeln.

Beim Vorliegen der Symptomatik einer akuten Belastungsreaktion sollten Sie der Betroffenen bis zur Remission vor allem eine beruhigende und schützende Umgebung zur Verfügung stellen. Was die Patientinnen jeweils als beruhigend erleben, kann verschieden sein: Manche Patientinnen erleben es als hilfreich, über das Geschehen sprechen zu können, anderen helfen ablenkende Aktivitäten eher. Informationen und Aufklärung über den meist günstigen Spontanverlauf können hilfreich sein. In Abhängigkeit von der vorherrschenden Symptomatik können angstlösende oder sedierende Medikamente unterstützend zum Einsatz kommen. Bei schwerer Symptomatik, vor allem bei Selbstgefährdung durch Desorientiertheit, ist eine Klinikeinweisung notwendig.

Besonders wichtig ist es, den Verlauf zu beobachten, um die Entwicklung einer behandlungsbedürftigen PTBS rechtzeitig erkennen und eine angemessene Behandlung einleiten zu können. Beachten Sie, dass die Symptomatik einer PTBS verzögert, teilweise mit bis zu mehrmonatiger Latenz, einsetzen kann. Es ist bisher nicht möglich, zuverlässig vorherzusagen, welche Patientinnen im weiteren Verlauf eine chronische PTBS entwickeln werden. Wir wissen jedoch, dass die Wahrscheinlichkeit erhöht ist, wenn intrusive oder dissoziative Symptome im Rahmen der akuten Belastungsreaktion aufgetreten sind.

Wenn die Symptomatik einer PTBS vorliegt, ist eine traumaspezifische Behandlung notwendig, um einer weiteren Chronifizierung entgegenzuwirken. Wir legen Ihnen sehr nahe, die dafür notwendige Kompetenz zu erwerben. Alternativ sollten Sie einen in der Behandlung von traumatisierten Patientinnen erfahrenen Psychotherapeuten hinzuziehen.

Bei prämorbid weitgehend gesunden Patientinnen mit hinreichender Stabilität, ohne Kindheitstraumatisierungen in der Vorgeschichte und ohne relevante Komorbidität lässt sich die Symptomatik einer PTBS heute mit traumabearbeitenden Verfahren sehr wirkungsvoll behandeln. Hier kommt dem Eye Movement Desensitization and Reprocessing (EMDR; s. o.) eine herausragende Rolle zu, dessen Wirksamkeit, vor allem wenn Intrusionen (Flashbacks) das klinische Bild beherrschen, durch eine beträchtliche Zahl gut kontrollierter Studien als gesichert gelten kann. Als Alternative zu EMDR ist das verhaltenstherapeutische Verfahren der Prolongierten Exposition in Betracht zu ziehen, das sich in kontrollierten Studien als ebenso wirksam wie EMDR erwiesen hat. Allerdings ist EMDR für die Patientinnen deutlich schonender und erfordert darüber hinaus eine geringere Therapiedosis. Der Einsatz von EMDR bedarf einer sorgfältigen Diagnostik und Indikationsstellung. Für die Konzeptualisierung der Behandlung ist die Stabilität von großer Bedeutung, ebenso die Frage, ob das aktuelle Typ-I-Trauma vor dem Hintergrund einer komplexen Traumatisierung in der Kindheit einzuordnen ist oder nicht.

Angesichts der Verfügbarkeit effektiver Behandlungsmethoden ist es aus unserer Sicht heute nicht mehr vertretbar, eine Chronifizierung der äußerst quälenden Symptomatik der PTBS hinzunehmen. Während verhaltenstherapeutisch arbeitende Psychotherapeuten problemlos die Möglichkeit haben, im Rahmen der Richtlinienpsychotherapie traumabearbeitende Verfahren anzuwenden, war dies für tiefenpsychologisch orientierte Psychotherapeuten über lange Zeit nicht möglich. Inzwischen kann EMDR zumindest beim Vorliegen der Symptomatik einer Posttraumatischen Belastungsstörung auch im Rahmen tiefenpsychologisch fundierter und analytischer Psychotherapien zum Einsatz kommen (G-BA 2014). Die uns vorliegenden Erfahrungsberichte zeigen übereinstimmend, dass eine Integration von EMDR in tiefenpsychologisch orientierten Psychotherapien gut möglich ist, sofern Aspekte von Abwehr und Widerstand, Übertragung und Gegenübertragung beachtet werden (Wöller 2013, 2014).

Weiterführende Literatur

Arbeitsgemeinschaft der Wissenschaftlichen Medizinischen Fachgesellschaften (AWMF1) (2011). Leitlinie Posttraumatische Belastungsstörung. http://www.awmf.org/leitlinien/detail/ll/051-010.html (Zugriffsdatum: 30.07.2017).

Fischer G, Riedesser P (2009). Lehrbuch der Psychotraumatologie. 4. Aufl. München, Basel: Reinhardt.

Herman JL (2014). Die Narben der Gewalt. 4. Aufl. München: Kindler.

Hofmann A (2014). EMDR – Praxishandbuch zur Behandlung traumatischer Menschen. 5. Aufl. Stuttgart: Thieme.

Reddemann L (2017). Psychodynamisch Imaginative Traumatherapie. PITT – Das Manual. 9. Aufl. Stuttgart: Klett-Cotta.

Reddemann L (2016). Imagination als heilsame Kraft. 19. Aufl. Stuttgart: Klett-Cotta.

Reddemann L, Wöller W (2015). Psychodynamische Verfahren. In: Seidler GH, Freyberger HJ, Maercker A (Hrsg). Handbuch der Psychotraumatologie. 2. Aufl. Stuttgart: Klett-Cotta.

Reddemann L, Wöller W (2019). Komplexe Posttraumatische Belastungsstörung. Aus der Buchreihe: Praxis der psychodynamischen Psychotherapie – analytische und tiefenpsychologisch fundierte Psychotherapie. 2. Aufl. Göttingen: Hogrefe.

Sachsse W (2009). Traumazentrierte Psychotherapie. Studienausgabe. Stuttgart: Schattauer.

Shapiro F (2012). Eye Movement Desensitization and Reprocessing (EMDR). 3. Aufl. Paderborn: Junfermann.

Wöller W (1998). Die Bindung des Missbrauchsopfers an den Missbraucher. Psychotherapeut; 43: 117–20.

Wöller W (2003). EMDR in der Psychotherapie von Persönlichkeitsstörungen. Z Psychotraumatol Psychol Med; 1: 73–8.

Wöller W (2005). Traumawiederholung und Reviktimisierung nach körperlicher und sexueller Traumatisierung. Fortschr Neurol Psychiatr; 73: 83–90.

Wöller W (2006). Störungen der Emotionsregulierung bei komplexen Traumafolgeerkrankungen – Psychotherapeutische Interventionen. Nervenarzt; 77: 327–32.

Wöller W (2006). Traumaspezifische Behandlungstechniken. Psychotherapie im Dialog; 7: 343–452.

Wöller W (2008). Psychotherapeutische Konzepte zur Behandlung von Persönlichkeitsstörungen bei chronischen Kindheitstraumatisierungen. Fortschr Neurol Psychiatr; 76: 530–8.

Wöller W (2010). Therapiekonzeption für traumatisierte Patienten mit schweren Persönlichkeitsstörungen. Psychotherapeut; 10: 6–11.

Wöller W (2013). Trauma und Persönlichkeitsstörungen. Ressourcenbasierte Psychodynamische Therapie (RPT). 2. Aufl. Stuttgart: Schattauer.

Wöller W (2014). Bindungstrauma und Borderline-Störung. Ressourcenbasierte Psychodynamische Therapie (RPT). Stuttgart: Schattauer.

Wöller W (2015). Neuere psychodynamische Theorien und Modelle zu Traumafolgestörungen. In: Egle UT, Joraschky P, Lampe A, Seiffge-Krenke I, Cierpka M (Hrsg). Sexueller Missbrauch, Misshandlung, Vernachlässigung. Erkennung, Therapie und Prävention der Folgen frühere Stresserfahrungen. 4. Aufl. Stuttgart: Schattauer; 177–86.

Wöller W (2016). Assoziationsmodell. Drittes psychodynamisches Theoriemodell neben Konflikt- und Strukturmodell? Psychotherapeut; 61: 66–72.

Wöller W (2020). Dissoziation. Göttingen: Psychosozial-Verlag.

Wöller W (2022). Integration des Abgespaltenen und die Bildung von Repräsentanzen. In: Wöller W. Psychodynamische Psychotherapie. Lehrbuch der ressourcenorientierten Praxis. Stuttgart: Schattauer; 441–470.

Wöller W, Kruse J (2016). Trauma und Resilienz. In: Köhle K, Herzog W, Joraschky P, Kruse J, Langewitz W, Söllner W (Hrsg) (2016). Uexküll. Psychosomatische Medizin. 8. Aufl. München: Elsevier; 181–8.

Wöller W, Lampe A, Mattheß H, Schellong J, Leichsenring F, Kruse J (2020). Psychodynamische Therapie der komplexen posttraumatischen Belastungsstörung. Ein Manual zur Behandlung nach Kindheitstrauma. Stuttgart: Schattauer.

VIII. Besondere Therapieformen

40 Gruppenpsychotherapie

Tiefenpsychologisch fundierte Psychotherapie als Gruppenverfahren

Dankwart Mattke und Wolfgang Wöller

40.1 Allgemeine Wirkfaktoren von Gruppenpsychotherapien und Spezifika von tiefenpsychologisch fundierter Gruppentherapie

Die Anwendung tiefenpsychologisch fundierter Psychotherapie als Gruppenverfahren ist in den Psychotherapie-Richtlinien ausdrücklich vorgesehen, »sofern die Interaktion zwischen mehreren Kranken therapeutisch erforderlich ist und die gruppendynamischen Prozesse entsprechend genutzt werden« (Psychotherapie-Richtlinien, B II.2). Die Gruppengröße soll dabei sechs bis neun Teilnehmer betragen (B II.5). Die Kombination von Einzel- und Gruppentherapie ist zwar grundsätzlich ausgeschlossen. Aber als »Niederfrequente Therapie in einer längerfristigen, Halt gewährenden therapeutischen Beziehung« (B.I. 1.1.1.4) kann sie aufgrund eines dazu besonders begründeten Erstantrages durchgeführt werden (B.II. 6). Der Leistungsumfang beträgt bei der tiefenpsychologisch fundierten Gruppenbehandlung bis zu 60 Doppelstunden, in besonderen Fällen bis zu 80 Doppelstunden.

Hinsichtlich der Wirkfaktoren der tiefenpsychologisch fundierten Gruppenpsychotherapie können wir allgemeine Wirkfaktoren psychotherapeutischer Gruppen von solchen unterscheiden, die als Spezifika der tiefenpsychologisch fundierten Gruppenpsychotherapie angesehen werden. Die ursprünglich 11 von Yalom (2012) beschriebenen Wirkfaktoren in Gruppenpsychotherapien wurden von MacKenzie (1997) leicht modifiziert und zu folgenden vier Faktoren zusammengefasst:

- Der *supportive Faktor* umfasst das Zugehörigkeitsgefühl zur Gruppe, das Gefühl, Teil einer Gemeinschaft zu sein, die Aspekte Akzeptanz, Altruismus und Hoffnung, ferner die Entwicklung eines Zusammengehörigkeitsgefühls der Gruppe als Ganzes, das Wir-Gefühl oder die Gruppenkohäsion.
- *Selbstöffnung und Katharsis* meint, die Möglichkeit belastendes Erleben mitzuteilen, mit anderen zu teilen und affektiv zum Ausdruck bringen zu können.
- Der Faktor *»Interpersonelles Lernen«* bildet die zahlreichen Möglichkeiten wechselseitiger Lernerfahrungen in der Gruppe ab.
- *Psychologische Arbeit* (»Durcharbeiten«) geschieht in der Verknüpfung von interpersonellem Lernen und Einsicht und in der Entwicklung von Selbstreflexivität und Selbstverständnis.

Zwar begleiten die beschriebenen Faktoren den gesamten psychodynamischen Gruppentherapieprozess, doch spielen einzelne Faktoren in den verschiedenen Phasen der Therapie eine unterschiedliche Rolle. So stehen supportive, das heißt kohäsionsfördernde und die Selbstöffnung fördernde Faktoren in den frühen Phasen der Gruppentherapie stärker im Vordergrund. In späteren Phasen wird die psychologische Arbeit, das »Durcharbeiten«, wichtiger.

Tiefenpsychologisch fundierte Gruppenpsychotherapie setzt über die Nutzung der genannten »Wirkfaktoren« »Wirkmechanismen« in Gang, von denen die folgenden beiden hervorgehoben werden sollen:

- Durch die Nutzung von *Übertragungsphänomenen* in der Gruppe können frühere dysfunktionelle Beziehungserfahrungen aktualisiert und ihnen kontrastierend neue Beziehungserfahrungen gegenübergestellt werden.
- Die Aneignung und »Speicherung« neuer Beziehungserfahrungen wird ermöglicht in den Prozessen von *Imitation*, *Identifikation* und *Internalisierung*.

Über diese »Wirkmechanismen« werden die allgemeinen Gruppen-»Wirkfaktoren« zu veränderungswirksamen »Heilfaktoren« einer tiefenpsychologisch fundierten Gruppentherapie.

Behandlungstechnisch kommen dabei die grundlegenden Interventionstechniken der tiefenpsychologisch fundierten Psychotherapie zum Einsatz, vor allem die Interventionen der *Klarifikation*, der *Konfrontation* und der *Deutung*, die in diesem Basisbuch an anderer Stelle (▶ Kap. 17) bereits beschrieben wurden.

In den nun folgenden Ausführungen wollen wir zunächst die Aktivierung der allgemeinen Wirkfaktoren in einer Gruppe und anschließend die Spezifika des tiefenpsychologisch fundierten Arbeitens in der Gruppe darstellen. Wir greifen dabei von den vier von MacKenzie beschriebenen Faktoren die drei folgenden heraus: Supportives Klima herstellen, Bereitschaft zur Selbstöffnung fördern und Interpersonelles Lernen. Anhand des vierten Faktors »Psychologische Arbeit«, in tiefenpsychologisch fundierten Psychotherapien im Einzel- wie Gruppensetting auch »Durcharbeiten« (Freud 1914a) genannt, wollen wir dann bereits spezifisch tiefenpsychologisch fundierte Gruppenwirkungen illustrieren.

40.2 Supportives Klima herstellen und die Bereitschaft zur Selbstöffnung fördern

Wie in der tiefenpsychologisch fundierten Psychotherapie – und wie überhaupt in allen moderneren Therapieformen – sollten Sie auch in der tiefenpsychologisch fundierten Gruppentherapie eine Atmosphäre erzeugen, die durch Aufmerksamkeit, Interesse, Respekt und teilweise auch durch wechselseitige Unterstützung geprägt ist. Diese Merkmale und auch die Befolgung der allgemeinen Regeln der Höflichkeit und Menschlichkeit tragen dazu bei, dass die Teilnehmer in einer Gruppe ein Gefühl der Sicherheit und das Gefühl »dazuzugehören«, das Gefühl der Gruppenkohäsion, entwickeln. Wir können auch in der Begrifflichkeit der Objektbeziehungstheorie von »Holding« und »Containing« sprechen, also von einer haltenden und verstehenden Einstellung seitens des Gruppentherapeuten. Das Gefühl der Zugehörigkeit und die Einstellung des gegenseitigen Respekts füreinander wird nach und nach von der Gruppe übernommen.

Wichtige Faktoren, die zur Entwicklung des Zusammengehörigkeitsgefühls beitragen, sind Altruismus und Hoffnung. Altruismus verstehen wir als die Erfahrung, etwas Wertvolles an andere weitergeben zu können. Gefühle von Hoffnung auf Veränderung stellen sich erstmals in frühen Phasen der Gruppenentwicklung ein, wenn sich positive Veränderungen bei dem Betreffenden oder bei anderen Gruppenmitgliedern abzeichnen. Sie können dies durch Interventionen fördern, die einen Hoffnung erzeugenden, die Gruppenkohäsion fördernden und Ressourcen stärkenden Akzent haben.

> Die neu hinzugekommene Gruppenteilnehmerin Janine hatte während mehrerer Gruppensitzungen hintereinander geschwiegen. Ihre erste Bemerkung zur Gruppe: »Ich stimme Robert zu! Diese Gruppe ist oft sehr kritisch und belehrend.« Robert war berührt und sagte: »Ich bin froh, dass Janine etwas gesagt hat!« Die jetzt in Gang kommende Gruppenkommunikation wurde plötzlich lebendiger. Der Therapeut interveniert, indem er die beiden Äußerungen und den begleitenden Prozess zusammenfügt, und sagt: »Der Ton in der Gruppe hier scheint sich zu ändern, die Teilnehmer wurden in ihrer Kommunikation aktiver, nachdem Janine Robert zugestimmt hat!«

Indem der Therapeut in seiner Intervention Janines Beitrag anerkannte – weniger in inhaltlicher Hinsicht, sondern im Hinblick auf die Tatsache, dass sie sich am Gruppengeschehen beteiligt hat – und den positiv veränderten Ton sowie die aktivere Kommunikation hervorhob, intervenierte er in dem genannten Sinne Hoffnung erzeugend, Gruppenkohäsion fördernd und Ressourcen stärkend.

Die Bereitschaft zur Selbstöffnung sollten Sie aktiv fördern. Etwas von sich in einer Gruppe zu berichten, ist für die meisten Menschen zunächst peinlich und erfordert Mut. Emotionale Öffnung in frühen Phasen der Gruppe kann erleichtern und entlastend sein, wenn die Gruppe diesen Prozess trägt und mit Respekt begleitet. Es können aber auch schwere Schamgefühle auftreten, sodass der Eindruck entsteht, das Ausmaß der Selbstöffnung sei »zu früh« erfolgt und habe den Patienten überfordert. Aus diesem Grund sollten Sie gerade in den frühen Phasen der Therapie die Prozesse von Selbstöffnung sehr gut steuern und die Patienten bitten, sorgfältig zu überprüfen, ob sie sich für eine Selbstöffnung genügend sicher in der Gruppe fühlen.

> Ein schwer depressiver Patient sprach in einer stationären Therapiegruppe unter Schamgefühlen davon, dass er Sohn einer Prostituierten sei. Nach und nach teilten auch andere Patienten lange verborgene peinliche Details ihrer Biografie mit, was ihnen Erleichterung brachte. Im weiteren Verlauf gerieten nun auch andere Gruppenmitglieder unter Druck, ähnliche »Befreiungsschläge« zu machen und Material mitzuteilen, das in der verbleibenden Therapiezeit nur schwer hätte aufgearbeitet werden können.

Hier helfen Interventionen, die anregen, für solche Mitteilungen nicht nur den Boden in der Gruppe auf Sicherheit und Angenommensein hin zu testen, sondern auch die Auswirkungen der Mitteilungen auf die jeweiligen familiären und Arbeitskontexte zu überprüfen.

40.3 Interpersonelles Lernen (»Lernen in der Gruppe«) anregen

Aus der modernen kognitiven Wissenschaft wissen wir, dass der Veränderung emotionaler Reaktionen oft erst kognitive Veränderungen vorausgehen müssen. Lernen in Gruppen kann auf unterschiedliche Weise erfolgen:

- Zu Beginn einer Gruppentherapie müssen die Patienten erst lernen, gemeinsam an Emotionen und Kognitionen zu arbeiten. Entsprechend sollten Sie die Patienten in strukturierter Weise informieren, wie sie die Gruppentherapie für sich am besten nutzen können. Erläutern Sie ihnen die Empfehlung, eigene Gefühle und Gedanken mitzuteilen und nicht lediglich Fragen zu stellen.
- Die Gruppenteilnehmer können *voneinander lernen*, sie können voneinander *Ratschläge und Empfehlungen annehmen*. Es ist nicht selten, dass Ratschläge, die in anderen Gruppenkontexten (z. B. auf dem

Arbeitsplatz) auf Ablehnung stoßen, in einer wertschätzenden Gruppenatmosphäre gut akzeptiert und verwertet werden können.

- Als weitere Form des Lernens in Gruppen ist das *Lernen am Modell* zu nennen. Gruppenteilnehmer können an den Modellen der anderen Teilnehmer lernen, wie diese sich in ähnlichen Situationen verhalten. Sie können sich in den anderen wieder erkennen. Lernen an Anderen kann bewusst, aber auch unbewusst geschehen, etwa in den Prozessen der Identifikation und Internalisierung.
- Schließlich können die Patienten neues *Verhalten einüben*, etwa das freiere Mitteilen von Gefühlen und Kognitionen bei sich und anderen statt schweigend zu beobachten und hin und wieder eine Frage zu stellen.

> Ein Patient sagte nach Abschluss der stationären Behandlung zu seinem Gruppentherapeuten: »Sie haben mir viel geholfen. Aber Sie werden dafür bezahlt, es ist Ihr Job. Mitpatienten, die diese Verpflichtungen nicht haben, haben die Dinge so auf den Punkt gebracht, wie ich es nicht vergessen werde. Es waren einfach Geschenke. Ich konnte nicht anders, als selbst darauf hin einmal anders zu sein, und es geht.«

40.4 Nutzung von Übertragungen

»Psychologische Arbeit«, nach MacKenzie noch ein allgemeiner Wirkfaktor in therapeutischen Gruppen, wird in einer tiefenpsychologisch fundierten Gruppentherapie mit einer spezifischen Behandlungstechnik durchgeführt. Dabei wird die Beobachtung, dass im interaktionellen Raum einer Gruppe aktuelle und frühere Formen der Beziehungsgestaltung nebeneinander bestehen und sich überlagern, therapeutisch genutzt. Aktuelle Erlebens- und Verhaltensweisen, so die Annahme und spezifische Sichtweise in tiefenpsychologisch fundiert geleiteten Gruppen, werden von intrapsychischen Erfahrungsspeichern (Introjekten) gesteuert, teilweise durch eine Eigendynamik, die im Hier und Jetzt der aktuellen Beziehungen entsteht. Durch Kontrastierung alter und neuer Beziehungsformen können in der Gruppe neue und gesündere Beziehungsformen entwickelt werden.

Eine besondere Chance bietet die Ausbildung von Übertragungen, sei es auf die Gruppe als Ganzes, sei es auf den Therapeuten, sei es auf einzelne oder einige Gruppenmitglieder. Regressive Prozesse und Reinszenierungen sind in einem bestimmten Umfang erwünscht. Auch wenn Übertragungen ein ubiquitäres Phänomen in menschlichen Beziehungen sind, bilden sie sich in Gruppentherapien besonders eindrucksvoll aus. Sie werden ausgelöst durch die Angst des einzelnen Gruppenteilnehmers vor den anderen Teilnehmern, die zu Anfang der Therapie ganz fremde Menschen sind, dann aber auch durch ein spezifisches Therapeutenverhalten, das zunächst zurückhaltend und nicht direktiv ist und durch das Prinzip der Minimalstrukturierung zunehmend den Gruppenprozess auf den Weg bringt.

Regressive Prozesse und Reinszenierungen eröffnen den Patienten die Möglichkeit, die Welt ihrer Ursprungsfamilie oder die Welt der aktuellen Beziehungen wieder zu beleben. Es werden stereotype Fantasien und Verhaltensmuster auftauchen, die unter den gegebenen Bedingungen der Kindheit für den Selbsterhalt und das Sicherheitsgefühl sinnvoll waren, die nun aber kontraproduktiv geworden sind, um Lösungen für die aktuellen Lebensaufgaben zu finden. Indem die kontraproduktiven Lösungsmuster in einer akzeptierenden Atmosphäre bewusst gemacht werden, besteht die Möglichkeit, sich von ihnen zu lösen und sinnvollere Lösungsmuster anzunehmen (Mattke et al. 2011).

40.5 Veränderungsdynamiken: Imitation – Identifikation – Internalisierung

Wir wollen nun die wichtigsten Mechanismen zur Aneignung von Beziehungserfahrungen in der tiefenpsychologisch fundiert geleiteten Gruppe vorstellen. Dabei sollten Sie bedenken, dass die aufgelisteten Veränderungsdynamiken nicht als isoliert auftretende Phänomene vorkommen, sondern Teilaspekte komplexer interaktiver Prozesse sind.

- *Imitation* ist vor allem in frühen Phasen der Gruppentherapie ein wichtiger Mechanismus. In Therapiegruppen haben die Teilnehmer die Möglichkeit, Verhaltensweisen, Problemlösungstechniken und Beziehungsformen anderer Gruppenmitglieder zu beobachten und probeweise nachzuahmen.
- Patienten, die Schwierigkeiten haben, starke Emotionen mitzuteilen oder bei anderen zu tolerieren, können zunächst beobachten, wie andere Teilnehmer sich in einen heftigen emotionalen Austausch begeben. In Gruppen kann gelernt werden, dass solche Prozesse nicht Schaden anrichten, sondern, wenn sie entsprechend therapeutisch begleitet werden, typischerweise eher die Teilnehmer einander näher bringen.
- Unter *Identifikation* verstehen wir einen unbewussten Prozess, in dem eine Person Teilaspekte des Verhaltens und Erlebens anderer Personen übernimmt. In dem Maße wie die Teilnehmer einer Gruppe ihre Erfahrungen und Meinungen austauschen, übernehmen sie unbewusst voneinander Sichtweisen, Emotionen und Verhaltensweisen. Indem sie sich miteinander und mit dem Gruppenleiter identifizieren, festigen sich Gefühle der Bindung an Einzelgruppenmitglieder, die ganze Gruppe oder den Leiter. Das Gefühl, mit Nöten und Problemen nicht alleine zu sein, stärkt die therapeutisch erwünschte Gruppenkohäsion. Identifikation mit der Haltung des Therapeuten kann zur Zunahme der Toleranz für kontroverse Gefühlsmitteilungen führen, zu einer stärker introspektiven Haltung sowie zur Entwicklung stärkerer Selbstreflexivität.

> **P:** Ich war in der letzten Woche stolz über mich selbst. Ich wurde am Arbeitsplatz, wie ich meinte, zu Unrecht kritisiert, aber ich habe dann reagiert, wie A. hier berichtet hat. Ich wusste auf einmal, es ist auch das Problem meines Chefs und nicht nur mein Problem.

- *Internalisierung* ist ein komplexer und andauernder Veränderungsmechanismus, der eine Veränderung der psychischen Struktur einer Person bewirkt. Durch Internalisierung wird die psychologische Veränderung zu einem dauerhaften Teil der Persönlichkeit. Sind die entsprechenden psychischen Konflikte durchgearbeitet, kann es zu einer größeren Flexibilität im Umgang mit intrapsychischen und interpersonellen Zuständen und zum Aufbau von psychischen Strukturen kommen, die »gesündere« Interaktionen an die Stelle angstvoller und schmerzlicher Erfahrungen treten lassen. Emotional belastende Interaktionen in der Gruppe im Detail zu untersuchen, kann solche Internalisierungsvorgänge anstoßen.

> Ein Teilnehmer sagte zu Beginn der Urlaubspause in der Gruppe zum Leiter gewandt: »Als Sie in diesem Jahr Ihren Urlaub annoncierten, hatte ich zum ersten Mal das Gefühl, dass Sie nicht meinetwegen die Gruppe ausfallen lassen. Meine Fantasie zuvor war immer: Alle anderen würden Sie ja gerne sehen oder gar vermissen, aber nicht mich. Ich hatte solche

> Fantasien auch in diesem Jahr, aber ich konnte feststellen, dass es eben eine Fantasie ist und, dass es auch anders sein könnte. Auf diese Weise haben solche Fantasien nicht mehr diese bedrohliche Kraft über mich.«

Die Prozesse, die Imitation, Identifikation und Internalisierung induzieren, sind eingebettet in die Beziehungen, die sich in der Gruppenbehandlung etabliert haben. Authentische Erlebnisse, wie sie Stern et al. (1998) beschrieben haben, tragen auch in einer Gruppentherapie entscheidend zum Erfolg bei. Mit fortschreitendem Behandlungsprozess werden die Patient-zu-Patient-Interaktionen immer mehr Bedeutung bekommen (Crouch et al. 1994).

40.6 Klarifizieren – Konfrontieren – Deuten – Durcharbeiten in der Gruppe

Um die beschriebene Dynamik aus Imitation, Identifikation und Internalisierung zu initiieren, werden auch in der Gruppentherapie vor allem, aber nicht ausschließlich, die für die psychoanalytisch orientierten Therapieverfahren charakteristischen einsichtsfördernden Interventionsformen des Klarifizierens, des Konfrontierens und der Deutung gewinnbringend eingesetzt. Einsichten und Erfahrungen können sich auf die Interaktionen im Hier und Jetzt der Gruppe, auf die aktuellen Beziehungen außerhalb der Gruppe und auf vergangene Interaktionen mit bedeutenden anderen Menschen der Lebensgeschichte beziehen. Eine Besonderheit der Gruppentherapie besteht darin, dass die Interventionen nicht nur durch den Gruppenleiter, sondern ebenso – natürlich durch den im Hintergrund anwesenden Gruppenleiter mitgetragen und geschützt – durch andere Gruppenmitglieder formuliert werden können.

- Für *Klarifikationen* ergeben sich in der Gruppe zahlreiche Möglichkeiten. Oft werden klarifizierende Äußerungen spontan von Gruppenmitgliedern eingebracht. Mitpatienten können klärend nachfragen, wie eine bestimmte Bemerkung gemeint war, sie können Zusammenhänge herstellen und auslösende Bedingungen identifizieren. Sie können gemeinsam herausarbeiten, unter welchen Bedingungen ein bestimmtes Patientenverhalten regelhaft auftritt.

> Als ein Patient in der Gruppe über Eheprobleme berichtete, versuchte ein anderer Patient durch klärende Nachfragen herauszufinden, unter welchen Bedingungen die Probleme besonders deutlich aufgetreten waren und welche Verhaltensmuster beider Partner zu der Problematik wahrscheinlich beigetragen haben. Eine Gruppenteilnehmerin wies auf ein ähnliches Verhaltensmuster dieses Patienten in der Gruppe hin. Im Laufe der Gruppensitzung wurden weitere Ähnlichkeiten zwischen dem Verhalten des Patienten in der Gruppe und in der Beziehung zur Partnerin deutlich. Auf diese Weise konnten eigene Anteile des Patienten an der Partnerschaftsproblematik klarifiziert werden.

Auch problematische Verhaltensweisen lassen sich in der Gruppe gut klarifizieren.

> Eine Borderline-Patientin ergriff bei jeder Gelegenheit das Wort, redete viel und drehte sich dabei im Kreise. Als Gruppenteilnehmer ihr dies spiegelten, sagte sie schnell, sie würde auf das antworten, was hier zur Debatte stehe und sei eben schneller als andere. Der Therapeut fragte sie lediglich, ob sie »gehört« habe, was gesagt wurde, da sie so schnell und prompt geantwortet habe, ohne auch nur kurz zu überlegen. Die Patientin war zum ersten Mal überrascht, dachte nach und konnte herausfinden, wie sie ihre Angst, kontrolliert zu werden, bekämpfte, indem sie selbst viel sprach und so die anderen kontrollierte.

Klarifikationen von Affekten spielen in der Gruppentherapie eine wichtige Rolle. Sie ermöglichen die verbale Benennung von Emotionen, die in der Gruppensituation von Gruppenteilnehmern nonverbal geäußert werden.

> T: (Zu einem Gruppenteilnehmer, der verängstigt wirkte und unruhig mit den Beinen wippte): Wie geht es Ihnen im Moment? Ich glaube, etwas macht Sie ganz unruhig.
> T: Ich hatte den Eindruck, dass Ihre Unruhe begann, als Herr A. auf das Thema X. zu sprechen kam. Ist das möglich?

Klarifikationen können Konfrontationen produktiv weiterführen bzw. im Gruppenprozess (gemeinsam) klarifizierend erarbeitet werden.

> Ein Patient bemerkte, dass ein anderer sich mehr und mehr in der Gruppe zurückgezogen hatte. Eine Patientin steuerte ihre Beobachtung bei, dass dieser Rückzug nach einer ärgerlichen Interaktion in der Gruppe begonnen hatte. Ein weiterer Patient erinnerte sich, dass ähnliche Prozesse drei Wochen vorher schon einmal vorgekommen waren und schließlich kann der konfrontierte Patient sich erinnern und mitteilen, dass er sich als Kind oft ins Bett zurückzog, wenn sein alkoholisierter Vater aggressive Ausbrüche hatte.

Selbstverständlich ist es auch möglich, dass Sie selbst klarifizierend intervenieren. Beachten Sie jedoch, dass Sie sich nicht zu sehr in einen Dialog mit dem problemvorstellenden Patienten einlassen; dies würde die übrigen Gruppenmitglieder leicht in die Rolle der passiven Zuschauer versetzen. Ermuntern Sie vielmehr die anderen Gruppenteilnehmer, den Klärungsprozess selbst in die Hand zu nehmen.

> T: Wie würden die anderen Gruppenteilnehmer das verstehen, was Herr A. gerade gesagt hat?

- *Konfrontationen* können ebenfalls gewinnbringend durch Gruppenmitglieder erfolgen. Konfrontationen weisen die Adressaten auf Merkmale ihres Verhaltens hin, die ihnen zwar bewusst zugänglich sind, sich aber ihrer Aufmerksamkeit entzogen haben. Foulkes (1992) hatte die Gruppe mit einer Halle von Spiegeln verglichen, da sie sich so gut eignet, um Menschen mit Aspekten ihrer Selbst zu konfrontieren, die sie ohne diese Spiegelung nicht hätten sehen können. Während Sie in der Einzeltherapie alle Sachverhalte stets durch die subjektive Wahrnehmung des Patienten gefiltert erfahren, liegt die besondere Stärke der Gruppentherapie darin, dass Gruppenteilnehmer einander unmittelbar interagieren sehen und durch die Rückmeldungen der anderen auf eigene »blinde Flecke« hingewiesen werden können. Hinzu kommt, dass einzelne Gruppenteilnehmer gegenüber den »Peers« der Therapiegruppe in der Regel nicht so intensiv wie gegenüber dem Gruppentherapeuten durch negative Übertragungsaspekte blockiert sind, sodass von ihnen Konfrontationen leichter angenommen werden können. Ein gutes Gruppenklima zeichnet sich dadurch aus, dass Gruppenteilnehmer einander in taktvoller Weise mit problematischen Verhaltensweisen konfrontieren. Wann immer es möglich ist, sollten Sie also die Gruppe so leiten, dass konfrontierende Interventionen durch die Mitpatienten in einer für alle Seiten akzeptablen Weise erfolgen können. Sie werden sehen, dass Konfrontationen durch Gruppenmitglieder meist als weniger belastend erlebt werden, als wenn Sie die konfrontierende Intervention selbst formulieren. Andererseits sollten Sie darauf achten, dass Gruppenmitglieder so taktvoll konfrontieren, dass die Toleranzgrenzen des konfrontierten Gruppenpatienten nicht überschritten werden.

- Es ist mitunter nicht einfach, die Gruppe zur taktvollen Konfrontation anzuregen. Hilfreich kann es sein, zunächst auf den Affekt zu fokussieren, den ein bestimmter Patient in der Gruppe hervorruft. Dabei ist es allerdings wichtig, das Erleben und den Affekt des Vortragenden ebenso klarifizierend herauszuarbeiten und empathisch anzunehmen, damit eine Konfrontation durch Gruppenmitglieder nicht als Angriff oder Verurteilung erlebt wird.

> (Nachdem ein Gruppenmitglied lange ohne Bezug auf die Gruppe monologisiert hatte):
> **T:** (Zu den anderen Gruppenteilnehmern) Wie geht es Ihnen mit dem, was Herr A. gesagt hat?
>
> Ein Gruppenteilnehmer formulierte daraufhin die Langeweile und latente Gereiztheit der Gruppe.
> **T:** (Zu dem monologisierenden Gruppenmitglied) Wie geht es Ihnen mit dem, was Herr A. sagt?

Deutungen sind interpretative Interventionen, die unbewusste Aspekte enthalten. Inhaltlich können sie sich auf einzelne Patienten beziehen, auf die Interaktion zwischen einzelnen Patienten, auf die Interaktion zwischen einzelnen Patienten und dem Gruppenleiter, auf die Interaktion zwischen Subgruppen in der Gruppe, auf die Interaktion zwischen diesen Subgruppen und dem Gruppenleiter u. v. a. mehr. Im Wesentlichen gilt das an anderer Stelle über Deutungen Gesagte (► Kap. 17). Nicht selten kommt es vor, dass Deutungen in Identifikation mit dem Gruppenleiter auch durch andere Gruppenmitglieder gegeben werden. Diese Deutungen sind häufig akzeptabler, besonders in frühen Phasen der Gruppe, als Deutungen, die der Therapeut gibt. Durch Mitpatienten gegebene Deutungen können allerdings auch belastend oder schädlich sein. Hier ist es Ihre Aufgabe, die Bedeutung dieser Deutungen zu untersuchen und darauf zu achten, dass ein hilfreicher Prozess in Gang gesetzt wird bzw., wenn in der Gestalt des Deutens ein maskiertes destruktives Agieren zum Ausdruck kommt, dieses reflektierend mit der Gruppe zu bearbeiten.

- Das *Durcharbeiten* (Faktor »Psychologische Arbeit« nach MacKenzie) ist in der tiefenpsychologisch fundierten Gruppentherapie ein anhaltender Prozess, in dem kognitives Verstehen und emotionale Erfahrungen integriert und die neuen Erkenntnisse und Erfahrungen umgesetzt und immer wieder erprobt werden. Der Prozess des Durcharbeitens braucht Zeit. Die dysfunktionalen Verhaltensweisen, Gedanken, Gefühle, Interaktionsformen treten, auch wenn sie konfrontiert, klarifiziert und gedeutet worden sind, zunächst immer wieder auf, wenn auch in etwas anderer Form und bedürfen der erneuten und wiederholten Klarifikation, Konfrontation und Deutung, bis sie allmählich durch die reiferen Interaktionsformen abgelöst werden. Typische mögliche Intervention beim Durcharbeiten:

> **T:** (Mit akzeptierendem, fast humorvollem Unterton) Hatten wir das nicht schon mal?
> **T:** Ist es da wieder? Genauso oder etwas anders?

Auch hierzu ein klinisches Beispiel:

> Eine Gruppenteilnehmerin mit vielen Verlusten in ihrem Leben übertrug ihre Kontaktbedürfnisse auf die Gruppe. Sie nahm eine Beziehung zu einem anderen Teilnehmer außerhalb der Gruppensitzungen auf, und sie versäumte Gruppensitzungen, wenn eine Unterbrechung der regelmäßigen wöchentlichen Frequenz eingetreten war. Nach und nach durch immer wiederholte Deutungen konnte sie ihr Verhalten als einen Versuch verstehen, ihre schmerzlichen Gefühle zu bewältigen, die sie in Zeiten

von Trennungen und Verlusten hatte. Nachdem sie die schmerzhaften Gefühle in der Gruppe erleben konnte, war es ihr möglich, freier zu den Gruppensitzungen zu kommen und auch andere Themen zu bearbeiten als nur ihr Bedürfnis, nicht allein zu sein.

Weil die meisten unserer Patienten Zeit brauchen, bis die Behandlungen eine substanzielle und anhaltende Veränderung gebracht haben, sollte für die Gruppentherapie ein ausreichender Behandlungszeitraum zur Verfügung stehen. Abhängig von Symptombild und Persönlichkeitsstruktur können die Behandlungen ein bis zwei Jahre dauern, gelegentlich auch länger. Im Rahmen der derzeitigen Psychotherapie-Richtlinien wären das 80–100 Stunden tiefenpsychologisch fundierte Psychotherapie.

40.7 Besondere Situationen in Gruppen

Damit ein Gruppenprozess gut in Gang kommen kann, sollten Sie sich entsprechend dem Grundsatz der Minimalstrukturierung als Gruppenleiter vor allem zu Beginn der Gruppensitzung zurückhalten. Besonders in den frühen Phasen der Gruppentherapie können die zwei folgenden Schwierigkeiten auftreten:

- Es gelingt der Gruppe nicht den Anfang zu machen. Kein Gruppenteilnehmer bringt den Mut auf, als erster einen verbalen Beitrag einzubringen. Durch das Schweigen entsteht eine Atmosphäre von Druck und Anspannung, die es zusätzlich schwer macht, etwas zu sagen. Widerstehen Sie dennoch dem Impuls, »die Sache selbst in die Hand zu nehmen« und den Gruppenprozess zu strukturieren. Ein solcher Leitungsstil könnte prägend für den gesamten folgenden Gruppenprozess werden. Man wartet, bis der Therapeut etwas sagt. Hilfreich sind aber einige entspannende und freundlich ermutigende Bemerkungen oder Fragen, die den Gruppenprozess anregen, die Atmosphäre des Schweigens thematisieren, um darüber ins Gespräch zu kommen.

  T: Was macht es heute schwer, etwas zu sagen?
  T: Nehmen Sie sich die Zeit, die Sie brauchen.
  T: Wie geht es Ihnen mit dem Schweigen?
  T: Wie fühlt sich das Schweigen an?

- Eine andere Schwierigkeit kann darin bestehen, dass erfahrungsgemäß einzelne Gruppenmitglieder versuchen werden, Sie in ein Zweiergespräch hineinzuziehen, indem sie Ihnen direkte Fragen stellen oder ausschließlich mit Ihnen Blickkontakt aufnehmen. Es kann hilfreich sein, wenn Sie diese Versuche dyadischer Kontaktaufnahme mit dem taktvollen Hinweis unterbinden, dass die Gruppe der Adressat für Beiträge sei, während Ihre Aufgabe es sei, kommentierend und unterstützend im Hintergrund zu bleiben. Bald wird ein Lernprozess einsetzen, der es für die Gruppenteilnehmer zur Selbstverständlichkeit werden lässt, sich an die Gruppe und nicht direkt an den Gruppenleiter zu wenden. Wenngleich manchmal unvermeidbar, sollte die »Einzeltherapie in der Gruppe« jedoch die Ausnahme bleiben.

Hüten Sie sich, sich mit einem oder mehreren Gruppenmitgliedern gegen den Rest der Gruppe zu verbünden oder erst recht, gemeinsam mit der Mehrheit der Gruppe gegen ein einzelnes Gruppenmitglied »vorzugehen«, indem sie die Einzelperson überzeugen oder beeinflussen wollen. Stattdessen sollten Sie das affektive Erleben und die Motivationen beider Seiten erforschen und sich bemühen, zu verstehen, welcher Grundkonflikt so interpersonell abgewehrt wird.

40.8 Unterschiedliche Interventionstechniken in Abhängigkeit vom Strukturniveau der Patienten

- Patienten mit *stärkeren Ich-strukturellen Störungen*, vor allem Patienten mit schweren Persönlichkeitsstörungen, die eine Borderline-Persönlichkeitsstruktur nach Kernberg (▸ Kap. 27.2) aufweisen, können durch ein minimal strukturiertes Angebot überfordert sein und in therapeutisch unerwünschte Regressionen geraten. Hier sind strukturiertere Interventionen und ein aktiveres therapeutisches Engagement angezeigter.
- Da längeres Schweigen Regressionen auslösen und archaische Ängste mobilisieren kann, ist es zweckmäßig, das Schweigen aktiv durch Interventionen zu unterbrechen, die geeignet sind, den Therapieprozess in Gang zu bringen.

> T: In der letzten Gruppensitzung hatten wir über A. gesprochen. Vielleicht möchten Sie etwas davon aufgreifen?
> T: Wie fühlt sich das Schweigen an? Ist es entspannend oder unangenehm?

- Für manche Patienten kann es unerträglich sein, wenn sie auf ihre Beiträge von keinem Gruppenteilnehmer eine unmittelbare Reaktion erhalten. Sie fühlen sich abgelehnt oder entwertet, ohne dies ausdrücken zu können. Hier empfiehlt es sich, aktiv die Meinung der anderen Gruppenteilnehmer zu erfragen z. B.:

> T: Was meinen die anderen Gruppenteilnehmer dazu?
> T: Frau A., wie sehen Sie das?

- Weit mehr als bei höher strukturierten Patienten ist es Aufgabe des Gruppentherapeuten, für die Wahrung des Rahmens der Therapie und die Einhaltung der Therapievereinbarungen zu sorgen. Ihm fällt auch die Aufgabe zu, einzelne Patienten vor grenzüberschreitenden Interaktionen anderer Gruppenteilnehmer zu schützen – z. B. vor verbalen Angriffen oder bloßstellenden Befragungen –, wenn diese nicht die Möglichkeit zu einer angemessenen Reaktion haben.
- Besonderer Beachtung bedürfen Gruppenteilnehmer mit *latent suizidalen oder autodestruktiven Tendenzen*, wenn sie sich in der Gruppe schweigend zurückziehen. Sie sollten aktiv angesprochen werden, wenn der Verdacht besteht, dass Bemerkungen anderer Gruppenteilnehmer suizidale oder autodestruktive Impulse ausgelöst haben könnten.

> T: Wie ging es Ihnen gerade, als Sie von A. hörten, dass …?

- Besondere Vorsicht ist auch bei *traumatisierten* Patienten geboten. Hier bestehen wir darauf, dass traumatische Erfahrungen nicht in der Gruppe besprochen werden. Im Allgemeinen bevorzugen wir bei traumatisierten Patienten strukturierte und edukative Gruppenangebote (Reddemann in Mattke et al. 2011).

40.9 Gruppentherapie im Methodenmix mit psychoedukativen Elementen

Die moderne tiefenpsychologisch fundierte Gruppentherapie hat sich, vor allem in Kliniken, Polikliniken und größeren Behandlungszentren, in den letzten Jahren mehr und mehr zu störungsorientierten Adaptionen der oben beschriebenen Grundprinzipien hin entwickelt. Das hängt auch mit den Erfordernissen einer evidenzbasierten Medizin zusammen. Burlingame et al. (2004) haben in der Neuauflage des »Handbook of Psychotherapy and Behavior Change« (Lambert 2004) diese Entwicklung zusammengefasst. Wir möchten für diese Einführung ein klinisches Beispiel aus dem deutschsprachigen Bereich, das als Manual zur psychodynamisch-interaktionellen Gruppentherapie von Patienten mit somatoformen Schmerzstörungen vorliegt (Nickel & Egle 1999), kurz vorstellen.

Das Therapiemanual führt einzelne Bausteine auf, die es Therapeuten ermöglichen, die aktuellen Erfordernisse der jeweiligen Gruppensituation flexibel zu handeln. Bausteine sind z. B.:

- Videomaterial aus Gruppen und Patientenberichte, wie bei Ihnen die Gruppe wirkte,
- Hausaufgaben, was z. B. bis zur nächsten Gruppensitzung ausprobiert oder beobachtet werden soll,
- Arbeitsblätter wie Schmerztagebücher oder Infos über Schmerzentstehung,
- Bilder oder Geschichten zur Illustration komplexer Zusammenhänge der Störungsentstehung und möglichen Behandlung.

Der Einsatz der Bausteine richtet sich nach einem Behandlungsplan, der die Entwicklung von einzelnen Patienten oder der Gruppe in bestimmten prototypischen Situationen und zu bestimmten Therapiephasen gezielt berücksichtigt. Das Wahrnehmen des Gruppenprozesses sowie von Übertragungs- und Gegenübertragungsphänomenen und das empathische Eingehen auf die einzelnen Gruppenpatienten ist für die Anwendung der speziellen Bausteine und Bilder notwendige Voraussetzung. Klinische Erfahrung, Kompetenz in tiefenpsychologisch fundierter Gruppentherapie und Intuition sollen durch die manualisierten Strukturierungshilfen nicht ersetzt werden, es sollen lediglich alleiniges Vertrauen auf Intuition und Wahrnehmung der Gegenübertragung mit den manchmal darin enthaltenen Fallstricken vermieden werden.

Die gründliche Information des Patienten, seine Wahrnehmungsverbesserung durch z. B. Schmerztagebücher, die Aufforderung zu Übungen, diese sogenannten psychoeduktiven Elemente entstammen der kognitiven und der kognitiv-behavioralen Psychotherapie. Manualisierung meint im illustrierten Beispiel konzeptgeleitete Strukturierung der Therapie, der Therapiesitzungen und der einzelnen Therapieabschnitte.

Weiterführende Literatur

Burlingame GM, MacKenzie KR, Strauß B (2004). Small group treatment: evidence for effectiveness and mechanisms of change. In: Lambert M (ed). Bergin and Garfield's Handbook of Psychotherapy and Behavior Change. 5th ed. Hoboken, NJ: Wiley; 647–96.

Eckert J, Mattke D (2002). Gruppenpsychotherapie bei Persönlichkeitsstörungen: II. Verfahrensspezifische Konzepte und Stand der Evaluation. Gruppenpsychother Gruppendynamik; 38: 335–48.

Foulkes SH (1992). Praxis der gruppenanalytischen Psychotherapie. München: Pfeiffer.

Janssen PL, Sachs G (2018). Psychodynamische Gruppenpsychotherapie Theorie, Setting und Praxis. Stuttgart: Schattauer.

Mattke D (2007). Gruppentherapie in der stationären Psychotherapie. Psychotherapie im Dialog; 1/8: 41–6.

Mattke D (2015). Therapeutische Beziehungen in Gruppen. Psychotherapie, 20. Jahrgang. Bd. 20–2. München: CIP-Medien.

Mattke D, Eckert J (2002). Gruppenpsychotherapie bei Persönlichkeitsstörungen unter besonderer Berücksichtigung der Borderline-Persönlichkeitsstörung: I. Schulenübergreifende Behandlungskonzepte. Gruppenpsychother Gruppendynamik; 38: 281–94.

Mattke D, Reddemann L, Strauß B (2011). Keine Angst vor Gruppen! 2. Aufl. Stuttgart: Klett-Cotta.

Mattke D, Streeck U, König O (2015). Theorie und Praxis stationärer und teilstationärer Gruppen. Stuttgart: Klett-Cotta.

Staats H (2023). Gruppenpsychoanalyse und Gruppenpsychotherapie. Göttingen: Vandenhoeck & Ruprecht.

Nickel R, Egle UT (1999). Therapie somatoformer Schmerzstörungen. Manual zur psychodynamisch-interaktionellen Gruppenpsychotherapie. Stuttgart: Schattauer.

Rüger U, Staats H (1997). Gruppenpsychotherapeutische Methoden. In: Heigl-Evers A, Heigl F, Ott J, Rüger U (Hrsg). Lehrbuch der Psychotherapie. 3. Aufl. Stuttgart: G. Fischer.

Staats H (2023). Gruppenanalyse und Gruppenpsychotherapie. Göttingen: Vandenhoeck & Ruprecht.

Staats H (2023). Gruppenpsychoanalyse und Gruppenpsychotherapie. Göttingen: Vandenhoeck & Ruprecht.

Strauß B, Mattke D (2007). Differentielle Indikationsstellung für die psychodynamische Gruppenpsychotherapie. Psychodynamische Psychotherapie; 6: 78–88.

Strauß B, Mattke D (Hrsg) (2017). Gruppenpsychotherapie. Lehrbuch für die Praxis. 2. Aufl. Berlin, Heidelberg: Springer.

Tschuschke V (Hrsg) (2010). Gruppenpsychotherapie. Stuttgart: Thieme.

Yalom ID (2012). Theorie und Praxis der Gruppentherapie. Ein Lehrbuch. 11. Aufl. Stuttgart: Klett-Cotta.

41 Integration des Körpers in das tiefenpsychologische Setting

Was bewegt die Bewegung im therapeutischen Kontakt?

Sabine Trautmann-Voigt und Bernd Voigt

41.1 Einführung

Seit der Rezeption vornehmlich empirischer Befunde aus Neurobiologie (Deneke 2013) und Säuglingsforschung in der Psychotherapie (Trautmann-Voigt & Moll 2011), die stärker denn je körperliche Phänomene berücksichtigen, wird der Körper in den letzten Jahren einmal mehr »neu« entdeckt (Fogel 2013). Allerdings ist seit Freuds viel zitiertem Diktum: »Das Ich ist vor allem ein körperliches« schon ausgiebig über denselben nachgedacht worden, und mehr als 100 körpertherapeutische Ansätze bevölkern (nicht nur) den psychotherapeutischen Markt. Dies erschwert für Anfänger die Orientierung. Angesichts des grundsätzlichen Problems, dass Körperpsychotherapie, welcher Couleur auch immer, keine Leistung der gesetzlichen Krankenkassen ist, stellt sich zudem die Frage nach ihrer Integrierbarkeit in das tiefenpsychologische Setting – jedenfalls im Rahmen ambulanter Praxistätigkeit (Janssen 2001; Marlock & Weiss 2006; vgl. Tab. 41-1).

Wir wenden körperbezogene Interventionen im tiefenpsychologischen Setting an und beschränken uns zur Darstellung dieser Möglichkeit auf wenige ausgewählte Beispiele aus unserer Praxis. Darüber hinaus sei auf ausführliche Leitfäden zur Körperpsychotherapie verwiesen, die deutlich machen, dass grundlegende Definitionsunterschiede zwischen den Methoden bezüglich einzelner Parameter wie Beziehung, Affektregulation, Handlung, Energie, Wahrnehmungs-Konflikt- oder Übungsorientierung vorliegen (z. B. Downing 1996; Geuter 2013; Joraschky et al. 2009; Maaser et al. 1994; Röhricht 2000; zur Integration von tanz- und bewegungstherapeutischer Gruppenbehandlung in das ambulante tiefenpsychologische und/oder analytische Setting vgl. Herberth & Trautmann-Voigt 1997; Trautmann-Voigt & Voigt 1999, S. 254–284, 2008).

Ziele körperintegrierender Interventionen im Rahmen tiefenpsychologisch fundierter Psychotherapie sind:

- Fokussierung auf die Emotionalität *im Körpererleben* als wichtiger Teil des Selbsterlebens;
- Förderung körpersprachlicher *Symbolisierungsprozesse;*
- Anregung zur Wahrnehmung, dass *sich körpersprachlich atmosphärische Verdichtungen vermitteln*, die sich auf frühere Beziehungserfahrungen zurückführen lassen;
- Ermutigung von z. B. somatisierenden Patienten, die schlecht über verbale Interventionen erreichbar sind, über direkte Körpererfahrungen *affekt-motorisch ihr Körpererleben und damit ihr psychisches Selbsterleben zu aktivieren.*

Das *verbalisierte Körpererleben* vieler körperlich erkrankter oder psychisch beeinträchtigter Menschen ist nämlich, unabhängig von der Grundstörung, häufig erheblich gestört.

Tab. 41-1 Methoden der Körpertherapie und der Körperpsychotherapie unter dem Aspekt ihrer jeweiligen Schwerpunktsetzung im Überblick (angelehnt an Röhricht 2000, S. 16 ff.)

Fokus der Therapierichtung	Funktional/ übungsorientiert	Konfliktorientiert/ aufdeckend
ganzheitlich auf Wahrnehmung, Beziehung, Handlung und Affektregulation ausgerichtet, methodisch sowohl übungs-, als auch konfliktzentriert, je nach Prozessgeschehen	• Integrative Leib- und Bewegungstherapie (IBT) • Konzentrative Bewegungstherapie (KBT) • Analytische Bewegungs- und Tanztherapie (ABT)	
stark beziehungsorientiert		• Analytische Körperpsychotherapie • Thymopraktik • Klientenzentrierte Gesprächs- und Körperpsychotherapie
stark wahrnehmungsorientiert	• Sensory Awareness • Ergotherapeutische Wahrnehmungsbehandlung • Feldenkrais • Focusing	• Konzentrative Bewegungstherapie • Hakomi
stark bewegungs- bzw. handlungsorientiert	• Atemtherapie • Eutonie • Tai-Chi • Yoga • Sporttherapie	• Tanztherapie • Bewegungstherapie • Psychodrama
stark Affekt- bzw. energieorientiert	• Autogenes Training • Progressive Muskelrelaxation • Biofeedback • Rolfing • Shiatsu • Organismische Psychotherapie	• Bioenergetische Analyse • Core-Energetik • Biosynthese • Biodynamik

Der Umgang mit den eigenen Grenzen, die Einstellung zum eigenen Körper bzw. zur Gesundheit inklusive Ernährung und Bewegung und eine oft vorherrschende Unzufriedenheit mit dem eigenen Aussehen oder dem Gewicht sind zentrale Themen vieler Patienten, noch dazu in einer Welt, in der sich fast alles um den sportlichen, jugendlichen, schlanken, schicken Karrieretypen dreht.

41.2 Kreatives Spiel und Regression »im Dienste des Ich«

Donald Winnicott (1973/2012), Kinderarzt und der wohl wichtigste Wegbereiter für die Anerkennung kindlicher – und das sind immer »bewegter« – Ressourcen für die Psychotherapie, hat schon früh über die Bedeutung des *kreativen Spiels für die Entwicklung von Patienten geschrieben.*

»Psychotherapie geschieht dort, wo *zwei Bereiche des Spielens sich überschneiden*: der des Patienten und der des Therapeuten. Psychotherapie hat mit zwei Menschen zu tun, die miteinander spielen. Hieraus folgt, dass die Arbeit des Therapeuten dort, wo Spiel nicht möglich ist, darauf ausgerichtet ist, den Patienten aus einem Zustand, in dem er nicht spielen kann, in einen Zustand zu bringen, in dem er zu spielen im Stande ist« (Winnicott 1973/2012, S. 49).

Winnicott meinte mit »Spiel« nicht »Mensch ärgere Dich nicht« oder »Scrabble«, sondern eine Art *schöpferischer Regression und Hingabe an einen zweckfreien, teils illusionären, teils realen Prozess der Bezogenheit*, eine unbeschwerte Gelassenheit zu tun und zu lassen, was (zunächst!) gefällt. Er benannte einfühlsam, was im Zeitalter der Babywatcher bereits als Allgemeinwissen gelten kann: Vieles spricht dafür, dass frühe positive Affekte in ihrer ursprünglichen Dynamik wiederbelebt werden können, wenn menschliche (auch: therapeutische) Beziehungen vielfältig und kreativ gestaltet und auch körperlich erfahrbar werden – wie in *rhythmisch-dynamischer Bezogenheit* bzw. in *Handlungsdialogen* im freien Bewegungsraum (vgl. Kap. 24; Stern 2011).

In der *Beobachtung spielender Kinder* liegt ein Schatz verborgen, den Therapeuten nutzen können, um Funktionslust, spielerische Neugier und letzten Endes Wirkmächtigkeit und Selbstbewusstsein bei ihren Patienten anzuregen (Köhler 2004). Wirklust und positive Resonanz auf die Lust am Neuen sind schon beim Säugling eng mit *positiven körperlichen Affektreaktionen* verknüpft: Der sieben bis acht Monate alte Säugling zeigt z. B. deutlich spielerische Lust beim »Kuckuck-Spiel«, in dem es aber auch um wichtige Fragen der Identitätsbildung geht. In ähnlicher Weise können z. B. bewegen, necken, nachlaufen, verfolgen und verstecken z. B. in tänzerischen Spielen ausprobiert und neu besetzt werden. Dabei kann es zu spielerischer, freudiger Regression, zu Körperlust und ursprünglichem Erleben von Ressourcen – auch bei Patienten – kommen.

Beispiel 1: Die Anregung von und das Mitschwingen in früh verankerter Bewegungsfreude – »Ich könnte mich kringeln«

Eine 25-jährige Patientin, von Beruf Kindergärtnerin, kam in die 22. Stunde zu mir (S. Trautmann-Voigt). Sie hatte den starken Wunsch sich zu entspannen und legte sich, nachdem wir kurz darüber gesprochen hatten, dass sie eigentlich keinen Grund für ihre innere Unruhe, die sie seit etwa zwei Wochen umhertrieb, benennen könne, auf den Boden. Allerdings konnte sie sich weder auf ihren Atem konzentrieren, noch ihren Körper am Boden zur Ruhe kommen lassen. Übungen zur Entspannung lehnte sie ab. Unstet bewegte sie sich, auf dem Rücken liegend, vor allem mit dem Becken hin und her. Ich beschrieb ihr, was ich sah: Schnelle, kurze, fast zuckende Bewegungen, ausgehend von den Hüften, nach rechts und links, als wolle sie sich von etwas, das sie am Boden hielt, befreien. Ich bat sie, einmal auf diese Bewegungsimpulse zu achten und ihnen nachzugeben. Als ob sie solch eine »Erlaubnis« gebraucht hätte, rollte sie sich spontan um ihre Längsachse und stieß sich dazu mit dem rechten Fuß kräftig vom Boden ab. Zunächst rollte sie langsam durch den Raum, dann wurde sie schneller, rollte über den Boden wie ein Kleinkind, schlug Purzelbäume vorwärts und rückwärts und wollte sich schier ausschütten vor Lachen, als ich mich spontan zu Boden begab und begann, das alles mitzumachen.
Sie gluckste zwischendurch vor Vergnügen: »Ich könnte mich kringeln, das ist wie bei kleinen Babys, wenn sie auf der Erde wegrollen, und die Mutter rollt mit, immer weiter, bis die Wand kommt! Aber krabbeln kann ich noch nicht, und laufen will ich noch lange nicht: Das ist furchtbar!« Wir rollten zu drei Musikstücken immer weiter im Bewegungsraum umher. Am Ende dieser Stunde taten mir ein bisschen die Beckenknochen weh ...

Gemeinsames Bewegen und *Lachen, Ausgelassenheit und aktive Entspannung* hatten diese Stunde geprägt. Die Patientin hatte, wie sie nachher berichtete, seit langer Zeit wieder intensive Lebensfreude gespürt. Sie erzählte mir in der Nachbesprechung, wie stark sie den Unterschied gespürt habe zwischen unserer Aktion hier in der Stunde und dem Arbeitsalltag, der sie zurzeit sehr belaste: Seit drei Wochen sei eine neue, ältere Mitarbeiterin als Schwangerschaftsvertretung in der Einrichtung. Diese komme schon morgens mit »sauertöpfischem Gesicht« zur Tür herein, sei »langsam und umständlich« und lasse »die Kinder links liegen, als sei ihr Beruf ihr zu viel. Warum hat sie ihn dann gewählt?« Diese Frau löse eine Atmosphäre schlechter Laune aus, einige Kinder hätten Angst vor ihr. Für sie selbst bedeute es eine ungeheure Anstrengung in Anwesenheit dieser Kollegin mit den Kindern entspannt umzugehen (vgl. Trautmann-Voigt & Voigt 1996, S. 117 ff.).

Wir stellten im Spiegel unserer positiven Bewegungserfahrung schnell fest, dass diese »versagende Kollegin«, in der die Patientin ihre »versagende Mutter« widergespiegelt sah, viel mit ihrer momentanen Unruhe und Anspannung zu tun hatte: Die Patientin reagierte unruhig und gestresst, wenn sie sich gezwungen sah, sich auf Menschen – wie diese Kollegin – einzustellen, die »um vieles langsamer« waren als sie selbst. Sie wurde nicht nur unruhig, sondern erstarrte zunehmend: Starrheit verband sie mit der Haltung und dem Gesichtsausdruck der Mutter. Die Mutter der Patientin war zurzeit, als diese anfing laufen zu lernen, depressiv geworden. Wahrscheinlich war es ihr ab dieser Erkrankung nicht mehr möglich gewesen, freudig mit ihrem Kind zu spielen. Die Erkrankung der Mutter hatte auch dazu geführt, dass die Patientin Einzelkind geblieben war.

Ich vermute, dass sich hier, in unserer Bewegungs- bzw. Spielaktion, eine *frühere, positiv besetzte Aktivierungskontur im Kontakt* gezeigt hatte. Wir hatten eine *konfliktfreie Sphäre des Ich* gestreift, was der Patientin geholfen hatte, sich ihrer Übertragungsbereitschaft zu stellen. Sie beschloss nun ihrerseits, der Arbeitskollegin weniger Aufmerksamkeit zukommen zu lassen und sich auf ihre Arbeit mit den Kindern, die sie selbst mit Freude und Zufriedenheit erfüllte, zu konzentrieren.

Neuere Forschungsergebnisse belegen, dass Selbstzufriedenheit und Sicherheit bezüglich der Kontaktgestaltung bei Menschen, die wenig schwingungsfähige Bezugspersonen hatten, geringer ausgeprägt sind (Dornes 2000): Besonders schädliche Einflüsse auf den affektiven Selbstkern des Säuglings konnten vor allem bei Kindern von depressiven Müttern nachgewiesen werden. Diese sind in ihrer vitalen Abstimmungsfähigkeit reduziert und z. B. kaum in der Lage, sich in den Zustand wacher interessierter Aufmerksamkeit ihres Babys körpersprachlich adäquat einzuschwingen. Diese Kinder entwickeln häufig unsicher vermeidende Bindungsmuster.

Körperintegrierende tiefenpsychologische Psychotherapie besteht nicht nur in der Durcharbeitung konflikthaften Erlebens, sondern *Heilung erschließt sich häufig in der Anregung, in der Begleitung und im Durchspielen freudiger Vitalitätsaffekte.*

Zum Verständnis von Bewegung im Rahmen eines tiefenpsychologischen Settings

- Bewegung ist ein Indikator für die Entwicklung von Autonomie bzw. für die Fähigkeiten zu Differenzierung und Integration im Kontakt.
- Bewegung bringt innere Konflikte zum Ausdruck.
- Bewegung trägt Spuren sämtlicher Reaktionen eines Menschen auf seine Lebenserfahrung aus der Vergangenheit in die Gegenwart.

- Sichtbare Bewegung strukturiert ebenso wie die gesprochene Sprache die zwischenmenschliche Kommunikation.
- Körpersprache enthält Signale, Wünsche, Aufforderungen und Geschichten. Diese besser zu verstehen und ihre kommunikative Absicht bzw. Wirkung im biografischen Zusammenhang besser einordnen und ggf. verändern zu können, ist Ziel von bewegungsintegrierender Psychotherapie.

41.3 Die besondere Bedeutung des Körpererlebens als Basiskategorie für tiefenpsychologische Integration an einem Beispiel aus dem Alltag

Als ich (S. Trautmann-Voigt) vor ca. 20 Jahren erstmals ein kleines piepsendes Computer-Ei am Halsband einer Zehnjährigen entdeckte, war ich zutiefst beunruhigt; denn das Kind geriet bei jedem Pieps in einen höchst erregten Zustand, sprang auf, gab einen Schrei von sich und riss sich das Ei vom Hals. Es wurde, wie ich bald verstand, digital aufgefordert, eine Fütterung vorzunehmen oder eine Windel zu wechseln! Das kleine Mädchen drückte in hektischer Betriebsamkeit auf ihrem »Tamagotchi« namens »Hannah« mehrere Knöpfe, starrte das Minidisplay an, entspannte sich endlich und nahm ihr unterbrochenes Spiel wieder auf. Es handelte sich bei diesen Spielzeugen in der boomenden Gameboy-Ära um Mikrochip-Piepmätze mit verschiedenen Funktionen, die über drei Knöpfe aktiviert werden konnten: Füttern, Windeln wechseln, Schimpfen, Aufpassen, Loben, Spielen und Pflegen. Das etwa 1½ cm große Cyber-Küken gedieh mehr oder weniger prächtig – je nachdem, wie gut es seine Besitzerin (Tamagotchis waren Mädchenspielzeuge …) behandelte. Im Idealfall wuchsen ihm sogar zwei Federn auf dem Kopf, und es lebte über einen Monat. Kein Problem, wenn es aufgrund von Unterversorgung starb: nach dem Ableben bekam die »Mama« per digitaler Geburt eine neue Chance für die Erprobung einer »effektiven Mutterschaftskonstellation« …

Welch radikale Reduktion komplexer körperlicher und spielerischer Erlebnismöglichkeiten auf die Muskelaktivierung einzelner Finger nach dem Motto: Pieps – Reaktion – Belohnung!

Per Knopfdruck wurde eine künstlich erzeugte affekt-motorische Anspannung, die einem Stresszustand glich, schnellstmöglich in einen Zustand von »entspannter«, – besser desinteressierter – Gleichgültigkeit überführt. Ähnliche affekt-motorische Spannungs-Lösungs-Konturen ohne zwischenmenschlichen Körperkontakt und ohne Lebendigkeit, das heißt ohne *zeitlich und emotional aufeinander abgestimmte vitale Erlebniskonturen*, finden sich übrigens auch beim Internet-Sex. Vom »Tamagotchi« sind wir heute meilenweit entfernt. Dafür imponiert ein einflussreicher virtueller Aktionsraum im Internet-Spielzimmer.

Direktes Körpererleben ist direktes Selbsterleben

Viele Störungen – unabhängig von der speziellen Diagnose im Kindes- und Jugendalter und bei Erwachsenen – entspringen einer Entfremdung vom Körpererleben oder werden davon begleitet. Verbunden werden in einer tiefenpsychologisch orientierten Körperpsychotherapie

- sensorisch-erspürende Wahrnehmungen einer ausgelösten Atmosphäre,
- kreative Inszenierungen zur Verdeutlichung verinnerlichter Interaktionserfahrungen,
- expressiv-motorische Handlungsmuster zur Anregung von wacher Aufmerksamkeit,

- verbale Deutungen und biografische Zuordnungen bzw. Kontextdeutungen und
- tiefenpsychologisch fundierte Reflexion.

Dabei schafft dieses Vorgehen Möglichkeiten, auf körperliche Wahrnehmungs- und Handlungsprozesse zu fokussieren und die Selbstreflexion des Patienten durch verbale *und* nonverbale Deutungsangebote, die auf die Kongruenz oder Inkongruenz von Verbalisierung, Körpersprache und Emotion im Übertragungs-Gegenübertragungs-Geschehen hinweisen, zu vertiefen (Trautmann-Voigt & Voigt 2001, 2002, 2009).

Beispiel 2: Vom Finger-Klick zum Körper-Kick – oder »Der gestresste, einsame Mann«

Ein 41-jähriger Patient kam wegen starker Depressionen mit Verwahrlosungstendenzen in meine Praxis (B. Voigt). Er berichtete von nächtelangem Surfen im Internet und »destruktiven Diskussionen über ausgefallene Themen«. Er antwortete immer Personen, die sich entwertend über seine eigenen Äußerungen ausließen und konnte dann stundenlange Argumentationstiraden per E-Mail führen, die ihn vom Schlaf und am nächsten Morgen von der Arbeit abhielten. Er sei ständig überanstrengt, gestresst und überreizt. Ihm drohe inzwischen die Kündigung. Ich fragte ihn, ob er sich auf ein kleines Experiment einlassen würde. Er bejahte. Ich bat ihn aufzustehen und zu versuchen mir den Energieaufwand zu zeigen, den er nächtelang für diese Diskussionen aufbrachte. Er möge einmal mit seinen Handflächen gegen meine senkrecht vor der Brust dargebotenen Handflächen drücken.

Wir standen uns gegenüber. Er hob die Hände und bewegte sie sehr langsam in meine Richtung. Er drückte ganz sachte, wich dann wieder zurück, drückte wieder, aber kaum merklich gegen meine Hände, wich wieder zurück usw.: Dieses vorsichtig anschwellende und dann wieder abschwellende Bewegungsmuster wiederholte sich mehrere Male. Ich spürte seine Hände kaum gegen meine Hände drücken, fühlte mich aber genötigt, ihm meine Handflächen immer stärker und nachdrücklicher entgegenzuhalten und bemerkte, dass ich selbst aktiv zu drücken begann, wenn er mich einmal berührte, um den Kontakt zu seinen Handflächen nicht vollends zu verlieren.

Er war im wahrsten Wortsinn kaum »greifbar« für mich, löste aber genau dadurch in mir einen »Handlungsdruck« aus, ihn zu »fassen«. Ich gab diesen Handlungsimpulsen nur sehr vorsichtig nach, um nicht in eine Verfolgerrolle zu rutschen. Genau diese Gegenübertragung hatte sich nämlich eingestellt: Ich wurde aktiver, versuchte ihn immer vehementer zu erreichen, was mit leichtem Ärger gekoppelt war, weil ich mich mehr anstrengen musste, als ich eigentlich wollte. Er hörte aber nicht etwa mit seinen Versuchen auf, sondern kam immer wieder mit leichten »Andockversuchen« auf mich zu. Nach einigen Minuten der Erprobung fragte ich ihn, wie er unseren Händekontakt erlebt habe. Er stellte mit Erstaunen fest, dass er sich ähnlich »verfolgt und immer in der Defensive« gefühlt habe wie nachts am Computer, aber dass er auch »mit diesem Spiel nicht aufhören« konnte! Dass er selbst durch seine schwachen Impulse (kein Druck gegen meine Hände, Zurückweichen vor dem direkten Kontakt) »potenzielle Verfolger« aufforderte, ihn zu »erreichen«, war sein »Aha-Erlebnis« nach der Auswertung unseres körpersprachlichen Handlungsdialoges (vgl. auch Kap. 24).

Die für ihn hautnahe *Erfahrung von eigenem Zurückweichen* führte uns zu einem bis dato abgewehrten Affekt des Patienten: Dass er sich für vermeintliche Schwäche schon immer geschämt hatte, was uns auf die Fährte brachte, über den vom Patienten als ständig entwertend, invasiv und bedrohlich erlebten Vater zu sprechen. Aus Furcht vor dem Druck, den der Vater stets gemacht hatte, war der Patient direkter Konfrontation und Konflikten auch in späteren Kontakten ausgewichen. Dadurch hatten sich freundschaftliche Kontakte immer weiter reduziert, und die Kommunikation per Internet war zum Ersatz für lebendiges Kommunizieren geworden. Selbst dort hatte sich das Muster aber wieder eingestellt nach dem Motto: »Vorsichtige Kontaktaufnahme zieht potenziell bedrohliche Angreifer, die mir Druck machen, an.«

Die Fokussierung auf das körperliche Erleben seiner nächtlichen, von realen Kontakten entfremdeten Energieaufwendungen brachte den Patienten darauf, dass er etwas tun müsse, um Fähigkeiten zu entwickeln »dem Druck standzuhalten und Gegendruck auszuüben«. Nach etwa fünf Therapiestunden begann er mit einer Kampfsportart, die er inzwischen als Übungsleiter in einer Einrichtung der Erwachsenenbildung unter dem Titel »Für Männer unter Druck« anbietet.

Dieser Patient hat *körperlich erlebt, gleichzeitig sensorisch empfunden* und *emotional erfahren*, dass

- *muskuläre Kraftaufwendung* auch etwas mit Wirklust und psychisch spürbarer Motivation zu tun hat, die eigene Energie zielgerichtet einzusetzen;
- *Rückzug* (sowohl am PC, als auch mit den Händen, indem er sich *räumlich rückwärts bewegte* und so aus dem Kontakt *ging)* in Beziehungen häufig dazu führt, dass das Gegenüber entweder verfolgend nach vorn prescht, um den Kontakt nicht zu verlieren, manchmal sogar denselben aggressiv einfordert, oder sich frustriert zurückzieht, was zur Isolation führt;
- *eigene Kontextgestaltungen* (sowohl bei digitaler Kommunikation, als auch im direkten Berührungskontakt in der Übertragung bzw. in der Erinnerung an den Vater) an erworbene *vitale Konturen des Erlebens* gebunden sind bzw. an eine sich etablierende Atmosphäre, die szenisch reproduziert werden kann;
- sich im *körpersprachlichen Beziehungskontakt* alte »Modellszenen« (Lichtenberg 1997) – hier: *wie* mein Vater mir Druck machte, dem ich nicht standhalten konnte – im *Körpergedächtnis* abgespeichert sind und sich als verallgemeinerte Beziehungserfahrungen in ihrer eingegrabenen Intensität und Abstimmung immer wieder neu kontextualisieren (Stern 1996, 2010);
- *wie* auf der Ebene des *vitalen Erlebens im Raum* (der real leer ist und verwahrlost), in der *Energieaufwendung* (die real reduziert und verarmt ist), im *Intensitätserleben* (das real überflutend und gleichzeitig entfremdet erlebt wird) überdauernde Muster der Abstimmung und Passung entstanden sind, die immer wieder unbewusst reaktiviert werden (hier: langsames, vorsichtiges Zurückweichen, und schnelles Eingefangen werden im Wechsel mit ansteigender Dynamik).

Ganz sicher hat dieser Patient zu wenig positive Abstimmung bzw. Einschwingung auf seine Bedürfnisse erfahren. Diese frühen Versagungen konnten im Verlauf der Therapie weiter durchgearbeitet werden.

Ein *Beispiel für gute rhythmische Abstimmung* und Passung der körpersprachlich verankerten Vitalitätskonturen wäre im Gegensatz zum dargestellten Beispiel ein Vater, der auf sein auf ihn zu stürmendes Kind mit offenen Armen reagiert, es in Fortsetzung des Schwunges hochnimmt und, mit ihm auf dem Arm, eine schnelle Drehung beschreibt, das Kind vielleicht anschließend, um den Schwung auszunutzen, ein Stückchen hochwirft, um es dann wieder aufzufangen. Gesunde Kinder werden vor Vergnügen jauchzen, denn ihr vitales Angebot einer Intensitätskontur (hier: schneller Lauf, kraftvolle, schwungvolle Bewegungen, die direkt auf den Vater gerichtet sind) werden von diesem mit der entsprechenden Vitalitätskontur, also »passend« oder »gut abgestimmt«, beantwortet.

Zum Umgang mit der Abstimmung von Bewegungen im Körpererleben

- Bewegungsfolgen gleichen körperlichen Assoziationsketten, die sich im *Raum* ausbreiten, manchmal gestützt durch Rhythmen, Klänge, Töne.
- Gemeinsam erlebte Bewegungsfolgen werden *als* Kontaktgestalten körperlich spürbar, wobei diese Gestaltungsprozesse *selbst* als eine Wiederbelebung unbewusster Gestalten aus einem anderen Blickwinkel aufgefasst werden können.
- Sichtbar wird in einer rhythmisch-dynamischen Exploration (hier: anschwellen, abschwellen, abbrechen), was vorher in der Bewegungslosigkeit, auch als emotionales Äquivalent, verschlossen war.
- Gemeinsam entwickelte Bewegungsfolgen werden immer auf der Basis tiefenpsychologischer Theorie in das subjektive Selbsterleben und in biografische Zusammenhänge eingebettet.

41.4 Sinnlichkeit, Körper und Therapie

Die Unterscheidung von Sinnlichkeit und Lust im Unterschied zu sexueller Stimulation ist in diesem Zusammenhang besonders hervorzuheben. Lichtenberg unterscheidet in seiner Motivationstheorie, die Freuds duale Triebkonzeption ablöste (Lichtenberg 1991; Lichtenberg et al. 2000), zwischen sensueller und sexueller Lust, wobei erstere eine Voraussetzung zur Entwicklung letzterer darstellt und dazu noch die wichtige Aufgabe erfüllt, Motor für Spontaneität, Neugier und Interesse am Leben und seinen Zusammenhängen zu sein: »Der Unterschied zwischen Sinnlichkeit und Sexualität ist ein Unterschied, den Freud niemals gemacht hat. Hätte er ihn machen können, dann hätten wir vielleicht eine ganz andere Konzentration auf das, was in der Psychoanalyse abläuft, und das, was es sein könnte« (Lichtenberg in Trautmann-Voigt 1997, S. 73–81).

Unter »sensueller Körperlust« ist alles zu fassen, was freudige Vitalitätsaffekte unterstützt und die Körpersinne anregt. Therapeuten, die sich ihres eigenen Körpers bewusst sind, auch ihre leiblichen Übertragungs- und Gegenübertragungstendenzen in einer »Körperanalyse« durchgearbeitet haben, wissen das und können gerade deswegen die Grenzen, die es vor allem bei traumatisierten Patienten, aber auch bei Patienten mit anderen Störungen differenziell zu berücksichtigen gilt, gut wahren (vgl. Siegel & Voigt 1998; Siegel et al. 1999; Kap. 24).

Die historische Basis der körperbezogenen Lustfeindlichkeit, die noch heute zuweilen als Zweifel gegenüber der Integrität spielerischer, körpernaher, erlebniszentrierter und dennoch konfliktzentrierter Therapiemethodik formuliert wird, benennt ein Kollege treffend, wenn er Freud zitiert, der sich u. a. vehement gegen Reichs körperorientierte »Abweichungen« von seiner psychoanalytischen Lehre wehrte: »An seiner Zweckdienlichkeit (des Lustprinzips, Anmerkung der Verfasser) kann kein Zweifel bestehen, und doch ist sein Programm im Hader mit der ganzen Welt, mit dem Makrokosmos ebenso wie mit dem Mikrokosmos. Es ist überhaupt nicht durchführbar, alle Einrichtungen des Alls widerstreben ihm; man möchte sagen, dass der Mensch glücklich sei, ist im Plan der Schöpfung nicht enthalten« (Freud aus: Das Unbehagen in der Kultur, zit. in Marlock 1998, S. 188).

Aktives Anregen der Körpersinne in der Psychotherapie führt

- zur Förderung oder Wiederbelebung der *Wahrnehmung* des eigenen Körpers;
- zum *»leibhaftigen Empfinden«* körperlicher und seelischer Blockierungen;
- zur *Reinszenierung früherer Erlebnisse* in einer bedeutungsvollen körperlichen Übertragungsepisode;
- zur *Möglichkeit einer Neuorientierung* rigiden körperlichen Alltagsverhaltens.
- Körper-, Bewegungs- und Tanztherapie helfen dabei, das *Körpererleben in das Gesamterleben der Persönlichkeit zu integrieren.*
- Im Einzelnen geht es um *Erfahrungen mit den Körpergrenzen*, um die *Einstellung zum Körper* und um die *Körperzufriedenheit* mit motorischen Fähigkeiten und Eigenschaften, koordinativen und konditionellen Aspekten.
- Das *Körper-Selbst als integraler Bestandteil des Selbst* erschließt sich im Körpererleben auf verschiedenen Ebenen und lässt sich symbolisch vermitteln und auch verbalisieren (Trautmann-Voigt & Voigt 2012).

41.5 Der Raum – Basiskategorie für menschliche Orientierung; erlebter Innenraum und umgebender Außenraum sind häufig kongruent

Beispiel 3: Nähe – Distanz – Regulation – »Bleib mir vom Leib!«

Ein präpsychotischer Jugendlicher (in der Klinik) fing erst an mit mir (S. Trautmann-Voigt) zu kommunizieren, als ich mir in der zweiten Therapiestunde eine Decke nahm und mich nach der Begrüßung wortlos in eine Ecke des Raumes zurückzog und dort hinsetzte. In unserer ersten Stunde hatte ich ergebnislos versucht mit ihm, auf einem Stuhl ihm gegenübersitzend, ins Gespräch zu kommen. Er war mir mit seinem Blick ausgewichen, auf meine Fragen hatte er nicht geantwortet. In dieser Stunde begab er sich lächelnd in die entgegengesetzte Raumecke und lehnte sich dort seelenruhig an die Wand, schaute mich aber die ganze Zeit prüfend an. Nach einiger Zeit setzte er sich auf den Boden und fragte, herausfordernd den Kopf zurückwerfend, was ich denn von ihm wolle. Die Ecke bot ihm Schutz, ich war weit genug weg: Wir konnten beginnen.

Das Erleben von Innen- und Außenräumen ist emotional aufeinander bezogen. Ein beengendes Gefühl drückt sich häufig in einer eingeengten oder gebeugten Haltung aus. Freude zeigt sich in Luftsprüngen oder großen Armbewegungen. »Sich-Raum-Nehmen« beinhaltet sowohl ein seelisches als auch ein körperliches »Platz schaffen«. Horowitz et al. (1969) merkten schon vor 45 Jahren an, dass schizophrene Menschen einen größeren persönlichen Raum benötigen als andere. Dies wurde über die Messung des Hautwiderstandes festgestellt, der die emotionale Erregung bei der Annäherung einer Person zeigte. Ähnliche Ergebnisse fand Kinzel (1970) bei gewalttätigen Häftlingen. Für uns ist im körpertherapeutischen Handeln entscheidend, dass der räumliche Abstand zum Patienten jederzeit auf sein räumliches Erleben eingestellt wird, weil dies zum schnelleren Aufbau einer positiven Übertragungsbeziehung führt. Das schließt das Sitzen am Boden ebenso ein, wie den Einbezug von Materialien zum »Höhle bauen«, Gegenstände wie das »Therapie-Ei« zum Hineinverkriechen oder den »Klotz« zum Draufhauen oder »besetzen« (Vogt 2004).

Die Körpersprache enthält immer neben ihrer Funktionalität auch Signale, Wünsche, Aufforderungen und Geschichten. Diese besser zu verstehen und ihre kommunikative Absicht bzw. Wirkung im biografischen Zusammenhang besser einordnen und ggf. verändern zu können, ist auch ein Ziel der tiefenpsychologisch orientierten Körperpsychotherapie.

41.6 Erweiterungsmöglichkeiten der Tiefenpsychologie durch eine aktive Integration des Körpererlebens

Wenn sich nichtsprachliches, *implizites Wissen* in Bewegung ausdrückt, so ist es nicht immer notwendig und manchmal auch nicht möglich, zu *explizitem Wissen* über verbale Konstruktion oder Rekonstruktion zu gelangen. »Ich denke, das Explizitmachen bewirkt wesentlich weniger, als wenn man einmal einen solchen »moment of meeting« hatte. Das gibt solch einen »Pack-An«, woran man die Dinge des Lebens festmachen kann« (Stern 1998b, S. 96). Mit Stern sind wir der Meinung, dass die Exploration des Unbewussten an sich in Raum und Zeit und im Prozess körperlichen Handelns bereits erlebte Aktivierung unbewussten, *prozedural verankerten Wissens* und manchmal bereits Auflösung festgefahrener Stereotypen *ist*. Nichtsdestoweniger ist eine sorgfältige Analyse der entstehenden atmosphärischen Verdichtungen unter Übertragungs-Gegenübertragungs-Aspekten unumgänglich. Ansonsten würden wir den Boden der Tiefenpsychologie verlassen!

Die Analyse von Übertragung und Gegenübertragung erfolgt in unserer Arbeit *auch* als Analyse der im Kontakt sich entfaltenden physikalisch fassbaren Vitalitätskonturen im *Raum* – als Formung von Bewegungen zu einer Bewegungsgestalt –, in der *Kraft* – als Intensität der muskulären Energiebereitstellung für eine Bewegung – und in der *Zeit* – als rhythmische Struktur von Bewegungen in ihrem Verlauf.

Erfasst wird so z. B. zusätzlich zur bekannten tiefenpsychologischen Diagnostik Folgendes mithilfe eines bewegungsanalytischen Systems:

- Kann der Patient seine Bewegungen auf *Handlungsantriebe* (bewusste oder unbewusste Motivationen), beziehen, oder bewegt er sich diametral entgegengesetzt zur formulierten Handlungsintention?
- Zeigt er Muster des Haltens, der Unterstützung der direkten Konfrontation in der *Körperausrichtung, der Haltung, im Gang oder in der Abfolge von Bewegungsphasen?*
- Sind diese körpersprachlichen Ausdrucksformen *als Identifikation oder als verfestigte unbewusste Gegenbewegungen* zu wichtigen Bezugspersonen aufzufassen (ausführlich in Trautmann-Voigt & Voigt 2012)?

Neben diesen eher formalen Aspekten, die die traditionelle Diagnostik erweitern könnten, verweist uns die Integration des Körpererlebens interessanterweise auf bekannte Vertreter der Psychoanalyse.

So hat z. B. Ferenczis Schüler, Michael Balint, besonders die Bedeutung der »primären Liebe« betont, deren symbolischer Ausdruck oft irgendeine Form körperlichen Kontakts sei (Balint 1997). Auch die »Regression mit dem Ziel des Erkanntwerdens« beinhaltete für Balint die Akzeptanz körperlicher Spontanaktionen (1987/2012, S. 155). Balint nahm in der Tat gegenüber Körperphänomenen im Rahmen einer laufenden Psychoanalyse eine völlig unaufgeregte Haltung ein, was für die gegenwärtige Diskussion des Körpers innerhalb der Psychotherapie sicherlich nicht flächendeckend gelten kann. Seine Formulierungen implizieren geradezu die Nutzung von Bewegungssymbolik für den therapeutischen Prozess: Das Unbewusste drücke sich in Bewegungen und im spontanen körperlichen Ausdruck ebenso wie in Träumen und Fantasien aus.

Wahrscheinlich hat Michael Balint als einer der ersten erfasst, was zahlreiche Vertreter körperorientierter Therapien – und mit ihnen fast alle Körpertherapeuten in analytischer Tradition oder im Gefolge der humanistischen Bewegung – für eine neue Errungenschaft hielten: das *Atmosphärische, die körperliche Berührung und das spontane Körpererleben* treten in manchen Phasen der Therapie in den Vordergrund, Übertragungsdeutungen und abstinente Therapeutenhaltung hingegen in den Hintergrund: »Oft besteht gar kein Bedürfnis, (…) die ›Atmosphäre‹, das ›Klima‹ (…) in Worten auszudrücken – obwohl Worte natürlich ein wichtiger zusätzlicher Faktor für die Schaffung und Aufrechterhaltung der Objektbeziehung sind. Im Gegensatz zu ›Einsicht‹ als dem Ergebnis einer korrekten Deutung, führt die Schaffung einer richtigen Objektbeziehung zu einem ›Gefühl‹; während die ›Einsicht‹ mit ›sehen‹ korreliert, hat das ›Gefühl‹ mit dem berühren oder befühlen zu tun (…)« (Balint 1970/2012, S. 170).

Das hieße für Kollegen, die nicht selbst Lust und Muße haben, sich körperpsychotherapeutisch fortzubilden: Gegebenenfalls könnte eine gezielte Mitbehandlung von Patienten durch einen Körperpsychotherapeuten, der auf der Basis derselben Theoriebildung tätig ist, durchaus als sinnvolle Erweiterung des eigenen tiefenpsychologisch fundierten psychotherapeutischen Handelns ins Auge gefasst werden. Körperpsychotherapie als Einzeltherapie im Sinne einer Methodenkombination (Kutter 1997) bietet sich besonders an

- bei Patienten mit negativem Selbstkonzept;
- bei Patienten mit undifferenziertem oder verzerrtem Körpererleben;
- bei Patienten mit Leeregefühlen, psychischen Erschöpfungszuständen oder masochistischen Abwehrmustern;
- bei Patienten mit Selbstwertkrisen, Selbstabwertungstendenzen, verschobener Wut.

Grundlage von Interventionen, die den Körper, das Bewegungsverhalten und den Ausdruck in die tiefenpsychologisch fundierte Psychotherapie einbeziehen, ist die Annahme eines **Zusammenspiels** innerhalb kommunikativer Situationen von **Körperempfindungen, symbolischen Bedeutungszuschreibungen und Verbalisierungen,** die in ihrer speziellen Verknüpfung wahrgenommen und verstanden werden sollen.

Ziele körperpsychotherapeutischer Interventionen

- Ressourcenaktivierung und Stabilisierung
- Aufspüren unterschiedlicher körperlicher Affektreaktionen
- Förderung von Funktionslust und Neugier, vor allem bei deprimierten, ängstlichen oder affektisolierten Menschen
- Identifizierung blockierender körperlicher Affektreaktionen und -zustände
- Neuorientierung von affektmotorischen Handlungsmustern

Methodische Möglichkeiten für körperbezogene Interventionen im Rahmen der tiefenpsychologisch fundierten Psychotherapie

- körperbezogene Explorationen und Einordnungen, bewegungsbezogene Improvisationen und Einordnungen, szenische Darstellungen, gestützt durch Musik und/oder andere kreative Medien im Wechsel mit tiefenpsychologisch fundierter Verbalisierung
- Wahrnehmung und Übung leiblicher Funktionen (Atmung/Grundlagen der Motorik)
- Entspannung und Achtsamkeit für eigene und fremde körperliche Bedürfnisse

Indikation körperbezogener Interventionen

- bei Patienten mit neurotischen, psychosomatischen und Ich-strukturellen Störungen, bei traumatisierten Patienten
- nicht indiziert bei akuten Überflutungszuständen, Suchtmittel- und Drogenabusus

Eine flexible, respektvolle und tolerante Sicht auf ganzheitlich denkende und fühlende und handelnde Patienten und Therapeuten, die mehr als Worte miteinander verbindet, spiegelt sich in einer schönen Aussage Balints wider, die uns immer wieder Bescheidenheit hinsichtlich der eigenen favorisierten Methodik lehrt: »Inzwischen müssen wir, fürchte ich, alle analytischen Sprachen als gleichwertig betrachten, obwohl einige von ihnen besser entwickelt, andere noch primitiv und lückenhaft sind ...« (Balint 1987/2012, S. 105).

Weiterführende Literatur

Deneke F-W (2013). Psychodynamik und Neurobiologie. Dynamische Persönlichkeitstheorie und psychische Krankheit. Eine Revision psychoanalytischer Basis-Konzepte. Stuttgart: Schattauer.

Fogel A (2013). Selbstwahrnehmung und Embodiment in der Körperpsychotherapie. Vom Körpergefühl zur Kognition. Stuttgart: Schattauer.

Joraschky P, Loew T, Röhricht F (2009). Körpererleben und Körperbild. Ein Handbuch zur Diagnostik. Stuttgart: Schattauer.

Marlock G, Weiss H (Hrsg) (2006). Handbuch der Körperpsychotherapie. Stuttgart: Schattauer.

Rüegg JC (2010). Gehirn, Psyche und Körper. Neurobiologie von Psychosomatik und Psychotherapie. 5. Aufl. Stuttgart: Schattauer.

Siegel EV, Trautmann-Voigt S, Voigt B (1999). Analytische Bewegungs- und Tanztherapie. 2. Aufl. München: Reinhardt.

von Steinaecker K (2000). Luftsprünge. Anfänge moderner Körpertherapien. München: Urban & Fischer.

Stern DN (2010). Der Gegenwartsmoment. Veränderungsprozesse in Psychoanalyse, Psychotherapie und Alltag. 3. Aufl. Frankfurt a. M.: Brandes & Apsel.

Stern DN (2011). Ausdrucksformen der Vitalität. Frankfurt a. M.: Brandes & Apsel.

Trautmann-Voigt S, Voigt B (Hrsg) (2002). Verspieltheit als Entwicklungschance. Zur Bedeutung von Bewegung und Raum in der Psychotherapie. Gießen: Psychosozial; 95–110.

Trautmann-Voigt S, Voigt B (Hrsg) (2007). Körper und Kunst in der Psychotraumatologie. Methodenintegrative Therapie. Stuttgart: Schattauer.

Trautmann-Voigt, Voigt B (2008). Gruppenpsychotherapie im Rhythmisch-Dynamischen Handlungsdialog. Mentalisierung im Spiegel der Bewegung. In: Hirsch M (Hrsg). Die Gruppe als Container. Göttingen: Vandenhoeck & Ruprecht; 193–232.

Trautmann-Voigt S, Voigt B (Hrsg) (2009). Affektregulation und Sinnfindung in der Psychotherapie. Gießen: Psychosozial.

Trautmann-Voigt, Voigt B (2020). Grammatik der Körpersprache. Ein integratives Lehr- und Arbeitsbuch zum Embodiment. 3. Aufl. Stuttgart: Schattauer.

Vogt R (2004). Beseelbare Therapieobjekte. Strukturelle Handlungsinszenierungen in einer körper- und traumaorientierten Psychotherapie. Gießen: Psychosozial.

Winnicott DW (1973/2015). Vom Spiel zur Kreativität. 14. Aufl. Stuttgart: Klett-Cotta.

42 Kunst- und Gestaltungstherapie im tiefenpsychologischen Setting

Vom Tun über das Sichtbar-werden zum Be-greifen

Rosa Maria Wolf-Poschkamp

42.1 Entstehungsgeschichte und Begriffswandlung

Die verschiedenen therapeutischen Ansätze mit ihren unterschiedlichen gestalterischen Mitteln haben gemeinsame medizingeschichtliche Wurzeln.

Wir finden sie bereits in sehr alten Kulturen, in denen das Behandeln von Krankheiten sowohl einen therapeutischen als auch einen religiös-kultischen Hintergrund hatte. So bedienten sich die Heilkundigen z. B. des Gesangs, der Musik und der bildhaften Darstellungen, die sogar auch direkt auf den Körper des Erkrankten aufgetragen wurden.

Schon hier versuchte der Mensch mithilfe gestalterischer Mittel, dem Chaos seines irdischen Lebens eine Ordnung entgegenzusetzen, ein Aspekt unserer heutigen Psychotherapie mit gestalterischen Mitteln (Biniek 1992).

Im Rahmen dieses einführenden Beitrags kann nur in Kürze auf einige wesentliche Faktoren der Entstehungsgeschichte und Begriffswandlung der Kunst- und Gestaltungstherapie eingegangen werden.

Klinisches Interesse an bildnerischen Gestaltungen bestand schon seit Mitte des 19. Jahrhunderts. Daraus entstanden zu Beginn des 20. Jahrhunderts die ersten Malateliers in psychiatrischen Kliniken.

Der deutsche Kunsthistoriker, Philosoph, Psychologe und Arzt Hans Prinzhorn trug dann 1922 mit seinem Werk »Bildnerei der Geisteskranken« einen wichtigen Schritt zur Entwicklung der Kunst- und Gestaltungstherapie bei, indem er über 5000 bildnerische Werke von 280 Patienten aus psychiatrischen Anstalten zusammengetragen und sie unter kunstgeschichtlichen, psychiatrischen und ästhetischen Gesichtspunkten betrachtet hat. Sein Hauptinteresse galt allerdings formalästhetischen Gesichtspunkten, dem ungewöhnlich großen Symbolbedürfnis der »Geisteskranken« und der Eigenart schizophrener Gestaltungen (Prinzhorn 1968/2011).

Später erkannte der österreichische Psychiater Leo Navratil in den Bildern einen Versuch der Ich-Findung, der den Ich-auflösenden Vorgängen in der Psychose entgegenwirken sollte (Navratil 1965/1996).

Die Entwicklung von den frühen Malateliers hin zur tiefenpsychologisch fundierten Gestaltungstherapie erhielt ihre entscheidenden Impulse dann in der ersten Hälfte des 20. Jahrhunderts durch Sigmund Freud und Carl Gustav Jung, indem sie das Unbewusste in die Behandlung psychisch Kranker einbezogen. Schon 1929 veröffentlichte Jung den Bericht eines Therapieprozesses mit »analytischen Malereien«. Etwa zur gleichen Zeit (1921) gründete Ernst Speer (1889–1964) in Lindau die erste Fachklinik für Psychotherapie in Deutschland. Indem er die Psychotherapie mit verschiedenen gestalterischen Mitteln in besonderem Maße einsetzte, gewann der Gestaltungsprozess als solcher an Bedeutung: »Das Wesentliche am künstlerischen Gestalten ist, dass aus Leben und Erleben

Form wird« (Speer 1949, zit. in Biniek 1992, S. 34).

Mit der Emigration namhafter jüdischer Psychiater und Psychoanalytiker in der Zeit des Nationalsozialismus gelangten wesentliche Ansätze bildnerischer Psychotherapie in die USA, wo ihre Weiterentwicklung als »art therapy« vor allem von Margaret Naumburg (1973) und Edith Kramer (1978/2014) geprägt wurde. Die Bezeichnung »art therapy« wurde in den 1970er-Jahren in Deutschland wiederum zum Begriff Kunsttherapie.

Für die Psychotherapie mit gestalterischen Mitteln auf tiefenpsychologischer Grundlage wurde erstmals von Günter Clauser (1960) der Begriff »Gestaltungstherapie« verwendet. Dabei verstand er unter gestalterischen Mitteln solche, die dem Menschen bildnerischen, sprachlichen, schriftlichen, musikalischen oder auch körperlichen Ausdruck ermöglichten.

Während Clauser vor allem den »expressiven Charakter« betonte, erweiterte Eberhard M. Biniek die Gestaltungstherapie um die Aspekte der »Begegnung« und der »Heilung« (Biniek 1992, S. 5).

Später wurden die verschiedenen Therapieformen entsprechend ihrer gestalterischen Mittel benannt: Kunst- und Gestaltungstherapie, Musiktherapie, Körpertherapie und weitere Verfahren.

Binieks Begriff der Gestaltungstherapie wurde ab Ende der 1970er Jahre von einigen der ersten in Deutschland gegründeten Aus- und Weiterbildungsinstituten für Kunst- und Gestaltungstherapie übernommen, die sich vor allem dem tiefenpsychologischen und psychoanalytischen Ansatz verbunden fühlten. Gleichzeitig sollte diese Bezeichnung auf die größere Bedeutung des Gestaltungsprozesses selbst hinweisen und den künstlerischen Anspruch in den Hintergrund treten lassen.

Heute umreißt die Bezeichnung Kunst- und Gestaltungstherapie einen therapeutischen Tätigkeitsbereich, in dessen kunst- und gestaltungstherapeutischer Arbeit kreative, schöpferische und therapeutisch relevante Gestaltungsphänomene und -prozesse im Mittelpunkt stehen und die im gestalterischen und/oder bildnerischen Tun auf vielerlei Ebenen eine heilende Wirkung entfalten können (Groddeck 2005).

Es werden im Wesentlichen folgende Ansätze unterschieden: klinisch-psychiatrisch ausgerichtete Kunst- und Gestaltungstherapie, tiefenpsychologisch fundierte Gestaltungs-/Klinische Kunsttherapie, psychoanalytisch orientierte Kunsttherapie, integrative Kunsttherapie, anthroposophische Kunsttherapie, pädagogische Kunsttherapie, humanistische Kunsttherapie und Maltherapie (DFKGT 2002).

Entsprechend der verschiedenen zugrunde liegenden Theorien und Arbeitsfelder variieren die angewandten Methoden und Konzepte. Unterschiedlich ist dabei auch die Bedeutung und Gewichtung des gestalterischen bzw. künstlerischen Tuns und der entstandenen Gestaltung bzw. des Werks für die therapeutische Arbeit.

Allen gemeinsam ist jedoch das kunsttherapiespezifische Dreieck:

Patient – Gestaltung / Objekt / Werk – Therapeut

Durch die Erweiterung des therapeutischen Beziehungsfeldes um die Dimension dieses »Dritten« werden besondere Therapiemöglichkeiten auf der Ebene des Erlebens, des Handelns und der Beziehungsgestaltung möglich.

42.2 Psychodynamische Kunst- und Gestaltungstherapie

Die weiteren Ausführungen beziehen sich auf die Gestaltungs-/Klinische Kunsttherapie (im Folgenden jedoch Kunst- und Gestaltungstherapie genannt) als Therapie mit bildnerischen Mitteln auf tiefenpsychologischer Grundlage.

Sie basiert auf den theoretischen Modellen der Psychoanalyse, besonders der Ich-Psychologie und der Objektbeziehungstheorie sowie den Erkenntnissen der Analytischen Psychologie nach C. G. Jung und der Kreativitätstheorien (Jahresprogramm DAGTP 2009).

Die Gestaltung wird hier grundsätzlich im Beziehungsraum der Therapie betrachtet, wobei der Entstehungsprozess, die Form, die Struktur, Material- und Farbwahl im Vordergrund stehen und der »künstlerische« Aspekt in den Hintergrund tritt. Der Gestaltungsprozess selbst kann als Vorgang der seelischen Strukturierung und Selbstorganisation verstanden werden. Dabei verbinden sich in den bildhaften oder dreidimensionalen Gestaltungen die innere Wirklichkeit des Patienten mit der äußeren Wirklichkeit. Nach Donald Winnicott (1973/2012) gibt es neben dem Bereich der inneren und der äußeren Realität noch einen dritten Bereich, den er »Spielbereich« oder »intermediären« Bereich nennt.

»Der Spielbereich ist nicht Teil der intrapsychischen Realität. Er liegt außerhalb des Individuums, ist aber auch nicht Teil der äußeren Welt. … In diesen Spielbereich bezieht das Kind Objekte und Phänomene aus der äußeren Realität ein und verwendet sie für Vorstellungen aus der inneren, persönlichen Realität« (Winnicott 1973/2012, S. 63). Diese schöpferische Aktivität im intermediären Raum ist die Grundlage der Symbolentstehung.

Auf ähnliche Weise eröffnet die Kunst- und Gestaltungstherapie einen Spielraum für Kreativität und damit für neue Erlebnis- und Handlungsräume mit unterschiedlichen Ausdrucks- und Kommunikationsmöglichkeiten. Schaut man einem gestaltenden Patienten zu, erinnert bisweilen auch seine Versunkenheit, die Konzentration, das Ganz-bei-sich-Sein mit der gänzlichen Ausblendung der äußeren Welt, an das zweckfreie spontane Spiel der Kinder.

Während des spielerisch-schöpferischen Prozesses kann bisher noch Unbewusstes, Unsichtbares, Unaussprechliches Gestalt annehmen und dadurch zu einem anschaubaren Gegenüber werden. Oft ist zunächst einmal das schweigende gemeinsame Anschauen und Aushalten der auftauchenden, sichtbar werdenden »Seelenbilder« der erste wichtige Schritt heraus aus einer quälenden Isolation, die den Betroffenen als einziger Schutzraum geblieben war.

Aber nicht nur schmerzliche Empfindungen und Erinnerungen vermögen während des Gestaltungsprozesses wieder aufzutauchen. Auch »versunkene Schätze«, wie z. B. lange brachliegende schöpferische Kräfte, können gehoben und wieder ans Tageslicht gebracht werden, wo sie im Sinne einer Ressourcenaktivierung genutzt werden können.

Durch das gemeinsame Betrachten und Bemühen von Therapeut und Patient, das Bild zu verstehen und es in Worte zu fassen, wird es zum Inhalt des therapeutischen Dialogs.

Das bedeutet, dass die Kunst- und Gestaltungstherapie nicht, wie oftmals dargestellt, eine nonverbale Therapieform ist. Denn das in der Therapie dem Gestalten unmittelbar folgende Gespräch, dient der notwendigen Bewusstwerdung und der Integration bis dahin unbewusster und vorbewusster seelischer Inhalte. Das gemeinsame Anschauen und verbale Nachvollziehen der Entstehungsgeschichte der Gestaltung, bietet zum einen die Möglichkeit der Distanzierung und gleichzeitig die Möglichkeit zur zunächst gestalterischen Weiterentwicklung (vgl. Beispiel »Bilderweiterung«). Anschließend kann das Dargestellte wieder in sich hineingenommen und mit den innerseelischen Strukturen neu und bewusster verbunden werden. Auf diese Weise wird eine Integration bisher abgespaltener, verdrängter oder vorbewusst gebliebener psychischer Inhalte möglich. Von Bedeutung hierfür ist die grundsätzliche Akzeptanz des Gestalteten durch den Therapeuten, auch wenn es sich um eine vom Patienten als misslungen empfundene Gestaltung handelt, die er noch nicht als zu sich gehörend empfinden kann.

Darüber hinaus können in jeder Gestaltung sowohl Hinweise zur aktuellen Situation des Gestalters als auch Informationen aus seiner Lebensgeschichte enthalten sein. Ebenso nehmen in ihnen häufig erste Visionen als Wegweiser in eine noch unbekannte, aber vielleicht schon »erahnte« Zukunft und Mitteilungen an den Therapeuten Form und Farbe an.

Bei ungegenständlichen Bildern kann häufig von einer Dominanz der Primärprozesse ausgegangen werden. Hierbei entstehen meist durch Farbe, Kleister, Sand oder Tonmasse Bewegungsspuren auf dem Blatt. Das Nachempfinden dieser Bewegungsspuren durch Nachvollziehen der Bewegungen bis hin zum Nachgestalten durch den Therapeuten oder die Gruppenmitglieder kann eine wertvolle Unterstützung beim Verstehen des zugrunde liegenden innerseelischen Befindens sein.

Bei gegenständlichen Bildern kann von einer größeren Dominanz der Sekundärprozesse ausgegangen werden. Die gegenständlichen, symbolischen Inhalte der Gestaltung können eine größere Nähe zum Bewusstsein bedeuten, was eine narrative Erkundung dieser Gestaltungen begünstigt.

42.3 Therapieraum und Material

Von Bedeutung sind in der Kunst- und Gestaltungstherapie das Gestaltungsmaterial, der Ort, an dem ungestört gearbeitet werden kann und die Anwesenheit des Therapeuten. Im Erleben des Patienten verbindet sich die Atmosphäre des Raumes mit seinen Erfahrungen beim Gestalten und der Beziehung zum Therapeuten, sodass sich in diesem geschützten Raum eine tragfähige Arbeitsbeziehung entwickeln kann.

Gestaltet wird meist an Tischen, Staffeleien, Malwänden oder auf dem Boden. Während das Gestalten auf dem Tisch den meisten Menschen die größte Sicherheit bietet, da ihnen diese Position aus dem Alltag vertraut ist, bedeutet das Gestalten an Staffelei und Wand ein Sich-Aufrichten und einen freieren Bewegungsablauf unter Einbeziehung des ganzen Körpers. Hierbei wird die Gestaltung als Gegenüber erlebt, von dem der Patient Abstand nehmen und sich wieder annähern kann. Außerdem kann eine Staffelei so im Raum platziert werden, dass ein Blickkontakt zum Therapeuten bzw. zur Gruppe besteht, das Gestaltete selbst jedoch vor den Blicken anderer abgeschirmt ist. Beim Malen an der Malwand verhält es sich umgekehrt. Das Gestalten auf dem Boden ist eine die Regression fördernde Variante.

In der tiefenpsychologischen Kunst- und Gestaltungstherapie werden Materialien angeboten, die kein handwerkliches und künstlerisches Können voraussetzen und die zum freien und spontanen Gestalten anregen.

Zur Verfügung stehen in aller Regel weißes Papier in verschiedenen Größen, Papierrolle für großformatige Gestaltungen und Gemeinschaftsarbeiten, farbige Tonpapiere, Seidenpapiere, Transparentpapiere für Collagen zum Abdecken oder Verpacken, Bleistifte, Buntstifte, Aquarellfarben, Fingerfarben, Temperafarben, Acrylfarben, Wachsmalstifte, Pastellkreiden, Tonmasse in verschiedenen Farben und Sand, Kleister und andere Klebstoffe, Kordel und Klebeband. Als Werkzeuge werden verschiedene Arten von Pinseln, Schwämmchen, Spachtel und Scheren angeboten.

Jedes Material hat an sich Aufforderungscharakter. Dabei spricht es die verschiedenen Sinne an und lädt zum Ausprobieren, Experimentieren und Schaffen eines »Spiel-Raumes« ein. Zunächst werden die verschiedenen Materialen im wahrsten Sinne des Wortes durch die Hände begriffen. Ergänzend nehmen die Augen das Entstehen der Gestaltung wahr, die Ohren die Geräusche der Stifte auf dem Papier, das Schaben des Spachtels, das Reißen von Papier und die Nase den spezifischen Geruch der Farben und Tonmasse. Auf diese Weise entsteht im schöpferischen Tun ähnlich wie in einem Gespräch eine Interaktion zwischen dem Patienten und dem Material – es wird so zu einem ersten Gegenüber.

Durch die spezifischen Eigenschaften des jeweiligen Materials entstehen unterschiedliche bildliche und plastische Strukturen, wodurch wiederum beim Gestalter unterschiedliche psychische Prozesse angeregt werden. Pastellkreiden lassen sich z. B. mit wenig Kraftaufwand auftragen und können durch Verwischen schnell zu ästhetisch ansprechenden Bildern werden. Sie eignen sich weniger zum Ziehen klarer Grenzen, da diese »verschwimmen«, wohl aber als Ausdruck »leiser« Empfindungen. Im Gegensatz dazu können Ölkreiden und Wachsstifte mit mehr Druck auf das Papier aufgebracht und so »lautere« Gefühle dargestellt werden. Dazu sind dickere, stabilere Stifte notwendig, damit nicht bei einem ersten Versuch, aggressive Impulse zuzulassen, der Stift bricht und damit die Befürchtung bestätigt wird, es sei etwas unwiederbringlich zerstört. Grundsätzlich animiert jede Art von Stiften zunächst einmal zum Zeichnen von Linien, die zu Formen werden können und die in einem zweiten Schritt mit Farbe gefüllt werden. Sie besitzen strukturierenden Charakter.

Im Gegensatz dazu unterstützen die pastösen Fingerfarben das Sich-Ausbreiten der Farbe. Sie wird außerdem sozusagen mit dem Körper aufgetragen und so bleibt keine Distanz zwischen dem Gestalter und seinem Bild. Sie besitzen regressionsfördernden und grenzauflösenden Charakter. Flüssige Farben eigenen sich dazu, gefühlsbetonte Prozesse zu unterstützen. Hier kommt im wahrsten Sinne des Wortes etwas in Bewegung und ins Fließen.

Die ursprünglichsten Materialien sind Erde bzw. Tonmasse und Sand. Kathke (2001) nennt als spezifische Eigenschaft dieser Materialien, dass die gestaltenden Hände nicht nur äußerlich ansetzen, sondern auch ins Innere des Materials greifen können. Sie schreibt über das Arbeiten mit Sand: »Neben der offenen Plastizität zeigt die Anhäufung von kleinen Partikeln einen der Schwerkraft folgenden Hang zur Selbstorganisation. Aus einem Eimer geschüttet, zerrinnt trockener Sand und breitet sich kegelförmig aus. Nachrieselndes Material füllt freie Stellen. Dabei entstehen spielerisch fraktale Gebilde, die fortwährend umorganisiert werden und deren wichtigste Eigenschaft ihre Kurzlebigkeit, ihre Einbindung in einen lebendigen, fantasiereichen Prozess ist.« (Kathke 2001, S. 16). Nasser Sand könne verdichtet, umgeschichtet, ausgehöhlt und aufgebaut werden.

Ton verlangt ein kräftigeres Zupacken als Sand – er bietet mehr Widerstand beim Bearbeiten. Er ist formstabiler, kann die ihm gegebene Form halten und sogar zum bewahrenden Gefäß werden. Gleichzeitig ist er in ungebranntem Zustand rückveränderbar. Die Tonmasse kann getrennt und wieder zusammengefügt, ausgehöhlt, geklopft und vor allem aufgebaut werden. Das Gestaltete kann von verschiedenen Seiten betrachtet werden, was einen erhellenden Perspektivenwechsel ermöglicht. Zugleich entstehen hier frei bewegliche Objekte, mit denen z. B. bei einer Gruppenarbeit »spielerisch« neue Positionen eingenommen werden können.

Ursula Böhler (1988) greift im Zusammenhang mit den Gestaltungsmaterialien Balints Unterscheidung zwischen Substanzen und Objekten auf, wobei dieser festgestellt habe, dass Substanzen unzerstörbar seien. Sie bezeichnet die Materialien Wasser, Farbe, Kleister, Sand und Ton als Substanzen in der Gestaltungstherapie, die sich in einem vorobjektalen Stadium befänden und deshalb nicht zerbrechen könnten, wie z. B. ein Spielzeug. Das sei besonders für die Therapie von Patienten mit Angst vor ihren Aggressionen und einem möglichen Kontrollverlust von Bedeutung.

Diese Beschreibung der Materialen für die tiefenpsychologische Kunst- und Gestaltungstherapie erhebt keinen Anspruch auf Vollständigkeit, da in jüngerer Zeit verschiedene weitere Materialien wie z. B. Speckstein und Naturstein mit ihren spezifischen therapeutischen Möglichkeiten eingesetzt werden.

42.4 Ablauf der Therapie

Die Kunst- und Gestaltungstherapie wird sowohl als stationäre als auch als ambulante Therapie angeboten. Die Behandlung gliedert sich in folgende Schritte:

- Erstkontakt mit Erläuterung der Arbeitsweise und Erstellen einer spezifisch gestaltungstherapeutischen Anamnese mit anschließender Behandlungsplanung
- Einzelsitzung mit Kennenlernen des Therapieraumes, Vertrautmachen mit den vielfältigen Materialien, Initialgestaltung, Anlegen einer Bildermappe
- entweder Fortführen der Einzeltherapie oder Überleitung in eine Gruppentherapie
- Zwischenbilanz in der Gruppe anhand der Gestaltungen
- gestalterisches Abschiedsritual in der letzten Gruppensitzung
- Abschlussgespräch: Therapeut und Patient betrachten gemeinsam die Gesamtheit der entstandenen Gestaltungen und reflektieren den Prozess, eventuell Ausblick auf eine weiterführende ambulante Gestaltungstherapie

Drei Begriffe seien zum besseren Verständnis kurz erläutert:

- *Initialbild:* Die ersten Gestaltungen zu Beginn einer Therapie werden im Allgemeinen als Initialbilder bzw. Initialgestaltungen bezeichnet. Es wird davon ausgegangen, dass sich der Patient entsprechend seiner spezifischen Erlebnisverarbeitung vorstellt. Schon hier können sich erste Hinweise auf die zugrunde liegenden Konflikte, Symptome, mögliche Übertragungssituationen und auch Ressourcen zeigen. Besondere Bedeutung hat dabei das, was der Patient bei der spontanen Beschreibung seiner Gestaltung nicht erwähnt, obwohl er es deutlich dargestellt hat.
- *Bildermappen:* Für die Dauer der Therapie werden die Gestaltungen der Patienten in persönlichen Bildermappen im Therapieraum aufbewahrt. Diese werden gemeinsam von Therapeut und Patient angelegt. Für die Dauer der Therapie stellen diese Bildermappen einen durch den Gestaltungstherapeuten geschützten Ort für die entstandenen »Seelenbilder« dar.
- *Zwischenbilanz:* In einer vorher angekündigten Zwischenbilanz wählt jeder Patient fünf bis sechs Gestaltungen aus seiner Bildermappe aus und stellt sie in chronologischer Reihenfolge vor. Nachdem er seine eigenen Erinnerungen und Einfälle zu seiner Wahl berichtet hat, ergänzen die

Gruppenteilnehmer und der Therapeut. Zum Abschluss entwickeln alle gemeinsam eine Idee, wie diese Reihe gestalterisch fortgesetzt werden könnte. Es steht dem Gestalter frei, diese Idee aufzugreifen und in die Tat umzusetzen.

42.5 Interventionen

Dem Kunst- und Gestaltungstherapeuten stehen verschiedene Möglichkeiten der Intervention zur Verfügung, die ihren Einsatz sowohl während des Gestaltungsprozesses, als auch in der Besprechungsphase finden. Er kann sich der Sprache bedienen, kann Material- oder Gestaltungsvorschläge einbringen oder selbst gestalterisch mitwirken.

Bei einer Bilderweiterung werden zusätzliche Papierbögen an den verschiedenen Seiten des Bildes angelegt, um z.B. eine Bildergeschichte entstehen zu lassen oder die Gestaltungsfläche zu vergrößern. Die Rückseite eines Bildes kann gestaltet werden, um noch Verdecktem Raum zu geben, ohne dass es in der Besprechung gezeigt werden muss. Ausgewählte Bildausschnitte können vergrößert werden, um ihnen mehr Bedeutung zuzugestehen; oder sie können verkleinert werden, um ihre Bedrohlichkeit zu reduzieren. Durch Drehen der Gestaltungen während des Entstehungsprozesses oder der Besprechung wird ein Perspektivenwechsel angeregt. Zweidimensionales Gestalten kann in dreidimensionales übergeleitet werden, um etwas »greifbarer« zu machen, es von verschiedenen Seiten zu betrachten und es im Raum zu bewegen, womit u.a. die Erfahrung der Selbstwirksamkeit und der Autonomie gefördert wird.

Eine spezifische Möglichkeit der Kunst- und Gestaltungstherapie ist die sofortige Umsetzung von gerade Erarbeitetem in einer kurzen gestalterischen Aktion noch während der Besprechung.

Erwähnt seien hier noch speziell für die Einzeltherapie entwickelte Behandlungsmethoden, bei denen sowohl der Therapeut als auch der Patient gestaltet, wodurch direkte gestalterische Interventionen möglich werden. Gemalt wird auf getrennten oder auf gemeinsamen Malgründen oder auf durch Transparentpapier getrennten, aufeinandergelegten Papieren.

Beispiele sind »Begleitendes Malen« nach Helena Schrode (Schattmayer-Bolle 2005; Schrode 1995), »Begegnendes Malen« nach Christa-Barbara Kraft (Kraft & Rohwer 1993) und »Progressiv therapeutisches Spiegelbild« nach Gaetano Benedetti (Benedetti et al. 2001).

Als wesentlich an der Entwicklung der heutigen tiefenpsychologischen Kunst- und Gestaltungstherapie mitbeteiligt sind auch Heinz Deuser (2004), Gisela Schmeer (2007) und Gertraud Schottenloher (2003) zu nennen. Sie erarbeiteten u.a. weitere kunst- und gestaltungstherapeutische Methoden mit spezifischen Einsatzmöglichkeiten.

42.6 Anwendungsbeispiele[8]

Beispiel 1 (▸ Abb. 42-1) veranschaulicht eine **Bilderweiterung**.

> Der Patient begann mit dem schwarzen Baum im Zentrum auf dem kleinsten der drei Blätter. Mit seinen mächtigen Wurzeln, dem dicken Stamm und kräftigen Ästen scheint es sich um einen Baum zu handeln, der schon lange existiert. Das Bild mutet wie ein Ausschnitt an. Es sieht aus, als wäre die Form des Baumes an die Größe und das Format des Papiers angepasst worden.
> Durch das Aufkleben der Gestaltung auf ein

8 Besonderer Dank gilt den Gestaltern der Bilder für ihr freundliches Einverständnis zur Veröffentlichung.

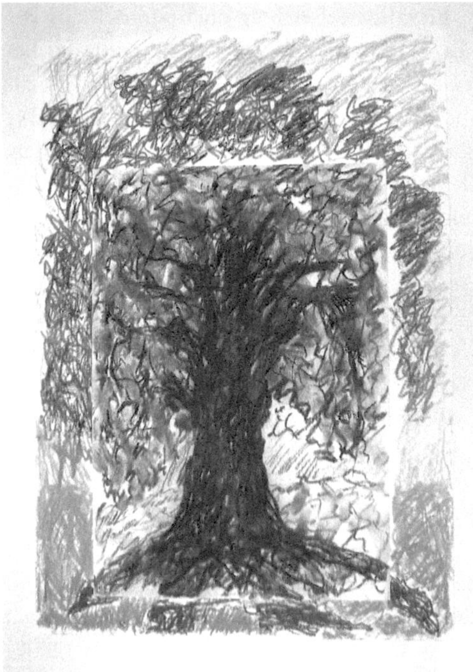

Abb. 42-1

größeres Blatt (Größe wurde vom Maler bestimmt) wurde der Gestaltungsraum erweitert. Zum Weitermalen wählte der Maler farbige Stifte des gleichen Materials. Seitliche Hauptäste tauchten auf, Wurzeln wurden weitergeführt, grüner Boden und hellblauer Himmel kamen hinzu. Das Bild hatte räumliche Tiefe erhalten und der Baum stand nicht mehr isoliert da, sondern war nun in eine Landschaft eingebunden. Dieses Bild wurde noch einmal von ihm erweitert, indem es auf ein noch größeres weißes Papier aufgeklebt wurde, das er nicht mehr bemalte. Diesen neu entstandenen »Freiraum« empfand der Gestalter als sehr wohltuend, und es tat ihm gut, um ihn zu wissen und ihn dennoch jetzt noch nicht füllen zu müssen. Diese Bilderweiterung bot dem Patienten auf der Symbolebene mehr Platz zur Entfaltung und damit einen Raum, den der »Baum aus alten Zeiten« in seiner Entwicklung vielleicht nie zur Verfügung gehabt hatte. Während des Gestaltens war das Bild von DIN A3 auf eine Größe von DIN A2 angewachsen. Er gestaltete auf der Bildebene, was er auf der Realitätsebene derzeit noch nicht verwirklichen konnte, und damit gelang ihm die Entwicklung einer ersten Vision für seine weitere Therapie.

Beispiel 2 (▸ Abb. 42-2 bis 42-4) zeigt eine **bewältigungsorientierte Intervention** (18 × 18 cm, Pastellkreide und Filzstift).

Eine 18-jährige Patientin litt im Rahmen ihrer Erkrankung sowohl unter anorektischen als auch unter bulimischen Phasen.
Die psychische Situation bei beiden Essstörungen ist vordergründig bestimmt von der Beschäftigung mit den Ängsten vor Gewichtszunahme oder den Wünschen nach Gewichtsabnahme – alles dreht sich um das Essen. Im Hintergrund finden sich jedoch die gleichen Grundprobleme: Ich-Schwäche, Probleme der Affektsteuerung und daraus resultierende Beziehungskonflikte.
In der Mitte von Abbildung 42-2 ist ein Käfig zu sehen und im Käfig die Patientin – anorektisch hager und bulimisch aufgebläht dargestellt in einer Person. Im Bild ist beides gleichzeitig möglich – in der Realität nur nacheinander.
Die Patientin schildert anhand ihres Bildes ihre große innere Zerrissenheit, die ambivalenten Bedürfnisse und die große Angst davor, ihren Käfig (die Erkrankung) »aufzugeben«, weil sie nicht wisse, was dann geschehen würde. Nachdem sie mit viel Mut ihre Befindlichkeit auf diese Art dargestellt hatte, war es ihr unerträglich, es länger anzuschauen und von den anderen Gruppenteilnehmern so gesehen zu werden.
Nachdem das Gestalten und Niederschreiben ihrer Gefühle, Befürchtungen und Fragen das Wahrnehmen ihrer Affekte und die Affektdifferenzierung unterstützt hatte, ermöglichte das anschließende Falten des Bildes eine Affektregulation. Sie klappte zunächst die linke untere und die rechte obere Ecke nach innen (▸ Abb. 42-3) und nach einem Moment des Nachspürens, ob dies genüge, auch die beiden anderen Ecken (▸ Abb. 42-4). Indem sie das

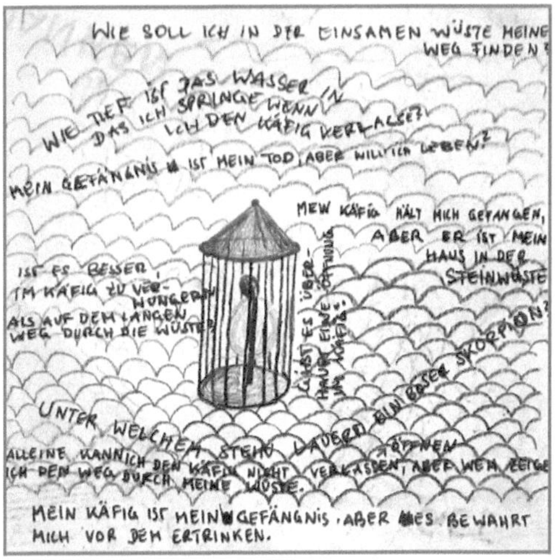

Abb. 42-2

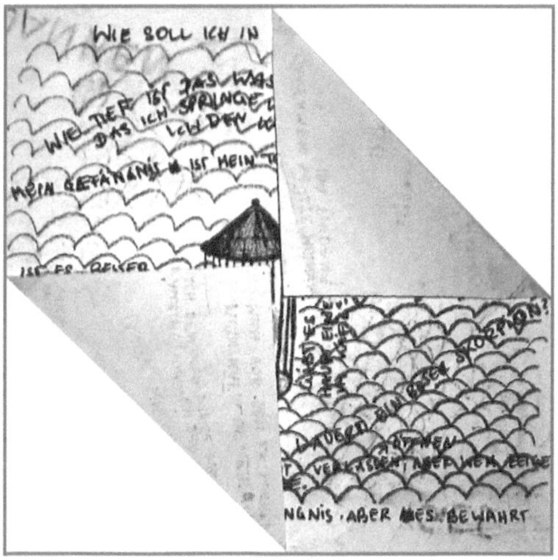

Abb. 42-3

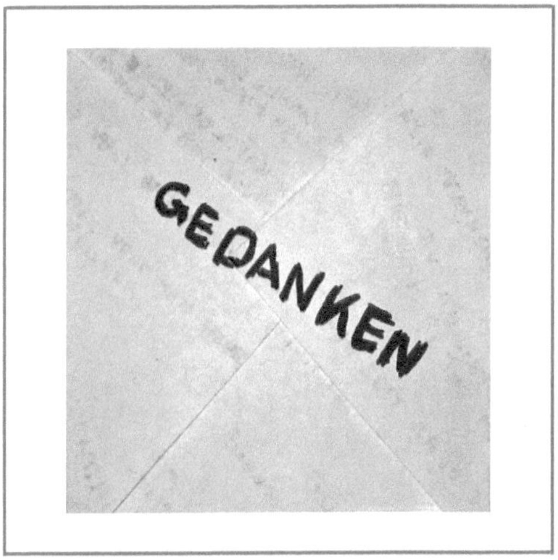

Abb. 42-4

gefaltete Bild zum Abschluss mit dem Wort »Gedanken« beschriftete, stellte sie eine zusätzliche wohltuende Distanz zu ihren aufwühlenden Gefühlen her. Mit diesem Gestaltungsprozess war es der Patientin möglich, zunächst ihre eigene Gestaltungskraft zu erleben und anschließend ihre Fähigkeit, auf innere und äußere Umstände Einfluss zu nehmen.

Beispiel 3 (▸ Abb. 42-5 & 42-6) zeigt zwei **aufeinanderfolgende Gestaltungen eines Therapieprozesses** (DIN A2, Wasserfarben).

Diese beiden Bilder entstanden im Rahmen der Behandlung eines Mannes mittleren Alters mit schwerer depressiver Episode mit somatischen Symptomen.
Zu Beginn der Therapie kreisten seine Gedanken fortwährend um die diversen körperlichen Beschwerden, wie z. B. das Druckgefühl auf Kopf und Ohren und den unerträglichen Tinnitus. Er litt unter Schlafstörungen, erhöhtem Blutdruck, völliger Antriebslosigkeit und konnte sich nicht konzentrieren.
Der Patient berichtete, er habe seit 30 Jahren nicht mehr gemalt und kündigte mit dieser Bemerkung bereits eine Beschäftigung mit lange zurückliegenden Begebenheiten an.
Nach anfänglichen Gestaltungen, die an technische Konstruktionen erinnerten, gelang es ihm mehr und mehr, sich in den Sitzungen auf einen schöpferischen Prozess einzulassen, der seine Wahrnehmung weg von der Fixierung auf die Krankheitssymptome und hin zur Erschließung eines neuen kreativen Erlebnisraumes ermöglichte. Während des Gestaltens konnte er den Tinnitus und andere körperliche Be-

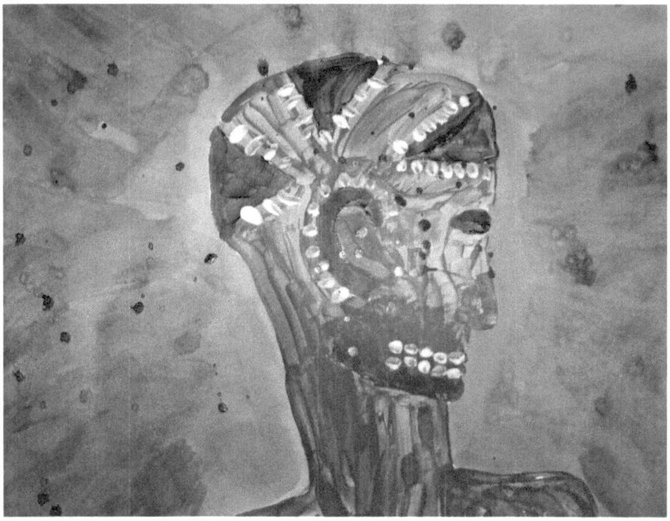

Abb. 42-5

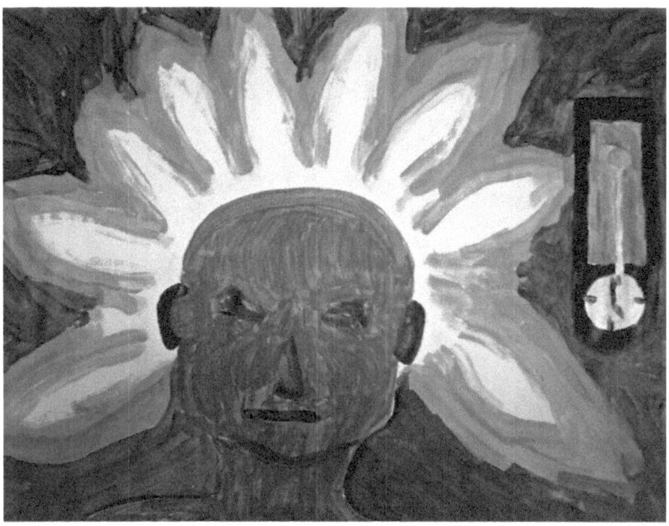

Abb. 42-6

schwerden »vergessen«. Er »versank« im schöpferischen Tun und nahm teilweise gar nicht wahr, dass er angesprochen wurde. Hatte er anfangs Stifte und kleinere Bildformate verwendet, so gab er nun fließenden Farben und größeren Formaten den Vorzug. Ein Wasserfall, in der Realität mit lauten Geräuschen verbunden, tauchte auf. Ihm folgte ein ruhig fließender Fluss, bis der Patient schließlich selbst als Person im Wasser auftauchte. Er konnte sich zunächst nicht entscheiden, ob er als Schwimmer in einer Draufsicht oder als Taucher unter der Wasseroberfläche zu sehen war. Schließlich erinnerte er sich an eine Zeit, in der er Tauchsport betrieben hatte und mit anderen eine Höhle »erforschte« und wie wunderbar ruhig es unter Wasser gewesen sei.

Auf der Symbolebene konnte man das Bild so

verstehen, dass er sich nun in Begleitung anderer zur Erforschung unbekannter Räume unter die (Wasser-)Oberfläche begab, ins Unbewusste. Er hatte eine Ahnung davon, dass es dadurch »ruhiger« werden könnte und »wusste«, dass ein Taucher solche Tauchgänge nicht ohne Begleitung machen würde. In dieser Phase der Therapie entstanden die Abbildungen 42-5 und 42-6.
Abbildung 42-5 zeigt einen mit »Nägeln«, so nannte der Patient die weißen Punkte, bespickten Kopf auf violettem Hintergrund, der an einen Totenkopf erinnert. Der Kopfdruck und die Ohrgeräusche waren so quälend für ihn, dass er bisweilen nicht mehr leben mochte. Auffallend ist die Darstellung der Kopfgeräusche – hier haben die wie Gebisse anmutenden »Nägel« die Form offener Münder, während der eigentliche Mund geschlossen ist, so als hätten die schmerzenden Geräusche sich auf diese Weise eine Stimme verschafft. Die Verwendung von Violett – eine Mischung aus Rot und Blau – ist häufig Ausdruck eines spannungsgeladenen Befindens und kündigt oft eine anstehende, aber noch ängstigende Veränderung an.
Abbildung 42-6 zeigt einen weiteren Kopf in der gleichen dunklen Farbe, jedoch mit völlig anderer Blickrichtung. Er schaut den Betrachter an und ist ihm als Gegenüber zugewandt. Ein feurig anmutender, klar abgegrenzter Strahlenkranz breitet sich vom Kopf nach außen hin aus. Ganz rechts hängt ein Barometer mit Uhr. Es scheint an der Zeit zu sein, auf das Stimmungsbarometer zu schauen und für eine bedeutende Veränderung, so könnte man das Bild »übersetzen«.
Elmar J. Mans (2004) beschreibt als mögliche auslösende Situationen für Tinnitus länger andauernde Belastungen oder aktuelle Konfliktsituationen im Leistungs- oder zwischenmenschlichen Bereich. Er beschreibt außerdem zwei Gruppen von Tinnitus-Patienten, von denen sich bei der einen Gruppe eine Beziehung der Ohrgeräusche zu unlösbar erscheinenden Konflikten mit wichtigen Bezugspersonen herstellen ließ. Vor allem eigene aggressive Gefühle und Impulse könnten von den Betroffenen nicht wahrgenommen, somit nicht zum Ausdruck gebracht und infolgedessen Konflikte nicht offen ausgetragen werden.
Während in Abbildung 42-5 der Schmerz durch die »Nägel« von außen zugefügt wurde und im Kopf gefangen zu sein schien, fand in Abbildung 42-6 der »feurige« Schmerz seinen Weg nach draußen und wurde damit für das Gegenüber sichtbar. Im Gespräch erhielt der feurige Kranz noch eine weitere mögliche Bedeutung. Es hätte sich ebenso um aggressive Affekte handeln können und auch diese wären für das Gegenüber deutlich wahrnehmbar. Obwohl in der gleichen Farbe gestaltet, hatte sich der »Totenkopf« zu einem lebendig aussehenden Gegenüber gewandelt.
Für den Gestalter selbst kann das Bild auch eine Spiegelfunktion haben, indem ihm durch das Bild etwas von ihm selbst von außen entgegenkommt, was ihm den Dialog mit sich selbst ermöglicht. In diesem Sinne ermöglichte die Kunst- und Gestaltungstherapie dem Patienten, wie oben beschrieben, die Wahrnehmung und den gestalterischen Ausdruck eigener aggressiver Impulse.

42.7 Indikationen

Grundlage für die Durchführung einer tiefenpsychologischen Kunst- und Gestaltungstherapie ist die allgemeine Indikationsstellung für eine tiefenpsychologisch orientierte Psychotherapie.

Gestaltungstherapie wird eingesetzt bei:

- Psychoneurosen
- Persönlichkeitsstörungen
- Psychosomatischen Störungen
- Erkrankungen, bei deren Genese und Therapie die präverbale Beziehung und das averbale Ausdruckserleben eine vorrangige Bedeutung haben, wie z. B. strukturelle Ich-Störungen, narzisstische Persönlichkeitsentwicklungen, psychosomatische Leiden, Borderline-Erkrankungen und Abhängigkeitserkrankungen.

Entsprechend eines individuumzentrierten Behandlungsansatzes kann im Rahmen einer Kunst- und Gestaltungstherapie der therapeutische Prozess auf verschiedene Aspekte ausgerichtet sein: Wahrnehmungsfähigkeit, Erlebnisfähigkeit, Symbolisierungsfähigkeit, Beziehungsfähigkeit, Kompetenzförderung, Selbstregulation, Identitätsbildung und Konfliktbewältigung.

42.8 Kontraindikationen

Kontraindiziert ist die Anwendung von tiefenpsychologischer Kunst- und Gestaltungstherapie bei allgemeiner Kontraindikation gegen tiefenpsychologisch orientierte Psychotherapie. Gestaltungstherapie ist nur bedingt einsetzbar bei:

- Verstärkung der Abwehr bei biografisch bedingter großer Abneigung gegen das Medium (z. B. wurden alle Kinderbilder eines Patienten immer sofort nach dem Malen von der Mutter in den Abfall geworfen; der Patient reagierte schon bei der Besichtigung des Therapieraumes mit Panik)
- drohender, therapeutisch unerwünschter Destabilisierung durch Überforderung wegen zu schnell auftauchendem unbewusstem konflikthaftem Material
- einer Erkrankung, die den Umgang mit den Gestaltungsmaterialien ausschließt (z. B. schwerer Waschzwang)
- allergischer Reaktionen auf die Gestaltungsmaterialien

Wie die Beispiele veranschaulichen, steht mit der tiefenpsychologischen Kunst- und Gestaltungstherapie besonders für Menschen mit defizitären Ich-Funktionen eine sehr wirksame Therapiemethode zur Verfügung. Die symbolische Sprache der Bilder ermöglicht diesen Patienten, sich mit ihren tiefen Ängsten z. B. vor dem Verlust ihrer Identität oder der Angst vor Auflösung oder Vernichtung verständlich zu machen, obwohl sie noch nicht sprachlich formuliert werden können. Dem Therapeuten eröffnet sich dadurch ein erster tieferer Zugang zur Innenwelt des Patienten mit dem Ziel der Entwicklung einer tragfähigen Beziehung für die weitere Therapie.

Die tiefenpsychologische Kunst- und Gestaltungstherapie hat heute ihren festen Platz sowohl im stationären und teilstationären als auch im ambulanten Bereich der psychodynamischen Psychotherapie.

Weiterführende Literatur

Dammann G, Meng T (2010). Spiegelprozesse in Psychotherapie und Kunsttherapie. Das Progressive Therapeutische Spiegelbild – eine Methode im Dialog. Göttingen: Vandenhoeck & Ruprecht.

Datenbank für Kunsttherapie. www.arthedata.de.

Informationen zu Aus- und Weiterbildung zum Kunst- und Gestaltungstherapeuten: DFKGT (Deutscher Fachverband für Kunst- und Gestaltungstherapie e. V.). www.dfkgt.de und www.kunsttherapie.de.

Institut für Weiterbildung im Deutschen Arbeitskreis Gestaltungstherapie/Klinische Kunsttherapie und Katholische Hochschule Berlin für Sozialwesen (Hrsg) (2008). Konvergenzen – Divergenzen – Transformation. Das Merken und Wirken im kunsttherapeutischen – gestaltungstherapeutischen Prozess. Tagungsband Jahrestagung DFKGT – DAGTP/KHSB (zu beziehen über info@dagtp.de).

Kraft C-B, Rohwer K (1993). Worte können nicht der Bilder Seele malen. Grundlagen zur Methodik und Praxis der Gestaltungstherapie/klinischen Kunsttherapie. Stuttgart: Verlag Deutscher Arbeitskreis Gestaltungstherapie (jetzt: Verlag Heinz Kurz).

Martius P, von Spreti F, Henningsen P (Hrsg) (2008). Kunsttherapie bei psychosomatischen Störungen. München: Urban & Fischer.

Nürnberger I (2004). Kunsttherapie und Autonomie. Vom Wirken der eigenen Gestaltungskraft in seelischen Grenzsituationen. Münster: Daedalus.

Petersen P, Gruber H, Tüpker R (Hrsg) (2011). Forschungsmethoden Künstlerischer Therapien. Wiesbaden: Reichert.

Rössler W, Matter B (Hrsg) (2013). Kunst- und Ausdruckstherapien. Ein Handbuch für die psychiatrische und psychosoziale Praxis. Stuttgart: Kohlhammer.

Schrode H (1995). Klinische Kunst- und Gestaltungstherapie. Stuttgart: Klett-Cotta.

von Spreti F, Martius P, Förstl H (Hrsg) (2012). Kunsttherapie bei psychischen Störungen. 2. Aufl. München: Urban & Fischer.

43 Musiktherapie im tiefenpsychologischen Setting[9]

Strukturbezogene Musiktherapie im Rahmen klinischer Komplexbehandlung

Marianne Bauer und Sayuri Ito

43.1 Einführung

Musik kann emotional berühren. Musik ist Ausdrucksmittel. Musik kann beziehungsstiftend wirken. Jeder Mensch hat eine musikalische Sozialisation und individuelle Hörerfahrungen. Musik war immer Teil menschlicher Kultur. Deshalb birgt Musik als kreativtherapeutisches Medium ein hohes Potenzial in sich. Hillecke et al. (2012) bringen evolutionäre Entwicklungslinien der Musikentstehung mit einem Wirkfaktorenmodell der Musiktherapie in Verbindung und sehen darin eine Erklärungsmöglichkeit für dieses der Musik innewohnende Potenzial.

Das vorliegende Konzept strukturbezogener Musiktherapie beschreibt Methoden, Indikationen, Diagnostik und Strukturierung musiktherapeutischer Behandlung. Grundlage dieses Konzepts ist das Verständnis von Musiktherapie als tiefenpsychologisch fundiertes Kreativverfahren, angewandt im Praxisfeld Psychotherapie und Psychosomatik (Erwachsene). In diesem klinischen Anwendungsgebiet gehören Kreativtherapien, auch künstlerische Therapien genannt (Musik-, Kunst-, Körpertherapie), in der Regel zum Gesamtbehandlungsplan. Im klinischen Kontext der Autorinnen, das heißt in stationären und tagesklinischen Komplexbehandlungen werden überwiegend Patienten mit strukturellen Störungen behandelt, z. T. komplex traumatisiert. Patienten mit neurotischem Strukturniveau ohne strukturelle Störungsanteile sind die Ausnahme (Rudolf 2014). Bei etwa dreimonatiger Behandlungsdauer sind die Gruppen halboffen. Der Behandlungsplan ist multimethodal, individuumzentriert, störungs- und verlaufsorientiert. Die Musiktherapeutin ist Teil eines multiprofessionellen Teams. Neben Musiktherapie gibt es Kunsttherapie und Körpertherapie als weitere kreativtherapeutische Verfahren.

Strukturbezogene Musiktherapie in diesem klinischen Kontext bedeutet, musiktherapeutische Vorgehensweisen, Methoden und Settings so zu wählen, diese ggf. zu modifizieren und zu kombinieren, dass möglichst viele Patienten, nicht nur eine Teilgruppe, ein möglichst optimal auf ihre individuellen Störungen und Ressourcen abgestimmtes musiktherapeutisches Angebot bekommen können. Sie ist als Element des multimethodalen Therapieplans in Ergänzung zu den anderen Therapiebausteinen zu sehen. Die folgenden Therapieziele können, je nach den individuellen Gegebenheiten aufseiten der Patienten, Ziele der Musiktherapie oder auch Ziele der Gesamtbehandlung sein, zu deren Erarbeitung Musiktherapie mit geeigneten Methoden beitragen kann: Aufdecken und Verste-

9 Da die beiden Autorinnen ihre eigenen musiktherapeutischen Erfahrungen einfließen lassen, wird in diesem Kapitel mehrfach die weibliche Form »Musiktherapeutin« verwendet, ohne dass damit eine Einschränkung auf das weibliche Geschlecht verbunden wäre.

hen unbewusster Konflikte und maladaptiver Beziehungsmuster, Nachentwicklung von Ich-Funktionen, Struktur und Kompetenzen interpersoneller Beziehungsgestaltung, Stabilisierung und Ressourcenaktivierung sowie Angebote positiver Erlebnismöglichkeiten für Patienten mit seit Langem bestehenden, ausgeprägten Defiziten, positiv fühlen und erleben zu können. Diese fünf Zielrichtungen musiktherapeutischer Arbeit stellen eine Vereinfachung dar. Sie gehen im kreativen Medium Musik ineinander über, sind nicht immer klar voneinander zu trennen. Sie müssen gesehen werden im Zusammenwirken von musiktherapeutischen Methoden, individuellen Störungen und musikbezogenen Ressourcen der Patienten. Die Begriffe Stabilisierung und Ressourcenorientierung bzw. -aktivierung beinhalten in diesem Beitrag nicht spezielle traumatherapeutische Techniken, sondern allgemeine Zielrichtungen therapeutischen Handelns. Zu Indikationen für Musiktherapie verweisen wir auch auf Schmidt & Kächele (2016).

Die in diesem Beitrag dargestellten musiktherapeutischen Methoden sind im Wesentlichen eine Modifikation der von Langenberg (1988, 1997) und anderen Autoren ausgearbeiteten psychoanalytisch begründeten Musiktherapie, ein von den Autorinnen neu entwickelter Ansatz rezeptiver Musiktherapie, der hier entsprechend der Vorgehensweise der Autorinnen den strukturierten Methoden zugeordnet ist, sowie strukturierte Formen elementaren Musizierens. Das vorliegende Konzept wurde von den Autorinnen in Zusammenarbeit mit Jürgen Ott entwickelt, einem führenden Vertreter der psychoanalytisch-interaktionellen Methode (Heigl-Evers et al. 1997; Heigl-Evers & Ott 2002; Streeck & Leichsenring 2015). Außerdem gingen wesentliche Anstöße zur Methodendifferenzierung aus von der wachsenden Zahl an Patienten mit traumatisch bedingten Störungsanteilen in den klinischen Behandlungen sowie von den neueren Befunden gehäufter Traumaerfahrungen bei Patienten mit Persönlichkeitsstörungen (Wöller 2013). Schließlich sehen die Autorinnen ihr Erfahrungswissen über Wirkungen von Musik und musiktherapeutischen Interventionen bestätigt durch die Befunde und Thesen, die der Neurobiologe Gerald Hüther (2004) in seinem Beitrag über Ebenen salutogenetischer Wirkungen von Musik (Musik hören, Singen, Musizieren) auf das Gehirn formuliert: »Sowohl für die harmonisierende und synchronisierende Wirkung von musiktherapeutischen Interventionen als auch für die wahrnehmungsöffnenden und aktivierenden Effekte, die durch Musik ausgelöst werden, spielt die subjektive Bewertung eine entscheidende Rolle« (Hüther 2004, S. 16). Art und Intensität der Effekte hängen davon ab, ob ein Mensch das, was auf ihn einwirkt, positiv oder negativ bewertet. Dies bedeutet, dass musiktherapeutische Behandlungen ihre förderlichen Wirkungen dann entfalten können, wenn sie von den betreffenden Patienten auch als hilfreich und positiv bewertet werden.

Zum Themenbereich Musiktherapie in der Psychosomatik und Psychotherapie verweisen wir auf die Übersichtsarbeiten von Kächele et al. (2003) sowie Schmidt & Kächele (2009, 2016), auf die von Münzberg (2010) zusammengefassten Tagungsbeiträge sowie auf die Darstellung eines klinischen Konzepts von Röhrborn & Breuer (2006).

43.2 Minimalstrukturierte Methoden

Aktive interaktionelle Einzelmusiktherapie

Aktive interaktionelle Musiktherapie, in der Literatur meist bezeichnet als psychoanalytische, psychoanalytisch orientierte oder psychoanalytisch begründete Musiktherapie, ist eine Anwendungsform analytischer Psychotherapie (▸ Tab. 43-1). Entwickelt wurde sie im Wesentlichen von Priestley (1983), Eschen (2009), Langenberg (1988, 1997) und anderen. Als wesentliches Merkmal und Spezifikum tritt zum sprachlich vermittelten Austausch zwischen Therapeutin und Patienten die interaktive Beziehung in freier, minimalstrukturierter Improvisation hinzu. Das Verstehen und die Steuerung der Therapieprozesse erfolgt auf den Grundlagen tiefenpsychologisch fundierter Psychotherapie.

Musikalische Vorkenntnisse vonseiten der Patienten sind nicht erforderlich, wohl aber die Bereitschaft, sich in der Therapie auf musikalisch-spielerisches Experimentieren einzulassen. Der Therapieraum ist ausgestattet mit verschiedenen Musikinstrumenten, Klavier, klingende und geräuschhafte Saiten-, Blas- und Perkussionsinstrumente aus unterschiedlichen Kulturkreisen, die einladen zum Anfassen, Ausprobieren und Spielen. Die Grundregel der Begegnung in der musiktherapeutischen Situation lautet: »Wir spielen, was uns einfällt, lassen uns von dem in uns bestimmen, was nach Ausdruck drängt, auch wenn es uns unsinnig oder absurd erscheint« (Langenberg 1997, S. 402). Analog zur psychoanalytischen Grundregel sind damit in dieser minimalstrukturierten Situation die Alltagskonventionen und -vorstellungen von Musik und Musikmachen außer Kraft gesetzt. Nicht die Realisierung bestimmter Musikstücke,

Tab. 43-1 Aktive interaktionelle Musiktherapie

Merkmale
• minimalstrukturierte Improvisation als averbaler spielerischer Begegnungsraum • Therapieprozess im Wechsel zwischen Improvisation und Sprechen • Interventionen konfliktzentriert oder entsprechend psychoanalytisch-interaktioneller Therapie oder stützend • Einzel- oder Gruppensetting
Ziele
• Exploration unbewusster Selbstanteile, Übertragungen und Interaktionsmuster • experimentelle Erkundung von Veränderungsmöglichkeiten
Indikationen
• musiktherapeutische Diagnostik erforderlich • neurotische Störungen • strukturelle Störungen bei ausreichenden Ich-Funktionen (Impulskontrolle, Affektregulation, Selbst-Objekt-Differenzierung) • eingeschränkte Indikation – nur im Einzelsetting – mit sorgfältiger Diagnostik bei Patienten mit schweren strukturellen Störungen und/oder traumatisch bedingten Störungsanteilen
Kontraindikationen
• wenn individuelle Toleranzgrenzen oder Regulationsmöglichkeiten überschritten sind • Patienten lehnen Improvisation ab • Gruppensetting für Patienten mit schweren strukturellen und traumatischen Störungen

nicht die Kategorie richtige und gute versus falsche und deshalb zu vermeidende Töne ist handlungsleitend, sondern der subjektive authentische Ausdruck, das Gefühl von Stimmigkeit. Patienten und Therapeutin spielen dieser Grundregel folgend, aus ihrer jeweiligen Rolle und Aufgabe heraus.

Die Therapeutin stellt mit ihren musikalischen Mitteln den Patienten einen offenen und zugleich sicheren und haltgebenden, beweglichen, spielerischen, sinnlich erfahrbaren Begegnungs- und Beziehungsraum zur Verfügung. In diesem psychischen Raum (»potential space«) kann sich averbales Material aktualisieren, können vorsprachliche Erfahrungen und Erinnerungen wiederbelebt werden. Hantieren mit unterschiedlichen Instrumenten ist mit haptischen Erfahrungen verbunden. Streichen, zupfen, blasen, schlagen ist körpernah, regt die Motorik vielfältig an (Timmermann 2016). Sich selbst und die Mitspielerin bzw. die Therapeutin zu hören und gehört zu werden sowie die Therapeutin als gestisch, mimisch und affektiv bewegte Mitspielerin zu sehen, bezieht die wichtigsten Sinne zur Kommunikation mit der Außenwelt ein. Töne, Klänge, Geräusche, Melodie und Rhythmus sind emotionaler Ausdruck und berühren emotional, das heißt Patient und Therapeutin berühren einander und werden berührt. So entstehen gegenseitige Resonanz und emotionales Mitschwingen. Die Qualitäten des zeitgleich Klingens, harmonisch oder dissonant, verschieden, weit voneinander entfernt oder nahe, verschmelzend oder kontrastierend und abgegrenzt, induzieren Prozesse gegenseitiger Abstimmung. Prozesshaft in der Zeit entsteht ein gemeinsames Werk mit Anfang, dynamischer Entwicklung und Schluss, in dessen Verlauf sich vielfältige Strukturen und Prozesse, z. B. Bindungs- und Trennungsprozesse ausgestalten. Dass Patienten die Instrumente nicht wie geübte Musiker beherrschen, bedeutet keine Begrenzung der therapeutischen Wirksamkeit der Methode. In dieser neuen, gänzlich ungewohnten Spielsituation sind Denken, Erleben und Handeln vorübergehend nur bedingt kontrollierbar und werden deshalb von früh erworbenen, meist unbewussten Mustern gesteuert. Genau die sollen in der Therapie greifbar und reflektierbar werden.

Musiktherapeutische Improvisation kann daher verstanden und genutzt werden als Reinszenierung und Abbildung des Übertragungsgeschehens in der musikalischen Interaktion zwischen Patienten und Therapeutin. Regressive Prozesse werden gefördert, abgewehrte Affekte, Impulse, Fantasien, Konfliktspannungen werden wirksam im Erleben und Handeln der Patienten, finden Ausdruck und symbolische Darstellung im musikalischen Werk.

Der Fokus der Aufmerksamkeit kann sich beweglich ausrichten auf die eigenen Erkundungen und Erfahrungen mit dem Musikinstrument, auf Selbstwahrnehmung in Bezug auf die eigene Fantasiewelt oder auf die musikalischen Interaktionen mit der Therapeutin, ggf. auch mit anderen Gruppenteilnehmern.

Aufseiten der Therapeutin bedarf die Mitbeteiligung an der Improvisation einer besonderen Wahrnehmungseinstellung und der professionellen Handhabung ihres Spiels. Diese Wahrnehmungseinstellung wurde von Langenberg (1988, 1997) als Resonanzkörperfunktion bezeichnet. Sie beinhaltet die präsente Wahrnehmung des eigenen Spiels, der Spielimpulse des Patienten, sowie die Fähigkeit mitzuschwingen, hörbar und fühlbar zu sein im musikalischen Beziehungs- und Übertragungsprozess. Indem die Therapeutin mitspielt, macht sie sich verfügbar als Gegenüber, als Interaktionspartnerin. Damit trägt sie die Verantwortung für ihr Spiel, mit dem sie sich als Person ausdrückt und zeigt, mit dem sie den therapeutischen Raum herstellt und aufrecht erhält, mit dem sie entsprechend ihren fortlaufenden diagnostischen Schlussbildungen averbal interveniert. Somit ist sie auch mitverantwortlich für das Ganze, für die Improvisation als gemeinsames Werk und der weiteren verbalen und musikalischen Bearbeitung.

Hier einige Beispiele, ergänzend zum bisher Gesagten, wie die Therapeutin ihre musikalischen Beiträge im Sinne dieser therapeutischen Aufgabe modelliert: Sie bemüht sich aktiv um das Gelingen der gegenseitigen Abstimmung. Sie nimmt die in ihr ausgelösten Gegenübertragungsreaktionen wahr (z. B. sich lahm gelegt fühlen, aggressive Impulse), hält diese aus ihrem Spiel heraus oder lässt sie ggf. selektiv authentisch in ihr Spiel einfließen und trägt dafür Sorge, dass ihr Spiel ausreichend lebendig und konstruktiv bleibt, dass sie die Toleranzgrenzen bei sich und bei den Patienten beachtet, dass sie sich und die Patienten soweit erforderlich schützt. Spielenderweise greift sie die Spielbeiträge der Patienten auf im Sinne von bemerken, spiegeln, beantworten, unterstützen und bestärken, ermutigen und anregen, weiterführen. Sie bringt ins Spiel, andeutend, ergänzend, kontrastierend, was im Spiel des Patienten fehlt, vermieden wird, unentwickelt geblieben ist, was aber seine Entwicklung fördert. Sie betont und verdeutlicht, was diffus und unklar ist. Sie interveniert aktiv steuernd, strukturierend, begrenzend bei übermäßigen Impulsdurchbrüchen, Überflutung mit Affekten, unrealistischen Wünschen oder Stagnation aufseiten der Patienten. Ähnliche Kategorien musikalischer Interventionen finden sich auch bei Timmermann (2004). Diese musiktherapeutischen Interventionsprinzipien sind auch darstellbar als Modifikationen der von der psychoanalytisch-interaktionellen Methode formulierten therapeutischen Haltung und der Interventionsprinzipien.

Das Sprechen im Anschluss an die Improvisation dient dazu, das musikalisch zum Ausdruck gebrachte und symbolisierte Material sowie das nichtsprachliche Erleben der Patienten schrittweise dem Bewusstsein zugänglich zu machen, in Worte zu fassen und im Sinne der Therapie verstehbar werden zu lassen. Dieser Verarbeitungsvorgang kann unterstützt werden durch Anhören und Beschreiben der Aufnahme bzw. Wiedergabe der Improvisation. Der Wechsel zwischen Erleben, Tun und Handeln in der Improvisation gegenüber Beschreiben und Reflektieren über das Erlebte entwickelt und differenziert die selbstreflexiven Fähigkeiten der Patienten. Die nächstfolgende Improvisation dient dann der weiteren spielerisch-experimentellen Erkundung und Fortführung der Ergebnisse der Reflexion.

Bei Indikationsstellung ist Folgendes zu beachten: Aktive interaktionelle Musiktherapie kann als eigenständiges oder, im Rahmen klinischer Komplexbehandlungen, als ergänzendes tiefenpsychologisch fundiertes Kreativverfahren eingesetzt werden. In Abstimmung auf die therapeutischen Erfordernisse beim Patienten kann die Musiktherapeutin konfliktzentriert-aufdeckend oder, orientiert an der psychoanalytisch-interaktionellen Methode, an interpersonellen und strukturellen Problemen arbeiten oder überwiegend stützend intervenieren. Die Therapie muss den Patienten da abholen, wo er steht. Deshalb ist für die differenzierende Indikationsstellung mindestens eine Sitzung für musiktherapeutische Diagnostik, ergänzend zum klinischen Erstinterview, unverzichtbar (▸ Abschn. 43.4). Für aktive interaktionelle Musiktherapie gibt es breite Anwendungsmöglichkeiten. Die Autorinnen empfehlen jedoch, stets im Einzelfall zu überprüfen, ob die ausgelösten regressiven Prozesse ausreichend steuerbar sind und ob die Patienten sich auf freie Improvisation einlassen können und wollen, das heißt, ob produktives Arbeiten möglich wird oder nicht. Wenn aus unterschiedlichen Gründen die Patienten in ihren notwendigen Abwehr- und Steuerungsmöglichkeiten und in ihren Toleranzgrenzen überfordert sind, wird die Therapie belastend und unproduktiv.

Sehr sorgfältig muss deshalb die Indikation geprüft werden bei Patienten mit Traumatisierungen, Persönlichkeitsstörungen und strukturellen Störungen von solchem Schweregrad, dass psychosoziale Interaktion erheblich gestört ist. Sofern Patienten nicht über ausreichend gute Erfahrungen verfügen mit Musikerleben, aktivem Musikmachen oder musikalischer Improvisation im Sinne einer sicheren, positiv besetzten Ressource, ist aktive interaktionelle Gruppenmusiktherapie häufig kontraindiziert, zumindest zu Beginn der Therapie. Retraumatisierungen wären in der Gruppenimprovisation nicht sicher vermeidbar und kaum steuerbar. Aktive interaktionelle Einzelmusiktherapie oder Gruppentherapie in Kombination mit Einzeltherapie oder Gruppentherapie zu einem späteren Zeitpunkt im Therapieverlauf können nach genauer Prüfung sinnvoll sein.

Die folgenden beiden Fallbeispiele sollen eine Vorstellung von therapeutischen Interventionsmöglichkeiten im averbalen Begegnungsraum freier musikalischer Improvisation vermitteln.

Beispiel 1 zeigt freie Improvisation als Möglichkeit zur Selbstexploration.

Im Rahmen einer laufenden Einzelmusiktherapie hatten Patientin und Therapeutin festgelegt, sich mit einem für die Patientin wichtigen Thema zu beschäftigen: Dies waren diffuse Unruhezustände, die bei der Patientin ausgelöst wurden, wenn Angehörige in ihrer Umgebung etwas machten, redeten, sich stritten, das sie nicht einordnen konnte. Ausgangspunkt der Improvisation war der Vorschlag der Therapeutin, dieser Unruhe Töne und Geräusche zu geben und hörbar werden zu lassen, wie es sich für die Patientin anfühle. Sie wählte mehrere Perkussionsinstrumente, Shekere, Gong, Trommel und Chimes, spielte fast gleichbleibend diffus, zerrissen, zwischen den Instrumenten hin und her wechselnd, ohne Zusammenhang, Ordnung, Richtung, mit leichten Schwankungen steigender Spannung und Abebben. Insgesamt gab es in ihrem Spiel kaum Veränderung, keine Entwicklung. Der Spannungszustand war für die Therapeutin intensiv spürbar. Zum ausdrucksvollen selbstexplorativen Prozess der Patientin spielte die Therapeutin eine kontinuierliche Begleitung im Hintergrund. Im Anschluss daran schilderte die Patientin ihr Erleben und ihre spontanen Einfälle dazu. Sie äußerte, ihr Spiel sei passend gewesen, sie spüre jetzt diesen so oft erlebten Spannungszustand. Differenziert konnte sie ihr affektives Erleben und die damit verbundenen körperlichen Empfindungen beschreiben, die Auslösesituationen bis in die Kindheit zurückverfolgen und mithilfe dieser Erinnerungen verstehbare Bedeutungszusammenhänge herstellen.

Beispiel 2 beschreibt eine musiktherapeutische Intervention im Sinne einer selektiv authentischen Antwort.

Eine Patientin, die in der Kindheit negative Beziehungserfahrungen und Traumatisierungen mit beiden Eltern erlitten hatte, konnte aus der Notwendigkeit heraus, ihr brüchiges seelisches Gleichgewicht aufrechtzuerhalten, andere Menschen in ihrer Andersartigkeit, in ihren Bedürfnissen und eigenen Beweggründen nicht wahrnehmen. Mit diesem Interaktionsmuster geriet sie in vielfältige interpersonelle Konflikte, die sie nicht verstehen konnte und auf die sie nur mit Beziehungsabbrüchen reagieren konnte. In den Improvisationen der Einzelmusiktherapie bildete sich dieses Interaktionsmuster darin ab, dass die Patientin das musikalische Beziehungsangebot der Therapeutin kaum beachtete. Sie spielte nach ihren eigenen Wünschen. Ob und wie die Therapeutin sie musikalisch begleitete, schien für die Patientin keine Rolle zu spielen. Nachdem sich über eine Reihe von Sitzungen eine ausreichend tragfähige therapeutische Beziehung entwickelt hatte, wählte die Therapeutin, anders als bisher, ein kräftiges, klares und deutlich kontrastierendes Blasinstrument zum klangvoll-fließenden Klavierspiel der Patientin, spielte kurze Melodien mit Pausen dazwischen und stellte auf diese Weise ein abwechselndes Im-Vordergrund-Sein der beiden Instrumente her, ein Hin und Her, ein Du und Ich. Damit machte sich die Therapeutin für die Patientin als ein Gegenüber bemerkbar, das sich unüberhörbar zeigt, das andersartig, aber passend mit ihr in ein Wechselspiel tritt. Die Patientin reagierte darauf nicht, wie in den zurückliegenden Sitzungen, mit Befriedigung über ihre eigene Musik, sondern mit Traurigkeit, die sie bisher hatte abwehren müssen. Diese Traurigkeit in erträglichem Maß zuzulassen, war für die Patientin ein wichtiger Schritt, das erlittene Schicksal zu verarbeiten und in Zukunft tragfähige Beziehungen mit anderen Menschen erleben zu können.

Aktive interaktionelle Gruppenmusiktherapie

Methodisch wird in der aktiven interaktionellen Gruppenmusiktherapie ebenfalls mit freier, minimalstrukturierter Improvisation, also Gruppenimprovisation gearbeitet, entsprechend der bereits dargestellten Grundregel: »Wir spielen, was uns einfällt, lassen uns von dem bestimmen, was nach Ausdruck drängt, auch wenn es uns unsinnig oder absurd erscheint.« Allerdings ergänzt die Therapeutin die Grundregel zur freien Improvisation durch eine zweite Regel, die Grundregel zur Beachtung der Toleranzgrenzen. Weil im Rahmen (teil-)stationärer Komplexbehandlungen überwiegend Patienten mit strukturellen, z. T. auch traumatisch bedingten Störungsanteilen behandelt werden, bedeutet Minimalstrukturierung in diesem Kontext, dass, soweit nötig, strukturierende Elemente eingeführt werden, die den Patienten helfen sollen, aktiv und produktiv am Gruppenprozess teilzunehmen. Diese Patienten sind in unterschiedlicher Weise nicht ausreichend fähig zur Impuls- und Affektsteuerung, zur Nähe-Distanz-Regulierung, zur Wahrnehmung und Beurteilung der Realität, zur Selbst-Objekt-Differenzierung, zur Wahrnehmung und Sicherung ihrer Toleranzgrenzen. Vielmehr gehört es bei einer Reihe von Patienten zu den Therapiezielen, diese Ich-Funktionen, soweit sie nicht ausreichend verfügbar sind, nachzuentwickeln.

Folgende strukturierenden Elemente haben sich in der klinischen Praxis der Autorinnen bewährt: Die Patienten werden aktiv darauf hingewiesen, ihre eigenen Toleranzgrenzen und, soweit möglich, auch die der anderen Gruppenteilnehmer zu beachten. Deshalb steht während der Gruppenimprovisation ein Stopp-Instrument in der Mitte, das ausschließlich dafür reserviert ist, ggf. der Gruppe zu signalisieren, dass jemand im Augenblick etwas nicht mehr aushalten kann, z. B. ein durch die Musik ausgelöstes belastendes Gefühl oder eine Spielaktion eines anderen Teilnehmers, und dass deshalb die Gruppenimprovisation jetzt unterbrochen wird.

Die Gruppensitzungen haben eine einfache Ablaufstruktur: Zu Beginn der Sitzung ist zunächst Zeit für Mitteilungen an die Gruppe. Hierzu einige Beispiele: Jemand ist z. B. in besonders schlechter, aggressiv gespannter, erschöpfter oder positiv aktivierter Verfassung und möchte die anderen seine besonderen Bedürfnisse, Schwierigkeiten, Grenzen oder Wünsche wissen lassen. Oder es gibt bezogen auf die vorangegangene Sitzung Mitteilungen im Sinne von Nachträgen, Problemen, Vorschlägen, Wünschen. Da diese Musiktherapiegruppe nur einmal pro Woche stattfindet, in den komplexen Behandlungsplänen aber zwischen den Sitzungen eine Reihe weiterer anderer Therapien stattfinden, können die Patienten, auch aufgrund ihrer spezifischen Abwehrmechanismen, nicht selbstverständlich an die Sitzung vor einer Woche anknüpfen. Nach der Mitteilungsrunde zu

Beginn der Sitzung folgt die Gruppenimprovisation. Im Anschluss daran erzählen die Teilnehmer ihre Eindrücke zur Gruppenimprovisation, was sie persönlich mit ihrem eigenen Spiel und dem der anderen erlebt haben, und tauschen sich darüber aus.

Wie in der Einzelmusiktherapie wird in der Improvisation ein experimenteller interaktioneller Spielraum zur Verfügung gestellt, in dem sich, ergänzend zu dem für die Einzelmusiktherapie Gesagten, auch die Dynamik der Gruppe, ihre impliziten Themen sowie die interindividuellen Übertragungen der Teilnehmer abbilden.

Zur weiteren Vertiefung in Bezug auf musiktherapeutische Improvisation verweisen wir auf Deuter (2010), Hegi & Rüdisüli (2011), Hoffmann (2015), Weymann (2004, 2014) und Wigram (2004).

43.3 Strukturierte Methoden und Ansätze

Minimalstrukturierte Methoden (▶ Abschn. 43.2) überschreiten Alltagskonventionen in Bezug auf Musikmachen, lösen regressive Prozesse aus, konfrontieren die Teilnehmer mit eigenen unverarbeiteten Anteilen. Deshalb sind diese Methoden nicht für alle Patienten oder nicht zu Beginn der Therapie geeignet. Traumatisierte und strukturell gestörte Patienten können in ihrer Affekttoleranz und ihren Möglichkeiten der Impuls- und Affektsteuerung überfordert sein. Strukturierte Methoden sind leiterzentriert und haben eine klare, sich wiederholende Ablaufstruktur. Der Austausch in der Gruppe bezieht sich ausschließlich auf das Material und die individuellen materialbezogenen Erfahrungen. Gruppendynamische Prozesse sind nicht Gegenstand der Bearbeitung. Die Therapeutin interveniert im Wesentlichen stützend und ressourcenaktivierend. Deshalb wirken diese Gruppentherapien in hohem Maße halt- und sicherheitgebend und entängstigend. Die Teilnehmer können sich relativ spannungsfrei auf ihre Erfahrungsprozesse mit dem dargebotenen Material konzentrieren und einlassen. Strukturierte Verfahren werden in der Regel im Gruppensetting durchgeführt, können aber bei besonderer Indikation auch als Einzeltherapie eingesetzt werden. Strukturierte Methoden sind keine eigenständigen Therapieverfahren, sondern sie stellen für Patienten mit strukturellen Störungen und Komplextraumatisierungen im beschriebenen klinischen Kontext wichtige Ergänzungen zu den psychotherapeutischen Verfahren, die die Störungen der Patienten fokussieren, im Gesamtbehandlungsplan dar. Diese Merkmale gelten für alle im Folgenden beschriebenen strukturierten Methoden.

Rezeptive Gruppenmusiktherapie

Die therapeutische Nutzung von Musikhören geschieht in einem breiten Anwendungsfeld. Musikhören wird angewandt in der Musikmedizin, z. B. in der Tinnitusbehandlung (Grapp et al. 2012), bei musiktherapeutischen Entspannungsverfahren (z. B. Decker-Voigt 2004; Selle 2004), in der musiktherapeutischen Arbeit mit Imaginationen (z. B. Geiger & Maack 2010; Liesert 2011) sowie zur Förderung der Selbstwahrnehmung (Schwabe 2004). Zur breiteren Darstellung rezeptiver Musiktherapie verweisen wir auf Frohne-Hagemann (2004) sowie Grocke & Wigram (2007).

Im vorliegenden Konzept strukturbezogener Musiktherapie der Autorinnen gehört rezeptive Musiktherapie aufgrund des methodischen Vorgehens und der therapeutischen Ziele zu den strukturierten Methoden.

Musikhören, ungewollt (z. B. im Supermarkt), nebenher (z. B. beim Autofahren) oder bewusstes Anhören ausgewählter Musikstücke (z.B. Konzert), ist weit verbreitet, schafft Zugehörigkeit (z.B. die Musik, die innerhalb einer Peergroup gehört wird) und ist im Allgemeinen positiv konnotiert. Sehr viele Menschen haben ein implizites Wissen darüber, wann sie welche Musik gerne hören oder nicht hören wollen, um sich in ihrer Stimmung und Befindlichkeit zu regulieren. Deshalb ist die therapeutische Nutzung des Musikhörens für Patienten, die auf Improvisation als Therapiemethode ablehnend reagieren, eine niederschwellige Form der Musiktherapie.

Aufmerksames Hören mit innerer Achtsamkeit für die Musik und das eigene Erleben unterstützt die Entwicklung bestimmter Ich-Funktionen, nämlich die Fähigkeit, innere Vorgänge, Gefühle, Stimmungen, Assoziationen, Fantasien und Körperreaktionen differenzierter wahrnehmen zu können und ggf. auch die eigenen Toleranzgrenzen zu erspüren (Selbstwahrnehmung, Affektidentifizierung und -differenzierung, Affektsteuerung und Affekttoleranz). Sprechen über diese Erfahrungen bedeutet, nichtsprachliches Erleben zu »verwörtern«. Rezeptive Musiktherapie zur Entwicklung der Selbstwahrnehmung wurde von Schwabe mit dem Konzept der regulativen Musiktherapie bereits seit den siebziger Jahren des vergangenen Jahrhunderts differenziert herausgearbeitet (Schwabe 2004).

Musikalische Kompositionen sind Entwicklungsgestalten, die ihre eigene Charakteristik haben, aber nicht zwingend bestimmte Gefühle und Fantasien induzieren. Musik lässt Zuhörer eigene psychische Anteile prozesshaft durchleben, getragen von der Entwicklungsgestalt der Komposition. Musikhören kann den Zugang zu vorbewusstem psychischem Material bahnen, z.B. zu verdrängten Affekten und tagtraumhaften Bildern.

Die Wirkung von Musikstücken auf Zuhörer ist individuell verschieden, subjektiv und beeinflusst von vielen Faktoren: von der augenblicklichen Stimmung, besonders aber von der musikbezogenen Sozialisation, der Sozialisation des Individuums und der Generation sowie vom kulturellen Umfeld. Dabei bleiben die Erinnerungen an die emotionale Qualität und den situativen Kontext biografischer Musikerfahrungen meist ein Leben lang erhalten. Lieder, die wir in guter Gemeinschaft gesungen haben, die Musik der Peergroup der Jugendjahre, Musik, die mit einer Liebesbeziehung verknüpft ist, Musik, die bei der Beerdigungsfeier eines nahen Angehörigen gespielt wurde, weckt in uns lebhafte emotionale Erinnerungen. Hinzu kommt, dass Menschen, die sich intensiv mit Musik beschäftigen, die viele Stücke aus unterschiedlichen Musikepochen, -kulturen und -stilen kennengelernt haben, in der Regel leichter auch fremde Stücke gerne und mit Interesse rezipieren können als Menschen, denen die Welt der Musik zum großen Teil fremd und unbekannt geblieben ist. Aus diesen Gründen kann man zwar Aussagen treffen zur Charakterisierung von Musikstücken, aber man kann nicht vorhersagen, was ein bestimmtes Musikstück in einer bestimmten Situation individuell auslösen wird. Dies hat zur Konsequenz, dass die Musiktherapeutin nicht antizipieren kann, wie ein von ihr mit bestimmten therapeutischen Intentionen ausgewähltes Musikstück auf Patienten im Einzelfall tatsächlich wirken wird. Aus diesen Gründen ist es nach den Erfahrungen der Autorinnen problematisch, für eine heterogene Patientengruppe passende Musik auszuwählen.

Weil Musik emotional berühren kann, unmittelbar und intensiv, ist besondere Vorsicht geboten bei der Anwendung rezeptiver Musiktherapie mit strukturell gestörten und traumatisierten Patienten. Bei diesen Patienten kann Musik auch als Trigger wirken oder zu Affektüberflutung führen. In einem von Hanns-Günter Wolf zusammengefassten und veröffentlichten Vortrag der Traumaexpertin Luise Reddemann über Musik als Resilienzfaktor oder Gefährdung für schwertraumatisierte Menschen werden die traumatherapeutischen Aspekte zur Anwendung von Musik in der Therapie ausgeführt. »Nur dann, wenn wir Musik hören, die wir mögen, können wir uns wohlfühlen!« (Reddemann 2007, S. 22). Strukturell gestörte und traumatisierte Patienten brauchen nicht eine Intensivierung ihres affektiven Erlebens, sondern sie brauchen therapeutische Hilfe darin, sichere Ich-Grenzen zu entwickeln und diese aktiv schützen zu können, ihre subjektive Innenwelt von der Außenwelt unterscheiden zu können, ihre Impulse, Affekte und Fantasien verstehen und in einem erträglichen Maß steuern und regulieren zu lernen.

Die meisten Ansätze rezeptiver Musiktherapie (Frohne-Hagemann 2004; Grocke & Wigram 2007) sehen die Musikauswahl durch den Therapeuten vor und fokussieren die Patienten auf ihr inneres Erleben. Dem gegenüber haben die Autorinnen, im Hinblick auf die bisher dargestellten Aspekte zu Wirkungen des Musikhörens und orientiert an interaktioneller Therapie, den im Folgenden dargestellten Ansatz rezeptiver Musiktherapie entwickelt (▶ Tab. 43-2): Nicht die Therapeutin wählt die Musik für die Patientengruppe aus, sondern die Patienten sind eingeladen, eigene Musik (nicht länger als ca. sechs Minuten) mitzubringen. Pro Sitzung werden davon zwei bis drei Stücke in der Gruppe gehört. Die Teilnehmer bekommen Schreibmaterial. Der Ablauf der Sitzungen ist strukturiert durch den Wechsel von Musikhören (im Sitzen), Zeit zum Aufschreiben der Eindrücke (Wahrnehmung, Versprachlichung, Distanzierung) und Mitteilungen und Austausch in der Gruppe über das individuelle Musikerleben. Innere Bilder, Gefühle, Stimmungen, Gedanken, körperliche Reaktionen, positiv oder negativ, all dies kann subjektive Resonanz auf das Musikstück sein und erzählt werden. Die Teilnehmer sind einerseits frei in der Auswahl der Musik, aber sie werden auch auf die Beachtung ihrer Toleranzgrenzen hingewiesen. Bei Bedarf (stark belastende Affekte) können sie vorübergehend den Raum verlassen. Die Auswahl der Musikstücke und die Mitteilungen zum Musikerleben werden nicht bewertet und nicht auf unbewusste Bedeutungsgehalte hin gedeutet. Die therapeutischen Interventionen zielen in erster Linie auf Klärung, Differenzierung und Versprachlichung des subjektiven Erlebens ab. Die Auswahl schöner, angenehmer, vitalisierender Musik kann auch eine gelungene Abwehrleistung oder Aktivierung von Ressourcen darstellen.

Eigene Musikstücke zusammen mit anderen Gruppenteilnehmern anzuhören bedeutet, etwas von sich zu zeigen, worin sehr Persönliches zum Ausdruck kommt. Über die Resonanz von den anderen Gruppenteilnehmern wird für alle die Subjektivität des je eigenen Erlebens deutlich. Ein und dasselbe Musikstück wird teils ähnlich, teils sehr unterschiedlich erlebt, kann von anderen angenehm empfunden oder auch mit Unbehagen und Ablehnung aufgenommen werden. Wer Musik mitbringt, kann und muss nicht die Verantwortung für das emotionale Gleichgewicht der anderen tragen – die übernimmt am besten jeder für sich selbst. Die Verschiedenheit der Musikstücke, die in einer solchen Gruppe zu Gehör gebracht werden, und die vielfältige Resonanz der Teilnehmer kann Bestätigung, Überraschung, Beunruhigung und Bereicherung sein. Somit macht dieser Ansatz rezeptiver Musiktherapie den Teilnehmern Alterität erfahrbar, oft zu deren größten Erstaunen, und fördert die Selbst-Objekt-Differenzierung.

Die Indikation muss bei strukturell gestörten und traumatisierten Patienten dahingehend geprüft werden, ob diese Form des Musikhörens trotz der beschriebenen struk-

Tab. 43-2 Rezeptive Musiktherapie

Merkmale
• ergänzend zu tiefenpsychologisch fundierter Psychotherapie • Hören von Musik, die die Teilnehmer mitbringen • strukturierter Ablauf: Hören – Schreiben – Mitteilen des subjektiven Erlebens • Musikhören fördert Zugang zu emotionalem Erleben und inneren Bildern • Versprachlichung averbaler Erlebnisinhalte • Musikerleben ist individuell verschieden; Austausch in der Gruppe fördert Selbst-Objekt-Differenzierung • niederschwellige Methode • leiterzentriert • Interventionen ausschließlich stützend und ressourcenorientiert • Methode kombiniert aufdeckende, sicherheitgebende, ressourcenorientierte und interaktionelle Elemente • Gruppensetting
Ziele
• Förderung von Selbstwahrnehmung, Versprachlichung averbalen Erlebens, Affektregulation, Selbst-Objekt-Differenzierung • Zugang zu Affekten und Fantasien • Ressourcenaktivierung
Indikationen
• Patienten, die Improvisation ablehnen • neurotische und strukturelle Störungen bei ausreichender Affektregulation
Kontraindikationen
• bei Ablehnung von Patienten • Musik als Trigger bei traumatischen Störungen, Überflutung mit Affekten und Fantasien bei schweren strukturellen Störungen (diagnostische Abklärung im Einzelfall) • Musikhören als Suchtmittel, zur Realitätsflucht

turierenden und begrenzenden Elemente zu Überflutung durch unverarbeitete, nicht-steuerbare Affekte, Fantasien, Erinnerungen führen kann. Das Verfahren ist kontraindiziert, wenn Musikhören bei traumatisierten Patienten als Trigger wirkt oder wenn Patienten Musik als Suchtmittel zur Realitätsflucht einsetzen.

Aktive strukturierte Musiktherapie

In Ergänzung zu den bereits beschriebenen Merkmalen strukturierter Musiktherapie bieten Formen aktiver strukturierter Musiktherapie gerade für strukturell gestörte und komplex traumatisierte Patienten ressourcenorientierte Beiträge zur Stabilisierung, zur Selbstwertstärkung und zu erwünschten, weil zu wenig verfügbaren, positiven Erlebnismöglichkeiten an (▸ Tab. 43-3).

Tab. 43-3 Aktive strukturierte Musiktherapie

Merkmale
• ergänzt tiefenpsychologisch fundierte Psychotherapie • leiterzentriert • Interventionen ausschließlich stützend und ressourcenaktivierend • Ablauf und Inhalte strukturiert • übend, antiregressiv • halt- und sicherheitgebend • selbstwertstärkend • positives Gemeinschaftserleben • in der Regel Gruppensetting
Ziele
• Stabilisierung • Selbstwertstärkung • Ressourcenaktivierung • Förderung positiver Erlebnismöglichkeiten
Indikationen
• strukturelle und traumatisch bedingte Störungen • ausgeprägte Defizite, positiv fühlen und erleben zu können
Kontraindikationen
• Ablehnung vom Patienten • bei höher strukturierten, neurotischen Patienten ggf. Verstärkung von Abwehr und Widerstand

Um diese Therapieziele zu erreichen, wählt die Musiktherapeutin geeignetes und anregendes musikalisches Material aus. Obwohl musikalische Voraussetzungen vonseiten der Patienten nicht erforderlich sind, bezieht die Therapeutin Wünsche, Interessen und Vorkenntnisse der Patienten, soweit vorhanden, mit ein. Sie strukturiert die Therapiesitzungen und leitet die Patienten aktiv im gemeinsamen musikalischen Erkunden und Einüben an, nicht leistungsbezogen, sondern die Therapieprozesse unterstützend. Die Therapeutin setzt damit geordnete Gemeinschaftsaktivitäten in Gang. Die verlässlich wiederholten und überschaubar variierten Einübungsvorgänge erfordern Konzentration und Bemühen, sie bringen erkennbare Lernfortschritte, Zugewinn und Entwicklungen auf der Materialebene hervor. Die Therapeutin achtet darauf, dass die Teilnehmer Anregungen und Freude daran finden und erleben können. Die Patienten entdecken, dass sie vorübergehend Abstand gewinnen können von depressiven Verfassungen, negativen Stimmungen und grüblerischen Gedanken, und dass diese positive Stimmungsveränderung wiederholbar ist. Solche strukturierten musiktherapeutischen Gruppen wirken antiregressiv, selbstwertstärkend und stabilisierend. Sie aktivieren und erweitern die Ressourcen. Für neurotisch strukturierte Patienten mit stabiler Ich-Organisation wären diese Gruppen schönes und harmloses Spielen. Für strukturell gestörte und komplex traumatisierte Patienten, die in ihrer bisherigen Biografie zu wenig positive Erfahrungen und Ressourcen verinnerlichen konnten, deren Selbsterleben und Selbstwert negativ geprägt ist, kann es eine große, zunächst vollkommen neue Herausforderung bedeuten, positives Erleben zuzulassen. Aktive strukturierte Musiktherapie wird in der Regel im Gruppensetting eingesetzt, bei besonderer Indikation auch im Einzelsetting oder als Kleingruppe.

In der *Trommelgruppe* üben die Teilnehmer mit Trommeln ausgewählte Rhythmen ein. Rhythmisches Trommeln ist körper- und bewegungsbetont. Die Auswahl der Rhythmen sowie die Ausgestaltung der Übungsschritte sind bezogen auf die spezifischen therapeutischen Ziele dieser Methode und orientieren sich an den Möglichkeiten der Teilnehmer. Ergänzend zu den bisher genannten Zielen und Wirkungen aktiver strukturierter Gruppen dient diese Methode der Spannungsregulierung. Hierzu einige Aspekte:

- *Rhythmus.* Rhythmus bedeutet Kontinuität. Gemeinsam spielenderweise im Rhythmus sein heißt zugleich, sich tragen lassen und selbst ein mittragender Teil im Ganzen der Gruppe sein.
- *Rhythmus gibt Orientierung und Sicherheit.* Richtig oder falsch spielen, im Rhythmus oder daneben sein ist eindeutig. Rhythmus wirkt ausgleichend und spannungsregulierend. Für Patienten mit Erschöpfungssyndromen und Antriebsstörungen wirkt Rhythmus anregend, aktivierend, vitalisierend. Patienten mit innerer Unruhe und übermäßigen Affektspannungen können über die kontinuierliche rhythmisch-musikalisch gesteuerte Bewegung innere Spannungszustände lösen und abbauen. Rhythmus wirkt ausgleichend, weil lustvolle und aggressive Anteile angeregt werden und zugleich gesteuert in Fluss kommen. Die neurobiologischen Prozesse beim rhythmischen Musizieren beschreibt Hüther (2004, S. 24) so: »Rhythmus führt immer dann, wenn er von einem Patienten aufgegriffen und im Inneren mitgegangen oder aktiv mit vollzogen wird, zu mächtigen Resonanzphänomenen. Es kommt zu Synchronisierungseffekten, die sich von den auditiven kortikalen Arealen auf assoziative und motorische Bereiche ausbreiten und sich wechselseitig aufschaukeln und verstärken. Auf diese Weise können die in sehr unterschiedlichen regionalen Netzwerken des Gehirns generierten Aktivitätsmuster synchronisiert und harmonisiert werden. Dieser Effekt wird als Einheit von Denken, Fühlen und Handeln sowohl individuell als auch innerhalb einer durch einen Rhythmus verbundenen Gruppe erlebt (soziale Resonanz).«
- *Einübungsvorgänge.* Das Erlernen der Rhythmen erfordert, ohne die Teilnehmer zu überfordern, mehrfache Wiederholungen und Übungseinheiten. Bemühen und Wiederholen führen schrittweise zur Aneignung. Aus Schwierigem wird allmählich Können und Leichtigkeit. Unvollkommenheiten, Fehler, Grenzen des je eigenen Lerntempos müssen und können akzeptiert werden, am besten mit Humor. In der Balance zwischen konzentriertem Bemühen und ausreichender Entspannung stellen sich Lernfortschritte ein, die anfangs unerreichbar erscheinen.
- *Positives Gemeinschaftserleben.* Rhythmisch-musikalisches miteinander Spielen in der Gruppe schafft für diese Zeit Verbundenheit zwischen Menschen, die je nach Situation in guter oder schlechter Verfassung kommen, die außerhalb dieser Gruppe möglicherweise sehr unterschiedliche Beziehungen zueinander haben, ver-

traut, fremd, verschieden, konflikthaft. Eine angeregt heitere Stimmung, ein befriedigendes musikalisches Produkt sind dennoch möglich und erweitern in positiver Weise die Beziehungserwartungen insbesondere von Menschen, die krankheitsbedingt in soziale Isolation geraten sind.

Weitere interessante und therapeutisch relevante Aspekte zum Thema Rhythmus in der Musik und Musiktherapie finden sich bei Hoffmann (2010) und anderen Autoren eines entsprechenden Themenheftes.

Therapeutische Stimmbildung und Singen. Die menschliche Stimme ist das körpereigene Instrument. Therapeutische Stimmbildung und Singen beinhalten daher auch körpertherapeutische und atemtherapeutische Aspekte und ermöglichen besondere Wege der Selbstwahrnehmung. Singen kann sowohl ergotrope, stimulierende als auch trophotrope, entspannende Wirkungen haben. Zu den vielfältigen therapeutischen Wirkungen des Singens verweisen wir auf Bossinger (2006), Kreutz (2015) sowie auf Wendrich & Brauchle (2011). Die eigene Stimme zum Klingen bringen fördert Selbstbewusstsein und Selbstwertgefühl. Singen in der Gruppe lässt positive Verbundenheit erlebbar werden. Daher wirkt therapeutisches Singen stabilisierend und ressourcenaktivierend. Ergänzend zu diesen kurzen Ausführungen verweisen wir auf Rittner (2008), die unterschiedliche therapeutisch relevante Aspekte der Stimme in der Psychotherapie und Musiktherapie beschreibt.

Ressourcenaktivierendes Musizieren bei vorhandenen musikalischen Vorerfahrungen. Ressourcenaktivierung trägt zur Stabilisierung bei. Hat jemand in seiner Vorgeschichte gute Erfahrungen mit Musik gemacht, z. B. mit Freude und Erfolg ein Musikinstrument erlernt, und lässt diese Fähigkeit seit Langem brachliegen, kann die Reaktivierung dieses Potenzials stabilisierend wirken, positives Erleben verfügbar machen und damit der Selbstregulation dienen. Aufgabe der Musiktherapeutin ist es, Patienten diese Ressource wieder verfügbar werden zu lassen.

43.4 Durchführung musiktherapeutischer Behandlungen im klinischen Kontext

In der bisherigen Darstellung musiktherapeutischer Methoden, die die Autorinnen im Rahmen klinischer Komplexbehandlungen durchführen, sind in Bezug auf Indikation und Kontraindikation allgemein gehaltene Hinweise und Empfehlungen zu ersehen, aber keine scharf abgrenzbaren Indikationen. Indikationen für oder gegen Musiktherapie, in Abwägung mit den anderen möglichen und verfügbaren kreativtherapeutischen Verfahren, werden individuumzentriert, störungs- und verlaufsorientiert gestellt. Dies bedeutet, dass zu Beginn der musiktherapeutischen Behandlung wenigstens ein Termin stattfindet, der zum einen dazu dient, die Patienten musiktherapiebezogen über Methoden, Ziele und Settings zu informieren. Zum anderen sollte der Termin von der Therapeutin zugleich für eine unverzichtbare musiktherapeutische Diagnostik genutzt werden (in Ergänzung zur bereits vorliegenden fachärztlichen und fachpsychotherapeutischen Diagnostik). Drittens dient er dazu, entsprechend den diagnostischen Befunden der Musiktherapeutin mit den Patienten das weitere Vorgehen in der Musiktherapie, also die Wahl der Methode, Therapieziele und Setting, zu besprechen und festzulegen.

Die Therapeutin beachtet die spontanen Reaktionen des Patienten auf den Musiktherapieraum, der durch die Ausstattung mit verschiedensten Musikinstrumenten nicht neutral ist, sondern affektive Reaktionen, Assoziationen, Erinnerungen, Handlungsbereitschaften auslösen kann. Während die Musiktherapeutin den Patienten über das Angebot im Bereich Musiktherapie informiert und seine Fragen hierzu beantwortet, registriert sie Hinweise darüber, ob und an welcher Stelle die Patienten mit Interesse, Freude, Neugier, Hoffnung, Wünschen und Selbstvertrauen reagieren, oder mit Befürchtungen, Versagensangst, Scham, Selbstunsicherheit, Unverständnis und Ablehnung. Eine weitere wichtige Quelle diagnostischer Hinweise sind die Erzählungen der Patienten auf die Frage der Therapeutin, ob und in welcher Weise Musik in ihrem Leben bisher, positiv oder negativ, eine Rolle gespielt hat. Daraus ergeben sich wichtige Erkenntnisse darüber, ob Musikerfahrung eine Ressource des Patienten ist, ob und wie diese sich voraussichtlich auswirkt in den Möglichkeiten des Patienten, von der Musiktherapie zu profitieren, ob der Patient diese Ressource derzeit aktiv nutzt, ob er sie zwar nicht nutzt, aber verfügbar hat, oder ob diese Ressource vergessen, verschüttet und blockiert ist. Bei Patienten mit gesicherten oder möglichen Traumaanteilen achtet die Therapeutin auf Hinweise bezüglich möglicher Trigger im Musiktherapieraum oder im Kontext Musikerfahrung.

Sofern aus der Gesamtheit aller bislang verfügbaren diagnostischen Informationen sowie aus dem Auftrag vom Team an die Musiktherapeutin nicht ausschließlich rezeptive Musiktherapie und/oder aktive strukturierte Methoden infrage kommen, lädt die Therapeutin den Patienten ein, sich im Musiktherapieraum zu orientieren, die Instrumente auszuprobieren und, bei ausreichender Bereitschaft vonseiten des Patienten zum praktischen Kennenlernen der aktiven interaktionellen Musiktherapie, mit ihr eine freie Improvisation entstehen zu lassen und im Anschluss daran die subjektiven Eindrücke zu beschreiben. Improvisation und Beschreibung liefern der Therapeutin weiteres diagnostisch relevantes Material, vor allem hinsichtlich der Beziehungs- und Interaktionsmuster des Patienten und seiner Möglichkeiten, diese zu reflektieren.

Auf der Grundlage dieser Diagnostik und unter Berücksichtigung der Motivation und der Toleranzgrenzen des Patienten kommt die Musiktherapeutin zu einer differenzierten Prognose darüber, von welcher musiktherapeutischen Methode oder Methodenkombination der Patient auf bestmögliche Weise profitieren können wird. In diesem Sinne unterbreitet sie ihm ihren Behandlungsvorschlag, das heißt Auswahl der Methode bzw. Methodenkombination und Gestaltung des Settings, und formuliert mit ihm zusammen die zunächst noch vorläufigen Therapieziele. Reinhardt & Haase (2013) beschreiben am Fallbeispiel einer Persönlichkeitsstörung eine vergleichbare strukturbezogene musiktherapeutische Behandlung im klinischen Kontext.

43.5 Forschung

Trotz einer nach wie vor bestehenden »Diskrepanz zwischen einer immer stärkeren Etablierung von musiktherapeutischen Verfahren in der (stationären oder ambulanten) Versorgung und Ausbildung und dem notwendigen Vorliegen systematischer Studien zu Grundlagen- und Anwendungsforschung« (Schmidt & Kächele 2016, S. 468) kann die Musiktherapieforschung in neuerer Zeit Fortschritte vorweisen sowohl in der Methodenentwicklung (z. B. Gruschka et al. 2011; Fuchs & Mössler 2016) als auch in der Wirkungsforschung (z. B. Argstatter et al. 2007). Aus der wachsenden Anzahl qualitativer und quantitativer Untersuchungen bei Patienten mit unterschiedlichen Krankheitsbildern seien hier exemplarisch einige wenige Studien genannt: Musiktherapie bei Patienten mit

Depressionen (Fachner & Erkkilä 2013; Metzner 2014), Patienten mit chronischen Hauterkrankungen (Münch 2010), Borderline-Patienten (Plitt 2013, 2014; Strehlow 2011), Tumorschmerz- und Dialysepatienten (Wormit 2007).

Weiterführende Literatur

De Backer J, Sutton J (Hrsg) (2014). Music in Music Therapy. Psychodynamic Music Therapy in Europe: Clinical, Theoretical and Research Approaches. London: Jessica Kingsley Publishers.

Decker-Voigt H-H (Hrsg) (2001). Schulen der Musiktherapie. München: Reinhardt.

Decker-Voigt H-H, Weymann E (Hrsg) (2009). Lexikon Musiktherapie. 2. Aufl. Göttingen: Hogrefe.

Decker-Voigt H-H, Oberegelsbacher D, Timmermann T (2012). Lehrbuch Musiktherapie. 2. Aufl. München: Reinhardt.

Deutsche Musiktherapeutische Gesellschaft e. V. (DMtG) (Hrsg) (2014). Mentalisierung und Symbolbildung in der musiktherapeutischen Praxis. Jahrbuch Musiktherapie. Bd. 10. Wiesbaden: Reichert.

von Moreau D (2014). Musiktherapie in der Behandlung struktureller Defizite. Musiktherapeutische Umschau; 35: 192–200.

von Moreau D, Wormit AF, Hillecke TK (2013). Musiktherapeutische Techniken. In: Senf W, Broda M, Wilms B (Hrsg). Techniken der Psychotherapie. Stuttgart: Thieme.

Smeisters H (1999). Grundlagen der Musiktherapie. Göttingen: Hogrefe.

Wiesmüller E (2014). Traumaadaptierte Musiktherapie. Musiktherapie mit Erwachsenen, die an (komplexen) Traumafolgestörungen leiden. In: Decker-Voigt H-H. Hamburger Schriften zur Musiktherapie. Band 3. Wiesbaden: Reichert.

IX. Die Endphase

Wolfgang Wöller und Johannes Kruse

44 Die Therapie geht zu Ende

Die Beendigung der Behandlung

44.1 Einführung

In der Endphase der Behandlung ergibt sich für den Patienten die Aufgabe, sich aus der therapeutischen Beziehung zu verabschieden und das in der Therapie Erarbeitete in das Alltagsleben zu integrieren. Ihnen kommt die Aufgabe zu, den Patienten darauf vorzubereiten, zu beurteilen, ob die Behandlung hinreichend erfolgreich war oder ob Sie dem Patienten eine wie auch immer geartete Fortsetzung der Behandlung empfehlen sollten.

Das Ende der Therapie kann für einzelne Patienten unterschiedlich schwierig zu bewältigen sein. Unproblematisch werden Sie eine Behandlung immer dann beenden können, wenn eine umschriebene Konfliktproblematik bearbeitet und eine deutliche Symptomreduktion eingetreten ist. Schwierigkeiten sind dann zu erwarten, wenn Ihnen im Laufe der Behandlung Trennungs- und Verlassenheitsängste des Patienten sowie unbewusste Abhängigkeits- und Versorgungswünsche in vollem Umfang deutlich geworden sind, deren Ausmaß Sie bei der initialen Diagnostik nicht hinreichend gesehen haben.

44.2 Frühzeitig an das Therapieende erinnern

Das voraussichtliche *Datum der letzten Sitzung* sollte dem Patienten und auch Ihnen klar vor Augen stehen. Dies ist notwendig, weil Patienten oft dazu neigen, sich über die verbleibende Dauer an Therapiestunden falsche Vorstellungen zu machen. Wir empfehlen Ihnen, sich gleich zu Beginn der Behandlung das Datum des Therapieendes deutlich sichtbar zu notieren oder einzuprägen. Dies erspart Ihnen während der laufenden Behandlung das unangenehme Gefühl der Unklarheit über die verbleibende Zahl der Behandlungsstunden.

Aus dem gleichen Grund sollten Sie den Patienten während der Therapie schon gelegentlich daran erinnern, dass er in einigen Wochen oder Monaten ohne Therapie sein wird. Während der Endphase empfiehlt es sich, in jeder Stunde die verbleibende Zahl der Sitzungen ins Gedächtnis zurückzurufen. Sie können den Patienten auch fragen, wie er sich fühlen würde, wenn die Therapie jetzt beendet wäre. So können Abhängigkeitswünsche und Verlassenheitsängste bewusst gemacht und bearbeitet werden.

44.3 Gefühle des Abschieds erleben lassen

Wie auch sonst in der Therapie, sollen die Gefühle im Zusammenhang mit dem bevorstehenden Abschied so klar wie möglich erlebt werden. Diese können traurig getönt, aber auch positiv und optimistisch sein. Oft empfinden Patienten eine leichte Traurigkeit, wenn sie sich von uns trennen, aber eine Therapie kann auch ohne ein solches Gefühl der Traurigkeit befriedigend zu Ende gehen. Statt normative Erwartungen an die Patienten zu richten, wie sie den Abschied von uns verarbeiten sollten, nehmen wir ihre Gefühlslage so an, wie sie sich uns präsentiert.

Bei Patienten mit schwierigen Trennungserfahrungen können sehr schmerzliche Gefühle aktiviert werden, für deren Durcharbeitung ausreichend Zeit eingeplant sein sollte. In anderen Fällen können die schmerzlichen Gefühle abgewehrt sein und im Wiederauftreten von Symptomen zum Ausdruck kommen, nicht selten auch erst nach Beendigung der Therapie. Aus diesem Grund erläutern wir den Patienten, dass eine im Zusammenhang mit dem Ende der Therapie wieder aufgetretene Symptomatik eine Reaktion auf die bevorstehende oder vollzogene Trennung sein kann, und fügen beruhigend hinzu, dass mit hoher Wahrscheinlichkeit mit einem baldigen Rückgang der Symptome zu rechnen ist.

Wir können die wiederaufgetretene Symptomatik auch als Ausdruck möglicher Sorgen und Ängste verstehen, dass die gewonnenen Fortschritte nicht Bestand haben könnten, und können gezielt einzelne kritische Situationen ansprechen, denen der Patient künftig ausgesetzt sein wird:

> T: Was meinen Sie, wie werden Sie vermutlich mit der Situation X zurechtkommen, wenn Sie nicht mehr mit mir darüber sprechen können?

44.4 Bilanzieren: Was wurde erreicht?

Gegen Ende der Behandlung sollten wir den Patienten und auch uns fragen, ob die wesentlichen Ziele der Behandlung erreicht sind. Abgesehen von den persönlich formulierten Therapiezielen sollte insbesondere die eingangs geklagte Symptomatik gebessert oder zumindest deutlich rückläufig sein. Es ist kein Therapiefortschritt, wenn der Patient zwar reflektierter wirkt, aber unter dem gleichen Leidensdruck steht wie vor Beginn der Behandlung.

Neben einem Rückgang der Symptomatik sollte der Patient mehr Vertrauen und Sicherheit gewonnen haben, er sollte seine Emotionen differenzierter erleben können, seine Bedürfnisse besser wahrnehmen können, sein Selbstwertgefühl sollte gestiegen sein. Ängste, Schuld- und Schamgefühle sollten geringer geworden sein. Von den Ich-Funktionen sollte besonders die Frustrationstoleranz besser geworden sein. Er sollte Grenzen und Einschränkungen besser akzeptieren können, die Möglichkeiten des Kontaktes und der Kommunikation sollten gestiegen sein (Rudolf & Henningsen 2013). Ist dies nicht der Fall, sollte eine Fortführung der Behandlung in Betracht gezogen werden. Fragen Sie sich daher gegen Ende der Behandlung, was sich hinsichtlich der *Beschwerdesymptomatik*, der *Objektbeziehungen* und der *Ich-Funktionen* des Patienten verändert hat.

Berücksichtigen Sie das Urteil des Patienten und Ihr Urteil. Wenn Patienten vor allem das sehen, was sich *nicht* verändert hat (»Ich bin noch immer so ...«, »Ich leide immer noch unter ...«) und die tatsächlich vollzogenen Veränderungen nicht wahrnehmen können, kann es hilfreich sein, auf das aufmerksam zu machen, was sich verändert hat, und gleichzeitig hervorzuheben, dass dies noch nicht den Erwartungen des Patienten entspricht. Gerade Patienten, die aufgrund früher Beziehungserfahrungen fürchten, Sie könnten ihre tatsächliche Not nicht ernst nehmen und sie mit billigen Beruhigungen abspeisen (»Seien Sie doch zufrieden, so schlecht geht es Ihnen doch gar nicht mehr«), werden eher geneigt sein, auch Teilerfolge als solche anzuerkennen, wenn Sie ihnen zuvor ihren Affekt der Unzufriedenheit verständnisvoll gespiegelt haben.

44.5 Transfer des Therapiefortschritts ins Alltagsleben

In der Endphase der Behandlung geht es wesentlich darum, den Patienten darauf vorzubereiten, sein Leben auch ohne therapeutische Hilfe zu bewältigen. Je stärker sich die Behandlung auf das Ende zu bewegt, desto mehr sollte der Patient angeregt werden, Problemlösungen ohne unsere Hilfe zu erarbeiten. Eine häufigere Intervention könnte sein:

> **T:** Wie werden Sie mit diesem Problem umgehen, wenn die Therapie zu Ende ist und ich nicht mehr da bin?

Explorieren Sie mögliche Sorgen und Ängste, die Fortschritte und neu erworbenen Fähigkeiten könnten wieder verloren gehen.

> **T:** Sie deuten an, Sie haben Sorge, hier erworbene Fähigkeiten und Fortschritte könnten wieder verloren gehen. Wir sollten genau klären, welche Fähigkeit Sie fürchten, wieder verlieren zu können, wenn Sie nicht mehr in der Behandlung sind. Was genau würde Ihnen schwerfallen ohne die Möglichkeit, hier darüber sprechen zu können?

Lenken Sie die Aufmerksamkeit des Patienten auf die Notwendigkeit, eine *innere Repräsentanz des Therapeuten* aufzubauen, gewissermaßen ein Stück von Ihnen symbolisch »mitzunehmen«. Manche Patienten gewöhnen es sich an, zu sich selbst so zu sprechen, wie ihr Therapeut mit ihnen gesprochen hätte, oder stellen sich selbst Fragen, wie er sie gestellt hätte. Fördern Sie diese Prozesse.

Es empfiehlt sich auch, die Möglichkeit von *Rückschlägen* anzusprechen. Sagen Sie dem Patienten am Ende der Therapie, dass nach aller Erfahrung der therapeutische Prozess auch nach Beendigung der Therapie fortschreiten wird, dass es aber auch Rückschläge geben kann, die ihn nicht entmutigen sollten. Es sei normal, könnten Sie sagen, wenn unter äußeren Belastungen vorübergehend auch wieder alte Konflikte aktiviert werden und das Denken und Verhalten prägen. Nun habe der Patient aber die in der Therapie erworbenen Kompetenzen zur Verfügung, diese Konflikte wahrzunehmen, sich innerlich von ihnen und den daraus resultierenden Verhaltensmustern zu distanzieren, zu schauen, was ihn beunruhigt, und nach neuen Lösungswegen zu suchen.

44.6 Vorzeitige Beendigung der Therapie

Manchmal möchten Patienten die Therapie vorzeitig beenden, obwohl Sie eine Fortsetzung für wünschenswert halten. In einigen Fällen ist die Entscheidung tatsächlich gut nachvollziehbar, sei es aus Gründen der Abwehrregulierung oder weil der Patient sicher ist, genügend erreicht zu haben. Manchmal spüren Patienten, dass die Konfrontation mit tiefer liegenden Konflikten anstehen würde, möchten aber ihr erreichtes Niveau der Stabilisierung nicht infrage stellen.

Bekanntlich ist auch die Motivation einzelner Patienten zur Psychotherapie unterschiedlich ausgeprägt. Von daher ist es verständlich, dass Patienten mit initial geringerer Motivation eher dazu neigen, eine Therapie vorzeitig zu beenden. Wenn Sie sich im Verlauf der Therapie der Tatsache bewusst bleiben, dass es für den Patienten immer auch eine Option gewesen ist, die Therapie nicht zu beginnen, kann Ihre Bewertung eines Therapieabbruchs anders ausfallen. Es ist günstig, wenn Sie einen Patienten mit schwächerer Motivation gelegentlich während der laufenden Therapie darauf ansprechen, dass er noch immer in der Therapie ist, dass es sicherlich auch andersartige Überlegungen gibt, die ihn bewegen, die Therapie zu beenden, dass er sich offenbar doch dafür entschieden hat, die Therapie fortzusetzen und dass Sie sich dafür interessieren, zu erfahren, welche Gründe für eine Fortsetzung und für eine Beendigung und ein Leben ohne Therapie sprechen. Sie werden dann beide Seiten seiner Ambivalenz klarer sehen können.

Wenn Patienten nun die Therapie vorzeitig beenden wollen, explorieren Sie die Gründe für einen solchen Wunsch und geben Sie dem Patienten zu verstehen, dass Sie sie nachvollziehen können. Stellen Sie aber auch die möglichen Nachteile dar, die mit einer vorzeitigen Beendigung verbunden wären. Versuchen Sie nicht, den Patienten zur Fortsetzung der Behandlung zu drängen, ohne die Gründe für seinen Beendigungswunsch ausreichend gewürdigt zu haben.

In einigen Fällen lassen sich reale oder übertragungsbedingte Ängste oder andere Affekte identifizieren, bei deren Auflösung Sie den Patienten doch noch zu einer Fortsetzung bewegen können. Vielleicht hat ein Patient Angst, Ihren Erwartungen nicht entsprochen zu haben, in anderen Fällen ist es Patienten nicht möglich geworden, feindselige Gefühle Ihnen gegenüber sowie Gefühle der Unzufriedenheit zu äußern. Versuchen Sie, Hypothesen bezüglich möglicher realer oder übertragungsbedingter Ängste oder anderer Affekte zu entwickeln, und stellen Sie sie zur Diskussion.

> **T:** Ich frage mich, ob Sie vielleicht in der letzten Sitzung erlebt haben, dass ich Sie so, wie Sie sind, gar nicht akzeptiere, sondern ganz etwas anderes von Ihnen erwarte.

Patienten können die laufende Behandlung aber auch ohne vorherige Ankündigung abbrechen. Auch bei erfahrenen Therapeuten kommen Behandlungsabbrüche vor. Wenn eine Behandlung abgebrochen wird, heißt dies nicht notwendigerweise, dass sie dem Patienten nicht geholfen hat. Bei manchen Patientengruppen, namentlich Jugendlichen und Adoleszenten, kommen Behandlungsabbrüche sogar recht häufig vor. Gleichwohl sollten wir uns bemühen, dass Behandlungen nicht abgebrochen, sondern regulär zu Ende geführt werden.

Wenn eine schon länger laufende Behandlung ohne vorherige Ankündigung abgebrochen wird, können wir mit großer Wahrscheinlichkeit davon ausgehen, dass Ängste oder andere Affekte, seien sie realen oder übertragungsbedingten Ursprungs, den Patienten gehindert haben, darüber zu sprechen, warum er die Behandlung zu diesem Zeitpunkt beenden oder sie zumindest in dieser Form nicht weiterführen wollte. Im günstigsten Fall fühlte sich der Patient bereits in solchem Maße gebessert, dass er eine Fortsetzung nicht für notwendig hielt – lediglich konnte er dies dem Therapeuten nicht sagen, weil er vielleicht dessen fantasierten vorwurfsvollen Blick nicht ertragen konnte, dem er ja die Teilnahme an 25 Sitzungen »versprochen« hatte, und der eine vorzeitige Beendigung sicher als »undankbar« erleben würde. Häufig spielen Scham- oder Schuldgefühle eine Rolle, die nicht besprechbar waren. Patienten schämen sich bestimmter Verhaltensweisen so sehr, dass sie der niederschmetternden oder verächtlichen Reaktion des Therapeuten entgehen möchten oder einem »Rausschmiss« durch einen Abbruch zuvorkommen möchten.

Wenn der Patient also zur vereinbarten Stunde nicht erscheint und auch sonst nichts von sich hören lässt, pflegen wir ihn anzuschreiben oder auch anzurufen und ihm vorzuschlagen, noch zu einer abschließenden Sitzung zu kommen. Wir sagen ihm, dass wir seine Entscheidung in jedem Falle respektieren und ihn nicht zur Fortsetzung der Therapie überreden werden, dass wir jedoch gern die Gründe für seine Entscheidung erfahren würden. Nicht wenige Patienten rechnen insgeheim damit, dass der Therapeut sich meldet, und sehen darin einen Beweis seines Interesses. Besteht Unklarheit bezüglich möglicher selbstgefährdender Tendenzen des Patienten, empfiehlt sich die telefonische Kontaktaufnahme, notfalls auch bei den Angehörigen des Patienten.

Vorgehen bei vorzeitiger Beendigung der Behandlung und bei Therapieabbruch

- bei vorheriger Ankündigung Gründe explorieren
- Vor- und Nachteile der vorzeitigen Beendigung diskutieren
- nicht zur Weiterbehandlung drängen
- Hypothesen bezüglich möglicher realer oder übertragungsbedingter Ängste und Affekte entwickeln und diskutieren
- bei Fernbleiben anschreiben oder anrufen und abschließenden Termin vorschlagen

44.7 Modifikationen des Behandlungsendes

Vor allem für Patienten mit traumatischen Verlassenheitsängsten und ausgeprägter Abhängigkeitsproblematik kann die Beendigung der Therapie trotz adäquater Vorbereitung eine schwerwiegende Belastung darstellen. Hier ergeben sich mehrere Möglichkeiten, das Ende der Therapie zu modifizieren. Sie können in der Schlussphase die Sitzungsdauer halbieren, um so die verbleibende Therapiezeit zu verlängern. Oder Sie verlängern zunehmend die Intervalle zwischen den Sitzungen, etwa beginnend mit Sitzungen im zweiwöchentlichen Abstand bis zu einer Sitzung im Monat.

In wenigen Fällen ist auch eine reale Verlängerung der Therapie um einige wenige Sitzungen über das geplante Ende der Behandlung hinaus sinnvoll. Eine akute Krise, z. B. ein Todesfall eines Familienmitglieds, kann eine Verschiebung der regulären Beendigung notwendig machen, wobei ein Auslaufenlassen der Behandlung im obigen Sinne nicht ausreicht. Besonders bei Patienten mit traumatischen Vorerfahrungen kann der Prozess der Internalisierung des Therapeuten als eines verlässlichen Helfers gefährdet werden, wenn Patienten sich trotz formal korrekt eingehaltenen Behandlungsendes in einer Krise allein gelassen fühlen.

Modifikationen des Behandlungsendes

- Sitzungszeit halbieren und dadurch Therapiezeit verlängern
- Intervalle zwischen Sitzungen vergrößern
- bei Krisen einige Sitzungen anhängen

44.8 Weitere Therapiephasen planen

Vor allem bei schwerer gestörten Patienten, bei Patienten, bei denen kein ausreichender Therapieerfolg zu verzeichnen ist, und bei Patienten, deren Therapieerfolge weiterer Stabilisierung bedürfen, sind weitere Therapiemaßnahmen zu planen. Hier ergeben sich mehrere Möglichkeiten.

Zunächst kommt – bei entsprechender Indikation – die *Überführung in eine analytische Psychotherapie* in Betracht. Für einige der Patienten kann es bereits ein beträchtlicher Erfolg sein, dass ihnen durch die tiefenpsychologisch fundierte Psychotherapie die Notwendigkeit weiterer therapeutischer Arbeit deutlich geworden und die Motivation zu einer analytischen Psychotherapie geweckt worden ist. Wenn interpersonelle Probleme im Vordergrund stehen, ist besonders an *gruppentherapeutische Maßnahmen* zu denken.

Darüber hinaus kann auch eine *Intervallbehandlung* geplant werden. Gerade bei Patienten mit Persönlichkeitsstörungen, die möglicherweise über größere Zeiträume hinweg psychotherapeutischer Hilfe bedürfen, kann es sinnvoll sein, Phasen der Therapie mit therapiefreien Intervallen alternieren zu lassen, in denen der Patient versuchen soll, sich auf der Basis seiner eigenen Ressourcen weiter zu entwickeln, um dann wieder Hilfe in Anspruch zu nehmen, wenn die Anforderungen der Realität seine eigenen Bewältigungskapazitäten überschreiten. Tatsächlich kehren viele Patienten verschiedene Male in ihrem Leben zur Therapie zurück, um ihren persönlichen Wachstumsprozess fortzusetzen, der durch die vorhergehende therapeutische Arbeit in Gang gesetzt wurde.

Tatsächlich erfordert ein solches Vorgehen ein gewisses Umdenken für Therapeuten, die in ihrer Ausbildung gelernt haben, so lange intensiv und kontinuierlich mit einem Patienten zu arbeiten, bis dessen Hauptprobleme gelöst sind. Der Vorteil einer solchen Konzeptualisierung besteht darin, dass eine Wiederaufnahme der Therapie nicht als »Rückfall« oder »Scheitern« aufgefasst werden muss, sondern als eine Fortsetzung eines einmal begonnen langfristigen therapeutischen Prozesses angesehen werden kann.

Über die Frage, ob man Patienten aktiv eine erneute Kontaktaufnahme anraten sollte, wenn Probleme auftreten, gehen die Meinungen auseinander. Einige Autoren sehen darin eine Behinderung des notwendigen Ablösungsprozesses. Andere berichten über gute Erfahrungen, wenn Patienten in akuten Belastungssituationen einige wenige Sitzungen bei dem Therapeuten in Anspruch nehmen, bei dem sie sich gut aufgehoben gefühlt haben, um das entstandene Problem zu bearbeiten. Wieder andere planen Nachuntersuchungssitzungen nach Ablauf einer gewissen Zeit fest ein und betrachten dies nicht nur als Möglichkeit der eigenen Erfolgskontrolle, sondern auch als eine Möglichkeit für ihre Patienten, auf diesen Zeitpunkt hin orientiert die innere Repräsentanz des Therapeuten nach beendeter Therapie zu festigen.

Weiterführende Literatur

Diederichs P (Hrsg) (2006). Die Beendigung von Psychoanalysen und Psychotherapien. Bibliothek der Psychoanalyse. Die Achillesverse der psychoanalytischen Behandlungstechnik? Gießen: Psychosozial.

Müller-Ebert J (2005). Vom Trennen: Herausforderungen beim Beenden von Therapien. Psychotherapie im Dialog; 6: 150–5.

Novick J, Novick KK (2008). Ein guter Abschied: Die Beendigung von Psychoanalysen und Psychotherapien. Frankfurt: Brandes & Apsel.

Rieber-Hunscha I (2005). Das Beenden der Psychotherapie. Trennungen in der Abschlussphase. Stuttgart: Schattauer.

Rieber-Hunscha I (2007). Wann ist zu Ende therapiert? Psychotherapie im Dialog; 6: 150–5.

45 Ausblick

Weitere empfohlene Therapieverfahren

45.1 Einführung

Wir hoffen, Ihnen in diesem Basisbuch einige Grundlagen tiefenpsychologisch fundierten Arbeitens und eine erste Behandlungskompetenz vermittelt zu haben. Selbstverständlich ist tiefenpsychologisch fundierte Psychotherapie nicht ohne umfangreiche Supervision und Selbsterfahrung zu erlernen.

Vielleicht möchten Sie Ihre Kenntnisse über die theoretischen Grundlagen der psychodynamischen Therapien aber auch vertiefen und weitere Möglichkeiten des konflikt-, struktur- und traumaorientierten Intervenierens und der therapeutischen Beziehungsgestaltung kennenlernen. Dazu steht Ihnen mit dem Buch »Psychodynamische Psychotherapie. Lehrbuch der ressourcenorientierten Praxis« (Wöller 2022) ein Lehrbuch für »Fortgeschrittene« zur Verfügung. Es ist ein Werk, in dem die wichtigsten der uns heute leitenden psychoanalytischen Theorien und Konzepte im Lichte der modernen Neuro- und Entwicklungswissenschaften und vor dem Hintergrund der Ergebnisse der empirischen Psychotherapieforschung kritisch diskutiert werden und das gleichzeitig die psychodynamische Interventionspraxis konsequent unter dem Blickwinkel des Wirkprinzips der Ressourcenorientierung konzipiert.

Darüber hinaus stehen Ihnen zahlreiche spezifische Konzepte zu speziellen therapeutischen Problemstellungen zur Verfügung, die Ihre Aufmerksamkeit verdienen. Einige dieser Konzepte wollen wir Ihnen im Folgenden vorstellen und entsprechende Literaturhinweise am Ende des Kapitels anfügen.

45.2 Kurztherapeutische Verfahren

Zunächst empfehlen wir Ihnen, eines oder mehrere kurztherapeutische Verfahren zu erlernen. Die in den Psychotherapie-Richtlinien als Sonderform tiefenpsychologisch fundierter Psychotherapie aufgeführte *Kurztherapie* (§ 14 a, 3) stellt, ebenso wie die konzeptuell davon kaum verschiedene *Fokaltherapie*, ein spezielles Therapiekonzept dar und ist nicht mit einer *Kurzzeittherapie* zu verwechseln, die allein durch den zeitlichen Rahmen bestimmt ist. Kurztherapien sind durch eine besonders ausgeprägte Konzentration des therapeutischen Prozesses charakterisiert und setzen in der Regel eine größere therapeutische Erfahrung voraus.

Obwohl schon Freud, Rank, Ferenczi sowie Alexander & French (1946) zur Entwicklung kurztherapeutischer Verfahren beigetragen haben, war es Balint, der auf der Basis seiner therapeutischen Kurzkontakte mit Patienten die Idee einer *fokalen Psychotherapie* entwickelt hatte (Balint et al. 1973). Malan (1972) verfolgte diese Idee systematisch und entwickelte daraus seine Form der *Psychodynamischen Kurztherapie*, die in 20 bis 30 Sitzungen durchgeführt werden kann und breitere Anwendung auch im deutschen Sprachraum gefunden hat. Erwähnt werden sollten auch die Kurzpsychotherapie von Bellak & Small (1972), die bei entsprechenden Voraussetzungen mit weniger als 10 Sitzungen auskommen kann, die von Davanloo (2001) entwickelte und für Ich-starke Patienten geeignete »Intensive Psychodynamische Kurztherapie« (Gottwik 2009; Tröndle 2005) und die strikt auf zwölf Therapiesitzungen begrenzte *»Time-limited Psychotherapy«* von Mann (1973), die besonders Aspekte von Bindung und Trennung in einem strikt regressionsbegrenzenden Setting akzentuiert (Küchenhoff 2004).

Kurztherapeutische Verfahren wenden sich vor allem an Patienten mit genügender *Ich-Stärke, neurotischer Konfliktproblematik* und der Fähigkeit, ein *tragfähiges Arbeitsbündnis* einzugehen und aufrechtzuerhalten. Voraussetzung für die Anwendung kurztherapeutischer Verfahren sind weiterhin eine ausreichende *Therapiemotivation* und eine gute *Introspektionsfähigkeit*. Das *Ziel* besteht in der Durcharbeitung eines oder weniger *gut abgrenzbarer Konflikte*. Hierzu ist es notwendig, einen *Therapiefokus* zu erarbeiten. Therapietechnisch kommt den Interventionsformen der *Konfrontation* und *Deutung* eine herausragende Bedeutung zu, und die Arbeit erfolgt entlang dem Dreieck der Einsicht mit den Polen frühere Beziehungen – aktuelle Beziehungen – Übertragungsbeziehung. Der Patient wird dabei mit seiner Emotionalität soweit konfrontiert, wie er es eben ertragen kann.

Für Patienten, bei denen unter zeitbegrenzten Bedingungen ein interpersoneller Fokus für das therapeutische Vorgehen im Vordergrund steht, kommt ganz besonders die von Strupp & Binder (1993) entwickelte Kurzzeittherapie *(»Time-limited Dynamic Psychotherapy«)* in Betracht, auf die in diesem Basisbuch schon mehrfach Bezug genommen wurde. Dieser Ansatz, der im deutschen Sprachraum vor allem von Tress et al. (1996) angewandt und empirisch untersucht wurde (Junkert-Tress et al. 1999), bemüht sich, interpersonelle und intrapsychische Aspekte zu verbinden. Das Problem des Patienten wird als Resultat wiederkehrender Muster interpersoneller Interaktionen aufgefasst, die sich schädlich auf seine interpersonellen Beziehungen und auf seinen Umgang mit sich selbst sowie sein Selbstbild auswirken. Entsprechend wird der Fokus der Therapie als »zyklisch maladaptives Muster« (Cyclic Maladaptive Pattern [CMP]) konzeptualisiert. Die Struktur eines zyklisch maladaptiven Zirkels umfasst auf der interpersonellen Ebene das Verhalten des Patienten gegenüber anderen Personen sowie das Verhalten anderer dem Patienten gegenüber und auf der intrapsychischen Ebene die pathogenen Überzeugungen, Befürchtungen und Fantasien, Wünsche und Erwartungen in Bezug auf die Reaktionen anderer (Tress & Hildenbrand 1993; ▶ Kap. 9.7). Dem Patienten wird in einer Atmosphäre von Sicherheit bei gleichzeitig regressionsbegrenzendem Setting die Gelegenheit geboten, die Muster seiner problematischen Interaktionen in der therapeutischen Beziehung zu entwickeln. Aufgabe des Therapeuten ist es, den Patienten auf die repetitiven Muster aufmerksam zu machen, wenn sie in der Beziehung auftreten.

45.3 Psychoanalytisch-interaktionelle Psychotherapie

In Kapitel 29.1 haben wir die von Heigl-Evers & Heigl (1983) entwickelte Methode der psychoanalytisch-interaktionellen Psychotherapie erwähnt. Diese wendet sich explizit an Patienten mit Persönlichkeitsstörungen auf niedrigem Strukturniveau und strebt eine Nachreifung ihrer gestörten Ich-Funktionen an. Vor allem sollen die Patienten zu einer zunehmenden Differenzierung ihrer Selbst- und Objekt-Repräsentanzen gelangen, aber auch andere Ich-Funktionen werden systematisch entwickelt. Angestrebt wird weiterhin eine Nachreifung der Objektbeziehungen durch die Förderung gutartiger Internalisierungsprozesse. Therapeutische Instrumente sind das Prinzip »Antwort«, die Übernahme von Hilfs-Ich-Funktionen und die Vermittlung und Einübung realer Fähigkeiten der interpersonellen Interaktion. Das Verfahren ist inzwischen durch eine unkontrollierte, naturalistische Studie mit 132 Patienten mit Borderline-Persönlichkeitsstörung unter stationären Bedingungen evaluiert. Dabei fanden sich bedeutsame Verbesserungen hinsichtlich der Symptomatik, der interpersonellen Probleme und der Lebenszufriedenheit (Leichsenring et al. 2007). In letzter Zeit wurde die psychoanalytisch-interaktionelle Psychotherapie von Streeck (2007) und von Streek & Leichsenring (2015) neu dargestellt.

45.4 Strukturbezogene Psychotherapie

Das von Rudolf (2013) entwickelte Konzept der strukturbezogenen Psychotherapie – es wurde ebenfalls in Kapitel 29.1 erwähnt – kann als Weiterführung des Ansatzes der psychoanalytisch-interaktionellen Psychotherapie angesehen werden. Ebenso wie diese handelt es sich um eine psychodynamische Therapieform auf Ich-psychologischer Grundlage, die speziell auf Patienten mit eingeschränkten Ich-Funktionen zugeschnitten ist: neben Patienten mit Persönlichkeitsstörungen auch auf Patienten mit Essstörungen oder somatoformen Störungen. Der Strukturbegriff orientiert sich an der Strukturachse der Operationalisierten Psychodynamischen Diagnostik OPD-2 (Arbeitskreis OPD 2014).

Anders als in der konfliktbezogenen Psychotherapie geht es bei der strukturbezogenen Psychotherapie um die Erfassung der Einschränkung relevanter Ich-Funktionen und Fähigkeiten: der Fähigkeit zur realistischen Wahrnehmung des Selbst und der Bezugspersonen, der Fähigkeit zur Emotionsregulierung, der Fähigkeit, sich emotional einlassen zu können und der Fähigkeit, mit inneren Normen auf eine dem Ich zuträgliche Weise umgehen zu können. Diese Zielsetzungen werden mithilfe einer Struktur-Fokusliste formuliert, die an die OPD angelehnt ist. Die Foki betreffen strukturelle Einschränkungen im Bereich der kognitiven Fähigkeiten der Selbstwahrnehmung und Objektwahrnehmung, der Steuerungs- und Abwehrfunktionen, der emotional-kommunikativen Ebene und der Ebene von innerer Bindung und äußerer Beziehung.

Ähnlich wie die psychoanalytisch-interaktionelle Psychotherapie nutzt die strukturbezogene Psychotherapie in ihrer Behandlungstechnik nicht vorrangig deutende Interventionen, sondern die spiegelnde Beschreibung dysfunktionaler Verhaltens- und Erlebensweisen und die eigene emotionale Antwort darauf. Anders als bei der konfliktbezogenen Psychotherapie wird nicht versucht, die strukturelle Problematik in der Übertragung auf die Person des Therapeuten zur Darstellung zu bringen. Vielmehr bemühen sich Therapeut und Patient gemeinsam um eine Arbeit an der realitätsgerechten Wahrnehmung, um eine Beschreibung des Erlebens und Verhaltens und um eine verbesserte Selbst- und Beziehungsregulation.

Das Konzept verdient eine intensive Auseinandersetzung. Die Wirksamkeit der strukturbezogenen Psychotherapie bei Patienten mit einer Borderline-Persönlichkeitsstörung ist durch eine unkontrollierte Studie im stationären Setting belegt (Rudolf et al. 2004).

45.5 Mentalisierungsgestützte Psychotherapie

In Kapitel 29.7 wurde auf die Bedeutung der Ich-Funktion der Mentalisierung bei Patienten mit strukturellen Störungen hingewiesen. Bateman & Fonagy (2008) haben mit dem Konzept der mentalisierungsbasierten Psychotherapie der Borderline-Persönlichkeitsstörung (MBT) einen Behandlungsansatz entwickelt, der neuere entwicklungspsychologische Befunde mit psychoanalytischem Denken verknüpft. Grundlage des Ansatzes ist eine Theorie zur Entstehung der Borderline-Persönlichkeitsstörung, die hervorhebt, dass durch anhaltende schwere Traumatisierungen die Fähigkeit dieser Patienten zur »Mentalisierung«, das heißt zur reflektierenden Selbstbeobachtung und Wahrnehmung eigener und fremder psychischer Zustände und Befindlichkeiten, unzureichend ausgebildet wird (Fonagy et al. 2015).

Temporäre oder länger andauernde Einschränkungen der Mentalisierungfunktion finden sich jedoch nicht nur bei der Borderline-Persönlichkeitsstörung, sondern auch bei verschiedenen anderen Störungsbildern, die mit Ich-strukturellen Defiziten verbunden sind. Aus diesem Grunde verfolgen neuere Behandlungsansätze das Ziel, die Fähigkeit der Patienten zur Mentalisierung zu stärken (Bolm 2015; Schultz-Venrath 2013; Taubner et al. 2016). Zu diesem Zweck werden die Patienten angehalten, ihre eigenen emotionalen Zustände und Bedürfnisse differenziert wahrzunehmen und Hypothesen über die emotionalen Zustände und Bedürfnisse ihrer wichtigsten Interaktionspartner zu bilden. Im nächsten Schritt werden sie aufgefordert, die mit diesen emotionalen Zuständen verknüpften Befürchtungen und Annahmen reflektierend zu betrachten.

Auf diese Weise soll die Neigung der Patienten zu vorschnellem Handeln auf der Basis eines unzureichend reflektierten Bedrohungserlebens verringert werden. Ein kohärentes Selbstgefühl soll entstehen, die Fähigkeit zu sicheren Bindungen soll gestärkt werden.

45.6 Übertragungsfokussierte Psychotherapie für Borderline-Patienten

Ein Therapieansatz, der nicht nur für Patienten mit der deskriptiven Diagnose einer Borderline-Persönlichkeitsstörung, sondern darüber hinaus auch für Patienten mit unterschiedlichen Persönlichkeitsstörungen auf dem Ich-strukturellem Niveau einer »Borderline-Persönlichkeitsorganisation« (Kernberg 1996b; ► Kap. 27.2) konzipiert wurde, ist die Übertragungsfokussierte Psychotherapie (»*Transference-focused Psychotherapy*«, TFP; Yeomans et al. 2017). Der Ansatz basiert auf der Objektbeziehungstheorie Kernbergs (1992) und fokussiert die gespaltene Welt der Repräsentanzen mit ihren »nur guten« und »nur bösen« Selbst- und Objektrepräsentanzen sowie die damit verbundene primitive Abwehrorganisation.

Die erste Phase der Behandlung dient der Herstellung eines geeigneten therapeutischen Rahmens mit dem Ziel, die Patienten und die Therapie vor destruktiven Impulsen zu schützen. Wann immer möglich, werden die sich in der Übertragung auf den Therapeuten manifestierenden Objektbeziehungsmuster klärend herausgearbeitet. Die Patienten erfahren, wie sich in der Übertragung zum einen Zeitpunkt die Teilrepräsentanzen des »nur guten« Therapeuten und des »nur schlechten« Patienten darstellen, während zu einem anderen Zeitpunkt die Teilrepräsentanzen des »nur schlechten« Therapeuten und des »nur guten« Patienten aktualisiert werden. Durch die Demonstration der sich wechselnd aktualisierenden Objektbeziehungsdyaden ergeben sich Möglichkeiten der Integration, die aufseiten des Patienten zu einer realitätsadäquateren Sicht von sich und seinen wichtigsten Bezugspersonen sowie zum Erwerb reiferer Objektbeziehungen führen sollen. Charakteristisch für den Therapieansatz ist, dass von Beginn immer auch negative Übertragungselemente gezielt aufgegriffen und fokussiert werden. Das behandlungstechnische Prinzip der Neutralität verlangt vom Therapeuten einen weitgehenden Verzicht auf supportive Therapieelemente, um die Darstellung der Objektbeziehungsdyaden nicht zu behindern.

Der Ansatz bietet wertvolle Empfehlungen zur Sicherung des Rahmens der Therapie und zum Schutz der Patienten vor destruktiven Tendenzen. Er ist gut geeignet für Patienten, bei denen maladaptive Beziehungsmuster und die Neigung zur wechselnden Aktualisierung unterschiedlicher Persönlichkeitsanteile bei gestörter Ich-Integration im Vordergrund stehen und keine nennenswerte Komorbidität im Sinne einer PTBS- oder dissoziativen Symptomatik vorliegt (Wöller 2013). Empirische Evidenz für die Wirksamkeit des Konzepts liegt auf der Basis randomisierter kontrollierter Studien vor (Clarkin et al. 2007; Doering et al. 2010).

45.7 Psychodynamisch-imaginative Therapieverfahren für traumatisierte Patienten

Die wachsende Kenntnis von der Bedeutung realer Traumatisierungen in der Genese zahlreicher Störungsbilder sollte Anlass sein, sich auch Therapieverfahren anzueignen, die den besonderen Problemen traumatisierter Patienten Rechnung tragen. Hier möchten wir in erster Linie den von Sachsse entwickelten und in Kapitel 39 im Überblick dargestellten Ansatz der Psychodynamisch-integrativen Traumatherapie (Reddemann 2017; Reddemann & Wöller 2015, 2017; Sachsse 2009) nennen, der sich besonders auf imaginative Techniken stützt und neben stabilisierenden auch traumakonfrontative Elemente umfasst. Die Wirksamkeit des Ansatzes konnte inzwischen durch zwei kontrollierte Studien bei chronischen komplex traumatisierten Patientinnen (Lampe et al. 2008; Sachsse et al. 2006) sowie durch eine kontrollierte Studie bei traumatisierten bosnischen Kriegsflüchtlingen (Kruse et al. 2009) belegt werden. Eine weitere Studie konnte die Wirksamkeit eines auf psychodynamischer Grundlage entwickelten Behandlungskonzeptes – ROTATE (Resource-Oriented Trauma Therapy and Resource Installation with EMDR) – auf die Reduktion von Traumafolgesymptomen bei komplex traumatisierten Patienten in Kambodscha nachweisen (Steinert et al. 2016; Wöller et al. 2016).

45.8 EMDR

Neben den in Kapitel 39.8 dargestellten imaginativen Techniken halten wir auch das »*Eye Movement Desensitization and Reprocessing*« (EMDR) (Hofmann 2014; Shapiro 2012) für ein wertvolles ergänzendes Verfahren in der Behandlung traumatisierter Patienten. Zentrales Wirkelement von EMDR ist die bilaterale Stimulation. Seit einem Beschluss des Gemeinsamen Bundesausschusses aus dem Jahre 2014 (G-BA 2014) kann EMDR in tiefenpsychologisch fundierte und analytische Psychotherapien integriert werden, wenn die Symptomatik einer Posttraumatischen Belastungsstörung vorliegt.

Für die klassische Indikation der Posttraumatischen Belastungsstörung ist die Wirksamkeit des Verfahrens in einer großen Zahl randomisierter, kontrollierter Studien belegt (Sack et al. 2001). Voraussetzung für den Einsatz von EMDR ist eine kritische Abwägung der Indikation im Rahmen eines Gesamtbehandlungsplanes (▸ Kap. 39.8). Bei Patienten mit Persönlichkeitsstörungen und labiler Emotionsregulierung können Modifikationen des Standardprotokolls notwendig werden (Wöller 2003, 2013, 2014).

Darüber hinaus scheint EMDR noch bei verschiedenen anderen Störungsbildern vorteilhafte Wirkungen zu haben, wenn traumatische oder andere schwerwiegende belastende Einflüsse zu einer erheblichen subjektiven Stressbelastung geführt haben, so etwa bei traumabedingten Angststörungen (De Jongh et al. 2002), bei somatoformen Schmerzstörungen (Grant & Threlfo 2002) und auch bei Persönlichkeitsstörungen (Manfield 1998; Wöller 2013). EMDR kann zur Reduktion des Belastungserlebens durch persönlichkeitsspezifische Alltagsstressoren wie Kränkungs- oder Trennungserlebnisse ebenso wie zur Behandlung generalisierter negativer Kognitionen eingesetzt werden. Eine wichtige Weiterentwicklung ist das für komplex traumatisierte Patienten besonders geeignete »Umgekehrte Standardprotokoll« nach Hofmann (2011, 2014). Allerdings fehlen hier noch kontrollierte Studien, um die Effekte als gesichert anzusehen. Außerdem liegt ein klinisch wertvolles EMDR-Protokoll zur Ressourcenaktivierung und Ressourcenverankerung vor (Leeds & Korn 1998).

45.9 Ressourcenbasierte Psychodynamische Therapie (RPT) traumabedingter Persönlichkeitsstörungen

Ein integratives Konzept auf psychodynamischer Grundlage für traumatisierte Patienten mit schweren Persönlichkeitsstörungen wurde von Wöller (2010, 2013, 2014) entwickelt. In allgemeiner Form und bezogen auf die Gesamtheit schwerer Persönlichkeitsstörungen wird das Konzept in dem Buch »Trauma und Persönlichkeitsstörungen« (Wöller 2013) vorgestellt. Spezifische Hinweise zur Anwendung des Konzepts bei Patienten mit einer Borderline-Persönlichkeitsstörung finden sich in dem Buch »Bindungstrauma und Borderline-Störung« (Wöller 2014). Das Konzept wurde schon in Kapitel 27.4 erwähnt und berücksichtigt sowohl die zentralen Problembereiche persönlichkeitsgestörter Patienten – Störungen der Emotionsregulierung, der Mentalisierung und der Ich-Integration mit der Folge dysfunktionaler Verhaltensmuster und Beziehungsgestaltungen – wie auch die Komorbidität posttraumatischer Belastungsstörungen und dissoziativer Störungen. Es trägt der Tatsache Rechnung, dass sowohl für schwere Persönlichkeitsstörungen wie auch für die Posttraumatische Belastungsstörung wirksame evidenzbasierte Konzepte psychodynamischen und kognitiv-behavioralen Ursprungs vorliegen, dass aber keines dieser Konzepte alle klinisch relevanten Problembereiche vollumfänglich abdecken kann.

Das Konzept versteht sich – ebenso wie dieses Basisbuch – in der Tradition assimilativer Ansätze der Psychotherapie-Integration (Norcross & Goldfried 2005) und bezieht – bei fester Fundierung in einer theoretischen Orientierung der psychodynamischen Therapie – Techniken und Strategien anderer Therapieschulen in die Behandlungsplanung ein. Es stützt sich auf die Erkenntnisse der psychoanalytischen Theoriebildung zur Entwicklung der Ich-Funktionen, der Selbst- und Objektrepräsentanzen sowie der Beziehungsregulation und versucht, die entwicklungspsychologischen, neurobiologischen und psychotraumatologischen Befunde zu Entwicklungs- und Bindungstraumatisierungen zu berücksichtigen. Es steht der »psychodynamisch imaginativen Traumatherapie« (PITT) (Reddemann 2017; ▸ Kap. 39 und Abschn. 45.7) ebenso nahe wie der »strukturbezogenen Psychotherapie« (Rudolf 2013) und nutzt Elemente der mentalisierungsgestützten »Psychotherapie der Borderline-Persönlichkeitsstörung« (Bateman & Fonagy 2014) und der psychodynamisch orientierten »Ego-State-Therapie« (Watkins & Watkins 2012).

Als traumabearbeitendes Verfahren kommt EMDR in modifizierter Form zum Einsatz (► Kap. 45.8).

Das integrative Konzept ist phasenorientiert aufgebaut; eine Prioritätenhierarchie legt die Reihenfolge der therapeutischen Interventionen fest. Die fünf Phasen haben die folgenden Inhalte:

- Sicherheit, Halt und die Stärkung der Bewältigungskompetenz
- Emotionsregulierung und Selbstfürsorge
- Mentalisierung und die Entwicklung stabiler Repräsentanzen
- schonende Traumabearbeitung
- Konfliktbearbeitung und die Arbeit an maladaptiven Beziehungsmustern

Das Buch »Bindungstrauma und Borderline-Störung« (Wöller 2014) vermittelt neben der Anwendung des ressourcenbasierten psychodynamischen Konzepts auf die Borderline-Persönlichkeitsstörung spezielle Aspekte von Partnerschaft und Sexualität, des Umgangs mit Angehörigen, der Gruppentherapie und der stationären Psychotherapie bei diesen Patienten.

45.10 Katathym-imaginative Psychotherapie

Die *katathym-imaginative Psychotherapie*, auch *Katathymes Bilderleben* genannt, ist ein von Leuner (1985) entwickeltes Verfahren, das auf dem theoretischen Fundament der Psychoanalyse die Imaginations- und Symbolisierungsfähigkeit des Menschen nutzt, um neurotische und auch frühe Konfliktgeschehnisse sowie strukturelle Entwicklungsbedingungen bildhaft erlebbar werden zu lassen. In spontanen oder vom Therapeuten induzierten Imaginationen können unbewusste Konflikte und Entwicklungsdefizite in Form tiefenpsychologischer Traumsymbole zur Darstellung kommen. Durch die Darstellung auf der Bildebene ist oftmals ein rascherer Zugang zu der zentralen Problematik des Patienten möglich als durch rein verbale therapeutische Verfahren.

Die katathym-imaginative Psychotherapie lässt sich gut mit anderen Therapieformen verbinden, die dadurch eine Bereicherung erfahren können. So kann sie vorteilhaft in das Routinevorgehen der tiefenpsychologisch fundierten Psychotherapie eingebettet werden. In den Psychotherapie-Richtlinien (2009/2017) ist das Katathyme Bilderleben ausdrücklich als ein Verfahren erwähnt, das im Rahmen eines übergeordneten tiefenpsychologisch fundierten Therapiekonzepts Anwendung finden kann (Anlage 1 zu den Psychotherapie-Richtlinien). Die Dauer einer katathymen Imagination im Rahmen einer üblichen 50-minütigen Behandlungssitzung würde dann etwa 15 bis 35 Minuten dauern. Die anschließende tiefenpsychologisch fundierte Aufarbeitung erfolgt, in Abhängigkeit vom Fokus der Therapie, entweder konfliktaufdeckend oder Ich-funktionsstärkend bzw. psychoanalytisch-interaktionell.

Hauptindikationsgebiete sind die Kurzpsychotherapie, bei der eine zügige Präsentation des unbewussten Konfliktmaterials wünschenswert ist, und die Behandlung psychosomatischer Patienten mit erschwertem Zugang zum emotionalen Erleben. Aber auch neurotische und persönlichkeitsgestörte Patienten können in hohem Maße von katathymer Imagination profitieren, sodass eine Aneignung dieses Verfahrens sehr empfehlenswert ist (Rust 1996).

45.11 Paar- und Familientherapie

Wir möchten Ihnen nahe legen, sich auch mit familien- und paartherapeutischen Ansätzen zu beschäftigen.

Familientherapeutische Interventionen können erforderlich werden, wenn nicht nur der das Symptom tragende Index-Patient, sondern auch andere Familienmitglieder von einer gemeinsamen Problematik betroffen sind oder wenn sich bei näherer Betrachtung in der Symptomatik eines Patienten eine Familienproblematik manifestiert. Nicht selten hat auch die Symptomatik eines Patienten direkte Auswirkungen auf andere Familienmitglieder; oder die für die Behandlung eines Patienten notwendige Kooperation und Unterstützung der Familie lässt sich nur durch familientherapeutische Interventionen gewinnen (Cierpka et al. 2007).

Eine *Paartherapie* ist immer dann indiziert, wenn wegen ausgeprägter interpersoneller Abwehrmechanismen und Kollusionen zwischen Partnern Einzel- oder Gruppentherapien wenig Aussicht auf Erfolg haben, ferner, wenn der Index-Patient ein Kind ist und dem Paar deutlich gemacht werden kann, dass der elterliche Konflikt maßgeblich für die Erkrankung des Kindes verantwortlich ist (Kreische 2012).

45.12 Störungsspezifische psychodynamische Konzepte

Über die genannten Therapieansätze hinaus verfügen wir noch über störungsspezifische psychodynamische Behandlungskonzepte, die, basierend auf den allgemeinen Prinzipien psychodynamischer Psychotherapie, die Besonderheiten im therapeutischen Umgang mit der Kernsymptomatik der jeweiligen Störungsbilder im Blick haben. Die empirische Forschung zeigt übereinstimmend, dass symptombezogene Modifikationen der Behandlungstechnik notwendig sind, um zufriedenstellende Ergebnisse zu erzielen (Reich 2011).

So heben psychodynamische Therapien zur Behandlung von Essstörungen die Notwendigkeit hervor, Symptommanifestationen wie Gewichtsentwicklung und das Essverhalten den gleichen Stellenwert einzuräumen wie der psychodynamischen Aufarbeitung der zugrunde liegenden Konfliktmuster (Reich & Cierpka 2010). In ähnlicher Weise betonen störungsorientierte psychodynamische Ansätze zur Behandlung von Angst- und Panikstörungen die Notwendigkeit symptombezogenen Vorgehens (Bassler & Leidig 2005; Benecke & Staats 2012; Ermann 2012; Subic-Wrana et al. 2012).

45.13 Schlussbemerkung

Nachdem wir Sie nun noch auf einige Möglichkeiten hingewiesen haben, Ihre Kompetenz durch den Erwerb zusätzlicher therapeutischer Verfahren zu erweitern, bleibt uns noch, Ihnen ein gutes Gelingen Ihrer tiefenpsychologisch fundierten Arbeit zu wünschen. Es würde uns sehr freuen, wenn dieses Basisbuch dazu beitragen kann, Ihr Verständnis für die therapeutische Alltagsrealität zu vertiefen und Ihre Freude an der psychotherapeutischen Arbeit zu erhöhen.

Weiterführende Literatur

Vertiefendes Lehrbuch zur psychodynamischen Psychotherapie

Wöller W (2022). Psychodynamische Psychotherapie. Lehrbuch der ressourcenorientierten Praxis. Stuttgart: Schattauer.

Kurztherapeutische Verfahren

Küchenhoff J (2004). Psychodynamische Kurz- und Fokaltherapie. Theorie und Praxis. Stuttgart: Schattauer.

Strupp HH, Binder JL (1993). Kurzpsychotherapie. 2. Aufl. Stuttgart: Klett-Cotta.

Psychoanalytisch-interaktionelle Psychotherapie

Streeck U, Leichsenring F (2011). Handbuch psychoanalytisch-interaktionelle Therapie. Behandlung von Patienten mit strukturellen Störungen und schweren Persönlichkeitsstörungen. 2. Aufl. Göttingen: Vandenhoeck & Ruprecht.

Strukturbezogene Psychotherapie

Rudolf G (2020). Strukturbezogene Psychotherapie. Leitfaden zur psychodynamischen Therapie struktureller Störungen. 4. Aufl. Stuttgart: Schattauer.

Mentalisierungsgestützte Therapie

Bateman AW, Fonagy P (2014). Psychotherapie der Borderline-Persönlichkeitsstörung. Ein mentalisierungsgestütztes Behandlungskonzept. Gießen: Psychosozial.

Bolm T (2015). Mentalisierungsbasierte Therapie. München: Reinhardt.

Schultz-Venrath U (2013). Lehrbuch Mentalisieren. Psychotherapien wirksam gestalten. 2. Aufl. Stuttgart: Klett-Cotta.

Taubner S, Brockmann J, Kirsch H (2016). Praxis des Mentalisierens. Stuttgart: Klett-Cotta.

Übertragungsfokussierte Therapie für Borderline-Patienten

Yeomans F, Clarkin JF, Kernberg OF (2017). Übertragungsfokussierte Psychotherapie für Borderline-Patienten. Das TFP-Praxismanual. Stuttgart: Schattauer.

Spezielle tiefenpsychologische Therapieverfahren für traumatisierte Patienten

Reddemann L (2017). Psychodynamisch Imaginative Traumatherapie. PITT – Das Manual. 9. Aufl. Stuttgart: Klett-Cotta.

Reddemann L, Wöller W (2015). Psychodynamische Verfahren. In: Seidler GH, Freyberger HJ, Maercker A (Hrsg). Handbuch der Psychotraumatologie. 2. Aufl. Stuttgart: Klett-Cotta.

Reddemann L, Wöller W (2019). Komplexe posttraumatische Belastungsstörung. 2. Aufl. Göttingen: Hogrefe.

Sachsse U (2009). Traumazentrierte Psychotherapie. Studienausgabe. Stuttgart: Schattauer.

Wöller W (2006). Traumaspezifische Behandlungstechniken. Psychotherapie im Dialog, 7: 343–452.

Wöller W, Lampe A, Mattheß H, Schellong J, Leichsenring F, Kruse J (2020). Psychodynamische Therapie der komplexen posttraumatischen Belastungsstörung. Ein Manual zur Behandlung nach Kindheitstrauma. Stuttgart: Schattauer.

EMDR

Hofmann A (2014). EMDR – Praxishandbuch zur Behandlung traumatischer Menschen. 5. Aufl. Stuttgart: Thieme.

Shapiro F (2012). EMDR – Grundlagen und Praxis. Handbuch zur Behandlung traumatisierter Menschen. 2. Aufl. Paderborn: Junfermann.

Wöller W (2003). EMDR in der Psychotherapie von Persönlichkeitsstörungen. Z Psychotraumatol Psychol Med; 1: 73–8.

Wöller W, Hofmann A (2013). EMDR und andere traumakonfrontative Techniken. Schonende Formen der Traumaverarbeitung. In: Wöller W. Trauma und Persönlichkeitsstörungen. 2. Aufl. Stuttgart: Schattauer; 481–93.

Ressourcenbasierte Psychodynamische Therapie (RPT) traumabedingter Persönlichkeitsstörungen

Wöller W (2010). Therapiekonzeption für traumatisierte Patienten mit schweren Persönlichkeitsstörungen. Psychotherapeut; 10: 6–11.

Wöller W (2013). Trauma und Persönlichkeitsstörungen. 2. Aufl. Stuttgart: Schattauer.

Wöller W (2014). Bindungstrauma und Borderline-Störung. Stuttgart: Schattauer.

Katathym-imaginative Psychotherapie

Kottje-Birnbacher L, Sachsse U, Wilke E (Hrsg) (2010). Psychotherapie mit Imaginationen. Bern: Huber.

Paar- und Familientherapie

Cierpka M, Massing A, Reich G (2007). Praxis der psychoanalytischen Familien- und Paartherapie. Stuttgart: Kohlhammer.

Kreische R (2012). Paarbeziehungen und Paartherapie. Stuttgart: Kohlhammer.

Störungsspezifische psychodynamische Konzepte für Essstörungen

Reich G, Cierpka M (2010). Psychotherapie der Essstörungen. Krankheitsmodelle und Therapiepraxis – störungsspezifisch und schulenübergreifend. 3. Aufl. Stuttgart: Thieme.

Störungsspezifische psychodynamische Konzepte für Angststörungen

Bassler M, Leidig S (2005). Psychotherapie der Angsterkrankungen. Stuttgart: Thieme.

Benecke C, Staats H (2012). Psychoanalyse der Angststörungen. Modelle und Therapien. Stuttgart: Kohlhammer.

Ermann M (2012). Angst und Angststörungen. Psychoanalytische Konzepte. Stuttgart: Kohlhammer.

Subic-Wrana C, Milrod B, Beutel ME (2012). Panikfokussierte Psychodynamische Psychotherapie. Göttingen: Hogrefe.

Störungsspezifische psychodynamische Konzepte für somatoforme Störungen

Arbeitskreis PISO (Hrsg) (2012). Somatoforme Störungen: Psychodynamisch-Interpersonelle Therapie (PISO) (Praxis der psychodynamischen Psychotherapie – analytische und tiefenpsychologisch fundierte Psychotherapie). Göttingen: Hogrefe.

Störungsspezifische psychodynamische Konzepte für chronische Schmerzstörungen

Egle UT, Hoffmann SO, Lehmann KA, Nix WA (2003). Handbuch chronischer Schmerz. Stuttgart: Schattauer.

Nickel R, Egle UT (1999). Therapie somatoformer Schmerzstörungen. Manual zur psychodynamisch-interaktionellen Gruppentherapie. Stuttgart: Schattauer.

Literatur

Abbass A, Sheldon A, Gyra J, Kalpin A (2008). Intensive short-term dynamic psychotherapy for DSM-IV personality disorders: a randomized controlled trial. J Nerv Ment Dis; 196(3): 211–16.

Abbass AA, Kisley SR, Town JM, Leichsenring F, Driessen E, De Maat S, Gerber A, Dekker J, Rabung S, Rusalovska S, Hilsenroth M, Crowe E (2014). Short-term psychodynamic psychotherapy for common mental disorders (Review). The Cochrane Library; 2. www.thecochranelibrary.com.

Abraham K (1912). Ansätze zur psychoanalytischen Erforschung und Behandlung des manisch-depressiven Irreseins und verwandter Zustände. Zentralblatt Psychoanal; 2: 302. In: Selected Papers on Psycho-Analysis. New York: Basic Books (1957).

Ackerman SJ, Hilsenroth MJ (2003). A review of therapist characteristics and techniques positively impacting the therapeutic alliance. Clin Psychol Rev; 23: 1–33.

Ahn H, Wampold BE (2001). Where oh where are the specific ingredients? A meta-analysis of component studies in counselling and psychotherapy. J Couns Psychol; 48: 251–7.

Ainsworth MD, Blehar MC, Waters E, Wall S (1978). Patterns of Attachment: A Psychological Study of the Strange Situation. Hilsdale: Erlbaum.

Albus C (2011). Psychosoziale Aspekte in Entstehung und Verlauf der Koronaren Herzkrankheit. Psychotherapie im Dialog; 12: 13–8.

Albus C, Herrmann-Lingen C (2017). Koronare Herzkrankheit: Biopsychosoziale Aspekte zur Ätiologie und Pathogenese einer Volkskrankheit. In: Adler RA, Herzog W, Joraschky P, Köhle K, Langewitz W, Söllner W, Wesiack W (Hrsg). Psychosomatische Medizin. 7. Aufl. München: Urban & Fischer; 875–87.

Albus C, Köhle K (2017). Krankheitsverarbeitung und Psychotherapie nach Herzinfarkt. In: Köhle K, Herzog W, Joraschky P, Kruse J, Langewitz W, Söllner W (Hrsg). Psychosomatische Medizin. 8. Aufl. München: Elsevier, 877–87.

Alexander F (1937). Das Problem der psychoanalytischen Technik. Int Z Psychoanal; 23: 75–95.

Alexander F (1985). Psychosomatische Medizin. 4. Aufl. Berlin: De Gruyter.

Alexander F, French TM (1946). Psychoanalytic Therapy. New York: Ronald.

Allen JG (2001). Traumatic Relationships and Serious Mental Disorders. Chichester, GB: Wiley.

Allen B, Lauterbach D (2007). Personality characteristics of adult survivors of childhood trauma. J Trauma Stress; 20: 587–95.

Allison KL, Rossouw PJ (2013). The therapeutic alliance: exploring the concept of »safety« from a neuropsychotherapeutic perspective. Int J Neuropsychotherapy; 1: 21–9.

Altmeyer M (2000). Narzißmus, Intersubjektivität und Anerkennung. Psyche – Z Psychoanal; 54: 142–71.

Ambühl H (2005). Psychotherapie der Zwangsstörungen. Krankheitsmodelle und Therapiepraxis – störungsspezifisch und schulenübergreifend. Lindauer Psychotherapie-Module. 2. Aufl. Stuttgart: Thieme.

Andersen SM, Baum A (1994). Transference in interpersonal relations: inferences and affect based on significant-other representations. J Pers; 62: 459–97.

Anderssen-Reuster U (2011). Achtsamkeit in Psychotherapie und Psychosomatik: Haltung und Methode. 2. Aufl. Stuttgart: Schattauer.

Arbeitsgemeinschaft der Wissenschaftlichen Medizinischen Fachgesellschaften (AWMF) (2015). S3-Leitlinie/NVL Unipolare Depression. Langfassung Version 1.3. www.depression.versorgungs leitlinien.de (Zugriffsdatum: 14. 10. 2017).

Arbeitskreis OPD (Hrsg) (2014). Operationalisierte Psychodynamische Diagnostik OPD-2. Das Manual für Diagnostik und Therapieplanung. 3. Aufl. Bern: Huber.

Argelander H (2017). Das Erstinterview in der Psychotherapie. 10. Aufl. Darmstadt: Wissenschaftliche Buchgesellschaft.

Argstatter H, Hillecke TK, Bradt J, Dileo C (2007). Der Stand der Wirksamkeitsforschung. Ein systematisches Review musiktherapeutischer Metaanalysen. Verhaltenstherapie & Verhaltensmedizin; 28: 39–61.

Arlow JA (1979). Metaphor and the psychoanalytic situation. Psychoanal Q; 48: 363–85.

Bachar E, Latzer Y, Kreitler S, Berry EM (1999). Empirical comparison of two psychological therapies. Self psychology and cognitive orientation in the treatment of anorexia and bulimia. J Psychother Pract Res; 8: 115–28.

Baldwin SA, Imel ZE (2013). Therapist effects: findings and methods. In: Lambert MJ (ed). Bergin and Garfield's Handbook of Psychotherapy and Behavior Change. 6th ed. Hoboken: Wiley; 258–97.

Balint A, Balint M (1939). On transference and countertransference. Int J Psychoanal; 20: 223–30.

Balint M (1970/2012). Therapeutische Aspekte der Regression. 4. Aufl. Stuttgart: Klett-Cotta.

Balint M (1987/2012). Regression. Therapeutische Aspekte und die Theorie der Grundstörung. München: dtv/Klett-Cotta.

Balint M (1997). Die Urformen der Liebe und die Technik der Psychoanalyse. 2. Aufl. München: dtv/Klett-Cotta.

Balint M, Ornstein PH, Balint E (1973). Fokaltherapie. Frankfurt a. M: Suhrkamp.

Baranger M, Baranger W (2008). The Analytic Situation as a dynamic field. Int J Psychoanal; 89: 795–826.

Barber JP, Crits-Christoph P, Luborsky L (1996). Effects of therapist adherence and competence on patient outcome in brief dynamic therapy. J Consult Clin Psychol; 64: 619–22.

Barber JP, Luborsky L, Gallop R, Crits-Christoph P, Frank A, Weiss RD, Thase ME, Connolly MB, Gladis M, Foltz C, Siqueland, L (2001). Therapeutic alliance as a predictor of outcome and retention in the National Institute on Drug Abuse Collaborative Cocaine Treatment Study. J Consult Clin Psychol; 69: 119–24.

Barkham M, Rees A, Shapiro DA, Stiles WB, Agnew RM, Halstead J, Culverwell Al, Harrington V (1996). Outcomes of time-limited psychotherapy in applied settings: Replication of the second Sheffield psychotherapy Project. J Consult Clin Psychol; 64: 1079–85.

Basch MF (1983). Empathic understanding: a review of the concept and some considerations. J Am Psychoanal Assoc; 31: 101–26.

Basch MF (1992). Die Kunst der Psychotherapie. München: Pfeiffer.

Bassler M, Leidig S (2005). Psychotherapie der Angsterkrankungen. Stuttgart: Thieme.

Bateman A, Fonagy P (1999). The effectiveness of partial hospitalization in the treatment of borderline personality disorder: A randomized controlled trial. Am J Psychiatry; 156: 1563–9.

Bateman A, Fonagy P (2001). Treatment of borderline personality disorder with psychoanalytically oriented partial hospitalization: An 18-month follow-up. Am J Psychiatry; 158: 36–42.

Bateman A, Fonagy P (2003). Health service utilization costs for borderline personality disorder. Patients treated with psychoanalytically oriented partial hospitalization versus general psychiatric care. Am J Psychiatry; 160: 169–71.

Bateman A, Fonagy P (2008). 8-Year Follow-Up of Patients Treated for Borderline Personality Disorder: Mentalization-Based Treatment Versus Treatment as Usual. Am J Psychiatry; 165: 631–8.

Bateman A, Fonagy P (2009). Randomized controlled trial of outpatient mentalization-based treatment versus structured clinical management for borderline personality disorder Am J Psychiatry; 166: 1355–64.

Bateman A, Fonagy P (2014). Psychotherapie der Borderline-Persönlichkeitsstörung. Ein mentalisierungsgestütztes Behandlungskonzept. Gießen: Psychosozial.

Beebe B, Lachmann FM (2002). Säuglingsforschung und die Psychotherapie Erwachsener. Stuttgart: Klett-Cotta.

Bellak L (1992). Handbook of Intensive Brief and Emergency Psychotherapy. 2nd ed. New York: Larchmont.

Bellak L, Small L (1972). Kurzpsychotherapie und Notfallpsychotherapie. Frankfurt a. M.: Suhrkamp.

Benecke C (2014). Klinische Psychologie und Psychotherapie. Ein integratives Lehrbuch. Stuttgart: Kohlhammer.

Benecke C, Staats H (2012). Psychoanalyse der Angststörungen. Modelle und Therapien. Stuttgart: Kohlhammer.

Benedetti G, Peciccia M, Lütscher S (Hrsg) (2001). Das progressive Therapeutische Spiegelbild. Forum für Kunsttherapie, Doppelnummer 1/2, 14. Jahrgang 2001.

Benjamin LS (2001). Die Interpersonelle Diagnose und Behandlung von Persönlichkeitsstörungen. München: CIP-Medien.

Benjamin LS (2006). Interpersonal Reconstructive

Therapy: An Integrative, Personality-Based Treatment for Complex Cases. New York: Guilford.

Benson K, Hartz AJ (2000). A comparison of observational studies and randomized, controlled trials. N Engl J Med; 342: 1878–86.

Bergin AE, Garfield SL (eds) (1994). Handbook of Psychotherapy and Behavior Change. 4th ed. New York: Wiley.

Berner W (2002). Zu den empirischen Ergebnissen der Neurowissenschaften und ihren Auswirkungen auf die Theorie des Mentalen und die Theorie der Technik der Psychoanalyse. In: Gampieri-Deutsch P (Hrsg). Psychoanalyse im Dialog der Wissenschaften. Band 1: Europäische Perspektiven. Stuttgart: Kohlhammer; 192–213.

Betan E, Heim AK, Zittel Conklin C, Westen D (2005). Countertransference phenomena and personality pathology in clinical practice: an empirical investigation. Am J Psychiatry; 162: 890–8.

Beutel ME, Doering S, Leichsenring F, Reich G (2010a). Psychodynamische Psychotherapie. Störungsorientierung und Manualisierung in der therapeutischen Praxis. Göttingen: Hogrefe.

Beutel ME, Stark R, Pan H, Silbersweig D, Dietrich S (2010b). Changes of brain activation pre-post short-term psychodynamic inpatient psychotherapy: an fMRI study of panic disorder patients. Psychiatry Res; 184: 96–104.

Beutel ME, Scheurich V, Knebel A, Michal M, Wiltink J, Graf-Morgenstern M, Tschan R, Milrod B, Wellek S, Subic-Wrana C (2013). Implementing panic-focused psychodynamic psychotherapy into clinical practice. Can J Psychiatry; 58: 326–34.

Beutler L (1998). Identifying empirically supported treatments: What if we didn't? J Consult Clin Psychol; 66: 113–20.

Beutler LE, Machado PPP, Neufeldt SA (1994). Therapist variables. In: Bergin AE, Garfield SL (eds). Handbook of Psychotherapy and Behavior Change. 4th ed. New York: Wiley; 229–69.

Beutler L, Malik M, Alomohamed S, Harwood TM, Talebi H, Noble S, Wong E (2004). Therapist variables. In: Lambert M (ed). Bergin and Garfield's Handbook of Psychotherapy and Behavior Change. New York: Wiley; 227–306.

Bilitza KW (2009). Psychotherapie der Sucht. Psychoanalytische Beiträge zur Praxis. 2. Aufl. Göttingen: Vandenhoeck & Ruprecht.

Binder JL (1998). The therapeutic alliance in the relational models of time-limited dynamic psychotherapy. In: Muran JC, Safran JD (eds). The Therapeutic Alliance in Brief Psychotherapy. Washington, DC: American Psychological Association.

Biniek EM (1992). Psychotherapie mit gestalterischen Mitteln. Eine Einführung in die Gestaltungstherapie. 2. Aufl. Darmstadt: Wissenschaftliche Buchgesellschaft.

Bion W (1959). Attacks on linking. Int J Psychoanal; 40: 308–15.

Bion WR (1990). Lernen durch Erfahrung. Frankfurt a. M.: Suhrkamp.

Black S, Hardy G, Turpin G, Parry G (2005). Self-reported attachment styles and therapeutic orientation of therapists and their relationship with reported general alliance quality and problems in therapy. Psychology Psychother; 78: 363–715.

Blanck G, Blanck R (1980). Angewandte Ich-Psychologie. 2. Aufl. Stuttgart: Klett-Cotta.

Blank PD, Rosenthal R, Vanicelli M (1986). Talking to and about patients: the therapist's tone of voice. In: Buck R, Blank PD, Rosenthal R (eds). Non-verbal Communication in the Clinical Context. University Park, London: Pennsylvania State University Press.

Blum HP (ed) (1985). Defense and Resistance. New York: International Universities Press.

Bogels SM, Wijts P, Oort FJ, Sallaerts SJ (2014). Psychodynamic psychotherapy versus cognitive behavior therapy for social anxiety disorder: an efficacy and partial effectiveness trial. Depress Anxiety; 3: 363–73.

Böhler U (1988). Gestaltungstherapie. In: Schepank H, Tress W (Hrsg). Die stationäre Psychotherapie und ihr Rahmen. Berlin, Heidelberg: Springer.

Böker H (2003). Symbolisierungsstörungen bei schweren Depressionen: Zur Bedeutung psychosomatischer Circuli vitiosi bei depressiv Erkrankten. In: Lahme-Gronostaj H (Hrsg). Symbolisierung und ihre Störungen. Bad Homburg: Geber & Reusch; 149–64.

Bollas C (2000). Genese der Persönlichkeit. Psychoanalyse und Selbsterfahrung. Stuttgart: Klett-Cotta.

Boll-Klatt A, Kohrs M (2013). Praxis der psychodynamischen Psychotherapie. Grundlagen – Modelle – Konzepte. Stuttgart: Schattauer.

Bolm T (2015). Mentalisierungsbasierte Therapie. München: Reinhardt.

Bonanno GA, Keltner D (1997). Facial expressions of emotion and the course of conjugal bereavement. J Abnorm Psychology; 106: 126–37.

Bond M, Banon E, Grenier M (1998). Differential effects of interventions on the therapeutic alliance with patients with personality disorders. J Psychother Practice Res; 7: 301–18.

Bordin E (1979). The generalizability of the psychoanalytic concept of the working alliance. Psychotherapy; 16: 252–60.

Bornstein RF (2005). The Dependent Patient: A Practitioner's Guide. Washington, DC: American Psychological Association.

Bossinger W (2006). Die heilende Kraft des Singens. 2. Aufl. Battweiler: Traumzeit.

Botvinick MM, Braver TS, Barch DM, Carter CS, Cohen JD (2001). Conflict monitoring and cognitive control. Psychol Rev; 108: 624–52.

Bowlby J (1969). Attachment and loss. Vol. 1 & 2. New York: Basic Books.

Boyer LB (1976). Die psychoanalytische Behandlung Schizophrener. München: Kindler.

Brenner C (1979). Working alliance, therapeutic alliance, and transference. J Am Psychoanal Assoc; 27: 137–58.

Breuer J, Freud S (1893–1895). Studien über Hysterie. GW Bd. 1. Frankfurt a. M.: S. Fischer.

Bridges MR (2006). Activating the corrective emotional experience. J Clin Psychol; 62: 551–68.

Brom D, Kleber RJ, Defares PB (1989). Brief psychotherapy for posttraumatic stress disorders. J Consult Clin Psychol; 57: 607–12.

Brunner J (2017). Psychotherapie und Neurobiologie. Neurowissenschaftliche Erkenntnisse für die psychotherapeutische Praxis. Stuttgart: Kohlhammer.

Buchheim A, Viviani R, Kessler H, Kächele H, Cierpka M, Roth G, George C, Kernberg OF, Bruns G, Taubner S (2012). Changes in prefrontal-limbic function in major depression after 15 months of long-term psychotherapy. PLoS One; 7: e33745.

Budman SH, Gurman AS (1988). Theory and Practice of Brief Therapy. New York: Guilford Press.

Burlingame GM, MacKenzie KR, Strauss B (2004). Small-group treatment: evidence for effectiveness and mechanisms of change. In: Lambert MJ (ed). Bergin and Garfield's Handbook of Psychotherapy and Behavior Change. 5th ed. New York: Wiley.

Cacioppo JT, Berntson GG, Sheridan JF, McClintock MK (2000). Multilevel integrative analyses of human behavior: social neuroscience and the complementing nature of social and biological approaches. Psychol Bull; 126: 829–43.

Canadian Task Force on the Periodic Health Examination (1979). The periodic health examination. Can Med Assoc J; 121: 1193–254.

Chambless DL, Hollon SD (1998). Defining empirically supported treatments. J Consult Clin Psychol; 66: 7–18.

Cierpka M, Massing A, Reich G (2007). Praxis der psychoanalytischen Familien- und Paartherapie. Stuttgart: Kohlhammer.

Clarke M, Oxman AD (2003). Cochrane Reviewers's Handbook 4. 1. 6 (updated January 2003). In: The Cochrane Library, Oxford: Update Software. Updated quarterly.

Clarkin JF, Levy KN, Lenzenweger, MF, Kernberg OF (2007). The Personality Disorders Institute/Borderline Personality Disorder Research Foundation randomized control trial for borderline personality disorder. Am J Psychiatry; 164: 922–8.

Clauser G (1960). Gestaltungstherapie. Prax Psychotherapie; 5: 268–75.

Colli A, Tanzilli A, Dimaggio G, Lingiardi V (2014). Patient personality and therapist response: an empirical investigation. Am J Psychiatry; 171: 102–8.

Concato J, Shah N, Horwitz RI (2000). Randomized, controlled trials, observational studies, and the hierarchy of research designs. N Engl J Med; 342: 1887–92.

Connolly MB, Crits-Christoph P, Shappell S, Barber JP, Luborsky L, Shaffer C (1999). Relation of transference interpretation to outcome in the early sessions of brief supportive-expressive psychotherapy. Psychotherapy Res; 9: 485–95.

Connolly Gibbons MB, Gallop R, Thompson D, Luther D, Crits-Christoph K, Jacobs J (2016). Comparative Effectiveness of Cognitive Therapy and Dynamic Psychotherapy for Major Depressive Disorder in a Community Mental Health Setting: A Randomized Clinical Noninferiority Trial. JAMA Psychiatry; 73(9): 904–11.

Constantino MJ, Castonguay LG, Schut AJ (2002). The working alliance: a flagship for the »scientist-practitioner« model in psychotherapy. In: Tryon GS (ed). Counseling Based on Process Research:

Applying What We Know. Boston: Allyn & Bacon; 81–131.

Cook D, Guyatt GH, Laupacis A, Sacket DL, Goldberg RJ (1995). Clinical recommendations using levels of evidence for antithrombotic agents. Chest 108 (4 Suppl); 227–30.

Creed F, Fernandes L, Guthrie E, Palmer S, Ratcliffe J, Read N, Rigby C, Thompson D, Tomenson B. North of England IBS Research Group (2003). The cost-effectiveness of psychotherapy and paroxetine for severe irritable bowel syndrome. Gastroenterology; 124: 303–17.

Cremerius J (1984). Gibt es zwei psychoanalytische Techniken? In: Cremerius J (1984). Vom Handwerk des Psychoanalytikers: Das Werkzeug der psychoanalytischen Technik. Bd. 1. Stuttgart-Bad Cannstatt: frommann-holzboog; 187–209.

Cristea IA, Gentili C, Cotet CD, Palomba D, Barbui C, Cuijpers P (2017). Efficacy of Psychotherapies for Borderline Personality Disorder: A Systematic Review and Meta-analysis. JAMA Psychiatry; 74(4): 319–28.

Crits-Christoph P, Connolly MB (1999). Alliance and technique in short-term dynamic therapy. Clin Psychol Rev; 6: 687–704.

Crits-Christoph P, Luborsky L (1990). Changes in CCRT pervasiveness during psychotherapy. In: Luborsky L, Crits-Christoph P (eds). Understanding Transference: The CCRT method. New York: Basic Books; 133–46.

Crits-Christoph P, Cooper A, Luborsky L (1988). The accuracy of therapists' interpretations and the outcome of dynamic psychotherapy. J Consult Clin Psychol; 56: 490–5.

Crits-Christoph P, Siqueland L, Blaine J, Frank A, Luborsky L, Onken LS, Muenz LR, Thase ME, Weiss RD, Gastfriend DR, Woody GE, Barber JP, Butler SF, Daley D, Salloum I, Bishop S, Najavits LM, Lis J, Mercer D, Griffin ML, Moras K, Beck AT (1999). Psychosocial treatments for cocaine dependence: National Institute on Drug Abuse Collaborative Cocaine Treatment Study. Arch Gen Psychiatry; 56: 493–502.

Crits-Christoph P, Siqueland L, McCalmont E, Weiss RD, Gastfriend DR, Frank A, Moras K, Barber JP, Blaine J, Thase ME (2001). Impact of psychosocial treatments on associated problems of cocaine-dependent patients. J Consult Clin Psychol; 69: 825–30.

Crits-Christoph P, Connolly Gibbons MB, Narducci J, Schamberger M, Gallop R (2005). Interpersonal problems and the outcome of interpersonally oriented psychodynamic treatment of GAD. Psychotherapy: Theory, Research, Practice, Training; 42: 211–24.

Crouch E, Bloch S, Wanlass J (1994). Therapeutic factors: interpersonal and intrapersonal mechanisms. In: Fuhriman A, Burlingame GM (eds). Handbook of Group Psychotherapy. An Empirical and Clinical Synthesis. New York: John Wiley & Sons; 269–315.

Cuijpers P, van Straten A, Andersson G, van Oppen P (2008). Psychotherapy for depression in adults: a meta-analysis of comparative outcome studies. J Consult Clin Psychol; 76: 909–22.

Damasio AR (1999). The Feeling of What Happens: Body and Emotion in the Making of Consciousness. New York: Harcourt Brace.

Damasio A (2004). Descartes Irrtum. Fühlen, Denken und das menschliche Gehirn. München: List.

Damasio A (2005). Der Spinoza-Effekt. Wie Gefühle unser Leben bestimmen. Berlin: List.

Daniel SI (2006). Adult attachment patterns and individual psychotherapy: a review. Clin Psychol Rev; 26: 968–84.

Dare C (1995). Psychoanalytic psychotherapy (of eating disorders). In: Gabbard GO (ed). Treatment of Psychiatric Disorders. Washington, DC: American Psychiatric Press; 2129–51.

Dare C, Eisler I, Russell GFM, Treasure J, Dodge E (2001). Psychological therapies for adult patients with anorexia nervosa: A randomised controlled trial of out-patient treatments. Br J Psychiatry; 178: 216–21.

Darwiche J, de Roten Y, Stern DJ, Crettaz von Roten F, Corboz-Warnery A, Fivaz-Depeursinge E (2008). Mutual smiling episodes and therapeutic alliance in a therapist-couple discussion task. Swiss J Psychology; 67: 231–9.

Davanloo H (2001). Intensive Short-Term Dynamic Psychotherapy: Selected Papers of Habib Davanloo, M. D. Hoboken NJ: John Wiley & Sons.

De Jongh A, van den Oord H, ten Broeke E (2002). Efficacy of eye movement desensitization and reprocessing in the treatment of specific phobias: four single-case studies on dental phobia. J Clin Psychol; 58: 1489–503.

de Roten Y, Gillieron E, Despland JN, Stigler M (2002). Functions of mutual smiling and alliance building in early therapeutic interaction. Psychotherapy Res; 12: 193–212.

de Shazer S (1989). Wege der erfolgreichen Kurztherapie. Stuttgart: Klett-Cotta.

Decker-Voigt H-H (2004). Zur Methodik der musiktherapeutischen Tiefenentspannung (MTE). In: Frohne-Hagemann I (Hrsg). Rezeptive Musiktherapie. Theorie und Praxis. Wiesbaden: Reichert.

Del Re AC, Fluckiger C, Horvath AO, Symonds D, Wampold BE (2012). Therapist effects in the therapeutic alliance-outcome relationship: a restricted-maximum likelihood meta-analysis. Clin Psychology Rev; 7: 642–9.

Deneke F-W (2013). Psychodynamik und Neurobiologie. Dynamische Persönlichkeitstheorie und psychische Krankheit. Eine Revision psychoanalytischer Basiskonzepte. Stuttgart: Schattauer.

Deuser H (Hrsg) (2004). Bewegung wird Gestalt. Der Handlungsdialog in der ARBEIT AM TONFELD®. Bremen: edition doering.

Deuter M (2010). Polaritätsverhältnisse in der Improvisation. Wiesbaden: Reichert.

Deutsch F (1922). Über Psychoanalyse und Organkrankheit. Int Z Psychoanal; 8: 290–306.

DFKGT – Deutscher Fachverband Kunst- und Gestaltungstherapie e. V. (2002). Leitlinien der Kunst- und Gestaltungstherapie für die medizinisch-therapeutische Praxis.

Dieckmann M, Dahm A, Neher M (2017). Faber/Haarstrick Kommentar Psychotherapie-Richtlinien. 11. Aufl. München: Urban & Fischer.

Dinger U, Strack M, Leichsenring F, Wilmers F, Schauenburg H (2008). Therapist effects on outcome and alliance in inpatient psychotherapy. J Clin Psychology; 64: 344–54.

Doering S, Hörz S, Rentrop M, Fischer-Kern M, Schuster P, Benecke C, Buchheim A, Martius P, Buchheim P (2010). Transference-focused psychotherapy v. treatment by community psychotherapists for borderline personality disorder: randomised controlled trial. Br J Psychiatry; 196: 389–95.

Dornes M (2000). Die emotionale Welt des Kindes. Frankfurt a. M.: S. Fischer.

Dornes M (2001). Der kompetente Säugling. Die präverbale Entwicklung des Menschen. Frankfurt a. M.: S. Fischer.

Downing G (1996). Körper und Wort in der Psychotherapie. Leitlinien für die Praxis. München: Kösel.

Dozier M, Tyrrell C (1998). The role of attachment in therapeutic relationships. In: Simpson JA, Rholes WS (eds). Attachment Theory and Close Relationships. New York: The Guilford Press; 221–48.

Driessen E, Van HL, Don FJ, Peen J, Kool S, Westra D, et al. (2013). The efficacy of cognitive-behavioural therapy and psychodynamic therapy in the outpatient treatment of major depression: a randomized clinical trial. Am J Psychiatry; 170: 1041–50.

Driessen E, Hegelmaier LM, Abbass AA, Barber JP, Dekker JJ, Van H. et al. (2015). The efficacy of short-term psychodynamic psychotherapy for depression: A meta-analysis update. [Review]. Clin Psychology Rev; 42: 1–15.

Dührssen A (1972). Analytische Psychotherapie in Theorie, Praxis und Ergebnissen. Göttingen: Vandenhoeck & Ruprecht.

Dührssen A (1986). Die biographische Anamnese unter tiefenpsychologischem Aspekt. 2. Aufl. Göttingen: Vandenhoeck & Ruprecht.

Dührssen A (1988). Dynamische Psychotherapie. Berlin, Heidelberg: Springer.

Dulz B, Herpertz SC, Kernberg OF, Sachsse U (Hrsg) (2011). Handbuch der Borderline-Störungen. 2. Aufl. Stuttgart: Schattauer; 197–202.

Duncan BL, Miller SD, Wampold BE, Hubble MA (Hrsg) (2010) The Heart and Soul of Change: Delivering What Works in Therapy. 2nd ed. Washington, DC: American Psychological Association.

Eagle M (2003). The postmodern turn in psychoanalysis: A critique. Psychoanal Psychology; 20: 411–24.

Edelman GM (1990). The Remembered Present: A Biological Theory of Consciousness. New York: Basic Books.

Egle UT, Zentgraf B (2012). Psychosomatische Schmerztherapie. Grundlagen, Diagnostik, Therapie und Begutachtung. Stuttgart: Kohlhammer.

Egle UT, Hoffmann SO, Steffen M (1997). Psychosoziale Risiko- und Schutzfaktoren in Kindheit und Jugend als Prädisposition für psychische Störungen im Erwachsenenalter.

Elhardt S (2015). Tiefenpsychologie. Eine Einführung. 18. Aufl. Stuttgart: Kohlhammer.

Ellis A (1962). Reason and Emotion in Psychotherapy. Secancus, New Jersey: Lyle Stuart.

Emde RN (1992). Positive emotions for psychoanalytic

theory: surprises from infancy research and new directions. In: Shapiro T, Emde RN (eds). Affect: Psychoanalytic Perspectives. Madison: International University Press.

Emmelkamp P, Benner A, Kuipers A, Feiertag GA, Koster HC, van Appelddorn FJ (2006). Comparison of brief dynamic and cognitive-behavioral therapies in avoidant personality disorder. Br J Psychiatry; 189: 60–4.

Epstein S (1990). Cognitive-experiential self-theory for personality and developmental theory. In: Pervin LA (ed). Handbook of Personality: Theory and Research. New York: Guilford; 165–92.

Ermann M (1993/1996). Übertragungsdeutungen als Beziehungsarbeit. In: Ermann M (Hrsg). Die hilfreiche Beziehung in der Psychoanalyse. Göttingen: Vandenhoeck & Ruprecht; 50–67.

Ermann M (2005). Träume und Träumen. Stuttgart: Kohlhammer.

Ermann M (2008). Erinnern, Gedächtnis, Psychoanalyse. Prozedurale und deklarative Modi des Erlebens. Psychotherapeut; 53: 380–6.

Ermann M (2012). Angst und Angststörungen. Psychoanalytische Konzepte. Stuttgart: Kohlhammer.

Ermann M (2016). Psychotherapie und Psychosomatik. Ein Lehrbuch auf psychoanalytischer Grundlage. 6. Aufl. Stuttgart: Kohlhammer.

Eschen JT (2009). Assoziative Improvisation. In: Decker-Voigt H-H, Weymann E (Hrsg). Lexikon Musiktherapie. 2. Aufl. Göttingen: Hogrefe.

Fachner J, Erkkilä J (2013). Das finnische Forschungsmodell einer musiktherapeutischen Behandlungspraxis von Depressionen. Musiktherapeutische Umschau; 34: 37–47.

Fairbairn WR (1952). Psychoanalytic Studies of the Personality. London: Routledge & Kegan.

Fairburn C, Kirk J, O'Connor M, Cooper PJ (1986). A comparison of two psychological treatments for bulimia nervosa. Behav Res Ther; 24: 629–43.

Fairburn C, Norman PA, Welch SL, O'Connor ME, Doll HA, Peveler RC (1995). A prospective study of outcome in bulimia nervosa and the long-term effects of three psychological treatments. Arch Gen Psychiatry; 52: 304–12.

Falkenström F, Granström F, Holmqvist R (2013). Therapeutic alliance predicts symptomatic improvement session by session. J Couns Psychology; 60: 317–28.

Fatter DM, Hayes JA (2013). What facilitates countertransference management? The roles of therapist meditation, mindfulness, and self-differentiation. Psychother Res; 23: 502–13.

Federn P (1952/1978). Ego psychology and the psychoses. New York: Basic Books. Dt.: Ichpsychologie und die Psychosen. Frankfurt a. M.: Suhrkamp.

Fenichel O (1941). Problems of Psychoanalytic Technique. New York: Albany.

Fenichel O (1975). Psychoanalytische Neurosenlehre. Bd. 2. Frankfurt, Bern, Wien: Ullstein.

Ferenczi S (1919/1964). Zur psychoanalytischen Technik. In: Ferenczi S (Hrsg). Bausteine zur Psychoanalyse. Bd. 2. Praxis. 2. Aufl. Bern: Huber.

Ferro A (2003). Das bipersonale Feld. Gießen: Psychosozial-Verlag.

Fischer G (2000). Mehrdimensionale Psychodynamische Traumatherapie MPTT. Manual zur Behandlung psychotraumatischer Störungen. Heidelberg: Asanger.

Fitzgerald PB, Laird AR, Maller J, Daskalakis ZJ (2008). A meta-analytic study of changes in brain activation in depression. Hum Brain Mapp; 29: 683–95.

Fitzpatrick MR, Stalikas A (2008). Integrating positive emotions into theory, research, and practice: a new challenge for psychotherapy. J Psychotherapy Integration, 18: 48–58.

Flatten G, Gast U, Hofmann A, Knaevelsrud C, Lampe A, Liebermann P, Maercker A, Reddemann L, Wöller W (2013). Posttraumatische Belastungsstörung. S3-Leitlinie und Quellentexte. Stuttgart: Schattauer.

Fogel A (2013). Selbstwahrnehmung und Embodiment in der Körperpsychotherapie. Vom Körpergefühl zur Kognition. Stuttgart: Schattauer.

Fonagy P (1999). Process and outcome in mental health care delivery: A model approach to treatment evaluation. Bull Menninger Clin; 63: 288–304.

Fonagy P (2009). Bindungstheorie und Psychoanalyse. 3. Aufl. Stuttgart: Klett-Cotta.

Fonagy P (2015). The effectiveness of psychodynamic psychotherapies: An update. World Psychiatry; 14(2): 137–50.

Fonagy P, Target M (2005). The psychological treatment of child and adolescent psychiatric disorders. In: Roth A, Fonagy P (eds). What Works for

Whom? A Critical Review of Psychotherapy Research. New York: Guilford Press; 385–424.

Fonagy P, Target M (2007). Playing with reality: IV. A theory of external reality rooted in intersubjectivity. Int J Psychoanal; 88: 917–37.

Fonagy P, Moran GS, Edgcumbe R, Kennedy H, Target M (1993). The roles of mental representations and mental processes in therapeutic action. Psychoanal Study Child; 48: 9–48.

Fonagy P, Gergely G, Jurist EL, Target M (2004). Affect regulation, mentalization, and the development of the self. London: Karnac.

Fonagy P, Gergely G, Jurist EL, Target M (2015). Affektregulierung, Mentalisierung und die Entwicklung des Selbst. 5. Aufl. Stuttgart: Klett-Cotta.

Foulkes SH (1992). Praxis der gruppenanalytischen Psychotherapie. München: Pfeiffer.

Frank J (1973). Persuasion and Healing. 2nd ed. Baltimore: John Hopkins University Press.

Fredrickson BL (2001). The role of positive emotions in positive psychology. The broaden-and-built theory of positive emotions. Am Psychol; 56: 218–26.

Fredrickson BL, Joiner T (2002). Positive Emotions trigger upward spirals toward emotional well-being. Psychol Sci; 13: 172–5.

French TM (1970). The cognitive structure of behaviour. In: French TM (ed). Psychoanalytic Interpretations. The Selected Papers of Thomas M. French. Chicago: Quadrangle Books.

Freud A (1936/2012). Das Ich und die Abwehrmechanismen. Frankfurt a. M.: S. Fischer.

Freud S (1885). Entwurf einer Psychologie. GW. Frankfurt a. M.: S. Fischer.

Freud S (1890). Psychische Behandlung (Seelenbehandlung). Studienausgabe, Ergänzungsband. Frankfurt a. M.: S. Fischer.

Freud S (1894). Die Abwehr-Neuropsychosen. GW I. Frankfurt a. M.: S. Fischer.

Freud S (1895a). Entwurf einer Psychologie. GW Nachtragsband; 373–486.

Freud S (1895b). Studien über Hysterie. GW I; 75–312.

Freud S (1900). Die Traumdeutung. GW II/III. Frankfurt a. M.: S. Fischer.

Freud S (1905a). Drei Abhandlungen zur Sexualtheorie. GW V. Frankfurt a. M.: S. Fischer.

Freud S (1905b). Bruchstücke einer Hysterie-Analyse. GW V. Frankfurt a. M.: S. Fischer.

Freud S (1911). Die Handhabung der Traumdeutung in der Psychoanalyse. GW VIII. Frankfurt a. M.: S. Fischer.

Freud S (1912a). Zur Dynamik der Übertragung. GW VIII. Frankfurt a. M.: S. Fischer.

Freud S (1912b). Ratschläge für den Arzt bei der psychoanalytischen Behandlung. GW VIII. Frankfurt a. M.: S. Fischer; 375–87.

Freud S (1913). Zur Einleitung der Behandlung. GW VIII. Frankfurt a. M.: S. Fischer.

Freud S (1914a). Erinnern, Wiederholen und Durcharbeiten. GW X. Frankfurt a. M.: S. Fischer.

Freud S (1914b). Bemerkungen über die Übertragungsliebe. GW X. Frankfurt a. M.: S. Fischer.

Freud S (1915). Die Verdrängung. GW X. Frankfurt a. M.: S. Fischer.

Freud S (1917a). Trauer und Melancholie. GW X: 428–46.

Freud S (1917b). Eine Schwierigkeit der Psychoanalyse. Imago. Zeitschrift für Anwendung der Psychoanalyse auf die Geisteswissenschaften; 5: 1–7.

Freud S (1919). Wege der Psychoanalytischen Therapie. GW XII. Frankfurt a. M.: S. Fischer.

Freud S (1923). Das Ich und das Es. GW XIII. Frankfurt a. M.: S. Fischer.

Freud S (1924). Das ökonomische Problem des Masochismus. GW XIII. Frankfurt a. M.: S. Fischer.

Freud S (1926). Hemmung, Symptom, Angst. GW XIV. Frankfurt a. M.: S. Fischer.

Freud S (1933). Neue Folge der Vorlesungen zur Einführung in die Psychoanalyse. GW XV. Frankfurt a. M.: S. Fischer.

Freud S (1937). Die endliche und die unendliche Analyse. GW 16: 57–99.

Freyberger H, Nordmeyer J, Freyberger HJ (1996). Supportive Psychotherapie. In: Meyer AE, Freyberger H, von Kerekjarto MV, Liedtke R, Speidel H (Hrsg). Jores Praktische Psychosomatik. 3. Aufl. Bern: Huber.

Fritzsche K, Wirsching M (2005). Psychosomatische Medizin und Psychotherapie. Berlin, Heidelberg: Springer.

Frohne-Hagemann I (ed) (2004). Rezeptive Musiktherapie. Theorie und Praxis. Wiesbaden: Reichert. Wiesbaden: Reichert.

Fromm-Reichmann F (1959). Intensive Psychotherapie. Grundzüge und Technik. Stuttgart: Hippokrates.

Fuchs K, Mössler K (2016). Wie klingt verändern? Eine qualitative Studie über das Entwickeln eines Fokus in der Musiktherapie. Musiktherapeutische Umschau; 37: 152–164.

Fürstenau P (1977). Die beiden Dimensionen des psychoanalytischen Umgangs mit strukturell ichgestörten Patienten. Psyche; 31: 197–207.

Fürstenau P (1994). Entwicklungsförderung durch Therapie. Grundlagen psychoanalytisch-systemischer Psychotherapie. 2. Aufl. München: Pfeiffer.

Gabbard G (2004). Long-term Psychodynamic Psychotherapy. Washington, DC: American Psychiatric Publishing.

Gallagher-Thompson D, Steffen AM (1994). Comparative effects of cognitive-behavioral and brief psychodynamic psychotherapies for depressed family caregivers. J Consult Clin Psychology; 62: 543–9.

Gallese V (2005). Embodied simulations: from neurons to phenomenal experience. Phenomen Cogn Sci; 4: 23–48.

Garner D, Rockert W, Davis R, Garner MV, Olmsted MP, Eagle M (1993). Comparison of cognitive-behavioral and supportive-expressive therapy for bulimia nervosa. Am J Psychiatry; 150: 37–46.

G-BA (Gemeinsamer Bundesausschuss, 2014). Psychotherapie-Richtlinie: EMDR bei Erwachsenen mit Posttraumatischen Belastungsstörungen und Umstrukturierung der Anlage 1. Beschlussdatum: 16. 10. 2014. Inkrafttreten: 03. 01. 2015. Beschluss veröffentlicht: BAnz AT 02. 01. 2015 B2. https://www.g-ba.de/informationen/beschluesse/2085/ (Zugriffsdatum: 09. 07. 2017).

Geiger EM, Maack C (2010). Lehrbuch Guided Imagery and Music (GIM). Wiesbaden: Reichert.

Gendlin ET (1961). Experiencing: a variable in the process of psychotherapeutic change. Am J Psychother; 15: 233–45.

Gerisch B (1996). »Was ist mein Leben, wenn Du mich verläßt«. Suizidalität und weibliche sadomasochistische Beziehungsstruktur. Forum Psychoanal; 12: 242–58.

Geuter U (2013). Körperpsychotherapie und Körpertherapie. Versuch einer Definition. Körpertanzbewegung; 4: 161–7.

Giesen-Bloo J, van Dyck R, Spinhoven P, van Tilburg W, Dirksen C, van Asselt T, Kremers I, Nadort M, Arntz A (2006). Outpatient psychotherapy for borderline personality disorder: randomized trial of schema-focused therapy vs transference-focused psychotherapy. Arch Gen Psychiatry; 63: 649–58.

Gill MM (1954). Psychoanalysis and exploratory psychotherapy. J Am Psychoanal Assoc; 2: 771–97.

Gill MM (1982). Analysis of Tansference. Vol 1. Theory and Technique. New York: Int. Univ. Press. Dt. (1996): Die Übertragungsanalyse. Frankfurt a. M.: S. Fischer.

Gill MM, Hoffman IZ (1982). Analysis of Transference. Bd. 2. Studies of Nine Audio-Recorded Psychoanalytic Sessions. New York: International University Press.

Glover E (1931). The therapeutic effect of inexact interpretations: a contribution to the theory of suggestion. Int J Psychoanal; 12: 387–411.

Glover E (1955). The Technique of Psychoanalysis. New York: International University Press.

Gottwik G (Hrsg) (2009). Intensive Psychodynamische Kurzzeittherapie nach Davanloo. Berlin, Heidelberg: Springer.

Gowers D, Norton K, Halek C, Vrisp AH (1994). Outcome of outpatient psychotherapy in a random allocation treatment study of anorexia nervosa. Int J Eat Disord; 15: 165–77.

Grant M, Threlfo C (2002). EMDR in the treatment of chronic pain. J Clin Psychology; 58: 1505–20.

Grapp M, Hutter E, Argstatter H, Bolay HV (2012). Heidelberger Musiktherapie bei Tinnitus – Kurzzeittherapie mit Langzeitwirkung. Musiktherapeutische Umschau; 33: 23–35.

Grawe K (1992). Psychotherapieforschung zu Beginn der 90er Jahre. Psychol Rundschau; 43: 132–62.

Grawe K (1994). Psychotherapie im Wandel. Von der Konfession zur Profession. Göttingen: Hogrefe.

Grawe K (1998). Psychologische Therapie. Göttingen: Hogrefe.

Grawe K (1999). Gründe und Vorschläge für eine Allgemeine Psychotherapie. Psychotherapeut; 44: 350–9.

Grawe K (2004). Neuropsychotherapie. Göttingen: Hogrefe.

Grawe K, Grawe-Gerber M (1999). Ressourcenaktivierung. Ein primäres Wirkprinzip der Psychotherapie. Psychotherapeut; 44: 63–73.

Greenberg LS, Goldman RN (2008). Positive emotion in couples therapy. In: Greenberg LS, Goldman RN. Emotion-Focused Couples Therapy: The Dynamics of Emotion, Love, and Power. Washington, DC: American Psychological Association; 351–64.

Greenberg J, Mitchell SA (1983). Object Relations in Psychoanalytic Theory. Cambridge, London: Harvard University Press.

Greenberg LS, Safran JD (1987). Emotion in Psychotherapy. New York: Guilford.

Greenberg LS, Rice L, Elliott R (1993). Facilitating Emotional Change: The Moment to Moment Process. New York: Guilford.

Greenson RR (1965). The problem of working through. In: Schur M (Hrsg). Drives, Affects, Behavior. New York: International University Press.

Greenson RR (1981/2007). Technik und Praxis der Psychoanalyse. 9. Aufl. Stuttgart: Klett-Cotta.

Gregory RJ, Chlebowski S, Kang D, Remen AL, Soderberg MG, Stepkovitch J, et al. (2008). A controlled trial of psychodynamic psychotherapy for co-occurring borderline personality disorder and alcohol use disorder. Psychotherapy; 45: 28–41.

Grinder J, Bandler R (1994). Therapie in Trance. Hypnose, Kommunikation mit dem Unbewussten. Stuttgart: Klett-Cotta.

Grocke D, Wigram T (2007). Receptive Methods in Music Therapy. Techniques and Clinical Applications for Music Therapy Clinicians, Educators and Students. London, Philadelphia: Jessica Kingsley Publishers.

Groddeck N (2005). Zum Berufsbild Kunst- und Gestaltungstherapeut/Kunst- und Gestaltungstherapeutin. http://web32.srv5.sysproserver.de/typo3/uploads/media/Berufsbildkt.pdf.

Gruschka K, Wosch T, Sembdner M, Frommer J (2011). Mikrointeraktionsanalyse in der klinischen Praxis. Musiktherapeutische Umschau; 32: 345–57.

Gumz A, Hörz-Sagstetter S (2018) (Hrsg). Psychodynamische Therapie in der Praxis. Weinheim: Beltz.

Gumz A, Villmann T, Bergmann B, Geyer M (2008). Übertragung – ein attraktiver Systemzustand. Forum Psychoanal; 24: 229–45.

Gunderson JG, Gabbard G (1999). Making the case for psychoanalytic therapies in the current psychiatric environment. J Am Psychoanal Assoc; 47: 679–704.

Guthrie E, Creed F, Dawson D, Tomenson B (1991). A controlled trial of psychological treatment for the irritable bowel syndrome. Gastroenterology; 100: 450–7.

Guyatt G, Sacket DL, Sinclair JC, Hayward R, Cook DJ, Cook R (1995). User's guides to the medical literature. IX. A method for grading health care recommendations. JAMA; 274: 1800–4.

Haase RF, Tepper DT (1972). Nonverbal components of empathic communication. J Counseling Psychol; 19: 417–24.

Habermas J (1975). Erkenntnis und Interesse. 3. Aufl. Frankfurt a. M.: Suhrkamp.

Häfner S, Lieberz K, Wöller W (1999). Leitlinien für die Indikation in der stationären Psychotherapie. Gruppenpsychother Gruppendyn; 35: 338–56.

Hamilton V (1996). The Analyst's Preconscious. Hillsdale, NJ: Analytic Press.

Hamilton J, Guthrie E, Creed F, Thompson D, Tomenson B, Bennett R, Moriarty K, Stephens W, Liston R (2000). A randomized controlled trial of psychotherapy in patients with chronic functional dyspepsia. Gastroenterology; 119: 661–9.

Hamilton JP, Etkin A, Furman DJ, Lemus MG, Johnson RF, Gotlib IH (2012). Functional neuroimaging of major depressive disorder: a meta-analysis and new integration of base line activation and neural response data. Am J Psychiatry; 169: 693–703.

Hardy GE, Aldridge J, Davidson C, Rowe C, Reilly S, Shapiro DA (1999). Therapist responsiveness to client attachment styles and issues observed in client-identified significant events in psychodynamic-interpersonal psychotherapy. Psychotherapy Res; 9: 36–53.

Harrigan JA, Rosenthal R (1986). Nonverbal aspects of empathy and rapport of physician-patient interaction. In: Buck R, Blank PD, Rosenthal R (eds). Nonverbal Communication in the Clinical Context. University Park, London: Pennsylvania State University Press.

Hartmann H (1960). Ich-Psychologie und Anpassungsproblem. Stuttgart: Klett.

Hartmann H (1972). Ich-Psychologie. Stuttgart: Klett.

Hartmann H, Loewenstein RM (1962). Notes on the superego. Psychoanal Study Child; 17: 42–81.

Hauser S, Endres M (2000). Therapeutische Implikationen der Bindungstheorie. In: Endres M,

Hauser S (Hrsg). Bindungstheorie in der Psychotherapie. München: Reinhardt; 159–76.

Hausteiner-Wiehle C, Schaefert R, Sattel H, Ronel J, Herrmann M, Häuser W, Henningsen R (2012). AWMF-Leitlinie zum Umgang mit Patienten mit nicht-spezifischen, funktionellen und somatoformen Körperbeschwerden. AW; F-Reg. 051-001-2012.

Hayes JA, Gelso CJ, Hummel AM (2011). Managing countertransference. Psychotherapy; 48: 88–97.

Hebb DO (1949). The Organization of Behavior: A Neuropsychological Theory. New York: Wiley.

Hegi F, Rüdisüli M (2011). Der Wirkung von Musik auf der Spur. Wiesbaden: Reichert.

Heigl F (1978). Indikation und Prognose in der Psychoanalyse und Psychotherapie. Göttingen: Vandenhoeck & Ruprecht.

Heigl-Evers A, Heigl F (1982). Tiefenpsychologisch fundierte Psychotherapie – Eigenart und Interventionsstil. Z Psychosom Med Psychoanal; 28: 160–75.

Heigl-Evers A, Heigl F (1983). Das interaktionelle Prinzip in der Einzel- und Gruppenpsychotherapie. Z Psychosom Med Psychoanal; 29: 1–14.

Heigl-Evers A, Henneberg-Mönch U (1985). Psychoanalytisch-interaktionelle Psychotherapie bei präödipal gestörten Patienten mit Borderline-Strukturen. Prax Psychother Psychosom; 30: 227–35.

Heigl-Evers A, Henneberg-Mönch U (1990). Die Bedeutung der Affekte für Diagnose, Prognose und Therapie. Psychother Psychosom Med Psychol; 40: 39–47.

Heigl-Evers A, Ott J (Hrsg) (2002). Die psychoanalytisch-interaktionelle Methode. 3. Aufl. Göttingen: Vandenhoeck & Ruprecht.

Heigl-Evers A, Heigl F, Ott J, Rüger U (Hrsg) (1997). Lehrbuch der Psychotherapie. 3. Aufl. Stuttgart: G. Fischer.

Heimann P (1950). On countertransference. Int J Psychoanal; 31: 81–4.

Hellerstein DJ, Rosenthal RN, Pinsker H, Samstag LW, Muran JC, Winston A (1998). A randomized prospective study comparing supportive and dynamic therapies, outcome and alliance. J Psychother Pract Res; 7(4): 261–71.

Henneberg-Mönch U (1986). Behandlung einer Patientin mit schwerer struktureller Ich-Störung. Die Möglichkeiten der psychoanalytisch-interaktionellen Technik im teilstationären Setting. In: Heigl-Evers A, Henneberg-Mönch U, Odag C, Standke G (Hrsg). Die Vierzigstundenwoche für Patienten. Göttingen: Vandenhoeck & Ruprecht.

Henry WP, Schacht TE, Strupp HH (1986). Structural analysis of social behavior: application to a study of interpersonal process in differential psychotherapeutic outcome. J Consult Clin Psychol; 54: 27–31.

Henry WP, Schacht TE, Strupp HH (1989). Patient and therapist introject, interpersonal process, and differential psychotherapy outcome. J Consult Clin Psychol; 58: 768–74.

Henry WP, Schacht TE, Strupp HH, Butler SF, Binder J (1993). Effects of training in time-limited dynamic psychotherapy: mediators of therapists' responses to training. J Consult Clin Psychol; 61: 441–7.

Henry WP, Strupp HH, Schacht TE, Gaston L (1994). Psychodynamic approaches. In: Bergin AE, Garfield SL (eds). Handbook of Psychotherapy and Behavior Change. New York: Wiley.

Henseler H, Wegner P (Hrsg) (1993). Psychoanalysen, die ihre Zeit brauchen. Zwölf klinische Darstellungen. Opladen: Westdeutscher Verlag.

Herberth F, Trautmann-Voigt S (1997). Beziehung und Bewegung – ein erster Versuch, Tanztherapie in einer psychoanalytischen Gruppe einzuführen. In: Trautmann-Voigt S, Voigt B (Hrsg). Freud lernt laufen. Herausforderungen analytischer Tanz- und Bewegungstherapie für Psychoanalyse und Psychotherapie. Frankfurt a. M.: Brandes & Apsel; 47–72.

Herman JL (1992). Complex PTSD: A syndrome in survivors of prolonged and repeated trauma. J Trauma Stress; 5: 377–91.

Herpertz SC (2011). Beitrag der Neurobiologie zum Verständnis der Borderline-Persönlichkeitsstörung. Nervenarzt; 82: 9–15.

Herrmann-Lingen C, Albus C, Titscher G (2014). Psychokardiologie. Ein Praxisleitfaden für Ärzte und Psychologen. 2. Aufl. Köln: Deutscher Ärzte-Verlag.

Herzog W, Munz D, Kächele H (Hrsg) (2003). Essstörungen. Therapieführer und psychodynamische Behandlungskonzepte. 2. Aufl. Stuttgart: Schattauer.

Herzog W, Kruse J, Wöller W (2016). Psychosomatik – Erkennen, Verstehen, Behandeln. Stuttgart: Thieme.

Hesse J (1997). Einführung. In: Hesse J (Hrsg). Systemisch-lösungsorientierte Kurztherapie. Göttingen: Vandenhoeck & Ruprecht.

Hillecke T, Kierspel D, Koenig J, Wilker F-W (2012). Evolution, Musik und Musiktherapie. Musiktherapeutische Umschau; 33: 7–22.

Hirsch M (2013). Realer Inzest. Psychodynamik des sexuellen Missbrauchs in der Familie. 3. Aufl. Gießen: Psychosozial.

Hofer MA (1990). Early symbiotic processes: hard evidence from a soft place. In: Glick A, Bone S (eds). Pleasure Beyond the Pleasure Principle. New Haven: Yale University Press; 55–78.

Hoffmann SO (Hrsg) (1983). Deutung und Beziehung. Kritische Beiträge zur Behandlungskonzeption und Technik in der Psychoanalyse. Frankfurt a. M.: S. Fischer.

Hoffman HS (1987). Imprinting and the critical period for social attachments: some laboratory investigations. In: Bornstein MH (ed). Sensitive Periods in Development: Interdisciplinary Studies. Hillsdale, NJ: Lawrence Erlbaum; 99–121.

Hoffmann P (2010). Rhythmus als Zeit-Gestalt in Musik und Musiktherapie. Musiktherapeutische Umschau; 31: 192–211.

Hoffmann SO (2016). Psychodynamische Therapie von Angststörungen. Einführung und Manual für die kurz- und mittelfristige Therapie. 2. Aufl. Stuttgart: Schattauer.

Hoffmann SO, Bassler M (1992). Psychodynamik und Psychotherapie von Angsterkrankungen. Nervenheilkunde; 11: 8–11.

Hoffmann SO, Hochapfel G (2009). Neurotische Störungen und Psychosomatische Medizin. Mit einer Einführung in Psychodiagnostik und Psychotherapie. Eckhard-Henn A, Heuft G, Hochapfel G, Hoffmann SO (Hrsg). 8. Aufl. Stuttgart: Schattauer.

Hoffmann SO, Schüßler G (1999). Wie einheitlich ist die psychodynamisch/psychoanalytisch orientierte Psychotherapie? Psychotherapeut; 44: 367–73.

Hofmann A (2011). The inverted standard protocol for unstable complex post-traumatic stress disorder. In: Luber M (ed). Eye Movement Desensitization and Reprocessing (EMDR) Scripted Protocols. Special Populations. New York; 313–6.

Hofmann A (2014). EMDR – Praxishandbuch zur Behandlung traumatischer Menschen. 5. Aufl. Stuttgart: Thieme.

Høglend P (1993a). Suitability for brief dynamic psychotherapy: Psychodynamic variables as predictors of outcome. Acta Psychiatr Scand; 88: 104–10.

Høglend P (1993b). Transference interpretations and long-term change after dynamic psychotherapy of brief to moderate length. Am J Psychotherapy; 47: 494–507.

Høglend P (1996). Analysis of transference in patients with personality disorders. J Pers Disord; 10: 122–31.

Høglend PA, Piper WE (1995). Focal adherence in brief dynamic psychotherapy: A comparison of findings from two independent studies. Psychotherapy Res; 32: 618–28.

Høglend PA, Marble A, Bogwald KP, Sorbye O, Sjaastad MC, Heyerdahl O (2006). Analysis of the patient-therapist relationship in dynamic psychotherapy: an experimental study of transference interpretations. Am J Psychiatry; 163: 1667–9.

Høglend P, Hersoug AG, Bøgwald KP, Amlo S, Marble A, Sørbye Ø, Røssberg JI, Ulberg R, Gabbard GO, Crits-Christoph P (2011). Effects of transference work in the context of therapeutic alliance and quality of object relations. J Consult Clin Psychol; 79: 697–706.

Hohage R (2011). Analytisch orientierte Psychotherapie in der Praxis. Behandlungsplanung – Kassenanträge – Supervision. 5. Aufl. Stuttgart: Schattauer.

Hölzer M, Wöller W, Berberich G (2018). Stationäre Psychotherapie. Von der Anmeldung bis zur Entlassung. Stuttgart: Schattauer.

Horney K (1936). The problem of the negative therapeutic reaction. Psychoanal Q; 5: 29–44.

Horowitz MJ, Duff DF, Stratton LO (1969). Body-buffer Zone. Arch Gen Psychiatry; 11: 651–6.

Horvath AO (2005). The therapeutic relationship, research and theory. An introduction to the special issue. Psychotherapy Res; 15: 3–7.

Horvath AO, Del Re AC, Flückiger C, Symonds D (2011). Alliance in individual psychotherapy. Psychotherapy; 48: 9–16.

Howard KI, Orlinsky DE, Lueger RJ (1994). Clinically relevant outcome research in individual psychotherapy. New models guide the researcher and clinician. Br J Psychiatry; 165: 4–8.

Hüther G (2004). Ebenen salutogenetischer Wirkungen von Musik auf das Gehirn. Musiktherapeutische Umschau; 25: 16–26.

Imel Z, Barco J, Brown H, Baucom B, Baer J, Kircher J, Atkins D (2014) The association of therapist empathy and synchrony in vocally encoded arousal. J Couns Psychology; 61: 146–53.

Ioannidis JP (2017). Does evidence-based hearsay determine the use of medical treatments? Soc Sci Med; 177: 256–8.

Isaacs S (1939). Criteria for interpretation. Int J Psychoanal; 20: 148–60.

Jacobs T (1986). On countertransference enactments. J Am Psychoanal Assoc; 42: 741–62.

Jacobson E (1977). Depression. Eine vergleichende Untersuchung normaler, neurotischer und psychotisch-depressiver Zustände. Frankfurt a. M.: Suhrkamp.

Jacobson E (1978). Das Selbst und die Welt der Objekte. Frankfurt a. M.: Suhrkamp.

Jacobson E (2017). Entspannung als Therapie. Progressive Relaxation in Theorie und Praxis. 7. Aufl. (Nachdruck.) Stuttgart: Klett-Cotta.

Janet P (1889). L'automatisme psychologique. Paris: Alcan.

Janssen PL (1987). Psychoanalytische Therapie in der Klinik. Stuttgart: Klett-Cotta.

Janssen P (2001). Zur vermittelnden Funktion der Körpertherapie. In: Trautmann-Voigt S, Voigt B (Hrsg). Bewegung und Bedeutung. Anregungen zu definierter Körperlichkeit in der Psychotherapie. Köln: Claus Richter.

Janssen PL (2002). Anwendungen der Psychoanalyse in der Psychotherapie. Psychotherapeut; 47: 175–84.

Janssen PL (2012). Zur Theorie und Praxis psychoanalytisch begründeter stationärer Psychotherapie. Forum Psychoanal; 28: 337–59.

Joffe W, Sandler J (1967a). Über einige begriffliche Probleme im Zusammenhang mit dem Studium narzisstischer Störungen. Psyche; 21: 152–65.

Joffe WG, Sandler J (1967b). Kommentare zur psychoanalytischen Anpassungspsychologie mit besonderem Bezug zur Rolle der Affekte und der Repräsentanzenwelt. Psyche; 21: 728–44.

Johansson P, Høglend P, Ulberg R, Amlo S, Marble A, Bøgwald KP, Sørbye O, Sjaastad MC, Heyerdahl O (2010). The mediating role of insight for long-term improvements in psychodynamic therapy. J Consult Clin Psychology; 78: 438–48.

Joraschky P, Loew Th, Röhricht F (2009). Körpererleben und Körperbild. Ein Handbuch zur Diagnostik. Stuttgart: Schattauer.

Juckel G, Edel MA (2013). Neurobiologie und Psychotherapie. Integration und praktische Anwendung bei psychischen Störungen. Stuttgart: Schattauer.

Jungclaussen I (2018). Handbuch Psychotherapie-Antrag. Psychodynamisches Verstehen und effizientes Berichtschreiben in der tiefenpsychologisch fundierten Psychotherapie. 2. Aufl. Stuttgart: Schattauer.

Junkert-Tress B, Tress W, Scheibe G, Hartkamp N, Maus J, Hildenbrand G, Schmitz N, Franz M (1999). Das Düsseldorfer Kurzzeittherapie-Projekt. Psychother Psychosom Med Psychol; 49: 142–52.

Kabat-Zinn J (2013). Achtsamkeit für Anfänger. Freiburg: Arbor.

Kächele H, Oerter U, Scheytt-Hölzer N, Schmidt HU (2003). Musiktherapie in der deutschen Psychosomatik. Krankenversorgung, Weiterbildung und Forschung. Psychotherapeut; 48: 155–65.

Kächele H, Seybert C, Ehrhardt, Buchholz MB (2013). Countertransference as object of empirical research? Int J Psychoanalysis; 21: 1–12.

Kahl-Popp J (1996). Intrusive psychoanalytische Interventionen und ihre Verarbeitung. In: Bell K, Höhfeld K (Hrsg). Aggression und seelische Krankheit. Gießen: Psychosozial.

Kaminski G (1970). Verhaltenstheorie und Verhaltensmodifikation. Entwurf einer integrativen Theorie psychologischer Praxis am Individuum. Stuttgart: Klett.

Kämmerer W (1999). Körpersymptom und Psychotherapie. Frankfurt a. M.: VAS.

Kandel ER (1999). Biology and the future of psychoanalysis: a new intellectual framework for psychiatry revisited. Am J Psychiatry; 156: 505–24.

Kandel ER (2006). Psychiatrie, Psychoanalyse und die neue Biologie des Geistes. Frankfurt a. M.: Suhrkamp.

Kandel ER, Schwarz JH, Jesell TM (Hrsg) (2012). Neurowissenschaften. Eine Einführung. Heidelberg: Spektrum.

Kathke P (2001). Sinn und Eigensinn des Materials. Bd. 2. Berlin, Düsseldorf, Mannheim: Cornelsen, Scriptor & Co.

Katzenstein T, Ablon JS, Levy R (2009). Naturalistic psychotherapy for panic disorder. In: Levy RA, Ablon JS (eds). Handbook of Evidence-Based

Psychodynamic Psychotherapy. Bridging the Gap Between Science and Practice. New York: Humana Press; 45–66.

Keefe JR, McCarthy KS, Dinger U, Zilcha-Mano S, Barber JP (2014): A meta-analytic review of psychodynamic therapies for anxiety disorders. Clin Psychol Rev 2014; 34: 309–23.

Keil-Kuri E (2009). Kassenanträge – Denkanstoß statt Angstpartie. Sonderausgabe. Stuttgart: Schattauer.

Kendler KS (2005). Toward a philosophical structure for psychiatry. Am J Psychiatry; 162: 433–44.

Kendler KS (2012). Philosophical Issues in Psychiatry II: Nosology. Oxford: Oxford University Press.

Kennedy SH, Konarski JZ, Zindel S, Segal V, Lau MA, Bieling PJ, McIntyre RS, Mayberg HS (2007). Differences in brain glucose metabolism between responders to CBT and venlafaxine in a 16-week randomized controlled trial. Am J Psychiatry; 164: 778–88.

Kernberg OF (1988). Schwere Persönlichkeitsstörungen. Theorie, Diagnostik, Behandlungsstrategien. Stuttgart: Klett.

Kernberg OF (1992). Objektbeziehungen und Praxis der Psychoanalyse. 5. Aufl. Stuttgart: Klett-Cotta.

Kernberg OF (1993). Psychodynamische Therapie bei Borderline-Patienten. Bern: Huber.

Kernberg OF (1996a). A psychoanalytic model for the classification of personality disorders. In: Achenheil BBM, Engel R, Ermann M, Nedopil N (eds). Implications of psychopharmacology to psychiatry. New York: Springer.

Kernberg OF (1996b). Ein psychoanalytisches Modell der Klassifizierung von Persönlichkeitsstörungen. Psychotherapeut; 41: 288–96.

Kernberg OF (1999). Psychoanalyse, psychoanalytische Psychotherapie und supportive Psychotherapie: Aktuelle Kontroversen. Psychother Psychosom Med Psychol; 49: 90–9.

Kernberg OF (2011). Borderline-Störungen und pathologischer Narzissmus. 15. Aufl. Frankfurt a. M.: Suhrkamp.

Kernberg OF, Hartmann HP (Hrsg) (2009). Narzissmus. Grundlagen – Störungsbilder – Therapie. Stuttgart: Schattauer.

Kind J (2005). Suizidal. Die Psychoökonomie einer Suche. 4. Aufl. Göttingen: Vandenhoeck & Ruprecht.

Kinzel AF (1970). Body-buffer zones in violent prisoners. Am J Psychiatry; 127: 59–64.

Klein M (1942). Bemerkungen über einige schizoide Mechanismen. In: Klein M. Das Seelenleben des Kleinkindes. Reinbek: Rowohlt 1962; 101–25.

Klein M (1962). Das Seelenleben des Kleinkindes. Stuttgart: Klett.

Klein GS (1973). Two theories or one? Bull Menninger Clin; 37: 102–32.

Klüwer R (1971). Erfahrungen mit der psychoanalytischen Fokaltherapie. Psyche; 25: 932–47.

Klüwer R (1983). Agieren und Mitagieren. Psyche; 37: 828–40.

Klüwer A (1995). Agieren und Mitagieren – zehn Jahre später. Z Psychoanal Theor Prax; 10: 45–70.

Knijnik DZ, Kapczinski F, Chachamovich E, Margis R, Eizirik CL (2004). Psychodynamic group treatment for generalized social phobia. Rev Bras Psiquiatr; 26: 77–81.

Knijnik DZ, Kapczinski F, Chachamovich E, Margis R, Eizirik CL (2004). Psychodynamic group treatment for generalized social phobia. Rev Bras Psiquiatr; 26: 77–81.

Köhle K, Langewitz (2016). Arzt-Patient-Kommunikation. In: Köhle K, Herzog W, Joraschky P, Joraschky P, Kruse J, Langewitz W, Söllner W (Hrsg). Uexküll. Psychosomatische Medizin. Theoretische Modelle und klinische Praxis. 8. Aufl. München: Elsevier; 289–324.

Köhle K, Herzog W, Joraschky P, Joraschky P, Kruse J, Langewitz W, Söllner W (Hrsg) (2016). Uexküll. Psychosomatische Medizin. Theoretische Modelle und klinische Praxis. 8. Aufl. München: Elsevier.

Köhler L (1998). Zur Anwendung der Bindungstheorie in der psychoanalytischen Praxis. Psyche – Z Psychoanal; 52: 369–403.

Köhler L (2004). Frühe Störungen aus der Sicht zunehmender Mentalisierung. Forum Psychoanal; 20: 158–74.

Kohut H (1979/2012). Die Heilung des Selbst. 9. Aufl. Frankfurt a. M.: Suhrkamp.

König K (1981). Angst und Persönlichkeit. Göttingen: Vandenhoeck & Ruprecht.

König K (1982). Der interaktionelle Anteil der Übertragung in Einzelanalyse und analytischer Gruppenpsychotherapie. Gruppenpsychother Gruppendynamik; 18: 76–83.

König K (1993a). Einzeltherapie außerhalb des klassischen Settings. Göttingen: Vandenhoeck & Ruprecht.

König K (1993b). Gegenübertragungsanalyse. Göttingen: Vandenhoeck & Ruprecht.

König K (1995). Widerstandsanalyse. Göttingen: Vandenhoeck & Ruprecht.

Kopta SM, Howard KI, Lowry JL, Beutler LE (1994). Patterns of symptomatic recovery in psychotherapy. J Consult Clin Psychol; 62: 1009–16.

Körner J (1989). Kritik der therapeutischen Ich-Spaltung. Psyche; 43: 385–96.

Körner J (1990). Übertragung und Gegenübertragung, eine Einheit im Widerspruch. Forum Psychoanal; 6: 87–104.

Körner J (1998). Einfühlung: über Empathie. Forum Psychoanal; 14: 1–17.

Kraft C-B, Rohwer K (1993). Worte können nicht der Bilder Seele malen. Grundlagen zur Methodik und Praxis der Gestaltungstherapie/Klinischen Kunsttherapie. Stuttgart: Verlag Deutscher Arbeitskreis Gestaltungstherapie (jetzt Verlag Heinz Kurz).

Kramer E (1978/2014). Kunst als Therapie mit Kindern. 4. Aufl. München, Basel: Rheinhardt.

Krapf M, Krapf G (2004). Autogenes Training. 6. Aufl. Berlin, Heidelberg: Springer.

Krause R (1990). Zur Psychodynamik der Emotionsstörungen. In: Krause R (1996). Emotion als Mittler zwischen Individuum und Umwelt. In der Reihe: Scherer K (Hrsg). Psychologie der Emotionen. Enzyklopädie der Psychologie. Bd. C/IV/3. Göttingen: Hogrefe.

Krause R (1992). Die Zweierbeziehung als Grundlage der psychoanalytischen Therapie. Psyche; 46: 588–612.

Krause R (2012). Allgemeine psychodynamische Behandlungs- und Krankheitslehre. Modelle und Grundlagen. 2. Aufl. Stuttgart: Kohlhammer.

Krause R, Steimer-Krause E, Ullrich B (1992). Anwendung der Affektforschung auf die psychoanalytisch-psychotherapeutische Praxis. Forum Psychoanal; 8: 238–53.

Kreische R (2012). Paarbeziehungen und Paartherapie. Stuttgart: Kohlhammer.

Kreutz G (2015). Warum Singen glücklich macht. 2. Aufl. Gießen: Psychosozial.

Kris E (1956). On some vicissitudes of insight in psychoanalysis. Int J Psychoanal; 37: 445–55.

Kruse J (2008). Der Körper als Botschafter. Konzepte der psychodynamischen Psychotherapie. Psychotherapie im Dialog; 9: 217–22.

Kruse J, Wöller W, Ott J, Schmitz N (2000). Differentielle Indikationsstellung zur teilstationären Psychotherapie. In: Tress W, Wöller W, Horn E (Hrsg). Psychotherapeutische Medizin im Krankenhaus. State of the Art. Frankfurt a. M.: VAS.

Küchenhoff J (1998). Teilstationäre Psychotherapie. Stuttgart: Schattauer.

Küchenhoff J (2004). Psychodynamische Kurz- und Fokaltherapie. Theorie und Praxis. Stuttgart: Schattauer.

Küchenhoff J, Ahrens S (2002). Modellvorstellung Neurose. In: Ahrens S, Schneider W (Hrsg). Lehrbuch der Psychotherapie und Psychosomatischen Medizin. 2. Aufl. Stuttgart: Schattauer.

Kulzer B, Albus C, Herpertz S, Kruse J, Lange K, Lederbogen F, Petrak F (2013a). Psychosoziales und Diabetes (Teil 1). S2-Leitlinie Psychosoziales und Diabetes – Langfassung. Diabetologie; www.deutsche-diabetes-gesellschaft.de/fileadmin/Redakteur/Leitlinien/Evidenzbasierte_Leitlinien/DuS-246_Leitlinie_Teil1_Psychosoziales_und_Diabetes.pdf (Zugriffsdatum: 17. 10. 2017).

Kunzke D (2008). Sucht und Trauma. Grundlagen und Ansätze einer psychodynamisch-integrativen Behandlung. Gießen: Psychosozial.

Kutter P (1997). Psychoanalytische und bewegungstherapeutische Methoden, gemeinsam oder getrennt? In: Trautmann-Voigt S, Voigt B (1997). Freud lernt laufen. Herausforderungen analytischer Tanz- und Bewegungstherapie für Psychoanalyse und Psychotherapie. Frankfurt a. M.: Brandes & Apsel; 17–45.

Lachauer R (1992). Der Fokus in der Psychotherapie. München: Pfeiffer.

Ladwig KH, Lederbogen F, Albus C, Angermann C, Borggrefe M, Fischer D, Fritzsche K, Haass M, Jordan J, Jünger J, Kindermann I, Köllner V, Kuhn B, Scherer M, Seyfarth M, Völler H, Waller C, Herrmann-Lingen C (2013). Positionspapier zur Bedeutung von psychosozialen Faktoren in der Kardiologie. Update 2013. Kardiologe; 7: 7–27.

Lambert MJ (ed) (2004). Bergin and Garfield's Handbook of Psychotherapy and Behavior Change. 5th ed. New York: Wiley.

Lampe A, Mitmansgruber H, Gast U, Schüssler G, Reddemann L (2008). Therapieevaluation der Psychodynamisch Imaginativen Traumatherapie (PITT) im stationären Setting. Neuropsychiatrie; 22: 189–97.

Lang H (1990). Wirkfaktoren bei der Psychotherapie depressiver Erkrankungen. In: Lang H (Hrsg). Wirkfaktoren der Psychotherapie. Berlin, Heidelberg: Springer.

Langenberg M (1988). Vom Handeln zum Be-Handeln. Darstellung besonderer Merkmale der musiktherapeutischen Behandlungssituation im Zusammenhang mit der freien Improvisation. Heidelberger Schriften zur Musiktherapie. Bd. 3. Stuttgart: G. Fischer.

Langenberg M (1997). Musiktherapie. In: Heigl-Evers A, Heigl F, Ott J, Rüger U (Hrsg). Lehrbuch der Psychotherapie. 3. Aufl. Stuttgart: G. Fischer.

Langs R (1973). Techniques of Psychoanalytic Psychotherapy. New York: Aronson.

Leeds A, Korn D (1998). Clinical applications of EMDR in the treatment of adult survivors of childhood abuse and neglect. Workshop presented at the EMDR International Association Conference, Baltimore, MD.

Leichsenring F (2001). Comparative effects of short-term psychodynamic psychotherapy and cognitive-behavioral therapy in depression. A meta-analytic approach. Clin Psychol Rev; 21: 401–19.

Leichsenring F (Hrsg) (2004a). Psychoanalytische und tiefenpsychologisch fundierte Therapie. München: CIP-Medien.

Leichsenring F (2004b). Randomized controlled vs. naturalistic studies. A new research agenda. Bull Menninger Clin; 68: 115–29.

Leichsenring F (2009). Applications of psychodynamic psychotherapy to specific disorders. Efficacy and indications. In: Gabbard G (ed). The American Psychiatric Publishing Textbook of Psychotherapeutic Treatments in Psychiatry. Arlington: American Psychiatric Publishing; 97–132.

Leichsenring F, Leibing E (2003). The effectiveness of psychodynamic psychotherapy and cognitive-behavioral therapy in personality disorders: A meta-analysis. Am J Psychiatry; 160: 1223–32.

Leichsenring F, Leibing E (2006). Fair play, please! Letter to the editor. Brit J Psychiatry; 190: 80.

Leichsenring F, Rabung S (2008). The effectiveness of long-term psychodynamic psychotherapy: a meta-analysis. JAMA; 300: 1551–64.

Leichsenring R, Rabung S (2011). Long-term psychodynamic psychotherapy in complex mental disorders: update of a meta-analysis. Br J Psychiatry; 199: 15–22.

Leichsenring F, Salzer S (2014). Generalisierte Angststörung. Psychodynamische Therapie. Göttingen: Hogrefe.

Leichsenring F, Rabung S, Leibing E (2004). The efficacy of short-term psychodynamic therapy in specific psychiatric disorders: a meta-analysis. Arch Gen Psychiatry; 61: 1208–16.

Leichsenring F, Masuhr O, Jaeger U, Dally A, Streeck U (2007). Zur Wirksamkeit psychoanalytisch-interaktioneller Psychotherapie am Beispiel der Borderline-Persönlichkeitsstörung. Z Psychosom Med Psychother; 53: 129–43.

Leichsenring F, Beutel ME, Leibing E (2008). Psychoanalytisch-orientierte Fokaltherapie der sozialen Phobie. Ein Behandlungsmanual auf der Grundlage der supportiv-expressiven Therapie Luborskys. Psychotherapeut; 53: 185–97.

Leichsenring F, Salzer S, Jaeger U, Kächele H, Kreische R, Leweke F, Rueger U, Winkelbach C, Leibing E (2009). Short-term psychodynamic psychotherapy and cognitive-behavioral therapy in generalized anxiety disorder: a randomized controlled trial. Am J Psychiatry; 166: 875–81.

Leichsenring F, Abbass A, Luyten P, Hilsenroth M, Rabung S (2013a). The emerging evidence for long-term psychodynamic therapy. Psychodyn Psychiatry; 41: 361–84.

Leichsenring F, Salzer S, Beutel ME, Herpertz S, Hiller W, Hoyer J, Huesing J, Joraschky P, Nolting B, Poehlmann K, Ritter V, Stangier U, Strauss B, Stuhldreher N, Tefikow S, Teismann T, Willutzki U, Wiltink J, Leibing E (2013b). Psychodynamic therapy and cognitive-behavioral therapy in social anxiety disorder: a multicenter randomized controlled trial. Am J Psychiatry; 170: 759–67.

Leichsenring F, Salzer S, Beutel ME, Herpertz S, Hiller W, Hoyer J, et al. (2014). Long-term outcome of psychodynamic therapy and cognitive-behavioral therapy in social anxiety disorder. Am J Psychiatry; 171(10): 1074–82.

Leichsenring F, Leweke F, Klein S, Steinert C (2015a). The empirical status of psychodynamic psychotherapy – an update: Bambi's alive and kicking. Psychother Psychosom; 84(3): 129–48.

Leichsenring F, Luyten P, Hilsenroth MJ, Abbass A, Barber JP, Keefe JR et al. (2015b). Psychodynamic therapy meets evidence-based medicine: a systematic review using updated criteria. [Review]. Lancet Psychiatry: 2(7): 648–60.

Leichsenring F, Masuhr O, Jaeger U, Rabung S, Dally A, Dümpelmann M, Fricke-Neef C, Steinert C, Streeck U (2016). Psychoanalytic-interactional therapy versus psychodynamic therapy by experts for personality disorders: A randomized controlled efficacy-effectiveness study in Cluster B personality disorders. Psychother Psychosom; 85: 71–80.

Leuner H (1985). Lehrbuch des Katathymen Bilderlebens. Bern: Huber.

Leuzinger-Bohleber M (1995). Die Einzelfallstudie als psychoanalytisches Forschungsinstrument. Psyche – Z Psychoanal; 49: 434–80.

Leuzinger-Bohleber M, Stuhr U (1997). Psychoanalysen im Rückblick. Methoden, Ergebnisse und Perspektiven der neueren Katamnesenforschung. Gießen: Psychosozial.

Leuzinger-Bohleber M, Roth G, Buchheim A (2007). Psychoanalyse – Neurobiologie – Trauma. Stuttgart: Schattauer.

Levenson RW (1988). Emotion and the autonomic nervous system: a prospectus for research on autonomic specificity. In: Wagner HL (eds). Social Psychophysiology and Emotion: Theory and Clinical Applications. Chichester, GB: Wiley; 17–42.

Levy KN, Meehan KB, Kelly KM, Reynoso JS, Weber M, Clarkin JF, Kernberg OF (2006). Change in attachment patterns and reflective function in a randomized control trial of transference-focused psychotherapy for borderline personality disorder. J Consult Clin Psychol; 74: 1027–40.

Levy KN, Meehan KB, Temes CM, Yeomans FE (2012). Attachment theory and research: implications for psychodynamic psychotherapy. In: Levy KN, Ablon JS, Kächele H (eds). Psychodynamic Psychotherapy Research. Evidence-base Practice and Practice-base Evidence. New York: Humana Press; 401–16.

Lichtenberg J, Lachmann F, Fosshage J (2000). Das Selbst und die motivationalen Systeme. Zu einer Theorie psychoanalytischer Technik. Frankfurt a. M.: Brandes & Apsel.

Lichtenberg JD (1991). Psychoanalyse und Säuglingsforschung. Berlin, Heidelberg: Springer.

Lichtenberg JD (1997). Sabine Trautmann-Voigt im Gespräch mit Stern D. und Lichtenberg J. Intersubjektivität als Pfad zum Unbewußten. Ausschnitte aus einer Podiumsdiskussion. In: Trautmann-Voigt S, Voigt B (Hrsg). Bewegung ins Unbewusste. Beiträge zur Säuglingsforschung und analytischen Körper-Psychotherapie. Frankfurt a. M.: Brandes & Apsel; 73–81.

Lieb K, Stoffers J (2011). Borderline-Persönlichkeitsstörung. Störungsspezifische Pharmakotherapie. Neurotransmitter; 11: 60–4; www.root.webdestination.de/kunden/01extern/bdn_redaktion_ssl_neu/upload/nt1111_60_64_fb_cme_bps.pdf (Zugriffsdatum: 17. 10. 2017).

Liesert R (2011). Möglichkeiten der Selbstobjektdifferenzierung im Kontext der »Musik-imaginativen Schmerzbehandlung«. In: DMtG e. V. (Hrsg). Jahrbuch Musiktherapie. Bd. 7: Grenzen und Übergänge: Wiesbaden: Reichert; 27–46.

Ligiéro DP, Gelso C (2002). Countertransference, attachment, and the working alliance: the therapist's contributions. Psychother Theory Res Practice Training; 39: 3–11.

Limentani A (1981). On some positive aspects of the negative therapeutic reaction. Int J Psychoanal; 62: 379–90.

Linehan MM (1996). Trainingsmanual der Dialektisch-Behavioralen Therapie der Borderline-Persönlichkeitsstörung. München: CIP-Medien.

Linehan MM, Comtois KA, Murray AM, Brown MZ, Gallop RJ, Heard HL, Korslund KE, Tutek DA, Reynolds SK, Lindenboim N (2006). Two-year randomized trial and follow-up of dialectical behavior therapy vs. therapy by experts for suicidal behaviors and borderline personality disorder. Arch Gen Psychiatry; 63: 757–66.

Liotti G (1995). Disorganized/disoriented attachment in the psychotherapy of the dissociative disorders. In: Goldberg S, Muir R, Kerr J (eds). Attachment Theory: Social, Developmental, and Clinical Perspectives. Hillsdale: The Analytic Press, Inc; 343–63.

Loewald HW (1960). On the therapeutic action of psychoanalysis. Int J Psychoanal; 41: 16–33.

Loewald HW (1972). Freud's conception of the negative therapeutic reaction with comments on instinct theory. J Am Psychoanal Assoc; 20: 235–45.

Lorentzen S, Høglend P (2005). Predictors of change after long-term analytic group psychotherapy. J Clin Psychol; 61: 1541–53.

Lorenzer A (2000). Sprachzerstörung und Rekonstruktion. 6. Aufl. Frankfurt a. M.: Suhrkamp.

Luborsky L (1999). Einführung in die analytische Psychotherapie. 3. Aufl. Berlin, Heidelberg: Springer.

Luborsky L, McLellan T, Woody GW, O'Brien CP, Auerbach A (1985). Therapist success and its determinants. Arch Gen Psychiatry; 42: 602–11.

Luborsky L, Crits-Cristoph P, Mintz J, Auerbach A (1988). Who Will Benefit from Psychotherapy? Predicting Therapeutic Outcomes. New York: Basic Books.

Luborsky L, Diguer L, Seligman DA, Rosenthal R, Krause ED, Johnson S, Halperin G, Bishop M, Berman JS, Schweizer E (1999). The researcher's own therapy allegiances: a ›wild‹ card in comparison of treatment efficacy. Clin Psychol Sci Pract; 6: 95–106.

Luborsky L, Rosenthal R, Diguer L, Andrusyna TP, Berman JS, Levitt JT, Seligman DA, Krause ED (2002). The Dodo bird verdict is alive and well – mostly. Clin Psychol Sci Pract; 9: 2–12.

Lüdecke C, Sachsse U, Faure H (2010). Sucht – Bindung – Trauma. Psychotherapie von Sucht und Traumafolgen im neurobiologischen Kontext. Stuttgart: Schattauer.

Ludewig K (2015). Systemische Therapie. Grundlagen klinischer Theorie und Praxis. Heidelberg: Carl Auer Verlag.

Maaser R, Besuden F, Bleichner F, Schütz R (1994). Theorie und Methode der körperbezogenen Psychotherapie. Ein Leitfaden für die klinische Praxis. Stuttgart: Kohlhammer.

MacKenzie KR (1997). Time-Managed Group Psychotherapy : Effective Clinical Applications. Washington, DC: American Psychiatric Association.

Mahler MS, Pine F, Bergman A (1978/2008). Die psychische Geburt des Menschen. Symbiose und Individuation. 19. Aufl. Frankfurt a. M.: Fischer-Taschenbuch-Verlag.

Main M (1995). Recent studies in attachment: overview with selected implications for clinical work. In: Goldberg S, Muir R, Kerr J (eds). Attachment Theory: Social, Developmental and Clinical Perspectives. Hillsdale, NJ: Analytic Press; 407–74.

Main M, Solomon I (1990). Procedures for identifying infants as disorganized/disoriented during the Ainsworth Strange Situation. In: Greenberg MT, Cicchetti D, Cummings EM (eds). Attachment in the Preschool Years: Theory, Research, and Intervention. Chicago: University of Chicago Press; 121–60.

Maina G, Forner F, Bogetto F (2005). Randomized controlled trial comparing brief dynamic and supportive therapy with waiting list condition in minor depressive disorders. Psychother Psychosom; 74: 3–50.

Malan DM (1972). Psychodynamische Kurztherapie. Reinbek: Rowohlt.

Malan DM (1976). Toward the Validation of Dynamic Psychotherapy. New York: Plenum Press.

Manfield P (1998). Innovative EMDR-Ansätze. Die Anwendungsfelder von EMDR. Paderborn: Junfermann.

Mann J (1973). Time-limited Psychotherapy. Cambridge, MA: Harvard University Press.

Mans E (2004). Tinnitus. In: Tress W, Kruse J, Ott J (Hrsg). Psychosomatische Grundversorgung. Stuttgart: Schattauer.

Margraf J (Hrsg) (2000). Lehrbuch der Verhaltenstherapie. Band: Störungen – Glossar. 2. Aufl. Berlin, Heidelberg: Springer.

Margraf J, Schneider S (2014). Panik – Angstanfälle und ihre Behandlung. 3. Aufl. Berlin, Heidelberg: Springer.

Markin RD, McCarthy KS, Barber JP (2013). Transference, countertransference, emotional expression, and session quality over the course of supportive expressive therapy: the raters' perspective. Psychother Res 2013; 23: 152–68.

Markowitsch HJ, Welzer H (2005). Das autobiographische Gedächtnis. Hirnorganische Grundlagen und biosoziale Entwicklung. Stuttgart: Klett-Cotta.

Marlock G (1998). Körper, Psyche, Gesellschaft. Butzbach-Griedel: AFRA-Verlag.

Marlock G, Weiss H (Hrsg) (2006). Handbuch der Körperpsychotherapie. Stuttgart: Schattauer.

Marty P (1976). Les mouvements individuels de vie et de mort. Vol I. Paris: Payot.

Marziali EA (1984). Prediction of outcome of brief psychotherapy from therapist interpretative interventions. Arch Gen Psychiatry; 41: 301–4.

Mattke D, Reddemann L, Strauß B (2011). Keine Angst vor Gruppen! 2. Aufl. Stuttgart: Klett-Cotta.

McCallum MP, Piper WE (1990). A controlled study of effectiveness and patient suitability for short-term group psychotherapy. Int J Group Psychother; 40: 431–52.

McCullough L, Winston A, Farber BA, Porter F, Pollack J, Laikin M, Vingiano W, Trujillo M (1991). The relationship of patient-therapist interaction to outcome in brief psychotherapy. Psychotherapy; 28: 525–33.

Meissner WW (1996). The Therapeutic Alliance. New Haven, CT: Yale University Press.

Meltzer D (1988). Gedanken zu Veränderungen meiner psychoanalytischen Methode. In: Kutter P, Paramo-Ortega R, Zagermann P (Hrsg). Die psychoanalytische Haltung. Auf der Suche nach dem Selbstbild der Psychoanalyse. München: Verlag Internationale Psychoanalyse; 247–58.

Menninger KA, Holzman PS (1977). Theorie der psychoanalytischen Technik. Stuttgart-Bad Cannstatt: frommann-holzboog.

Mentzos S (1988). Interpersonale und institutionalisierte Abwehr. Frankfurt a. M.: Suhrkamp.

Mentzos S (2013). Neurotische Konfliktverarbeitung. Einführung in die psychoanalytische Neurosenlehre unter Berücksichtigung neuer Perspektiven. 23. Aufl. Frankfurt a. M.: S. Fischer.

Mentzos S (2017). Lehrbuch der Psychodynamik. Die Funktion der Dysfunktionalität psychischer Störungen. 8. Aufl. Göttingen: Vandenhoeck & Ruprecht.

Merleau-Ponty M (1945/1976). Phénoménologie de la perception. Paris: Gallimard. Dt. (1966). Phänomenologie der Wahrnehmung. Berlin: De Gruyter.

Mertens W (1997). Warum Psychoanalysen lange dauern. Gedanken zum angemessenen katamnestischen Vorgehen. In: Leuzinger-Bohleber M, Stuhr U (Hrsg). Psychoanalysen im Rückblick. Methoden, Ergebnisse und Perspektiven der neueren Katamneseforschung. Gießen: Psychosozial.

Mertens W (2000). Einführung in die psychoanalytische Therapie. Bd. 1. 3. Aufl. Stuttgart: Kohlhammer.

Mertens W (2003). Einführung in die psychoanalytische Therapie. Bd. 2. 3. Aufl. Stuttgart: Kohlhammer.

Mertens W (2011). Grundlagen psychoanalytischer Psychotherapie. In: Senf W, Broda M (Hrsg). Praxis der Psychotherapie. 5. Aufl. Stuttgart: Thieme.

Mertens W (2015). Einführung in die psychoanalytische Therapie. Bd. 3. 3. Aufl. Stuttgart: Kohlhammer.

Messer S (2001). What makes brief psychodynamic therapy time efficient. Clin Psychol; 8: 5–22.

Metzner S (2014). Musiktherapie bei Depression: Forschungsergebnisse aus klinischer Sicht. Musiktherapeutische Umschau; 35: 16–27.

Mikulincer M, Shaver PR, Berant E (2013). An attachment perspective on therapeutic processes and outcomes. J Pers; 81: 606–16.

Miller SD, Hubble M, Duncan B (2008). Supershrinks: What is the secret of their success? Psychotherapy in Australia, 14(4), 14–22

Milrod BL (1997). Manual of panic-focused psychodynamic psychotherapy. Washington, D. C.: American Psychiatric Press.

Milrod B, Leon AC, Busch F, Rudden M, Schwalberg M, Clarkin J, Aronson A, Singer M, Turchin W, Klass ET, Graf E, Teres JJ, Shear MK (2007). A randomized controlled clinical trial of psychoanalytic psychotherapy for panic disorder. Am J Psychiatry; 164: 265–72.

Milrod B, Chambless DL, Gallop R, Busch FN, Schwalberg M, McCarthy KS, et al. (2015). Psychotherapies for panic disorder: a tale of two sites. J Clin Psychiatry; 77(7): 927–35.

Mitchell SD (2003). Biological Complexity and Integrative Pluralism. Cambridge, UK: Cambridge University Press.

Modell AH (1984). Psychoanalysis in a New Context. New York: International University Press.

Monsen K, Monsen TJ (2000). Chronic pain and psychodynamic body therapy. Psychotherapy; 37: 257–69.

Morgan R, Luborsky L, Crits-Christoph P, Curtis H, Solomon J (1982). Predicting the outcomes of psychotherapy by the Penn helping alliance rating method. Arch Gen Psychiatry; 39: 397–402.

Mücke K (2003). Probleme sind Lösungen. Systemische Beratung und Psychotherapie – ein pragmatischer Ansatz. Lehr- und Lernbuch. Potsdam: ÖkoSysteme-Verlag.

Münch D (2010). Evaluation musiktherapeutischer Interventionen bei chronisch Hautkranken. Hamburg: Dr. Kovac.

Munroe-Blum H, Marziali E (1995). A controlled trial of short-term group treatment for borderline personality disorder. J Pers Disord; 9: 190–8.

Münzberg C (Hrsg) (2010). Musiktherapie in der Psychosomatik. Wiesbaden: Reichert.

Muran JC, Safran JD (eds) (1998). The Therapeutic Alliance in Brief Psychotherapy. Washington, DC: American Psychological Association.

Muran JC, Safran JD, Samstag LW, Winston A (2005). Evaluating an alliance-focused treatment for personality disorders. Psychotherapy: Theory, Research, Practice, Training; 42: 532–45.

Nathan PE, Gorman JM (eds) (2002). A Guide to Treatments that Work. 2nd ed. New York: Oxford University Press.

National Institute of Clinical Excellence (2002). Clinical Guideline 1.

Naumburg M (1973). Psychoneurotic Art: its Function in Psychotherapy. New York: Grune & Stratton.

Navratil L (1965/1996). Schizophrenie und Kunst. Überarb. Neuausg. Frankfurt a. M.: Fischer – Taschenbuch-Verlag.

Nickel R, Egle UT (1999). Therapie somatoformer Schmerzstörungen. Manual zur psychodynamisch-interaktionellen Gruppentherapie. Stuttgart: Schattauer.

Nijenhuis ERS, den Boer JA, Matthess H (2007). Psychobiologie der Traumatisierung und traumabezogene strukturelle Dissoziation der Persönlichkeit. In: Lamprecht F (Hrsg). Wohin entwickelt sich die Traumatherapie? Bewährte Ansätze und neue Perspektiven. Stuttgart: Klett-Cotta; 176–211.

Nissen-Lie HA, Monsen JT, Rønnestad MH (2010). Therapist predictors of early patient-rated working alliance: a multilevel approach. Psychother Res; 20: 627–46.

Norcross JC, Goldfried MR (eds) (2005). Handbook of Psychotherapy Integration. Oxford: Oxford University Press.

Norcross JC, Lambert MJ (2011). Psychotherapy relationships that work II. Psychotherapy; 48: 4–8.

Norville R, Sampson H, Weiss J (1996). Accurate interpretations and brief psychotherapy outcome. Psych Res; 6: 16–29.

Ochsner KN, Gross JJ (2005). The cognitive control of emotion. Trends Cogn Sci; 9: 242–9.

Ogden TH (1979). On projective identification. Int J Psychoanal; 60: 357–73. Dt. (1988). Die projektive Identifikation. Forum Psychoanal; 4: 1–21.

Ogden T (2006). Das analytische Dritte, das intersubjektive Subjekt der Analyse und das Konzept der projektiven Identifizierung. In: Altmeyer M, Thomä H (Hrsg). Die vernetzte Seele. Stuttgart: Klett-Cotta.

Ogrodniczuk JS, Piper WE (1999). Use of transference interpretations in dynamically orientied individual psychotherapy for patients with personality disorders. J Pers Disord; 13: 297–311.

Ogrodniczuk JS, Piper WE, Joyce AS, McCallum M (1999). Transference interpretations in short-term dynamic psychotherapy. J Nerv Ment Dis; 187: 572–9.

Ohm D (1992). Progressive Relaxation. Überblick und Anwendungsbereiche: Praxiserfahrungen und neuere Forschungsergebnisse. Report Psychol; 17: 27–43.

Okiishi J, Lambert MJ, Eggett D, Nielsen DA (2006). An analysis of therapist treatment effects: toward providing feedback to individual therapists on their clients' psychotherapy outcome. J Clin Psychol; 62: 1157–72.

Olnick SL (1964). The negative therapeutic reaction. J Am Psychoanal Assoc; 18: 655–72.

Orlinsky DE (1994). Learning from many masters. Psychotherapeut; 29: 2–9.

Orlinsky DE, Howard KI (1986). Process and outcome in psychotherapy. In: Bergin AE, Garfield SL (eds). Handbook of Psychotherapy and Behaviour Change. 4th ed. New York: Wiley.

Orlinsky DE, Grawe K, Parks B (1994). Process and outcome in psychotherapy. In: Bergin AE, Garfield SL (eds). Handbook of Psychotherapy and Behavior Change. 4. Aufl. New York: Wiley.

Ornstein A (1999). Empathisches Versagen: Katastrophe oder Chance. In: Milch WE, Hartmann HP (Hrsg). Die Deutung im therapeutischen Prozess. Gießen: Psychosozial.

Owen J, Hilsenroth MJ, Rodolfa E (2013). Interaction among alliance, psychodynamic-interpersonal and cognitive-behavioural techniques in the prediction of post-session change. Clin Psychol Psychother; 20: 513–22.

Panksepp J (1998). Affective Neuroscience: The Foundations of Human and Animal Emotions. New York: Oxford University Press.

Panksepp J, Siviy SM, Normansell LA (1985). Brain opioids and social emotions. In: Reite M, Field T (eds). The Psychobiology of Attachment and Separation. Orlando, FL: Academic Press; 3–49.

Parsons J, Silberschatz G (1998). Are results of randomized trials useful to psychotherapists? J Consult Clin Psychol; 66: 126–35.

Perry J, Banon E, Floriana I (1999). Effectiveness of psychotherapy for personality disorders. Am J Psychiatry; 156: 1312–21.

Peterson BS (2005). Clinical neuroscience and imaging studies of core psychoanalytic concepts. Clin Neurosci Res; 4: 349–65.

Pflichthofer D (2008). Spielräume des Erlebens. Performanz und Verwandlung in der Psychoanalyse. Göttingen: Psychosozial.

Phelps JL, Belsky J, Crnic K (1998). Earned security, daily stress, and parenting: a comparison of five alternative models. Dev Psychopathol 10: 21–38.

Pine F (1990). Drive, Ego, Object and Self: A Synthesis for Clinical Work. New York: Basic Books.

Piper WE, Azim HFA, Joyce AS, McCallum M (1991). Transference interpretations, therapeutic alliance, and outcome in short-term individual psychotherapy. Arch Gen Psychiatry; 48: 946–53.

Piper WE, Joyce AS, McCallum M, Azim HF (1993). Concentration on correspondence of transference interpretations in short-term psychotherapy. J Consult Clin Psychol; 61: 586–95.

Piper WE, Joyce AS, Azim HF, McCallum M (1998). Interpretative and supportive forms of psychotherapy and patient personality variables. J Consult Clin Psychol; 66: 558–67.

Piper WE, McCallum M, Joyce AS, Ogrodniczuk J (2001). Patient personality and time-limited group psychotherapy for complicated grief. Int J Group Psychother; 51: 525–52.

Plitt H (2013). Intersubjektivität erleben. Musiktherapie als Chance für Borderline-Patienten. Marburg: Tectum.

Plitt H (2014). Gewahrwerden von implizitem Beziehungswissen in der Musiktherapie. Musiktherapeutische Umschau; 35: 287–301.

Porto PR, Oliveira L, Mari J, Volchan E, Figueira I, Ventura P (2009). Does cognitive behavioral therapy change the brain? A systematic review of neuroimaging in anxiety disorders. J Neuropsychiatry Clin Neurosci; 21: 114–25.

Potthoff P (2015) Abriss der Relationalen Psychoanalyse. In: Potthoff P, Wollnik S (Hrsg). Die Begegnung der Subjekte. Die intersubjektiv-relationale Perspektive in Psychoanalyse und Psychotherapie. Gießen: Psychosozial-Verlag.

Poulsen S, Lunn S, Daniel SI, Folke S, Mathiesen BB, Katznelson H et al. (2014). A randomized controlled trial of psychoanalytic psychotherapy or cognitive-behavioral therapy for bulimia nervosa. Am J Psychiatry; 171: 109–16.

Premack D, Woodruff G (1978). Does the chimpanzee have a theory of mind? Behav Brain Sci; 1: 243–59.

Priestley M (1983). Analytische Musiktherapie. Vorlesungen am Gemeinschaftskrankenhaus Herdecke. Stuttgart: Klett-Cotta.

Prinzhorn H (1968/2011). Bildnerei der Geisteskranken. Ein Beitrag zur Psychologie und Psychopathologie der Gestaltung. 7. Aufl. Wien: Springer.

Psychotherapie-Richtlinien (2009/2017). Richtlinie des Gemeinsamen Bundesausschusses über die Durchführung der Psychotherapie (Psychotherapie-Richtlinie) in der Fassung vom 19. Februar 2009; BAnz. Nr. 58 (S. 1399) vom 17. 04. 2009. Letzte Änderung: 24. 11. 2016 BAnz AT 15. 02. 2017 B2. https://www.g-ba.de/downloads/62-492-1266/PT-RL_2016-11-24_iK-2017-02-16.pdf (Zugriffsdatum: 09. 07. 2017).

Pulver SE (1993). The eclectic analyst, or the many roads to insight and chance. J Am Psychoanal Assoc; 41: 339–57.

Racker H (1978). Übertragung und Gegenübertragung. München, Basel: Reinhardt.

Reddemann L (2007). Musik – Ein Resilienzfaktor oder eine Gefährdung für schwer traumatisierte Menschen? In: Wolf H-G (Hrsg). Musiktherapie und Trauma. 15. Musiktherapietagung am Freien Musikzentrum München e. V. (3.–4. März 2007). Wiesbaden: Reichert.

Reddemann L (2016). Imagination als heilsame Kraft. 19. Aufl. Stuttgart: Klett-Cotta.

Reddemann L (2017). Psychodynamisch Imaginative Traumatherapie. PITT – Das Manual. 9. Aufl. Stuttgart: Klett-Cotta.

Reddemann L, Wöller W (2015). Psychodynamische Verfahren. In: Seidler GH, Freyberger HJ, Maercker A (Hrsg). Handbuch der Psychotraumatologie. 2. Aufl. Stuttgart: Klett-Cotta.

Reddemann L, Wöller W (2017). Komplexe Posttraumatische Belastungsstörung. Aus der Buchreihe: Praxis der psychodynamischen Psychotherapie – analytische und tiefenpsychologisch fundierte Psychotherapie. Göttingen: Hogrefe.

Reich G (2011). Eine Technik für alle Störungen?

Symptombezug in der psychodynamischen Therapie. Psychotherapeut; 56: 128–34.

Reich G, Cierpka M (2010). Psychotherapie der Essstörungen. Krankheitsmodelle und Therapiepraxis – störungsspezifisch und schulenübergreifend. 3. Aufl. Stuttgart: Thieme.

Reimer C, Rüger U (Hrsg) (2012). Psychodynamische Psychotherapien. Lehrbuch der tiefenpsychologisch orientierten Psychotherapien. 4. Aufl. Berlin, Heidelberg: Springer.

Reinhardt A, Haase U (2013). »Schauen Sie genau hin!« Der Zugang zu den Affekten als therapeutisches Prinzip bei der Behandlung von Persönlichkeitsstörungen nach dem musiktherapeutischen Konzept nach Schwabe. Musiktherapeutische Umschau; 34: 121–34.

Reister G, Heigl FS (1998). Vorbereitung und Einleitung des therapeutischen Prozesses in der interaktionellen Therapie. In: Heigl-Evers A, Ott J (Hrsg). Die psychoanalytisch-interaktionelle Methode. 2. Aufl. Göttingen: Vandenhoeck & Ruprecht.

Ribeiro E, Ribeiro A, Gonçalves M, Horvath A, Stiles W (2013). How collaboration in therapy becomes therapeutic: The therapeutic collaboration coding system. Psychology Psychotherapy Theory Res Practice; 86: 294–314.

Rieforth J, Graf G (2014). Tiefenpsychologie trifft Systemtherapie. Göttingen: Vandenhoeck & Ruprecht.

Rittner S (2008). Der Wirkfaktor Stimme in der Psychotherapie/in der Musiktherapie. Musiktherapeutische Umschau; 29: 201–20.

Rockland LH (1989). Supportive Therapy: A Psychodynamic Approach. New York: Basic Books.

Rohde-Dachser C (1983). Das Borderline-Syndrom. Bern: Huber.

Rohde-Dachser C (1986). Ringen um Empathie. Ein Interpretationsversuch masochistischer Inszenierungen. Forum Psychoanal; 2: 44–58.

Röhrborn H, Breuer R (2006). Musiktherapie in der Psychosomatischen Medizin. Musiktherapeutische Umschau; 25: 7–15.

Röhricht F (2000). Körperorientierte Psychotherapie psychischer Störungen. Göttingen: Hogrefe.

Rosenzweig S (1936). Some implicit common factors in diverse methods of psychotherapy: »At last the Dodo said, ›Everybody has won and all must have prizes.‹« Am J Orthopsychiatry; 6: 412–5.

Roth A, Parry G (1997). The implications of psychotherapy research for clinical practice and service development: Lessons and limitations. J Ment Health; 6: 367–80.

Roth G (2001). Das Unbewusste aus der Sicht der Hirnforschung. In: Cierpka M, Buchheim P (Hrsg). Psychodynamische Konzepte. Berlin, Heidelberg: Springer.

Roth G (2006). Vorwort zur deutschen Ausgabe. Geist, Seele, Gehirn. In: Kandel ER (Hrsg). Psychiatrie, Psychoanalyse und die neue Biologie des Geistes. Frankfurt a. M.: Suhrkamp; 9–17.

Rothwell P (2005). External validity of randomized controlled trials. To whom do the results of this trial apply? Lancet; 365: 82–92.

Rotmann JM (1992). Ist die Übertragungsbedeutung des Gutachterverfahrens analysierbar? Psyche; 12: 178–219.

Rubino G, Barker C, Roth T, Fearon P (2000). Therapist empathy and depth of interpretation in response to potential alliance ruptures: the role of therapist and patient attachment styles. Psychother Res; 10: 408–20.

Rudolf G (2003). Störungsmodelle und Interventionsstrategien in der psychodynamischen Depressionsbehandlung. Z Psychosom Med Psychother; 49: 363–76.

Rudolf G (2013). Strukturbezogene Psychotherapie. Leitfaden zur psychodynamischen Therapie struktureller Störungen. 3. Aufl. Stuttgart: Schattauer.

Rudolf G (2014). Psychodynamische Psychotherapie. Die Arbeit an Konflikt, Struktur und Trauma. 2. Aufl. Stuttgart: Schattauer.

Rudolf G, Henningsen P (Hrsg) (2017). Psychotherapeutische Medizin und Psychosomatik. Ein einführendes Lehrbuch auf psychodynamischer Grundlage. 8. Aufl. Stuttgart: Thieme.

Rudolf G, Rüger U (2001). Zur Differenzialindikation zwischen tiefenpsychologisch fundierter und analytischer Psychotherapie. Psychotherapeut; 46: 216–9.

Rudolf G, Jakobsen T, Micka R, Schumann E (2004). Störungsbezogene Ergebnisse psychodynamisch-stationärer Psychotherapie. Z Psychosom Med Psychother; 50: 37–52.

Rüger U, Dahm A, Kallinke D (Hrsg) (2011). Faber/Haarstrick. Kommentar Psychotherapie-Richtlinien. 9. Aufl. München: Urban & Fischer.

Rust M (1996). Katathym-imaginative Psychotherapie.

In: Senf W, Broda M. Praxis der Psychotherapie. 5. Aufl. Stuttgart: Thieme.

Sachse R (2004). Persönlichkeitsstörungen. Leitfaden für die psychologische Psychotherapie. Göttingen: Hogrefe.

Sachse R (2011). Klärungsorientierte Psychotherapie von Persönlichkeitsstörungen - Grundlagen und Konzepte. Göttingen: Hogrefe.

Sachsse U (1998). Klinische Erfahrungen mit verschiedenen Interventionsmodi bei der psychoanalytisch-interaktionellen Therapie. In: Heigl-Evers A, Ott J (Hrsg). Die psychoanalytisch-interaktionelle Methode. 2. Aufl. Göttingen: Vandenhoeck & Ruprecht.

Sachsse U (2009). Traumazentrierte Psychotherapie. Theorie, Klinik, Praxis. Studienausgabe. Stuttgart: Schattauer.

Sachsse U, Vogel C, Leichsenring F (2006). Results of psychodynamically oriented trauma-focused inpatient treatment for women with complex posttraumatic stress disorder (PTSD) and borderline personality disorder (BPD). Bull Menninger Clin; 70: 125–44.

Sack M, Lempa W, Lamprecht F (2001). Metaanalyse der Studien zur EMDR-Behandlung von Patienten mit posttraumatischen Belastungsstörungen. Psychother Psychosom Med Psychol; 51: 350–5.

Sack M, Sachsse U, Dulz B (2011). Ist die Borderline-Persönlichkeitsstörung eine Traumafolgestörung? In: Dulz B, Herpertz SC, Kernberg OF, Sachsse U (Hrsg). Handbuch der Borderline-Störungen. 2. Aufl. Stuttgart: Schattauer; 197–202.

Sack M, Sachsse U, Overkamp B, Dulz B (2013). Traumafolgestörungen bei Patienten mit Borderline-Persönlichkeitsstörung. Nervenarzt; 5: 608–14.

Safran JD, Greenberg LS (eds) (1991). Emotion, Psychotherapy, and Change. New York: Guilford.

Safran JD, Muran JC, Samstag LW, Stevens C (2002). Repairing alliance ruptures. In: Norcross JC (ed). Psychotherapy Relationships that Work: Therapists Contributions and Responsiveness to Patients. New York: Oxford University Press; 235–54.

Salminen JK, Karlsson H, Hietala J, Kajander J, Aalto S, Markkula J, Rasi-Hakala H, Toikka T (2008). Short-term psychodynamic psychotherapy and fluoxetine in major depressive disorder: a randomized comparative study. Psychother Psychosom Med Psychol; 77(6): 351–7.

Sampson H, Weiss J (1983). Testing hypotheses. The approach of the Mount Zion Psychotherapy Research Group. In: Greenberg L, Pinsof W (eds). The Psychoanalytic Process. A Research Handbook. New York: The Guilford Press.

Sandahl C, Herlitz K, Ahlin G, Rönnberg S (1998). Time-limited group psychotherapy for moderately alcohol dependent patients: A randomized controlled clinical trial. Psychother Res; 8: 361–78.

Sandell R, Blomberg J, Lazar A, Schubert J, Carlsson J, Broberg J (1999). Wie die Zeit vergeht. Langzeitergebnisse von Psychoanalysen und analytischen Psychotherapien. Forum Psychoanal; 15: 327–47.

Sandler J (1976). Gegenübertragung und Bereitschaft zur Rollenübernahme. Psyche; 30: 297–305.

Sandler J (1982). Unbewusste Wünsche und menschliche Beziehungen. Psyche - Z Psychoanal; 36: 59–74.

Sandler J (1983). Die Beziehung zwischen psychoanalytischen Konzepten und psychoanalytischer Praxis. Psyche - Z Psychoanal; 37: 577–95.

Sandler J, Sandler A (1978). On the development of object relationships and affects. Int J Psychoanal; 59: 285–96.

Sandler J, Sandler AM (1985). Vergangenheits-Unbewusstes, Gegenwarts-Unbewusstes und die Deutungen der Übertragung. Psyche; 39: 800–29.

Sandler J, Dare C, Holder A (2015). Die Grundbegriffe der psychoanalytischen Therapie. Überarbeitet und erweitert von Joseph Sandler und Anna Ursula Dreher. 11. Aufl. Stuttgart: Klett-Cotta.

Sattel H, Lahmann C, Gundel H, Guthrie E, Kruse J, Noll-Hussong M, et al. (2012). Brief psychodynamic interpersonal psychotherapy for patients with multisomatoform disorder: randomised controlled trial. Br J Psychiatry; 200(1): 60–7.

Schacht TE, Binder JL, Strupp HH (1984). The dynamic focus. In: Strupp HH, Binder JL (eds). Psychotherapy in a New Key: A Guide to Time-Limited Dynamic Psychotherapy. New York: Basic Books.

Schafer R (1985). Die Handlungssprache - eine Alternative zur Metapsychologie. Psyche - Z Psychoanal; 39: 961–80.

Schafer R (1990). The search for common ground. Int J Psychoanal; 71: 49–52.

Schafer R (1999). Verantwortung, Evidenz und Wissen in der psychoanalytischen Beziehung. In: Hardt J, Vaihinger A (Hrsg). Wissen und Autorität in der psychoanalytischen Beziehung. Gießen: Psychosozial.

Schattmayer-Bolle K (2005). Begleitendes Malen als dialogische Methode in der Kunst- und Gestaltungstherapie. In: Titze D (Hrsg). Die Kunst der Kunsttherapie. Bd. 1. Aus der Mitte. Dresden: Sandstein; 150–4.

Schiepek G (2010). Neurobiologie der Psychotherapie. 2. Aufl. Stuttgart: Schattauer.

Schmeer G (2007). Das Ich im Bild. Ein Psychodynamischer Ansatz in der Kunsttherapie. 4. Aufl. Stuttgart: Klett-Cotta.

Schmidt HU, Kächele H (2009). Musiktherapie in der Psychosomatik. Entwicklung und aktueller Stand. Psychotherapeut; 54: 6–16.

Schmidt HU, Kächele H (2016). Musiktherapie. In: Köhle K, Herzog W, Joraschky P, Kruse J, Langewitz W, Söllner W (Hrsg). Uexküll. Psychosomatische Medizin. 8. Aufl. München: Elsevier Urban & Fischer.

Schore AN (1994). Affect Regulation and the Origin of the Self. Hillsdale, NJ: Erlbaum.

Schore AN (2007). Affektregulation und die Reorganisation des Selbst. Stuttgart: Klett-Cotta.

Schore AN (2012). The Science of the Art of Psychotherapy. New York, NY: Norton.

Schottenloher G (2003). Kunst- und Gestaltungstherapie. Eine praktische Einführung. München: Kösel.

Schrode H (1995). Klinische Kunst- und Gestaltungstherapie. Stuttgart: Klett-Cotta.

Schülein JA (1999). Die Logik der Psychoanalyse. Eine erkenntnistheoretische Studie. Gießen: Psychosozial.

Schultz JH (1973). Das Autogene Training. Konzentrative Selbstentspannung. Stuttgart: Thieme.

Schultz JH (2016). Autogenes Training. Das Original-Übungsheft. Die Anleitung vom Begründer der Selbstentspannung. 26. Aufl. Stuttgart: TRIAS.

Schultz-Venrath U (2013). Lehrbuch Mentalisieren. Psychotherapien wirksam gestalten. 2. Aufl. Stuttgart: Klett-Cotta.

Schwabe C (2004). Regulative Musiktherapie (RMT) – Wegmarken einer Konzeptionsentwicklung. In: Frohne-Hagemann (Hrsg). Rezeptive Musiktherapie. Theorie und Praxis. Wiesbaden: Reichert.

Segal H (1957). Notes on symbol formation. Int J Psychoanal; 38: 391–7.

Seiffge-Krenke I (2007). Psychoanalytische und Tiefenpsychologisch fundierte Psychotherapie mit Jugendlichen. Stuttgart: Klett-Cotta.

Seligman M (1995). The effectiveness of psychotherapy. The Consumer Reports study. Am Psychol; 50: 965–74.

Seligman MEP, Csikszentmihalyi M (eds) (2000). Positive psychology. Special issue. Am Psychologist; 5–14.

Selle E-W (2004). »... ein breites, sicheres Floß ...«. Entwicklungs- und Wirkungsgeschichte eines ›Entspannungstrainings nach musiktherapeutischen Gesichtspunkten‹. In: Frohne-Hagemann I (Hrsg). Rezeptive Musiktherapie. Theorie und Praxis. Wiesbaden: Reichert.

Senf W, Broda M (2013). Praxis der Psychotherapie. Ein integratives Lehrbuch. 5. Aufl. Stuttgart: Thieme.

Settlage CF, Curtis J, Lozoff M, Lozoff M, Silberschatz G, Simburg EJ (1988). Conceptualizing adult development. J Am Psychoanal Assoc; 36: 347–69.

Shadish WR, Matt G, Navarro A, Phillips G (2000). The effects of psychological therapies under clinically representative conditions: A meta-analysis. Journal of Consulting and Clinical Psychology; 126: 512–29.

Shadish WR, Cook TD, Campbell DT (2002). Experimental and Quasi-experimental Designs for Generalized Causal Inference. Boston: Houghton Mifflin Company.

Shahar-Levy Y (2012). Das Body Movement Mind Paradigma (BMMP). In: Trautmann-Voigt S, Voigt B. Grammatik der Körpersprache. Ein integratives Lehr- und Arbeitsbuch zum Embodiment. 2. Aufl. Stuttgart: Schattauer.

Shapiro F (2012). EMDR – Grundlagen und Praxis. Handbuch zur Behandlung traumatisierter Menschen. 3. Aufl. Paderborn: Junfermann.

Shapiro DA, Barkham M, Rees A, Hardy GE, Reynolds S, Startup M (1994). Effects of treatment duration and severity of depression on the effectiveness of cognitive-behavioral and psychodynamic-interpersonal psychotherapy. J Consult Clin Psychol; 62: 522–34.

Siegel EV (1998). Gedanken über scheinbar Unvereinbares: Psychoanalyse, Bewegung und Tanz. In: Trautmann-Voigt S, Voigt B (Hrsg) (1998). Bewegung ins Unbewusste. Beiträge zur Säuglingsforschung und analytischen Körperpsychotherapie. Frankfurt a. M.: Brandes & Apsel; 97–109.

Siegel DJ (1999a). The Developing Mind: Toward a Neurobiology of Interpersonal Experience. New York: Guilford Press.

Siegel EV (1999b). Körperliche Gegenübertragung. Einfühlungsvermögen und Empathie. In: Siegel EV, Trautmann-Voigt S, Voigt B (1999). Analytische Bewegungs- und Tanztherapie. München: Reinhardt; 69–106.

Siegel EV, Voigt B (1998). Kompaktcurriculum Analytische Bewegungs- und Tanztherapie. In: Trautmann-Voigt S, Voigt B (Hrsg). Bewegung ins Unbewusste. Beiträge zur Säuglingsforschung und analytischen KörperPsychotherapie. Frankfurt a. M.: Brandes & Apsel; 187 ff.

Siegel EV, Trautmann-Voigt S, Voigt B (1999). Analytische Bewegungs- und Tanztherapie. 2. Aufl. München: Reinhardt.

Sifneos PE (1987). Short-term Dynamic Psychotherapy: Evaluation and Technique. 2nd ed. New York: Plenum Medical.

Simonton L (1992). Körper, Seele, Geist, Krebs und Gesundheit. Penzberg: Seminar-Kassette Zist.

Slade A (1999). Attachment theory and research. Implications for the theory and practice of individual psychotherapy with adults. In: Cassidy J, Shaver PR (eds). Handbook of Attachment. Theory, Research and Clinical Applications. New York: The Guilford Press; 575–93.

Speer E (1949). Der Arzt als Persönlichkeit. Stuttgart: Thieme.

Stein R (1991). Psychoanalytic Theories of Affect. London: Karnac Books.

Stein DM, Lambert MJ (1995). Graduate training in psychotherapy: are therapy outcomes enhanced? J Consult Clin Psychol; 63: 182–96.

Steinert C, Bumke PJ, Hollekamp RL, Larisch A, Leichsenring F, Matthess H, et al. (2016). Treating post-traumatic stress disorder by resource activation in Cambodia. World Psychiatry; 15(2): 183–5.

Steinert C, Bumke PJ, Hollekamp RL, Larisch A, Leichsenring F, Matthess H, et al. (2017). Resource activation for treating post-traumatic stress disorder, co-morbid symptoms and impaired functioning: a randomized controlled trial in Cambodia. Psychol Med; 47(3): 553–64.

Steinert C, Munder T, Rabung S, Hoyer J, Leichsenring F (2017). Psychodynamic Therapy: As Efficacious as Other Empirically Supported Treatments? A Meta-Analysis Testing Equivalence of Outcomes. Am J Psychiatry; 174: 943–53.

Sterba RF (1934). The fate of the ego in analytic therapy. Int J Psychoanal; 15: 117–26.

Stern DN (1992/2016). Die Lebenserfahrung des Säuglings. 11. Aufl. Stuttgart: Klett-Cotta.

Stern DN (1993/2011). Tagebuch eines Babys. Was ein Kind sieht, fühlt, und denkt. München, Zürich: Piper.

Stern DN (1996). Selbstempfindung und Rekonstruktion. In: Trautmann-Voigt S, Voigt B (Hrsg). Bewegte Augenblicke im Leben des Säuglings – und welche therapeutischen Konsequenzen? Verbindung von Säuglingsforschung und Psychotherapie mit Körper – Bewegung – Tanz. Köln: Richter; 17–30.

Stern DN (1998a). »Now-moments«, implizites Wissen und Vitalitätskonturen als neue Basis für psychotherapeutische Modellbindungen. In: Trautmann-Voigt S, Voigt B (Hrsg). Bewegung ins Unbewusste. Beiträge zur Säuglingsforschung und analytischen KörperPsychotherapie. Frankfurt a. M.: Brandes & Apsel; 82–96.

Stern DN (1998b). Intersubjektivität als Pfad zum Unbewussten. Ausschnitte aus einer Podiumsdiskussion mit S. Trautmann-Voigt und J. Lichtenberg. In: Trautmann-Voigt S, Voigt B (Hrsg). Bewegung ins Unbewusste. Beiträge zur Säuglingsforschung und analytischen Körperpsychotherapie. Frankfurt a. M.: Brandes & Apsel; 73–96.

Stern DN (2010). Der Gegenwartsmoment. Veränderungsprozesse in Psychoanalyse, Psychotherapie und Alltag. 3. Aufl. Frankfurt a. M.: Brandes & Apsel.

Stern DN (2011). Ausdrucksformen der Vitalität. Frankfurt a. M.: Brandes & Apsel.

Stern DN, Sander LW, Nahum JP, Harrison AM, Lyons-Ruth K, Morgan AC, Bruschweiler-Stern N, Tronik EZ (1998). Non-interpretive mechanisms in psychoanalytic therapy. The »something more« than interpretations. Int J Psychoanal; 79: 903–21.

Stigler M, de Roten Y, Drapeau M, Despland J-N (2007). Process research in psychodynamic psychotherapy: a combined measure for accuracy and conflictuality of interpretations. Schweiz Arch Neurol Psychiatr; 158: 225–32.

Stiles WB, Agnew-Davis R, Hardy GE, Barkham M, Shapiro DA (1998). Relations of the alliance with psychotherapy outcome: findings in the second Sheffield Psychotherapy Project. J Consult Clin Psychol; 66: 791–802.

Stiles WB, Glick MJ, Osatuke K, Hardy GE, Shapiro DA, Agnew-Davies R, Rees A, Barkham ME (2004). Patterns of alliance development and the rupture-repair hypothesis: are productive relationships U-shaped or V-shaped? J Counseling Psychol; 51: 81–92.

Stolorow RD, Atwood G, Brandchaft B (Hrsg) (1994). The Intersubjective Perspective. Northvale, N.J: Jason Aronson.

Storch M, Contieni B, Hüther G, Tschacher W (2010). Embodiment. Die Wechselwirkung von Körper und Psyche verstehen und nutzen. 2. Aufl. Bern: Huber.

Storck T (2017). Die Bedeutung des Nichtverstehens in psychotherapeutischen Prozessen. Über den Umgang mit dem Versteh-Blues. Forum Psychoanal; 33: 109–24.

Strachey J (1935). Die Grundlagen der therapeutischen Wirkungen der Psychoanalyse. Int Z Psychoanal; 21: 486–516.

Strauß B (1999). Die Chancen der Vielfalt oder: Kann es allgemeine Psychotherapeuten geben? Psychotherapeut; 44: 383–4.

Strauß B (2000). Bindung, Bindungsrepräsentanz und Psychotherapie. Psychotherapeut; 5: 90–6.

Strauß B (2006). Bindungsforschung und therapeutische Beziehung. Psychotherapeut; 51: 514.

Streeck U (1998). Agieren, Deuten und unbewusste Kommunikation. Forum Psychoanal; 14: 66–78.

Streeck U (2000). Szenische Darstellungen, nichtsprachliche Interaktion und Enactments im therapeutischen Prozess. In: Streeck U (2000). Erinnern, Agieren und Inszenieren. Enactments und szenische Darstellungen im therapeutischen Prozess. Göttingen: Vandenhoeck & Ruprecht; 12–55.

Streeck U (2007). Psychotherapie komplexer Persönlichkeitsstörungen. Grundlagen der psychoanalytisch-interaktionellen Methode. Stuttgart: Klett-Cotta.

Streeck U, Leichsenring F (2015). Handbuch psychoanalytisch-interaktionelle Therapie. Behandlung von Patienten mit strukturellen Störungen und schweren Persönlichkeitsstörungen. 3. Aufl. Göttingen: Vandenhoeck & Ruprecht.

Strehlow G (2011). Töne an der Grenze. Interaktionsmuster in der musiktherapeutischen Begegnung mit Patientinnen, die unter einer Borderline-Persönlichkeitsstörung leiden. Online Veröffentlichung der Dissertation: www.sub.uni-hamburg.de/opus/volltexte/2011/4968 (Zugriffsdatum: 18. 10. 2017).

Strenger C (1991). Between Hermeneutics and Science No 59. An Essay on the Epistemology of Psychoanalysis. Madison. Madison, CT: International University Press.

Strupp HH (1980). Success and failure in time-limited psychotherapy: a systematic comparison of two cases. Arch Gen Psychiatry; 37: 947–54.

Strupp HH, Binder JL (1993). Kurzpsychotherapie. Stuttgart: Klett-Cotta.

Subic-Wrana C, Milrod B, Beutel ME (2012). Panikfokussierte Psychodynamische Psychotherapie. Göttingen: Hogrefe.

Sullivan H (1980). Die interpersonale Theorie der Psychiatrie. Frankfurt a. M.: S. Fischer.

Svartberg M, Stiles T, Seltzer MH (2004). Randomized, controlled trial of the effectiveness of short-term dynamic psychotherapy and cognitive therapy for Cluster C personality disorders. Am J Psychiatry; 161: 810–7.

Tasca GA, Ritchie K, Conrad G, et al. (2006). Attachment scales predict outcome in a randomized controlled trial of two group therapies for binge eating disorder: An aptitude by treatment interaction. Psychotherapy Res; 16(1): 106–21.

Task Force on Promotion and Dissemination of Psychological Procedures (1995). Training and Dissemination of empirically-validated psychological treatments. Report and recommendations. Clin Psychol; 48: 3–23.

Taubner S, Brockmann J, Kirsch H (2016). Praxis des Mentalisierens. Stuttgart: Klett-Cotta.

Thomä H (1999). Zur Theorie und Praxis von Übertragung und Gegenübertragung im psychoanalytischen Pluralismus. Psyche; 53: 820–72.

Thomä H, Kächele H (2006). Lehrbuch der psychoanalytischen Therapie. Gesamtband. Berlin, Heidelberg: Springer.

Thompson L, Gallagher D, Breckenridge JS (1987). Comparative effectiveness of psychotherapies for depressed elders. J Consult Clinl Psychol; 55: 385–90.

Ticho E (1970). Differences between psychoanalysis and psychotherapy. Bull Menninger Clin; 34: 128–39.

Timmermann T (2004). Tiefenpsychologisch orientierte Musiktherapie. Bausteine für eine Lehre. Wiesbaden: Reichert.

Timmermann T (2016). Der Körper in der Musiktherapie – Theoretische und praxeologische Aspekte in aktueller Sicht. In: Skrzypek H, Schmidt HU, Timmermann T (Hrsg). Der Körper in der Musiktherapie. Wiesbaden: Reichert.

Trautmann-Voigt S, Moll M (2011). Bindung in Bewegung. Konzept und Leitlinien für eine psychodynamisch fundierte Eltern-Säuglings-Kleinkind-Psychotherapie. Gießen: Psychosozial.

Trautmann-Voigt S, Voigt B (1996). Bewegte Augenblicke im Leben des Säuglings – und welche therapeutischen Konsequenzen? Verbindung von Säuglingsforschung und Psychotherapie mit Körper – Bewegung – Tanz. Köln: Claus Richter.

Trautmann-Voigt S, Voigt B (1998). Zur Rezeption Lichtenbergs und Sterns: Das Unbewusste in der Sprache der Bewegung. In: Trautmann-Voigt S, Voigt B (Hrsg). Bewegung ins Unbewusste: Beiträge zur Säuglingsforschung und analytischen Körper-Psychotherapie. Frankfurt a. M.: Brandes & Apsel; 43–72.

Trautmann-Voigt S, Voigt B (1999). Gruppentherapie als behandlungsbegleitendes Angebot. Lust und Gier verzweifelter Töchter. In: Siegel EV, Trautmann-Voigt S, Voigt B (Hrsg). Analytische Bewegungs- und Tanztherapie. München: Reinhardt; 254–84.

Trautmann-Voigt S, Voigt B (Hrsg) (2001). Bewegung und Bedeutung. Anregungen zu definierter Körperlichkeit in der Psychotherapie. Köln: Claus Richter.

Trautmann-Voigt S, Voigt B (2002). Spielräume moderner Tiefenpsychologie. In: Trautmann-Voigt S, Voigt B (Hrsg). Verspieltheit als Entwicklungschance. Zur Bedeutung von Bewegung und Raum in der Psychotherapie. Gießen: Psychosozial; 27–45.

Trautmann-Voigt S, Voigt B (Hrsg) (2007). Körper und Kunst in der Psychotraumatologie. Methodenintegrative Therapie. Stuttgart: Schattauer.

Trautmann-Voigt S, Voigt B (Hrsg) (2009). Affektregulation und Sinnfindung in der Psychotherapie. Gießen: Psychosozial.

Trautmann-Voigt S, Voigt B (2012). Grammatik der Körpersprache. Ein integratives Lehr- und Arbeitsbuch zum Embodiment. 2. Aufl. Stuttgart: Schattauer.

Trautmann-Voigt S, Voigt B (2017). Psychodynamische Psychotherapie und Verhaltenstherapie. Ein integratives Praxishandbuch. Stuttgart: Schattauer.

Travis LA, Binder JL, Bliwise NG, Horne-Moyer HL (2001). Changes in clients' attachment styles over the course of time-limited dynamic psychotherapy. Psychother Theory Res Practice Training; 38: 149–57.

Tress W, Henry WP (1993). Folgerungen für die psychotherapeutische Weiterbildung. In: Tress W (Hrsg). Die Strukturale Analyse Sozialen Verhaltens: SASB. Heidelberg: Asanger.

Tress W, Hildenbrand G (1993). Das zyklisch-maladaptive Interaktionsmuster und SASB. Kurzpsychotherapie. In: Tress W (Hrsg). Die Strukturale Analyse Sozialen Verhaltens: SASB. Heidelberg: Asanger.

Tress W, Henry WP, Junkert-Tress B, Hildenbrand G, Hartkamp N, Scheibe G (1996). Das Modell des zyklisch maladaptiven Beziehungsmusters und der Strukturalen Analyse Sozialen Verhaltens (CMP/SASB). Psychotherapeut; 41: 215–24.

Tress W, Kruse J, Ott J (Hrsg) (2004). Psychosomatische Grundversorgung. 3. Aufl. Stuttgart: Schattauer.

Treurniet N (1996). Über eine Ethik der psychoanalytischen Technik. Psyche; 50: 1–31.

Tröndle P (2005). Psychotherapie, dynamisch – intensiv – direkt. Lehrbuch zur Intensiven Dynamischen Kurzpsychotherapie. Gießen: Psychosozial.

Tschacher W, Storch M (2012). Die Bedeutung von Embodiment für Psychologie und Psychotherapie. Psychotherapie; 17: 259–67.

Vogt R (2004). Beseelte Spielräume durch Übergangs-Übertragungs-Objekte. In: Trautmann-Voigt S, Voigt B (Hrsg). Verspieltheit als Entwicklungschance. Zur Bedeutung von Bewegung und Raum in der Psychotherapie. Gießen: Psychosozial; 173–208.

Voigt B (1996). Wo die Sprache endet – Psychotherapie im Handlungsdialog. In: Trautmann-Voigt S, Voigt B (Hrsg). Bewegte Augenblicke im Leben des Säuglings – und welche therapeutischen Konsequenzen? Verbindungen von Säuglingsforschung und Psychotherapie mit Körper – Bewegung – Tanz. Köln: Claus Richter; 83–93.

Voigt B (1997). Bewegungsanalyse und nonverbale Bewegungsinterpretation. Eine Körpererinnerung als Mahnung. In: Trautmann-Voigt S, Voigt B (Hrsg). Freud lernt laufen. Herausforderungen analytischer Tanz- und Bewegungstherapie für Psychoanalyse und Psychotherapie. Frankfurt a. M.: Brandes & Apsel; 119–42.

Voigt B, Trautmann-Voigt S, Lichtenberg JD (2002). Bewegung und Raum in der Psychotherapie am Beispiel von Herrn K. In: Trautmann-Voigt S, Voigt B. Verspieltheit als Entwicklungschance. Gießen: Psychosozial; 27–45.

Walfish S, McAllister B, O'Donnell P, Lambert MJ (2012) An investigation of self-assessment bias in mental health professionals. Psychol Reports; 110: 639–944.

Walker E, Nowacki AS (2011). Understanding equivalence and noninferiority testing. [Review]. J Gen Intern Med; 26(2): 192–6.

Wallerstein R (1989). The psychotherapy research project of the Menninger Foundation: An overview. J Consult Clinl Psychol; 57: 195–205.

Wampold BE (2010). The Great Psychotherapy Debate. Models, Methods, and Findings. Mahwah, NJ: Lawrence Erlbaum Associates.

Wampold BE, Brown J (2005). Estimating Variability in Outcomes Attributable to Therapists: A Naturalistic Study of Outcomes in Managed Care. J Consult Clin Psychology; 73: 914–23.

Wampold BE, Imel ZE (2015). The Great Psychotherapy Debate: The Evidence for What Makes Psychotherapy Work. 2nd ed. New York: Routledge.

Warsitz RP, Küchenhoff J (2015). Psychoanalyse als Erkenntnistheorie – psychoanalytische Erkenntnisverfahren. Stuttgart: Kohlhammer.

Watkins J, Watkins HH (2012). Ego-States – Theorie und Therapie. Ein Handbuch. 3. Aufl. Heidelberg: Carl-Auer-Systeme-Verlag.

Watt DF (1986). Transference: a right hemispheric event? An inquiry into the boundary between psychoanalytic metapsychology and neuropsychology. Psychoanalysis Contemp Thought; 9: 43–77.

Watzlawick P, Beavin JH, Jackson DD (1969/2011). Menschliche Kommunikation. Formen, Störungen, Paradoxien. 11. Aufl. Bern: Huber.

Wendrich F, Brauchle G (2011). Die Effekte von induzierten Emotionen beim Singen auf sekretorisches Immunglobulin A (slgA). Musiktherapeutische Umschau; 32: 141–51.

Westen D, Thompson-Brenner H, Novotny CM (2004). The empirical status of empirically supported psychotherapies: assumptions, findings, and reporting in controlled clinical trials. Psychol Bull;130: 631–63.

Weymann E (2004). Zwischentöne. Psychologische Untersuchungen zur musikalischen Improvisation. Gießen: Psychosozial.

Weymann E (2014). Dynamische Spielverfassung als Voraussetzung für den Umgang mit Nicht-Wissen. Musikther Umschau; 35: 228–36.

WHO 2000. Dilling H, Mombour W, Schmidt MH (Hrsg). Internationale Klassifikation psychischer Störungen (ICD-10). Kapitel V (F). 4. Aufl. Bern: Huber.

Wiborg IM, Dahl AA (1996). Does brief psychodynamic psychotherapy reduce the relapse rate of panic disorder? Arch Gen Psychiatry; 53: 689–94.

Wigram T (2004). Improvisation. Methods and Techniques for Music Therapy Clinicians, Educators and Students. London, Philadelphia: Jessica Kingsley Publishers.

Will H, Grabenstedt Y, Völkl G, Banck G (1998). Depression. Psychodynamik und Therapie. Stuttgart: Kohlhammer.

Winnicott D (1953). Transitional objects and transitional phenomena: a study of the first not-me possession. Int J Psychoanal; 34: 89–97.

Winnicott DW (1973/2012). Vom Spiel zur Kreativität. 13. Aufl. Stuttgart: Klett-Cotta.

Winnicott DW (1974/2006). Reifungsprozesse und fördernde Umwelt. Gießen: Psychosozial.

Winston A, Laikin M, Pollack J, Samstag LW, McCullough L, Muran JC (1994). Short-term psychotherapy of personality disorders. Am J Psychiatry; 151: 190–4.

Winston A, Rosenthal R, Pinsker H (2004). Introduction to Supportive Psychotherapy. Arlington VA: American Psychiatric Publishing.

Wissenschaftlicher Beirat Psychotherapie (2005). Stellungnahme zur Psychodynamischen Psychotherapie bei Erwachsenen vom 11. Nov. 2004. Dtsch Ärztebl; 102: A73–5.

Wolberg LR (1995). The Technique of Psychotherapy. New York: Jason Aronson.

Wöller W (1994). Neuere Auffassungen zur Funktion masochistischer Phänomene. Forum Psychoanal; 10: 162–74.

Wöller W (1998a). Maladaptives Krankheitsverhalten bei Asthma bronchiale. Zentrales Beziehungsmuster als Determinante von Risikokrankheitsverhalten. Göttingen: Vandenhoeck & Ruprecht.

Wöller W (1998b). Die Bindung des Missbrauchsopfers an den Missbraucher. Psychotherapeut; 43: 117–20.

Wöller W (2003). EMDR in der Psychotherapie von Persönlichkeitsstörungen. Z Psychotraumatol Psychol Med; 1: 73–8.

Wöller W (2008). Psychotherapeutische Konzepte zur Behandlung von Persönlichkeitsstörungen bei chronischen Kindheitstraumatisierungen. Fortschr Neurologie Psychiatrie; 76: 530–8.

Wöller W (2010). Therapiekonzeption für traumatisierte Patienten mit schweren Persönlichkeitsstörungen. Psychotherapeut; 10: 6–11.

Wöller W (2012). Integration von EMDR in die Psychodynamische Therapie. EMDRIA-Rundbrief Nr. 25: 22–32.

Wöller W (2013). Trauma und Persönlichkeitsstörungen. Ressourcenbasierte Psychodynamische Therapie (RPT) traumabedingter Persönlichkeitsstörungen. 2. Aufl. Stuttgart: Schattauer.

Wöller W (2014). Bindungstrauma und Borderline-Störung. Ressourcenbasierte Psychodynamische Therapie (RPT). Stuttgart: Schattauer.

Wöller W (2015a). Tiefenpsychologisch fundierte Psychotherapie als ressourcenbasiertes integratives Verfahren. PDP – Psychodyn Psychother; 14: 3–12.

Wöller W (2015b). Neuere psychodynamische Theorien und Modelle zu Traumafolgestörungen. In: Egle UT, Joraschky P, Lampe A, Seiffge-Krenke I, Cierpka M (Hrsg). Sexueller Missbrauch, Misshandlung, Vernachlässigung. Erkennung, Therapie und Prävention der Folgen frühere Stresserfahrungen. 4. Aufl. Stuttgart: Schattauer; 177–86.

Wöller W (2016a). Der ausreichend gute Therapeut. Psychotherapeut; 61: 105–9.

Wöller W (2016b). Assoziationsmodell. Drittes psychodynamisches Theoriemodell neben Konflikt- und Strukturmodell? Psychotherapeut; 61: 66–72.

Wöller W (2022). Psychodynamische Psychotherapie. Lehrbuch der ressourcenorientierten Praxis. Stuttgart: Schattauer.

Wöller W, Kruse J (1998). Die Reviktimisierungstendenz bei Opfern körperlichen und sexuellen Missbrauchs. In: Schlösser AM, Höhfeld K (Hrsg). Trauma und Konflikt. Gießen: Psychosozial.

Wöller W, Kruse J (2001). Deutende Interventionstechniken bei schweren Persönlichkeitsstörungen. Psychotherapeut 46; 326–31.

Wöller W, Kruse J (2016). Trauma und Resilienz. In: Köhle K, Herzog W, Joraschky P, Kruse J, Langewitz W, Söllner W (Hrsg) (2016). Uexküll. Psychosomatische Medizin. 8. Aufl. München: Elsevier; 181–8.

Wöller W, Lampe A, Mattheß H, Schellong J, Leichsenring F, Kruse J (2020). Psychodynamische Therapie der komplexen posttraumatischen Belastungsstörung. Ein Manual zur Behandlung nach Kindheitstrauma. Stuttgart: Schattauer.

Wöller W, Mattheß H, et al. (2016). ROTATE. Resource-Oriented Trauma Therapy Combined with EMDR Resource Installation. Treatment Manual Version 1.0, July 2016. http://www.rheinklinik.de/fileadmin/content/rhein/Publikationen/2016_07_05_Woeller___Matthess_2016_ROTATE_Manual_Version_1.0.pdf (Zugriffsdatum: 27.07.2017).

Woodhouse SS, Schlosser LZ, Crook, RE, Ligiero DP, Gelso CJ (2003). Client attachment to therapist: relations to transference and client recollections of parental caregiving. J Couns Psychol; 50: 395–408.

Woody G, Luborsky L, McLellan AT, O'Brien CP, Beck AT, Blaine J, Herman I, Hole A (1983). Psychotherapy for opiate addicts: Does it help? Arch Gen Psychiatry; 40: 639–45.

Woody G, Luborsky L, McLellan AT, O'Brien CP (1990). Corrections and revised analyses for psychotherapy in methadone maintenance patients. Arch Gen Psychiatry; 47: 788–9.

Woody G, Luborsky L, McLellan AT, O'Brien CP (1995). Psychotherapy in community methadone programs: a validation study. Am J Psychiatry; 152: 1302–8.

Wormit AF (2007). Evaluation ambulanter Musiktherapie bei Tumor-, Schmerz- und Dialysepatienten. Inauguraldissertation an der medizinischen Fakultät der Ruprecht-Karls-Universität Heidelberg.

Wurmser L (1989). Wiederholungszwang und Konflikt. Zur Abwehr- und Über-Ich-Analyse schwerer Neurosen. Prax Psychother Psychosom; 34: 225–40.

Wurmser L (1993). Die zerbrochene Wirklichkeit. 2. Aufl. Berlin, Heidelberg, New York: Springer.

Wurmser L (2011). Flucht vor dem Gewissen. Analyse von Über-Ich und Abwehr bei schweren Neurosen. 2. Aufl. Berlin, Heidelberg: Springer.

Yalom ID (2012). Theorie und Praxis der Gruppentherapie. Ein Lehrbuch. 11. Aufl. Stuttgart: Klett-Cotta.

Yeomans F, Clarkin JF, Kernberg OF (2017). Übertragungsfokussierte Psychotherapie für Borderline-Patienten. Das TFP-Praxismanual. Stuttgart: Schattauer.

Zachar P (2014). A Metaphysics of Psychopathology. Cambridge, MA: MIT Press.

Zanarini MC, Yong L, Frankenburg FR, Hennen J, Bradford Reich D, Marino MF, Vujanovic AA (2002). Severity of reported childhood sexual abuse and its relationship to severity of borderline psychopathology and psychosocial impairment among borderline patients. J Nerv Ment Dis; 190: 381–7.

Zauner J (1972). Analytische Psychotherapie und soziales Lernen in Klinik und Heim. Prax Kinderpsychol; 21: 166–70.

Zetzel E (1956). Current concepts of transference. Int J Psychoanal; 37: 369–75.

Zielke M (1979). Indikation zur Gesprächspsychotherapie. Stuttgart: Kohlhammer.

Zipfel S, Wild B, Groß G, Friederich H-C, Teufel M, Schellberg D, Herzog W (2013). Focal psychodynamic therapy, cognitive behaviour therapy, and optimised treatment as usual in outpatients with anorexia nervosa (antop study): randomised controlled trial. Lancet; 383: 127–37.

Sachverzeichnis

A

abhängige Persönlichkeitsstörung, Alltagsfunktionalität 307
Abhängigkeit 149
Abhängigkeitsangst 138
Abhängigkeitsbeziehung, Traumatisierungen 436
Abhängigkeitserkrankungen, Kunst- und Gestaltungstherapie 477
Abhängigkeitswünsche 356
- Depression 378
Ablenkungstechniken, Panikstörungen 392
Abschiedsgefühle, Therapieende 499
Abstinenz 15, 124
- Verletzungen, subtile/unbewusste 125
Abwehranalyse 73, 121, 128, 207, 211
- Abwehr(mechanismen), unreife 213
- Affekte, überflutende 207
- Akzeptanz 209
- Ich-strukturelle Störungen 207
- Indikation 209
- Konflikte, unbewusste 212
- Konfliktpathologien 207
- strukturelle Störungen 247
- Symptombildung 207
- von der Oberfläche in die Tiefe 211
- Vorgehen 212
- Widerstand 211
Abwehrdeutungen 188, 191, 212
Abwehr(mechanismen) 6, 18, 55, 206
- adaptive 207
- Affektaktualisierung 210
- aktuelles Erleben 25
- akzeptierend annehmen, konfliktverleugnende Patienten 369
- dissoziative 317
- Entwicklungspathologien 206
- fragile 224, 227
- höher strukturierte 330
- Ich-dystone 224
- Ich-Stärke 207
- Ich-syntone 224
- Identifikation 209, 211
- inkomplette, Symptomentwicklung 206
- intellektualisierende 210
- intrapsychische 207
- Klarifikation 209
- kompensatorische 212
- Konfliktpathologien 206
- maladaptive 207
- manipulative, Ich-strukturelle Störungen 72
- masochistische 465
- narzisstische Persönlichkeitsstörung 364
- neurotische 206
- primitive 208, 248, 307
- projektive 308
- pseudostabil-rigide 226
- rationalisierende 206, 209
- Realitätswahrnehmung 206
- reife 206, 248, 316
  - Phobien 391
- Schutzfunktion 211
- Schutzsystem, unbewusstes 206
- stabile 224f., 227
- Strukturniveau 72
- Theorie 14
- therapeutische Nutzung 14
- Traumatisierungen 422, 424
- unbewusste 154
- unreife 67, 206, 248, 305, 317
  - Abwehranalyse 213
  - Borderline-Persönlichkeitsstörung 312
  - strukturelle Störungen 247, 305
- Verleugnung 206, 372
- Vermeidung 207
- Verschiebung 299
- Verstärkung, Kunst- und Gestaltungstherapie 478
- Widerstandsanalyse 227
Abwehrstabilität 72
Abwehrtheorie, psychoanalytische 27
Achtsamkeit 342
- innere, Musiktherapie 488
Achtsamkeitstraining 342
- Affekte 147
- Psychoedukation 342
- Wahrnehmungsübungen 343
adaptive Abwehr(mechanismen) 207
adaptive Diagnostik 59
adaptive Indikation 54

Adaptivität
- maladaptive Verhaltensweisen 157
- therapeutisches Vorgehen 46, 54
Affect Attunement 24
Affektabfuhr 197
Affektabstimmung
- transmodale 278
- Verständnis 274
Affektaktualisierung 210
Affektansteckung 198
- positive 170
- Therapeutenverhalten 114
Affektäquivalente 62, 136
Affektdifferenzierung 306
- Depression 378, 381
- fördern 333
- Gruppenmusiktherapie, rezeptive 488
- Kunst- und Gestaltungstherapie 474
- somatoforme Störungen 16
Affektdistanz, Gegenübertragung 260
Affekte 137, 210
- abgewehrte, somatoforme Störungen 402
- Achtsamkeitsübungen 147
- annehmen 136, 370
- Aufmerksamkeitsumfokussierung 147
- Auslösebedingungen 144, 148
- Bedeutung 136
- beziehungsregulierende 137 f.
- Differenziertheit 70
- Entlastung ermöglichen 141
- Entstehung 144
- erleben 306
- Gegenübertragung 267
- genannte 215
- Ich-strukturelle Störungen 139
- informationsverarbeitende 138
- interpersonelle Signalfunktion 138
- intrapsychische Signalfunktion 138
- klarifizieren 121, 136, 139 f., 148, 333
- Konfrontationen 212
- Körperausdruck 280
- körperliche Reaktionen 398
- Kunst- und Gestaltungstherapie 474
- Mitteilung 306
- nachtragende 70
- negative 157
  - Aufbewahrung 73
  - Belastungsgrad, subjektiver 147
  - Ressourcenvorstellung, positive 332
  - somatoforme Störungen 402
  - therapeutische Beziehung 239
- Objektbeziehungskonflikte 144
- passende, somatoforme Störungen 402
- Persönlichkeitsstörungen 139
- psychoanalytische Beschäftigung 136
- relevante 288
- selbstreflexive 138
- Selbst- und Objekt-Repräsentanzen 137
- sensomotorisches Äquivalent 280
- Signalfunktion 136
- spiegeln 148
- Spiegelung, empathische 139
- SUD-Werte (Subjective Units of Distress) 147
- symbolische Darstellungen 279
- Symptomentstehung 27
- szenische Explorationskontur 285
- traumatische 139, 333, 423
  - Wiederbelebung 421
- Triebabfuhrvorgänge 136
- überflutende
  - Abwehranalyse 207
  - Borderline-Persönlichkeitsstörung 311
- übertragungsbezogene 241, 246
- überwältigende, Distanz 146, 148
- Umgang 148
- undifferenzierte, Traumafolgestörungen 333
- undifferenziert wahrgenommene 64
- unerträgliche 159
- vorwurfsvoll-aggressive Patienten 359
- Zuordnung zu Vergangenheit oder Gegenwart 145
Affekterleben 62
- intensivieren 142
- nonverbale Kommunikation 143
Affektforschung 24, 27, 137
Affektidentifizierung, Gruppenmusiktherapie, rezeptive 488
affektive Einlassstellen 143
affektive Einsicht, tiefenpsychologisch fundierte Psychotherapie 181
affektive Implikationen 277
affektive Kommunikation 24
affektive kommunikative Handlungsmuster 282
affektives Ausdrucksverhalten 334
- differenzieren 334
- Ich-Funktionsdefizite 334
affektive Störungen, Posttraumatische Belastungsstörung (PTBS) 428

Affektkontrolle 137
- Borderline-Persönlichkeitsstörung 216, 311
- Mutter-Kind-Interaktion 137
Affektkorrelate 62, 136
Affektreaktionen, körperliche, positive 457
Affektregulation 26, 274, 455
- Musiktherapie 482
- Traumatisierungen 421
Affektregulationsstörungen 136
Affektsteuerung 307, 487
- Depression 378
- Gruppenmusiktherapie
  - aktive, interaktionelle 486
  - rezeptive 488
- Probleme 474
Affekttoleranz 137, 306, 487
- Borderline-Persönlichkeitsstörung 311
- Depression 381
- Gruppenmusiktherapie, rezeptive 488
- Konflikte, unbewusste 308
- Posttraumatische Belastungsstörung (PTBS) 422
- Steigerung 331
- Störungen 47
Affektüberflutung 316
- Gruppenmusiktherapie, rezeptive 488
- Musiktherapie 484
Affektwahrnehmung
- Angst(erkrankungen) 394
- Depression 381
- Konflikte, unbewusste 308
- somatoforme Störungen 400
Aggression 322
- begrenzen, vorwurfsvoll-aggressive Patienten 361
- Schutz 322
Aggressionshemmung, pathogene 290
Aggressionstrieb 22
Agieren, schwerwiegendes 322
Agoraphobie 389
- Ich-stützendes Vorgehen 391
- Therapie 391
AIDS 409
Aktivitätsgrad 276
Akutbehandlung 76
Akzeptanz 113 f., 116
- Patient 115
Alexithymie 409
- Affektdifferenzierung 333
- Kunst- und Gestaltungstherapie 477
Alkoholabhängigkeit, psychodynamische Therapie, RCT 38
Alleingelassenseinsgefühl 144, 152, 156
- Depression 382
- Nottermine 298
Allein-gelassen-Werdens-Ängste 356
allergische Reaktionen, Kunst- und Gestaltungstherapie 478
Allmachtsfantasien, regressive 297
Alltagsanforderung 216
Alltagsbewältigung 215
Alltagskommunikation 118
Alltagsrealität 118
Alltagsstrukturierung, strukturbezogene Psychotherapie 329
Altruismus
- Depression 381
- tiefenpsychologisch fundierte Gruppentherapie 444
altruistische Abtretung, Depression 379
Altvertrautes, Sicherheitseffekte 288
Ambivalenzkonflikte 149, 152
- Depression 383
ambulante Psychotherapie
- Persönlichkeitsstörungen, schwere 326
- somatoforme Störungen 406
Amnesie, psychogene, Traumatisierungen 421
Amygdala 26, 53
analytische Bewegungs- und Tanztherapie (ABT) 456
analytische Interventionen 54
analytische Körperpsychotherapie 456
analytische Psychotherapie 7
- Abgrenzung 10
- Indikation 503
- kassenärztliche Versorgung 9
- Kontraindikation 16
- und tiefenpsychologisch fundierte Psychotherapie, Gemeinsamkeiten/Unterschiede 14
- Versorgungsrealität 17
- zeitlicher Rahmen 15
Anamnese
- biografische 59
- psychosomatische 62
anankastische Persönlichkeitsstörung
- Entwicklungspathologie 310
- neurotische Persönlichkeitsorganisation 310
- strukturelle Störungen 310
- Strukturpathologie 310
Angehörige
- Gespräche, gemeinsame 293
- Kontakt, Empfehlungen 293
- Miteinbeziehung 293

Angehörige
- Verständnis für den Patienten 293
- Zuversicht vermitteln 294
Angenommenseinsgefühl 113, 445
Angstanfälle, akute
- Hilfen 391
- Therapie 391
Ängste 124, 150, 235
- Beeinflussung 48
- Borderline-Persönlichkeitsstörung 311
- diffuse 68
- Klassifikation nach dem Strukturniveau 138
- mögliche, vor einer Psychotherapie 122
- reale 502
- respektvolle Atmosphäre 115
- somatoforme Störungen 404
- Therapieabbruch 502
- übertragungsbedingte 502
- Vermeidungsverhalten 290
- vor dem Allein-gelassen-Werden 356
- vor Impulsdurchbrüchen 191
- vor Kontrollverlust 342
Angst(erkrankungen) 12, 376, 389
- Affektwahrnehmung 394
- assoziatives Entstehungsumfeld 393
- auslösende Situationen
  - Identifikation 393
  - Konfrontation 290
- Auslöser 395
- Drei-Komponenten-Modell 395
- edukative Maßnahmen 112
- Gedanken/Vorstellungsbilder 395
- Gegenübertragung 355
- generalisierte 389
  - psychodynamische Therapie, RCT 38
  - Therapie 391
- Hypothese 394
- Ich-stärkende Maßnahmen 393
- Informatione, zur Verfügung gestellte 395
- konfliktaufdeckendes Vorgehen 393
- Konfliktmodell 390
- konfliktorientiertes Vorgehen 394
- körperliche Symptome 395
- nicht abgewehrte 206
- Psychodynamik 394
- psychodynamische Psychotherapie 38, 391
- psychodynamisches Verständnis 390
- Psychoedukation 394
- Strukturschwächemodell 390
- Teufelskreis der Angst 395
- Therapie 390
- traumabedingte, EMDR 510
- Verleugnung 394
- Vermeidung 391 f.
Angstminderung 112
Angstmobilisation, Widerstandsanalyse 222 f.
Angstniveau, optimales 223
Angsttagebücher 395
annähernde Rekonstruktionen, Interaktionserfahrungen, multimodal gespeicherte 274
Anorexia nervosa
- psychodynamische Therapie, RCT 38 f.
- stationäre Psychotherapie 301
Ansprüche, hohe, narzisstische Persönlichkeitsstörung 366
anthroposophische Kunsttherapie 468
Antidepressiva, Depression 380
antisoziale Persönlichkeitsstörung, supportive Psychotherapie 345
Antizipation
- Fähigkeit 338
- Gefahren 373
- problematische Situationen 346
Antizipationsfähigkeit 307
Antrag mit Bericht an den Gutachter 77
Antragsformulierung 78 f.
- Angaben, zusätzlich erforderliche 82
- Behandlungsplan 82
- Diagnose zum Zeitpunkt der Antragsstellung 81
- ICD-Diagnosen 81
- Konsiliarbericht 80
- Krankheitsanamnese 80
- Lebensgeschichte, Angaben 80
- Prognose 82
- psychischer Befund 79
- Psychodynamik 80
- somatischer Befund 80
- soziodemografische Daten 79
- Symptome 79
- Therapieziele 82
Antragsstellung
- Ich-strukturelle Störungen 84
- Patient 79
Antragsverfahren 78
Arbeitsbeziehung 107
Arbeitsbündnis
- Atmosphäre von Sicherheit und Wohlbefinden 110
- Aufrechterhaltung 109
- Herstellung, aktive 109
- Manualtreue 109

- Sprechaktivität, Rhythmus 117
- stabiles 132
- therapeutisches 107
- tragfähiges 28, 109, 132
  - Aufrichtigkeit 116
Arbeitsmodelle, Konfliktmodell 65
Ärgerverarbeitung, psychosomatische Erkrankungen 410
art therapy 468
Assoziation 273
- positive 171
assoziativer Kortex
- symbolisch-analytische Leistungen 280
Asthma bronchiale 409, 414
- therapierefraktäres 414
Atemtherapie 456
Atmosphäre
- autoritäre 116
- geheimnisvolle 116
- von Sicherheit und Wohlbefinden 110
Attunement 24
- Mutter-Kind-Dyade 19
Aufmerksamkeit
- Bewusstsein, erhöhtes 282
- frei schwebende 28
- Musiktherapie 483
- Umfokussierung, Affekte 147
Aufmerksamkeitsfokus
- gegenwärtiger 278
- gemeinsam geteilter 278
Aufmerksamkeitsfokussierung 281
- Hirnareale, untere 282
Aufmerksamkeitsübung
- Posttraumatische Belastungsstörung (PTBS) 426
Aufrichtigkeit, Arbeitsbündnis, tragfähiges 116
Auftragsklärung 120
Ausdrucksverhalten, sichtbares 277
ausfallende Stunden 89
Ausfallhonorar 89
Autarkie 149
Autismus, normaler 19
Autogenes Training 339 f., 456
- Einstellungs- und Verhaltensänderungen 340
- hypnoider Versenkungszustand 342
- Indikation 340
- Kontraindikation 340
- Krebserkrankungen 418
- meditative (Oberstufe) Übungen 340
- physiotrope (Unterstufe) Übungen 340 f.
- Übungen 340
Autonomie-Abhängigkeits-Konflikte 152
Autonomiebedürfnisse 205
Autonomiestreben 173
Autonomieverlustangst 138

B

Bagatellisierung bedrohlicher Sachverhalte 154
Baum-Übung,Posttraumatische Belastungsstörung (PTBS) 428
Bedrohungserleben 318
Bedürfnisregulation, Erwartungen 277
Bedürfnisse
- aktuelle 347
- bewusste 124
- unbewusste 124
Befürchtungen, reale, Übertragung 232
Begegnendes Malen 473
Begleitendes Malen 473
Behandlungsdauer 82
- längere 16
Behandlungsfehler 299
Behandlungsfrequenz 82
Behandlungsmotivation 291
Behandlungsplan
- Musiktherapie 480
- Prognose 82
- Zielsetzung 82
Behandlungstheorie, Psychoanalyse 18
Behandlungsvertrag 322
Behandlungsvorphase 86
belastendes Material
- Container-Technik 320
- Tresor-Technik 320
Belastungsbedingungen 289
Belohnungssystem, dopaminerges (Seeking-System) 90
Beobachtertechnik, Traumaexposition 433
berufliche Wiedereingliederung, teilstationäre Psychotherapie 302
Beruhigen, stabilisierende Interventionen 319
Beschämung 138
Beschwerdesymptomatik, Therapieende 500
Besserungserwartungen, Induktion 50
Bestätigung, indirekte 170
Bewältigungsformen
- alternative 159
- bisherige 173, 321
- maladaptive 154, 156
- Panikstörungen 392
bewältigungsorientierte Interventionen, Kunst- und Gestaltungstherapie 474

Bewegungen
- bewusst eingesetzte 284
- Handlungsantriebe 464
- Symboliknutzung 464
Bewegungsphasen, Abfolge 464
Bewegungstherapie 456
- Erfahrung, positive 458
- konzentrative (KBT) 456
- tiefenpsychologisches Setting 458
Bewegungs- und Tanztherapie, analytische (ABT) 456
bewusste Bedürfnisse 124
Bewusstsein 279
- erhöhtes, Aufmerksamkeit 282
- Kommunikation 279
- räumliches 280
Beziehungen 273
- aktuelle 245
  - Wahrnehmungen, realistische 50
- Bearbeitung außerhalb der Therapie 249
- Depression 381
- der Gegenwart 145
- der Vergangenheit 145
- dyadische 21
- frühe, Wiederholungen 230
- genetische 245
- interpersonelle, Verbesserung 185
- konflikthafte, ausfantasieren 291
- körpersprachliche 461
- leiblicher Dialog 274
- maladaptive, Musiktherapie 481
- schützen 306
- therapeutische 108
- Wahrnehmung 28
- zyklisch maladaptive 102
Beziehungsabbrüche, abrupte 308
Beziehungsangebot 283
Beziehungsarbeit, mitagierende Antwort des Therapeuten 273
Beziehungsdefizite, zentrale 182, 198
Beziehungsepisoden, Schilderungen 131
Beziehungserfahrungen 196
- aktuelle 61, 139
- befriedigende 109
- biografische 61
- frühe 50, 103, 107, 109
  - maladaptive Verhaltensweisen 157
- frühkindliche 27
  - Depression 378
- herausarbeiten 61
- hilfreiche 174
- korrigierende 329
- negative 5, 151
- neue 73, 198, 371
  - ermöglichen 198
  - verleugnende Patienten 370
- pathogene 51
- positive 5, 15, 19, 181, 196, 278, 287, 329
  - Akzeptanz, respektvolle 197
  - emotionale Präsenz 197
  - Frühstörungsanteile 196
  - neue 241
  - Patientenbedürfnisse, Reflexion 204
  - Therapeutenverhalten, stereotypes 205
  - Vermittlung 205
- reale 19
- Sicherheit 318
- tiefenpsychologisch fundierte Psychotherapie 16
- traumatische 308
- ungünstige 329
- verinnerlichte 73, 103, 151, 181
Beziehungserwartungen 142
Beziehungsgestaltung 23, 28, 510
- aktuelle 70
Beziehungsklärung, Übertragungsanalyse 248
Beziehungskonfliktthema, zentrales 102
Beziehungsneuerfahrung 73
beziehungsregulierender Widerstand 216
Beziehungsregulierung
- Affekte 137
- Funktionen 63
- interpersonelle 62
- psychosomatische Erkrankungen 414
Beziehungsstörungen
- Borderline-Persönlichkeitsstörung 312
- traumabedingte 423
Beziehungstraumatisierungen 308, 355
- Borderline-Persönlichkeitsstörung 310
- präfrontaler Kortex 317
Beziehungswünsche 125
- abgewehrte 149
- Depression 381
- Enttäuschung/Frustration 142
- komplexe 51
- offen abhängige Patienten 378
- Reaktivierung 278
- unterdrückte 157
- verstehen 198
Bezugspersonen
- frühe 61, 191
  - Merkmalsähnlichkeit 230
- reale, Einbeziehung 47

Bilder
- gegenständliche 470
- Primär-/Sekundärprozesse, Dominanz 470
- Symbolebene 476
- ungegenständliche 470
Bildermappen, Kunst- und Gestaltungstherapie 472
Bilderweiterung 473
bildgebende Verfahren, Hirnfunktionen 26
Bildschirmtechnik
- EMDR (Eye Movement Desensitization and Reprocessing) 433
- Traumaexposition 433
- Traumatisierungen 430
Bindung
- desorganisierte 109 f.
- dismissing 259
- emotional positiv getönte 107
- innere Arbeitsmodelle 24
- lösen 306
- preoccupied 259
- sichere 108
- Strukturniveau 71
- unsicher-ambivalente 109
- unsicher-distanzierte 113
- unsichere 25, 109, 112
- unsicher-vermeidende 110, 205
- variable 306
Bindungsbedürfnis 112, 117 f.
- Berücksichtigung 112
- respektieren 214
Bindungsbeziehungen
- sichere, Mentalisierung 337
- unzuverlässige 308
Bindungsfähigkeit 306 f.
Bindungsforschung 24
Bindungsmuster
- Patient 259
- Therapeut 259
Bindungssicherheit 108
- erworbene 196
- rudimentäre 110
- Stärkung 196
Bindungstheorie 196
- Befunde 21
- Psychoanalyse 25
Bindungstraumatisierungen 308
- Borderline-Persönlichkeitsstörung 310
- präfrontaler Kortex 317
- ressourcenbasierte psychodynamische Therapie (RPT) 510
Binge-Eating-Störung, psychodynamische Therapie, RCT 39
Biodynamik 456
bioenergetische Analyse 456
Biofeedback 456
biografische Anamnese 59
Biosynthese 456
Blickkontakt 113
Borderline-Persönlichkeitsorganisation 309 f., 508
Borderline-Persönlichkeitsstörung 12, 309 f., 477
- Abwehr(mechanismen), unreife 312
- affektive Zustände (states) 311
- Affektkontrolle 216
- Beziehungsregulation, interpersonelle 310
- Beziehungsstörungen 312
- Bindungs- und Beziehungstraumatisierungen 310
- Depression 377
- destruktive Normen und Werte 312
- emotionale Instabilität 310
- Emotionsregulation 311
- erpresserisches Verhalten 323
- Ich-Integration 311
- Ich-strukturelle Defizite 311
- Idealisierungen, primitive 233
- Impulsregulation 415
- Impulssteuerung 311
- Introjekte 312
- Konflikte, interpersonelle/intrapsychische 312
- Mentalisierung 311
- mentalisierungsgestützte Psychotherapie 508
- Objektbeziehungen 311 f.
- Objekterfahrungen, frühe, reale 312
- Objektverlust 312
- psychodynamische Therapie, RCT 38, 40
- psychosomatische Erkrankungen 411
- Realitätsorientierung, Stärkung 125
- ressourcenbasierte psychodynamische Therapie (RPT) 510
- selbstschädigendes Verhalten 310
- Selbstverlust 312
- stationäre Psychotherapie 301
- supportive Psychotherapie 345
- teilstationäre Psychotherapie 302
- traumatische Bindungsmuster 312
- Traumatisierungen 310
- Über-Ich 312
- Übertragungsfokussierte Psychotherapie 508
- und Posttraumatische Belastungsstörung (PTBS), Komorbidität 311
Borderline-Wut 317

brittle diabetes 414
Bulimia nervosa
- psychodynamische Therapie, RCT 38 f.
- stationäre Psychotherapie 301

C

Charaktermerkmale, Patient 69
Charakterneurose, teilstationäre Psychotherapie 302
chronische Störungen, Kurzzeittherapie 41
Cluster-B-Persönlichkeitsstörungen, psychodynamische Therapie, RCT 38, 40
Cluster-C-Persönlichkeitsstörungen, psychodynamische Therapie, RCT 38, 40
Cocain-Opiat-Abhängigkeit, psychodynamische Therapie, RCT 38
Colitis ulcerosa 409, 414
common factors 28
Container-Contained-Modell 21
Container-Technik, belastendes Material 320
Containing 73, 203 f.
- therapeutische Haltung 235
Containment-Konzept Bions 196
Core-Energetik 456
Cyclic Maladaptive Pattern (CMP) 102
- Kurztherapie 506

D

Deaktivierung
- nicht im Fokus liegender Themen 132
- Probleme 129
Dekompensation, stationäre Psychotherapie 301
Denken
- pathologieorientiertes 51
- primär defizitorientiertes 51
- ressourcen- und lösungsorientiertes 168
dependente Persönlichkeitsstörung 120
- Gegenübertragung 355
Depersonalisation 68, 208
- Traumatisierungen 421
Depression 377
- Affekttoleranz 381
- aggressive Inhalte formulieren 383
- Akutphase 379
  - abklingende, Behandlung 380
- ältere Menschen 384
- altruistische Abtretung 379
- Antidepressiva 379 f.
- auslösende Situationen 382
- Behandlungstechniken 384
- Beziehungserfahrungen, frühkindliche 378
- biografische Erfahrungen 381
- Borderline-Persönlichkeitsstörung 377
- Enttäuschung/Vorwürfe, fordernde und anklagende (depending and demanding) 378
- Gegenübertragung 355, 383
- Hass auf das versagende Objekt 378
- Hilfs-Über-Ich 382
- ICD-Klassifikation 377
- Idealisierungen 383
- intellektuelles Verständnis 382
- Kunst- und Gestaltungstherapie 475
- neurotische Konflikte 377
- Neurotransmitter-Dysregulationen 377
- Panikzustände 389
- Persönlichkeitsstörungen, schwere 313
- präfrontale Aktivitätsminderung 377
- psychoanalytische Theorien 378
- Psychodynamik 377, 381
- psychodynamische Therapie, RCT 38
- psychosomatische Erkrankungen 411
- psychotische 377
- Ratschläge und Empfehlungen, direkte 383
- Schuld- oder Schamgefühle 382 f.
- Schweregrade 377
- schwer kranke Patienten 380
- Selbstüberhöhung, narzisstische 379
- Sitzungsfrequenz, Erhöhung 301
- somatoforme Störungen 404
- stationäre Psychotherapie 301
- Suizidalität 377, 384
- supportive Psychotherapie 379
- therapeutische Grundhaltung 381
- tiefenpsychologisch fundierte Psychotherapie 380
- Trauerreaktionen, pathologische 383
- Trauerverarbeitung, pathologische 379
- Traumatisierungen 421
- Übertragung, negative 383
- Überzeugungen, negative 383
- unipolare 380
- wahnhafte Verkennungen 377
depressiver Grundkonflikt 378
- narzisstische Bemühungen 379
depressiv-strukturierte Patienten 378
Desintegration 70
Desorganisation der äußeren Lebensumstände, supportive Therapie 345
Desorientiertheit, Posttraumatische Belastungsstörung (PTBS) 437
Destabilisierung
- Kunst- und Gestaltungstherapie 478

- Persönlichkeitsstörungen, schwere 314
- Sitzungsfrequenz, Erhöhung 301
- Zeichen 224
Destruktivität 322
- Schutz 322
Deutungen 54, 188, 218, 228, 273, 283
- Abwehr 188, 191
- aktive, konfrontative 11
- als Angebot 190
- Aspekte, unbewusste 392
- belastende 191
- Dreieck der Einsicht (triangle of insight) 188
- Erinnerungen 193
- fehlerhafte 195
- Genauigkeit 182
- genetische 188, 191
  - Übertragung 251
- gute 229
- Hypothesen 188, 190
- inexakte 176
- klarifizierende 229
- Konfliktpathologien 330
- konfrontierende 229
- Kurztherapie 506
- Mentalisierung, eingeschränkte 194
- nonverbale Aspekte 194
- Patientenakzeptanz 192
- Patientenreaktion 192
- Patientenverständnis 214
- persönliche Stile 190
- Persönlichkeitsstörungen, schwere 314
- Probleme, zusätzliche 191
- Qualität 182
- somatoforme Störungen 398
- supportive Psychotherapie 348
- therapeutische Reaktionen, negative 194
- tiefenpsychologisch fundierte Gruppentherapie 444, 450
- Typen 188
- Übertragung 189, 202, 244, 248
- unbewusste Zusammenhänge 185
- unzutreffende 193
- verbale Zustimmung 192
- Verleugnung 373
- von der Oberfläche in die Tiefe 190
- Widerstand 189, 191
Diabetes mellitus 409
- psychosomatische Erkrankungen 411
Dissoziation 305
- peritraumatische 437
- Persönlichkeitsstörungen, schwere 313
- Traumatisierungen 421, 424, 432
Distanzierung, Traumatisierungen 431
Doctor Hopping, somatoforme Störungen 405
Dodo-Bird-Verdikt 28
Dreieck der Einsicht (triangle of insight), Deutungen 188
Dualismus, cartesianischer 53
dualistisches Triebsystem 27
Durcharbeiten 181, 287, 450
- außerhalb der Therapiestunde 289
- Bedeutung 287
- Mitarbeit, aktive, des Patienten 289
- tiefenpsychologisch fundierte Gruppentherapie 443, 450
- Verhaltensmuster, alte 291
- Widerstand 287 f.
Dynamische Psychotherapie 12
Dyspepsie, funktionelle, psychodynamische Therapie, RCT 38
Dysthymie 377
- psychodynamische Therapie, RCT 38

E

effectiveness studies 33
efficacy studies 33
Ego-State-Modell, Traumatisierungen 423, 430
Eigendynamik, Störungen 52
Eigenverantwortlichkeit stärken, hilflose Abhängigkeit 356
Einfälle 132
Ein-Personen-Modell 21 f.
Ein-Personen-Psychologie 20
Einschlafstörungen, somatoforme Störungen 407
Einsicht
- ohne lebenspraktische Konsequenzen 288
- tiefenpsychologisch fundierte Psychotherapie 181
- unbewusste Zusammenhänge 182
Einsichtsförderung, tiefenpsychologisch fundierte Psychotherapie 16
Einsichtsvermittlung 196
Einstellung zum Körper 463
Einzelmusiktherapie, aktive, interaktionelle 481
Einzeltherapie 10
Ekel 70
Elternfigur, verurteilende 251
Eltern-Objekt-Bilder, gute/schlechte 200
Eltern-Objekte
- kontrollierende 201
- unempathische 201

EMDR (Eye Movement Desensitization and Reprocessing) 11, 55, 509
- Absorptionstechnik 174
- Posttraumatische Belastungsstörung (PTBS) 11, 438, 509
- Ressourcenaktivierung 174
emotionale Befindlichkeit/Verfassung
- Patient 118
- Spiegelung 118
emotionale Distanz, Gegenübertragung 325
emotionale Erfahrungen, korrigierende 199, 203
emotionale Fähigkeit 306 f.
emotionale Krankheitsbewältigung 411
emotionale Resonanzfähigkeit
- Empathie 198
- kognitive Fähigkeiten 198
emotionale Systeme, basale 137
emotionale Taubheit 68
emotionale Vernachlässigung 308
emotional instabile Persönlichkeitsstörung 307, 309 f.
- psychosomatische Erkrankungen 411
Emotionalität, Patient 117
Emotionen
- Konfliktpathologie 139
- Moment-zu-Moment-Analyse 117
- negative
  - Aktivierung 215
  - Containing 204
  - Konfrontation 216
  - Selbsteinschätzung 161
  - verringern 169
- positive 116
  - Ressourcenaktivierung 116
  - soziale Interaktionen 169
  - Verstärkung 169
- tiefenpsychologisch fundierte Gruppentherapie 447
Emotionskontrolle 331
- Aktivitäten, ablenkende 331
- Körperempfindungen, Konzentration 332
- Verbesserung 331
Emotionsregulation 328
- Borderline-Persönlichkeitsstörung 311
- Ich-Funktion 307
- Persönlichkeitsstörungen, schwere 313
- stabilisierende Interventionen 316
- strukturbezogene Psychotherapie 507
Emotionsregulationsstörung 305
- ressourcenbasierte psychodynamische Therapie (RPT) 510
Empathie 277, 306
- Aufmerksamkeitsstatus, aktivierter 278
- emotionale Resonanzfähigkeit 198
- Fähigkeit 198
- Intimität, psychische 278
Empathiedefizite 204
- therapeutische Beziehung 199
empathische Haltung 118
empathische Identifikation 253
- konfliktverleugnende Patienten 368
- vorwurfsvoll-aggressive Patienten 360
empathische Spiegelung 19
empathisches Verstehen 197
- Patient 184
Empfindungen 277
- gleichzeitige 274
Empfindungserfahrung 285
Enactment 273
Energieaufwendung 461
Entlastung 349
- stabilisierende Interventionen 319
Entspannungsverfahren 339
- musiktherapeutische 487
- Panikstörungen 392
Entsubjektivierung, Traumatisierungen 421
Enttäuschung 204
Enttäuschungswut 393
- Depression 378
Entwertung 190, 213, 305
- andauernde 310
- Borderline-Persönlichkeitsstörung 312
- narzisstische Persönlichkeitsstörung 362, 364
- therapeutisches Vorgehen 367
Entwicklungsdefizitmodell 66
Entwicklungspathologie 74, 305
- Abwehr(mechanismen) 206
- Entwicklungsdefizitmodell 66 f.
- Ich-strukturelle Defizite 357
- Konfliktmodell 65
- konflikt- und/oder traumapathologische Anteile 13
- Persönlichkeitsstörungen 310
- Traumamodell 68
Entwicklungspsychologie
- Entwicklungstraumatisierungen 308
- psychoanalytische 24
Entwicklungstraumatisierungen 308
- neurobiologische Befunde 308
Ergotherapie 456
Erinnerungen
- Deutungen 193

- frühe 98
- positive
  - Bedeutung 174
  - bildhafte Vorstellung 174

Erinnerungsarbeit, Traumatisierungen 431
Erläuterungen, exakte 112
Erleben
- des Patienten 123
- nicht automatisierte Zustände 282
- privates 126
- subjektives 184
- unbewusste Aspekte 123

erotische Wünsche, Patient 254
erotisierte Gegenübertragung 256
erotisierte Übertragung 232, 234, 239
- deutender Umgang 253
- Gegenübertragung 253
- therapeutischer Umgang 252

erpresserisches Verhalten, Borderline-Persönlichkeitsstörungen 323
Erstarrungsreaktion 281
Erstinterview, Psychoanalyse 60
Erwartungen 50
- negative 163
- Patient 121
- positive 171
  - induzieren 171
  - verstärken 171
- Überzeugungen, negative 166

Es, Abstand, gleicher (Äquidistanz) 189
Essstörungen 309
- Kunst- und Gestaltungstherapie 474
- Persönlichkeitsstörungen, schwere 313
- psychosomatische Erkrankungen 411
- strukturbezogene Psychotherapie 507

Es-Über-Ich-Konflikte 46
Es-Widerstand 217
Eutonie 456
evidenzbasierte Medizin 32
Exposition
- angstauslösende Situationen 391
- problemerzeugende Situationen 290
- Traumatisierungen 142
- Verhaltenstherapie 129

Externalisierung 47
- Selbstanteile 50
- Traumatisierungen 424

F

facilitating environment 203
Familientherapie 294, 512
Fantasien 98, 132, 273, 334
- Möglichkeitsraum 338
- nutzen 306, 337
- Psychodynamik 297
- Suizidalität 385

Feindseligkeit 323
Feldenkrais 456
Fertigkeiten 23
- motorische 282
- vermitteln 52

Flashbacks 68
- Posttraumatische Belastungsstörung (PTBS) 437

Focussing 456
fokale Psychotherapie 11, 505
Fokalkonflikte 150
Fokaltherapie 12 f., 505
Fokusformulierung 130
Fragen
- direkte 118, 124, 296
- Umgang 124

freie Assoziation 28, 86
- stabilisierende Interventionen 316

frei schwebende Aufmerksamkeit 28
fremdschädigende Verhaltensweisen, begrenzen, Therapieverträge 322
Freud, Anna 18
Freudebiografie/-tagebuch
- Traumatisierungen 424

frühe Störung 73
Frustrationsspannung, Depression 378
Frustrationstoleranz 60, 71
- Depression 381

Funktionsweise 276
Furcht 137
Furchtaffekt 280
Fürsorgeverhalten 137

G

Gedächtnis
- implizites
  - Modifikation 181
  - Verhaltensmuster 155
- prozedurales, Übertragung 230

Gedächtnisspeicherung, Traumatisierungen 24
Gedanken 50, 221
- negative, unterbrechen 167

Gedankenstopps 167

Gefahren
- Antizipation 373
- Verleugnung 372
Gefühle 50, 277
- aggressive 359
- auftretende, Gegenübertragung 288
- des Alleingelassenseins 298
- eigene, Mitteilung 326
- Klärung 61
- negative 324
  - Fixierung 280
- positive 325
  - Selbsterhaltung 280
- problematische 333
- unangenehme, Entlastung 125
Gegenbewegungen, unbewusste, verfestigte 464
Gegenübertragung 6, 10, 13, 15, 18, 55, 84, 255, 330
- Affektdistanz 260
- affektiver Umgang 277
- aggressives Gefühl 260
- Angst(erkrankungen) 355
- bewusste 258
- Bewusstseinsgrad, Abstufungen 257
- Bindungsmuster des Therapeuten 259
- Definition 255 f.
- dependente Persönlichkeitsstörung 355
- Depression 355, 383
- eigene, Wahrnehmung 279
- emotionale Distanz 325
- erotisierte 253, 256
- feindselige 50
- formale Auffälligkeiten 266
- Gefühle 288
- Haltung, durchgängige 256
- hilflos-abhängige Patienten 355
- Identifikation
  - komplementäre 263 f.
  - konkordante 263 ff., 269, 325
- Indikatoren 265
- Intensität 257
- Klärung 243
- komplementäre 369
- konfliktverleugnende Patienten 368
- Konfrontation 187
- Körperanalyse 462
- körperliche 281
- Musiktherapie 484
- narzisstische Persönlichkeitsstörung 362 f.
- negative 259
- Objektbeziehungen, innere, aktualisierte 262
- objektivierende Formulierungen 267 f.
- patientenzentrierte Formulierungen 268
- psychosomatische Erkrankungen 411
- Quellen 256
- Reflexion 11
- Rückfälle 291
- sexualisierte 256
- somatoforme Störungen 398
- Strukturniveau 72
- Suizidalität 386
- supportive Psychotherapie 350
- Szenen, leibliche 273
- Theorie 14
- Therapeut 70
- therapeutische Haltung 266
- therapeutische Nutzung 14
- Traumatisierungen 437
- Umgang 255
- unbewusste Aspekte 258, 265
- unreflektiertes Agieren 192
- vorwurfsvoll-aggressive Patienten 359
- Wahrnehmung 257, 324 f.
  - und nicht agieren 258
Gegenübertragungsaffekte 267, 270
- narzisstische Persönlichkeitsstörung 363
- projektive Identifizierung 270
Gegenübertragungsanalyse 113, 262, 270, 464
- affektiver Gehalt 262
- subjektive Bedeutung 262
Gegenübertragungsgefühle 268
- Mitteilung 259, 271
Gegenübertragungshaltungen
- feindliche, unentdeckte 191
Gegenübertragungsimpulse 268
Gegenübertragungsverstrickungen 269
- auflösen 268
- unreflektierte 114
Gegenübertragungswiderstand 218, 268
- Identifikation 271
Gegenwart
- affektives Erleben 333
- und Vergangenheitsaspekte, voneinander trennen 328
Gegenwartsunbewusstes 150
Gehirn
- Funktionen, bildgebende Verfahren 26
- kortikale/subkortikale Zentren, Vernetzungen 279
- Plastizität 282, 287, 330
- Umstrukturierungsleistungen 282

Gekränktsein 188
- narzisstische Persönlichkeitsstörung 365
genetische Deutungen 188, 191
Geschenke, Umgang 300
Gesprächstechnik 347
- szenische Gestaltung 60
Gesprächs- und Körperpsychotherapie, klientenzentrierte 456
Gestaltungstherapie s. Kunst- und Gestaltungstherapie
Gestik
- des Patienten 279
- Maximierung (Intensitätssteigerung) 285
Gewalt
- körperliche 421
- sexualisierte 421
  - Umgang 435
- Traumatisierungen 421
Gewissensangst 138
Gratifikation, relative, Ich-Stützung, indirekte 346
Grenzsetzungen, supportive Psychotherapie 348
Grenzüberschreitungen 322
- Schutz 322, 327
Größenfantasien 67
Grundhaltung, ressourcenorientierte 169
Grundversorgung, psychodynamisch orientierte, psychosomatische 10
Gruppenmusiktherapie
- interaktionelle, aktive 486
- rezeptive 487
  - Indikationen/Kontraindikationen 490
  - Merkmale 490
  - Ziele 490
Gruppentherapie 10
- tiefenpsychologisch fundierte 443
Gutachter
- Aufgabe 77
- Macht, fantasierte 79
Gyrus cinguli 26

H

Hakomi 456
haltende Umwelt (holding environment) 20, 196
Haltung 464
- empathische 118
- freundlich wohlwollende 115
- katastrophisierende 292
- Maximierung (Intensitätssteigerung) 285
- nicht verurteilende 116
- ressourcenorientierte 177
Handeln, privates 126
Handlungen 221
- multimodal vernetzte 275
Handlungsantriebe, Bewegungen 464
Handlungsdialog 257, 273
- affekt-motorischer 278
- Austausch, multimodaler 274
- Definition 274
- Empfindungskodierungen 286
- Gestalt im Raum 278
- im freien Bewegungsraum 457
- Intensitätskonturen 278
- Kontakte 274
- Körpersprache 278
- leibhaftige Bezogenheit 274
- Modellszenen 286
- rhythmisch-dynamischer 274, 276 f., 285
  - Interventionsentwicklung 284
  - therapeutische Haltung 283
- Zeiteinheiten 278
Hass auf das versagende Objekt, Depression 378
helping alliance 108
hermeneutische Wissenschaften 26
Herzinfarkt 414
Hilfe annehmen 306
hilflos-abhängige Patienten
- Eigenverantwortlichkeit stärken 356
- Gegenübertragung 355
- therapeutischer Umgang 358
- Therapieende 358
Hilflosigkeit 150, 152
- Überzeugungen, negative 165
hilflos-regressives Patientenverhalten begrenzen 321
Hilfs-Ich
- Depression 381
- Stabilisierung 74
- supportive Psychotherapie 344
- Übernahme 74
Hilfs-Über-Ich, Depression 382
Holding 73, 203 f.
humanistische Kunsttherapie 468
Humor 117
Hyperthyreose 409
Hypertonie, arterielle, essenzielle 409
Hypnotherapie
- Posttraumatische Belastungsstörung (PTBS) 39
- Traumatisierungen 424
hypochondrisches Krankheitserleben, somatoforme Störungen 400

Hypothesen 188
- Deutungen 188, 190
- psychodynamische 65, 96
- Strukturniveau 59
hysterische Symptome 136

I

ICD-Diagnosen, Antragsformulierung 81
Ich
- Abstand, gleicher (Äquidistanz) 189
- reifes 206
- starkes 65
- therapeutische Spaltung 107
Ich-dystone Abwehr(mechanismen) 224
Ich-dystone maladaptive Verhaltensmuster 155
Ich-dystone negative Überzeugungen 164
Ich-dystone Verhaltensweisen 370
Ich-Funktionen 45 f., 48
- Alltagsbewältigung 307
- Aufbau 55, 155, 328
- defizitäre 47, 159
  - Hypothese 99
  - identifizieren 330
- Einschränkungen 51
- Einschränkungen, basale 5
- Emotionsregulation 307
- geschwächte 308
- gut integrierte 71
- Mentalisierung 336
- Nachreifung, supportive Psychotherapie 344
- neurobiologische Perspektive 330
- Niveau, niedriges 73
- psychodynamische Behandlungstechnik 329
- reife 70, 376
  - innere Dialoge 71
- strukturbezogene Psychotherapie 507
- suffiziente, Aufbau 74
- Therapieende 500
- Trieb-Abwehr-Konflikte 23
Ich-Funktionsdefizite 48
- affektives Ausdrucksverhalten 334
- maladaptive Verhaltensmuster 155
Ich-Ideal 206
- Forderungen, hohe 329, 367
Ich-Integration 510
- Borderline-Persönlichkeitsstörung 311
- strukturelle Störungen 305
Ich-Psychologie 18, 48
Ich-psychologisches Paradigma 22
Ich-schädliche Wünsche und Normen 152
Ich-Stärke
- Abwehr(mechanismen) 207
- Kurztherapie 506
Ich-strukturelle Störungen 49, 59, 84, 98
- Abwehranalyse 207
- Abwehr(mechanismen)
  - manipulative 72
  - unreife 206
- Affekte 139
- Antragsstellung 84
- Borderline-Persönlichkeitsstörung 311
- Entwicklungsdefizitmodell 67
- Entwicklungspathologien 357
- Fragen, direkte 297
- Kunst- und Gestaltungstherapie 477
- supportive Therapie 345
- Therapiefokus 96
- tiefenpsychologisch fundierte Gruppentherapie 452
- Traumdeutung 300
- Träume 300
- Übertragung 240
Ich-Stützung 344
- Agoraphobie 391
- Angst(erkrankungen) 393
- direkte 346
- indirekte 346
- supportive Psychotherapie 346
Ich-syntone Abwehr(mechanismen) 224
Ich-syntone maladaptive Verhaltensmuster 155, 158
- Umgang 158
- Widerstand 158
Ich-syntone negative Überzeugungen 164
- Außenperspektive 164
idealisierende Übertragung 239
Idealisierung 214
- Depression 383
- milde 248
- narzisstische Persönlichkeitsstörung 362, 364
- primitive 214, 305, 317, 324
  - Borderline-Persönlichkeitsstörung 233, 312
- stabilisierende Funktion 208
- therapeutisches Vorgehen 367
Ideen, Suizidalität 384 f.
Identifikation
- konkordante 370
  - Gegenübertragung 325
- körpersprachliche Ausdrucksformen 464
- tiefenpsychologisch fundierte Gruppentherapie 444, 447
- Übertragung 232

Identität 306
Identitätsbewusstsein 280
Identitätskonflikte 61, 149
Imaginationen
- ressourcenorientierte 174
- stabilisierende 332
imaginative Psychotherapie 12
imaginative Techniken 55
imaginative Übungen, Posttraumatische Belastungsstörung (PTBS) 426
Imitation, tiefenpsychologisch fundierte Gruppentherapie 444, 447
Impulse 221
- abgewehrte 212
- aggressive
  - abgewehrte 293
  - Durchbruch 206
Impulskontrolle 307, 332
Impulskontrollstörungen 332
Impulssteuerung 306
- Borderline-Persönlichkeitsstörung 311, 415
- Gruppenmusiktherapie, aktive, interaktionelle 486
Indikation
- adaptive 54
- selektive 54
Individuation 149
Informationen 277
- Therapieablauf 86
- Weitergabe 52
Informationsverarbeitung, Traumatisierungen 24
Inhaltsperspektive, Kommunikation 119
Initialbild, Kunst- und Gestaltungstherapie 472
initiale Diagnostik 59
- Verfahren 60
Inkonsistenzspannungen 150
Innen- und Außenräume, erleben 463
innere Arbeitsmodelle
- Bindung 24
- präverbale Entwicklung 24
innere Bilder 19
- Krebserkrankungen 419
- positive, aktivieren 174
innere Dialoge, Ich-Funktionen, reife 71
innere Formeln 161
innere Helfer 429, 434
- Posttraumatische Belastungsstörung (PTBS) 427
innere Objekte 20, 25, 306 f.
- Borderline-Persönlichkeitsstörung 312
innere Prozesse 46
innere psychische Strukturen 46
Innerer Tresor
- Posttraumatische Belastungsstörung (PTBS) 428
- Traumaexposition 434
innerseelische Symptome 64
Inszenierungen 273
Integration, gute 70
Integrative Kunsttherapie 468
Integrative Leib- und Bewegungstherapie (IBT) 456
integratives Arbeiten 5
Intellektualisieren 316
intellektuelles Verständnis, Depression 382
Intensitätserleben 461
Intensive Kurztherapie 11
Intensive Psychodynamische Kurztherapie 11, 506
Interaktionserfahrungen, multimodal gespeicherte, annähernde Rekonstruktionen 274
Interessenausgleich 306
Internalisierung 47, 103, 306
- des Therapeuten 503
- Fähigkeit 307
- gutartige, Förderung 506
- Lernen an Anderen 446
- Objektbeziehungen 312
- tiefenpsychologisch fundierte Gruppentherapie 444, 447
- tiefenpsychologisch fundierte Psychotherapie 181
Internalisierungsprozesse
- benigne 197
interpersonale Theorie 21
interpersonelle Aspekte 47
- Symptome 62
interpersonelle Kommunikation 62
interpersonelles Lernen 445
interpersonelle Symptome 64
interpersonelle Theorie 47
intersubjektive Psychoanalyse 21
Intervallbehandlung 504
intrapsychische Aspekte 46 f.
- Symptome 62
Introjekte 306
- Borderline-Persönlichkeitsstörung 312
- negative 270
- tiefenpsychologisch fundierte Gruppentherapie 446
Introjektion 166, 305
- Traumatisierungen 421
Introspektionsfähigkeit 60, 72
- geringe, supportive Psychotherapie 345
- Kurztherapie 506

Intrusionen 133
- Achtsamkeitstraining 342
- Belastungsreaktion, akute 437
- Posttraumatische Belastungsstörung (PTBS) 437

K

kassenärztliche Versorgung, Psychotherapie-Richtlinien 76
Kastrationsangst 138, 150
katastrophisierende Haltung 292
Katathymes Bilderleben 12 f., 511
- Traumatisierungen 424
katathym-imaginative Psychotherapie 511
Katharsis 141
- tiefenpsychologisch fundierte Gruppentherapie 443
kathartisches Erlebnis, stilles 191
Kernkonflikte 150
- infantile 150
- Übertragung 150
Kern-Selbst 25
Kind, innere Homöostase-Systeme 26
Kinder- und Jugendpsychotherapie, psychoanalytisch orientierte 10
Kind-Selbst
- hilfesuchendes 201
- kontrolliertes 201
Kind-Selbst-Bilder, gute/schlechte 200
Klarifikation 54, 182, 192, 218, 228, 448
- Abwehr(mechanismen) 209
- Affekte 449
- Definition 182
- Durcharbeiten 287
- Inhalte 183
- maladaptive Verhaltensmuster 291
- Mentalisierung 185
- Persönlichkeitsstörungen, schwere 314
- supportive Psychotherapie 348
- technischer Fehler 184
- tiefenpsychologisch fundierte Gruppentherapie 444, 448
Kleinheitsgefühle 364
Kleinheitswahn, Depression 377
kleinianische Tradition, Psychoanalytiker 20
Kleinkindbeobachtung 19
klientenzentrierte Gesprächs- und Körperpsychotherapie 456
klinische Kunsttherapie 468
Kognitionen 137, 162, 311
- Beobachterperspektive 434
- EMDR (Eye Movement Desensitization and Reprocessing) 433
- Interpretationen körperlicher Symptome 395
- negative 510
- unausgesprochene, des Therapeuten 7
kognitive Fähigkeiten 306
- emotionale Resonanzfähigkeit 198
kognitive Verhaltenstherapie 38, 43
- Angststörungen, generalisierte 39
- Anorexia nervosa 39
- Persönlichkeitsstörungen 41
- substanzbezogene Störungen 40
- Überzeugungen, negative 162
- vermeidende Persönlichkeitsstörung 40
Kommunikation
- affektiv verkoppelte 282
- Bewusstsein 279
- Erleben, Verdichtung 280
- Inhaltsperspektive 119
- interpersonelle 62
- nach außen 306 f.
- nach innen 306 f.
- Prozessaspekt 119
- Strukturniveau 71
konfliktbezogene Psychotherapie 507
- Angst(erkrankungen) 393
konfliktbezogener Fokus 328
Konflikte 45, 77
- aktuelle 188
- bewusste 86, 150
  - Formulierung 151
- bewusstseinsferne 150, 153
  - Formulierung 153
- bewusstseinsnahe 150
  - Formulierung 151
  - therapeutischer Umgang 153
- eigene
  - Projektion auf Interaktionspartner 369
  - projektive Verarbeitung 372
- Formulierung 153
- interpersonelle 48, 149
  - Bearbeitung 151
  - Borderline-Persönlichkeitsstörung 312
  - Krebserkrankungen 419
  - somatoforme Störungen 400
  - Verleugnung 368 f.
- intrapsychische 48, 149
  - Borderline-Persönlichkeitsstörung 312
  - somatoforme Störungen 400
- intrapsychische Dynamik 21

- Lösungen, neue, modifizierte 291
- motivationale Klärung 151
- ödipale 246
- präödipale 149
- unbewusste 48, 64, 150, 188, 308
  - Abwehranalyse 212
  - Einsicht 73
  - Katathymes Bilderleben 511
  - Konfliktformulierung 153
  - Musiktherapie 481
  - Persönlichkeitsstörungen, schwere 313
  - stabilisierende Interventionen 316
  - supportive Psychotherapie 344
- ungelöste 87

konflikthafte Objektbeziehungen 149
Konfliktmodell 65
- Angst(erkrankungen) 390

Konfliktmonitoring 151
konfliktorientiertes Vorgehen 13
Konfliktpathologien 74, 330
- Abwehranalyse 207
- Abwehr(mechanismen) 206
- Deutung 330
- Emotionen 139
- höher strukturierte Patienten 125
- Ich, reifes 206
- klinisches Verständnis 22
- neurotisches Strukturniveau 73
- Persönlichkeitsstörungen 310
- somatoforme Störungen 400
- stabilisierende Interventionen 316
- Traumatisierungen 422
- umschriebene 11

Konfliktperspektive 46, 49
Konfliktpsychologie 14, 149
Konfliktspannung, erlebte 283
Konfliktverarbeitung, Depression 379
konfliktverleugnende Patienten 368
- Abwehr(mechanismen) akzeptierend annehmen 369
- empathische Identifikation 368
- Gegenübertragung 368

Konfliktverständnis
- psychoanalytisches 149
- psychodynamisches 329

konfliktzentriertes Vorgehen 11, 84
Konfrontation 54, 185, 192, 208, 218
- Affekte 212
- Akzeptanz 186
- angstauslösende Situationen 290
- Durcharbeiten 287
- Emotionen, negative 216
- Gegenübertragung 187
- Handlungsweisen 187
- Kurztherapie 506
- nonverbales Verhalten 185
- Persönlichkeitsstörungen, schwere 314
- Stil 187
- supportive Psychotherapie 348
- tiefenpsychologisch fundierte Gruppentherapie 444, 449
- Traumatisierungen 431
- Übertragung 249
- Verhaltensweisen 185, 187
- Verleugnung 373
- Vorwurf 186
- Wertungen 187
- Widerstand 185
  - bewusster 218
  - unbewusster 219
- Zeitpunkt 186

konkordante Identifikation 370
Konsiliarbericht, Antragsformulierung 80
Kontaktaufnahme 306
Kontrollbedürfnis 111
Kontrolle 149, 317
Kontrollüberzeugungen, psychosomatische Erkrankungen 412
Kontrollverlust 111
Kontrollverlustangst 143
Konzentrative Bewegungstherapie (KBT) 456
koronare Herzkrankheit (KHK) 409, 414
Körperanalyse, Übertragungs- und Gegenübertragungstendenzen 462
Körperausdruck, Affekte 280
Körperausrichtung 464
Körperbewusstsein 279
körperbezogene Interventionen 455
- Indikation 465
- Methoden 465
- tiefenpsychologisch fundierte Psychotherapie 455

Körperempfindungen 465
- Konzentration 331

Körpererleben 455
- Abstimmung von Bewegungen 462
- affektmotorisches 455
- Bedeutung 459
- direktes 459
- Gesamterleben der Persönlichkeit 463
- Integration, aktive 464

Körpererleben
- undifferenziertes/verzerrtes 465
- verbalisiertes 455
Körper-Flashbacks 68
Körpergedächtnis 461
Körpergefühl, positives 169
Körpergrenzen, Erfahrungen 463
Körperintegration, tiefenpsychologisches Setting 455
körperliche Blockierungen, leibhaftiges Empfinden 463
körperliche Gegenübertragung 281
körperliche Gewalt 421
körperliche Misshandlung, Traumatisierungen 308
körperliche Reaktionen 279, 489
- Affekte 398
- Aktivierung 282
körperliches Alltagsverhalten, Neuorientierungsmöglichkeit 463
körperliche Sicherheit 110, 318
körperliche Symbolisierung 455
körperliche Wahrnehmungen 460
Körperlust, sensuelle 462
Körperpsychotherapeuten 465
Körperpsychotherapie
- analytische 456
- Methoden 456
- Möglichkeiten, methodische 465
- Ressourcenaktivierung 465
- Ziele 465
Körper-Selbst 306
- integraler Bestandteil des Selbst 463
Körpersinne, Anregung, aktive 463
Körpersprache
- Ausdrucksformen, Identifikation 464
- Handlungsdialog 278
- rhythmische Abstimmung 461
- Signale, Wünsche, Aufforderungen und Geschichten 463
körpersprachliche Beziehungen 461
Körpertherapie 9, 468
- Methoden 456
Körperwahrnehmung 463
- somatoforme Störungen 403
Körperzufriedenheit 463
korrigierende emotionale Erfahrungen 199, 203
kortikale Vernunft 25
Koryphäenkiller 361
Kostenübernahme 77
Kraftaufwendung, muskuläre 461
Krankenversicherung, gesetzliche, Kostenübernahme 77
Krankheitsanamnese, Antragsformulierung 80
Krankheitsbewältigung, emotionale 411
Krankheitsgewinn, sekundärer 326
- psychosomatische Erkrankungen 413
- supportive Psychotherapie 345
- Widerstand 217
Krankheitstheorie
- Psychoanalyse 18
- subjektive, Krebserkrankungen 419
Kränkungen, EMDR (Eye Movement Desensitization and Reprocessing) 510
Kränkungsgefühl 229
Kränkungswut 317, 393
kreatives Spiel 456
Kreativitätstheorien 469
Krebserkrankungen 409
- adjuvante Therapie 419
- innere Bilder 419
- Konflikte, interpersonelle 419
- Krankheitstheorie, subjektive 419
- psychosomatische Interaktion 417
- Ressourcenaktivierung 418 f.
- Sterbebegleitung 419
- supportive Psychotherapie 419
Krisen
- akute, supportive Psychotherapie 345
- Sinngebung 332
Krisenintervention, psychoonkologische Psychotherapie 418
Kunsttherapie 468
- s.a. Kunst- und Gestaltungstherapie 467
Kunst- und Gestaltungstherapeuten 473
Kunst- und Gestaltungstherapie 9, 467 f.
- Ablauf 472
- Anwendungsbeispiele 473
- bewegungsorientierte Interventionen 474
- Bildermappen 472
- Bilder, Symbolebene 476
- Bilderweiterung 473
- Depression 475
- Entstehungsgeschichte und Begriffswandlung 467
- Erarbeitetes, Umsetzung 473
- Essstörungen 474
- Fingerfarben 471
- Gestaltungen, aufeinanderfolgende, eines Therapieprozesses 475
- Indikationen 477
- Initialbild 472

- Interventionen 473
- klinisch ausgerichtete 468
- Kontraindikationen 478
- Material 470
- pädagogische 468
- psychoanalytisch orientierte 468
- psychodynamische 469
- Ressourcenaktivierung 469
- Sand 471
- seelische Inhalte, unbewusste/vorbewusste 469
- Spielraum für Kreativität 469
- Therapieraum 470
- tiefenpsychologisches Setting 467
- Ton 471
- Zwischenbilanz 472

Kurzpsychotherapie 11

Kurztherapie 12, 87, 505
- Deutungen 506
- Introspektionsfähigkeit 506
- Konfrontation 506
- psychodynamische 505
- Rahmen 296
- Therapiefokus 506
- Therapiemotivation 506
- Übertragungsneurose 240

Kurzzeittherapie 41, 76, 505
- Dauer 83
- Persönlichkeitsstörungen 41
- therapeutische Beziehung 83
- Übertragungsdeutungen 237
- Umwandlung in eine Langzeittherapie 77

L

Lachen/Lächeln 117
- gemeinsames 117

Langzeittherapie 41
- Dauer 83

Lebensbewältigung, allgemeine 17

Lebensereignisse, symptomauslösende Situationen 64

Lebenserfahrungen
- positive, Traumatisierungen 424
- vorbestehende 25

Lebensgeschichte 394, 448
- Angaben, relevante 80
- Darstellung, Distanz 80

Lebenssituationen 72
- aktuelle 77, 252

Lebensumstände 61
- äußere, Desorganisation, supportive Therapie 345
- chaotische 345
- derzeitige 364
- reale 289

Lebens- und Erlebenshintergrund 184

lebenswichtige Entscheidungen 87

Leeregefühle 465

leibhaftiges Empfinden, körperliche/seelische Blockierungen 463

leiblicher Dialog, Beziehungen 274

Leib- und Bewegungstherapie, integrative (IBT) 456

Leidensdruck, Symptome 62

Leistungsumfang 83

Lernen
- am Modell 446
- in der Gruppe 445
- interpersonelles 445
  - tiefenpsychologisch fundierte Gruppentherapie 443, 445

Lernerfahrungen
- neue 155, 288
  - hirnstrukturelle Verfestigung 330
- wechselseitige 443

Libidokonzept 90

Libidostörungen, psychosomatische Erkrankungen 411

Libidotheorie 18

Liebesgefühle
- erotische 253
- übertragungsbedingte 234, 249

Liebesobjekte
- Fixierungen 234
- frühe 201
- Verlust 378

limbische Vernunft 25

Lösungsperspektive 50 f.

Lösungsversuche
- alte 185
- bisherige 173
- legitime 114

Lust 25, 137, 462
- sensuelle 462
- sexuelle 462

Lustgewinn 116

Lust-Unlust-Prinzip 137

M

Magen-Darm-Ulzera, stationäre Psychotherapie 301

Major Depression, psychodynamische Therapie, RCT 38

maladaptive Bewältigungsformen 156

maladaptive Beziehungen, zyklische 102

maladaptive Verhaltensmuster 154 f., 288
- Adaptivität 157
- Bewältigungsstrategien 154
- Beziehungserfahrungen, frühere 157
- Gründe 156
- Ich-fremde (Ich-dystone) 155 f.
- Ich-Funktionsdefizite 155
- Ich-syntone 155 f., 158
- Klärung 291
- Persönlichkeitsstörungen, schwere 53, 313
- psychomatische Erkrankungen 414
- psychosomatische Erkrankungen 416
- Überzeugungen, negative 161
Malen
- begegnendes 473
- begleitetes 473
Maltherapie 468
masochistische Abwehrmuster 465
masochistische Persönlichkeitszüge 228
- negative therapeutische Reaktion 229
masochistische Selbstanklage 176
masochistische Verhaltensweisen 156
Mehr-Personen-Psychologie 20
Menschenbild 275
- Grundannahmen 14
- Implikationen 275
mentale Prozesse, Abbildungen sensorischer/ motorischer Impulse 279
Mentalisierung 22, 185, 508
- Bindungsbeziehung, sichere 337
- Borderline-Persönlichkeitsstörung 311
- eingeschränkte
  - Deutungen 194
  - Übertragung 250
- Fähigkeit 337
- Fähigkeitsverbesserung 336
- Förderung 328
- Funktionsbrüche 338
- geringe Fähigkeit 337
- gute Fähigkeit 337
- Ich-Funktion 336
- Missverständnisse, Aufklärung 339
- Persönlichkeitsstörungen, schwere 313, 337
- ressourcenbasierte psychodynamische Therapie (RPT) 510
- somatoforme Störungen 400
- strukturelle Störungen 507
- Strukturniveau 72
mentalisierungsfernes Agieren 338
mentalisierungsfördernde Intervention 338
Mentalisierungsgestützte Psychotherapie 507
Mentalisierungsstörung 305
Metapsychologie 21
mimischer Ausdruck des Patienten 279
Minderwertigkeitsgefühle 203, 235
- Depression 377
- narzisstische Persönlichkeitsstörung 364
Misattunement 24
Misshandlung
- Bindung, desorganisierte 110
- Traumatisierungen 421
Misstrauen 74
- Patient 122
- therapeutische Beziehung 319
- Übertragungsphänomene, negative 233
Mitarbeit des Patienten 87, 289
Mitgefühl 324
Modelllernen 446
Morbus Crohn 409
Motivation 72
- Aktivierung 277
- Psychotherapie 60
Motivationsforschung 27
Motivations- oder Belohnungssystem, dopaminerges 93
Motivationssysteme, Säuglings- und Kleinkind-beobachtung 24
Motivations- und Explorationssystem (Seeking-System) 137
motorisch-sensorisch-kognitive Leistungen 280
Musikstücke, Charakterisierung 488
Musiktherapeuten 480
Musiktherapie 9, 468, 480
- Aufmerksamkeit 483
- averbaler spielerischer Begegnungsraum 482
- Durchführung im klinischen Kontext 493
- emotionaler Ausdruck 483
- Forschung 494
- Gegenübertragung 484
- interaktionelle, aktive 481
  - Improvisation 483
  - Indikation 482, 484
  - Kontraindikationen 482
- Krebserkrankungen 418
- minimalstrukturierte Methoden 481
- nichtsprachliches Erleben 484
- Persönlichkeitsstörungen 481
- psychischer Raum (potential space) 483
- Reinszenierungen 483
- Resonanzkörperfunktion 483

- Ressourcenaktivierung 481
- rezeptive 487 ff.
  - Indikationen/Kontraindikationen 490
  - Merkmale 490
  - Ziele 490
- salutogenetische Wirkungen 481
- Sozialisation 488
- Stabilisierung 481
- strukturbezogene 480, 487
- strukturierte, aktive 487, 490
  - Indikationen/Kontraindikationen 491
  - Merkmale 491
  - Ressourcenaktivierung 493
  - Singen 493
  - Stimmbildung, therapeutische 493
  - Trommelgruppe 492
  - Ziele 491
- Traumaerfahrungen 481
- Übertragung 483
- Wahrnehmungseinstellung 483
- Ziele 480

Mutter-Kind-Beziehung, frühe, Synchronisierungsvorgänge 108
Mutter-Kind-Dyade 19
- Attunement 19
- Spiegelung 19

Mutter-Kind-Interaktion, Affektkontrolle 137
mütterlich-haltende Funktion 203

N

Näheangst 113, 205
Nähe-Distanz-Konflikte 152
Nähe-Distanz-Regulation, passende 278
Nähewünsche 384
- anklammernde 199

narzisstische Bemühungen, depressiver Grundkonflikt 379
narzisstische Persönlichkeitsentwicklung 19
narzisstische Persönlichkeitsstörung 362
- Abwehrbedürfnisse 364
- Alltagsfunktionalität 307
- Ansprüche, hohe 366
- Beachtet- und Bewundertwerden 364
- Entwertungen 362, 364
- Gegenübertragung 362 f.
- Gekränktsein 365 f.
- Idealisierung 362, 364
- Kunst- und Gestaltungstherapie 477
- Satellitenexistenz 363
- Schamaffekte 364
- Selbstwertgefühl 366
- Selbstzweifel 364
- Spiegelung 366
- supportive Psychotherapie 345
- teilstationäre Psychotherapie 302
- Trennungsproblematik 129
- Übertragungsdeutung 367
- Überzeugungen, positive 367

narzisstischer Rückzug, Depression 381
negative therapeutische Reaktion
- Beeinflussungsmöglichkeiten 228
- Interventionen, subjektive Wahrnehmung 229
- Schuldgefühl, unbewusstes 228
- Strafbedürfnis 228
- Über-Ich-Impulse 228
- Widerstand 228

Neurobiologie 24
- Entwicklungstraumatisierungen 308

neurobiologische Forschung, psychobiologische Erfahrungen 24
neurobiologische Modellvorstellung 29, 52 f.
Neurodermitis 409
- psychosomatische Erkrankungen 411

Neurolinguistisches Programmieren (NLP), Traumatisierungen 424
neuronale Plastizität 29
Neuropsychotherapie 29, 53
Neurosen
- Entstehung 18
- Musiktherapie 482

Neurosenlehre, psychoanalytische 18
neurotische Abwehr(mechanismen) 206
neurotische Konflikte
- aktuelle 10, 12
- Depression 377
- Kurztherapie 12, 506
- Psychodynamik 10, 84

neurotische Persönlichkeitsorganisation
- anankastische Persönlichkeitsstörung 310
- Persönlichkeitsstörungen 310

neurotisches Strukturniveau 73
- Persönlichkeitsstörungen 310

neurotische Symptomentwicklung 65
neurowissenschaftliche Perspektive 52
nicht-analytische Interventionen 54
Niederfrequente Therapie 10, 12 f., 84
- Dauer 83
- therapeutische Beziehung 13

nonverbale Aspekte, Deutungen 194
nonverbale Kommunikation, Affekterleben 143

nonverbale Mitteilungen, Widerstand 220
nonverbale Reaktionen, Patient 122
nonverbale Signale 170
nonverbales Verhalten
- Konfrontation 185
- Widerstand, unbewusster 221
Normen, Ich-schädliche 152
Notizen, Therapiesitzungen 88
Nottermine 298

O

Objektbeziehungen 19 f., 245
- Aktualisierung in der Gegenwart 371
- aktuelle 70
- äußere 306 f.
- Borderline-Persönlichkeitsstörung 311 f.
- charakteristische 61
- differenzierte 74
- frühe 371
  - narzisstische Persönlichkeitsstörung 366
- frühere 70, 200
- innere 47, 200 f., 235, 263 f.
  - aktualisierte 200 f., 235, 262
  - negative Überzeugungen 165
  - Objektanteil 201
  - Selbstanteil 201
  - Stimme der Elternfigur 166
- konflikthafte 149
- Nachreifung, psychoanalytisch-interaktionelle Psychotherapie 506
- positive 20
- Qualität 42, 70
- Regulation 71
- reife 74
- Repräsentanzen 19
- Strukturniveau 74
- Therapieende 500
- Übertragungsdeutungen 237
- undifferenzierte 74
- unreife 74
- verinnerlichte 20, 137, 162, 200, 306
  - Borderline-Persönlichkeitsstörung 312
Objektbeziehungserfahrungen, reale 162
Objektbeziehungskonflikte
- Affekte 144
- nicht lösbare 64
objektbeziehungspsychologisches Paradigma 23
Objektbeziehungstheoretiker 19
Objektbeziehungstheorie 19, 27, 47, 469
- psychoanalytische 25
Objektbezug, Regulation 306 f.
Objektbilder, charakteristische 61
Objekte
- äußere 306 f.
- externalisierte 67
- frühe, reale 306
- haltgebende, introjizierte 203
- ideale
  - narzisstische Persönlichkeitsstörung 364
  - Suizidalität 386
- innere 47, 306 f.
  - Borderline-Persönlichkeitsstörung 312
- kontrollierende 201
- Reaktion 102
- unempathische 201
Objekterfahrungen
- frühe 23, 198
  - Borderline-Persönlichkeitsstörung 312
  - negative 162
- negative, introjizierte 162
- reale 306
  - defizitäre 25
Objektkonstanz 307
- Säuglings- und Kleinkindforschung 19
Objektpsychologie 14
Objektrepräsentanzen 19, 264, 325
- Affekte 137
- nur gute/nur böse 508
- psychoanalytisch-interaktionelle Psychotherapie 506
- Übertragungsdeutungen 202 f.
- unbewusste 203
- Verlust 390
Objektverluste
- Borderline-Persönlichkeitsstörung 312
- Depression 382
Objektwahrnehmung 306
- Qualität 70
- realistische 306
- verzerrte, Depression 381
ödipale Konflikte 149, 246
ödipale Struktur 70
Ödipuskomplex 18
Ohnmacht 144, 152
- Überzeugungen, negative 165
Ohnmachterfahrungen 64
Ohnmachtgefühle 64, 150, 161, 235, 323
onkologische Patienten 417
OPD-Interview 61
Operationalisierte Psychodynamische Diagnostik (OPD-2) 61

Opiatabhängigkeit, psychodynamische Therapie, RCT 38
orbitofrontaler Kortex 26
Organismische Psychotherapie 456
Orientierungsbedürnis 111

P

Paartherapie 512
pädagogische Kunsttherapie 468
Panik 137
Panikstörungen 389
- Ablenkungstechniken 392
- Affekte 393
- Bewältigungsstrategien 392
- Entspannungstechniken 392
- psychodynamische Psychotherapie 390
  - RCT 38
- Reizüberflutung, Überwältigung 390
- supportive Psychotherapie 392
- Therapie 391 f.
- Verhaltenstherapie 394
Paradigma
- Ich-psychologisches 22
- objektbeziehungspsychologisches 23
- selbstpsychologisches 23
- triebpsychologisches 22, 27
Partner, Miteinbeziehung 293
passiv-abhängige Patienten, Gegenübertragung 355
Passung 277
Patient
- Abhängigkeitswünsche 356
- Akzeptanz 115
- Antragstellung 79
- Autonomiestreben 173
- Bedürfnisse 199
  - erfassen/verbalisieren 118
  - Reflexion 204
- Bindungsmuster 259
- Charaktermerkmale 69
- emotionale Befindlichkeit 118
- Emotionalität 117
- empathisches Verstehen 184
- entwertender 363
  - therapeutisches Vorgehen 367
- Erlebens- und Verhaltensweisen 123
- erotische Wünsche 254
- Erwartungen 121
- Feindseligkeit 323
- Fragen, direkte 296
- gestischer und mimischer Ausdruck 279
- hilflos-abhängiger 355
- höher strukturierter 297
- idealisierender 363 f.
  - therapeutisches Vorgehen 367
- konfliktverleugnender 368
- Lebensgeschichte 80
- Misstrauen 122
- Mitarbeit 87, 289
- nonverbale Reaktionen 122
- onkologischer 417
- passiv-abhängiger 355
- projizierender 370
- Psychodynamik 81
- Redefluss, hoher 134
- Rollenzuschreibungen 200
- Skepsis 122
- Spannungsanstieg 347
- spricht
  - über dritte Person in der Außenwelt 231
  - über sich selbst 231
- Stärken 172
- Thema, neues, Beginn vor Sitzungsende 298
- Therapiebereitschaft 60
- Therapiefokus, Mitteilung 101
- Therapieziele 92
- Verantwortung für den Therapievertrag 322
- verleugnender 370
- vorwurfsvoll-aggressiver 359
- Wirklichkeitskonstruktion 114
Patientenformulierungen umformen 172
Patientenmerkmale, Therapieerfolg, Prädiktoren 42
Patientenreaktionen 60
- auf Deutungen 192
- Orientierung 54
Patientenrückmeldungen 294
Patient-Therapeut-Beziehung 26
- dyadische 78
Persönlichkeitsentwicklung
- narzisstische 19
- Störungen 20
Persönlichkeitsorganisation
- somatoforme Störungen 406
- unreife 305
Persönlichkeitsstörungen
- Affekte 139
- Diagnose 309
- ICD-10 309
- Intervallbehandlung 504
- Konfliktpathologie 310
- Kunst- und Gestaltungstherapie 477

Persönlichkeitsstörungen
- Kurzzeittherapie 41
- Langzeittherapie 41
- Musiktherapie 481
- neurotische Persönlichkeitsorganisation 310
- neurotisches Strukturniveau 310
- Patientenstärken 172
- psychodynamische Therapie, RCT 38, 40
- schwere 10, 23, 29, 307, 309 f.
  - ambulante Psychotherapie 326
  - Komorbidität 313
  - maladaptive Verhaltensmuster 53
  - Mentalisierung 337
  - Ressourcenaktivierung 313
  - Ressourcenbasierte Psychodynamische Therapie (RPT) 510
  - stationäre Psychotherapie 301, 326
  - strukturelle Störungen 309
  - Strukturpathologie 309
  - supportive Psychotherapie 345
  - teilstationäre Behandlung 326
  - therapeutische Haltung 327
  - Therapieplanung 312
  - tiefenpsychologisch fundierte Gruppentherapie 452
  - Traumatisierungen 314
  - Übertragung 325
- supportive Therapie 345
- Übertragungsfokussierte Psychotherapie 508
Persönlichkeitstheorie, Psychoanalyse 18
Persönlichkeitszüge, problematische 123
Perspektivenübernahme 198
Perspektivenvielfalt 46
Phobien 389
- Abwehr(mechanismen), reife 391
- konfliktzentriertes, deutend-konfrontatives Vorgehen 391
- soziale 390
physische Traumatisierungen 373
Placebotherapie 43
Plastizität des Gehirns 155, 282, 287, 330
Pluralismus, explanatorischer 53
Posttraumatische Belastungsstörung (PTBS) 422
- affektive Störungen 428
- Arbeit mit verletzten kindlichen Anteilen 429
- Aufklärung/Information 426
- Aufmerksamkeitsübung 426
- Baum-Übung 428
- chronische 437
- Desorientiertheit 437
- Distanzierung 429
- EMDR (Eye Movement Desensitization and Reprocessing) 11, 438, 509
- Flashbacks 437
- imaginative Übungen 426
- Innerer-Helfer-Übung 427
- Innerer Tresor 428
- Intrusionen 437
- Licht-Übung 428
- Persönlichkeitsstörungen, schwere 313
- Pharmakotherapie 426
- psychodynamische Therapie, RCT 38 f.
- psychosomatische Erkrankungen 411
- Ressourcenbasierte Psychodynamische Therapie (RPT) 510
- ressourcenorientiertes Erheben 426
- ressourcenreiche Zustände 428
- Spiralen-Übung 428
- Stressmanagement 426
- therapeutische Arbeitsbeziehung 426
- Traumaexposition 429
- traumaspezifische Stabilisierung 425
- Traumatherapie 11, 84
- Übung des Sicheren Ortes 427
- und Borderline-Persönlichkeitsstörung, Komorbidität 311
präfrontaler Kortex 317
präödipale Entwicklung 18
präödipale Konflikte 149
präödipale Störung 73
präödipale Struktur 70
präverbale Entwicklung, innere Arbeitsmodelle 24
probatorische Sitzungen 76
Probedeutungen 61
Problemaktivierung 128 f.
- Bearbeitungstiefe 128
Problematik
- Entfaltung, im Hier und Jetzt 131
- fokusgeleitete Entfaltung 130
- relevante, aktivieren 133
problematische Situationen 296
Problembewältigung, Ressourcenaktivierung 174
Problemdeaktivierung 129
Problem-erzeugende Situationen, Exposition 290
Problemlösung 135
- direkte, Techniken 357
- Fähigkeiten 204
- kreativer Prozess 117
- magische 288

- positive 115
- zukunftsorientierte 264
Problemperspektive 46, 50 f., 168
Progressive Muskelrelaxation nach Jacobson 339, 341, 456
- Krebserkrankungen 418
Progressiv therapeutisches Spiegelbild 473
Projektion 47, 50, 200, 305
- kindliche 20
- Konflikte, eigene 369
projektive Identifizierung 20, 235, 305, 317
- Borderline-Persönlichkeitsstörung 312
- Gegenübertragungsaffekte 270
projektive Verarbeitung der eigenen Konfliktanteile 372
projizierende Patienten 370
proto-self 25
Prozessaspekt, Kommunikation 119
Prozess-Outcome-Forschung, psychodynamische Therapie 41
Prozessvariablen 42
Psyche, menschliche, Modelle 26
psychischer Befund, Antragsformulierung 79 f.
psychische Störungen
- psychodynamische Therapie
  - Evidenz 33
  - RCT 38
psychische Strukturen, innere 46
Psychoanalyse 18
- Behandlungstheorie 18
- Bindungstheorie 25
- Erstinterview 60
- intersubjektive 21
- Krankheitstheorie 18
- Modelle 26
- Nachbarwissenschaften 24
- Paradigmen 22, 45
- Persönlichkeitstheorie 18
- relationale 21
- selbstpsychologische Tradition der Theorienentwicklung 19
- szientistisches Selbstmissverständnis 26
- Theorien 26
psychoanalytic psychotherapy 11
Psychoanalytiker, kleinianische Tradition 20
psychoanalytische Theoriebildungen 46, 78
psychoanalytische Therapie
- Entwicklung 27
- Ergebnisforschung 32
psychoanalytisch-interaktionelle Psychotherapie 12, 329, 506 f.
psychoanalytisch orientierte Kunsttherapie 468
psychobiologische Erfahrungen, neurobiologische Forschung 24
Psychodrama 456
Psychodynamik 59
- Antragsformulierung 80
- Depression 377
- Fantasien 297
- Patient 81
- tiefenpsychologisch fundierte Psychotherapie 84
- unbewusste 78
psychodynamische Grundhaltung/-orientierung 54
psychodynamische Hypothese, Entwicklung 65
psychodynamische Kurztherapie 505
psychodynamische Perspektive 52
- neurobiologische in Ergänzung 46
psychodynamische Psychotherapie 9
- Angst(erkrankungen) 391
- Definition 38
- Ergebnisforschung 32
- Panikstörung 390
- Prozess-Outcome-Forschung 41
- psychische Störungen
  - Evidenz 33
  - RCT 38
- Studien, randomisierte, kontrollierte 38
- Wirkfaktoren 41
psychodynamisches Grundverständnis 13
Psychodynamisch Imaginative Traumatherapie (PITT) 510
- Traumatisierungen 509
psychodynamisch orientierte psychosomatische Grundversorgung 10
Psychoedukation
- Angst(erkrankungen) 394
- tiefenpsychologisch fundierte Gruppentherapie 452
psychologische Arbeit 446
psychologisch-psychodynamische Modellvorstellung 53
Psychoneurosen, Kunst- und Gestaltungstherapie 477
psychoonkologische Psychotherapie 417
- Krisenintervention 418
Psychopharmakotherapie, begleitende 52
psychosomatische Anamnese 62
psychosomatische Erkrankungen 10, 62, 309
- Ärgerverarbeitung 410
- aversives Verhalten 410
- Behandlungsmotivation 410
- Beziehungsaufnahme, aktive/wohlwollende 410

psychosomatische Erkrankungen
- Depression 411
- depressiv-ängstliche Reaktionen 411
- Erlebens-/Verhaltensweisen, krankheitsfördernde, aufdecken 413
- Gegenübertragung 411
- Gesundheitsverhalten, Störungen 414
- holy seven 409
- Kooperation mit dem Hausarzt 416
- körperliche Seite, Vernachläsigung 415
- Krankheitsbewältigung (Coping), emotionale 411
- Krankheitsgewinn, sekundärer 413
- Krankheitstheorie, subjektive 409
- Krebserkrankungen 417
- Kunst- und Gestaltungstherapie 477
- lösungsorientiertes Vorgehen 412
- maladaptives Krankheitsverhalten, chronisches 414
- mit Psychogenese-Einsicht 409
- multifaktorielle Genese 409
- Neurosen- und Persönlichkeitspathologien 409
- organpathologisches Korrelat 409
- Patientenschulungen 417
- problemorientiertes Vorgehen 413
- Rehabilitationsangebote 417
- Selbst- und Beziehungsregulation 414
- soziale Unterstützung 412
- Verleugnung 411
psychosomatische Grundversorgung 10
psychosomatoforme Störungen
- ohne Psychogenese-Einsicht 417
Psychosomatosen 376, 409
psychotherapeutische Versorgung, Sprechstunde 76
Psychotherapie
- als Versorgungsleistung 79
- Indikation 78
- katathym-imaginative 511
- konfliktbezogene 507
- Körpersinne, Anregung, aktive 463
- Motivation 60
- organismische 456
- Prognose 78
- psychoanalytisch-interaktionelle 12, 329, 481, 506 f.
- stationäre 301
- teilstationäre 301
- Wirkungsnachweis 32
Psychotherapieforschung 32
Psychotherapie-Richtlinien 9
- ätiologische Orientierung 77
- kassenärztliche Versorgung 76
- Leistungsumfang 83
- tiefenpsychologisch fundierte Gruppentherapie 443
- tiefenpsychologisch fundierte Psychotherapie 10
Psychotherapieschulen, Änderungswissen 55
psychotische Depression 377
Purismus, methodischer 29

R

Rahmenbedingungen, Einhaltung 88, 116
Randomisierung 32
Rationalisierung 206, 316
RCTs (randomisierte kontrollierte Studien) 32 f.
Reaktionsbildungen 316
Realbeziehung 45, 107, 231
- konflikthafte 234
- Übertragung 233
Realitätsbewusstsein 279
Realitätsorientierung, Borderline-Persönlichkeitsstörung 125
Realitätsprüfung
- Selbst-Objekt-Differenzierung 334
- Störungen 47, 249
Realitätswahrnehmung
- Abwehr(mechanismen) 206
- Verzerrung 206
Re-Attunement 24
Redeweise
- auf den Patienten abstimmen 117
- klare 118
Reframing 175
Regression
- Begrenzung 15
- Einschränkung 14, 84
- maligne, Entwicklung 321
- schöpferische, Spiel 457
- teilstationäre Psychotherapie 302
- tiefenpsychologisch fundierte Gruppentherapie 452
Reinszenierungen
- Musiktherapie 483
- tiefenpsychologisch fundierte Gruppentherapie 446
Reizdarm, psychodynamische Therapie, RCT 38
relationale Psychoanalyse 21
Repräsentanzen
- innere 53
- Objektbeziehungen 19
- psychische Inhalte 49
Resonanzkörperfunktion, Musiktherapie 483

Respekt 115 f.
Ressentiment 229
Ressourcen
- äußere 169
- Bedeutung 169
- innere 169
- persönliche 168
Ressourcenaktivierung 50, 55, 129, 168
- EMDR (Eye Movement Desensitization and Reprocessing) 174
- Emotionen, positive 116
- Körperpsychotherapie 465
- Krebserkrankungen 418 f.
- Kunst- und Gestaltungstherapie 469
- Musiktherapie 481, 493
- Persönlichkeitsstörungen, schwere 313
- Problembewältiguung 174
- Selbstheilungskräfte 168
- stabilisierende Interventionen 321
- tiefenpsychologisch fundierte Psychotherapie 16
ressourcenbasierte psychodynamische Therapie (RPT) 510
- Traumatisierungen 510
ressourcenorientierte Grundhaltung 168
ressourcenorientierte Haltung 177
ressourcenorientierte Imaginationen 174
Ressourcenorientierung 5
- Therapiefokus 99
Ressourcenperspektive 46, 50 f., 168
- therapeutischer Prozess 50
Ressourcenvorstellung, positive, Affekte, negative 332
Retraumatisierung 425, 431
- Musiktherapie 485
- Persönlichkeitsstörungen, schwere 313
Reviktimisierung, Traumatisierungen 430
Rezidivprophylaxe 83
rheumatoide Arthritis 409
Richtlinien-Psychotherapie 9
- Gebührenordnung 84
Rolfing 456
Rollenbeziehungen 200
Rollenzuschreibungen, Patient 200
ROTATE (Resource-Oriented Trauma Therapy and Resource Installation with EMDR) 509
Rückfälle
- Verhaltensmuster, alte 291
- Wahl des Patienten 292
Rückmeldungen, Therapiefortschritt 294
Rückzug 461

S

Sachfragen 61
Satellitenexistenz, narzisstische Persönlichkeitsstörung 363
Säuglings- und Kleinkindbeobachtung 24
- Motivationssysteme 24
- psychoanalytisch geleitete 19
Säuglings- und Kleinkindforschung 27, 275
- empirische 24
Schamaffekte 364
- narzisstische Persönlichkeitsstörung 364
Schamgefühle 71, 138, 150, 159, 161, 191
- Depression 377, 382 f.
- Entlastung 349
- respektvolle Atmosphäre 115
- Therapieabbruch 502
- Überzeugungen, negative 165
Schattenbewegungen, Bedeutungen 285
Schlafstörungen
- Posttraumatische Belastungsstörung (PTBS) 422
- psychosomatische Erkrankungen 411
- somatoforme Störungen 404
Schuldgefühle 71, 138, 150, 161, 191, 235
- Depression 377, 382 f.
- Entlastung 349
- Problemaktivierung 128
- Therapieabbruch 502
- Traumatisierungen 435
- Überzeugungen, negative 165
- unbewusste, negative therapeutische Reaktion 228
Schuldkonflikte 149
Schuld-Scham-Konflikte 47
Schuldwahn, Depression 377
Schwellensituationen, Bewältigung 70
seelische Blockierungen, leibhaftiges Empfinden 463
seelische Inhalte, unbewusste/vorbewusste, Kunst- und Gestaltungstherapie 469
seelische Krankheit, Definition 77
Selbst 25, 276
- affektiver Kern 137
- hilfesuchendes 201
- kontrolliertes 201
- primitives 25
- Reaktion 102
- unbewusstes, Musiktherapie 482
Selbstanteile
- Externalisierung 50
Selbstbewusstsein, autobiografisches 279

Selbstbild
- konstantes 70
- negatives, Persönlichkeitsstörungen, schwere 313
Selbsteinschätzung, Emotionen, negative 161
Selbstentwicklung 276
Selbsterhaltung, Gefühle, positive 280
Selbsterleben 19, 276
- direktes 459
- psychisches 455
- Säuglingsforschung 275
Selbstfürsorge, somatoforme Störungen 400
Selbstheilungskräfte 51
- Förderung, Traumatisierungen 423
- Ressourcenaktivierung 168
Selbstkonzept, negatives 465
Selbst-Objekt-Differenzierung 74, 306, 325
- Fähigkeit 330
- Förderung 334
- Musiktherapie 482
- Realitätsprüfung 334
- stärken 334
- Störungen 335
Selbstobjekte, externalisierte 67
Selbst-Objekt-Einheiten 20
Selbst-Objekt-Repräsentanzen, externalisierte 235
Selbstöffnung, tiefenpsychologisch fundierte Gruppentherapie 443 f.
Selbstpsychologie 19, 28
selbstpsychologisches Paradigma 23
Selbstreflexion 306
Selbstregulation 306 f., 478, 493
- psychosomatische Erkrankungen 414
- Strukturen 25
Selbstregulationsfähigkeit, Säuglingsforschung 275
Selbstrepräsentanzen 20, 200, 325
- Affekte 137
- Objektbeziehung, innere 162
- psychoanalytisch-interaktionelle Psychotherapie 506
- Übertragungsdeutungen 202
selbstschädigendes Verhalten 70
- begrenzen 322
- benennen/deuten 322
- Borderline-Persönlichkeitsstörung 310
selbstständige Umstrukturierung, Spielräume, neue, Eröffnung 274
Selbststeuerung 71
Selbstüberhöhung, narzisstische Depression 309, 379
selbstverletzendes Verhalten 70
Selbstverlustangst 138
Selbstverlust, Borderline-Persönlichkeitsstörung 312
Selbstwahrnehmung 306
- Differenziertheit 70
- Gruppenmusiktherapie, rezeptive 488
- Säuglingsforschung 275
Selbstwerterhöhung 114
- Bestätigungen 170
Selbstwertgefühl 307
- Bedrohung, wahrgenommene 323
- Depression 379
- Identifikation der Situationen 366
- instabiles 67
- narzisstische Persönlichkeitsstörung 366
- Regulation 154
- Stabilisierung 74
- stärken, Ressourcenorientierung 357
- Stützung 346
Selbstwertkonflikte 149
- Depression 378
Selbstwertregulierung 306
Selbstwertschutz 114
Selbstwertverlust 138
Selbstzweifel
- Depression 377
- narzisstische Persönlichkeitsstörung 364
selektive Indikation 54
Sensory Awareness 456
sensuelle Lust 462
sexualisierte Gegenübertragung 256
sexualisierte Gewalt 421
- Traumatisierungen 373, 421
- Umgang 435
sexualisierte Übertragung 232, 234, 239
Sexualität 462
Sexualtrieb 22
sexuelle Lust 462
sexuelle Traumatisierungen 373, 421
sexuelle Übergriffe, Traumatisierungen 308
Shiatsu 456
Sicherer Ort-Übung, Posttraumatische Belastungsstörung (PTBS) 427
Sicherheit
- Atmosphäre 110
- Beziehungserfahrungen 318
Sicherheitsgefühl
- basales 317
- Traumatisierungen 111
Signalaffekte 70
Singen 493
Sinngebung, Krisen 332

Sinnlichkeit 462
Sitzungsfrequenz 82
- Erhöhung 301
- Modifikationen 301
Skepsis 122
somatischer Befund, Antragsformulierung 80
somatoforme Schmerzstörung
- psychodynamische Therapie, RCT 38
- Traumatisierungen 422
somatoforme Störungen 376, 397
- Affektdifferenzierung 16
- Affekte 402
- Affektwahrnehmung 400
- Alltagsfunktionalität 308
- ambulante Psychotherapie 406
- Ängste 404
- Arbeitsunfähigkeitszeiten 397
- Behandlungsmotivation 400 f.
- Depression 404
- Deutungen 398
- Doctor Hopping 405
- Gegenübertragung 398
- Haupt- und Nebensymptome 399
- hypochondrisches Krankheitserleben 400
- Kontakt mit dem Hausarzt 405
- körperliche Symptome 397 f., 402
- Körperwahrnehmung 403
- Krankheitstheorie, subjektive 16, 400
- Lebensereignis, belastendes 401
- lebensgeschichtliche Belastungen 404
- Mentalisierung 400
- mit Psychogenese-Einsicht 400
- Mitteilung 397
- ohne Psychogenese-Einsicht 407, 417
- paranoide Tendenzen 404
- Persönlichkeitsorganisation 406
- psychische Komorbidität 404
- psychodynamische Therapie, RCT 38 f.
- psychosomatisches Krankheitsverständnis 400
- psychosoziale Auslöser 402
- psychosoziale Bedingungen 404
- red flags 407
- Selbstfürsorge 400
- Sprache, gemeinsame, finden 401
- Stigmatisierung, negative 398
- strukturbezogene Psychotherapie 507
- Suizidalität 407
- Symptomtagebuch 403
- Therapieziele 399
- Traumatisierungen 422
- Übertragung 403
- Verknüpfung der Symptome 401
- yellow flags 407
somatopsychische Erkrankungen 62
somatosensorische Amplifizierung 401
soziale Phobie 390
- psychodynamische Therapie, RCT 38
soziale Sicherheit 110, 318
soziale Unterstützung, psychosomatische Erkrankungen 412
soziale Wiedereingliederung, teilstationäre Psychotherapie 302
Sozialisation
- Defizite 307
- musikbezogene 488
soziodemografische Daten, Antragsformulierung 79
Spaltung 200, 305, 317
- Borderline-Persönlichkeitsstörung 312
- Traumatisierungen 424
Spannungsanstieg, Patientenbeziehung 347
Spannungsempfindungen, körpereigene 274
Spiegelbild, progressives, therapeutisches 473
Spiegelneurone 275
Spiegelung 278
- Affekte 139
- emotionale Verfassung 118
- empathische 19
- Mutter-Kind-Dyade 19
- narzisstische Persönlichkeitsstörung 366
Spiel
- kreatives 456
- schöpferische Regression 457
- tänzerisches 457
spielende Kinder, Beobachtung 457
Spiralen-Übung, Posttraumatische Belastungsstörung (PTBS) 428
Sprechaktivität
- auf den Patienten abstimmen 117
- Rhythmus, Arbeitsbündnis 117
Sprechstunde, psychotherapeutische Versorgung 76
stabilisierende Imaginationen 332
stabilisierende Interventionen 313, 316
- abwehrstärkendes Vorgehen 316
- Arbeit, kognitive und rationale 320
- belastendes Material, Container-Technik 320
- Beruhigen 319
- direktives Vorgehen 316
- Entlasten 319
- Musiktherapie 481
- pharmakotherapeutische Möglichkeiten 317

stabilisierende Interventionen
- ressourcenaktivierendes Vorgehen 321
- Sprechen, klares und direktives 320
- strukturierende 318
Stabilisierungsphase, Übertragung 324
Stärken akzentuieren und für die Therapie nutzen 172
stationäre psychodynamische Psychotherapie 9
stationäre Psychotherapie 6, 301
- Persönlichkeitsstörungen, schwere 326
Sterbebegleitung, Krebserkrankungen 419
Stereotypien, festgefahrene, Auflösung 464
Steuerungsfähigkeit 306 f.
- Suizidalität 385
stilles kathartisches Erlebnis 191
Stimmbildung, therapeutische, Musiktherapie 493
Stimme der Elternfigur, Objektbeziehungen, innere 166
Stimmungsschwankungen 219
- identifizieren 289
- Stimmungsstabilisatoren 426
störungsbezogene Informationen 376
störungsorientierte Perspektive 46, 51
störungsspezifische Detailinformationen 52
störungsspezifische psychodynamische Therapiekonzepte 512
störungsübergreifende Perspektive 51
Strafangst 138
Strafbedürfnis, negative therapeutische Reaktion 228
Stressmanagement, Posttraumatische Belastungsstörung (PTBS) 426
Struktur
- funktionale 70
- inhaltliche 69
- ödipale 70
- präödipale 70
- reife 70
- unreife 70
Strukturachse der OPD-2 306
Strukturbegriff 507
strukturbezogene Arbeit 328
- Grundlinien 328
strukturbezogene Psychotherapie 12, 329, 342, 507
- Akzeptanz 329
- Alltagsstrukturierung 329
- Bewältigungsmechanismen 329
- Interaktionszentriertheit 329
- Konfliktverständnis, psychodynamisches 329
- Mustererkennung 329
- Verantwortungsübernahme 329
Strukturdiagnostik
- therapietechnische Konsequenzen 72
- Traumafolgestörungen 73
strukturelles Integrationsniveau, geringes 305
Strukturelles Interview 61
strukturelle Störungen 59, 77, 305
- Abwehranalyse 247
- Abwehr(mechanismen), unreife 247, 305
- Mentalisierung 507
- Musiktherapie 482
- Persönlichkeitsstörungen 309 f.
- Psychodynamik 10, 84
- stabilisierende Interventionen 316
- Übertragungsanalyse 247
Strukturfokus 328
strukturierende Maßnahmen 318
Strukturniveau 51, 59
- Abwehrformen 72
- Affektivität und Selbstwahrnehmung 70
- Bindung 71
- Gegenübertragung 72
- Kommunikation 71
- Mentalisierung 72
- Neueinschätzung 75
- neurotisches 73
- Objektbeziehungen 74
  - Qualität 70
  - Regulation 71
- Selbststeuerung 71
- tiefenpsychologisch fundierte Gruppentherapie 452
Strukturpathologie 305
- Persönlichkeitsstörungen 310
  - schwere 309
- therapeuische Beeinflussung 137
Strukturschwächemodell, Angst(erkrankungen) 390
Strukturtheorie 48
Studien
- naturalistische 33
- randomisierte 32
  - kontrollierte (RCT) 33
Stunden, ausfallende 89
Stundenfokus erarbeiten 135
Substanzabhängigkeit
- Panikzustände 389
- Persönlichkeitsstörungen, schwere 313
- psychodynamische Therapie, RCT 38 f.
Suchterkrankungen 309
- Alltagsfunktionalität 308

SUD-Werte (Subjective Units of Distress)
- Affekte 147
Suggestionen 171
- negative 51
Suizidabsichten und -pläne, konkrete 385
suizidale Patienten
- interaktionsarmer Typus 385
- interaktionsreicher Typus 384
- pseudostabiler Typus 385
suizidales Verhalten, Therapieverträge 322
Suizidalität
- Äußerungen ernst nehmen 385
- Betreuung 386
- chronische 387
- Depression 377, 384
- Gegenübertragung 386
- Klinikeinweisung, sofortige 387
- Objekt, ideale 386
- Respekt und Akzeptanz 385
- somatoforme Störungen 407
- Steuerungsfähigkeit 385
- Steuerungs- und Absprachefähigkeit, fehlende 386
- therapeutisches Vorgehen 386
Suizidäußerungen, therapeutische Beziehung 387
Suizidfantasien 298, 385
Suizidideen 384f.
supportive Interventionen 132
supportive Psychotherapie 12, 43, 344
- abwehrstärkende Interventionen 349
- Depression 379
- Deutungen 348
- Empfehlungen 348
- Gegenübertragung 350
- Grenzsetzungen 348
- Hilfs-Ich-Funktionen 344
- Ich-Stützung 346
- Indikation 344
- Interventionsmöglichkeiten 348
- Kontraindikation 345
- Krebserkrankungen 419
- Panikstörungen 392
- Ratschläge 348
- regressionsfördernde Elemente 349
- ressourcenstärkende Interventionen 349
- Schuld- oder Schamgefühle, Entlastung 349
- Sitzungsfrequenz 347
- stabilisierende Interventionen 349
- technische Neutralität 189, 348
- Übertragungsbeziehung, positive 350
- umgebungsverändernde Interventionen 348
- Widerstand 349
- Ziele 347
- Zielvereinbarung 347
Supportiv-expressive Psychotherapie 11
Symbolbildung 337
symbolische Bedeutungszuschreibungen 465
symbolische Verbalisierungen 465
Symbolisierung 283, 337
- körperliche 455
Symptomatik 59
symptomauslösende Situationen 64
- Affekte, unbewusste 64
- Konflikte, unbewusste 64
- Lebensereignisse 64
- Versuchungs- und Versagungssituation 64
Symptombewältigung 357
Symptombildung 50
- Abwehranalyse 207
Symptome
- Antragsformulierung 79
- Auswirkungen, soziale 63
- Bedeutung 62
- chronifizierte, teilstationäre Psychotherapie 302
- ernst nehmen 62
- innerseelische 64
- interpersonelle 62, 64
- intrapsychische Ebene 62
- Leidensdruck 62
- positive Funktion 100
Symptomentstehung/-entwicklung
- Abwehr(mechanismen), inkomplette 206
- Affekte 27
- neurotische 65
- Unbewusstes 27
szenische Explorationskontur, Affekte 285
szenisches Verstehen 273

T

Tagträume 98
Tai-Chi 456
Tanztherapie 456
- Krebserkrankungen 418
Täteraspekte, Traumatisierungen 436
technische Neutralität 15, 189, 199
- supportive Psychotherapie 348
Teilobjektbeziehungen, bedürfnisbefriedigende 306
teilstationäre Psychotherapie 301
- Persönlichkeitsstörungen, schwere 326
Teufelskreis der Angst 395
TFP (Transference-focused Psychotherapy) 508

thematische Arbeit, Vorschläge 130
Themen, nicht im Fokus liegende, Deaktivierung 132
Theory-of-Mind-Forschung 337
Therapeut
- Abstinenz 15
- Affektansteckung 114
- Aktivität 15
- Aufgaben, strukturierende, aktivierende und explorationsfördernde 282
- Beziehungsarbeit, Antwort, mitagierende 273
- Bindungsmuster 259
- Direktivität 15
- emotional mitschwingen 118
- Gefühle
  - eigene, Mitteilung 326
  - unangenehme, Entlastung 125
- Gegenübertragung 70
- innere Repräsentanz 501
- Kognitionen, unausgesprochene 7
- Normen und Wertvorstellungen 349
- psychodynamischer 45
- tiefenpsychologisch arbeitender 45
- Tonfall 113
- traumaspezifische Kenntnisse, ausreichende 432
- Verhalten, stereotypes 205
therapeutische Allianz 42, 107
- Brüche 294
- Präzisierung 107
therapeutische Beziehung 20, 108, 246
- Affekte, negative 239
- Aktualisierung 200
- Aufrechterhaltung 117
- Behandlungsergebnis 108
- Empathiedefizite 199
- Feldmodelle 21
- hilfreiche 28
- Kurzzeittherapie 83
- längerfristige 10
- Niederfrequente Therapie 13
- Posttraumatische Belastungsstörung (PTBS) 426
- Probleme 98
- Suizidäußerungen 387
- Übertragung 233
- Übertragungsanalyse 240
- Wirkungen 196
therapeutische Haltung
- Containing 235
- Depression 381
- Gegenübertragung 266
- Handlungsdialog, rhythmisch-dynamischer 283
- Persönlichkeitsstörungen, schwere 327
- technische Neutralität 189
- Übertragung 234
therapeutisches Arbeitsbündnis 107
- Entwicklung 126
- Gegenübertragung 256
- tragfähiges 121, 347
therapeutische Situation, Bedingungen 7
therapeutische Spaltung im Ich 107
therapeutisches Vorgehen, Adaptivität 46, 54
Therapie
- behandlungstechnische Fehler 299
- Verschlechterungen 294
Therapieabbruch 501 ff.
Therapieablauf, Information 86
Therapieauftrag klären 120
Therapiebeginn 86
Therapiebereitschaft 60
Therapieende 499
- Abschiedsgefühle 499
- Datum der letzten Sitzung 499
- hilflos-abhängige Patienten 358
- Kontaktaufnahme, erneute 504
- Modifikationen 503
- Rückschläge 501
- Therapeut, innere Repräsentanz 501
- Therapiefortschritt, Transfer ins Alltagsleben 501
- Trennungserfahrungen 500
- vorzeitiges 501, 503
- Ziele, erreichte 500
Therapieerfolg 86
- Adaptivität des therapeutischen Vorgehens 54
- Deutungen 182
- kein ausreichender 503
- Patientenmerkmale 42
- therapeutische Beziehung 4, 108
Therapiefokus 91, 95
- dynamischer 102
- Entwicklung 102
- expliziter Teil 97
- Formulierung 75, 96 f.
  - alternative Formen 102
- Gegenübertragung 98
- Ich-strukturelle Störungen 96
- Kurztherapie 506
- Lösungsvision, positive 99
- Patientenmitteilung 101
- psychodynamischer 96
  - Formulierung 98

- Ressourcenorientierung 99
- Schwerpunktsetzung 75
- unbewusster Hintergrund, psychodynamische Hypothese 96
- vereinbaren 120
- Wahl 73
- Widerstandsphänomen, zentrales 98

Therapiefortschritte
- Rückmeldungen 294
- Transfer ins Alltagsleben 501

Therapiemotivation, Kurztherapie 506
Therapiephase, weitere, planen 503
Therapiesitzungen
- Dauer 83
- Notizen 88
- Tonbandaufnahmen 88

therapiestrategische Orientierung 54
Therapievereinbarungen 88
Therapieverträge
- fremdschädigende Verhaltensweisen begrenzen 322
- suizidales Verhalten 322

Therapieziele 90
- Änderung 90
- begrenzte 14, 328
- besprechen 120
- beziehungsorientierte Grundorientierung 94
- Erlebensebene, bewusste 91
- erreichte 500
- Festlegung 95
- Formulierung 91
- gemeinsame 90
- interpersonelle oder intrapsychische 95
- motivationale Faktoren 90
- ressourcen- und progressionsorientierte 93
- Rückbesinnung 289
- Sitzungsfrequenz, Erhöhung 301
- Suggestion, positive 93
- supportive Psychotherapie 347
- symptomatische 94

Thymopraktik 456
tiefenpsychologisches Setting
- Bewegungstherapie 458
- Körperintegration 455
- Kunst- und Gestaltungstherapie 467

tiefenpsychologisch fundierte Gestaltungstherapie 468
tiefenpsychologisch fundierte Gruppentherapie 443
- Altruismus 444
- Deutungen 450
- Durcharbeiten 443, 450
- Gruppenkohäsion 444
- Gruppensituationen, besondere 451
- Hoffnungsgefühl 444
- Ich-strukturelle Störungen 452
- Identifikation 444, 447
- Imitation 444, 447
- Internalisierung 444, 447
- Introjekte 446
- Katharsis 443
- Klarifikation 448
- Konfrontation 449
- Kontaktaufnahme, dyadische 451
- Lernen, interpersonelles 443, 445
- Methodenmix 452
- Psychoedukation 452
- Regression 452
- regressive Prozesse 446
- Reinszenierungen 446
- Selbstöffnung 443 f.
- Strukturniveau des Patienten 452
- supportiver Faktor 443
- supportives Klima herstellen 444
- Übertragung 446
- Veränderungsdynamik 447
- Verhalten, neues, einüben 446
- Wahrnehmungsverbesserung 453
- Wirkfaktoren/-mechanismen 444
- Zusammengehörigkeitsgefühl 444
- Zweiergespräch 451

tiefenpsychologisch fundierte Psychotherapie 7, 45
- Abgrenzung 10
- Adaptivität 46
- affektive Einsicht 181
- Akutbehandlung, vorgeschaltete 76
- Begriffliches 9
- Behandlungsziel, Begrenzung 11
- Beziehungserfahrungen, positive 16
- Dauer 83
- Depression 380
- Einsicht 181
- Einsichtsförderung 16
- Fokus 91
- fokussierte Arbeit 86
- Grundorientierungen 45 f.
- Hausaufgaben 289
- hilflose Abhängigkeit 356
- Indikation 16
- inhaltliche Fokussierung 15
- Internalisierung 181

tiefenpsychologisch fundierte Psychotherapie
- konfliktzentriertes Vorgehen 11, 84
- Kontraindikation 16
- körperbezogene Interventionen 455
- Krankenkassenfinanzierung 9
- Kurzzeittherapie 83
- niederfrequente 12
- Perspektivenvielfalt 46
- Psychodynamik 84
- Psychotherapie-Richtlinien 10
- regressive Prozesse, Einschränkung 11
- Ressourcenaktivierung 16
- und analytische Psychotherapie, Gemeinsamkeiten/Unterschiede 14
- Vergangenheitsorientierung 176
- Wirkfaktoren 181
- zeitliche Begrenzung 15 f., 129
- Ziele 92
- Zielorientierung 15
tiefenpsychologisch fundiertes Behandlungsverständnis
- integratives 14
- umfassenderes 14
tiefenpsychologisch fundierte Traumatherapie 425
- Reintegration 425
- Stabilisierung 425
- Traumatisierungen 425
Time-limited Dynamic Psychotherapy 11, 506
Tonbandaufnahmen, Therapiesitzungen 88
Transference-focused Psychotherapy (TFP) 508
Transformationstheorie 21
Trauer
- blockierte 278
- Gefühle, negative 280
- komplizierte, psychodynamische Therapie, RCT 38
Traueraffekt, Handlungsfähigkeit, eingeschränkte 282
Trauerreaktionen
- Depression 383
- körperliche Geste 141
Trauerverarbeitung, Depression 379
Traumaarbeit 425
- Schritte 432
Traumaaufdeckung 120
Traumabearbeitung 432, 434
Traumaerfahrungen
- Kontrolle 424
- Musiktherapie 481
Traumaerinnerungen 429
Traumaexposition 425, 434
- Beobachtertechnik 433
- Bildschirmtechnik 433
- EMDR (Eye Movement Desensitization and Reprocessing) 433
- Innerer Tresor 434
- Posttraumatische Belastungsstörung (PTBS) 429
- Traumatisierungen 431
Traumafolgestörungen 11, 22, 74
- Affekte, undifferenzierte 333
- Borderline-Persönlichkeitsstörung 311
- edukative Maßnahmen 112
- Modell 68
- Reduktion 509
- Strukturdiagnostik 73
- Verständnis 49
Traumakonfrontation 49, 434, 509
Traumamodell 6, 68
Traumaperspektive 45, 49
- Missverständnisse 49
- neurobiologische Grundlagen 49
traumaspezifische Kenntnisse, ausreichende 432
traumaspezifische tiefenpsychologische Psychotherapie 423
Traumatherapeut 432
- psychodynamisch orientierter 22
Traumatherapie
- Posttraumatische Belastungsstörung (PTBS) 11, 84
- psychodynamisch-integrative 509
Traumatisierungen
- Abgrenzungsfähigkeit 434
- Abhängigkeitsbeziehung 436
- Abwehr(mechanismen) 424
- Affekte 139
- Affektregulation 421
- Beziehungsstörungen 423
- Bildschirmtechnik 430
- Bindung, desorganisierte 110
- Borderline-Persönlichkeitsstörung 310
- Depression 421
- Dissoziation 424, 432
- Dissoziationsstopp 430
- dissoziative Symptome 421
- Distanzierung 431
- Ego-State-Modell 423, 430
- Erinnerungsarbeit 431
- Externalisierung 424
- Flashback-Management 430
- frühe, präfrontale Regionen, Entwicklung 308
- Gedächtnisspeicherung 24
- Gegenübertragung 437

- Gewaltopfer 421
- Gruppenmusiktherapie, rezeptive 488
- Hypnotherapie 424
- Informationsverarbeitung 24
- intrafamiliäre 308
- Katathymes Bilderleben 424
- komplexe 421
- Konfliktpathologien 422
- Konfrontation 431
- körperliche 308, 421
- Musiktherapie 482
- Neurolinguistisches Programmieren (NLP) 424
- personale 421
- Persönlichkeitsstörungen, schwere 313 f.
- physische 373
- psychische 68
- psychodynamisch-imaginative Therapieverfahren 509
- Psychotherapie, allgemeine 434
- Realität im Hier und Jetzt orientieren 430
- ressourcenbasierte psychodynamische Therapie (RPT) 510
- Reviktimisierung 430
- Schuldgefühle 435
- Selbstheilungskräfte, Förderung 423
- sexualisierte 421
- sexuelle 373
- sexuelle Übergriffe 308
- Sicherheitsgefühl 111
- Spaltung 424
- Stabilisierungselemente 429
- Täteraspekte 436
- therapeutisches Vorgehen 422
- tiefenpsychologisch fundierte Traumatherapie 425
- Top-Down-Regulation basaler emotionaler Strukturen 308
- Traumaaufdeckung 120
- Traumaexposition 425, 431
- traumaspezifische tiefenpsychologische Psychotherapie 423
- Übertragung 240, 249, 435, 437
- Übertragungsneurose 423
- Verlassenheitsängste 431
- Verlassenseinsgefühl 436
- Verleugnung 424
  - von Gefahren 431

Traumawiederholung, Persönlichkeitsstörungen, schwere 313
Traumdeutung 299
- Ich-strukturelle Störungen 300
- Technik 299
- Verschiebung 299

Träume 98, 299
- Aufwärts-Deutung 300
- Ich-strukturelle Störungen 300
- Widerstand 300

treatment as usual 43
Trennungen, EMDR (Eye Movement Desensitization and Reprocessing) 510
Trennungsangst 152
Trennungserfahrungen, Therapieende 500
Tresor-Technik, belastendes Material 320
Triebabfuhrvorgänge, Affekte 136
Trieb-Abwehr-Konflikte, Ich-Funktionen 23
Triebdualismus 22, 24
Triebdynamik, intrapsychische 21
Triebe, primitive, unvernünftige 25
triebhafte Bedürfnisspannungen, anwachsende 136
Triebkonflikte 23
Triebparadigma 137
triebpsychologisches Paradigma 22, 27
Triebsystem, dualistisches 27
Triebtheorie 19
Typ-I-Trauma 421
- körperliche Symptome 437
- Therapie 437

Typ-II-Trauma 421

U

Übererregungssymptome 68
Übergangsobjekt 20
Über-Ich 206
- Abstand, gleicher (Äquidistanz) 189
- Borderline-Persönlichkeitsstörung 312
- forderndes 197
- Integration 71
- Verurteilung 156

Über-Ich-Anforderungen 70 f.
- Depression 379

Über-Ich-Entlastung, Ich-Stützung, indirekte 346
Über-Ich-Es-Konflikte 149
Über-Ich-Forderungen
- narzisstische Persönlichkeitsstörung 362

Über-Ich-Ideal-Konflikte 47
Über-Ich-Konflikte, Persönlichkeitsstörungen, schwere 313
Über-Ich-Normen 202
- strenge 329, 367

Über-Ich-Widerstand 217, 228
Überlegungen, Möglichkeitsraum 338

Übertragung 6, 10, 13, 15, 18, 49, 55, 84, 200, 230
- Affekte 241
- affektive Einsicht 241
- affektiver Umgang 277
- aggressive Aspekte 249
- aktuelles Erleben 25
- analytische Psychotherapie 15
- Angstniveau 247
- Anspielungen 241, 246
- attraktiver Systemzustand 230
- Auflösung, Widerstand 239
- Auslöser 244, 246
- Bedeutung 28
- Befürchtungen, reale 232
- Charakterisierung 60
- Definition 230
- Disposition 258, 339
- eigene, auf den Patienten 261
- Entwicklung 112
- Entwicklungsförderung 246
- Erleben, aktuelles 244
- erotisierte 232, 234, 239
  - therapeutischer Umgang 252
- Förderung 301
- Gedächtnis, prozedurales 230
- genetische Deutungen 251
- Hypothese 243
- Ich-strukturelle Störungen 240
- idealisierende 239
- Identifikation 232
- Indikatoren, Identifikation 241
- Intensitätsverstärkung 246
- interaktioneller Teil 235, 258
- Kernkonflikte 150
- klären 123
- Klarifikation 372
- Konfrontation 249
- Körperanalyse 462
- Manifestationen, Förderung/Verminderung 247
- Manifestationsmöglichkeiten 231
- Mentalisierung, eingeschränkte 250
- mild positive 233, 239
- Musiktherapie 482 f.
- negative 225, 232, 239, 324
  - ansprechen 202
  - Depression 383
  - Therapieauswirkungen 233
- nonverbale Signale 241
- Parallelen im aktuellen Umfeld 245
- Patientenmerkmale 250
- Persönlichkeitsstörungen, schwere 325
- positive 232
  - Therapieauswirkungen 233
- primitive 307
- Realbeziehung 233
- Realitätsebene 232
- Realitätsprüfung, gestörte 249
- Reflexion 11
- sexualisierte 232, 234, 239
- somatoforme Störungen 403
- soziale Kognition, unbewusste 230
- Stabilisierungsphase 324
- Szenen, leibliche 273
- Theorie 14
- therapeutische Haltung 234
- therapeutische Nutzung 14, 129
- tiefenpsychologisch fundierte Gruppentherapie 444, 446
- Traumatisierungen 240, 249, 435, 437
- Umgang 324
- unangemessene 230 f.
- unverständliche 231
- Verminderungstechniken 252
- Verständnis, umfassendes 238
- verzerrte 231
- vorwurfsvoll-aggressive Patienten 360
- Wahrnehmungen, reale 242
- Wiedererleben, multimodal vermitteltes 278
Übertragungsanalyse 128, 134, 228 f., 237, 464
- Beziehungsklärung 248
- Durchführung 241
- Grenzen 248
- im Hier und Jetzt 241 f.
- klassische 238, 240
- Möglichkeiten 237
- neuere Auffassung 238, 240
- strukturelle Störungen 247
- therapeutische Beziehung 240
- Widerstand 238
Übertragungsängste 247
Übertragungsbeziehung 46, 107, 231, 245, 249, 506
- objektivierend-distanzierende Position 234
- positive 463
  - supportive Psychotherapie 350
Übertragungsdeutungen 42, 189, 202, 244, 248
- Dichte 237
- Kurzzeittherapie 237
- narzisstische Persönlichkeitsstörung 367
- Objektbeziehungen 237
- Objektrepräsentanzen, unbewusste 203

Übertragungsfantasien 243
Übertragungsfokussierte Psychotherapie
- Borderline-Störungen 508
Übertragungs-Gegenübertragungs-Dynamik 269
Übertragungsklärungen 202
Übertragungsneurose 239
- Entstehung 15
- regressive 15 f.
- Traumatisierungen 423
Übertragungsverzerrungen 324
Übertragungswiderstand 217, 244
- gegen das Bewusstwerden 239
Überzeugungen
- adaptive 163
- genetische Erfahrungen 197
- negative 130, 155, 161, 163, 291, 329
  - Analyse 153
  - Depression 383
  - Einflüsse 166
  - Erwartungen 166
  - Hilflosigkeit 165
  - Ich-dystone 164
  - Ich-syntone 164
  - Identifikation 163
  - klären 164
  - kognitive Verhaltenstherapie 162
  - nachfragen 184
  - Ohnmacht 165
  - Persönlichkeitsstörungen, schwere 313
  - Rekapitulation 291
  - Scham- und Schuldgefühle 165
- positive, narzisstische Persönlichkeitsstörung 367
- übertragungsbezogene 246
Ulcus ventriculi et duodeni 409
Umdeuten 175
Umgebungsveränderungen, Ich-Stützung, indirekte 346
Umstrukturierungen, selbstständige
- Anregung 285
- Spielräume, neue, Eröffnung 274
Umstrukturierungsleistungen, Gehirn 282
Umweltbezug 276
Unangemessenes, Übertragung 230
Unaussprechliches, Kunst- und Gestaltungstherapie 469
unbewusste Bedürfnisse 124
unbewusste Erlebensaspekte 123
Unbewusstes
- Bedeutung 25
- Bewusstmachung 48
- frühes, Derivate 150
- Kunst- und Gestaltungstherapie 469
- Psychologie 14
- Symptomentstehung 27
- Topik 18
unbewusste Zusammenhänge
- Deutung 185
- Einsicht 182
Unlust 25
Unlustvermeidung 116
unsichere Psychotherapie-Motivation, supportive Psychotherapie 345
Unsicherheiten 124
Unterscheidung 107
Unterwerfung 149
Unwertgefühl 144
Unzufriedenheit, vorwurfsvoll-aggressive Patienten 359

V

Validität
- externe 33
- interne 32
Veränderungsmotivation 159
- Bewältigungsverhalten 160
- positive 171
Verantwortungsübernahme, strukturbezogene Psychotherapie 329
Verärgerung, vorwurfsvoll-aggressive Patienten 359
Verarmungswahn, Depression 377
verbale Äußerungen, direkte 170
verbale Interventionen, Entwicklung 285
verbalisiertes Körpererleben 455
Verbalisierungen, symbolische 465
Verbatimprotokolle 103
Verdrängung 316
Verdrängungswiderstand 217
Vereinbarungen 88
Vergangenheit
- affektives Erleben 333
- und Gegenwartsaspekte voneinander trennen 328
- wegpacken 333
- Wiederholung 50
Vergangenheitsorientierung 176
Vergewaltigung 421
Verhalten
- dysfunktionales 318
- hilflos-aggressives, begrenzen 321

Verhaltensmuster
- Adaptivität 155
- Gedächtnis, implizites 155
Verhaltenstherapie, Panikstörungen 394
Verhaltensweisen 50
- alte, Rückfall 291 f.
- der Interaktionspartner als Reaktionen 372
- genetische Erfahrungen 197
- Konfrontation 185, 187
- neue 221
  - Widerstand 291
- Patient 123
- reale 289
Verinnerlichung, Beziehungserfahrungen, frühe 103
Verlassenheitsängste 154, 222, 393
- Traumatisierungen 431
Verlassenseinsgefühl 144, 152, 154
- Traumatisierungen 436
Verlassenwerdensangst 113, 138
Verlassenwerdensgefühl, Depression 378
verleugnende Patienten, Beziehungserfahrungen, neue 370
Verleugnung 200, 206
- Angst(erkrankungen) 394
- Borderline-Persönlichkeitsstörung 312
- Gefahren 372
- Konflikte, interpersonelle 368 f.
- Konfrontations- bzw. Deutungsarbeit 373
- psychosomatische Erkrankungen 411
- Traumatisierungen 424
- von Gefahren, Traumatisierungen 431
Verlustangst 138
Verluste, Depression 378
Verlusterlebnisse 64
vermeidende Persönlichkeitsstörung, psychodynamische Therapie, RCT 38, 40
Vermeidung 68, 172, 207, 290
- Angst(erkrankungen) 391 f.
- Posttraumatische Belastungsstörung (PTBS) 422
Vermutungen 132
Vernachlässigung, Bindung, desorganisierte 110
Vernichtungsangst 138
Vernunft
- kortikale 25
- limbische 25
Versagensangst, Musiktherapie 494
Verschiebung, Traumdeutung 299
Versöhnung, Aussicht 162
Versorgung 149
Versündigungswahn, Depression 377
vitales Erleben im Raum 461
Vorphase der Behandlung 86
Vorstellungen, konfliktfreie 289
Vorwurf, Konfrontation 186
vorwurfsvoll-aggressive Patienten 359
- Affekte 359
- aggressives Agieren begrenzen 361
- empathische Identifikation 360
- Gegenübertragung 359
- Therapeutenverhalten 361
- Übertragung 360
- Unzufriedenheit 359
- Verärgerung 359

W

wahnhafte Verkennungen, Depression 377
Wahrnehmungen 276
- Gegenübertragung, eigene 279
- körperliche 460, 463
- reale, Übertragung 242
- strukturbezogene Psychotherapie 507
- unverzerrte 107
Wahrnehmungseinstellung, Musiktherapie 483
Wahrnehmungserfahrungen, konfliktfreie 289
Wahrnehmungsfähigkeit, multimodale 275
Wahrnehmungsübungen, Achtsamkeitstraining 343
Wahrnehmungsverbesserung, tiefenpsychologisch fundierte Gruppentherapie 453
Wahrnehmungsverzerrung 200, 307, 423
- Traumatisierungen 437
Wegpacken, Vergangenheitsanteil 333
Wertschätzung 114
Widerstand 6, 10, 13 ff., 18, 55, 84, 120, 215
- Abwehranalyse 211
- Bedeutung 28
- bewusster 123, 216 ff., 290
  - Konfrontation 218
  - therapeutischer Umgang 219
- beziehungsregulierender 216
- Charakterisierung 60
- Durcharbeiten 288
- Einsichten, neu gewonnene, nicht anwendbare 288
- Es 217
- Formen 217
- Gegenübertragung 218, 268
- Ich-syntone maladaptive Verhaltensmuster 158
- interpersonelles Phänomen 216
- Konfrontation 185
- Krankheitsgewinn, sekundärer 217
- negative therapeutische Reaktion 228

- nicht deutender Umgang 227
- Niveauabsenkung 223
- Niveau, optimales 223
- nonverbale Mitteilungen 220
- Sitzungsfrequenz, Erhöhung 301
- somatoforme Störungen 404
- supportive Psychotherapie 349
- Themenwechsel, plötzlicher 221
- therapeutische Beeinflussung 215
- therapeutische Nutzung 129
- Träume 300
- Über-Ich 217
- Übertragung 244
- Übertragungsanalyse 238
- Überwindung, Durcharbeiten 287
- unbewusster 216 f., 219
  - Konfrontation 219
  - nonverbales Ausdrucksverhalten 221
  - Umgang 227
- unklare Darstellung 220
- Verhaltensweisen, neu erworbene 291
- Verständnis 215
- vor dem Inhalt 215
- zentraler 98

Widerstandsanalyse 128, 134
- Abwehr(mechanismen) 227
- Angstmobilisation 222 f., 227

Widerstandsdeutungen 189, 191
- Zeitpunkt 221

Widerstandskonfrontation
- Abwehrstruktur, stabile 225
- Patientenbedürfnisse 227

Wirkfaktoren
- allgemeine (unspezifische) 42
- psychodynamische Therapie 41
- spezifische 42

Wirklichkeitskonstruktion, Patient 114

Wirklust 457
- muskuläre Kraftaufwendung 461

Wissen
- explizites 464
- prozedural verankertes 464

Wohlbefinden, Atmosphäre 110

wohlwollende Zustimmung 277

Wortgebrauch 118

Wünsche
- abgewehrte 212
- Ich-schädliche 152
- infantile 188
- unbewusste 48
- und Wirklichkeit 334
- unrealistische, Musiktherapie 484

Wunschfantasien, unbewusste 201

Wut 70, 137
- Borderline-Persönlichkeitsstörung 311, 317
- unkontrollierte 20

Wutaffekte 129

Y

Yoga 456

Z

Zentrales Beziehungskonfliktthema 102

zingulärer Kortex, Konfliktmonitor 151

Zukunftsorientierung 176

Zustimmung, wohlwollende 277

Zwei-Personen-Modell 21

Zwei-Personen-Psychologie 20

Zwischen-Leiblichkeit 274

zyklisch maladaptives Beziehungsmuster 102 f.
- Kurztherapie 506
- Strukturelemente 102